五官科疾病诊断与临床治疗

主　编　邢　瑾　刘　峰　胡　楠　许建波
　　　　　徐世才　黄何栋　杨学峰　宋卫民

中国海洋大学出版社

·青岛·

图书在版编目(CIP)数据

五官科疾病诊断与临床治疗 / 邢瑾等主编. -- 青岛 ：
中国海洋大学出版社，2025. 7. -- ISBN 978 - 7 - 5670
- 4243 - 8

Ⅰ. R76

中国国家版本馆 CIP 数据核字第 2025F8R884 号

WUGUANKE JIBING ZHENDUAN YU LINCHUANG ZHILIAO

五官科疾病诊断与临床治疗

出版发行	中国海洋大学出版社		
社　　址	青岛市香港东路 23 号	**邮政编码**	266071
出 版 人	刘文菁		
网　　址	http://pub. ouc. edu. cn		
电子信箱	369839221@qq. com		
订购电话	0532 - 82032573(传真)		
责任编辑	韩玉堂	**电　　话**	0532 - 85901092
印　　制	蓬莱利华印刷有限公司		
版　　次	2025 年 7 月第 1 版		
印　　次	2025 年 7 月第 1 次印刷		
成品尺寸	185 mm×260 mm		
印　　张	39		
字　　数	973 千		
印　　数	1~1000		
定　　价	238.00 元		

发现印装质量问题,请致电 0535-5651533,由印刷厂负责调换。

龚杭华　浙江省义乌牙科医院
白玉梅　中国人民解放军中部战区空军医院
张旭东　山西省眼科医院

前　言

近年来随着科学技术的突飞猛进,五官科学在学科发展的深度和广度上均有长足的进步。五官科学专科性强,涵盖器官多,解剖结构复杂而部位隐蔽,要想全面熟练掌握本科临床诊疗操作技能,不仅需要临床工作者的努力,还需要吐故纳新、与时俱进的理论指导。因此,我们在多年临床经验基础上,参考相关文献资料,编写了此书。

本书内容包括耳部疾病、鼻部疾病、咽部疾病、喉部疾病、眼科疾病以及口腔科疾病。我们针对书中涉及的疾病内容,进行了详细介绍,包括疾病的病因、临床表现、检查诊断方法、鉴别诊断、治疗等方面。本书内容丰富,简明实用,贴近临床实践,可为五官科广大医护人员提供相关参考与帮助。

本书的编写设置:主编邢瑾编写了前言、第一章第一节至第七节、第二章第一节至第三节、第二章第五节、第二章第十节、第九章第三节至第八节、第十二章第二十节至第二十五节,共 106.25 千字;主编刘峰编写了第六章第十节至第十九节、第七章第十一节至第十七节、第十一章第一节至第十一节,共 112.63 千字;主编胡楠编写了第二章第十四节至第十八节、第二章第二十一节至第二十二节、第四章第六节至第七节、第四章第十六节至第二十二节,第五章,共 102.50 千字;主编许建波编写了第七章第二节至第六节,共 32.36 千字;主编徐世才编写了第一章第八节至第十节、第二章第四节、第二章第九节、第三章第一节至第六节,共 36.13 千字;主编黄何栋编写了第十章,共 21.26 千字;主编杨学峰编写了第一章第十一节至第十三节、第二章第六节至第八节、第二章第十一节至第十三节、第三章第七节至第九节、第四章第一节至第五节、第四章第十节至第十四节,共 110.48 千字;主编宋卫民编写了第十二章第十五节至第十七节,共 12.48 千字;副主编丁玲编写了第一章第十四节至第十七节,共 22.62 千字;副主编权珊编写了第二章第十九节至第二十节、第四章第十五节,共 11.13 千字;副主编刘丹丹编写了第八章第六节至第九节,共 20.75 千字;副主编王红霞编写了第八章第一节至第三节,共 14.15 千字;副主编张杰编写了第十二章第二十六节至第三十一节,共 25.58 千字;副主编李艳梅编写了第十二章第三十七节、第十二章第三十九节至第四十三节,共 24.52 千字;副主编刘敏编写了第十二章第一节至第十四节、第十二章第三十二节至第三十五节,共 103.27 千字;副主编杨利利编写了第六章第一节至第九节、第七章第七节至第十节,共 102.65 千字;副主编夏红玉编写了第十二章第四十四节,共 8.58 千字;副主编朱建兵编写了第四章第八节至第九节,共 6.14 千字;副主编王芝艳编写了第十二章第三十六节,共 6.56 千字;副主编张雅平编写了第一章第十九节,共 6.36 千字;副主编达阳编写了第八章第四节至第五节,共 5.82 千字;副主编王园园编写了第十二章第四十五节至第四十九节,共 12.80 千字;副主编杨进编写了第九章第一节至第二节、第九章第九节,共 12.63 千字;编委李阳编写了第七章第一节,共 5.15 千字;编委刘素娟编写了第一章第十八节,共 3.43 千字;编委孙慧芳编写了第九章第十节,共 3.12 千字;编委龚杭华编写了第八章第十节,共 2.82 千字;编委白玉梅编写了第十二章第三十八节,共 5.12 千字;编委张旭东编写了第十二章第十八节至第十九节,共 4.83 千字。

由于编者的水平和经验有限,书中难免有不足之处,恳请广大读者见谅,并给予批评指正。

编　者

2025 年 4 月

目　录

第一章 耳部疾病

第一节 化脓性中耳炎

化脓性中耳炎是指细菌感染中耳乳突腔黏膜、骨膜、骨质后引起的化脓性炎性反应,病理学特征是中耳和乳突内出现不可逆的炎症性改变,如果持续性流脓,则为活动期,否则为静止期。

一、病因

本病由细菌感染引起。中耳乳突腔内以白细胞、巨噬细胞、感染的细菌为主构成脓性分泌物,常见的致病菌为金黄色葡萄球菌、铜绿假单胞菌,以及变形杆菌、克雷伯杆菌等。细菌侵犯中耳的途径通常为下列几种。

(1)急性化脓性中耳炎未获得彻底的治疗,转为慢性。此为常见原因。

(2)咽鼓管途径:鼻部或咽部的慢性病变,如腺样体肥大、慢性扁桃体炎、慢性鼻窦炎等反复发作细菌经咽鼓管逆行进入中耳腔,特别是儿童及婴幼儿,咽鼓管短、平、直,细菌更易侵入。

(3)鼓膜外伤后穿孔细菌经此途径进入中耳腔。

(4)细菌循邻近骨缝隙进入中耳乳突腔引起感染。

(5)机体抵抗力下降、免疫能力低下、急性传染及合并有慢性病,特别是婴幼儿,如营养不良、贫血、猩红热、麻疹、肺结核等引起。

二、病理与病理生理学

本病的病理变化轻重不一。初期病变主要位于中鼓室的黏膜层,表现为鼓室黏膜的充血、水肿,有炎性细胞浸润,并有以中性粒细胞为主的渗出物,既往分类称单纯型。病变重者,黏膜可出现增生、肥厚,若黏骨膜破坏,病变深达骨质,听小骨、鼓窦周围、乳突甚至岩尖等骨质都可以发生骨疡,形成慢性骨髓炎。在炎性介质(如白细胞介素、花生四烯酸等)刺激下,局部可生长肉芽或息肉,既往分类称骨疡型。鼓膜边缘型穿孔或中耳黏膜破坏后,病变长期不愈者,有些局部可发生鳞状上皮化生或同时有纤维组织增生,可伴随形成胆脂瘤、粘连或产生硬化病变。早期教科书将骨疡型列为单独一型,最新观点及分类将单纯型称为慢性化脓性中耳炎,骨疡型只是慢性化脓性中耳炎及中耳胆脂瘤这两种类型中的伴随病理改变。如果黏膜病变发生在中鼓室前方,此处鼓岬黏膜延续为咽鼓管黏膜,含有纤毛组织,经纤毛摆动有助于分泌物经咽鼓管途径排出;如果病变发生在鼓室黏膜中后部,此处鼓岬黏膜无纤毛组织,病变组织堆积后刺激产生炎性介质,进而刺激产生肉芽、息肉,黏膜肿胀,阻塞中上鼓室,进一步产生乳突炎症。

三、临床表现

1.耳部流脓

间歇性或持续性,急性感染时脓液增多。脓液性质为黏液性或黏脓性,长期不清理可有臭味。炎症急性发作期或肉芽、息肉等受到外伤时可有血性分泌物。

2.听力下降

患耳可有不同程度的传导性或混合性听力损失。听力下降的程度和性质与鼓膜穿孔的大小、位置、听骨链的连续程度、迷路破坏与否有关。

3.耳鸣与眩晕

部分患者有耳鸣,可能与内耳受损有关;一般慢性中耳炎患者较少出现眩晕症状,当慢性中耳炎急性发作,出现迷路破坏时,患者可出现剧烈眩晕,压迫耳屏可以诱发眩晕。

四、辅助检查

1.鼓膜穿孔

鼓膜穿孔是最常见的体征,穿孔可分为中央型和边缘型两种,前者指穿孔的四周均有残余鼓膜环绕,鼓室黏膜可正常或水肿、肉芽增生。

2.听力学检查

表现为不同程度的传导性、混合性或感音神经性听力下降,以传导性耳聋为主。

3.影像学检查

常规 CT 水平位和冠状位可了解中耳乳突腔的病变范围及重要结构,多平面重组(MPR)和 3D 重建技术可了解听骨的病变状态。

五、诊断及鉴别诊断

反复间断性耳流脓、鼓膜紧张部穿孔、传导性耳聋可初步诊断为慢性化脓性中耳炎,但须与以下疾病鉴别。

1.中耳胆脂瘤

既往中耳炎分类中这一类型称"慢性化脓性中耳炎胆脂瘤型",新的分类将其列为"中耳胆脂瘤",特指后天性胆脂瘤。这一疾病主要是因咽鼓管功能不良导致上鼓室负压,松弛部被吸入上鼓室,上皮组织在上鼓室内堆积形成胆脂瘤,可伴有细菌感染形成中耳炎;鼓膜紧张部边缘穿孔上皮组织也可进入中耳腔形成胆脂瘤。检查可见松弛部肉芽、内陷、胆脂瘤痂皮,紧张部完整、内陷或与鼓岬粘连,或紧张部边缘性穿孔。纯音听力检查传导性耳聋,常规 CT 水平位和冠状位可了解中耳乳突腔的病变范围及重要结构,骨质是否破坏,多平面重组(MPR)和 3D 重建技术可了解听骨的病变状态。

2.鼓室硬化

多数由慢性化脓性中耳炎(静止期)发展而来,主要病理表现为碳酸盐沉积在鼓膜纤维层、鼓岬黏膜、听骨表面黏膜层形成钙化灶。临床症状为听力下降,可有耳流脓病史,鼓膜完整或穿孔,可见鼓膜钙化灶或鼓室黏膜钙化灶;听力学检查存在气骨导间距,CT 检查鼓室、乳突腔可见高密度硬化灶。

3.隐匿性中耳炎

本病通常由慢性化脓性中耳炎转化而来,临床无症状或听力下降。鼓膜正常或穿孔已愈合,可存在气骨导间距;CT 检查可见鼓室、乳突腔密度增高影,是确诊该病的主要依据。

4.粘连性中耳炎

本病通常由分泌性中耳炎未经系统治疗转化而来,鼓膜与鼓室结构粘连,严重者鼓膜与鼓岬黏膜融合、上皮化。以长期听力下降为主要症状。纯音听阈检查存在气骨导间距;部分病例鼓膜内陷类似穿孔，影像学检查可表现为鼓室空间消失，乳突鼓室可存在密度增高影。

5.特殊类型中耳炎

特殊类型中耳炎包括结核性中耳炎、AIDS中耳炎、梅毒性中耳炎、真菌性中耳炎，这一类中耳炎特指在中耳乳突腔内培养出特异性致病原；坏死性中耳炎并非原来意义上的骨疡型或肉芽型中耳炎，系特指中耳乳突腔内出现除上述特异性或非特异性中耳炎以外的坏死性组织；放射性中耳炎为中耳乳突腔经历放射线照射后出现的无菌性放射性组织坏死；气压性中耳炎特指鼓膜内外气压急剧变化而咽鼓管不能及时平衡气压引起的中耳腔负压导致中耳结构物理性损伤，出现鼓膜充血、穿孔、鼓室积液等。

六、治疗

慢性化脓性中耳炎治疗原则为控制感染，清除病灶，恢复听力。活动期治疗应以局部及口服药物治疗为主，以3％的过氧化氢溶液或硼酸水清洗耳道，清洗后方可应用局部抗生素点耳，抗生素应用以口服为主；合并严重感染者可根据脓液细菌培养及药敏试验结果，选择敏感药物静脉给药。通常干耳于2周后即可进行手术治疗，静止期原则上不宜应用抗生素，应以手术治疗为主。

（邢　瑾）

第二节　中耳胆脂瘤

中耳胆脂瘤特指后天性胆脂瘤，不包括先天性胆脂瘤。以鳞状上皮组织在中耳、乳突内增生、堆积为特征，其发病机制并非感染而是胆脂瘤形成，称为"中耳胆脂瘤"。胆脂瘤发展过程中可伴有细菌生长，与慢性化脓性细菌感染相伴随，形成中耳炎。其生成机制、病理及转归与慢性化脓性中耳炎不同。

一、病理与病理生理学

中耳胆脂瘤发病机制较为公认的学说有以下四种。

1.内陷袋学说

内陷袋学说即经典教科书中的"后天原发性胆脂瘤"。"cholesteatoma"一词最早于1829年由Cruveilhier描述，但直到1858年由Muller首先命名，内陷袋学说最早于1908年由Begole提出，近代Bluestone关于咽鼓管功能及其障碍在中耳炎过程中的病理机制的研究成就，使内陷囊袋理论成为当代崇尚的学说。主要是咽鼓管功能不良导致上鼓室负压，松弛部被吸入上鼓室，上皮组织在上鼓室内堆积形成胆脂瘤。

2.上皮移行学说

上皮移行学说即经典教科书中的"后天继发性胆脂瘤"。外耳道或鼓膜上皮层的上皮细胞通过鼓膜穿孔边缘移行进入中耳。外伤或手术导致的鳞状上皮细胞种植于中耳腔也可形成后天继发性胆脂瘤。

3.基底细胞层过度增生学说

有人认为基底细胞增生过度也是胆脂瘤形成的原因之一。

4.化生理论学说

由于慢性感染的长期存在,正常立方上皮转化为角化鳞状上皮形成胆脂瘤,但化生理论只是一种假说,迄今未能得到证实。在胆脂瘤体积不断增大的机械外力作用下,局部组织持续地释放破骨细胞激活素而持续地进行骨质破坏。例如白细胞介素 1、白细胞介素 6、肿瘤坏死因子 α、前列腺素 E_2 等活化、聚集破骨细胞,并刺激酶类产生作用于骨质破坏;碳酸酐酶和透明质酸酶等为骨质脱矿物质创造了酸性环境,胶原酶、基质金属蛋白酶和纤溶酶等相互作用,在基质降解阶段降解基质和骨胶原,从而产生骨质破坏。

二、临床表现

临床上以耳内长期流脓为特点。病史时间长,有特殊恶臭。松弛部或紧张部后上方有边缘性凹陷形成的穿孔,从穿孔处可见鼓室内有灰白色鳞屑状或豆渣样物质,恶臭味;紧张部鼓膜可完整、内陷或与鼓岬粘连。

三、辅助检查

听力测试:一般为传导性耳聋,耳聋程度与病变程度无正相关,因病变组织作为声音传导的媒介不能传导声音。如果病变波及耳蜗,耳聋呈混合性;病变侵犯迷路可出现眩晕,迷路瘘管实验可以提示是否存在迷路破坏。

影像检查:常规 HRCT 检查可显示胆脂瘤范围及骨质破坏情况,如面神经管、半规管、鼓室天盖等;现代 CT 后处理技术,如多平面重组(MPR)可清晰地显示面神经管的全程,MPR 与 3D 重建技术(CTVR)相结合更能清晰地显示听骨链的精细结构,特别是镫骨上结构,弥补了常规 HRCT 对听骨显示的不足。如果胆脂瘤引起乳突鼓室骨质的破坏,应行 MRI 检查,了解颅内的侵蚀情况,并与颞骨肿瘤相鉴别。

四、诊断及鉴别诊断

1.慢性化脓性中耳炎

本病首先应与慢性化脓性中耳炎相鉴别。

(1)慢性化脓性中耳炎为细菌经咽鼓管、外伤等穿孔的鼓膜、急性中耳炎等途径感染鼓室、乳突的黏膜、骨膜。

(2)炎性介质促使产生肉芽组织破坏骨质。

(3)感染的中耳乳突腔伴上皮组织长入及黏膜化生等可形成胆脂瘤,也可产生骨质破坏。

(4)CT 检查并不能在影像上完全区分是炎症还是胆脂瘤,但 MRI 检查可以鉴别二者,同时应结合临床检查,特别是鼓膜紧张部穿孔或是松弛部病变。

2.中耳癌

(1)颞骨肿瘤以中耳癌和外耳道癌居多,长期慢性中耳炎患者占 $80\% \sim 85\%$。

(2)早期症状多为耳道血性分泌物,向患侧头颈面侧部放射的耳颞部疼痛,早期为传导性耳聋,晚期迷路受侵犯后为混合性聋,多伴耳鸣。

(3)其他提示症状包括张口困难、同侧面神经麻痹、后组脑神经症状。

(4)晚期颅内转移。

(5)淋巴结转移可发生于患侧或双侧。

(6)晚期内脏或骨骼也可能会发现转移性病灶。耳镜检查可见外耳道或中耳腔有肉芽或息肉样组织,触之较软、松脆易出血,并有血脓性分泌物,有时恶臭。肉芽组织祛除后很快复发。影像学检查 CT、MRI 可明确肿瘤侵犯范围,病理活检可明确诊断。

3. 中耳结核

(1)由结核分枝杆菌感染,多继发于肺结核,亦可由腺样体结核或骨关节结核、颈淋巴结结核等播散而来。

(2)病菌感染途径:循咽鼓管侵入中耳,或经血液循环或淋巴系统传入中耳和乳突。

(3)中耳结核起病隐袭,早期即可出现明显的传导性听力下降,侵及内耳则为混合性或感音神经性聋,鼓膜常见多发性穿孔或融合后成为大穿孔,鼓室黏膜灰白,鼓室内可有大量肉芽增生,或耳后瘘管形成。

(4)检查应包括颞骨 CT 及胸部 X 线片、结核菌培养。

(5)治疗应早期规范应用抗结核药物控制感染,并结合手术治疗,手术宜行分期治疗,一期清除病灶,二期修复乳突鼓室结构并重建听力。

五、治疗

中耳胆脂瘤的治疗原则为清除病灶,防止并发症,保存或提高听力,保守治疗仅能对伴有感染中耳胆脂瘤起到暂时控制感染的作用,如果出现颅内外并发症,则应及早手术治疗。

六、预后与并发症

中耳胆脂瘤,若获得及时和正确的诊断和治疗,多可治愈。但有时由于病变的类型、致病菌的毒力、患者抵抗力下降或局部引流不畅,可以诱发一系列的耳源性颅内、颅外并发症。常见的耳源性颅内并发症包括如下情况:①硬膜外脓肿;②硬膜下脓肿;③耳源性脑膜炎;④乙状窦血栓性静脉炎;⑤耳源性脑脓肿;⑥脑积水。

颅外并发症包括以下情况:①耳后骨膜下脓肿;②Bezold 脓肿;③Mouret 脓肿(乳突感染后脓液从乳突尖内侧扩散引起咽旁间隙感染)。颞骨内并发症包括:①周围性面神经麻痹;②迷路炎;③岩尖炎。

(邢 瑾)

第三节 先天性聋

先天性聋(congenital deafness),系出生时就已存在的听力障碍。依其病因可分为遗传性聋(hereditary deafness)和非遗传性聋两大类。遗传性聋:指来自亲代的致聋基因,或新发生的突变基因所导致的耳发育异常,或代谢障碍,以致出现听功能不良,其中感音神经性聋在遗传性耳聋中占有重要的位置。非遗传性聋:指患儿在胚胎发育期、围生期或分娩时受到母体的炎症、感染、中毒或外伤等病理因素的影响而引起的耳聋。这种耳聋在出生时即已存在。

一、流行病学

国外的统计数据表明,新生儿中先天性耳聋的发病率约为 1/1 000,其中 50% 以上是由遗传因素引起的。随着医疗卫生事业的发展,非遗传性聋在先天性听力障碍中所占的比例逐渐降低。遗传性聋分为综合征性聋及非综合征性聋两大类。前者指除了耳聋以外,同时存在眼、骨、肾、皮肤等身体其他器官系统的病变,这类耳聋占遗传性聋的30%;后者仅出现耳聋的症状,在遗传性聋中约占70%。

二、诊断

1.遗传性聋的诊断

(1)听力学评价:1993年美国国立卫生研究院(NIH)建议所有婴儿在其出生后3个月内都要进行听力筛查,推荐将耳声发射(otoacoustic emissions,OAE)和自动ABR(automated auditory brainstem response,AABR)作为筛查方法。新生儿出生3~5 d做DPOAE初步筛查,初筛可疑或者没通过者42 d行DPOAE复筛,听力异常时行ABR检查做出诊断。在年龄较大的儿童或成人中进行主观听力检测和客观听力检测。主观听力检测技术主要包括用于成人的纯音听阈测试和言语测试及用于儿童的小儿行为测试。客观检测技术主要包括声导抗测试、听性脑干反应(auditory brainstem response,ABR)、耳声发射(OAE)、耳蜗电图、40 Hz事件相关电位及听觉稳态诱发电位(auditory steady-state responses,ASSR)等。

(2)影像学检查:目前普遍采用的是高分辨颞骨薄层CT和MRI影像学的方法,高分辨率颞骨CT可了解内耳骨性结构,评估骨性解剖异常或畸形所致的听力障碍,例如大前庭导水管综合征、Mondini畸形、共同腔畸形等。MRI可以反映听神经的发育情况,排除颅内病变所致听力障碍。

(3)排除引起耳聋的其他病因:例如先天性非遗传性聋、耳毒性聋、感染性聋等。

(4)家族病史调查:仔细询问家族中至少3代人的耳聋病史,以及是否近亲结婚等,根据病史画出系谱图,有助于判断遗传方式。

(5)基因诊断:又称DNA诊断或DNA探针技术。其基本原理是利用现代分子生物学和分子遗传学的方法,检查耳聋相关基因的结构及其表达功能,明确患者是否有耳聋基因突变。

2.非遗传性聋的诊断

需排除遗传性聋的诊断,仔细询问病史:明确妊娠早期母亲患风疹、腮腺炎或流感等病毒感染性疾病,或梅毒、克汀病等全身疾病,或大量应用耳毒性药物史,或分娩时产程过长、难产、产伤致胎儿缺氧窒息等致聋因素存在。

三、治疗

1.药物治疗

对于听力稳定的先天性聋目前尚无有效的药物治疗方法,如果先天性聋患者出现波动性、进行性的听力下降,则应尽早联合使用扩张内耳血管、营养神经的药物及糖皮质激素类药物,尽量保存残余的听力。

2.基因治疗

基因治疗是利用分子生物学技术将目的基因导入体内进行治疗相关疾病的方法,目前还处于起步性的、动物实验的探索阶段,离临床应用仍很遥远。

3.助听器

助听器(hearing aid)是一种帮助听力障碍患者听取声音的扩音装置。感音神经性聋患者是理想的选配对象。选配的原则是根据纯音听力(0.5~4.0 kHz)平均损失程度而定,听力损失愈重时,所需的增益亦愈大。语频平均听力损失35~80 dB者均可使用,一般而言,中度听力损失者使用助听器后获益最大。单侧耳聋一般不需配用助听器。

4.外科治疗

人工耳蜗置入(cochlear implant)是目前运用最为成功的神经生物医学工程技术,它将声信号转换为电信号,通过在耳蜗内置入的电极,越过受损的感音毛细胞,直接电刺激耳蜗螺旋神经节细胞,产生的神经冲动沿听觉通路传至各级听觉中枢,最后在大脑皮质引起听觉,从而使重度或极重度感音神经性聋患者获得或者恢复听觉。内耳畸形曾是人工耳蜗置入的禁忌,近年来随着对内耳畸形的逐步了解,人工耳蜗产品的成熟、置入技术的进步以及经验的积累,许多曾被认为不适合进行手术的内耳畸形,如 Mondini 畸形、共同腔畸形等,已不再是人工耳蜗置入手术的禁忌,使更多的耳聋患者从中受益。

5.听觉和言语训练

听觉训练(auditory training)是借助助听器或置入人工耳蜗后提高或获得听力,通过长期有计划的声响刺激,逐步培养患者的聆听习惯,提高听觉察觉、听觉注意、听觉定位及识别等方面之能力,使聋儿逐渐适应日常各种声音,步入有声社会。言语训练(speech training)是依据听觉、视觉与触觉等之互补功能,借助适应的仪器,以科学的教学法训练聋儿发声、读唇,进而理解并积累词汇,掌握语法规则,灵活准确表达思想感情。研究表明,接受人工耳蜗植入的患者需要相当一段时间才能获得最大限度的听觉言语康复。适当的听觉和言语训练促使患者达到最佳的康复效果。

四、预防

(1)广泛宣传,杜绝近亲结婚,开展遗传学咨询活动,积极防治妊娠期疾病,减少产伤。

(2)在完善基因诊断的基础上,开展遗传性聋的产前诊断。

(3)大力推广新生儿听力筛查,努力做到早期发现婴幼儿耳聋,尽早干预,在人工耳蜗植入前尽早佩戴助听器,做听觉言语训练。

(邢　瑾)

第四节　后天性聋

后天性聋是相对于先天性聋而言的,指出生后、生长发育过程中听觉系统受各种病变因素影响所引起的耳聋。部分后天性聋亦有遗传因素参与。本节主要介绍后天性非遗传性感音神经性聋。

一、分类及特点

1.老年性聋

因听觉系统老化而引起的耳聋是一种衰老现象,是人体老化过程在听觉器官中的表现。故将在老年人中出现的、并可排除其他致聋原因的耳聋称为老年性聋。听觉器官的老年性退行性改变涉及听觉系统的所有部分,以内耳最明显。老年性聋的病理变化比较复杂,Schuknecht 根据老年性聋的病理变化将本病细分为老年感音性、神经性、血管纹性(代谢性)聋与耳蜗"传导"性(机械性)聋四类。临床上所见老年性聋的发病机制不仅包括听觉系统衰老的生理和病理过程,还与每一个体在其过去的生命历程中所经受的各种环境和社会因素的综合影响有关。临床表现的共同特点是不明原因的双侧对称性感音神经性聋,起病隐匿,由高频向低频缓慢进行性加重,伴高调持续耳鸣,言语识别率明显降低。

2. 耳毒性聋

耳毒性聋(ototoxic deafness)指误用某些药物或长期接触某些化学制品所致的耳聋。已知有耳毒性的药物有近百种。常用者有:氨基糖苷类抗生素,如链霉素、卡那霉素、庆大霉素等;水杨酸类止痛药;奎宁、氯喹等抗疟药;某些抗肿瘤药,如长春新碱、氮芥、顺铂、卡铂等;呋塞米等襻利尿药;抗肝素化制剂保兰勃林;铊化物制剂;反应停等。另外,如铜、磷、砷、苯、一氧化碳、二硫化碳、四氯化碳、酒精、烟草等中毒,也可致耳聋。这些药物与化学制品,无论是在全身还是在局部以任何方式应用或接触,均有可能经血循环、脑脊液或窗膜等途径直接或间接进入内耳损害听器官。

药物对内耳的损害机制尚未彻底查明,除取决于药物本身的毒性、剂量、疗程外,与个体敏感性关系颇大,后者有某些家族遗传性。许多耳毒性药物同时具有肾毒性。肾功能不全者,药物因排泄不良而致血浆浓度升高,进入内耳者也相应增多。药物进入内耳首先损害血管纹,血-迷路屏障遭到破坏,使药物更容易进入内耳。进入内耳的药物还能使内淋巴囊受损,致其吸收与排出减少。药物在内耳高浓度长时间聚集,终将使听和前庭诸感觉上皮的毛细胞、神经末梢、神经纤维、神经元细胞等发生退行性变。临床上耳聋、耳鸣与眩晕、平衡紊乱共存。耳聋呈双侧对称性感音神经性,多由高频向中、低频发展。前庭受累程度两侧可有差异,与耳聋的程度亦不平行。症状多在用药中始发,更多是在用药后出现,停药并不一定能制止其进行。前庭症状多可逐渐被代偿而缓解。耳聋与耳鸣除少数早发现、早治疗者外,大多难完全恢复。化学物质中毒致聋的机制也不详,受损的部位多在蜗后,常同时累及前庭功能。临床上均有耳鸣、耳聋与眩晕,一般为暂时性,少数为永久性。

3. 感染性聋

感染性聋(deafness due to infective disease)是指致病性微生物(如病毒、细菌、真菌、螺旋体、衣原体、支原体等)感染,直接或间接地引起内耳病损,导致单耳或双耳不同程度的感音神经性聋,可伴有前庭功能障碍。其多由急、慢性中耳炎及其并发症引起,亦可由全身或邻近感染(如腮腺炎、脑膜炎等)引起。导致感染性聋的两大主要途径包括:中耳局部的病原体或其毒素经前庭窗、蜗窗进入内耳;其他部位的病原体或毒素经血液循环到达内耳。中耳急性炎症期,圆窗膜和前庭窗膜渗透性增大,局部的毒素和炎症介质易由此进入内耳。致病性微生物以病毒和细菌感染较常见。继发于细菌性脑膜炎的感染性聋,易造成内耳不可逆的纤维化和骨化,至今仍为感音神经性聋的主要原因之一。随着社会的进步以及经济、卫生条件的改善,许多感染性疾病已被消灭,或基本得到控制,由此而引起的感染性聋已大为减少。其临床特点表现为单侧或双侧进行性聋,伴或不伴前庭受累症状。此种耳聋,回顾病史一般于耳聋前有明确的感染病史。有的耳聋程度轻,或只累及高频,或被所患传染病的主要症状掩蔽而不自觉,待到传染病痊愈后方被发现,届时与传染病之间的因果关系常被忽视。

4. 特发性突聋

特发性突聋(idiopathic sudden deafness)指原因不明、突然发生的感音神经性聋。目前认为本病的发生与内耳供血障碍或病毒感染有关。少数颞骨病理学研究显示:患耳螺旋器和血管纹有不同程度萎缩,螺旋神经纤维与前庭诸感觉上皮细胞减少,与病毒性迷路炎的病理改变相似。临床上以单侧发病多见,偶有两耳同时或先后受累者。患者大多能准确叙述发病时间及情形,耳聋于数小时或数日内迅速达到高峰。一般是在耳聋前先有高调耳鸣,约半数患者有眩晕、恶心、呕吐及耳周围沉重、麻木感。听力损害多较严重,曲线呈高频陡降型或水平型,可有听力曲线中断。前庭功能正常或降低。有自愈倾向,但多数病例不能获得完全恢复。

5. 噪声性聋

噪声性聋(noise induced deafness)是由于长期遭受噪声刺激所引起的一种缓慢进行的感音神经性聋。主要表现为耳鸣、耳聋,纯音测听表现为 4 kHz 谷形切迹或高频衰减型,亦可出现头痛、失眠、易烦躁和记忆力减退等症状。其耳聋程度主要是与噪声强度、暴露时间有关;其次是与噪声频谱、个体差异亦有一定关系。有人发现 2~4 kHz 的噪声最易导致耳蜗损害。其早期典型的听力曲线为 4 kHz 处呈 V 形下降。随着病情加重,周围频率逐渐受累,在 3~6 kHz 或 2~8 kHz 的听力也下降,听力曲线呈 U 形,晚期出现全频率下降,但高频区仍甚于低频区,听力曲线呈下降型。

6. 自身免疫性聋

自身免疫性聋(autoimmue deafness)是侵犯耳蜗及蜗后的自身免疫性疾病,由美国学者 McCabe 在 1979 年首次提出。此类患者机体产生了抗内耳组织抗体或内耳组织的抗原发生了改变,机体免疫系统对内耳组织产生异常免疫反应造成耳蜗感觉及神经结构的变化,导致感音神经性聋。既可表现为器官特异性(无其他器官受累)的原发性内耳损伤,又可以是伴随某些系统性自身免疫病而出现的内耳受累症状。多发于青壮年,主要为进行性、波动性听力减退,可以是蜗性,也可以是蜗后性,可双耳发病,亦可单耳发病,双耳可同时或先后发病,一半以上伴有耳鸣,少数可出现面神经麻痹,可伴有眩晕,病程可持续数周、数月或数年。抗内耳组织特异性抗体试验、白细胞移动抑制试验、淋巴细胞转化试验及其亚群分析等有助于诊断。患者常合并有其他自身免疫性疾病,环磷酰胺、泼尼松等免疫抑制药疗效较好,但停药后可复发,再次用药仍有效。

7. 创伤性聋

创伤性聋(traumatic deafness):头颅闭合性创伤,若发生于头部固定时,压力波传至颅底,因听骨惯性引起镫骨足板相对动度过大,导致迷路震荡、内耳出血、内耳毛细胞和螺旋神经节细胞受损;若创伤发生于头部加速或减速运动时,因脑与颅骨相对运动引起脑挫伤或听神经的牵拉、压挤和撕裂伤。临床表现多为双侧重度高频神经性聋或混合性聋,伴高调耳鸣及眩晕、平衡紊乱。症状多能在数月后缓解,但难以完全恢复。颞骨横行骨折时,骨折线常跨越骨迷路或内耳道使其内含的诸结构受损害,发生重度感音神经性聋以及眩晕、眼震、面瘫和脑脊液耳漏等。由于潜水人员上升出水时减压过快,耳蜗微循环障碍、代谢紊乱,继之累及听和前庭感觉上皮,导致潜涵聋(caisson deafness)。爆炸时强大的空气冲击波引起中耳和内耳各种组织结构的损伤,导致眩晕、耳鸣与耳聋(爆震性聋)。此外,常与可听声混在一起的次声(infrasound)、放射线和微波辐射等物理因素,可使中耳和(或)内耳致伤,引起感音神经性或混合性聋。

8. 全身系统性疾病引起的耳聋

某些全身及其他系统与器官的慢性疾病可以引起感音神经性聋。高血压与动脉硬化最为常见。其致聋机制尚不完全清楚,可能与内耳供血障碍、血液黏滞性升高、内耳脂质代谢紊乱等有关。病理改变以血管纹萎缩、毛细胞散在性缺失、螺旋神经节细胞减少为主。临床表现为双侧对称性高频感音性聋伴持续性高调耳鸣。糖尿病性引起耳聋的发病机制有内耳的血管病变学说和听神经的神经炎学说。耳聋多为两侧对称性感音神经性聋，可为蜗性聋，亦可为蜗后性聋，或二者兼而有之。以高频听力下降为主，可以缓慢进行性出现，也可以突聋的形式出现。除此之外，慢性肾病、甲状腺功能低下、白血病、红细胞增多症、镰状细胞贫血、巨球蛋白血症、结节病、组织细胞病、多发性结节性动脉炎等多种疾病都可能导致感音神经性聋。

9.其他

能引起感音神经性聋的疾病尚有很多，较常见者（如梅尼埃病、耳硬化、小脑脑桥角占位性疾病、多发性硬化症等）。

二、诊断及鉴别诊断

全面系统地收集病史，详尽的耳鼻部检查，严格的听功能、前庭功能和咽鼓管功能检测，必要的影像学和全身检查等是诊断和鉴别诊断的基础。客观的综合分析则是其前提。

三、治疗

感音神经性聋的治疗原则是恢复或部分恢复已丧失的听力，尽量保存并利用残余的听力。

1.药物治疗

因致聋原因很多，发病机制和病理改变复杂且不尽相同，故迄今尚无一个简单有效且适用于任何情况的药物治疗方法。目前多在治疗原发疾病的同时，尽早联合使用扩张内耳血管的药物、溶栓药物、营养神经的药物及糖皮质激素类药物。

2.助听器（hearing aid）和人工耳蜗植入（cochlear implant）

对于药物治疗无效或者治疗后仍未达到实用听力者，视情况可考虑佩戴助听器或行人工耳蜗植入。

四、预防

（1）提高生活水平，防治传染病，锻炼身体，保证身心健康，减慢老化过程。

（2）严格掌握应用耳毒性药物的适应证，尽可能减少用量及疗程，用药期间要随时了解并检查听力，发现有中毒征兆者应快停药治疗。

（3）避免颅脑损伤，尽量减少与强噪声等有害物理因素及化学物质接触，戒除烟酒嗜好，加强个体防护观念及措施。

（邢　瑾）

第五节　耳硬化症

耳硬化症是原发于骨迷路和镫骨的局灶性病变，在骨迷路包囊内由一个或数个局限性的、富于血管的海绵状新骨代替原有的正常骨质，故又称"耳海绵化症"（otospongiosis）。该骨可再度骨化变硬。本病由意大利解剖学家、外科医师 Antonio Maria Valsalva 于 1735 年最先报道。1912 年，Siebenmann 发现该病的病理基础为骨海绵样改变，并将其命名为"耳海绵化症"。对身体其他部位骨骼的病理研究显示本病只发生在颞骨，故称为"耳硬化症"。病变进一步发展可引起传导性耳聋或感音神经性聋。

不引起临床症状的纯骨迷路组织学病变,称为"组织学耳硬化症"(histological otosclerosis);若病变扩展,使镫骨活动受限或固定,出现进行性传导听力损失者,称为"临床耳硬化症"(clinical otosclerosis),也称"镫骨性耳硬化症"(stapedial otosclerosis)。临床耳硬化症在一般人群中不超过 0.5%,而组织学耳硬化症却普遍存在。大规模无选择性尸检研究表明,无临床表现的组织学耳硬化症检出率为 8%～11%;若病变发展,侵及耳蜗甚至内听道,引起耳蜗损害或听神经变性,出现感音神经性聋,则称"耳蜗性耳硬化症"(cochlear otosclerosis)。"镫骨性耳硬化症"和"耳蜗性耳硬化症"可同时存在而呈现混合性聋。

一、病因

尽管过去几十年对耳硬化症进行了集中研究,但其发病机制依然不甚明了。各国学者推测器官易感性、病毒感染、遗传学、炎症反应、自体免疫、环境、激素等因素与耳硬化症发生发展都有一定的相关性。

1.内分泌学说

女性患病的概率是男性的 2～3 倍,提示性激素可能参与了本病的发生。雌激素和黄体酮分泌增加与其他雌激素-黄体酮-催乳素系统疾病一样可能在耳硬化症的发生和进展中起到一定作用。雌激素降低了破骨细胞对细胞核因子 κB 受体活化因子配基(receptor activator of nuclear factor kappa B ligand,RANKL)的反应性,并下调了破骨细胞的细胞凋亡。雌激素和黄体酮是催乳素释放的强力刺激因子。在生理和病理状态下的高催乳素血症表现为骨密度降低。最新数据表明,催乳素降低骨骼保护因子(osteoprotegerin,OPG)水平,提高 RANKL 表达。雌激素诱发的高催乳素血症可以通过封闭 OPG 保护系统而对抗雌激素的保护作用。这或许可以解释为什么口服避孕药疗法和激素替代疗法可能增加耳硬化症和前庭疾病的风险。与妊娠及哺乳相关的高催乳素血症可能是多次妊娠增加耳硬化症发病风险的基础。Shambaugh(1960)统计的 2 000 例病例中女性占 68.7%,其中的 475 位妇女患者中,似由妊娠诱发听力减退者占 8%,听力在妊娠期进一步下降者占 42%,其余 50%未发现妊娠与听力减退之间的关系。

2.遗传学说

耳硬化症在不同种族(家系)中发病率存在明显差异,故认为其发病与遗传有关。在高加索人群中,一半以上的耳硬化症患者存在家族史。近年来,许多学者认为耳硬化症是常染色体显性遗传,也有学者认为不排除常染色体隐性遗传的方式。经过大量的遗传学分析和研究,耳硬化症的责任基因尚未找到,提示该病由多基因致病的可能性较大。通过对耳硬化症家系进行流行病学调查研究发现,本病常染色体显性遗传不全外显率为 40%～45%。基因连锁分析提示与耳硬化症相关的 8 个基因座(OTSC1-OTSC8)分别位于染色体 15 q、7 q、6 p、16 q、3 q、6 q 和 9 p。尽管在临床相似性和遗传相关方面提示耳硬化症与骨发育不良存在流行病学相关性,但没有证据表明二者存在相同的遗传背景。相比于一般的单基因病,耳硬化症更多地被认为是一种复杂的骨重塑性疾病,进一步明确这些基因的特征可能有助于更好地理解耳硬化症的发病机制和遗传特征。

3.骨迷路成骨不全

自 19 世纪初以来,人们已经对耳囊内耳硬化症的组织学变化进行了深入研究,但是至今未能阐明耳硬化症的发病机制。独特的耳硬化症病灶似乎只出现在耳囊的骨性部位。耳硬化症的组织病理学特征包括灶性、溶骨性缺损,伴多细胞结构及血管形成,其在耳蜗区、迷路周围、前庭窗(卵圆窗)附近、圆窗周围及镫骨底板的发生率分别为 35%、15%、90%、40% 和 95%,镫骨足弓常因其与底板发育来源不同而免于受累。在活跃的耳硬化症病灶中存在大量的破骨细胞、多核巨细胞、成纤维细胞和增殖的内皮细胞。耳硬化症病灶的活动度可分为Ⅰ级(大部分活跃)至Ⅳ级(完全失活或愈合),分级的依据是细胞结构、成骨细胞与破骨细胞的比例、血管化程度及细胞外胶原蛋白基质的数量。病灶活动期、高度血管化的区域在苏木精-伊红染色时呈深蓝色。活动性耳硬化症病灶的一个重要特征是胶原纤维的编织纹理,这是一种完全不规则的、穿过耳硬化症病灶的十字形纹理。耳硬化症病灶继较早的活动期后可能是中间期和静止期,在这些阶段中组织学表现仅有很少或无法识别的病灶活动证据。Ⅳ期病灶中,破骨细胞消失,但成骨细胞或骨细胞依然存在于受累区域。血管区变窄或被并存的骨及板层骨闭塞,苏木精-伊红染色后呈粉红色或红色。在一些标本上,四期可能同时存在。已经发现镫骨固定的病理组织学类型、听力学异常与听力下降持续时间之间存在很强的相关性。

耳硬化症病灶好发部位是骨迷路包囊,尤其是前庭窗区前方的前庭裂,内含组织纤维束,其周围有胚胎期的软骨残体,终生存在,并可在某种因素的作用下,静止的软骨残体或纤维束中可发生新的软骨或新骨形成,而成为耳硬化症的源头。

4.其他

(1)病毒感染:除了病理组织学检测到麻疹病毒及破骨细胞包含的病毒序列,更多的证据肯定了持续性病毒感染在耳硬化症中的作用。副黏液病毒感染与骨病有关,如 Paget 病等。大量研究证明,麻疹病毒感染可能是导致耳硬化症的病因之一。Mc Kenna 等通过显微电镜扫描在耳硬化症破骨细胞中发现了类似于副黏液病毒微粒的多形性丝状结构。Arnold 等在耳硬化症外淋巴液中发现了麻疹病毒特异性抗体 IgG。在耳硬化症患者镫骨尸检中明确发现了麻疹病毒基质蛋白及核蛋白。在破骨细胞、成纤维细胞、胚性软骨细胞和增殖的内皮细胞上发现了大量麻疹病毒衍生蛋白,包括基质蛋白、融合蛋白和血球凝集素。与健康人群相比,耳硬化症患者血清中抗麻疹病毒 IgG 水平较低。不同的研究团队通过在耳硬化症镫骨底板上实施 RT-PCR 技术都发现了麻疹病毒 RNA。参照 Arnold 及 Niedermeyer 的研究,抗麻疹病毒疫苗似乎不但减少了镫骨手术的数量,同时推迟了耳硬化症患者需要接受手术的时间。总之,大量的证据表明,耳硬化症是一种与麻疹病毒持续性感染有关的炎性疾病。

(2)结缔组织病:耳硬化症的免疫组织化学反应在 19 世纪 80 年代就已引起了人们的注意。有数项报道明确表示,耳硬化症与炎症反应、胶原表达紊乱以及受累区域出现病毒受体、抗原等有关。Niedermeyer 等研究了耳硬化症组织中不同类型胶原的表达模式,发现胶原蛋白Ⅳ、Ⅴ在耳硬化症中表达增强。此外,相比于其他骨性病变(如骨发育不全),耳硬化症会过度表达Ⅰ型胶原蛋白。另一方面,之前被认为与耳硬化症相关的Ⅱ型胶原蛋白,在耳硬化症患者与健康对照者之间却没有明显的差异。其他研究小组通过免疫组织化学方法,检测了活跃的耳硬化症病灶中破骨细胞表面的 CD^{3+}、CD^{4+}、CD^{8+},T 细胞,$C_3 \sim C_{5a}$ 补体和 β_2 微球蛋白,确定了慢性炎性反应及持续骨破坏在耳硬化症发病机制中的作用。部分学者认为,Ⅱ型胶原的自身免疫反应是发生耳硬化症的主要病因。

二、临床表现

临床以听力下降最常见,其次为耳鸣,个别患者伴有眩晕。

1.听力下降

缓慢渐进的传导性或混合性听力下降。起病隐匿,过程缓慢,因而患者常不能准确描述起病时间。听力下降多起自20岁,也有极少数始于45岁以后,罕见儿童期发病的耳硬化症。听力下降多为双侧同时起病或先后发病,两侧听力损失程度可以相同或不对称。单侧耳硬化症患者较少见,为10%～15%。

患者常历经数年或十余年后其听力下降程度才严重影响交流,部分患者存在阶段性稳定期,但可因妊娠、分娩、全身情况变化而加重。

临床上,耳硬化症患者多表现为典型的传导性聋,当镫骨完全固定时,听力不再下降。如果病变进一步侵及耳蜗、内听道影响感音功能,则听力损失可进一步发展为混合性聋。耳蜗性耳硬化症则表现为感音性聋。

2.耳鸣

耳鸣是患者主诉的第二常见症状,发生率为25%～80%。耳鸣与听力下降同时发生者占多数,少数患者耳鸣可出现于听力下降之前或之后。耳鸣一般以低调性耳鸣为主,高调性耳鸣常提示耳蜗受侵。耳鸣可为持续性或间歇性。

3.韦氏误听(亦称闹境返聪)

韦氏误听指患者在嘈杂环境中的听觉反较安静环境中为佳,其原因是对话方在噪声环境说话时需提高声音以超过本底噪声,而耳硬化症患者由于听阈提高,恰将噪声滤过,故产生噪声环境下听力提高的感觉。耳硬化症患者韦氏误听出现率为20%～80%。一旦耳蜗明显受累,韦氏误听现象即消失。

4.眩晕

若病灶侵犯前庭神经或因病灶刺激前庭的神经上皮即可发生眩晕。发作类似良性阵发性位置性眩晕,发生率较低,前庭功能检查可正常。

三、辅助检查

1.耳部检查

可见外耳道宽大、清洁,外耳道皮肤菲薄,鼓膜完整、标志清楚,可稍显菲薄,多数无炎症和穿孔残迹。少数患者在鼓膜后部隐现淡红色,为鼓岬黏膜血管增生、扩张、充血的表现,称Schwartz征,多见于年轻人及伴有硬化灶侵及耳蜗的患者。

2.听力检查

(1)音叉检查呈Bezold三征:气导缩短;Rinne试验强阴性(骨导明显长于气导);骨导延长。Gelle试验常被用于试验镫骨是否固定:镫骨活动时呈阳性;若镫骨固定,则呈阴性,但鼓膜活动不良、听骨链中断及砧镫关节或锤骨固定亦可出现阴性。临床常用256 Hz或512 Hz音叉进行检查。

(2)纯音听阈:检查结果和镫骨固定程度及有无耳蜗受累有关。病变早期镫骨尚未完全固定,则气导曲线呈上升型,以低频气导下降为主;若镫骨完全固定但未合并耳蜗病变,则所有频率的气导听力降至60 dB,气骨导差大于45 dB,呈平坦型曲线。超过半数的患者骨导曲线可出现Carhart切迹,即骨导曲线在0.5～4 kHz间常呈V型下降,以2 kHz下降最多,可达15 dB。如果病变累及耳蜗,则表现为混合性聋,气导听力下降可超过60 dB,骨导损失以高频为主,曲线由正常的平坦型变为下降型。

（3）声导抗测试：鼓室导抗图早期为 A 型，随着镫骨固定程度加重，鼓膜活动受到一定的限制，可出现低峰的 As 型曲线，镫骨肌反射消失。

四、诊断及鉴别诊断

根据病史、家族史、症状及客观检查，诊断典型的耳硬化症不难。凡双侧非对称性进行性传导性聋、鼓膜正常或 Schwartz 征阳性、咽鼓管功能良好、Gelle 试验阴性、鼓室导抗图 As 型、镫骨肌反射消失者，可做出临床耳硬化症初步诊断。但值得注意的是伴有中耳病变的耳硬化症（如慢性化脓性中耳炎、粘连性中耳炎、鼓室硬化、听骨链固定或中断等），常被其原发病症状掩盖，诊断较为困难，此时可根据缓慢进行性传导性耳聋史做出疑似诊断，并在手术探查后确诊。

需与本病鉴别的疾病有先天性前庭窗未育症、先天性听骨畸形或固定、粘连性中耳炎、分泌性中耳炎、鼓室硬化、Paget 病和 Van der Hoeve（以耳聋、蓝巩膜、骨质易碎为特征）综合征。主要依据流行病学、听力学与颞骨影像鉴别。

鉴别耳蜗性耳硬化症比较困难，本型耳硬化症的特点是与年龄不成比例且无其他原因可以解释的感音神经性聋。对无明显原因的中、青年的感音性聋患者，如有耳硬化症家族史、Schwartz 征阳性、鼓室导抗图 As 型、言语识别率降低者，应行高分辨率颞骨 CT 检查，如 CT 片显示迷路或内听道骨壁上有硬化灶者，可考虑为耳蜗性耳硬化症，并在术中进一步求证。

五、治疗

对本病的处理策略应为以外科治疗为主的综合干预。

1. 保守治疗

基于自体免疫-炎症特征以及疾病发病机制相关骨代谢，可考虑在耳硬化症较早的活跃期应用抗耳硬化症、免疫抑制、抗炎因子类药物。非甾体类抗炎症药物（NSAID）中，吲哚美辛（消炎痛）在 II 型胶原诱导型耳硬化症的大鼠模型中显著降低了胶原酶产生和骨吸收。在局限性骨吸收、压缩的 gerbilbulla 模型中，吲哚美辛（消炎痛）也抑制了破骨细胞的数量和骨吸收的面积。在自身抗体阴性人群中应用糖皮质激素治疗耳硬化症的效果可能更加突出。鼓室内地塞米松注射可能提高瞬时诱发耳声发射。

由于 TNF-α 等促炎细胞因子在耳硬化灶中大量表达，局部或全身应用抗-TNF 生物制剂可能成为治疗伴感音神经性聋的耳硬化症的一种选择。考虑到骨代谢的调节方式，双膦酸盐是骨形态发生蛋白（BMP）合成的潜在的抑制药。有临床证据表明，双膦酸盐在早期耳硬化症（治疗）中有效。此外，降钙素、维生素 D 都可能使耳硬化症患者受益。氟化钠和其他氟化衍生物是潜在的病理性骨重塑的拮抗剂，通过分子途径降低破骨细胞活性和连续的骨质溶解。氟化盐是一种潜在的治疗早期耳硬化症的候选药物。然而，氟化物治疗存在较大的不足，因为氟化钠可能剂量要＞60 mg/d 才能获益，该剂量可能有严重的副作用，包括肾衰、肝衰和心衰、骨发育障碍、椎管狭窄和其他。下列情况可考虑应用：①耳蜗型耳硬化症；②患者拒绝做或不宜做镫骨手术的临床型耳硬化症；③骨导听力甚差的混合性聋（耳硬化症），病变广泛，发展迅速，且有 Schwartz 征的恶性耳硬化症。重组 OPG（OPG-Fc）治疗在短期内治疗早期耳硬化症时也有较强的抗骨质溶解的作用。对炎性背景下的耳硬化症，削弱 RANK（Receptor Activator of Nuclear Factor-κB，核因子-κB 受体激活剂）介导的骨质溶解、保持正常骨重塑具有潜在的应用前景。

2.手术治疗

早在 19 世纪,Kessel 就开展了镫骨桥活动术,此后陆续出现了镫骨撼动术和镫骨切除术、人工镫骨植入术等。目前耳硬化症的治疗仍以手术为主,通过手术矫治因镫骨固定而造成的传音障碍,以恢复或改善听力,早、中期效果良好,晚期较差。

适应证:凡镫骨型耳硬化症气导听力损失 30 dB 以上,气骨导差 15 dB 以上,言语识别率大于 60% 的 13～80 岁患者均可行手术治疗。双侧耳硬化症且骨导相等时选择气导较差侧先行手术;双耳气导损失相等时选择骨导较好耳手术;双侧气、骨导损失均相等,则选择耳鸣较重、半规管功能低下侧先行手术;若患者位、听功能均相等,则选惯用耳的对侧手术。

禁忌证:外耳道炎症、鼓膜穿孔、咽鼓管功能不良,鼻腔及鼻咽部畸形炎症;心血管疾病或营养不良无法耐受手术;病灶发展迅速,出现重度感音神经性聋,气骨导差小于 15 dB;妇女月经期;小于 10 岁或大于 80 岁的患者酌情手术。

可采用的术式包括镫骨全切除术、镫骨部分切除术、镫骨足板钻孔活塞安装术(机械钻孔或 CO_2 激光打孔)。无论采取何种镫骨手术,都必须满足 3 个解剖要求:①使固定的镫骨足板活动,或祛除部分足板;②砧骨长脚与前庭窗之间需安装新的连接物,以重建中耳的传导系统;③确保外淋巴完全密封,避免中、内耳相通。

3.助听器

如果患者有耳硬化症或其他类型的镫骨固定,且不适合镫骨手术,依然可以从合适的助听设备中获益。患者年龄越大,其因耳硬化症导致远期听力下降的可能性就越小。

(邢　瑾)

第六节　儿童分泌性中耳炎

儿童中耳炎可分为:①急性中耳炎,分为急性非化脓性中耳炎和急性化脓性中耳炎;②分泌性中耳炎;③慢性化脓性中耳炎,分为伴胆脂瘤型中耳炎和不伴胆脂瘤型中耳炎(不含先天性中耳胆脂瘤)。儿童中耳炎发病率存在较大的差异,主要原因是缺乏统一的调查研究。近期有文献报道儿童中耳炎发病率呈逐年上升趋势。早期(1989 年)中耳炎在儿童中发病率约为 4%,该病发生的高峰期年龄段为 1～2 岁,冬、春季节是高发期,而且与上呼吸道感染有着密切关系。据统计,儿童上呼吸道感染伴发急性中耳炎者占 10% 左右,而其中 10% 的急性中耳炎会迁延导致分泌性中耳炎。国外学者 Lanphear(1997 年)和 Joki-Erkkila(1998 年)等分别对美国及芬兰流行病的调查发现,10 年间儿童中耳炎的发病率显著增加,分别增加了 68% 和 39%。近期国内研究发现,在对健康婴幼儿筛查中,分泌性中耳炎的检出率达到 15%～40%,冬季为发病高峰。

一、病因

儿童分泌性中耳炎的发病主要与三大因素有关。其一是解剖发育的特点:在急性上呼吸道感染之后,使得咽鼓管咽口及软骨段黏膜炎性充血肿胀而发生阻塞,同时咽鼓管比较水平导致病菌易从鼻咽部进入中耳腔,从而造成中耳黏膜包括鼓膜炎性反应,早期急性炎症为急性中耳炎(acute otitis media,AOM),其后中耳腔有炎性浆液性或黏液性渗出,表现为分泌性中耳炎(otitis media with effusion,OME)的病理变化。其二是咽鼓管功能差和腺样体肥大:此原因使咽鼓管阻塞产生中耳负压形成中耳大量渗出液积聚在中耳腔,一旦细菌感染易成为细菌的培养基,使得化脓性细菌继续经咽鼓管侵入,细菌大量繁殖产生的毒素被吸收后,会引起全身发热症状,导致急性化脓性中耳炎的发生。其病理表现为中耳黏膜充血、肿胀、脓性分泌增多、鼓膜充血外凸,甚至穿孔流脓。其三是过敏反应:可能是免疫异常导致咽鼓管肿胀及中耳腔黏膜过敏反应导致分泌液体,从而使中耳腔积液。

二、临床表现

主要表现为局部症状,即耳闷胀感或耳痛,婴幼儿的耳痛特点可表现为易烦躁、捂耳朵和拽耳朵,甚至影响睡眠;一旦有听力问题表现为电视机开的音量较大,说话声音也较大,不会准确地寻找声源,对正常的言语交流反应差。根据患儿对言语交流的反应能力,可初步判断其听力能力:正常的语言交流没有问题,只是偶尔听不清楚他人的对话,那么平均听力损失一般不超过 45 dB;听别人说话要注意听,别人声音小时会听不清,看电视开很大音量,那么平均听力损失在 50~55 dB;别人一定要很大声说话才能听清,一般来说,听力损失不小于 60 dB 了。

三、诊断

1.耳窥镜检查

用鼓气的耳窥镜检查观察中耳积液状况,早期鼓膜轻度充血、凹陷,光锥变形,其为 AOM 体征表现;鼓室积液(OME)表现为鼓膜失去光泽,呈淡黄色或琥珀色,有时可见弧形液平线和气泡,鼓气时可见鼓膜活动度降低或消失。

2.听力学检测

(1)声导抗检查:分泌性中耳炎早期无积液,鼓室压图呈 C 型负压曲线,积液时呈平台无峰 B 型负压曲线(小于 6 个月患儿采用 1 000 Hz 纯音刺激声,大于 6 个月患儿可采用 226 Hz 纯音刺激声)。

(2)耳声发射检查:耳声发射通过提示无明显中耳积液,耳声发射未通过可能有中耳积液。

(3)行为测听检查:主要针对有听力下降主诉患儿,其年龄通常在 5 周岁及以上,并能配合完成此主观检测,检查结果表现为传导性听力障碍,即平均言语频率(500 Hz、1 000 Hz、2 000 Hz)气-骨导听阈之差≥20 dB HL。一般儿童患分泌性中耳炎听力损失为轻-中度的气导传导听力损失,以低-中频听力损失为主,骨导传导是正常的。

(4)听性脑干反应(auditory brainstem response,ABR)和多频稳态反应(auditory steady state response,ASSR)检查:对于一些不配合做行为测听检查的婴幼儿,可行客观 ABR 和 ASSR 的气-骨导反应阈检测,来明确传导性听力障碍情况。目前有一种新技术 Masked-Chirp-ABR更具有精准性的频率特性(500 Hz、1 000 Hz、2 000 Hz 和 4 000 Hz)来检测听觉反应阈。

3.CT 检查

不建议常规进行颞骨 CT 扫描,但疑有中耳积液或颅内和颅外并发症者需做颞骨 CT 检查,进一步明确诊断。

4.病原菌检测

对于非化脓性中耳炎的中耳积液细菌培养阳性率不高,不作为门诊常规检测手段。对于一些反复中耳积液需置管手术的患儿,可常规行中耳积液细菌培养,便于围手术期用药,减少复发。最常见致病菌为肺炎球菌,阳性率约为 70%;其次为未定型流感嗜血杆菌,阳性率约为20%;卡他莫拉菌、金黄色葡萄球菌等约为 10%。

5.实验室检查

细菌性感染常伴有白细胞总数升高,C 反应蛋白大于 10 mg/L,血沉加快。

四、治疗

首先观察随访及对症治疗,未好转者需进行病因治疗以及手术治疗等。其目的是使其听力得到康复以及促进患儿的言语-语言得到健康发展。

1.观察与随访

研究证实,绝大多数儿童 OME 具有自限性,可进行随访等待,采用一些对症治疗方法,中耳腔的分泌物能否自行吸收取决于发病的原因和持续时间,一般观察 72 h 后,症状未缓解者需对因治疗,必要时需手术治疗。

2.抗菌药物病因治疗

(1)中耳炎伴耳漏:症状严重(如中-重度耳痛或者耳痛超过 48 h 或者伴有全身症状如体温超过 39 ℃),其不论患儿年龄大小、是单侧还是双侧,均应及时予以抗菌药物治疗。

(2)婴幼儿:6~23 个月龄患双侧或单侧分泌性中耳炎,仅有轻度耳痛症状(小于 48 h)和体征,或伴有体温低于 39 ℃者,应予以抗菌药物治疗。

(3)学龄前或学龄儿童:双侧或单侧分泌性中耳炎,有小于 48 h 的轻度耳痛,体温低于39 ℃,可予以预防性抗生素治疗,或者给予密切的随访。如果在随访的 48~72 h 中症状没有改善或者恶化者,应及时给予抗菌药物治疗。抗菌药物的选择应考虑儿童分泌性中耳炎常见的三种致病菌:肺炎链球菌、非典型流感嗜血杆菌和卡他莫拉杆菌。根据国内外指南、文献报道及临床实践经验,推荐选用口服阿莫西林,其常用剂量为 40~45 mg/(kg·d)增加到80~90 mg/(kg·d)能有效对抗青霉素中度敏感菌株,疗程为 7~10 d。或选择大环内酯类抗生素,如口服阿奇霉素等。阿奇霉素每次剂量 10 mg/kg,每日 1 次,疗程为 3~5 d,疗程总剂量不超过 1 500 mg。阿奇霉素的优势是中耳-乳突感染部位组织浓度高、疗程短、作用时间较长、依从性好,其也适用于青霉素类药物过敏者。

3.局部对症治疗

(1)1%的酚甘油滴耳剂,主要针对分泌性中耳炎的早期耳痛症状。

(2)0.3%的氧氟沙星滴耳剂,主要针对分泌性中耳炎的局部抗感染治疗。

(3)鼻腔局部使用减充血剂,以及抗组胺药或鼻用激素,可缓解咽鼓管咽口炎性黏膜的肿胀,降低中耳腔负压,减少渗出,缓解疼痛。

4.手术治疗

(1)鼓膜切开引流术,主要针对分泌性中耳炎急性发作引起的耳痛无法缓解,或保守治疗效果欠佳的患者。

(2)鼓膜切开中耳置管术,是治疗儿童分泌性中耳炎的有效手段,其指征为 半年内发作3 次,一年内发作 4 次。

(3)腺样体肥大堵塞咽鼓管咽口,需行腺样体切除或消融术,以解决咽鼓管堵塞。

(邢　瑾)

第七节 儿童中耳胆脂瘤

儿童中耳胆脂瘤分为先天原发性胆脂瘤和后天继发性胆脂瘤。原发性胆脂瘤是指中耳内胚胎剩余上皮组织由于各种因素刺激增生,导致形成上皮团块,多位于上鼓室,鼓膜完整正常,待向外扩张穿破鼓膜后进入外耳道后上壁,继发感染可出现耳流脓。继发性胆脂瘤是指慢性中耳炎局部炎性刺激导致上皮增生过度而形成。国内曾普查小学生千余人发现,慢性中耳炎发病率为 0.5%~4.3%。另有报道,在儿童慢性中耳炎中胆脂瘤的发病率为 30%。

一、发病机制

儿童慢性中耳炎引起胆脂瘤的发病机制有多种学说,大多数人接受的学说是上皮移行学说,即耳道皮肤下的基底细胞具有增殖潜力,在中耳的反复炎症的刺激下,基底细胞增殖侵入中耳黏膜下组织形成肉芽肿,同时黏膜下硬化形成新骨,团块增大,形成上皮角质层脱落坏死,继发感染,可分析出含有胆固醇的物质,酷似肿瘤,称为胆脂瘤。另一种观点认为是上呼吸道感染引起咽鼓管阻塞,中耳负压,产生鼓膜松弛部内陷形成囊袋,即为胆脂瘤前期,上皮团块逐渐堆积,反复感染形成胆脂瘤。

二、临床表现

(1)耳流脓,反复发作,轻者为黏脓性、间歇性,重者为黄稠脓液,呈持续性。

(2)早期耳镜检查鼓膜呈黄白色,有时可见松弛部小穿孔,并覆盖脓痂,时有脓性臭味液体。

(3)听力学检查显示传导性听力障碍,以低-中频听力下降为主,根据不同的年龄采用不同的主观或客观听力气骨导检测。

三、诊断

反复耳流脓病史,耳镜检查显示耳道内黄白色脓痂,特别是在上鼓室部位,时有鼓膜松弛部穿孔,原发性胆脂瘤表现在外耳道后上壁可见白色的胆脂瘤上皮,听力学检查显示传导性听力障碍,颞骨高分辨率薄层 CT 扫描可见骨质破坏,病理可进一步确诊。

四、治疗

1.局部治疗

(1)清除外耳道脓痂,定期清理及清洗耳道腔内。

(2)局部采用广谱抗菌药物滴耳液,因为细菌大多数为金黄色葡萄球菌、嗜血流感杆菌等。

2.手术治疗

(1)祛除周围感染灶,如鼻腔息肉、腺样体肥大等。

(2)上鼓室鼓窦内胆脂瘤病灶清除术。

(3)乳突根治术,彻底刮除肉芽和胆脂瘤。

(4)鼓室成形术,清除胆脂瘤病灶后,行听骨链重建术,使患儿听力得到康复。

(邢　瑾)

第八节 外耳湿疹

湿疹是一种常见的皮肤病,主要特征为瘙痒、多形性皮疹,易反复发作。皮肤上可出现弥散性潮红、红斑、丘疹、水疱、糜烂、渗液结痂及鳞屑等损害,消退后一般无永久性痕迹,少数可有色素沉着。湿疹性反应与化脓性炎症反应不同,组织学上表现为淋巴细胞而非多形核白细胞浸润,有浆液性渗出、水疱形成等。外耳湿疹是指发生在耳郭和外耳道及其周围皮肤的多形性皮疹。以小儿多见,一般可分为急性、亚急性和慢性3类。

一、病因

目前对湿疹的病因与发病机制尚不十分清楚,可能与变态反应、精神因素、神经功能障碍、内分泌失调、代谢障碍、消化不良等有关。毛织品、鱼虾、牛奶、肠寄生虫及病灶感染等是可能的变应原,潮湿、高温可为诱因。慢性中耳炎的脓液、患者的泪液或汗液刺激耳部皮肤可引起本病。外耳湿疹也可为面部和头皮湿疹的一部分。高温和化学药物刺激等职业因素也可致病。

二、临床表现

1.急性湿疹

局部剧痒,常伴有烧灼感,因婴幼儿不能诉说,可表现有各种止痒动作,烦躁不安,不能熟睡。如果出现继发感染,则感疼痛、体温升高。病损,累及外耳道深部皮肤及鼓膜表面,则可有耳鸣和轻度传导性聋。检查可见外耳皮肤红肿,散在红斑、粟粒状小丘疹及半透明的小水疱。水疱抓破后,即出现红色糜烂面,并流出淡黄色水样分泌物。分泌物干燥凝固后形成痂皮,黏附于糜烂面上。急性湿疹一般经2~3周可治愈,但愈后容易复发。

2.亚急性湿疹

常因急性湿疹久治未愈或迁延所致。局部瘙痒,但症状比急性湿疹轻,红肿和渗液不剧烈,可出现鳞屑和结痂。

3.慢性湿疹

常因急性、亚急性湿疹反复发作或久治不愈发展而来。表现为外耳道皮肤增厚、粗糙、表皮皲裂、苔藓样变、脱屑及色素沉着等。自觉剧痒,常有反复的急性发作。

三、辅助检查

(一)一般检查

血常规、过敏原检测等。这些检查有助于明确患者的基本病情,部分检查结果还有助于病因的判断及鉴别诊断。

(二)特殊检查

1.电子耳内镜

电子耳内镜检查有助于检查外耳道情况,明确病变的范围及严重程度。

2.纯音测听检查

对于有听力下降表现的患者,或由于其他耳部疾病导致的外耳湿疹患者,进行纯音测听检查,可以明确听力下降的程度,并为疾病的鉴别诊断提供依据。

四、诊断与鉴别诊断

(一)诊断要点

1.病史

有化脓性中耳炎病史并有脓液流出,或有头颈部和面部皮炎病史,或药物及其他过敏物质刺激史,发病部位一般在该物质接触的部位。

2.症状

表现外耳道、耳郭及周围皮肤瘙痒、灼热感、渗液。病变的轻重和机体变态反应的强度,以及刺激物质的性质、浓度、接触的时间有关。检查可见外耳道、耳甲腔,耳后沟,甚至整个耳郭皮肤潮红、糜烂、渗出黄色脂水,干后结痂、增厚、脱屑、粗糙等。

(二)鉴别诊断

1.外耳道炎

外耳道炎多由金黄色葡萄球菌及溶血性链球菌感染引起,也可见耳道红肿、糜烂、渗液,但本病以疼痛、肿胀感为主,瘙痒不甚。其渗出液体多为脓性,而非黄水状。

2.耳郭化脓性软骨膜炎

耳郭化脓性软骨膜炎是以耳郭红肿疼痛、溃烂流脓,甚至软骨坏死、耳郭变形为特征的疾病。旋耳疮一般疼痛不明显,且无耳软骨形态变化。

3.真菌性外耳道炎

真菌性外耳道炎是由真菌感染侵犯外耳道所致,多表现为耳痒及耳痛,虽然同有耳痒症状,但一般检查可见耳道内菌丝或真菌小团块,可伴有脓性分泌物及肉芽生长。多数情况可鉴别,必要时可进行真菌培养或涂片检查。

五、治疗

1.一般治疗

(1)让家属及患者正确了解湿疹的知识,积极主动配合治疗,细心寻找病因,予以排除。

(2)对病因不明者,注意调整饮食,吃清淡食物,保持胃肠道功能正常,忌饮酒,避免进食具有较强变应原性的食物(如鱼虾、蟹等),改变或停用奶制品。

(3)避免搔抓,忌用热水、肥皂等清洗,禁用刺激性药物。

(4)急性、亚急性期间暂缓预防注射和接种牛痘疫苗。

2.局部治疗

依"湿以湿治、干以干治"的原则,分以下3种情况进行处理。

(1)比较干燥、无渗出液者:可涂用1%～2%的甲紫糊剂、10%的氧化锌软膏、可的松软膏等,保护创面,以便结痂脱落愈合。干痂较多时,先用3%的过氧化氢溶液清洗。皮肤增厚者可试涂敷3%的水杨酸软膏,以期皮肤变薄,或用局部浅层X线照射,可收到满意效果。

(2)渗出液较少者:先涂擦2%的甲紫液,干燥后涂抹甲紫糊剂或氧化锌糊剂。

(3)渗出液较多者:用3%的过氧化氢溶液或炉甘石洗剂清洗渗出液及痂皮,再用3%的硼酸溶液或5%的醋酸铝溶液湿敷,待渗出液减少后,再用上述药物治疗。

3.全身治疗

(1)继发感染时,全身和局部应用抗生素。

(2)服用抗过敏药物,例如,氯雷他定(开瑞坦)片或糖浆,严重者可用地塞米松等糖皮质激素。

(3)当渗液特别多时,可静脉注射 10%的葡萄糖酸钙,补充维生素 C。

(徐世才)

第九节　外耳道异物

一、种类及病因

外耳道异物种类繁多,归纳之,可分为动物性(如昆虫、水蛭等)、植物性(如豆类、谷、麦粒等)及非生物性(如小玩具、铁屑、石子、纱条等)3 类。儿童多见,因小儿喜将小物塞于耳内。成人也可发生,多是挖耳时将火柴头或木棒断入耳内;也可于外伤或作业时异物侵入。若治疗外耳道或中耳疾病时不注意,可将纱条和棉花等遗留于外耳道内。夏季露宿或野外作业务农时昆虫可飞入或爬入外耳道内。

二、临床表现

依异物的大小、形状、位置、种类等不同而异。

(1)小而无刺激性的异物可长期存留而无任何症状;较大的异物则可引起耳痛、耳鸣、听力下降、反射性咳嗽等。

(2)活昆虫等动物性异物可在外耳道内爬行骚动,引起剧烈耳痛和耳鸣;植物性异物遇水膨胀后,可引起植物性炎症和刺激或压迫外耳道,引起胀痛。

(3)异物位置愈深,症状一般愈明显,靠近鼓膜的异物可压迫鼓膜,发生耳鸣眩晕,甚至引起鼓膜及中耳损伤。

三、辅助检查

注意异物的形状、性质、位置、有无外伤及感染等。

四、诊断

外耳道异物的诊断并不困难,但位于外耳道底部深处的小异物容易被忽略;或因异物留存时间过长,并发中耳、外耳道炎症;或局部分泌物较多,或被耵聍包裹,易与上述疾病混淆,应予注意。

五、治疗

取出异物的方法应根据异物的大小、形状、性质、位置、是否并发感染以及患者的年龄而定。

(1)圆形光滑的异物,可用异物钩或小刮匙等器械顺空隙越过异物而将其钩出,操作中特别是小儿术中不配合时,切勿用镊子夹取,以防将异物推入深处,嵌在峡部或损伤。

(2)异物细小时可用冲洗法洗出。冲洗法禁忌证:①合并中耳炎、鼓膜穿孔者;②鼓膜被异物损伤穿孔或合并中耳异物者;③植物性异物(如豆类)遇水易膨胀者;④尖锐多角的异物;

⑤石灰等遇水起化学反应者。

（3）活昆虫等动物性异物，可先滴入甘油或食物油将其淹毙，或用2％的丁卡因、70％的乙醇，或对皮肤无毒性的杀虫剂等滴入，使其麻醉瘫痪后用镊子取出或冲洗排出。对飞虫也可试行用亮光诱出。

（4）已经泡胀的植物性异物，应先用95％的乙醇滴入，使其脱水，缩小后再行取出。易碎的异物也可分次取出。

（5）对于不合作的幼儿，可在其全身麻醉下取出异物。若异物过大或嵌入较深，难以从外耳道取出时，或同时合并中耳异物时，可作耳内或耳后切口，取出异物。

（6）外耳道有继发感染者，应先行抗感染治疗，待炎症消退后再取异物，或取出后积极治疗外耳道炎。

（7）异物取出过程中，如果外耳道损伤出血，可用碘仿纱条压迫止血，次日取出，涂以抗生素软膏，预防感染。

（徐世才）

第十节　耳郭化脓性软骨膜炎

耳郭化脓性软骨膜炎是指耳郭软骨膜的急性化脓性炎症，软骨因血供障碍而逐渐坏死。病情发展比较迅速，可致耳郭畸形，应积极诊治。

一、病因

1.耳郭外伤后继发感染

例如，裂伤、切割伤、钝挫伤、昆虫叮咬伤、冻伤及烧伤等继发感染，耳郭血肿的继发感染，也可导致本病。

2.外耳及邻近组织感染的扩散

例如，外耳道疖、外耳道炎及外耳湿疹、皮炎的继发感染扩散等。

3.手术

中耳乳突手术作耳内或耳后切口，修补鼓膜取耳屏软骨膜时经创口感染；或耳郭假性囊肿、血肿穿刺抽液时消毒不严；耳郭成形术后继发感染等。绿脓杆菌及金黄色葡萄球菌为主要致病菌。脓肿形成后，脓液聚积于软骨膜和软骨之间，继之软骨缺血性坏死，耳郭支架破坏而致耳郭畸形。

二、临床表现

常有明确的病因。起病初觉耳郭胀痛及灼热感，检查时可见耳郭红肿、增厚、坚实，弹性消失，触痛明显。继之红肿加重，持续性剧烈疼痛不断加剧，患者烦躁，坐卧不安，喜用手护耳部唯恐被触及，可伴有体温升高、食欲缺乏等全身中毒症状。耳郭表面呈暗红色，有脓肿形成者可见局限性隆起，触之有波动感，皮肤溃破后，溃破处有脓液溢出。

三、辅助检查

脓液培养有铜绿假单胞菌或金黄色葡萄球菌、变形杆菌等。

四、诊断与鉴别诊断

（一）诊断依据

（1）耳郭有外伤，手术，耳针等继发感染史。

（2）耳郭发热、剧痛，体温上升，血中性粒细胞增多。

（3）耳郭红肿，触痛明显。若脓肿形成有波动感。脓肿破溃，则形成脓瘘管。

（4）耳下淋巴结肿大压痛。

（5）脓液培养致病菌多为铜绿假单胞菌或金黄色葡萄球菌。

（6）如果感染不能控制，软骨坏死，耳郭瘢痕挛缩变形（菜花耳）。

（二）鉴别诊断

1. 复发性多软骨炎

本病无感染病灶，可反复发作，但从不形成脓肿，可有全身其他部位的软骨炎。

2. 耳郭假性囊肿

耳郭局限性隆起，但不充血，疼痛不明显。

五、治疗

（1）早期脓肿尚未形成时，全身应用大剂量适当的抗生素，以控制感染，局部可用鱼石脂软膏外敷或漂白粉硼酸溶液湿敷，促进局部炎症消退。

（2）脓肿已形成者，应立即在全身麻醉下行手术治疗。方法如下：沿耳轮内侧的舟状窝作弧形切口，切口应超出红肿的皮肤，充分暴露脓腔，剥离耳郭皮瓣，直至见到正常软骨，清除脓液，做细菌培养及药物敏感试验，刮除肉芽组织，切除坏死软骨。如果能保存耳轮部位的软骨，可避免日后耳郭畸形，保存部分软骨，则可保留部分耳郭形态。但不能因此而姑息，以致炎症不能控制而需再次手术。术中可用抗生素溶液冲洗术腔，置有多个细孔的小管于术腔内，将皮肤贴回创面，对位缝合，管口自切口最上和最下端伸出，适当加压包扎。术后第 2 d 自管上端用抗生素溶液，每天冲洗 2～3 次，至局部和全身症状消退后，可拔出小管，加压包扎，此时多可愈合。如果局部仍有红肿，疼痛较剧，多因术中清除病灶不充分，需再次手术。经上述治疗后，临床上仍有部分患者最后遗留耳郭畸形，应引起注意。

（徐世才）

第十一节　先天性耳畸形

一、先天性耳前瘘管

先天性耳前瘘管（congenital preauricular fislula）为第一、二鳃弓的耳郭原基在发育过程中融合不全的遗迹，是一种临床上很常见的先天性外耳疾病。国内抽样调查表明，其发现率达

1.2%，单侧与双侧发病比例为4:1，女性患者略多于男性患者，半数以上患者有家族史，属多基因相关病。瘘管的开口很小，多位于耳轮脚前，少数可在耳郭之三角窝或耳甲腔部，平时多无症状，不以为疾，以至于感染，才引起注意并接受诊治。

（一）病理

瘘管为一狭窄盲管，开口多在耳轮脚前方，若位置靠后者，瘘管可穿过耳轮脚或耳郭部软骨，深至耳道软骨部与骨部交界处或乳突骨面，部分有分支。管壁为复层鳞状上皮，皮下结缔组织中有毛囊、汗腺及皮脂腺，管腔内常有脱落上皮等混合而成之鳞屑，有臭味。管腔可膨大成囊状，感染时有脓液潴留，形成脓肿，管周有炎性浸润。

（二）临床表现

一般无症状，偶尔局部发痒，检查时仅见外口为皮肤上一小凹，挤压可有少量白色皮脂样物，有微臭。感染时，局部红肿、疼痛、溢脓液，重者，周围组织肿胀，皮肤可以溃破成多个漏孔。排脓后，炎症消退，可暂时愈合，但常反复发作，形成瘢痕，多见于耳屏前上方发际附近，瘘管深长者，可影响耳道软骨部及耳郭，一般不波及耳后沟及耳道骨部。

（三）诊断

根据病史与局部检查，容易确定诊断，按其瘘口位置与瘘管走向，要与第一鳃瘘相鉴别。急性感染及溃疡不愈时要与一般疖肿或一般淋巴结炎和淋巴结核溃疡相鉴别。

（四）治疗

无症状者可不作处理。局部瘙痒、有分泌物溢出者，宜行手术切除。有感染者行局部抗炎症治疗，脓肿形成应切开引流，应在炎症消退后行瘘管切除术。手术可在1%的普鲁卡因局部浸润麻醉下进行，小儿可在基础麻醉加局部麻醉下进行。术中可用探针引导，或在术前用钝头针向瘘管内注入亚甲蓝或甲紫液作为标志，采用此法时，注药不宜过多，注射后，稍加揉压，将多余染料擦净，以免污染手术创面。手术时可在瘘口处作梭形切口，顺耳轮脚方向延长，沿瘘管走行方向分离，直至显露各分支之末端。若有炎症肉芽组织可一并切除，术创应以碘酒涂疗，皮肤缺损过大，可在刮除肉芽之后植皮或每天换药处理，创面二期愈合。

二、先天性耳郭畸形

先天性耳郭畸形（congenital malformation of auricula）是第一、二鳃弓发育畸形所致。胚胎第6周在第一鳃弓和第二鳃弓上形成的6个丘样结节，逐渐隆起、融合、卷曲至胚胎第三个月，合成耳郭雏形。其中，第一结节发育为耳屏及耳垂的前部，第二、三结节成为耳轮脚，第四、五结节成为对耳轮与耳轮，第六结节成为对耳屏及耳垂的后部；第一、二鳃弓之间的鳃沟中央的上半部将形成耳甲，下半部成为屏间切迹；随胚胎发育，耳郭体积增大，至出生后9岁时可近成人状。在胚胎3个月内受遗传因素、药物损害或病毒感染，均可影响耳郭发育致出现畸形。畸形可表现为位置、形态及大小三类，可发生在单侧或双侧。

（一）分类

1.移位耳

耳郭的位置向下颌角方向移位，其耳道口亦同时下移，且常伴有形态和大小变化。

2.隐耳

隐耳为耳郭部分或全部隐藏在颈侧皮下，不是正常45°角展开，表面皮肤可与正常相同，软骨支架可以触及，形态基本正常或略有异常。

3. 招风耳

耳郭大小、形态正常或稍大,特征为立位,过分前倾,至颅耳角接近 90°谓之招风耳(potuding ear)。

4. 猿耳

人胚胎第 5 个月的一段时间内,在耳郭上缘与后部交界处有一向后外侧尖形突起,相当于猿耳(macacus ear)的耳尖部,一般至第 6 个月时已消失。若有明显遗留,属返祖现象,称猿耳;若仅有部分遗留,称为达尔文结节。

5. 杯状耳

杯状耳(cup ear)因对耳轮及三角窝深陷,耳轮明显卷成圆形,状似酒杯而得名,其体积一般较正常为小。

6. 巨耳

巨耳(macrotia)多为耳郭的一部分或耳垂过大,耳部整体成比例增大者较少,可以呈单耳或双耳。

7. 副耳

副耳(acessory auricle)是除正常耳郭外,在耳屏前方或在颊部、颈部又有皮肤色泽正常之皮赘突起,大小和数目、形态多样,内可触及软骨,部分形似小耳郭,属第一、二鳃弓发育异常所致。此类病例常伴有其他颌面畸形。

8. 小耳

小耳(mierotia)的耳郭形态、体积及位置均有不同程度的畸形,且常与耳道狭窄、闭锁及中耳畸形伴发。按畸形程度可分三级。

(1)第一级:耳郭形体较小,但各部尚可分辨,位置正常,耳道正常或窄小,亦有完全闭锁者。

(2)第二级:耳郭正常形态消失,仅呈条状隆起,可触及软骨块,但无结构特征,附着于颞颌关节后方或位置略偏下,无耳道,且常伴中耳畸形。

(3)第三级:在原耳郭部位,只有零星不规则突起,部分可触及小块软骨,位置多前移及下移,无耳道,常伴有小颌畸形,中耳及面神经畸形,少数可伴有内耳畸形,此为早期发育障碍所致,如腭弓发育畸形综合征 Branchio-oto-Renal(BOR),发病率较低,约为外耳畸形的 2%。

(二)诊断

诊断应询问患者家庭中有无类似病例及母亲妊娠时有无染病或服药史。耳郭病变,根据视、触所见即可确诊,但应做全面检查,排除身体其他伴发畸形。为明确是否伴有中耳、面神经及内耳畸形,按需要进行如下检查。

1. 听功能检查

(1)音叉:Weber 试验(Weber test)内耳正常偏患侧,不正常偏健侧。Rinne 试验(Rinnetest)内耳正常阴性,不正常为阳性或假阴性。

(2)电测听:纯音气、骨导测试,内耳功能正常者呈传导性听力障碍曲线,内耳功能不正常者呈感音神经性听力障碍曲线。

(3)听性脑干电位(ABR):可以帮助确定患耳听阈。

2. 影像检查

耳部 X 线和 CT 检查,可以确定骨性耳道、乳突气房、鼓室、听骨链及内耳结构是否存在、大小及形态是否正常。

（三）治疗

因耳郭形态奇异，影响外观要求治疗者，可根据病情于 6 岁后（最佳为 15 岁后）安排行整形手术矫治之。双耳重度畸形伴耳道闭锁者，为改善听力，可在学龄前行内耳正常侧耳道及鼓室成形术治疗，或配用骨导助听器改善听力。

三、先天性外耳道闭锁与中耳畸形

先天性外耳道闭锁（congenital atresia of external acoustic meatus）是第一腮沟发育障碍所致，单独出现者少，常与先天性耳郭畸形（congenital malformation of aulicula）及中耳畸形（congenital malformation of middle ear）相伴，发病率为 0.05%～0.1%，男、女性差别不大，单侧和双侧发病之比为 4：1。可因家族性显性遗传而发病，亦可因母体妊娠 3～7 个月间染疾或用药不当，致耳道发育停顿而成。先天性中耳畸形是第一咽囊发育障碍所致，可与外耳畸形及内耳畸形相伴，亦可单独出现，表现为单侧或双侧传导性听力障碍。

（一）分型

1.先天性耳道闭锁

先天性耳道闭锁可伴发或不伴发中耳畸形，可根据病情不同，分为轻、中、重度，与耳郭畸形之 1 级、2 级、3 级大致对应。

（1）轻度：耳郭有轻度畸形，耳道软骨段形态尚存，深部狭小或完全闭塞，骨段形态完全消失或有一软组织条索，鼓膜为骨板代替。鼓室腔接近正常，锤、砧骨常融合，镫骨发育多数正常，砧、镫关节完整。

（2）中度：耳郭明显畸形，耳道软骨段与骨段完全闭锁，鼓窦及乳突气房清楚，鼓室腔狭窄，锤砧骨融合并与鼓室骨壁固定，砧骨长突可以缺如，与镫骨仅有软组织连接，镫骨足弓可有畸形或残缺。

（3）重度：耳郭三级畸形，乳突气化欠佳，鼓窦及鼓室腔窄小，锤砧骨常残缺、融合及固定，镫骨足弓畸形，足板固定或环韧带未形成。此类病例常伴有颌面畸形及面神经畸形，部分病例有内耳发育不全。

2.单纯中耳畸形

单纯中耳畸形包括耳咽管、鼓室、乳突气房系统及面神经之鼓室部，可以合并出现，亦可以单独发生，其中，以鼓室畸形及面神经鼓室部畸形较为多见。现分述如下。

（1）鼓室畸形：表现为鼓室腔周壁形态、容积的异常及鼓室内传音结构的畸形。①鼓室壁的畸形：鼓室天盖不全，可有脑膜下垂。后下壁缺损可有颈静脉球异位，突入鼓室下部。鼓室内壁发育不良，可出现前庭窗及蜗窗封锁或裂开，前者仅有听力障碍，后者可出现脑脊液漏和并发耳源性脑膜炎。②鼓室内传音结构畸形。听骨链畸形：听骨链完全阙如者很少，常见的畸形包括融合、部分阙如与不连接。锤骨与砧骨融合，表现为锤骨及砧骨形态异常，关节面消失，融合成一块粗大骨质，并常与上鼓室骨壁有骨性连接。砧骨长突阙如或（和）镫骨足弓阙如，单独发生或同时出现，有时可能被一软组织条索代替。镫骨足弓畸形，足弓呈板状或一弓阙如，亦有足弓形态基本正常，但与足板不连接。鼓室内肌畸形：表现为镫骨肌、鼓膜张肌腱附着点及走行方向异常、过粗大、异常骨化或阙如等。以镫骨肌腱畸形较多见。异常骨桥及骨板：起自鼓室壁，伸向鼓室腔内与听小骨连接，致听骨链活动受制，常见发自上鼓室壁岩鳞缝骨质与锤骨头连接,形成"外固定",亦有发自鼓室后壁与镫骨连接,至镫骨固定。

(2)耳咽管及气房系统畸形:表现为耳咽管异常宽大或管口闭塞,亦可有耳咽管憩室形成。鼓窦及乳突气房发育受耳咽管影响,气化程度变化较大,鼓窦的畸形主要表现在位置及体积变异两方面,深在、过小的鼓窦会造成手术困难。

(3)面神经鼓室部的畸形:包括骨管异常、形态及走行变异等。①骨管异常:骨管缺损,致面神经水平段暴露比较多见,可以局部性或整段缺如。骨管发育狭小者,出生后可有不全面瘫。②面神经形态异常:以面神经分叉为多见,可在鼓室部分成两支,一支走在鼓岬部,另一支在正常的位置。③面神经走行异常:主要表现为面神经锥段(水平与垂直段交接处)的移位。向前下移位,可遮盖前庭窗或在鼓岬部经过;向后上移位,可走在水平半规管后上方的外侧。

(二)诊断

通过局部检查、听功能和影像检查,了解骨性耳道是否存在、乳突气化程度、鼓窦及鼓室腔大小、听小骨畸形和面神经及内耳畸形状况,为治疗提供依据。

(三)治疗

1.目的

改善听力和/或改善外观。

2.方法

以手术治疗为主。单纯中耳畸形者,常可通过鼓室探查术,根据所发现畸形的特点进行适当处理,以建立正常的气房系统及传音结构。有外耳道闭锁者,需行外耳道及鼓室成形术,伴有外耳畸形者可同时或分别择期行耳郭整形术或耳郭成形术。

3.时机与术式

(1)时机:单侧病例,可在成年后进行,或不做治疗;双侧病例,宜在学龄前(4~6岁)治疗。

(2)术式:耳道成形术与鼓室成形术可根据病情轻重及术者的习惯,选用经耳道径路或经鼓窦径路两种术式。

经耳道术式:可用于部分闭锁或有骨性耳道的软组织闭锁病例,在中、重度病例采用此法,容易发生面神经及鼓室结构损伤,应慎用。

经鼓窦术式:可用于中、重度病例。手术先找到鼓窦、开放上鼓室,显露听小骨的上部,然后切除鼓室外侧骨质,造就人工鼓膜的植床,并切除部分乳突气房,构成一个宽大的耳道。此法有利于避免术中面神经损伤,较安全、稳妥,可以减少术后耳道再次闭塞。

(杨学峰)

第十二节　鼓室硬化

一、病因与病理

一般认为,鼓室硬化是中耳长期慢性炎症(包括化脓性和非化脓性炎症)或急性感染反复发作的结果。鼓室硬化在组织学上表现为中耳黏膜上皮下结缔组织内和鼓膜固有层(包括黏膜下结缔组织层,上皮下结缔组织层,外放射状胶原纤维层和内环状胶原纤维层)中结缔组织的透明变性，或称玻璃样变性；多数伴有钙沉着，少数可发生新骨形成。

本病的发病机制不明。结缔组织退行性变可能因炎症或细菌感染所致，单纯的咽鼓管阻塞很少会引起硬化病变。包括医源性在内的外伤所引起的自身免疫性损害可能亦有一定关系。中耳结缔组织因上述原因受到破坏后，胶原纤维发生退行性变，增厚的胶原纤维融合，细胞成分和毛细血管消失，形成均匀一致的如葱头皮样结构的白色斑块——硬化病灶。

同时，散布于细胞之间和细胞内的钙质和磷酸盐结晶沉着于组织内。中耳黏膜下方的骨质一般正常，但亦可因血供不良而发生坏死，仅保存其外面的构架。如感染复发，硬化的斑块可从黏膜下脱出，游离于鼓室内。

病变不仅侵犯中耳黏膜及鼓膜，位于鼓室内的韧带和肌腱亦可硬化、骨化，如前庭窗的环状韧带、附着于听骨的韧带、镫骨肌肌腱等。听骨链可被硬化病灶包绕，甚至包埋。病变一般多见于上鼓室、前庭窗区和听骨周围。较少侵及下鼓室蜗窗及咽鼓管咽口，该处仅当病变甚为广泛时方始受累。

二、临床表现

(一)进行性听力减退

双侧发病者较多。病史大多较长，达数年、十余年或数十年不等，但个别亦仅有半年或1年余者。

(二)耳鸣

一般不重。

三、辅助检查

(一)鼓膜象

鼓膜大多有中央性穿孔，大小不等；鼓室内一般均干燥。少数有边缘性穿孔，有脓、肉芽或胆脂瘤。

有些鼓膜则完整无缺。在完整的或残留的鼓膜上，可见程度不等的混浊、增厚，或有萎缩性瘢痕，并有大小不等、形状不一的钙斑。

(二)听力检查

纯音听力曲线呈传导性或混合性耳聋，语频区气导损失为 35～65 dB，气、骨导差距较大，多为 35～55 dB。影响听力的鼓膜钙斑可使鼓膜或听骨链同时也变得僵硬，故低频听力首先下降，另一方面，硬化组织又可使中耳质量增加，致使高频听力亦受损，故气导听力曲线多呈平坦型。

虽然鼓膜上的萎缩性瘢痕可降低质量，减少鼓膜的有效振动面积，但其影响范围极小，不损害对蜗窗的保护功能。鼓膜穿孔贴补试验显示听力无提高。

声导抗测试：鼓膜完整者可作声导抗测试，声导抗图为 B 型或 As 型，声反射消失。

(三)咽鼓管功能试验

咽鼓管通气功能大多良好。

(四)颞骨 CT 扫描

乳突多为板障型或硬化型。鼓室及听骨周围可见斑块状阴影，硬化组织可延及鼓窦入口和鼓窦，骨质无破坏。

四、诊断

遇有下列情况者,应疑及本病。

(1)缓慢进行性传导性或混合性耳聋。

(2)过去有耳内慢性流脓史,或反复发作的急性中耳炎病史;或有慢性分泌性中耳炎病史,曾接受或未曾接受过置管术。

(3)鼓膜完整或有干性穿孔;鼓膜混浊、增厚,有钙斑或萎缩性瘢痕。

(4)气导听力损失程度与穿孔大小不一致。

(5)穿孔贴补试验阴性。颞骨 CT 扫描可协助诊断。而本病的确诊则有待于手术探查及病检结果。

五、治疗

(一)手术治疗

手术治疗是目前主要的治疗措施。凡疑及本病者,可做鼓室探查术。手术的目的是清除影响听力的硬化组织,恢复或重建传音结构,以增进听力。

手术方法:一般采用局部麻醉。取 Shambaugh 切口,暴露中、下鼓室,必要时磨(凿)去上鼓室外侧骨壁,暴露上鼓室。在手术显微镜下探查全部鼓室、两窗和听骨链。

1.对硬化组织的处理

手术显微镜下,硬化灶为隆起的致密斑块,灰白色,表面光滑,有光泽,触之如软骨。斑块有如葱头,用直角针或微型剥离器可一层一层地将其剥离,不易出血。硬化组织剥去后,大多可露出光滑的骨面;有时深层可见骨化组织或钙化斑。

在剥离硬化组织时注意以下事项:①剥离时动作宜轻巧,忌施暴力,特别是在清理听骨链周围的病变时,须避免由于手术操作而引起的内耳损伤;②对传音结构无明显影响的硬化组织可加以保留,以免创面过大,导致粘连。

2.听骨链重建

硬化组织清除后,可根据听骨链的存留情况及其活动度,按鼓室成形术的基本原则进行处理。听骨链完整且活动度基本正常者,仅做Ⅰ型鼓室成形术。锤砧关节固定,而镫骨活动正常者,可在关节松动后,于锤、砧间放置硅橡胶薄膜或 Teflon 薄片隔离之。关节虽已松动,然锤骨前韧带硬化或骨化,锤骨头仍固定者,可在游离并取出砧骨后,剪断锤骨颈,取出锤骨头,用自体或异体砧骨或人工陶瓷赝复物桥接镫骨头和锤骨柄。砧镫关节断离,而锤骨正常者,亦可做锤镫骨桥接。

听骨链重建中的关键步骤应属对镫骨的处理。对引起镫骨固定的、足板周围的硬化组织,须特别小心谨慎地加以剔除。硬化组织清除后,镫骨活动恢复正常者,做Ⅰ型鼓室成形术。镫骨仍固定者,若鼓膜同时存在穿孔,须先做鼓膜成形术,待次期做镫骨手术。次期手术一般于6 个月以后施行,对固定的镫骨做足板切除或开窗术;足板太厚者,做足板钻孔术。并根据砧骨和锤骨的情况,以自体或异体材料重建听骨链。

(二)因各种原因而不能手术

因各种原因而不能手术可佩戴助听器。

(杨学峰)

第十三节　鼓膜外伤

一、病因

(一)直接外伤

例如,外耳道异物或取异物时的外伤、挖耳、冲洗外耳道耵聍时用力过猛,使用抽吸法取外耳道脏物时负压过低,矿渣溅入外耳道或误滴腐蚀剂等。颞骨骨折累及鼓膜者,也可引起鼓膜外伤穿孔。

(二)间接外伤

多发生于空气压力急剧改变之时(如炮震、爆炸、掌击耳部等)均可使鼓膜破裂。有学者进行实验研究发现,当鼓膜受到 $2.25\ \mathrm{kg/cm^2}$ 的压力时,可使其破裂,在 $6.75\ \mathrm{kg/cm^2}$ 的压力下,将使 50% 的成人的鼓膜发生穿孔。咽鼓管吹张或擤鼻时用力过猛,分娩时用力屏气,跳水时耳部先着水面,都能使鼓膜受损破裂。

二、临床表现

(一)出血

单纯鼓膜创伤一般出血不多,片刻即止,外耳道有或无鲜血流出。如果合并有外耳道皮肤裂伤或颞骨骨折、颅底骨折脑脊液漏,则血样液量较多。血液也可经咽鼓管流入鼻咽部而从口中吐出。

(二)耳聋

耳聋程度与鼓膜破裂大小、有无并发听骨链损伤、有无并发内耳损伤等有关。直接外伤引起的单纯鼓膜破裂,听力损失较轻;间接外伤(如爆炸)常招致内耳受损而呈混合性聋,多因爆炸时的巨响使听觉分析器产生超限抑制所致,例如,若迷路同时受震荡,则可发生严重耳聋。

(三)耳鸣

程度不一,持续时间不一,偶伴短暂眩晕。

(四)耳痛

各种原因引起的鼓膜破裂,伤时或伤后常感耳痛,但一般不剧烈。如果并有外耳道皮肤损伤或感染,疼痛会较明显。

三、辅助检查

(一)耳镜检查

可见鼓膜呈裂隙状穿孔,穿孔边缘有少量血迹,有时外耳道可见血迹或血痂。直接外伤一般引起鼓膜后下方穿孔,间接外伤引起者多位于鼓膜前下方。若有清水样液体流出,示有脑脊液耳漏。

(二)听力学检查

示耳聋属传导性,如果伴有迷路损伤,则为混合性,程度轻重不一。

四、诊断

根据病史、上述症状及体征,不难诊断。若疑有颞骨骨折、脑脊液耳漏时,应做颞骨CT检查以明确。

五、治疗

(1)外伤性鼓膜穿孔的早期处理原则为干耳疗法，预防感染。用75％的乙醇液消毒外耳道皮肤，取出外耳道内耵聍或异物，附着于鼓膜上的未感染血块可不取出。以乙醇再次消毒外耳道后，外耳道口轻塞消毒棉球。禁做外耳道冲洗或耳内滴药，嘱伤者勿用力擤鼻，必要时将鼻涕吸至咽部吐出；并避免感冒。全身应用抗生素预防感染，酌情使用破伤风抗毒素。小的穿孔多于3～4周自行愈合。

(2)如果外伤后3～4周鼓膜穿孔仍未愈合，可贴补棉片促进愈合。方法为以小镰刀搔刮穿孔边缘形成新鲜创面，以复方尿素棉片贴补于鼓膜表面，每周一次，至愈合为止。

(3)经贴补穿孔仍未愈合或穿孔较大者，可行鼓膜修补术。

（杨学峰）

第十四节　梅尼埃病

梅尼埃病是常见的耳源性眩晕疾病，是一种原因不明的、以膜迷路积水为主要病理特征的内耳疾病，临床表现为发作性眩晕，波动性、进行性感音神经性聋，耳鸣和（或）耳闷胀感。

一、病因和发病机制

梅尼埃病病因不明，可能与内淋巴产生和吸收失衡有关。通常认为梅尼埃病的发病有多种因素参与，包括劳累、精神紧张及情绪波动、睡眠障碍、不良生活事件、天气或季节变化等。

有关梅尼埃病发病机制的学说很多且分歧很大。许多研究者认为，由于各种因素引起的自主神经功能失调均可导致内耳血管痉挛、膜迷路微循环障碍、神经上皮缺氧而导致感觉功能受损。耳蜗供血不足，造成血管纹血流量减少与内淋巴液产生减少，继而中间代谢物淤积，膜迷路内渗透压增高，外淋巴与血管内液体渗入膜迷路而形成膜迷路积水。积水的病理变化刺激及损伤耳蜗产生耳鸣、耳聋；刺激前庭终器即可出现眩晕、眼球震颤、平衡失调，以及恶心、呕吐、心律变慢、血压下降、面色苍白等自主神经症状。内淋巴压力增高会导致耳内或头部有胀满感。

1.导管阻塞学说

此学说认为，膜迷路为一封闭系统，内淋巴液基本上是外淋巴液的滤过液，其各部分(半规管、椭圆囊、球囊、蜗管、内淋巴囊)均由小管(连合管、椭圆球囊管、内淋巴管)相连在一起。内淋巴上皮中(主要为血管纹和前庭上皮中的暗细胞)的泵系统，对维持内淋巴液中各种电解质的浓度具有重要作用，亦可认为，内淋巴由血管纹和暗细胞产生。最近发现，血管纹、壶腹、椭圆囊上皮细胞内还存在心钠泵素，可调节内淋巴的压力。

2.内淋巴循环和吸收的两种学说

(1)辐流学说：认为内淋巴生成后齿间沟、内沟和血管纹进行选择性吸收。

(2)纵流学说：内淋巴生成后向内淋巴管、内淋巴囊方向流动，并被内淋巴囊所吸收。不少耳科学家发现，梅尼埃病患者的内淋巴囊囊腔有细胞碎片堆积，内淋巴管、内淋巴囊上皮变性、纤维化、萎缩及囊腔消失等,纵流学说认为本病与内淋巴液吸收障碍有关。同时,有些患者的颞骨 CT 扫描显示,其前庭水管比正常人狭窄,故推测这种先天性发育异常(小前庭水管)是内淋巴液吸收障碍的可能原因。但组织学检查结果并不支持小前庭水管之说。

膜迷路内充满内淋巴液,内淋巴液内含盐分及黏液多酶等成分,黏液多酶易发生聚合及去聚合变化,从而易沉淀阻塞小管。阻塞部分以上的膜迷路部分,其中的内淋巴液不能流至内淋巴囊被吸收,故其内压逐渐增高,阻塞另一侧的膜迷路部分的内压相对较低,当两者的压力差达到一定值时,高压一侧的内淋巴液将冲开阻塞小管的沉淀团块流向压力较低一侧的膜迷路内。这种内淋巴液的突然流动将波及整个膜迷路,刺激其终末器官,诱发膜迷路积水的症状。

3.自主神经功能紊乱

根据临床观察,不少患者在发病前有情绪波动、精神紧张、过度疲劳感。本学说认为,由于自主神经功能紊乱,交感神经应激性增高,副交感神经处于抑制状态,内耳小动脉痉挛,微循环障碍,导致膜迷路积水。

4.内淋巴液生成过多

由于前庭膜的代谢率较高,容易受到供血不足的影响,而降低其代谢机能。一旦内耳缺氧,即可引起内、外淋巴液离子浓度的变化,内淋巴液钠离子潴留时,可使内淋巴的渗透压增高,导致水从外淋巴向内淋巴腔渗入,造成内淋巴液总量增加,形成膜迷路积水。

5.病灶及病毒感染

临床上有因切除扁桃体而本病发作中止者,也有与扁桃体同时发病者,还有报道阑尾炎、胆囊炎等“病灶”与本病有关。这些是偶然发生的巧合,还是两者有内在的联系?病毒感染可引起内淋巴管和内淋巴囊损害,内耳的亚临床型病毒感染可在 10 余年后引起膜迷路积水。

6.内分泌障碍

甲状腺功能减退所致的黏液性水肿可发生于内淋巴腔并有临床报道。用甲状腺素治疗后内耳症状得以缓解。肾上腺皮质功能减退可致自主神经功能紊乱,味觉过敏。

二、临床表现

1.发作性眩晕

呈突发性旋转性眩晕,伴有自主神经功能紊乱和平衡功能障碍。患者睁眼时感到周围物体绕自身水平旋转,或向前、向后滚翻;闭眼时感觉自身旋转,失去自身在空间的真实位置感觉。睁眼时眩晕加重,闭目则减轻;向患侧卧时即觉眩晕加重,故喜闭目向健侧静卧;眩晕发作高潮时伴有眼震及恶心、呕吐、出冷汗。头部的任何运动均可使眩晕加重,始终无意识丧失。眩晕可于任何时间发作,在睡梦中发作者可使患者突然惊醒,眩晕持续 20 min 至数小时,最长不超过 24 h 眩晕减退而逐渐消失。同一患者每次发作的持续时间和严重程度不等,各个患者之间也不相同。可能数周、数月或数年发作 1 次,亦有频频发作或长期不得彻底缓解者。眩晕发作的次数越多,则每次发作持续的时间越长,间歇期越短。一般在间歇期内所有症状完全消失。眩晕发作较轻者,患者仅有不稳感,如上下颠簸感,或往返运动感等。双耳病变可出现不稳感、摇晃感、振动幻视等。个别患者猝倒而无任何预感,神志清楚,偶伴眩晕者,称 Markin 危象或椭圆囊危象。

2.波动性听力下降

早期常常感觉不到听力下降,一般在发作数次后才感觉听力下降,多为一侧低频下降型感音神经聋。患者虽有听力下降,但对高频音又感觉刺耳,甚至听到较大声音即感到十分刺耳。间歇期内听力常常恢复,当再次发作时听力又有下降,即出现一种特殊的听力波动现象。随着病情的进展,听力损失逐渐加重,间歇期亦无缓解,晚期听力可无波动而呈感音性聋。高频听力出现下降,但单纯高频听力受损很少见。少数病例可在一次发作后,听力几乎完全丧失。由于患耳具有重振现象,以致患耳与键耳对同一纯音可听成两个不同音色和音调的声音(即复听)。

3.耳鸣

绝大多数患者在眩晕前已有耳鸣,但往往未被重视。早期耳鸣多为低频音,晚期可出现多种音调的嘈杂声,如铃声、蝉鸣声、电机声、风吹电线声等,耳鸣多有波动,轻重不一,可呈持续性,眩晕发作时耳鸣加剧。少数患者可能出现两侧耳鸣,或由一侧延及对侧,此为双耳受累的征象。

4.耳闷胀感

仔细询问病史可知患者在眩晕发作时多有一侧头部或耳内有胀满感或压迫感,头内发闷或头重脚轻。

典型发作者,上述症状具备,间断反复发作。不典型者,开始时症状不明显,给诊断造成一定困难。发作前患者先有耳鸣、耳胀满感、听力下降,眩晕发作一次后耳蜗症状消失的Lermoyez综合征病例并不多见。梅尼埃病的发作次数与间歇期因人而异,轻者间歇期可以数月或数年,甚至达 10 年,重者 1 周内可能发作数次,有的患者经历了较长间歇期后,又在一段时间内频繁发作。间歇期内,早期者全部症状可以消失,患者无任何不适;但反复发作者,耳鸣持续存在,耳聋也变为永久。个别晚期患者可出现 Danly 征,即在头部运动时出现短暂的平衡失调,头部运动停止后,平衡失调亦消失。本病还有进展为晕动病的倾向。

三、辅助检查

大多数患者就诊时发作期已过,或虽在发作期但症状已减轻,故一般不易观察到发作高潮期的体征。如遇急性发作者,可见患者卧床不起,面色苍白,精神紧张,表情恐惧。可做如下检查。

1.眼震

发作高潮期可见自发性眼震,呈水平型或水平-旋转型,其方向因过程不同而异,早期向患侧(刺激性眼震),以后转向健侧(麻痹性眼震),自发性眼震的存在可作为"真性眩晕"的依据。由于患者就诊时眩晕发作的时程不同,所以不能根据自发性眼震的方向来判断患耳为哪一侧。

2.听力学检查

(1)纯音听阈测试:早期多以低中频下降型感音神经性聋为主,听力曲线呈轻度上升型,无骨气导差异,多次发作后,由于高频区听力也下降,听力曲线呈马鞍形或平坦形,晚期为全频听力下降,下降型听力曲线不多见。

(2)阈上功能测试:双耳交替响度平衡试验,短增量敏感指数试验显示有重振现象。自描听力曲线多呈Ⅱ型。言语识别率降低。

(3)声导抗测试:以 226 Hz 频率声作为探测音所引出的鼓室导抗图正常;Metz 试验显示重振(+);音衰减试验(一)。

(4)耳蜗电图测试:SP/AP 振幅比被认为是诊断梅尼埃病的有用指标。SP-AP 复合波增宽,SP/AP 比值异常增加(＞0.4)。一般认为 SP/AP 振幅比增大是 SP 增大的结果,Eggermont 认为膜迷路积水使 SP 增大,但由于外毛细胞功能障碍抵消了增大的成分。

3. 甘油试验

原理:甘油渗透压高,且分子直径较小(0.62 nm),可以穿过血管纹边缘细胞膜上的小孔(直径 0.80 nm),进入细胞内,从而增加了细胞内的渗透压,胞内渗透压升高可吸收内淋巴液中的水分,然后转运至细胞间隙,并由血管纹输出,内淋巴液由此减少,膜迷路积水减轻,听力因而得到暂时性恢复。

试验方法:患者空腹,先测试纯音听阈,1 h 后口服甘油(1.2～1.5 mL/kg),服药后 1 h、2 h、3 h 分别复查纯音气导听阈。比较 4 次所测的听力曲线。甘油试验阳性标准:患耳 0.25 kHz、0.5 kHz、1.0 kHz 听阈均值在服用甘油后下降≥15 dB;或:①任何单一频率的听阈下降≥15 dB;②相邻的两个频率听阈下降≥10 dB;③有 3 个及以上频率的听阈下降≥10 dB。若上述频率的阈值不是下降,而是提高相应的数值,即"回跳"现象,亦可认为是梅尼埃病的特有现象。除纯音气导听力和声导抗外,也可用耳蜗电图做甘油试验,服用甘油后阳性者 SP 值下降。由于甘油口感不佳,服用时可用果汁配成 50%液体服用。少数患者用甘油脱水后可引起颅内压下降,产生头痛、恶心、呕吐等,应予注意。除甘油外,尿素也有用于试验者。

本病甘油试验阳性率为 50%～60%。甘油试验阳性者可诊断为膜迷路积水,阴性者不能否定诊断。甘油试验不仅用于诊断,且可依据试验结果选择手术术式。

4. 前庭功能试验

(1)冷热试验:早期患侧前庭功能正常或轻度减退,后者常出现于发作期刚过不久。多次发作后,可出现向健侧的优势偏向;晚期出现半规管轻瘫或功能丧失。

(2)Hennebert 征:又名梅毒性眼球震颤综合征。

5. 影像学检查

首选含内耳道-桥小脑角的颅脑 MRI,有条件者可行钆造影内耳膜迷路 MRI 成像。行颞骨 CT 扫描时,注意乳突气化及前庭水管宽窄情况。

四、诊断与鉴别诊断

病史询问必须详尽,特别注意其眩晕反复发作史,间歇期中有无症状,眩晕的性质及其伴发症状,是否有头部外伤、耳部手术以及用过耳毒性药物的病史,有无循环系统或神经系统疾病病史。

甘油试验阳性可支持梅尼埃病诊断。临床上有 3 个典型症状者(即发作性眩晕、耳鸣、听力下降三联征),诊断不会困难。仅有眩晕而无听力下降和耳鸣者,或有耳鸣、听力下降而无眩晕者,需要继续观察,反复精准的听力学检查有可能发现患者尚未觉察的听力下降,并应进一步仔细除外其他疾病,不能轻易诊断为"前庭型梅尼埃病"或"耳蜗型梅尼埃病"。目前大多数学者不同意将本病分为"耳蜗型"和"前庭型"两个亚型,因为这个分型缺乏病理学的支持,而且据统计,约 80%的"耳蜗型梅尼埃病"最后进展为典型的梅尼埃病,"前庭型梅尼埃病"中只有 10%～20%进展为典型的梅尼埃病。

1. 诊断标准

(1)发作性旋转性眩晕 2 次或 2 次以上,每次持续 20 min 至 12 h,常伴有自主神经功能紊乱和平衡障碍。无意识丧失。

（2）患耳有波动性听力下降，早期多为低频听力损失，50%～70%的患者存在听力波动，随着病情进展听力损失逐渐加重，1%～2%的患者会进展为严重的感音神经性听力下降，听力损失一直伴随梅尼埃病患者的病程进展，长期随访发现，在初发症状的数年以后听力将不再波动而趋于稳定，大多数患者听力检查患耳有低到中频的感音神经性听力下降，此时的听力损失为50～52 dB，可出现听觉重振现象。

（3）伴有耳鸣和（或）耳闷胀感。

（4）排除其他疾病引起的眩晕，如前庭性偏头痛、突发性聋、良性阵发性位置性眩晕、迷路炎、前庭神经炎、前庭阵发症、药物中毒性眩晕、后循环缺血、颅内占位性病变等；此外，还需要排除继发性膜迷路积水。

2.鉴别诊断

（1）迷路炎：有化脓性中耳炎存在。

（2）耳药物中毒：常见于链霉素等耳毒性药物的中毒。药物中毒既可出现眩晕，也可出现耳聋，可以根据用药史作为诊断依据。耳毒性药物中毒多累及双耳，有时出现视觉识别障碍，尤其在高低不平处行走时更为显著。前庭功能一侧或双侧减退或消失。眩晕多为不稳感，较少呈旋转性，并且没有反复发作的特点。

（3）前庭神经元炎：可能是前庭神经元受到病毒感染而出现的眩晕，无耳鸣、耳聋。眩晕持续时间较长，也无反复发作。前庭功能检查绝大多数显示功能减退，自愈后也有功能恢复者。

（4）位置性眩晕的发作与特定头位有关，无耳鸣、耳聋。此种眩晕并非一种独立的疾病，而是一种症状。根据病因可分为中枢性及周围性两类，周围性眩晕中有一种预后良好而能自愈者，称为良性阵发性位置性眩晕，其病因不明，有人认为可能为前庭终器发生退变，耳石脱落、沉积于后半规管的壶腹嵴帽上，由于重力牵引，在特定头位上即可引发眩晕。临床上采用改善微循环的药物治疗取得较好效果，这就表明其可能与壶腹嵴的供血不足有关。无耳鸣、耳聋，因此易与膜迷路积水相鉴别。中枢性位置性眩晕特点是，在特定头位时眼震立刻出现，即无眼震潜伏期；反复试验，反复出现眼震，即无疲劳现象；眼震形式可为垂直性。而对于周围性位置性眩晕，当作位置性检查时，眼震出现有一定的潜伏期。且多属水平旋转性，在短时间内经过几次位置性检查，眼震可消失或渐减弱，即属疲劳性。

（5）听神经瘤：眩晕逐渐发生，较轻。早期出现听力下降及耳鸣，多为一侧，逐渐进展为重度感音性耳聋，但也有出现突发性耳聋者，患侧前庭功能减退或消失。病程进展可出现面神经或三叉神经症状。CT检查可见内听道扩大，脑脊液中蛋白含量增多。

（6）椎-基底动脉供血不足：临床上可出现眩晕、耳鸣、耳聋，易与膜迷路积水相混淆。按其供血不足情况可分为两类。

一过性缺血：多为椎动脉受压所致，如在颈椎关节强直、颈椎退行性变形成的骨赘在横突孔处压迫椎动脉等，或因支配椎动脉的交感神经丛受到刺激而引起动脉痉挛性缺血。临床表现为在转头、仰头时突然出现短暂眩晕，有时出现眼震、耳鸣、耳聋、复视、猝倒等症状。X线颈椎检查常有助于诊断。

暂时性缺血：有视力模糊，继之出现眩晕和步态不稳，或有耳鸣、语言障碍、两手发抖。症状通常持续数分钟后，随即持续剧烈枕部头痛，间或有意识丧失，因此有称为基底动脉性偏头痛者。可伴有感音性耳聋。

（7）小脑下后动脉血栓形成：或称延髓背外侧征候群。起病突发，眩晕较重，同侧软腭、咽肌、喉肌麻痹,咽下困难及语言困难等症状。

(8)心血管疾病:高血压、低血压、心脏病、动脉硬化等均可引起眩晕,但均伴有原发疾病的临床表现。

膜迷路积水虽不致引起生命危险,但应与上述可能引起眩晕的疾病相鉴别,以免误诊,导致严重后果。

五、治疗

治疗目的:减少或控制眩晕发作,保存听力,减轻耳鸣及耳闷胀感。

发作期的治疗原则:控制眩晕、对症治疗;间歇期的治疗原则:减少、控制或预防眩晕发作,同时最大限度地保护患者现存的内耳功能。

(一)发作期治疗

1.前庭抑制剂

前庭抑制剂包括抗组胺类、苯二氮䓬类、抗胆碱能类以及抗多巴胺类药物,可有效控制眩晕急性发作,原则上使用不超过 72 h。临床常用药物包括异丙嗪、苯海拉明、安定、美克洛嗪、普鲁氯嗪、氟哌利多等。

2.糖皮质激素

如果急性期眩晕症状严重或听力下降明显,可酌情口服或静脉给予糖皮质激素。

3.支持治疗

如恶心、呕吐等症状严重,可加用补液支持治疗。

4.脱水剂

确诊后可加用甘露醇、碳酸氢钠、甘油果糖、异山梨醇等脱水剂。

(二)间歇期治疗

1.患者教育

向患者解释梅尼埃病相关知识,使其了解梅尼埃病的自然病程规律、可能的诱发因素、治疗方法及预后。做好心理咨询和辅导工作,消除患者恐惧心理。

2.调整生活方式

规律作息,避免不良情绪、压力等诱因。建议患者日常饮食减少盐分摄入(每天 1~2g),避免咖啡因制品、烟草制品、酒精制品的摄入。限盐不限水(35 mL/kg·d)。

3.倍他司汀

可以改善内耳血供、平衡双侧前庭神经核放电率,以及通过与中枢组胺受体的结合,达到控制眩晕发作的目的。

4.利尿剂

有减轻内淋巴积水的作用,可以控制眩晕的发作。常用利尿剂包括氢氯噻嗪、氨苯蝶啶等,用药期间需要定期监测血钾浓度。

5.鼓室注射糖皮质激素

可以控制患者眩晕发作,治疗机制可能与其改善内淋巴积水状态、调节免疫功能等有关。该方法对耳蜗及前庭无损伤,初始注射效果不佳者可重复给药,以提高眩晕控制率。

6.鼓室低压脉冲治疗

治疗机制尚不清楚,可能与压力促进内淋巴液吸收有关。通常先行鼓膜置管,治疗次数根据症状的发作频率和严重程度而定,可重复治疗。可减少眩晕发作频率,对听力无明显影响。

7.鼓室注射庆大霉素

有效控制大部分患者的眩晕症状(80%～90%),注射耳可能损伤听力的发生率为10%～30%,机制与单侧化学迷路切除有关。适合单侧发病,年龄小于65岁,眩晕发作频繁、剧烈,保守治疗无效的三期及以上梅尼埃病患者。可以考虑采用鼓室低浓度、长间隔的注射庆大霉素方法,治疗前应当充分告知患者听力损失的风险。

鼓膜穿孔、鼓膜切开置管治疗后的患者,应避免合用含多黏菌素B、新霉素类及鼓室注射糖皮质激素。对于常规药物保守治疗无效的患者,鼓室注射糖皮质激素可以获得与注射庆大霉素相似的眩晕控制率,且不影响听功能和前庭功能。

鼓室注射地塞米松可有效控制迟发性膜迷路积水的眩晕发作,且对治疗继发于梅尼埃病和迟发性膜迷路积水的跌倒发作有效。

8.手术治疗

包括内淋巴囊手术(三期及部分二期患者)、三个半规管阻塞术(四期及部分三期患者)、前庭神经切断术(四期患者)、迷路切除术(四期患者)等。适应证:眩晕发作频繁、剧烈,6个月非手术治疗无效的患者。

(1)内淋巴囊手术:包括内淋巴囊减压术和内淋巴囊引流术,手术旨在减轻内淋巴压力,对听力和前庭功能多无损伤。适应证:三期及部分眩晕症状严重、有强烈手术意愿的二期梅尼埃病患者。鉴于晚期梅尼埃病患者常发生内淋巴囊萎缩和内淋巴管闭塞,由此四期梅尼埃病患者不建议行内淋巴囊手术。

(2)三个半规管阻塞术:可以有效控制梅尼埃病的眩晕发作,机制尚未明确,部分患者的听力和前庭功能可能会受到损伤。适应证:原则上适用于四期梅尼埃病患者;对于部分三期患者、内淋巴囊手术无效、言语识别率<50%并且强烈要求手术者也可以行半规管阻塞术治疗。对于顽固性梅尼埃病,尤其是没有实用听力的患者,半规管阻塞术是一种有效的治疗方法。

(3)前庭神经切断术:旨在祛除前庭神经传入,手术完全破坏前庭功能,对听力可能会产生影响。适应证:前期治疗(包括非手术及手术)无效的四期梅尼埃病患者。

(4)迷路切除术:旨在破坏前庭终器,手术完全破坏听力及前庭。适应证:无实用听力、多种治疗方法(包括非手术及手术)无效的四期梅尼埃病患者。

(三)前庭和听力康复治疗

在控制眩晕的基础上,治疗梅尼埃病应尽可能保留耳蜗及前庭功能,提高患者生活质量。

1.前庭康复训练

前庭康复训练是一种物理治疗方法。适应证:稳定、无波动性前庭功能损伤的梅尼埃病患者,可以缓解头晕,改善平衡功能,提高生活质量。

前庭康复治疗包括一般性前庭康复治疗(如Cawthorne-Cooksey练习)、个体化前庭康复治疗,以及基于虚拟现实的平衡康复训练等。

2.听力康复

对于病情稳定的三期及四期梅尼埃病患者,可根据听力损失情况酌情考虑验配助听器或植入人工耳蜗。

(丁 玲)

第十五节　迷路炎

迷路炎又称内耳炎,是由细菌、病毒、有毒物质和药物等引起的迷路炎性或变性疾病,是化脓性中耳乳突炎较常见的并发症,也是继发性眩晕的常见病因之一。中耳及乳突的内侧壁与内耳相毗邻,中耳乳突的内侧骨壁就是内耳的骨壁,因此当中耳及乳突有化脓性炎症时,特别是骨质破坏肉芽增生的中耳乳突炎时很容易通过被炎症侵蚀的内耳骨壁引起内耳炎症发生。迷路炎可分为局限性迷路炎(也称迷路瘘管)、浆液性迷路炎和化脓性迷路炎3种类型。

一、局限性迷路炎

多为胆脂瘤或肉芽组织腐蚀骨迷路形成瘘管,因此也称迷路瘘管。此型临床上多见。多位于外半规管隆凸处,偶尔位于鼓岬处,发生于其他部位者少见。

1.临床表现

(1)有长期慢性化脓性中耳炎病史。

(2)阵发性或激发性眩晕:眩晕多在头位快速变动,耳内操作,压迫耳屏或擤鼻时发作,可伴有恶心、呕吐,持续数分钟至数小时不等。

(3)自发性眼震:由于病变刺激了半规管的壶腹嵴,迷路多呈兴奋状态,故眼震方向多表现向患侧。若眼震方向指向健侧,提示病变较重,壶腹嵴的神经组织已遭破坏。

(4)听力减退:性质和程度与中耳炎病变相同,一般仅有中度听力减退,有时听力尚佳,瘘管位于鼓岬者可呈混合性聋。

(5)瘘管试验阳性:向耳内加压时出现眩晕及眼震,若瘘管是被肉芽组织堵塞可为阴性。

(6)功能检查:前庭功能检查大多正常,或患耳迷路过敏表现为亢进。检查时避免用冷热水试验,以免炎症扩散。

2.诊断

(1)病史:长期有慢性化脓性中耳炎病史,尤其是胆脂瘤形成、骨质破坏和肉芽形成的中耳乳突炎的患者。

(2)症状与体征:阵发性或激发性眩晕,伴有眼震。

(3)检查:听力减退、瘘管试验一般阳性,前庭功能检查大多正常或亢进。

3.治疗

(1)手术前:发作时应卧床休息,对症治疗,给予镇静剂,呕吐较频者应适当输液并可加用糖皮质激素药物,如地塞米松等,待症状平稳后再行乳突手术。

(2)乳突手术:为主要疗法,应彻底清除胆脂瘤,对瘘管附近的上皮进行处理时应谨慎,以免开放迷路引起化脓性迷路炎。若不慎将瘘管打开,或对于较大的瘘管,在祛除病灶后应用组织将其修补。

二、浆液性迷路炎

浆液性迷路炎是以浆液或浆液纤维素渗出为主的内耳弥漫性非化脓性炎性疾病或炎性反应。化脓性中耳乳突炎急性发作时,细菌毒素或脓性分泌物经迷路瘘管、蜗窗、前庭窗或血行途径侵入或刺激内耳,产生弥漫性浆液性炎症。如治疗得当可恢复正常,若治疗不当则可进展成为化脓性迷路炎,将成为死迷路。

1.临床表现

(1)眩晕与平衡失调较局限性迷路炎明显,呈持续性。

(2)患耳听力迅速明显减退,及时消除病变,听力多可恢复正常。

(3)自发性眼震,早期眼震属兴奋型,即眼震快相向患侧,前庭功能亢进,该期持续时间短暂,随着病变进展患耳迷路功能由亢进转为抑制或消失,眼震表现为麻痹型,即眼震快相向健侧。待迷路内浆液渗出物吸收后,眼震及眩晕将逐渐消失。

(4)明显的恶心和呕吐。

2.诊断

(1)病史:有化脓性中耳乳突炎病史。

(2)症状:持续性眩晕与平衡失调、听力明显下降。

(3)体征:自发性眼震,水平-旋转性。

3.治疗

对症治疗,如安定、镇静等。呕吐频繁时应适当输液,并用适量糖皮质激素。急性化脓性中耳炎所致者,应卧床休息,在足量应用抗生素的同时给予对症治疗,严密观察病情,注意听力变化,必要时行单纯性乳突切开术。胆脂瘤性中耳炎引起者,应在抗生素控制下行乳突根治术。

三、化脓性迷路炎

化脓菌侵入内耳,引起内外淋巴间隙内的弥漫性化脓性炎症,称化脓性迷路炎。此病会破坏正常组织,使内耳功能完全丧失。炎症感染可继续向颅内扩散,引起颅内并发症。化脓性迷路炎多由于中耳感染扩散,由浆液性迷路炎进展而来;炎症消退后,内耳肉芽组织生成,继而结缔组织及新骨形成,成为"死迷路"。

1.临床表现

急性病程为1~2周。

(1)重度的眩晕、恶心、呕吐,自发性眼震。

(2)病初期听力即完全丧失,常因其他症状显著,患者多不注意。

(3)患耳冷热试验、瘘管试验均无反应,自发性眼震向健侧。前庭功能代偿需要3~5周,此时除患耳听力丧失外,无其他明显症状。

(4)急性前庭症状消退后,患者的前庭和耳蜗功能永远不能恢复,称为"死迷路"。

(5)迷路感染可经内耳道、内淋巴囊、耳蜗水管或穿破后骨半规管壁而侵入颅内,发生脑膜炎、小脑脓肿、硬脑膜外脓肿及颅内静脉窦栓塞等并发症。凡脑脊液压力升高和(或)其中淋巴细胞增加者应高度警惕。

2.诊断

(1)病史:有化脓性中耳乳突炎病史。症状:重度眩晕、听力丧失。

(2)体征:自发性眼震。患耳冷热试验、瘘管试验均无反应。

3.治疗

大量抗生素控制下立即行乳突手术。疑有颅内并发症时,应立即行乳突手术,并切开迷路,以利引流。补液,注意水电解质平衡。

总之,在迷路瘘管的术前诊断方面:无前庭症状的患者不能排除迷路瘘管的存在;瘘管试验阴性也不可靠;低分辨率 CT 阳性率低,HRCT 的阳性率较高;新技术的应用如三维重建、仿真内镜技术将会提高术前诊断的阳性率。对于因慢性中耳炎行手术治疗的患者,均应警惕迷路瘘管的存在。术中探查所见是确诊迷路瘘管最重要的依据。手术方法的选择及对瘘管区病变的处理应根据瘘管的部位、大小及患者听力状况和术者的手术经验而定。

(丁 玲)

第十六节 前庭性偏头痛

偏头痛与眩晕常伴随出现,也可先后出现,偏头痛伴随眩晕的发病率为 1‰～3.2‰,多数为女性。前庭性偏头痛(VM)是导致阵发性眩晕的常见原因。有报道根据 VM 症状可分亚型,如自发性眩晕更容易出现在伴有先兆的头痛者中,而诱发性眩晕容易出现在无先兆的偏头痛者中。然而,VM 的病理生理机制仍不清楚,尤其是 VM 起源也存在争论。

一、发病机制

一些学者联合临床试验、功能性核磁、动物模型、细胞生物学等研究,提出了 VM 发病机制的几种假说。

1. 皮质扩散性抑制学说

是指各种因素刺激大脑皮质后出现的从刺激部位向周围组织波浪式扩展的皮质电活动抑制,其扩散速度缓慢,到达区域出现局灶性神经症状与体征。VM 患者大脑皮质受到刺激后,产生电活动抑制,扩散至前庭皮质(顶叶、岛叶),使前庭神经核产生去抑制作用,出现前庭症状。然而此学说不能解释 MV 急性发作期的半规管轻瘫和复杂的位置性眼震。

2. 三叉神经递质和前庭中枢通路异常学说

此为基于试验模型提出的假说。作用于血管的神经肽的作用位点,在三叉神经分支的迷路处血管周围,三叉神经传入纤维参与三叉神经-血管系统,激活三叉神经前庭蜗神经反射引起神经炎症,随后内耳血浆蛋白溢出,释放炎症介质,持续的激活,致敏三叉神经初级传入神经元,引发前庭症状;脑干前庭神经核和调节传入三叉神经痛觉的结构相互作用(延髓腹内侧、中脑导水管周围灰质腹外侧区、蓝斑核和中缝大核)可解释 VM 病理生理。

虽然皮质传播机制涉及前庭信息的皮质区域,但脑干中传导来自三叉神经和颈根分布区域有害刺激的感觉神经通路不能被抑制,功能性核磁技术也表明多模式感觉统合异常调节前庭过程和疼痛信息,由此可见前庭-丘脑-皮质功能异常,与 VM 病理机制密切相关。VM 的广泛性表明多种功能的变异,即大脑感觉信息、前庭传入和疼痛,以及相关结构兴奋后抑制调节机制异常可能会产生遗传敏感性。以上证据表明 VM 的发病机制可能为多个神经网络工作区的相互作用。

3. 迷路动脉血管痉挛学说

VM 患者听觉及前庭功能低下发生率较高,可能是由于小脑前下动脉的分支——内听动脉的血管痉挛导致迷路缺血所致,患者会出现短暂性或持续性的听觉或前庭功能的缺失。相比偏头痛来说,VM 间歇期前庭功能正常,但也有学者发现椎动脉缺血对前庭中枢性疾病的影响超过对前庭周围性或者混合性前庭病变,不影响 VM 的发生。

4. 遗传因素

有研究发现 VM 和一些家族性偏头痛综合征的眩晕症状重合(如家族性偏瘫性偏头痛、发作性共济失调Ⅱ型)。家族性偏头痛是一种常染色体显性遗传性疾病,约 2/3 患者染色体 19P13 缺陷,造成 CACNA1A 基因 10 余种突变,导致离子通道的基因缺陷,累及前庭中枢和外周,可能与偏头痛的先兆相关。Bahmad 等报道了一个有 VM 家族病史的 4 代 23 例患者,经过基因图谱分析发现在染色体 5q35 上的 Rs244895 和 D5S2073 位点之间包含着致病基因,因此认为 VM 是一种常染色体显性遗传疾病。

5. 离子通道异常

有研究证明,电压依赖性 P/Q 钙通道亚单位 α1 可以调节硬脑膜、三叉神经节神经元突起及三叉神经脊束核对降钙素基因相关肽的释放。当该离子通道的基因突变时可导致三叉神经和前庭神经、听神经同时受累。因此钙通道阻滞剂(如氟桂利嗪)可以有效缓解 VM 的眩晕和其他症状,客观的前庭功能检查如冷热试验和前庭肌源诱发电位(VEMP)也得到改善。

6. 免疫学说

运动训练通过抑制 COX-2 介导的炎症反应,可使 VM 的患者症状缓解。对接受运动治疗的 VM 患者的细胞因子表达进行分析,评估 VM 患者和对照组血浆中可溶性炎症介质的水平,发现促炎性细胞因子和(或)细胞毒性因子显著减少,如肿瘤坏死因子 α、白细胞介素、一氧化氮(NO)、诱导物合成酶和活性氧。相比之下,运动后的抗炎细胞因子水平有所增加,并显示出抑制抗氧化酶活性,并且发现接受运动训练的 VM 患者症状明显改善。运动明显抑制 COX-2 活动,导致抑制促炎细胞因子和改变氧化还原状态,这些结果表明,中枢神经系统与免疫系统之间存在着分子联系。此外,对 VM 的神经生物学机制的理解可能会有助于新型治疗干预的发展。

二、检查方法

在过去的一些研究中试图识别可以鉴别 VM 和其他前庭疾病的电生理标志。例如,一项三维视频眼振研究已经表明,70% 的 VM 患者发作时存在病理性眼震,从而揭示 VM 患者 50% 存在中枢性功能异常,15% 存在外周性功能异常。

随着近年来前庭功能检查技术的发展,耳石器和半规管的情况可以得到精确地显示,对 VM 的诊断也产生了较大的影响。一项耳蜗电图检查表明 VM 患者耳蜗电图异常发生率明显较高,VM 患者对冷热实验更为敏感,尤其是垂直最大慢相速度明显加快。

在固定半径的旋转运动中,类似离心运动,半规管和耳石器对传入信号反应表现为倾斜感觉和眼球运动,那么检测 VM 患者发现 VM 患者前庭倾斜感觉改变明显减慢,而眼球运动正常,表明 VM 患者的前庭中枢对半规管和耳石器信号的整合发生异常,或者可以理解为耳石动力学反应异常。

主要反映球囊和椭圆囊功能的前庭肌源性诱发电位(VEMP)检查发现,约 46.97% 的 VM 患者颈性前庭肌源性诱发电位(cVEMP)(500 Hz 短纯音刺激)的振幅耳间差异常超过 35%,但无明显的临床意义,而眼性前庭肌源性诱发电位(oVEMP)无法引出的比率较高,振幅不对称性较高,说明 VM 患者的椭圆囊-眼反射通路存在异常。虽然 VEMP 不能作为确诊 VM 的依据,但是填补了 VM 检查的空白。

三、影像学检查

功能成像技术对于阐明在前庭中枢系统(包括颞岛和顶叶皮质、脑干、小脑和基底神经节)大脑功能具有开创性的作用。AntonioRusso 等设计前庭冷水刺激器,刺激发作间歇期 VM 患者,进行 fMRI 检查,发现 VM 患者的丘脑背内侧区活动明显增强,且这种丘脑活动增强的强度与 VM 患者的发作频率呈正相关。TeggiRoberto 等通过视觉刺激,发现 VM 患者视觉和前庭的相关合成脑功能区激活(旁中央小叶和双侧顶下小叶的激活增多,左侧颞上回、尾状核头、左侧颞下回、左侧海马和右侧舌回的激活减少)。部分一致性发现多处脑功能区联合激活(BA40,BA31/5),枕叶区激活减少,额颞区激活减少,如支配空间记忆和导航功能的海马旁区。

而应用磁共振成像进行形态学测量,发现 VM 的上、下、中部(MT/V5)颞回灰质体积减小,扣带回、背外侧前额、岛叶、顶枕叶皮质减少。经过组间比较提出病程与疼痛和前庭症状相关的灰质体积无关,头痛程度和前额皮质体积无关,从而得出多种感觉前庭调控和中枢神经系统补偿,可能提示 VM 前庭和偏头痛系统病理解剖有相关性的结论。

四、诊断

前庭性偏头痛(VM)症状多样,1/3 的患者表现为单一症状,如眩晕或头晕,无头痛或其他偏头痛的症状。发作期间,大多数患者表现为自发性或位置性眼震,发作间期可有微小的眼震和前庭不适。以女性发病居多,症状可随时出现,高发于青年和 60~70 岁年龄段人群,是最常见的自发性发作性眩晕的原因。

根据 Barany 协会前庭症状分类的定义,符合前庭性偏头痛诊断的症状包括:①自发性眩晕,含内在性眩晕(自身运动的错误感觉)和外在性眩晕(视景旋转或流动的错误感觉);②位置性眩晕,头位改变后发生;③视觉诱发眩晕,由复杂的或大型的移动视觉刺激诱发;④头部运动诱发的眩晕;⑤头部运动诱发的头晕伴恶心(头晕是指以空间定向混乱的感觉,其他形式的头晕不包括在前庭性偏头痛中)。

五、治疗

目前对 VM 患者治疗分为避免诱因(压力、饮食、睡眠、激素紊乱等)、预防用药和急性发作期用药。VM 重在预防用药。预防药物主要为治疗偏头痛的药物,如 β 受体阻滞剂(如普萘洛尔、美托洛尔)、抗癫痫药物(如托吡酯、丙戊酸钠和拉莫三嗪)、钙离子通道阻滞剂(如维拉帕米和氟桂利嗪)、抗焦虑药物(如三环类抗焦虑药物阿米替林,或文拉法辛和苯二氮䓬如氯硝西泮)。乙酰唑胺对少数家族遗传性相关的偏头痛如发作性共济失调有效。小样本随机对照研究左米曲坦对治疗失败的 VM 患者有效。有研究发现 VM 患者药物预防后,发作持续时间减少,强度和频率下降,而无预防组仅发作强度减少,药物预防能有效治疗前庭性偏头痛及其相关症状,患者对治疗有效的反应也能有助于诊断。但预防性用药缺乏前瞻性的大样本研究。VM 的急性期治疗可以尝试应用曲坦类和前庭抑制剂等对症治疗。

(丁 玲)

第十七节　精神性眩晕

精神性眩晕(psychogenic dizziness)是与情绪相关的头晕病症,由心理压力与精神上的障碍所致反复性或长期性的平衡失调感。精神性眩晕是指眩晕的症状无法用前庭功能异常来解释,可以是原发的(精神因素单独出现眩晕症状),也可是继发于前庭疾病(眩晕引发精神症状)。精神性眩晕是常见的眩晕症,也称为躯体化性眩晕。急性前庭疾病容易出现继发性躯体化性眩晕。有统计表明,眩晕症患者中37.5%会出现精神症状或心理异常,包括焦虑(14%)、躯体化障碍(15%)和抑郁(9%)。精神性眩晕的预后视其临床类型和疾病种类而差异很大。

一、病因和发病机制

精神性眩晕的发作与紧张、恐慌、恐高、焦虑和抑郁等精神性因素有关。有人格疾病的人也容易出现眩晕症状。在工作压力大、人际关系复杂、失业率高的现代工业社会中,常有由于承受不了来自多方面的压力而产生心理障碍或精神疾病者。

Lempert 等报道在470例神经内科住院患者中,9%为精神性疾病,以疼痛、步态不稳和头晕为主诉者最多见。Afzelius 等报道在耳鼻喉科会诊的头晕患者中,50%为精神紧张。Mckenner等指出在其神经耳科门诊的患者,42%需要心理学上的帮助。精神性眩晕症的发病机制,一般认为由于患者的恐慌发作,引起过度换气(hyper-ventilation),使血中二氧化碳大量排出体外,导致血管收缩,血管壁阻力加大,心跳加快,从而发生心悸;脑血管收缩、脑组织局部缺血,造成头晕无力及注意力减退;另外,因体液偏碱性,血中游离钙降低,使肌肉发生强直及周围神经敏感皮肤发麻。患者感觉头晕,有的患者虽然有眩晕,却没有伴随眩晕而来的恶心、呕吐。过度换气不仅仅是呼吸速率和深度的增加,而主要是指呼吸的效果超过身体代谢所需,因此有些患者发病时并没有出现明显的呼吸加快现象,患者也未感觉到有过度换气的情形,而是以叹气的形式出现。

二、临床表现

90%以上的患者主诉头晕,常有反复或长期持续性头晕,但不能清楚地描述其头晕的感觉。当处于如超市或商场等人流众多的场所,便会发生头晕。精神性眩晕的发作,不同于急性前庭系统病变所引起的天旋地转似的眩晕,而是头内部转动或全身晃动感、步态不稳、虚幻不实感等,这种症状少则数周,多则数月乃至数年,如果是继发性精神性眩晕可有间或的眩晕发作。有的患者虽有眩晕,但却没有伴随眩晕而来的恶心、呕吐。部分患者有转动性眩晕,但在Frenzel眼镜下并不能看到自发性眼震。60%以上的患者有头痛症状,一般是比较轻的头痛和头部不适感。患者还可出现呼吸不顺畅、叹气、心悸、胸部闷痛、四肢麻木、面部发红等换气过度综合征的症状。因此,在进行眩晕的严重程度评价时一般没有严重的旋转感,呕吐也很少见,可以有轻度的恶心感。对于这样的临床问题,鉴别诊断是关键。

1.病史

精神性眩晕的诊断主要来自问诊。首先要排除患者是否存在某种心理压力或精神障碍。若患者不能清楚地描述其头晕的确实感觉,当头晕患者感到"什么都像,又什么都不是"时,此时就可以考虑精神性疾病的可能了。部分患者可伴随呼吸不顺畅、叹气、心悸、胸部闷痛、四肢麻木、脸发红等换气过度综合征。

2.全身检查

一般不会发现阳性体征,患者虽有眩晕,但神经耳科学临床检查一般正常。

3.眼震电图检查

在 Frenzel 眼镜下并不能看到自发性眼震,近一半患者会出现眨眼波或大而随意的眼球运动。冷热水实验:多数患者变温反应正常,部分患者有前庭过度反应性,可能由于过度换气时血中的二氧化碳含量降低,形成偏碱性的体液,游离钙流失,使神经元细胞膜的静息电位下降,造成神经元的兴奋性上升,产生了过强的反应。少部分患者可能出现半规管麻痹,追问病史,这部分患者往往有眩晕、恶心和呕吐的病史,但后来的头晕发作不同于先前的眩晕情况,说明半规管麻痹是先前器质性眩晕的遗留征象,后来的头晕多由于焦虑或恐慌发作造成。Trimble 等认为罹患过器质性前庭病变者,容易导致如神经官能等精神疾病,尤其是强迫症性格(obsessional personality)的患者,容易把器质性疾病转变成精神疾病,应排除可能的前庭病。

4.过度换气试验

过度换气试验有助于精神性眩晕的诊断,为了诱发与患者主诉相似的头晕和恐慌发作等症状,可令患者随意地快速深呼吸,Bass 等建议让患者尽可能地快速呼吸 3 min,每分钟约30 次,Monday 等建议快速深呼吸 90 s,林炯等则建议让患者尽可能地快速深呼吸 20~24 次,于 25~50 s 内完成,大部分患者可诱发出与发病时相似的头晕或不舒服,少数正常人在过度换气后也可有面部发热、心跳加快、手麻、头晕眼花等症状。Nedzelski 等提出诊断标准,下列6 项中具有 5 项者,便可诊断为精神性眩晕:①患者描述其病史时,旋绕曲折,不能清楚地描述其真正的头晕的感觉,甚至有情绪化的描述,使问诊的医生困惑不解,无法顺利问诊;②头晕发作的时间很长,持续数周甚至数月以上;③缺少器质性前庭病变的症状;④合并相关的精神性疾病的症状;⑤神经耳科学检查、物理学检查及实验室检查均正常;⑥令患者过度换气后,可诱发出相似的头晕或其他不舒服症状。

三、鉴别诊断

诊断精神性眩晕之前,一定要先排除甲状腺功能亢进症(typerthyroidism)、阵发性心动过速、低血糖状态、贫血或嗜铬细胞瘤等器质性疾病,上述病症易使患者产生焦虑不安的状态,所以甲状腺功能检查、空腹血糖测试和血色素的检测非常重要。行脑部 CT 或 MRI 检查以排除颅内器质性病变,并请精神科、神经科及内科等相关科室会诊。以免误诊。

四、治疗

精神性眩晕的治疗与其他前庭疾病不同,主要靠良好的医患关系,减轻人的焦虑不安,并借助行为治疗法(behavioral therapy)、抗焦虑或抗抑郁药物和生物反馈松弛法(relaxation bio-feedback methods)以解决基本的焦虑及失眠等问题,但要避免长期使用镇静药物,以免加重药物的耐受性和依赖性。大部分患者在眩晕门诊就能处理,但对于那些有明确精神或心理病症的患者或正在服用精神科药物的患者,则应请精神科医生会诊,以协助治疗。

吴子明等研究表明,经过乌灵菌粉药物干预和心理干预 28 天治疗后,精神性眩晕患者不稳感、漂浮感、旋转感、倾倒感和站立困难均有所改善,与治疗前比较不稳感、漂浮感和旋转感的差异显著($P<0.05$),而倾倒感、站立困难改善不明显($P>0.05$)。心理评价:治疗前,3 种量表评价的结果显示:SCL-90 躯体化障碍患者占 91.9%(34/37),焦虑自评异常患者占 91.9%

（34/37），抑郁自评异常患者占 56.8%（21/37）。总体来看，心理评价为轻度异常（3 种量表的得分均为轻度）者的占 86.5%（32/37），中度异常（3 种量表的得分均为中度）者占 13.5%（5/37）。治疗后上述情况有改善。躯体化障碍、焦虑和抑郁的异常率都有下降，差异显著（P<0.01）。治疗结束心理评价仍旧为异常的患者，临床症状改善也不明显，这部分患者包括所有在开始时评价为中度的患者。由此可见，心理辅导和药物干预是精神性眩晕治疗最为重要的两个方面。在心理干预方面，对于眩晕的患者最为重要的是向患者详细解释眩晕的病因、预后等相关知识。同时还要选择适合患者应用的药物。乌灵菌粉能够使大脑摄取谷氨酸、GABA 的数量增加，使抑制性神经递质 GABA 的合成增加，同时提高大脑皮质 GABA 酸受体的结合活性，从而增强中枢的镇静作用。在以往的一项随机双盲对照实验中，也发现乌灵菌粉对轻度焦虑和抑郁状态的患者，尤其是症状以焦虑抑郁为主（单独焦虑和单独抑郁状态都很少）的患者疗效明确。另有研究显示，黛力新（氟哌噻吨美利曲辛片）联合乌灵胶囊治疗脑卒中后抑郁，药效肯定，不良反应少。黛力新为复方制剂，每片相当于 0.5 mg 氟哌噻吨和 10 mg 美利曲辛，其中小剂量氟哌噻吨具有抗焦虑、抗抑郁作用；美利曲辛是双相抗抑郁药，具有兴奋特性，镇静作用较弱，两种成分协同调整中枢神经系统功能，具有抗抑郁、抗焦虑、兴奋特性，对于轻中度抑郁焦虑疗效明确。

Staab 等用 SSRI 类药物治疗精神性眩晕患者，发现 SSRI 类药物能显著改善精神性头晕的头晕症状，优于前庭抑制剂和苯二氮䓬类药物。另外，朱国燕等研究分析了归因-认知心理治疗模式（RCPM）合并使用帕罗西汀的治疗效果。结果表明 RCPM 与单用帕罗西汀比相比，能显著改善精神性眩晕患者的头晕症状，且能提高服药依从性。它不强调心理治疗和药物治疗的独立作用，而重视心理治疗与药物的协同作用。其中，与患者建立治疗关系是整体治疗的基础；建立心身联系、改变不良认知是治疗的关键；与患者系统性讨论药物治疗，坚定地说明用药的必要性和可预见的疗效，消除患者对精神类药物的偏见和对不良反应的担忧，说明抗抑郁药物起效缓慢的特点，降低患者对疗效的过高期待等，提高了患者对服药的依从性。同时，药物疗效出现后，更有助于患者对症状的重归因和认知重建，这是整体治疗模式获得更好疗效的重要机制之一。

精神性眩晕的临床评价与治疗有其特殊性。在临床实践中首先要正确识别这一疾病，减少误诊，同时要重视与患者的沟通，建立互信，对轻度和中度的精神性眩晕患者在传统治疗的基础上，辅以心理干预、抗焦虑、抗抑郁治疗会明显改善症状。总之，精神性眩晕的诊治与前庭疾病引起的眩晕不同，需要多学科的联合，其中取得患者信任至关重要，首先要使患者能理解病因，配合治疗，同时避免长期使用镇静、前庭功能抑制药物，最佳治疗方法是抗焦虑或抑郁药物，协同认知行为干预、生物反馈、前庭康复。这种治疗模式类似于卒中单元，早期诊断和鉴别诊断需神经科、耳科医师、精神心理科医师的共同参与，后期药物治疗的同时需要护理和康复治疗的配合。只有协同努力，才能更早、更有效地控制精神性眩晕，改善患者的预后及生活质量。

（丁 玲）

第十八节　听觉功能检查

一、音叉试验

检查者手持叉柄,将叉臂在手掌上适度敲击,使其震动。检查气导(air conduction,AC)时,将振动的两叉臂束端平行地置于距外耳道口 1 cm 处;检查骨导(bone conduction,BC)时,将叉柄末端紧贴于颅面上或鼓窦区。采用下列述几种试验法,综合评价测试结果,可初步判断耳聋性质,但难以精确判断听力损失程度。

1.林纳试验

林纳试验(Rinne test,RT),又称气导骨导比较试验,系测试单耳气、骨导听力之比。振动音叉后,将音叉柄底部放在乳突上测试骨导听力,直至听不到声音时,立即测同侧耳气导听力。若受试耳仍可听到声音,说明气导>骨导,以阳性(+)表示。若受试耳听不到气导声音,应再振动音叉,先测气导,待听不到声音,再测骨导。若骨导仍可听到,说明骨导>气导,以阴性(-)示之。若两次测试气导与骨导听力相等,则以(±)表示。

2.韦伯试验

韦伯试验(Weber test,WT),又称骨导偏向试验,质在比较受检者两耳的骨导听力。将振动的音叉柄底部紧压颅面中线上任一点,请受检者辨别声音偏向何侧。以"→"表示偏向侧,以"="表示声音在中间。

3.施瓦巴赫试验

施瓦巴赫试验(Schwabach test,ST),又称骨导比较试验,旨在比较受检耳与正常耳的骨导听力。通常以检查者充当正常人的标准,前提是检查者的听力是正常的。检查时先以振动的音叉柄放在检查者自己的鼓窦区,直至听不到声音时,立即将音叉柄放在受检者鼓窦区。若仍能听到声音,说明受检者骨导延长;若听不到声音,则掉转检查次序,先测试受检者骨导,直至听不到声音时,再将音叉柄放在检查者鼓窦区。若仍能听到,说明受检者骨导缩短。受检耳骨导延长,为阳性(+),缩短为阴性(-),若与正常人相等,以(±)表示。

4.盖莱试验

盖莱试验(Gelle test,GT),适用于鼓膜完整者,检查其镫骨是否活动。将振动的音叉柄放在鼓窦区,同时以鼓气耳镜向外耳道交替加压和减压。若出现声音强弱波动,亦即当加压时骨导顿觉减低,减压时恢复,即为镫骨活动试验阳性(GT"+"),表明镫骨活动正常。若加压、减压声音无变化时,则为阴性(GT"-"),为镫骨底板固定征象。

二、纯音听力检查

纯音听力计是应用电声学原理设计而成,通过电子振荡装置和放大线路,产生不同频率和不同强度的纯音,供测试人耳听觉功能。设计中,将正常人平均听阈制定成标准听力零级,听力零级是指健康人正常耳听阈声压级(SPL)的统计数值,代表一个国家或地区的听力标准。听力计上的 0 分贝即为听力零级,因此通过听力计测出的受试耳听阈(单位为 dB)即听力损失dB 数(听力级,HL)。最常用的是纯音听阈测试。听阈是指人耳对某一纯音信号能感受到的最小声强值。人耳对不同频率纯音的听阈不同,纯音听阈测试即测定受试耳在一定范围内不同频率纯音的听阈,听阈升高也就是听力下降。测试项目包括气导和骨导。两种纯音听阈图均为以横坐标表示频率(单位为 Hz)、纵坐标表示听阈值(单位为 dB)的坐标图,简称听力图(或听力曲线)。在图中,将受试耳各个不同频率的听阈连成线,即为气导和骨导听力曲线。

纯音听阈测试的目的有二:一是了解各频率是否存在听力损失以及听力损失的程度,正常听力指各频率听阈在 25 dB HL 以内;二是判断听力损失的性质是属于传导性聋、感音神经性聋,还是混合性聋。正常听力图的特点是:各频率听阈均不超过 25 dB HL,且气、骨导间距不超过 10 dB。传导性聋在听力图上的特点为骨导正常,气导下降,气导曲线多为平坦或低频听力损失较重而呈上升型,气骨导间距大于 10 dB,气骨导间距愈大,表示传导性聋愈重。感音神经性聋听力图的特点为:气、骨导曲线一致性下降,气、骨导间距不超过 10 dB。混合性聋听力图的特点为:气导和骨导都下降,且有气、骨导间距存在,兼有传导性聋和感音神经性聋的听力曲线特征。

利用声强超过受检耳听阈的纯音测试其听觉功能的试验,称为阈上功能测验,包括重振试验、听觉疲劳和病理性适应测验等,可对感音神经性聋的病变部位进行辅助判别。

三、言语测听

纯音测听只说明受试耳对各种频率纯音的听敏度,不能全面反映其听功能状况,例如感音神经性聋患者多有"只闻其声,不明其意"的现象。言语测听法作为听功能检查法的组成部分,不仅可弥补纯音测听法的不足,而且有助于耳聋病变部位的诊断。言语测听法是将标准词汇录入磁带或 CD 光盘上,检测时将言语信号通过收录机或 CD 机传入听力计并输送至耳机进行测试。由于注意到方言对测试结果的影响,目前除普通话词汇外,还有广东方言等标准词汇。主要测试项目有言语接受阈(speech reception threshold,SRT)和言语识别率(speech discrimination score,SDS)。言语接受阈以声级(dB)表示,在此声级上,正常受试耳能够听懂50%的测试词汇。言语识别率是指受试耳能够听懂所测词汇的百分率,将不同声级的言语识别率绘成曲线,即成言语听力图(speech audiogram)。根据言语听力图的特征,可鉴别耳聋的种类。

用敏化(sensitized)或称畸变言语测听法,有助于诊断中枢听觉神经系统的疾病,如噪声干扰下的言语测听、滤波言语测听、竞争语句试验、交错扬格词试验、凑合语句试验等。言语测听法尚可用于评价耳蜗植入术后听觉康复训练效果,评估助听器的效能等。

四、声导抗检查

声导抗检查包括鼓室导抗图和镫骨肌声反射。

(1)鼓室导抗图:随外耳道压力由正压向负压的连续过程,鼓膜先被压向内,逐渐恢复到正常位置,再向外突出,由此产生的声顺动态变化,以压力声顺函数曲线形式记录下来,即鼓室导抗图。曲线形状,声顺峰在压力轴的对应位置(峰压点),峰的高度(曲线幅度),以及曲线的坡度、光滑度较客观地反映鼓室内病变的情况。鼓室导抗图常见的有以下五种类型:①A 型,中耳功能正常;②As 型,鼓膜活动度减低,见于耳硬化、听骨链固定和鼓膜明显增厚等;③Ad 型,鼓膜活动度升高,见于听骨链中断、鼓膜萎缩、愈合性穿孔及咽鼓管异常开放时;④B 型,见于鼓室积液、鼓室粘连或鼓膜穿孔、耵聍栓塞者;⑤C 型,鼓室负压。比较捏鼻鼓气法或捏鼻吞咽法前后的鼓室导抗图,若峰压点有明显移动,说明咽鼓管功能正常,否则为功能不良。

(2)镫骨肌声反射:一定强度的声刺激在内耳转化为听神经冲动后,由听神经传至脑干耳蜗腹侧核,经同侧或交叉后从对侧上橄榄核传向两侧面神经核,再经面神经引起所支配的镫骨肌收缩,使鼓膜及听骨链的阻抗发生改变,称镫骨肌声反射,这种鼓膜顺应性的变化可由声导抗仪记录下来。正常人左、右耳分别可引出交叉(对侧)与不交叉(同侧)两种反射。镫骨肌声反射的用途较广,目前主要用在估计听敏度、鉴别传导性与感音性聋、鉴别耳蜗性和蜗后性聋等方面,并可用于识别非器质性聋、对周围性面瘫进行定位诊断和预后判断、对重症肌无力进行辅助诊断及疗效评估等。

(刘素娟)

第十九节 成人听力康复干预策略

成人听力康复不同阶段的干预策略,通常将成人听力康复分为以下四个阶段进行描述:①综合评估和确定康复计划及目标;②听力康复的初始阶段;③听力康复的持续阶段;④效果评估阶段。这些阶段之间的内容有着密切的递进关系,跨过或忽略上一步而进入下一步就无法取得满意的康复效果。

一、听力学评估

(一)目标

①确诊听力损失的类型和程度;②确定是否需要医学转诊至耳科医师;③为听障人士本人和相关家属讲解其听力损失的原因和听力学检查结果;④根据国际功能、残疾和健康分类(ICF)框架,了解听障人士的活动和参与度受限的具体情况;⑤确定听障人士是否可由助听器干预受益,以及是否有特殊的助听器技术特征。

(二)内容

理论上应从听力阈值、听觉动态范围、频率解析能力、时域解析能力以及双耳听觉功能,如分辨声源方向能力、在背景噪声下的聆听能力等来判断听力损失的影响。当前实际可开展的听力学评估项目包括:通过听力学相关病史询问、耳镜检查、纯音测听、中耳功能测试、耳声发射检查、响度重振试验、不舒适阈值测定、安静及噪声下言语识别率测试等检查手段来确认听力损失的类型和程度。同时确认是否需要转诊。

以下情况应首选耳鼻喉或其他科室诊治,而不是首选听力康复:①明显可见的先天性或外伤性的耳部畸形;②90 d内耳流脓病史;③急性或慢性的眩晕病史;④单侧突发性聋不超过90 d;⑤纯音测听显示在500 Hz、1 000 Hz、2 000 Hz有超过15 dB的骨气导差;⑥大的耳道耵聍或异物;⑦患者需要进行耳道清洗的,必须在看到耳道和鼓膜后才可进行验配;⑧耳部不舒适或疼痛。

二、听障者对于活动和社会参与受限的自我评估

(一)目标

了解听障人士具体的活动和社会参与受限内容,为满足听障人士个性化的交流需求而建立听力康复目标和现实的期望值,同时也为后期个性化选择助听器性能和个性化助听器放大建立基础。如对于一位双侧中度听力损失的消化科教授,主要希望解决在每周的全科查房病

历讨论时听得清楚,要想解决这一复杂问题,需要包括助听器性能选择和提高聆听技巧等多个个性化的听力康复内容。

(二)内容

通过临床问诊和一系列的开放式或封闭式问卷等形式评估由听力损失造成的活动及参与受限。例如:通过言语、空间和音质的听觉评分表(speech, spatial and qualities of hearing scale)了解听障人士在噪声下的言语识别、声源方向判断、音质感受、听配能等方面的感受;通过听障者为导向的听觉改善分级问卷(client oriented scale of improvement,COSI问卷)询问听障者本人目前最重要的活动和参与受限的具体内容。

三、非听力学评估

非听力学评估是关系到建立符合现实、符合听力障碍者个人利益的听力康复目标及方案的重要组成部分,也是 ICF 框架的重要组成部分。非听力学评估包括环境因素评估和听障者的个人因素评估。其中环境因素评估通过病史询问方式进行,既包括自然因素也包括人为因素。例如,听力障碍人士工作环境对听力有干扰的情况,患有听力障碍的理发师由于长期需要使用电吹风,电吹风的机械噪声就是不利于听力康复的环境因素。人为因素如听障者的家属非常理解支持听障者本人进行听力康复,这是有利的人为因素。

对于听力障碍人士本人的个人因素评估较为复杂,应通过详细询问病史获得以下信息。例如:其他感觉和运动功能是否受损,如手的灵活性、视力情况等;一般健康状况,如是否有高血压、糖尿病等;情感和性格因素,如期望值,是否有充分的动机,是否有自信和尝试新事物的意愿;之前是否有助听器使用经验等。通过以上对听障人士听力学和非听力学评估信息的综合分析,助听器验配师可以制定符合听力障碍者利益的个性化听力康复计划及目标。

这些计划和目标应包含:①听障人士对于希望改善的听力活动及社会参与受限具体内容,以及合理期望值;②推荐的助听器或其他听力辅助器具说明及试用;③对于开展指导、听觉感知觉训练和咨询的相关说明。在建立听力康复计划和目标后,助听器验配师应与听障人士本人及至少一位家属充分沟通,以达成双方的理解,这对于后期的康复效果非常重要。

四、成人听力康复的初期阶段

听力康复初期阶段的主要康复内容是根据对评估结果的综合分析,为听力障碍人士选择个性化的助听器等听力辅助设备、进行个性化的助听器放大调整、对使用技巧和听觉训练进行科学有效的指导和培训。

(一)助听器选择及针对性放大

目标为基于听障人士听力学和非听力学评估,选择适当的助听器或/和其他听力辅助工具,并进行符合个性化需求的放大。

(二)使用指导及随访

1.目的

通过详细有效的示范及指导,协助听障人士本人及至少一位家属熟悉听力辅助设备的使用以及对于聆听环境的控制,从而最优化助听效果。大量的临床实践证明,科学有效的指导和随访与听力障碍人士对康复效果的整体满意度之间有明确的关联性。由于在听力康复的初期阶段,听障人士要接受大量的指导信息,因此建议按照"重复关键信息,提供积极心态,使用通俗易懂语言,提供明确资料,控制沟通时长"的指导原则进行,在口头指导的同时,要辅以实际操作示范和文字指导,并在佩戴助听器的 1～3 个月,反复强调,多次随访,直至听障人士和至少有一位家属掌握了相关内容。

2.内容

(1)与助听器使用相关的指导。①助听器的特性(方向性麦克风功能、降噪功能、多程序选择、电话功能、针对特殊听力损失类型的助听器功能如助听器降频技术);②如何佩戴和取下助听器;③音量调节及程序调节;④助听器电池型号、如何更换、如何购买;⑤保养和清洁;⑥反馈啸叫的原因和处理;⑦打电话注意事项;⑧保修服务。

(2)与助听器初步适应相关的指导。①助听器初步佩戴时间:根据听障人士的听力损失程度、时间、认知能力,有无基础性疾病等因素进行调节,原则上佩戴助听器的第一个月,每日佩戴时间以 4 h 为宜。②助听器初步佩戴环境:建议初次使用助听器的听障人士选择安静或熟悉的环境开始佩戴助听器。③堵耳现象及其适应:详细介绍堵耳现象产生的原因,必要时降低低频增益。④针对不同环境的助听器使用技巧:在安静或嘈杂环境中,可使用不同的助听器程序以获得舒适度和可听度的最佳平衡。

(3)与听觉感知相关的初步指导。①日常环境声的识别:应通过实景或声音软件演示佩戴助听器后,对于不同声音的感知变化,建议初次使用助听器的听障人士先熟悉日常环境中的各种声音,如水流声、翻阅报纸的声音等。②语感知训练技巧:如通过朗读练习听觉中枢处理言语信号的能力、在安静或噪声环境下进行针对性言语分辨训练。

(三)咨询及随访

1.目的

通过咨询和随访,帮助听障人士及其关系密切的交流者全面理解听力损失的影响,并帮助他们学习新的聆听策略以减少这些负面影响。对于成人听障人士而言,助听器验配只是成人听力康复的开始,还需要对听障者及其家属进行全面的咨询和指导、以帮助他们充分利用助听器等辅助设备,并最大限度获益。这是因为大部分听障人士在佩戴助听器前的漫长听力损失期间已经形成了某些错误的应对听力障碍的方式,如回避社交活动、否认听力障碍等。佩戴助听器并不意味着这些行为马上就可转变,通过个体或集体式咨询,可以帮助他们逐步停止错误的适应行为而采用新的交流策略。另外,情感因素的咨询也包含在咨询的范围内。

2.咨询内容

(1)听觉的基础解剖、听觉产生的生理过程和听力损失的常见原因和部位,如常见的感音神经性听力障碍是听毛细胞受损所致。

(2)理解听力测试的结果,如听障人士本人的听力损失类型和程度。

(3)在噪声中理解语言的相关问题,如噪声环境下对言语信号的掩蔽作用,以及助听器的方向性麦克风系统对于噪声中提高信噪比的作用。

(4)如何控制交流环境:如选择适合观察讲话者的位置、请求重复、放松情绪等。

(5)自信和现实的期望值:如客观看待助听器的收益与不足。

(6)压力管理:如在交流中如何克服紧张情绪。

(7)亲密交流家属的讲话技巧:如匀速、音量适中、重复重要信息等。

五、成人听力康复的持续阶段

经过听力康复的初期阶段,听障成人已经基本掌握了助听器和其他听力辅助设备的使用方法和一定的聆听技巧。此时,应通过一系列的助听器试验室效果评估和听障人士填写调查问卷来了解整体康复效果,以便在听力康复的持续阶段加强或调整康复内容。在听力康复的持续阶段,康复核心仍然是以听障人士为中心,通过听觉管理提高他们的生活质量。但听力服务的内容有所变化,助听器验配师应重点关注以下几个方面:①未顺利度过听力康复初期阶段的听障人士所提供的听力服务;②个性化的活动和社会参与受限的进一步改善;③听障人士心理问题的个体或群体式咨询工作;④持续随访和康复内容调整。

(一)对于未顺利度过听力康复初期阶段的听障人士所提供的听力服务

有学者提出在已经佩戴助听器进行听力康复的阶段,影响听障人士是否能佩戴助听器的关键因素是对于背景噪声放大的接受程度,其他还包括助听器操作不熟练,缺乏家人支持,以及心理因素等。针对这些影响因素,在听力康复的持续阶段,应采取以下措施。由于部分成人听障人士存在响度重振的阈上听功能异常现象,验配初期应进行不舒适阈测定,将助听器的最大声输出设置在不舒适阈值之下,如有声学环境场景模拟条件,可根据听障成人的现场反馈调整助听器增益,在持续期应持续跟踪、调整增益及咨询,最终大部分听障人士可以在舒适度和可听度之间达到平衡。针对操作不熟练或无法按照常规适应期佩戴助听器的听障成人,应仔细分析原因。如康复方案中有被忽略的、不利于听力康复的细节,应做出调整;如老年听障者同时伴有手指灵活度较差,应反复示范,指导助听器佩戴技巧。也可重新调整听障人士适应期的佩戴时间和听觉感知训练强度,以减少因过多的听觉刺激而导致的不适感。总之,相当部分的听障成人在听力康复初期阶段后仍会因为不同原因退出康复之旅,助听器验配师应及早发现潜在问题,及时调整康复策略。

(二)对于听障人士个性化的活动和社会参与度受限寻求进一步改善

佩戴助听器或其他听力辅助设备带来了听觉机能改善并对言语理解产生正面积极的效果,但不能就此认为听障人士的社会参与度和生活质量会自动提高或者恢复到听力损失前的状态。事实上,个体之间的康复效果差异很大。依据 ICF 框架,听障人士的主要活动和社会参与内容包括:①学习知识和应用知识(d1);②基本责任和基本需求(d2);③沟通需求(d3);④各种行为活动(d4);⑤自理能力(d5);⑥家庭生活(d6);⑦人际交往和社会关系(d7);⑧主要生活领域(d8);⑨社区和社会生活(d9)。

助听器验配师在听力康复持续阶段,应根据效果评估问卷与听障人士沟通其活动和参与受限改善目标的达成情况,进一步寻找可行方法。例如,对于一位中、重度听力损失的听障人士通过佩戴助听器及言语训练,在安静环境下其言语识别率都有了显著提高,但同时发现在3～5 人的小组讨论时常有跟不上不同讲话者,以至遗漏交流信息的情况,并由此产生了焦虑的不良情绪。针对这个具体的问题,应从增强听力和交流能力的感知训练,提高处理竞争性语境下语句处理能力、助听器设备的进一步调整、增加会议场合程序、提高自信等多方面入手综合解决,并定期对解决方法的实际效果进行随访和评估。

(三)对听障人士的心理问题进行个体或群体式咨询

听力障碍是一种长期性的残疾,对听力障碍者本人会造成一定的负面心理影响,同时由于助听器等辅听设备的技术局限性,听障人士会发现在某些场合下仍然有一定的参与困难。另外,听障者本人的个性特征、亲朋好友对听障者的支持程度,社会对听障人士的态度等,都影响着听障人士社会参与度和生活质量的改变。在听力康复的持续阶段,助听器验配师应关注听障人士的心理问题和他们对残留的听力问题的接受度,通过个体和群体式咨询的方式加以改善。此处有必要强调群体式咨询的重要性,多个有关听力康复效果的满意度调查都显示群体式咨询与满意度之间有明确的相关性。群体式咨询一般由助听器验配师组织,听力障碍人士在咨询过程中可以讨论他们的听力问题,对生活的影响,讨论感受,讨论如何处理实际中遇到的社会、情感问题,在群体式咨询过程中,助听器验配师应达成以下效果。

(1)掌控群体式咨询场面,鼓励听障者表达自己的情感。

(2)展开听力障碍相关问题的开放交流。

(3)鼓励参加者集中讨论有效的,应对残留问题的策略。

(4)鼓励参加者互相给予有益于聆听和解决心理问题的建议。

(5)帮助在听障人士之间形成互相支持的社交网络。

(6)让每一位参加咨询的听障人士都能表达如何自强自立地面对听力障碍残留问题和伴随窘境。咨询的目的是在接受不可改变的残余听力问题的前提下,提高社会参与度和生活质量。这一部分的康复内容,需要工作者具有一定的心理咨询专业技巧。

(张雅平)

第二章　鼻部疾病

第一节　急性鼻炎

急性鼻炎是病毒感染引起的鼻黏膜急性炎性疾病。很常见,有传染性,常反复发生。俗称"伤风"或"感冒"。主要由病毒引起可继发细菌感染,主要致病病毒为鼻病毒、流感病毒、腺病毒等。经飞沫传播感染。自然病程为 7～10 d,有自限性。四季均可发病,冬季多见。

一、病因

致病微生物主要为病毒,各种呼吸道病毒均可引起本病,而以鼻病毒和冠状病毒为主。当机体抵抗力降低或鼻黏膜的防御功能遭到破坏时,即可引起病毒侵入机体、生长繁殖而发病。同时存在于患者鼻部和咽部的致病菌(链球菌、葡萄球菌、肺炎菌及其他细菌等)也乘机活跃繁殖,形成继发感染。

常见的诱因有全身因素,如受凉、过劳、营养不良、烟酒过度、内分泌失调(甲状腺功能紊乱等)及全身慢性疾病(心、肝、肾疾病)等均可影响新陈代谢的正常过程,造成血管痉挛、组织缺氧、鼻黏膜温度降低、免疫功能下降等,使呼吸道黏膜、特别是鼻腔黏膜的抵抗力下降。体质因素也有一定关系。局部因素主要由于鼻中隔偏曲、慢性鼻炎、鼻息肉等,致鼻腔通气受限,影响鼻腔生理功能。邻近的病灶疾病,对急性鼻炎的发生有诱发作用。

二、临床表现

1.初期(前驱期)

1～2 d:多表现为一般性的全身酸困,鼻及鼻咽部发干灼热,鼻黏膜充血、干燥。

2.急性期(湿期)

2～7 d:渐有鼻塞,鼻分泌物增多,打喷嚏和鼻腔发痒,说话呈闭塞性鼻音,嗅觉减退。鼻黏膜明显充血肿胀,鼻腔内充满黏液性或黏脓性分泌物,可转为脓样。全身有不同程度的发热、头胀、头痛等。

3.末期(恢复期)

鼻塞逐渐减轻,脓涕也减少;若不发生并发症,则数日后可自愈。

4.感染局部扩散

引起鼻前庭炎、鼻窦炎、中耳炎等症状。

5.感染向下蔓延

导致咽炎、扁桃体炎、喉炎以及下呼吸道感染。

三、辅助检查

分泌物细胞学检查可有助于诊断。

四、诊断及鉴别诊断

急性鼻炎应与某些传染病的前驱症状,如流感、麻疹、猩红热、流行性出血热等鉴别。因这些病的开始,常先有急性鼻炎的症状出现,有"急性传染性鼻炎"之称,应予以注意。亦须与变应性鼻炎做鉴别。

在急性鼻炎时,切忌用力擤鼻,以免炎症扩展引起中耳炎或鼻窦炎。炎症亦可向下蔓延,发生咽喉、气管和肺的炎症。

(一)诊断要点

1.病史

有受凉、过度劳累、营养不良、维生素缺乏、内分泌失调及全身慢性疾病和居住环境不良等;是否有鼻部通气受阻,使病原体易于增生的因素,如鼻中隔偏曲、鼻息肉和慢性扁桃体炎等。

2.病程分期

(1)潜伏期:一般为1~4 d。

(2)前驱期:初起觉鼻腔及鼻咽部干燥,烧灼感,打喷嚏。少数患者眼结膜亦有异物感。患者畏寒,全身不适。

(3)卡他期:经1~2 d出现鼻塞、流清水样涕,合并细菌感染时为黏脓性。嗅觉减退,言语时有闭塞性鼻音。儿童可发生鼻出血,全身症状达高峰,低热、倦怠、食欲缺乏、头痛等。检查见鼻黏膜弥散性充血、肿胀,总鼻道或鼻底有水样、黏液样或黏脓性分泌物。有时鼻前庭受分泌物刺激可红肿、皲裂。

(4)恢复期:如果无并发症,过1~2周各种症状逐渐减轻、消失。

3.症状加重或持续

应考虑下列并发症。

(1)经窦口蔓延,致急性鼻窦炎,以上颌窦炎和筛窦炎为多见。

(2)经咽鼓管引起急性中耳炎,出现耳痛、听力下降、耳闷等。

(3)向下扩散,致急性咽喉炎、气管炎和支气管炎。

(二)鉴别诊断

1.变应性鼻炎

无发热等全身症状,突然鼻痒、打喷嚏、流水样涕、鼻塞,发作可迅速停止,症状与接触一定的变应原有关。可合并支气管哮喘等其他Ⅰ型变态反应性疾病。检查见鼻黏膜苍白、水肿、鼻涕呈清水样。鼻分泌物细胞学检查、皮肤试验、激发试验及特异性IgE抗体检测等,均有助于鉴别。

2.流感

由流感病毒引起,鼻部症状相似,但全身症状较重,如高热、寒战、全身肌肉及关节酸痛等。上呼吸道症状不明显。传染性强,短期内有大量人群发病。

3.急性鼻窦炎

急性鼻窦炎多是急性鼻炎的发展期,恢复期症状不减轻、反而加重,头痛明显,大量脓涕,局部出现压痛,血常规检查可见中性粒细胞升高。影像学检查可见窦内黏膜肥厚、液平面及窦腔密度升高等表现。

4.急性呼吸道传染性疾病

此类病症,例如麻疹、猩红热、百日咳等,初期症状相似,但其后出现该病的典型体征。

五、治疗

以支持和对症治疗为主,并注意防止并发症。鼻腔通气引流,以促进恢复。

(一)全身治疗

卧床休息,宜多喝水,有便秘者可给予缓泻剂。患者应予以隔离以免传染他人。内服解热发汗药,例如复方阿司匹林,1～2 片,每日 3 次;阿司匹林,0.3～0.5 g,每日 3 次,或克感敏,1～2 片,每日 3 次。中药以疏风解表祛邪为主,例如桑菊感冒片和银翘解毒片等。合并细菌感染或有并发症时,就使用抗生素类药物。

(二)局部治疗

(1)1%的麻黄素液或呋喃西林麻黄素液、氯霉素麻黄素液滴鼻,每日 3 次,以利通气引流。滴鼻法如下。①仰卧法:仰卧,头悬垂于床缘外,或肩下垫枕,头后仰卧,鼻前孔向上,每侧鼻腔内滴药 3～5 滴。②坐位法:坐位,头靠椅背并尽量后仰,然后滴药。③侧卧法:向患侧侧卧,头向下垂,滴药。

(2)针刺迎香、鼻通穴,或做穴位按摩。

（邢 瑾）

第二节　慢性鼻炎

慢性鼻炎是鼻腔黏膜和黏膜下层的慢性炎症。其发病与急性鼻炎未治愈、化脓性鼻窦炎、鼻腔用药不当、空气污染、全身因素、烟酒嗜好等因素有关。临床上分为慢性单纯性鼻炎和慢性肥厚性鼻炎两种。表现为鼻黏膜的慢性充血肿胀,称慢性单纯性鼻炎。若发展为鼻黏膜和鼻甲骨的增生肥厚,称慢性肥厚性鼻炎。

一、慢性单纯性鼻炎

(一)病因

1.局部病因

(1)急性鼻炎反复发作或治疗不彻底而演变成慢性鼻炎。

(2)由于邻近的慢性炎症长期刺激或畸形,致鼻发生通气不畅或引流阻塞,如慢性鼻窦炎、鼻中隔偏曲、慢性扁桃体炎或腺样体肥大等。

(3)鼻腔用药不当或过量过久形成药物性鼻炎,常见于久用萘甲唑啉(滴鼻净)之后。

2.全身病因

(1)长期慢性疾病,如内分泌失调、长期便秘、肾脏病和心血管疾病等,而致鼻黏膜长期或屡发性充血或淤血。

(2)维生素缺乏,如维生素 A 或维生素 C 等。

(3)烟酒过度可影响鼻黏膜血管舒缩而发生障碍。

（4）长期服用利血平等降压药物，可引起鼻腔血管扩张而产生类似鼻炎的症状。

3.环境因素

在有水泥、烟草、煤尘、面粉或化学物质等环境中的工作者，鼻黏膜受到物理和化学因子的刺激与损害，可造成慢性鼻炎。温、湿度急剧变化的环境，如炼钢、冷冻、烘熔车间里的工人，也较易发生此病。

（二）病理

黏膜深层血管慢性扩张，尤以下鼻甲海绵状血窦变化最明显。黏液腺功能活跃，分泌增多。鼻甲黏膜肿胀，但黏膜下组织无明显增生性改变。

（三）临床表现

1.鼻塞

间歇性或交替性。①间歇性鼻塞：一般表现为白天、劳动或运动时减轻，夜间、静坐或寒冷时加重。②交替性鼻塞：侧卧时位于下侧的鼻腔常阻塞加重；转卧另一侧后，刚才位于上侧没有鼻塞或鼻塞较轻的鼻腔，转到下侧后出现鼻塞或鼻塞加重；而刚才位于下侧的鼻腔鼻塞减轻。此外，嗅觉可有不同程度的减退，说话呈闭塞性鼻音。由于鼻涕长期流经鼻前庭和上唇部，可致皮炎或湿疹，多见于小孩。鼻涕向后可流入咽腔，出现咳嗽、多痰等症状。

2.多涕

常为黏液性或黏脓性，偶呈脓性。脓性者多于继发性感染后出现。

3.检查

鼻黏膜肿胀，表面光滑、湿润，一般呈暗红色。鼻甲黏膜柔软而富有弹性，探针轻压可见凹陷，但移开探针则凹陷很快复原，特别是在下鼻甲更明显。若用1%～2%的麻黄素液做鼻黏膜萎缩，则鼻甲会迅速缩小。总鼻道或下鼻道有黏液性或脓性分泌物。

（四）诊断与鉴别诊断

1.诊断要点

（1）鼻塞、鼻涕增多为主要症状，鼻塞的特点是交替性或间歇性。

（2）可伴有嗅觉减退、闭塞性鼻音、鼻根部不适、头痛等症状。

（3）检查见鼻黏膜肿胀，可以没有明显的充血，下鼻甲表面光滑、湿润，黏膜柔软而富有弹性，以探针轻压呈凹陷，移去时立即恢复；对血管收缩剂敏感。分泌物多聚集于鼻腔底或呈黏液丝悬于下鼻道。

2.鉴别诊断

慢性单纯性鼻炎与慢性肥厚性鼻炎鉴别。

（五）治疗

治疗原则为恢复鼻腔通气功能，排除分泌物，根除病因。

（1）祛除病因：积极治疗全身疾病；矫正鼻腔畸形，如鼻中隔偏曲、结构性鼻炎等；加强身体锻炼，提高机体抵抗力；注意培养良好的心理卫生习惯，避免过劳。有免疫缺陷或长期使用免疫抑制剂者，尽量避免出入人群密集场所，并注意戴口罩。

（2）血管收缩剂：滴鼻1%的麻黄碱液或0.05%的羟甲唑啉，每天1～2次，或在有明显鼻塞症状时使用。此类药物长期使用可引起药物性鼻炎，因此一般不宜超过7～10 d。儿童最好不用或短期使用浓度较低的此类药物。盐酸萘甲唑啉（滴鼻净）应禁止使用。药物性鼻炎时，鼻黏膜多发生不可逆的增生肥厚,而黏膜纤毛输送功能明显下降,甚至引起鼻甲骨的增生,病情多较顽固,临床上常需手术或激光等治疗。

(3)局部皮质激素鼻喷剂为最常使用的鼻内抗炎一线药。

(4)微波或超短波可以改善鼻腔的血液循环,改善症状。

二、慢性肥厚性鼻炎

慢性肥厚性鼻炎为鼻黏膜、黏膜下层及鼻甲骨的增生肥厚性改变,一般是由慢性单纯性鼻炎发展而来。

(一)病理

黏膜上皮纤毛脱落,变为复层立方上皮,黏膜下层由水肿继而发生纤维组织增生而使黏膜肥厚,久之,可呈桑葚状或息肉样变,骨膜及骨组织增生,鼻甲骨骨质也可呈肥大改变。

(二)临床表现

(1)鼻塞较重,多为持续性,常张口呼吸,嗅觉多减退。

(2)鼻涕稠厚,多呈黏液性或黏脓性。由于鼻涕后流,刺激咽喉导致咳嗽、多痰。

(3)当肥大的中鼻甲压迫鼻中隔时,可引起三叉神经眼支所分出的筛前神经受压或炎症,出现不定期发作性额部疼痛,并向鼻梁和眼眶放射,称筛前神经痛,又称筛前神经综合征。

(5)检查:①下鼻甲明显肥大,或下鼻甲与中鼻甲均肥大,常致鼻腔堵塞。鼻腔底部或下鼻道有黏液性或黏脓性分泌物。②黏膜肿胀,呈粉红色或紫红色,表面不平,或呈结节状或桑葚状,尤以下鼻甲前端及其游离缘为明显。探针轻压凹陷不明显,触之有硬实感。③局部用血管收缩剂后黏膜收缩不明显。

(三)治疗

(1)血管收缩剂滴鼻液的应用,限于轻型病例。

(2)下鼻甲黏膜下硬化剂注射,其作用机理为硬化剂注射后,可使局部发生化学性炎性反应,产生瘢痕组织,缩小鼻甲体积,改善通气。常用50%的葡萄糖液加15%的氯化钠溶液、5%的鱼肝油酸钠或80%的甘油等。鼻甲表面麻醉后,用22～23号细长针头从下鼻甲下缘前端平行向后刺入,勿刺通黏膜,边退针边注射硬化剂,直至针头拔出为止。亦可于下鼻甲前端、中部、后端分3次注射,每侧注射0.5 mL,每10天1次,以3～5次为一疗程。

(3)下鼻甲黏膜下电凝固肥厚的黏膜组织,使产生疤痕收缩。在表面麻醉后,电针头从下鼻甲前端刺入,凝固20～30 s拔出,电流为10～30 mA 。

(4)冷冻手术:是将特制的冷冻头置于下鼻甲表面做冷冻,每次1～2 min,使病变黏膜坏死脱落而再生黏膜。

(5)手术疗法:一般治疗无效,或黏膜显著肥厚,或肥厚部分位于下鼻甲后端或下缘,可行下鼻甲部分切除术或中鼻甲部分切除术。下鼻甲切除不宜过多,原则上不超过下鼻甲的1/3,以免影响鼻黏膜功能或继发萎缩性鼻炎。骨性肥大者,宜行下鼻甲黏-骨膜下切除术,既可改善鼻腔的通气引流,又无损于鼻黏膜的生理功能。

(6)对全身慢性疾病或邻近病灶,如鼻中隔偏曲或鼻窦炎等,亦给予适当治疗。

三、慢性干燥性鼻炎

慢性干燥性鼻炎一般认为是长期受外界的物理或化学物质的刺激所致,如长期粉尘的机械性刺激,空气过热、过干的影响等。本病是一种常见的职业性慢性鼻炎。

(一)病理

鼻黏膜杯状细胞减少或消失致鼻黏膜干燥,但鼻黏膜和鼻甲骨均无萎缩,鼻分泌物也无臭味。

(二)临床表现

鼻内发干,鼻腔分泌物减少,发痒、灼热感,常诱使患者挖鼻,引起小量鼻出血,嗅觉一般不减退。前鼻镜检查可见鼻黏膜深红色,表面干燥无光,鼻道有丝状分泌物。鼻中隔前下区黏膜常糜烂,可有小片薄痂附着,去之常出血。鼻甲无萎缩,应与萎缩性鼻炎做鉴别。

(三)治疗

(1)祛除病因:采取降尘、降温、通风等措施改善环境条件;加强个人保护,如戴口罩、冲洗鼻腔等。

(2)局部可用油剂滴鼻药液:如复方薄荷油、液体石蜡或鼻软膏等;应注意勿用血管收缩剂。

(3)内服鱼肝油丸,2 丸,每日 3 次;维生素 B_2,10 mg,每日 3 次。

(邢　瑾)

第三节　萎缩性鼻炎

萎缩性鼻炎是一种发展缓慢的鼻腔萎缩性炎症,其特征为鼻腔黏膜、骨膜和骨质发生萎缩。严重者伴有典型恶臭,称臭鼻症。多始于青春期,女性较男性多见。

一、病因

目前仍然不明。学说甚多,可归纳为以下两类。

(一)原发性疾病

认为是全身疾病的一种局部表现,可能与缺乏脂类及脂溶性维生素,或与营养障碍、微量元素缺乏或不平衡、遗传因素、结缔组织病等有关;亦可能与内分泌失调有一定关系,因多发于女青年,并在月经期症状加重。近年来随着免疫学的发展,发现本病患者大多有免疫功能紊乱,故有人认为,本病可能是一种免疫性疾病。

(二)继发性疾病

继发性由局部因素引起,如果鼻腔黏膜受到外伤或手术切除过多,或因患特殊传染病(如结核、硬结病、麻风、梅毒等)所致。慢性肥厚性鼻炎的晚期,或慢性化脓性鼻窦炎的长期脓涕刺激,发生纤维结缔组织过度增殖,致使鼻黏膜的血行受阻、营养障碍而致萎缩。鼻中隔极度偏曲,一侧鼻腔宽大,增强的气流的刺激,或因粉尘或有害气体的长期刺激等,也可致病。曾有人提出本病是由于特殊细菌的感染,如臭鼻杆菌或类白喉杆菌感染等。现认为这些细菌不是真正的病原菌,仅为萎缩性鼻炎的继发感染。

二、病理

早期黏膜仅呈慢性炎症的改变,继而发展为进行性萎缩。黏膜与骨部血管逐渐发生闭塞性动脉内膜炎和海绵状静脉丛炎,血管壁结缔组织增生肥厚,管腔缩小或闭塞,血液循环不良,导致黏膜、腺体、骨膜及骨质萎缩、纤维化,黏膜的假复层纤毛柱状上皮逐渐转化为复层鳞状上皮,甚至蝶腭神经节亦可发生纤维变性。

三、临床表现

(1)鼻及鼻咽部干燥感:这是由于鼻黏膜的腺体萎缩,分泌物减少所致。

(2)鼻塞:脓痂堵塞鼻腔可致鼻塞,或因鼻黏膜的神经感觉迟钝,即使取除脓痂,空气通过亦不易觉察,而误认为鼻塞。

(3)鼻分泌物:常呈块状、管筒状脓痂,不易擤出,用力擤出干痂时,有少量鼻出血。

(4)嗅觉障碍:嗅觉多减退或消失。这是由于嗅区黏膜萎缩或干痂阻塞引起。

(5)呼气恶臭:因脓痂下细菌繁殖生长,脓痂中的蛋白质腐败分解,产生恶臭气味,称臭鼻症。

(6)头痛、头昏:由于鼻甲萎缩,鼻腔缺乏调温保温作用,吸入冷空气刺激鼻黏膜,以及脓痂的刺激,皆可致头痛、头昏。

四、辅助检查

行影像学检查及鼻腔分泌物培养,有助于诊断。

五、诊断与鉴别诊断

(一)诊断要点

1.病史

继发性患者多有鼻部手术史、外环境恶劣史,长期肥厚性鼻炎史及某些特殊传染病患病史。

2.症状

鼻塞、鼻出血、嗅觉障碍、臭鼻症、头痛及鼻咽部干燥等。

(1)鼻及鼻咽部干燥:鼻腔过度通气,鼻黏膜腺体萎缩,分泌减少。因此,鼻内常有结痂,有时带血。

(2)鼻塞和嗅觉减退或失嗅:是由于鼻腔内脓痂阻塞或鼻黏膜萎缩后神经感觉迟钝引起,虽有气流通过,但不能察觉。嗅区黏膜萎缩或被痂皮堵塞导致嗅觉减退甚至消失。

(3)头痛或头昏:因鼻腔过度宽大,鼻黏膜调温保湿功能减退,受冷空气刺激引起,亦可因脓痂压迫鼻黏膜所致。

(4)恶臭:多见于病情严重和晚期患者,呼出气带有特殊的腐烂臭味,但由于嗅觉减退或丧失,因此患者自己不能闻到。恶臭是由于臭鼻杆菌等细菌使鼻内分泌物和干痂内的蛋白质分解产生吲哚所致。

(5)耳鸣、听力下降:病变波及咽鼓管,出现咽鼓管功能障碍,引起分泌性中耳炎的症状。

(6)咽干、声嘶及刺激性咳嗽:病变累及咽喉所致。

3.检查

(1)鼻腔宽大,鼻甲缩小,从前鼻孔可看到鼻咽部,有时继发性萎缩性鼻炎见下鼻甲明显缩小,但中鼻甲却肥大或呈息肉样变。

(2)鼻腔内有稠厚脓痂,黄褐色或灰绿色,大块或呈管筒状,可有恶臭气味。除去脓痂后可见鼻甲黏膜干燥萎缩,甚至糜烂渗血;早期或轻度萎缩性鼻炎,亦可仅有痂皮,而无恶臭气味。

(3)如果萎缩病变向下发展,鼻咽及咽黏膜也可干燥萎缩,时有脓痂覆盖其上,严重者喉、气管黏膜也有此变化。应注意与鼻部结核、狼疮、硬结病、鼻石、麻风等做鉴别。

(4)鼻腔分泌物培养常见的有类白喉杆菌等。

(5)影像学检查见鼻甲缩小,鼻腔增宽,鼻窦发育不良。

(二)鉴别诊断

主要与鼻部的特殊传染病相鉴别。

(1)鼻石:表现为进行性鼻塞,流水样、脓性或血性鼻涕,同侧头痛,鼻内发臭等症状。鼻镜检查可见总鼻道有形状不规则的块状物质坚硬如石,多为白、灰或黑褐色。X线片见致密块状阴影。

(2)鼻结核:鼻黏膜苍白,可有溃疡形成,疼痛剧烈,分泌物稀薄。结核病患病史或接触史,胸部 X 线片、活检及结核菌素试验有助于鉴别。

(3)鼻梅毒:梅毒血清试验(康-华反应)及活检可协助鉴别。

(4)鼻硬结病:早期体征类似萎缩性鼻炎,但无臭味。软腭、咽喉等处均可发生类似病变。对分泌物及病变组织行细菌培养。血清补体结合试验阳性。

六、治疗

治疗原则为清洁鼻腔、排除脓痂、湿润黏膜,禁用血管收缩剂,并加强全身治疗。宜采用全身和局部综合疗法,症状可得到改善。

(一)清洁鼻腔

用温生理盐水或一般温盐水 500～1 000 mL 冲洗鼻腔,祛除脓痂,以利于局部用药。若脓痂不易清除,可用镊子轻轻钳出。

(二)鼻腔用药

常用润滑性滴鼻剂,如复方薄荷油、液体石蜡、50％的蜂蜜、清鱼肝油等,可促使鼻黏膜充血肿胀,增加血液循环,减轻鼻内干燥感和臭味;亦可用 1‰ 的链霉素液滴鼻,能抑制杆菌繁殖,减轻炎症性糜烂,有利于上皮生长。此外,使鼻腔黏膜润滑,软化痂皮,便于擤出。

(三)维生素疗法

曾试用多种维生素,常用维生素 A 肌内注射,每日 5 万～10 万 U,或维生素 B_2 口服,10～15 mg,每日 3 次,以保护黏膜上皮,促进组织细胞代谢机能,增强对感染的抵抗力。亦可用维生素 AD 制剂 5 万 U 肌内注射,每周 2～3 次;或口服鱼肝油丸,2 丸,每日 3 次。有人提出铁剂有治疗本病的作用,可服硫酸亚铁丸,0.3 g,每日 3 次,饭后服用。

(四)手术疗法

对久治无效者可试行手术疗法。目的在于使鼻腔缩小,减少空气吸入量,以降低水分蒸发,减少脓痂形成,并可刺激鼻黏膜使呈充血和分泌增加,改善症状。常用方法是在鼻腔黏骨膜下埋藏各种材料,称鼻腔黏骨膜下埋藏术或充填术。埋藏材料有自体骨、脂肪、塑料、硅橡胶等。埋藏的部位可在鼻中隔、鼻底或鼻外侧黏骨膜下,埋藏物切勿过多,以免因张力过大而致裂开脱出。也可行鼻腔外侧壁内移术或鼻前孔关闭术。

(邢 瑾)

第四节　变态反应性鼻炎

变态反应性鼻炎(变应性鼻炎)又称过敏性鼻炎,是发生在鼻腔黏膜的Ⅰ型变态反应性鼻病,以反复阵发鼻痒、喷嚏、流大量清涕为特点。可呈季节性和常年性发作,前者称季节性变应性鼻炎,后者称常年性变应性鼻炎,过敏原检测与血清 IgE 检测均呈阳性反应。变应性鼻炎可有家族过敏性疾病史或个人过敏性疾病史(如荨麻疹、哮喘等)。本病可诱发鼻息肉,引起慢性鼻炎、鼻窦炎等并发症。

一、病因病理与发病机制

(一)病因

引起本病的因素很多,变应原是诱发本病的直接原因。患儿多为易感个体,即特应性体质。某些变应原对大多数人无害,但一旦作用于易感个体,即可诱发变态反应。

1.遗传因素

本病与其他变应性疾病一样,内在因素是基因的变异。比较肯定有关者为来自母系位于11 对染色体长臂 q 段上的变异。许多患儿家族成员中也有变态反应性疾病。一项对同卵双生儿的调查研究表明,同时患有变异性鼻炎的概率为 21%。

2.环境因素

外界因素常常引发该疾病的发生(如空气污染、温差的变化、刺激性气体等)。都可影响鼻腔黏膜,导致疾病的发生。

3.食物因素

在小儿,食物过敏十分常见(如牛奶、虾、鱼、蛋、贝类、巧克力、水果等)。

4.吸入性变应原

经呼吸道吸入而致敏,包括屋内尘土、动物皮毛、羽绒、真菌、螨等。

5.其他

内生变应原(如某些代谢产物、变性蛋白,以及机体病灶内的细菌等)微生物。

(二)病理

本病为以淋巴细胞、嗜酸性粒细胞浸润为主要特征的变态反应性炎症。临床上常见鼻黏膜水肿,血管扩张,腺细胞增生。病理上可见细胞质内空泡形成,细胞容积增大,胞质向管腔内漏出,分泌增加;肥大细胞在黏膜表层乃至上皮细胞间增多。

鼻分泌物中可见嗜酸性粒细胞,尤其在接触变应原后数量明显增加:变应原激发后10 min 左右,嗜酸性粒细胞首先吸附到鼻黏膜血管壁,然后穿越黏膜层和黏膜上皮进入鼻腔分泌物中,分泌物中嗜酸性粒细胞计数可达 90%。炎细胞脱颗粒释放大量的炎性介质,如组胺、激肽类、白三烯、前列腺素、血小板活化因子、5-羟色胺等。微循环紊乱,如果局部小动脉痉挛和小静脉扩张,毛细血管和静脉充血,上皮细胞水肿和细胞间隙增加,血流缓慢,导致鼻毛细血管漏出液增加,形成大量分泌物。

此外,腺体可呈囊肿样变性,假复层纤毛柱状上皮可化生为鳞状上皮。鼻黏膜浅层活化的朗格汉斯细胞(CD1[+])、巨噬细胞(CD68[+])等 HLA-DR 阳性的抗原呈递细胞(APC)增多。并发现在上皮细胞有干细胞因子及多种细胞因子的表达。肥大细胞、嗜酸性粒细胞、巨噬细胞和上皮细胞均有 IgE 受体(FeRI)。此外,上皮细胞存在有诱生型氧化亚氮(iNOS),在抗原的刺激下一氧化氮(NO)生成增加。

(三)发病机制

鼻黏膜含有大量的血管与神经,并受丰富的感觉神经和自主神经末梢支配。鼻黏膜受到变应原的影响后,通过神经、体液和细胞介导等产生一系列的机体反应,引起发生于鼻黏膜的速发型变态反应。炎症因子在发病过程中起重要作用。变应原进入鼻黏膜,经抗原递呈细胞处理,后者释放的抗原肽信号激活 T 细胞向 Th$_2$ 细胞分化,合成并释放多种 Th$_2$ 型细胞因子,如 IL-3、IL-4、IL-5 和粒细胞-巨噬细胞集落刺激因子。这类因子促进肥大细胞分化、成熟,增强 B 细胞 IgE 合成分泌的能力,IgE 与肥大细胞、巨噬细胞和上皮细胞表面的受体结合而使该细胞处于致敏状态。

与此同时,对嗜酸性粒细胞有较强趋化作用的细胞因子的合成与分泌增加,如来源于肥大细胞、巨噬细胞、内皮细胞和上皮细胞的黏附因子-1、IL-3、IL-4、IL-5 和各种趋化因子等。当变应原再次进入鼻黏膜后,与细胞表面的临近两个 IgE 桥联,使其释放多种炎性介质。这些物质可直接或间接作用于鼻黏膜的血管,导致血管扩张、血浆渗出增加、鼻黏膜水肿;作用于胆碱能神经,使腺体分泌旺盛;作用于感觉神经,使黏膜敏感性增高,喷嚏发作,产生相应的临床症状;有的又作用于肥大细胞、嗜酸性粒细胞、巨噬细胞等,使局部炎性反应进一步加重,导致鼻黏膜的敏感性增高,以至于非变应原刺激也可引起症状发作。

二、临床表现

本病以鼻痒、多次阵发性喷嚏、大量清水样鼻涕和鼻塞为临床特征。

(一)阵发性鼻痒和打喷嚏

鼻内奇痒多突然发生,继之连续不断地打喷嚏,每次多于 3 个,甚至连续十数个或数十个,多在晨起或夜晚或接触变应原后立刻发作,伴有流泪、眼部发痒,因连续打喷嚏常引起咽部刺痒或隐痛。若变应原为食物,常有硬腭发痒。

(二)鼻塞

发作期间多为双侧,持续性,轻重程度不一;接触变应原数量少,时间短,鼻塞则可为单侧、交替性、间歇性。

(三)鼻流清涕

大量清水样鼻涕,有时可不自觉地从鼻孔滴下。有时流涕可能是变应性鼻炎患儿唯一的症状,初起可能少而稠,在发作高潮,则多而稀,恢复期又少而稠。若有继发感染,则呈黏液脓性。

由于鼻痒、鼻塞,患儿常常搐鼻、吸鼻、皱鼻或举手擦鼻,称为"变态反应性敬礼"。有的患者可能伴有胸闷、喉痒、咳嗽、腹胀、腹泻、腹痛等症状。

(四)嗅觉减退

因鼻黏膜水肿,含气味分子不能到达嗅区,或因嗅觉黏膜水肿,功能减退所致,多为暂时性,也可因病变严重或屡发而致永久性失嗅。

(五)其他

发作期出现暂时性耳鸣、听力减退、头痛或其他变态反应性疾病。

三、辅助检查

（一）特异性检查

1. 变应原皮肤试验

以适宜浓度和低微剂量的各种常见变应原浸液做皮肤试验（点刺或皮内注射）。皮试前24 h停用抗组胺药、拟交感神经药、茶碱类、肥大细胞膜稳定剂、糖皮质激素等，长效抗组胺药停用3 d。如果患儿对某种变应原过敏，则在激发部位出现风团和红晕。

2. 鼻内激发试验

有时为进一步明确，也可以是一种可疑变应原进行鼻内激发试验，即将变应原置于下鼻甲前端，以激发鼻部变态反应症状（如出现鼻痒、打喷嚏、流涕和鼻塞等）为阳性，以确定导致变应性鼻炎的致敏物。由于此检查有一定的危险性，一般不作为常规诊断方法。

3. 总 IgE 和特异性 IgE 抗体检测

总 IgE 增高，提示可能有变态反应性疾病，但缺乏特异性。用放射性变应原吸附法（radiallergy osorbent test，RAST）和放射免疫或酶联免疫吸附法（ELISA）测定特异性 IgE，有较高的敏感性和特异性。

（二）其他辅助检查

鼻分泌物嗜酸性粒细胞计数。取中鼻道内分泌物做涂片，烘干固定，做 Hansel 亚甲蓝伊红染色，嗜酸性粒细胞分类计数超过 5％时有诊断意义；见有肥大细胞和杯状细胞也有意义，但非特异性；合并感染时含有大量多核白细胞。仅有单纯多核白细胞不能诊断此病。嗜酸性粒细胞阴性也不能排除本病，须反复检查。

四、诊断与鉴别诊断

（一）诊断

本病的诊断主要依靠病史，一般检查和特异性检查。病史对于诊断非常重要，应注意询问发病的时间、诱因、症状严重程度，生活或工作环境，家族及个人过敏史，有否哮喘、皮炎等。通过上述方法一般不难做出诊断。长期以来，许多临床工作者对变应性鼻炎的诊断有一个模糊的概念，仅仅凭鼻痒、阵发性喷嚏、清水样鼻涕、鼻塞、鼻黏膜苍白水肿等临床表现即诊断为变应性鼻炎。

其实上述症状并非变应性鼻炎特有的。曾经有一个时期，又把可在鼻分泌物内查到嗜酸性粒细胞作为诊断变应性鼻炎的可靠指标。自从 Mygind 提出非变应性鼻炎伴嗜酸性粒细胞增多症（nosallergic rhinitis with eosinophilia syndrome，NARES）的概念后，证明这种认识也是错误的。因为 NARES 患儿的鼻分泌物中嗜酸性粒细胞 100％阳性，但从任何方面都不能证明其与变态反应有关。

（二）鉴别诊断

1. 血管运动性鼻炎

临床上大部分慢性鼻炎即为此类鼻炎。它是由非特异性刺激诱导的一种以神经递质介导为主的鼻黏膜神经源性炎症。一般认为与自主神经系统功能失调有关。环境温度变化、情绪波动、精神紧张、疲劳、内分泌失调等可诱发本病。由于副交感神经递质释放过多，引起组胺的非特异性释放，血管扩张、腺体分泌增多、导致相应的临床症状，其临床表现与变应性鼻炎极为相似,但变应原皮肤试验和特异性 IgE 测定为阴性,鼻分泌物涂片无典型改变。

2.非变应性鼻炎伴嗜酸性粒细胞增多综合征

非变应性鼻炎伴嗜酸性粒细胞增多综合征(nonallergice rhinitis with eosinophilia syndrome,NARES)的症状与变应性鼻炎相似,鼻分泌物中有大量嗜酸性粒细胞,但皮肤试验和 IgE 测定均为阴性,也无明显的诱因使症状发作。NARES 的病因及发病机制不清。

3.反射亢进性鼻炎

反射亢进性鼻炎以突发性喷嚏为主,发作突然,消失亦快。鼻黏膜高度敏感,稍有不适或感受某种气味,甚至前鼻镜检查时即可诱发喷嚏发作,继之清涕流出。临床检查均无典型发现,本病可能与鼻黏膜感觉神经 C 类纤维释放过多神经肽类 P 物质有关。

4.急性鼻炎

发病早期有打喷嚏、清涕,但病程短,一般为 7~10 d。常伴有四肢酸痛、周身不适、发热等症状,早期鼻分泌物可见淋巴细胞,后期变为黏脓性,分泌物中有大量的嗜中性粒细胞。

五、治疗

治疗原则是尽量避免变应原,正确使用抗组胺药和肾上腺糖皮质激素;如果有条件,可行变应原脱敏疗法。

(一)避免接触变应原

防止机体暴露于致敏物是最有效的特异性治疗方法。可用"避、忌、替、移"4 个字来概括:"避",是对已经明确的变应原,应尽量避免与之接触;"忌",是不用一切可疑或已知的致敏物;"替",是尽量找到与致敏物作用相似,但对人体不过敏的物质替代;"移",是让某些已知的、与患儿经常接触的致敏物离开其生活环境。例如,花粉症患者在花粉播散季节应尽量减少外出。对真菌、屋尘过敏者应保持室内通风、干爽等。对动物皮屑、羽毛过敏者应避免接触动物、禽鸟等。就避免疗法而言,对变应性鼻炎患儿的建议如下。

(1)将宠物置于卧室外,最好是户外。

(2)避免吸烟和被动吸烟。

(3)经常清洗居所的一些易生长真菌的区域(如厨房、浴室、地下室、窗台等)。

(4)避开真菌易长区域:潮湿、不通风的地方,避免在阁楼和地下室睡觉。

(5)使用空调以去湿和降温,关闭窗户以避开户外变应原(户尘螨和花粉敏感)。

(6)妥善包裹枕头、草垫和吸尘器(户尘螨敏感)。

(7)更换被螨严重污染的垫子、枕头,尽量避免使用羽绒枕(户尘螨敏感)。

(8)用热水(60 ℃)洗涤床单和床垫等(户尘螨敏感)。

(9)经常进行地毯吸尘和清洁地面,将其移到户外或喷洒杀螨剂(户尘螨敏感)。

(10)减少物体表面蓄积尘埃(如架子、动物标本、书籍、储存的地毯和羊毛等)。

(二)药物治疗

由于服用简便,效果明确,因此,是治疗本病的首选治疗措施。

1.抗组胺药

能与炎性介质组胺竞争 H_1 受体,为组胺 H_1 受体拮抗剂。对治疗鼻痒、打喷嚏和鼻分泌物增多有效(如苯海拉明、异丙嗪,茶苯海明、氯苯那敏等)常作为一线药物,但对有明显嗜睡作用的抗组胺药,从事驾驶、机械操作、精密设备等人员不宜服用,而应改用无嗜睡作用的第二代长效抗组胺药（如特非那定、阿司咪唑、西替利嗪、波利玛朗、氯雷他定等），但此类药物中的特非那定和阿司咪唑偶可引起心电图 QT 间期延长、尖端扭转型室性心动过速，应注意不能过量，不能与酮康唑、伊曲康唑和红霉素合用。近年来已有鼻内局部用的抗组胺药（如左卡巴斯汀鼻喷剂）。第三代抗组胺药已经问世，它是第二代抗组胺药的代谢物，具有显著优点，包括对心脏传导组织无影响。非索那定为特非那定的代谢物，已用于临床；氯雷他定代谢物和阿司咪唑代谢物已进入Ⅱ期和Ⅲ期临床试验。它们的疗效同母制剂相当或更好，而且有良好的安全性。

2.减充血剂

多采用鼻内制剂局部治疗鼻塞。造成鼻黏膜肿胀的容量血管有两种受体即肾上腺素能受体 α_1 和 α_2，前者对儿茶酚胺类敏感，常用 0.5％的麻黄素（2 岁以下的儿童禁用），其作用是可使小血管收缩、通透性降低，从而减少黏膜水肿和渗出；后者对异吡唑林类的衍生物敏感（如羟甲唑林），但儿童原则上不宜使用。

3.生理性海水鼻腔喷雾剂

海水中含有人体所需的矿物质和海水中微量元素。海水微量元素中，包括杀菌元素（银和锌），消炎元素（铜），抗过敏元素（锰）。它以适当的压力与 0.7 μm 的水雾体冲洗鼻腔时，鼻纤毛底部的脏物会经冲洗被带走，可使长期伏倒的鼻纤毛能脱离纠结的脏物"站立"起来，恢复鼻腔黏膜分泌黏液及纤毛运动的正常功能，并利用渗透压的原理，减轻鼻黏膜的肿胀，保持鼻腔湿润，恢复鼻黏液的正常 pH。同时经冲洗后能迅速消除鼻腔内的过敏性物体颗粒（如花粉、尾气、灰尘微粒等），避免变应原与鼻黏膜接触。生理性海水鼻腔喷雾剂不含药物，不含激素，无毒副作用。

4.肥大细胞稳定剂

色甘酸钠能稳定肥大细胞膜，防止其脱颗粒释放介质。临床上应用 2％的溶液滴鼻或喷鼻。可长期用于变应性鼻炎。酮替芬也有膜稳定作用。

5.局部糖皮质激素

局部糖皮质激素在变态反应炎症的各个阶段，都能发挥抑制炎症的作用，降低血管的通透性，减弱腺体对胆碱能刺激的反应，减少炎性介质和细胞因子的产生，抑制炎性细胞的浸润。儿童全身使用糖皮质激素的机会不多，鼻用局部糖皮质激素有滴剂和喷剂，目前多用喷剂。这类糖皮质激素的特点是对鼻黏膜局部作用强，并且不易吸收至全身。含地塞米松的滴鼻液不宜长期使用。

鼻内皮质类固醇用于缓解上呼吸道变态反应症状（如打喷嚏、鼻充血、流涕等），同时对变应性咽部刺痒、咳嗽及季节变应性哮喘有明显的效果。皮质类固醇的主要不良反应是局部发干和刺激性，表现为刺痛、烧灼感和打喷嚏、黏膜干燥，伴鼻出血或血性分泌物，鼻中隔穿孔。长期鼻内应用该类药物的患者，应定期进行鼻腔检查，鼻中隔穿孔多由于用法不当，应尽量避免药物接触鼻中隔。预防的方法是用药时对着镜子，左手喷雾右侧鼻侧，右手喷雾左侧鼻侧，可减少这些并发症。水质喷雾剂可避免药品在鼻腔内聚积，减少局部刺激，并且可以安全地应用于儿童。

6.抗胆碱能药物

主要是异丙托品，局部应用可减少鼻腔分泌物，但又很少吸收，无全身抗胆碱的不良反应。

（徐世才）

第五节 急性化脓性鼻窦炎

急性化脓性鼻窦炎是鼻窦黏膜的急性化脓性炎症,重者可累及骨质。上颌窦因窦腔较大,窦底较低,而窦口较高,易于积脓,且居于各鼻窦之下方,易被他处炎症所感染,故上颌窦炎的发病率最高,筛窦炎次之,额窦炎又次之,蝶窦炎最少。

一、病因

(一)局部病因

1.感染和鼻腔疾病

常继发于呼吸道感染或急性鼻炎。鼻中隔脱位偏曲、中鼻甲肥大、鼻息肉、鼻肿瘤、异物或填塞物留置过久,均可妨碍窦口引流而致病。游泳时潜水或跳水方法不当,可使污水经鼻腔进入鼻窦而发病。

2.外伤

前组鼻窦,特别是上颌窦和额窦位置表浅,易受外伤而发生骨折,细菌可由皮肤或鼻黏膜侵入鼻窦。也可因弹片、尘土等异物进入而引起感染。

3.牙源性感染

上颌第二双尖牙及第一、二磨牙的牙根,位于上颌窦底壁,当其发生牙根感染时,可能穿破窦壁,或拔牙时损伤底壁均可引起上颌窦炎,称牙源性上颌窦炎。

4.气压改变

航空、潜水、登山时,可因气压骤变,鼻腔内发生负压而引起损伤,称气压创伤性鼻窦炎。

(二)全身病因

过度疲劳、营养不良、维生素缺乏、变应性体质、内分泌失调,以及患有各种慢性病(如贫血、结核、糖尿病、慢性肾炎等),身体抵抗力减弱,亦为鼻窦炎的诱因,也可继发于流感等急性传染病后。

致病菌:常见致病菌有肺炎双球菌、溶血性链球菌和葡萄球菌等多种化脓性球菌。其次为流行性感冒杆菌、大肠埃希菌、变形杆菌等。由牙病引起者多属厌氧菌感染,脓液常带恶臭。

二、病理

早期为急性卡他期,黏膜短暂贫血,继而血管扩张,渗透性增加,黏膜红肿,上皮肿胀,纤毛运动迟缓,上皮下层有多形核白细胞和淋巴细胞浸润,分泌物为浆液性或黏液性,后即转入化脓期,窦腔黏膜水肿及血管扩张加重,炎性细胞浸润更为明显,分泌物变为黏脓性,时间越久,充血越重,毛细血管可破裂出血,由于水肿压迫,使血液供应不足,可发生纤毛上皮细胞坏死脱落,此时分泌物为黄色脓液。少数病例可发生窦壁骨炎、骨髓炎和其他并发症,一般多见于幼儿。

三、临床表现

(一)全身症状

常在急性鼻炎病程中患侧症状加重,出现畏寒、发热、周身不适、精神不振、食欲缺乏等,以急性牙源性上颌窦炎的全身症状较剧。儿童发热较高,可发生抽搐、呕吐和腹泻等症状。

（二）局部症状

1.鼻阻塞

因鼻黏膜充血肿胀和分泌物积存,可出现患侧持续性鼻阻塞及暂时性嗅觉障碍。

2.脓涕多

患侧鼻内有较多的黏脓性或脓性分泌物擤出,初起时涕中可能带少许血液,牙源性上颌窦者脓涕有臭味。

3.局部疼痛和头痛

急性鼻窦炎除发炎鼻部疼痛外常有较剧烈的头痛,这是由于窦腔黏膜肿胀和分泌物潴留压迫或分泌物排空后负压的牵引,刺激三叉神经末梢而引起。前组鼻窦接近头颅表面,其头痛多在额部及患侧局部;后组鼻窦在头颅深处,其头痛多在头顶部、颞部或后枕部。

四、辅助检查

1.局部红肿及压痛

由于前组急性鼻窦炎接近头颅表面,其病变部位的皮肤及软组织可能发生红肿;由于炎症波及骨膜,故在其窦腔相应部位有压痛。由于后组急性鼻窦炎位置较深,表面无红肿或压痛。

2.鼻腔检查

鼻腔黏膜充血肿胀,尤以中鼻甲、中鼻道及嗅沟等处为明显。前组鼻窦炎可见中鼻道积脓,后组鼻窦炎可见嗅沟积脓。

3.体位引流

如果怀疑为鼻窦炎,鼻道未查见脓液,可行体位引流试验,以助诊断。

4.X线鼻窦摄片

X线鼻颏位和鼻额位摄片有助于诊断,急性鼻窦炎时可显示鼻窦黏膜肿胀,窦腔混浊、透光度减弱,有时可见液平面。

五、诊断与鉴别诊断

（一）诊断要点

1.急性上颌窦炎

(1)鼻塞较重且较持续:脓涕晨起少,下午多。与鼻窦开口位置及引流因素有关。

(2)头痛的一般规律:患侧颊颞部痛,尤其是上颌窦前壁尖牙窝处明显,上牙槽及牙根部痛。晨起不痛,上午轻,午后加重;站立或久坐后加重,侧卧时使患侧在上减轻。

(3)嗅觉障碍轻。

(4)检查时见患侧面颊部有肿胀,尖牙窝、眶下、上牙槽处压痛。中鼻道黏膜充血肿胀,内有大量脓液。

(5)影像学检查:上颌窦黏膜增厚,窦腔密度升高,有时可见液平面。

(6)全身症状有食欲不佳,烦躁不安,畏寒发热,精神萎靡等。

(7)牙源性上颌窦炎:症状与急性上颌窦炎同,因系厌氧菌感染,脓涕有恶臭,且口腔检查可见牙周或牙根感染、龋齿、残根、牙根肉芽肿等。全身症状急剧而严重。

2.急性额窦炎

(1)鼻塞轻,脓涕,疼痛多位于额部、眶、眶内上角。上午重,下午轻。

（2）患侧内眦及上睑肿胀，中鼻道前部有脓液流出。

（3）影像学检查见额窦弥漫性密度增高影，有时可见液平面。X线或CT扫描显示额窦弥漫性密度增高影或有液平面。

3.急性筛窦炎

（1）鼻塞及嗅觉障碍严重。脓涕早晨多，下午轻。

（2）前、后组筛窦表现有所不同，前组者筛窦脓涕多流向前鼻孔，后组者多流向咽部。

（3）患侧内眦、鼻根部肿胀，压痛点位于内眦深部，鼻镜检查见中鼻道及筛泡处充血最明显，脓液多位于中鼻道及嗅裂。

（4）鼻窦X线和CT扫描可见筛窦密度增高影。

4.急性蝶窦炎

（1）鼻塞较轻。嗅觉障碍重。脓涕早晨少、下午多，多流向咽部。

（2）眼球深部疼痛，可放射至头顶或耳后部。一般规律是早晨轻、下午重。

（3）检查见中鼻甲红肿，嗅裂有脓流向咽部。无颜面部的红肿及局部叩痛点。

（4）CT扫描提示蝶窦密度升高，并往往同时发现其他鼻窦的炎症反应。

（二）鉴别诊断

急性鼻炎和急性鼻窦炎鉴别。

六、治疗

（一）治疗原则

治疗原则为控制感染，改善鼻腔的通气引流，根治病因，防止转为慢性。

1.全身治疗

采用足量抗生素控制感染，因多为球菌感染，故以青霉素为首选药物。若头痛或局部疼痛剧烈，可适当用镇静剂或镇痛剂。一般疗法与急性鼻炎相同。

中医中药：散风清热、芳香通窍为主，以解毒去瘀为辅，常用苍耳子散（苍耳子、辛夷、白芷、薄荷）加味。

2.改善鼻窦引流

常用1%的麻黄素液或呋喃西林麻黄素液、氯霉素麻黄素液滴鼻。若为急性额窦炎或筛窦炎，滴鼻时应采用头后仰位。若为急性上颌窦炎，应采用侧头位，使黏膜消肿，改善鼻窦的通气引流而减轻头痛。

3.物理疗法

局部热敷法或红外线照射、超短波理疗等。

4.上颌窦穿刺冲洗术

急性上颌窦炎宜在全身症状消退、局部急性炎症得到基本控制后施行。冲洗后可注入抗菌溶液，每周1～2次，直至痊愈。

5.鼻窦置换疗法

适用于各鼻窦炎及急性炎症基本得到控制，而仍有多量脓涕及鼻阻塞者，以利鼻窦引流。

（二）具体各种疾病的治疗

1.急性上颌窦炎

（1）全身应用磺胺或青霉素类抗生素：过敏者选广谱抗生素，牙源性者加用抗厌氧菌抗生素。

（2）1％的麻黄碱滴鼻剂：应取头侧位滴鼻，促进窦口的开放和周围黏膜的水肿消退，引流脓液。

（3）上颌窦冲洗：急性上颌窦炎无并发症者，在全身症状消退，化脓灶已趋局限化时可施行上颌窦穿刺。有时一次穿刺冲洗即愈。小儿或全身情况不好时，可代以负压吸引。也可用特制上颌窦导管，经总鼻道伸入到下鼻甲中点稍后处，远端高抬进入中鼻道内，使管口向外旋转和前后推拉，感觉进入窦口而不能移动时，开始用温生理盐水冲洗。该法创伤较穿刺小，但有些中鼻道狭窄者，较难找到上颌窦自然开口。

（4）物理治疗：局部热敷或给予红外线、超短波照射。尤对颜面软组织受累肿胀者有良好效果。

（5）提高机体抵抗力，彻底消除诱因。

（6）如果为牙源性上颌窦炎，则须治疗牙疾。其他治疗与急性鼻窦炎相同。

2.急性额窦炎

（1）全身应用抗生素：必要时给予解热镇痛剂。

（2）鼻黏膜收敛剂：1％的麻黄碱或用1％的地卡因加2％的麻黄碱混合液棉片，放于中鼻道前段最高处，使额窦口黏膜消肿后，可通畅引流，减轻疼痛。

（3）物理治疗：可选用超短波和红外线。

（4）手术治疗：如果全身症状控制而局部疗效不理想，可经鼻内镜行鼻窦功能性手术，开放鼻额管，通畅引流。

（5）合并严重的并发症可行额窦环钻术，同时置入引流管冲洗，待症状消退后拔除。

（邢　瑾）

第六节　急性鼻窦炎

鼻窦炎为细菌感染、变态反应等引起的鼻窦黏膜卡他性炎症和化脓性炎症。因为鼻窦炎常继发于鼻炎，而且常同时存在，因此1997年美国耳鼻咽喉头颈外科协会采用了鼻窦炎这一术语（简称鼻窦炎）。急性鼻窦炎是指症状持续不超过4周（4～8周称亚急性），1年内发病少于4次。上颌窦因窦腔较大，窦底较低，而窦口较高，易于积脓，且居于各鼻窦之下方，易被他处炎症所感染，故上颌窦炎的发病率最高，筛窦炎次之，额窦炎又次之，蝶窦炎最少。严重的鼻窦炎可伴有相应骨髓炎或眼眶、颅内感染等并发症。从急性细菌性鼻窦炎患者的鼻窦中分离出的常见细菌菌群是肺炎链球菌、溶血性链球菌和葡萄球菌等多种化脓性球菌。其次为流感嗜血杆菌和卡他莫拉菌属，后者常见于儿童。其他的致病菌还有链球菌类、厌氧菌和金黄色葡萄球菌等。由牙病引起者多属厌氧菌感染，脓液常带恶臭。

研究显示，在美国大约25％的肺炎链球菌对青霉素产生耐药性。另外，大环内酯类和磺胺类药物的耐药性也很普遍。近30％的流感嗜血杆菌产生 β_2 内酰胺酶，而几乎所有卡他莫拉氏菌属都产生 β_2 内酰胺酶。流感嗜血杆菌对磺胺类药物的耐药性非常普遍。

一、病因病理

（一）病因

1.局部病因

（1）感染：常继发于呼吸道感染或急性鼻炎。在上呼吸道感染时，水肿的鼻黏膜阻塞了鼻窦的开口，窦内氧气为黏膜内血管所吸收，形成鼻窦内相对负压（真空性鼻窦炎）。来自黏膜的渗出液蓄积在鼻窦内，并成为细菌的培养基。后者从窦口或通过黏膜固有层播散的蜂窝织炎或栓塞性静脉炎进入窦腔，结果导致血清和白细胞外渗以与炎症抗争，黏膜变得充血和水肿。

（2）鼻腔疾病：鼻中隔高位偏曲、中鼻甲肥大、鼻息肉、鼻肿瘤等。均可妨碍窦口引流而致病。过敏性鼻炎，由于患者黏膜水肿，也可导致窦口引流不畅。

（3）外伤：前组鼻窦，特别是上颌窦和额窦位置表浅。易受外伤而发生骨折，细菌可由皮肤或鼻黏膜侵入鼻窦，也可因弹片、尘土等异物进入而引起感染。

（4）牙源性感染：上颌第二前磨牙及第一、第二磨牙的牙根位于上颌窦底壁，当其发生牙根感染时，可能穿破窦壁，或拔牙时损伤底壁均可引起上颌窦炎，称牙源性上颌窦炎。

（5）气压改变：航空、潜水、登山时，可因气压骤变，鼻腔内发生负压而引起损伤，称气压创伤性鼻窦炎。

（6）直接因素：例如，游泳后污水直接经鼻腔进入鼻窦，鼻腔内填塞物留置时间过久，因局部刺激或污染而导致鼻窦发炎。

2.全身病因

过度疲劳、营养不良、维生素缺乏以及患有各种慢性病（如贫血、结核、糖尿病、慢性肾炎等）时，身体抵抗力减弱，可成为鼻窦炎的诱因，亦可继发于流感等急性传染病后、内分泌紊乱（如甲状腺、垂体或性腺的病变）亦可使鼻窦黏膜水肿，导致窦口阻塞。

（二）病理

早期为急性卡他期，黏膜短暂贫血，继而血管扩张，渗透性增加，渗出物经过扩张的毛细血管流入窦腔，黏膜红肿，上皮肿胀，纤毛运动迟缓，上皮下层有多形核白细胞和淋巴细胞浸润，分泌物为浆液性或黏液性；后即转入化脓期，窦腔黏膜水肿及血管扩张加重，炎性细胞浸润更为明显，分泌物变为黏脓性，时间越久，充血越重，毛细血管可破裂出血，由于水肿压迫，使血液供应不足，可发生纤毛上皮细胞坏死脱落，此时分泌物为黄色脓液。少数患者可发生窦壁骨膜炎、骨髓炎和其他并发症，一般多见于幼儿。

二、临床表现

（一）全身症状

常在急性鼻炎病程中症状加重，出现畏寒发热、周身不适、精神不振、食欲缺乏等。以急性牙源性上颌窦炎的全身症状较剧。

儿童发热常高温，可发生抽搐、呕吐和腹泻等症状。

（二）局部症状

1.鼻阻塞

表现为较严重的鼻塞，因鼻黏膜充血肿胀和分泌物积存，排除鼻涕后，通气虽能暂时改善，但随即又觉鼻塞。

2.嗅觉障碍

因鼻黏膜充血肿胀和分泌物积存或嗅区黏膜炎性病变,可出现患侧暂时性嗅觉障碍,少数可能为永久性。

3.鼻漏

患侧鼻内有较多的黏脓性或脓性分泌物擤出,初起时涕中可能带少许血液。厌氧菌或大肠埃希菌感染者脓涕恶臭,多见于牙源性上颌窦炎。脓涕可后流至咽部和喉部,刺激局部黏膜引起发痒、恶心、咳嗽和咳痰。

4.局部疼痛和头痛

急性鼻窦炎除发炎鼻部疼痛外,常有较剧烈的头痛,这是由于窦腔黏膜肿胀和分泌物潴留压迫或分泌物排空后负压的牵引,刺激三叉神经末梢而引起。疼痛或头痛的分布和特征有助于临床对病变的定位。

额窦炎的头痛向前额部放射,通常表现为整个头痛;急性上颌窦炎的疼痛通常从内眦部向面颊部放射,也可向齿槽区放射,酷似牙根尖渐疾病;筛窦炎的疼痛常位于鼻根和眼球内眦后部,并有周期性发作,晨起较重;蝶窦炎的诊断一般缺少特性,通常为鼻窦炎的一部分,但也可孤立发病,引起枕部或球后部疼痛。所有鼻窦炎的疼痛在窦口完全阻塞和脓性分泌物潴留时更为严重。该症状在临床上比较危险,因为病变的发展可致鼻窦骨壁破坏、溶解、吸收,引起眶内或颅内的脓毒症。

5.耳部症状

少数患者可出现耳鸣、眩晕或听力减退等症状,多见于急性蝶窦炎患者,其耳鸣、眩晕可能是翼管神经受刺激之故,患者可有天旋地转、摇摆不稳或在舟中之感。

三、辅助检查

(一)局部红肿及压痛

由于前组急性鼻窦炎接近头颅表面,其病变部位的皮肤及软组织可能发生红肿;由于炎症波及骨膜,故在其窦腔相应部位有压痛。急性上颌窦炎可表现为颊面、下睑红肿和压痛;急性额窦炎则表现额部红肿以及眶内上角(相当于额窦底)压痛和额窦前壁叩痛;急性筛窦炎在鼻根和内眦处偶尔有红肿和压痛。后组急性鼻窦炎由于位置较深,表面无红肿或压痛。

(二)鼻腔检查

鼻黏膜充血、肿胀,尤以中鼻甲和中鼻道黏膜为甚。鼻腔内有大量黏脓性或脓性鼻涕,用1%的麻黄碱收缩鼻黏膜后观察中鼻道和嗅裂,前组鼻窦炎可见中鼻道有黏脓性或脓性物,后组鼻窦炎可见嗅沟积脓,擤尽鼻涕后可能暂时消失,应体位引流后再做检查。例如,一侧鼻腔脓性物恶臭,应考虑牙源性上颌窦炎。

(三)鼻窦内镜检查

鼻窦内镜有硬管和光导纤维两种。用1%的麻黄碱和1%的丁卡因棉片做鼻黏膜收缩和麻醉后,擤尽鼻腔脓涕。利用不同视角检查鼻腔各壁,并伸入鼻道检查窦口及其附近黏膜,可精确判断鼻腔黏膜,尤其是窦口及其附近黏膜的病理改变,包括窦口形态、黏膜红肿程度、息肉样变以及脓性分泌物来源等。

(四)上颌窦穿刺冲洗检查

一般是在全身症状消退和局部炎症控制后进行,具有诊断和治疗的双重作用。须在患者无发热和使用抗生素情况下施行。如果有脓性分泌物,应做细菌培养和药物敏感试验,以利进一步治疗。

(五)X 线鼻窦摄片

X 线华氏位和柯氏位摄片有助于诊断,特别是大鼻窦的急性炎症有一定价值。急性鼻窦炎时可显示鼻窦黏膜肿胀;若窦内蓄脓,片中常可见上颌窦内的液平面。但窦口扩大、病变广泛时,平片仅表现为整个透过度下降,无法精确显示病变范围。脓毒症形成时,平片上的表现与急性鼻窦炎没有区别。

(六)CT 检查

在鼻窦 CT 扫描中,除了鼻窦的密度增高,还可见鼻窦骨壁的稀疏,提示若感染未得到控制,会出现较严重的并发症。对反复感染者要检查牙根,即应考虑牙源性上颌窦炎,牙根疾病的迁延可能是反复感染的因素。因此在鼻窦急性炎症、特别是有可能出现并发症的情况下,鼻窦 CT 可良好地显示鼻窦的病变程度和范围,特别是鼻窦骨质变化,后者常提示可能出现并发症或并发症的根源。

四、诊断

(一)急性上颌窦炎

急性上颌窦炎为上颌窦急性感染,多继发于急性鼻炎。若感染来自上颌窦下壁的牙根尖部,则称为牙源性急性上颌窦炎。

1. 临床表现

(1)鼻塞是由于鼻甲肿胀、鼻腔分泌物积蓄所致,表现为持续性或间歇性。

(2)鼻漏为急性上颌窦炎的主要症状。由于病理状态不同,鼻漏的性状也可不同,在急性分泌期时,表现为大量浆液性鼻漏,在急性化脓期时,表现为脓性鼻涕,量较少,难以擤尽。牙源性上颌窦炎患者因多为厌氧菌或大肠埃希菌感染,脓涕呈恶臭味。鼻涕可向后流至咽喉部,引起恶心、咳嗽。

(3)头痛是上颌窦炎的早期常见症状。疼痛位于上颌窦前壁、上颌磨牙区以及眶上、额部。特点是晨起轻,午后重,常在傍晚时缓解。疼痛系因脓性分泌物、细菌毒素和黏膜肿胀刺激及压迫神经末梢所致。

(4)全身症状可有发热、畏寒、乏力等不适,小儿尤为明显。

2. 诊断要点

(1)多有上呼吸道感染史、牙病史。

(2)典型的上颌窦区疼痛,呈现晨起轻、午后加重的特点。

(3)局部检查见患侧颌面、下睑红肿,上颌窦区叩诊时疼痛明显,叩击尖牙和前磨牙时也可出现疼痛。

(4)鼻腔黏膜充血、肿胀,鼻底部见大量黏脓性或脓性分泌物,或中鼻道可看到脓液。鼻咽镜见中鼻甲后端充血,鼻咽部有脓性分泌物。

(5)须在患者无发热和使用抗生素下进行,若穿刺发现脓性分泌物即可诊断,并将脓液做细菌培养和药敏试验,以指导下一步治疗。

(6)X 线平片(华氏位)显示患侧上颌窦黏膜增厚,窦腔密度增高,有液平面表示窦腔积脓。鼻窦 CT 扫描(水平位或冠状位)可获得更为清晰的炎症性改变影像。

(二)急性额窦炎

急性额窦炎发病率较低,常与筛窦炎、上颌窦炎同时存在,转为慢性额窦炎者较少。急性额窦炎常见的致病菌为链球菌、葡萄球菌或肺炎球菌。

1.临床表现

(1)前额部局限性疼痛,特点为周期性发作,即晨起出现,并逐渐加重,至午后开始缓解,晚间可消失,但次日又重新发作。头痛轻重与炎症程度和额窦开口阻塞的程度有关,阻塞严重者,头痛周期性不明显。

(2)由于鼻腔黏膜肿胀,分泌物增多而出现鼻阻塞和脓涕,先为黏性涕,后为黏脓性或脓性涕。

(3)鼻塞可引起嗅觉减退或消失。鼻塞解除后嗅觉多数能恢复。

(4)轻度或中度发热、全身不适、食欲缺乏等全身症状。

2.诊断要点

(1)多有急性鼻炎史,或有游泳、跳水史,或高空飞行时速降、潜水作业等气压创伤史。

(2)周期性额部局限性痛为其典型症状。

(3)检查可见患侧额部红肿,眼眶内上方额窦底壁处压痛明显。

(4)鼻腔黏膜充血,鼻甲红肿,中鼻道有黏液或脓性分泌物存在。

(5)X线片或CT扫描显示额窦炎性改变。

(三)急性筛窦炎

筛窦炎发病率次于上颌窦炎,多合并上颌窦炎。炎症可局限在前组筛窦,但以前、后组筛窦同时受累常见。其病因为细菌或病毒感染、变态反应,或并发于急性传染病、外伤等。

1.临床表现

(1)头痛局限于内眦或鼻根部或额部,程度轻重不一。

(2)鼻塞、多涕因鼻腔黏膜肿胀、分泌物存留所致。

(3)前筛房病变有流泪、畏光等症状,后筛房病变可出现嗅觉减退,有人可出现发热等全身症状。

2.诊断要点

(1)多有上述感染史或急性传染病史。

(2)鼻根、内眦处压痛,鼻腔黏膜及鼻甲红肿,中鼻道或嗅裂存脓。

(3)X线片或CT检查可见筛窦炎性改变。

(四)急性蝶窦炎

蝶窦炎少见,症状不典型,常被忽视。急性蝶窦炎因细菌或病毒感染而引起。

1.临床表现

(1)头痛为急性蝶窦炎的主要症状,表现为颅底或眼球等深部钝性头痛,也可放射到头顶、额部及枕部,夜间或酒后加重。

(2)多有脓性鼻涕,若鼻分泌物经后鼻孔流至咽部,可引起不时抽吸或吐出。

(3)嗅觉障碍常为唯一主诉,经过治疗多可恢复。

(4)鼻阻塞多因鼻腔黏膜肿胀、分泌物存留所致。

2.诊断要点

(1)无典型症状,需综合病史、临床表现进行分析。

（2）鼻内镜检查可发现蝶窦口或蝶筛隐窝有脓液和黏膜红肿等炎性改变。

（3）CT扫描可清楚显示蝶窦病变。

五、治疗

以非手术疗法为主，尽快消除病因，控制感染；促进鼻窦的通气引流，控制感染，以防止发生并发症或转成慢性鼻窦炎。

（一）一般治疗

注意休息，多饮水或进高营养流质饮食。如果头痛或局部疼痛剧烈时，可使用镇痛剂。

（二）全身用药

因多为球菌、杆菌或厌氧菌感染，故应首选并足量使用青霉素类抗生素。如果患者对青霉素过敏或细菌对此类抗生素具抗药性，可改用其他广谱抗生素或磺胺类药物。在使用抗生素之前或使用时，应做细菌培养和药敏试验。正确选择并足量使用抗菌药物，对防止发生并发症或转成慢性鼻窦炎至关重要。美国鼻窦变态反应健康协会推荐的《急性细菌性鼻窦炎抗生素治疗指南》指出首选 β_2 内酰胺类抗生素，但对 β_2 内酰胺过敏或最近使用其他药物治疗失败的患者，推荐使用喹诺酮类。喹诺酮类对急性细菌性鼻窦炎主要病原体的细菌学效能是有限的，治疗失败的可能性达到 $20\%\sim25\%$。复方新诺明的联合使用能使发生致命的中毒性表皮坏死松解症的危险性升高。临床医师应该注意速发型超敏反应及其他少见的不良反应。对 β_2 内酰胺类有速发型超敏反应的儿童可能需要借助脱敏治疗、鼻窦穿刺或其他的辅助措施等。

（三）局部治疗

1.鼻部用药

常用 1% 的麻黄碱液或呋喃西林麻黄碱液、氯霉素麻黄碱液滴鼻。若为急性额窦炎或筛窦炎，滴鼻时应采用头后仰位。若为急性上颌窦炎应采用侧头位，使黏膜消肿，改善鼻窦的通气引流而减轻头痛。用 1% 的丁卡因加 2% 的麻黄碱混合液棉片，置于中鼻道前段最高处，每天更换 $1\sim2$ 次，使额窦开口处的黏膜消肿以促进其通气引流，可减轻急性额窦炎患者之头痛。

2.鼻窦置换疗法

鼻窦置换疗法适用于各种非急性期的鼻窦炎，而仍有多量脓涕及鼻阻塞者，以利鼻窦引流。

3.上颌窦穿刺冲洗

急性上颌窦炎无并发症者，在全身症状消退和局部炎症基本控制时，可行上颌窦穿刺冲洗，有时一次冲洗即愈。亦可于冲洗后向窦内注入抗生素或类固醇激素，每周 $1\sim2$ 次，直至痊愈。

4.蝶窦冲洗

在鼻内镜窥视下，将细长吸引器头放入蝶窦开口处进行抽吸和冲洗。

5.额窦钻孔引流

适用于保守治疗无效，或病情加重，可能引起额骨骨髓炎的患者。即于患侧额窦前下壁处钻一直径约为 0.8 cm 的孔至窦腔内，经此孔吸出脓液，用生理盐水冲洗，并置入引流管从鼻腔引出，在症状消除后适时从鼻腔拔管。

6.物理治疗

超声雾化蒸气吸入、红外线照射、超短波电疗、电透热法和局部热敷等物理疗法，对改善局部血液循环,促进炎症消退或减轻症状均有帮助。行超声雾化或蒸气吸入时,多用 α-糜蛋白酶,或庆大霉素 $8×10^4$ U 加地塞米松 5 mg。

7.手术疗法

急性期多不宜手术,仅在鼻窦炎症向外扩散而导致毗邻器官发生严重并发症(如眶内或颅内感染)时才施行,但须严格掌握适应证。

(杨学峰)

第七节　慢性鼻窦炎

急性鼻窦炎感染多次、反复发作后,鼻窦内黏膜产生病变,丧失原有的纤毛上皮功能,同时窦口黏膜肿胀、肥厚,鼻窦引流受阻,导致鼻窦慢性炎症。1993 年,国际鼻窦疾病会议将慢性鼻窦炎定义为症状和体征持续 8 周以上,或反复发生的急性鼻窦炎每年发作 4 次以上。慢性鼻窦炎常为多个鼻窦同时受累,凡累及两个或两个以上鼻窦者,谓之多窦炎;当两侧所有鼻窦均受累时,则称为全鼻窦炎。

一、病因病理

(一)病因

1.窦口鼻道复合体(OMC)阻塞

在慢性副鼻窦炎的病源学研究中有人发现,中鼻道前端鼻旁窦引流通道(前中筛区对应处)是否存在炎性病变,与全组慢性副鼻窦炎的发病有直接关系。该区首先接触呼吸气流,易于沉积细菌及变应原颗粒,局部的反复感染、黏膜肿胀除影响筛窦外,可波及额窦和上颌窦,导致鼻旁窦口肿胀狭窄、闭塞,引流不畅,继发鼻窦内炎性病变。Naumann 将该区域命名为窦口鼻道复合体(ostiomeatal complex,OMC),包括中鼻甲、筛泡、筛漏斗、半月裂、额隐窝及中鼻甲基板以前的鼻窦开口等。作为各鼻窦引流口集中的 OMC 区的病变引起纤毛上皮的损害,进而使黏液纤毛清除功能降低,是鼻窦炎慢性化和复发的重要因素。一般认为 OMC 的阻塞会导致窦腔 PaO_2 的下降、$PaCO_2$ 的上升和黏膜血流的下降,从而使一些毒力较弱的细菌大量繁殖,对黏膜及黏膜下层造成侵袭,引起炎症反应。当炎症未及时控制时,便会导致结缔组织增生及鳞状上皮化生,使黏膜发生不可逆的变化,并加重 OMC 的阻塞,从而使细菌繁殖、黏膜破坏、脓液潴留、OMC 阻塞,形成恶性循环,最终导致疾病的慢性化和难治性。

OMC 阻塞和以下一种或几种因素的相互作用有关:①全身性疾病,如上呼吸道感染、变应性疾病或免疫性疾病(IgA 和 IgG 异常)引起黏膜肿胀;②分泌液性质的改变如纤维囊性变、纤毛功能障碍、原发性纤毛运动障碍或获得性纤毛功能障碍;③面部损伤、肿胀或药物所致的鼻腔黏膜局部损害;④解剖畸形所致的机械性阻塞,如鼻窦发育不全、中鼻甲反向弯曲、中隔偏曲、后鼻孔闭锁等,钩突和筛漏斗发育的差异可能影响上颌窦、筛窦以及额窦的引流通道,成为慢性鼻窦炎发病的诱因;⑤中鼻甲前下端过度气化可以压迫钩突,阻塞半月裂孔和筛漏斗,引起上颌窦炎和前组筛窦炎。其中,病毒感染和变应性因素引起黏膜炎症是 OMC 阻塞最常见的原因。

2.细菌感染

慢性鼻窦炎绝大多数是鼻窦内的多种细菌感染,致病菌以流感嗜血杆菌及链球菌多见。常见的需氧菌有金黄色葡萄球菌、绿色链球菌、流感嗜血杆菌、卡他莫拉氏菌、表皮葡萄球菌和肺炎链球菌。常见的厌氧菌有消化链球菌属、棒状杆菌属、拟杆菌属和韦荣氏菌属。此类细菌可通过其鞭毛、荚膜等自身毒力以及所释放的毒素、胶原酶和蛋白酶等侵袭黏膜上皮,趋化中性粒细胞、淋巴细胞等炎性细胞,促进前列腺素、组胺等递质的释放,导致黏膜损伤和疾病的发展。

3.病毒感染

研究发现,近 20％的急性上颌窦炎患者的上颌窦内存在病毒感染。其中最多见的是鼻病毒,其次为流感和副流感病毒。上呼吸道病毒感染导致黏膜充血和纤毛功能障碍,可继发细菌感染。

4.黏膜纤毛功能障碍

(1)原发性纤毛功能障碍:例如,不动纤毛综合征,包括 Karlagnor 综合征,患者由于黏膜纤毛缺乏蛋白壁;囊性纤维维病或黏稠物阻塞症,患者由于血清中存在抑制纤毛活动的物质,从而使得纤毛摆动无力、方向紊乱,无法清除有害物质,引起分泌物潴留,导致疾病的发生,而分泌物变黏稠的原因可能是黏液腺分泌物中酸性糖蛋白含量增加,改变了黏膜流变的特性。

(2)继发性纤毛功能障碍:慢性鼻窦炎患者中,一些细菌(如铜绿假单胞菌、流感嗜血杆菌等)可释放某些因子使纤毛运动能力下降、摆动紊乱。从中性粒细胞释放出的蛋白溶酶除了可造成纤毛结构损伤外,还可使纤毛运动停滞。窦腔 PaO_2 的下降、$PaCO_2$ 的上升,使得纤毛上皮 ATP 产生减少,进而纤毛运动能力下降。另外,鼻腔异物、鼻息肉、局部阻塞等均可使纤毛运动功能减低。

5.免疫功能紊乱

(1)免疫缺陷:药物和手术难以治愈的慢性鼻窦炎患者,可能会伴有不同程度的免疫缺陷,例如,IgG 亚群缺陷(在儿童特别是 IgG 缺陷,表现为反复上呼吸道感染)IgA 或 IgM 缺陷、低丙种球蛋白血症及多变型免疫缺陷病(CVID)等。因此,早期发现免疫缺陷对于预防复发性和慢性鼻窦炎具有重要意义。

(2)变应性反应:变应性鼻炎与鼻窦炎的同时发生率为 25％～70％。鼻腔黏膜变应性炎症对鼻窦炎的影响主要是变应性水肿累及鼻窦口黏膜,造成鼻窦口的狭窄或阻塞,伴发黏液过量分泌,导致鼻窦分泌物潴留,继发细菌感染;变应性水肿累及鼻窦黏膜,同时鼻腔充血堵塞,迫使患者张口呼吸引起窦内氧张力下降。另外,窦腔内上皮通透性增加,导致对微生物的免疫能力下降,易继发细菌感染;变应性炎症反复发作,可提高呼吸道黏膜对变应性和非变应性刺激的反应性。据此认为,变应性炎症和慢性鼻窦炎的发生有着紧密的联系。

(3)真菌免疫反应:变应性真菌性鼻窦炎的发病多由于一个或多个鼻窦内真菌生长繁殖,引起宿主强烈超敏反应,同时伴有鼻腔、鼻窦的感染性炎症,是 IgE 介导的Ⅰ型变态反应和免疫复合物介导的Ⅲ型变态反应的结合;嗜酸性粒细胞真菌性鼻窦炎是嗜酸性粒细胞介导的,易感个体对真菌超敏反应而致的鼻、鼻窦变应性反应。主要以组织学及鼻分泌物真菌培养阳性,黏蛋白中嗜酸性粒细胞聚集,CT 示慢性鼻窦炎症改变为诊断依据。

(二)病理

从病理类型来看,慢性鼻窦炎可分为卡他性鼻窦炎和化脓性鼻窦炎。

1.慢性卡他性鼻窦炎

黏膜正常或增厚,伴有杯状细胞增生,固有层水肿,血管周围浸润,管壁增厚或管腔阻塞,大量浆细胞和肥大细胞浸润。分泌物为黏液性、黏液脓性或浆液性。

2.慢性化脓性鼻窦炎

上皮层可能出现肉芽形成或缺损,固有层中炎症细胞浸润明显,血管周围浸润较卡他性更严重,少数骨质可能受到侵蚀。按上皮层和固有层变化的特点,又可分为以下几个类型。

(1)乳头状增生型:表现为黏膜上皮由假复层柱状上皮变为无纤毛的复层鳞状上皮,表皮增厚突起呈乳头状。

(2)水肿型:表现为黏膜固有层剧烈水肿增厚,可呈息肉样变。

(3)纤维型:表现为动脉管壁增厚,周围纤维组织增生,末梢血管阻塞,黏膜固有层中腺体少,纤维组织形成。

(4)腺体型:表现为腺体增生或腺管阻塞,后者可形成囊肿或脓囊肿。

(5)滤泡型:在黏膜的固有层中淋巴细胞聚集形成滤泡,并且有淋巴细胞存在于滤泡内形成小结。

此外,长期慢性炎症的刺激可导致(鼻)窦壁骨质增生,如果慢性感染发生在儿童时期,可致鼻窦发育不良和窦腔狭小。慢性鼻窦炎或复发发作会导致骨炎,骨炎的范围与感染的次数和病史的长短有关,结果可导致鼻窦窦腔容积减少。鼻窦骨壁的增厚和硬化,一方面继发于长期慢性炎症,另一方面加重鼻窦口阻塞,使炎症难以缓解。

二、临床表现

(一)全身症状

慢性鼻窦炎的症状常较轻,少数人可无明显症状,一般可有食欲不振、易疲倦、记忆力减退、思想不集中等症状。极少数患者可有持续性低热。

(二)局部症状

1.多脓涕

多脓涕为主要症状,呈黏脓性或脓性,色黄或灰绿。前组鼻窦炎患者,鼻涕易从前鼻孔擤出;后组鼻窦炎者,鼻涕多经后鼻孔流入咽部,患者自觉咽部有痰,常经咽部抽吸后吐出。牙源性上颌窦炎的鼻涕常有腐臭味。

2.鼻塞

鼻塞亦为主要症状,是因鼻黏膜肿胀、鼻甲息肉样变、息肉形成或鼻内分泌物较多所致,有时亦可因脓涕太多,于擤出鼻涕后鼻塞减轻。

3.头昏、头痛

慢性鼻窦炎多表现为头沉重感,急性发作时可有头痛,均为鼻窦内引流不畅所致。一般表现为钝痛和闷痛,乃因细菌毒素吸收所致的脓毒性头痛,或因窦口阻塞、窦内空气被吸收而引起的真空性头痛。

头痛多有时间性或固定部位,多为白天重、夜间轻,且常为一侧性,如果为双侧者必有一侧较重;前组鼻窦炎者多在前额部,后组鼻窦炎者多在枕部;休息、滴鼻药、蒸气吸入或引流改善,鼻腔通气后头痛减轻;咳嗽、低头位和用力时因头部静脉压升高而使头痛加重;吸烟、饮酒和情绪激动时头痛。

4.嗅觉减退或消失

一是由于鼻黏膜肿胀、鼻塞，气流不能进入嗅觉区域，多属暂时性；二是由于嗅区黏膜受慢性炎症长期刺激，嗅觉功能减退或消失可能为永久性。

5.视力障碍

视力障碍多因筛窦炎和蝶窦炎引起，但较少见。

三、辅助检查

(一)鼻腔检查

前鼻镜检查可能见到鼻黏膜慢性充血、肿胀或肥厚，中鼻甲肥大或息肉样变，中鼻道变窄、黏膜水肿或有息肉。前组鼻窦炎其脓涕多在中鼻道内；后组鼻窦炎多在嗅裂、后鼻孔，或鼻咽顶部有脓；下鼻道有大量脓液者，应考虑到慢性上颌窦炎。必要时应做后鼻镜检查，可观察上鼻道是否有脓液。未见鼻道有脓液者，可用1％的麻黄碱收缩鼻黏膜并行体位引流后，复做上述检查，可助诊断。

(二)口腔和咽部检查

牙源性上颌窦炎者同侧上列牙可能存在病变，后组鼻窦炎者咽后壁可能见到脓液或干痂附着。

(三)鼻窦A型超声检查

本检查具有无创、简便、迅速和可重复检查等优点。适用于上颌窦和额窦，可发现窦内积液、息肉或肿瘤等。

(四)纤维鼻咽喉镜或鼻内镜检查

检查可清楚准确地判断上述各种病变以及窦口及附近区域的病变。

(五)鼻窦穿刺

传统的上颌窦穿刺简单易学，在诊断和初步缓解患者症状方面是手术所不能替代的。多用于上颌窦，通过穿刺冲洗以了解窦内脓液的性质、量及有无恶臭等，且便于脓液细菌培养和药物敏感试验，据此判断病变程度和制定治疗方案，并且收集潴留液做细菌学和细胞学检查，以便检查包括真菌在内的致病菌以及早期诊断出恶性病变。

(六)影像学检查

1.鼻窦X线片

鼻窦X线片可显示窦腔大小、形态以及窦内黏膜不同程度增厚、窦腔密度增高、液平面或息肉阴影等。面部单纯X线检查（华氏位、柯氏位）时，通常鼻旁窦无骨质破坏所见。急性发作后的慢性鼻窦炎影像学特征与急性鼻窦炎相似，表现为黏骨膜增厚，慢性纤维化，伴息肉样增生，分泌物潴留，导致鼻窦密度增高，透过性下降。

2.鼻窦CT

慢性鼻窦炎CT扫描诊断主要参考冠状位和水平位。影像特征为黏膜肥厚，鼻窦内充满软组织密度阴影。慢性鼻窦炎中，前筛最常受累，上颌窦及额窦炎常与OMC的结构和病变状况有关。单纯上颌窦炎较为多见，但对单侧上颌窦病变应与血管瘤、内翻性乳头状瘤鉴别；若上颌窦内密度不均，则应考虑真菌性鼻窦炎的可能，同时也要与恶性肿瘤鉴别；孤立性额窦炎较少见。

四、诊断

(一)慢性上颌窦炎

慢性上颌窦炎多因急性上颌窦炎反复发作,或治疗不彻底迁延而致。也可因鼻甲肥大、鼻中隔偏曲、鼻息肉、鼻腔肿瘤、鼻腔异物等阻塞中鼻道和上颌窦口而引起。

1.临床表现

(1)一侧或双侧鼻塞,程度视鼻腔黏膜肿胀范围、分泌物多少、气候变化而定,鼻塞发生后,常引起嗅觉减退。

(2)多涕为主要症状,单侧或双侧,可以从前鼻孔流出,也可以向后流入鼻咽部后经口吐出。分泌物为黏脓性或脓性。

(3)可有头部钝痛,但程度明显轻于急性上颌窦炎。多为上午轻,下午重。也有人时感头昏,注意力不集中、记忆力下降。

2.诊断要点

(1)注意既往急性发病情况和治疗经过,目前有鼻塞、脓涕、头痛等症状。

(2)鼻腔检查可见鼻黏膜慢性充血、肿胀,鼻甲肥大,中鼻道或总鼻道积脓。对可疑而未发现脓液者,先用1‰的麻黄碱收缩鼻腔和中鼻道黏膜,再行体位引流,数分钟后再检查中鼻道有无脓液,若有,可支持诊断。

(3)X线或CT检查可显示窦腔变小、窦内黏膜增厚、密度增高、液平面等,对诊断有重要价值。

(4)行诊断性上颌窦穿刺,若窦腔内有脓液,可确定诊断,并可做脓液细菌培养和药敏试验。

(二)慢性筛窦炎

慢性筛窦炎发病率仅次于慢性上颌窦炎,单独发病者少,多合并上颌窦炎。

1.临床表现

(1)局部症状为鼻塞、嗅觉减退、流涕等。

(2)头面部疼痛(如窦口受阻),可有额部、鼻根、眼眶处等慢性疼痛、闷胀感。

(3)全身症状可有精神不振、倦怠、注意力不集中等。

2.诊断要点

(1)慢性筛窦炎很少单独发生,症状不典型,故应全面分析病史,了解起病情况、全身及局部症状。

(2)前鼻镜或鼻内镜检查可见中鼻道或嗅裂处有脓液。

(3)X线片或CT扫描显示筛窦炎性病变。

(三)慢性蝶窦炎

慢性蝶窦炎很少见,可因急性蝶窦炎反复发作,或其他鼻窦及鼻腔感染而累及。

1.临床表现

(1)全身症状轻重不一,可有精神不振、倦怠、头昏等表现。

(2)局部症状可有深部钝性头痛,脓涕,鼻后倒流,嗅觉障碍,鼻塞。

2.诊断要点

(1)了解头痛特点,对头深部疼痛者要警惕。

(2)注意嗅沟处有无存脓。

(3)X 线或 CT 扫描可发现蝶窦炎性病变影像,为诊断的主要依据。

五、治疗

以改善鼻腔通气和引流,排除脓液为治疗原则。

(一)祛除病因

祛除相关病因,可行扁桃体和腺样体切除术。变态反应与慢性鼻窦炎关系甚密切,互为因果,必须同时治疗感染和变态反应。

(二)局部用药

(1)以减充血剂为主:能改善鼻腔通气和引流,常用 1% 的麻黄碱滴鼻液。应强调的是,此类药不宜长期应用,否则可导致药物性鼻炎,使鼻塞加重或不可逆。本病多数与变态反应有关,故减充血剂内可适当加入类固醇类激素药物。此外,滴鼻剂配伍中应含有保护和恢复鼻黏膜纤毛活性的成分(如 ATP、溶菌酶等)。

(2)上颌窦穿刺:对于鼻窦内积脓较多而又不易排出者可用此法,常用于上颌窦炎,每周1~2 次。必要时可经穿刺针导入硅胶管留置于窦内,以便每天冲洗和灌入抗生素与类固醇激素等药物。

(3)置换法:应用于额窦炎、筛窦炎和蝶窦炎,最宜于慢性化脓性鼻窦炎者及儿童慢性鼻窦炎者。用鼻腔交替负压置换法,可将以 0.5% 的麻黄碱滴鼻液为主并适当配入抗生素、糖皮质激素和 α-糜蛋白酶的混合液带入窦腔。

(4)物理治疗:如超声雾化、透热疗法、微波治疗等。

(三)全身药物治疗

(1)抗生素类:对于慢性鼻窦炎急性发作者,口服阿莫西林-克拉维酸钾 1.0 g,每天 2 次,可取得良好疗效;大环内酯类抗生素对慢性鼻窦炎作用的临床试验是近年来的重要进展,给予每天 400~600 mg 红霉素,时间为 3~6 个月,各种症状可全面改善;与氧氟沙星联用效果更好。

(2)中药和中成药类:慢性鼻窦炎中医称之为鼻渊,与肺、脾的虚损有关,故治法宜温补肺气或健脾益气,通利鼻窍。

基础方药:茯苓 12 g,党参、白术、陈皮、山药、苍耳子、辛夷、白芷各 10 g。脓涕多者加鱼腥草 12 g,冬瓜子 10 g;头昏头痛者加川芎 10 g,菊花 10 g;鼻塞重、嗅觉下降者加鹅不食草 10 g。中成药临床常见的有鼻渊舒口服液、鼻窦炎口服液等。中西医结合治疗效果较好。

(3)免疫治疗:鼻局部使用类固醇激素制剂已成为治疗慢性鼻窦炎的一线药物;对于免疫球蛋白 G 缺陷且对抗生素治疗不敏感的患者,应静脉给予免疫球蛋白治疗。

(4)改善黏膜纤毛传输功能治疗:可采用缓冲性高渗盐水冲洗鼻腔,也可口服稀化黏素(吉诺通)、溴环己胺醇(兰勃素)等。

(四)手术治疗

(1)辅助手术:以改善鼻窦通气引流,促进鼻窦炎症消退为目的(如切除部分中鼻甲,清除鼻腔息肉,咬除膨大的筛泡,矫正鼻中隔偏曲等)。

(2)鼻窦手术:分为经典的鼻窦根治(或清理)术及新近的功能性内镜鼻窦手术。百年历史。无论哪种鼻内手术都具有代表性。20 世纪 90 年代后相继广泛开展了内镜下鼻内鼻窦手术。迄今,这种手术已经成为主流。

(杨学峰)

第八节 儿童鼻窦炎

儿童鼻窦炎是儿童较为常见的多发病。因儿童语言表达能力有限,故易被家长及医师所忽视。其病因、症状、体征、诊断和治疗原则与成人鼻窦炎相比有相同点,亦有特殊性。近年来,儿童鼻窦炎正越来越受到临床医生的重视。一般说来,小儿鼻窦炎常发生于学龄前期及学龄期(5~9岁)。最常见的致病菌是肺炎球菌、链球菌和葡萄球菌。感染严重者可引起鼻窦附近组织甚至颅内的并发症。

一、病因病理

(一)病因

(1)窦口鼻道复合体阻塞性病变是鼻窦炎的最主要原因。诱导阻塞产生的主要因素有:全身性疾病,如上呼吸道感染、变应性疾病引起黏膜肿胀;解剖畸形,如鼻窦发育不全、中隔偏曲、后鼻孔闭锁等所致的机械性阻塞;先天性鼻部发育畸形,扁桃体、腺样体肥大并感染,也是容易发生鼻窦炎的因素;以及面部损伤肿胀或药物所致的鼻黏膜局部损害。病毒感染引起黏膜炎症是OMC阻塞常见的原因,儿童在出生时钩突、筛漏斗、半月裂和筛泡虽已发育完成,OMC结构与成人基本一致,但相对狭窄。如果出现上述各种诱发因素,则更易引起阻塞,导致鼻窦正常功能紊乱并加重黏膜的病变和导致纤毛功能受损、分泌物潴留等,这些病理生理学改变又反过来加重感染。

(2)由于各个鼻窦的发育时间不同,各个鼻窦发病最早时间也各不同。上颌窦和筛窦较早发育,故常先受感染,额窦多在7岁后发病,蝶窦炎多见于10岁以上患儿。5岁以上儿童患鼻窦炎较多。

(3)儿童鼻窦口较大,窦腔发育气化不全,鼻腔、鼻道狭窄,黏膜与鼻腔相连,且黏膜中血管和淋巴管较丰富,发生感染易致鼻窦引流通气功能障碍,分泌物潴留,致病菌繁殖。

(4)儿童机体抵抗力、外界适应力均较差,多有扁桃体和腺样体肥大,易发生上呼吸道感染或各种并发有上呼吸道感染的传染病(如流行性感冒、麻疹、猩红热等),导致急、慢性鼻窦炎发病。变态反应是儿童鼻窦炎发病的重要因素,也是鼻窦炎复发的主要原因之一。变态反应可引起鼻腔黏膜水肿,分泌物增多,窦口引流不通畅,导致鼻窦感染,而感染又可加重鼻黏膜变态反应,形成恶性循环,在治疗过程中应重视对变态反应的控制。

(5)其他:包括鼻外伤、鼻腔异物、不良生活习惯和行为及特异性体质,纤毛不动综合征、先天性丙种球蛋白缺少症、Kartagener综合征等,也都常易并发鼻窦炎。

(二)病理

1.急性型

早期仅累及黏膜层,出现黏膜充血,继而血管扩张,渗透性增加,渗出物经过扩张的毛细血管流入窦腔,上皮下层有多形核白细胞和淋巴细胞浸润,基底膜变厚,黏液腺分泌增加,分泌物为浆液性或黏液性。

以后出现化脓性感染,窦腔黏膜水肿及血管扩张加重,炎性细胞浸润更为明显,分泌物变为黏脓性,时间越久,充血越重,毛细血管可破裂出血。由于水肿压迫,使血液供应不足,可发生纤毛上皮细胞坏死脱落,此时分泌物为黄色脓液。少数患者可发生窦壁骨炎、骨髓炎和其他并发症，一般多见于幼儿。黏膜充血肿胀、息肉样变、分泌物呈黏液性或浆液性，严重时可转为脓性。

2.慢性隐蔽型

鼻窦黏膜表现为水肿型、滤泡型或肥厚型病变，纤维型病变罕见。水肿型病理见黏膜固有层水肿增厚，可有息肉样变；滤泡型可见固有层中淋巴细胞聚集形成滤泡，并且有淋巴细胞存在于滤泡内形成小结；纤维型镜下见动脉管壁增厚，末梢血管阻塞，黏膜固有层中腺体减少，周围纤维组织增生。

二、临床表现

(一)急性鼻窦炎

(1)全身症状明显：如发热、畏冷、烦躁不安、哭闹或精神萎靡、食欲不振、呼吸急促、拒食，甚至抽搐，常伴有上、下呼吸道炎症症状(如咽痛、咳嗽等)。

(2)局部症状：鼻塞、流脓涕、鼻出血。上颌窦炎可导致患侧颜面部红肿，局部皮温升高，牙痛；额窦炎可导致头痛，一般呈晨重夕轻特点；蝶窦炎多见于年长儿，可致枕部疼痛。鼻窦炎严重时可致中耳炎，视神经和翼管神经受累症状；脓涕倒流可致咳嗽、恶心、呕吐、腹疼等症状，累及周围器官可致中耳炎。较大儿童可能主诉头痛或一侧面颊疼痛。并发眶内并发症者，较成人稍多见。

(二)慢性鼻窦炎

主要表现为间歇性或持续性鼻塞，黏液性或黏脓性鼻涕，有时鼻涕倒流入咽部，则无流涕症状，常频发鼻出血。严重时可伴有全身中毒症状，长期病变可发生贫血、胃纳不佳、体质量下降、营养不良、胃肠疾病、关节痛、易感冒，甚至影响面部发育和智力、体格发育。还可出现相邻器官症状(如支气管及肺部炎症、声嘶、颈淋巴结肿大、慢性中耳炎、泪囊炎、结膜炎及咽炎等)。

三、并发症

目前由于抗生素的广泛使用，儿童鼻窦炎的并发症已大为减少。

1.支气管炎

支气管炎为最常见并发症，由于鼻窦内分泌物流入气管，使气管、支气管黏膜发生炎性反应。

2.中耳炎

由于儿童咽鼓管咽口位置低，咽鼓管走向较直而短，鼻腔分泌物刺激咽鼓管时易造成黏膜水肿，鼓室通气功能障碍，导致分泌性中耳炎或脓涕容易进入鼓室内引起鼓室内黏膜炎症、渗出。

3.上颌骨骨髓炎

上颌骨骨髓炎多见于婴幼儿，因上颌窦发育早，窦腔小、骨壁厚，且富有血管，故受感染时易侵及上颌骨骨膜、骨髓。致病菌多为葡萄球菌，又以金黄色葡萄球菌多见，多数学者认为血行性感染为主要感染途径。

症状表现为起病快，高热、哭闹不安等全身中毒症状，面颊部、下眼睑、结膜肿胀，可伴眼球突出、活动受限，同侧鼻腔流脓涕之后出现上颌牙龈、硬腭、牙槽处发生红肿，后破溃，形成瘘管。例如，继续发展则形成死骨，牙胚坏死、脱落。本病早期诊断治疗非常重要，诊断主要根据症状、体征。由于早期骨质破坏不明显,X线检查意义不大。早期治疗能缩短病程,减少损害,预后较好,主要为全身应用敏感抗生素,配合局部分泌物引流排脓。晚期患者死骨形成不能排出者,可施行刮治和死骨截除术。

4.眼眶并发症

由于眼眶与窦腔的血管、淋巴管互为联系,鼻窦感染可经血管、淋巴管及骨孔间隙扩散至眼眶,引起眶蜂窝织炎、眶骨膜炎、眶内脓肿等。

5.其他

其他并发症如局限性额骨骨髓炎、颅内感染、关节炎、贫血、智力障碍、营养不良等。

四、诊断

诊断原则同成人鼻窦炎,但又有其特点。由于儿童检查不配合,表达能力有限及解剖结构的特殊性,导致了一些不典型患者诊断困难,尤其是年幼儿。因此,耐心详细地询问病史和健康检查非常重要。对5岁以下小儿宜详询其家属有无可疑病因和鼻部症状,例如,上呼吸道感染或急性传染病病史,鼻塞、流涕等症状。局部检查,在小儿急性鼻窦炎时,鼻窦邻近组织的红肿、压痛及鼻涕倒流入咽部等现象较成人多见;在慢性鼻窦炎,鼻涕可能极少。在婴儿,下鼻甲下缘与鼻腔底接触是正常现象,不可误认为鼻甲肥大。X线检查受儿童上颌窦内黏膜较厚及牙胚等影响,对5岁以下患儿诊断作用有限。鼻窦CT扫描更有助于诊断。

另外,一些治疗手段(如上颌窦穿刺、鼻腔置换疗法)对诊断亦有意义。如果上颌窦穿刺结果为阳性,即可确诊,但是,如果穿刺结果为阴性,也不能排除上颌窦炎的存在。需要强调的是,单侧鼻腔流脓涕,特别是有合并异味者,应注意排除鼻腔异物。

五、治疗

(1)以保守治疗为主,注意儿童保暖,增强机体免疫力,使用抗生素和局部类固醇激素。除非已有严重并发症,一般不主张手术。抗生素的使用要合理、足量,以控制感染,疗程一般为7~12 d,可配合稀释分泌物药物使用。急性期给予湿热敷、物理治疗、局部滴用血管收缩剂、鼻腔蒸气吸入等。0.5%的麻黄碱滴鼻液滴鼻,通畅引流。另外,不能忽视对过敏性鼻炎的治疗。过早停药会导致治疗不彻底而转为慢性。鼻腔使用低浓度血管收缩剂和糖皮质激素喷剂,以利鼻腔通气和窦口引流。并应注意休息,给以营养丰富、易于消化的食物。

(2)上颌窦穿刺冲洗、注药术同样是治疗儿童上颌窦炎行之有效的方法。由于患儿多不配合,可于第一次穿刺成功后经针芯置管于窦腔内,外露部分固定于皮肤表面,方便反复冲洗。留置时间一般以不超过1周为宜。由于儿童上颌窦的位置相对下鼻道位置较高,穿刺针方向与成人相比应略向上、向后,获突破感后即停止进针。正负压置换法是儿童慢性鼻窦炎门诊治疗的最常用方法,但需要儿童的配合及医护人员的严谨操作,可用于慢性鼻窦炎及急性鼻窦炎全身症状消退期。用于幼儿,因当哭泣时软腭已自动上举封闭鼻咽部,即使不会发出"开、开"声,也可达到治疗要求。

(3)应当在系统的保守治疗无效后方考虑手术。在严格掌握适应证情况下,可考虑施行下鼻道内开窗术或鼻息肉切除术及功能性内镜鼻窦手术。鼻内镜鼻窦手术是成人鼻窦炎的首选手术方法,因其有在祛除病变的基础上,能最大限度地保留正常组织结构,具有减少手术对颜面发育的不良影响等优点,目前也被广泛地运用于儿童鼻窦炎的治疗。和成人不同的是应注意儿童鼻窦比较小,毗邻结构关系亦不同于成人;手术操作应轻柔仔细,减少术后水肿、粘连;

术后换药需要患儿能配合,必要时仍需在全麻下换药。有文献报道,鼻内镜鼻窦手术有效率为75%～90%。对慢性鼻窦炎又有腺样体肥大者,则宜早期行腺样体切除术。传统手术方法尚有扁桃体摘除和局限性鼻中隔矫形。

(杨学峰)

第九节　鼻咽纤维血管瘤

鼻咽纤维血管瘤常发生于10～25岁男性患者,极少见于女性患者,一般在25岁后可能停止生长,瘤中含有丰富血管,容易出血,故又名"男性青春期出血性鼻咽血管纤维瘤",是鼻咽部最常见的良性肿瘤。病理上虽属良性,但临床经过凶险。

一、病因与病理生理

(一)病因

尚不明确。可能与性激素、发育异常、炎症刺激等因素有关。

(二)病理生理

肿瘤起源于蝶骨体、枕骨基底部及上颌结节翼突内侧的骨膜。肿瘤无包膜,质硬,有粘连。瘤体表面覆以正常黏膜,可向邻近组织扩张生长,通过解剖孔、裂侵入鼻腔、鼻窦、眼眶及翼腭窝,极少情况下还可经蝶骨和鼻腔顶侵入颅内。镜下观,肿瘤主要由增生的血管及纤维结缔组织组成。

典型的鼻咽纤维血管瘤主要由丰富的胶原纤维和多核成纤维细胞形成的网状组织所组成,其中分布着大量无收缩能力的血管,受损伤后易发生大出血。电子显微镜下,成纤维细胞内可见电子颗粒及纤维板。本病属良性肿瘤,也有极少数病例多次复发后恶变的报道。

二、临床表现

本病临床经过极为凶险,大出血、颅内侵犯导致处理极为困难,有以下表现。

(一)出血

常为患者的首诊症状,多表现为反复鼻腔和口腔大量出血,颜色鲜红。患者可有不同程度的贫血。

(二)鼻塞

肿瘤堵塞后鼻孔可致鼻塞,初为单侧,肿瘤体积增大阻塞双侧后鼻孔时可致双侧鼻塞。常伴流涕、闭塞性鼻音、嗅觉减退等症状。

(三)其他症状

肿瘤压迫阻塞咽鼓管咽口时可致耳鸣、耳闷感和听力下降。压迫三叉神经可导致三叉神经痛。另外,肿瘤侵犯邻近部位可引起相应占位症状。例如:侵入眶内,可致眼球移位运动受限;压迫视神经可出现视力障碍;侵入翼腭窝或颞下窝可致面颊部或颞部隆起;侵入颅内可致头痛及脑神经功能障碍。

三、辅助检查

（一）鼻腔检查

通过前鼻镜或鼻内镜可见一侧或双侧鼻腔有阻塞性炎症表现，鼻腔后部粉红色肿瘤，伴或不伴出血征象。

（二）鼻咽部检查

通过间接鼻咽镜或内镜可见鼻咽部圆形或分叶状粉红色肿瘤，表面光滑，表面有血管纹。有时可见肿瘤侵入鼻腔或推压软腭突出于口咽。

（三）触诊

用手指或器械触诊可触及肿块基底部，瘤体活动度小，中等硬度，若瘤体侵入颊部，通过触诊可了解瘤体蒂部与邻近部位粘连情况。但触诊极易引起大出血，临床应尽量少用。

（四）影像学检查

增强 CT 扫描和 MR 血管成像（MRA）能显示瘤体位置、大小、形态，可帮助了解肿瘤范围，有无骨质破坏以及与周围结构之间的关系。

（五）数字减影血管造影

数字减影血管造影可显示肿瘤的供血血管，在术前行血管栓塞，可减少肿瘤血供。

四、诊断

本病的诊断主要根据患者的症状及检查结果，结合发病年龄和性别。由于肿瘤活检极易引起难治性大出血，术前应尽量避免活检。若非要活检，可在作好止血的前提下，经前鼻孔活检。本病需与后鼻孔出血性息肉、腺样体肥大，以及鼻咽部恶性肿瘤、脊索瘤等鉴别。确诊依赖于术后病理检查。

鼻咽纤维血管瘤临床分期常用 Fisch 分期，这决定治疗方式、手术径路、切除范围等。

Ⅰ期：肿瘤局限于鼻腔或鼻咽部，无骨质破坏。

Ⅱ期：肿瘤侵犯翼腭窝与鼻窦，伴骨质破坏。

Ⅲ期：肿瘤侵犯颞下窝、眼眶、海绵窦侧壁的蝶鞍旁区。

Ⅳ期：肿瘤侵犯海绵窦、视交叉或垂体窝。

五、治疗

以手术切除为主，术前可给予减少术中出血的辅助措施。

（一）减少术中出血的辅助措施

(1)数字减影血管造影及瘤体供血动脉栓塞术：术前瘤体供血动脉栓塞后施行肿瘤根治性手术切除是目前最常见的治疗方法。颈外动脉系统造影可以清楚地显示肿瘤范围的大小及供血动脉，选择性栓塞是利用能提供优质影像的数字减影血管造影法在 X 线透视控制下进行的，栓塞材料通常采用吸收性明胶海绵。目前国内外已有很多学者报道，栓塞后肿瘤切除术中出血量较未栓塞者明显减少。

(2)颈外动脉结扎术：鼻咽血管纤维瘤的供血动脉主要来自同侧颈外动脉系统的分支，结扎同侧颈外动脉可明显减少术中出血。也有人主张术中暂时阻断颈外动脉血流，避免因结扎颈外动脉后瘤体复发所产生的新的颈内动脉系统供血分支，同时可便于术后血管造影复查。

(3)低温冷冻法：采用液氮冷冻达－180 ℃，以特制冷冻头抵住肿瘤主要部位，冷冻3～5 min，肿瘤即冻成白色块状，然后迅速分离，可使术野清晰，出血减少。

(4)药物治疗：术前口服己烯雌酚2～4周，可使瘤体缩小，减少术中出血。

(5)术中采用控制性低血压麻醉。

(6)瘤体内注射硬化剂。

(二)手术径路

根据肿瘤的范围和部位，结合临床分期，可采取不同的手术入路。常用的入路有：硬腭入路，适用于Ⅰ期肿瘤位于鼻咽部或侵入鼻腔鼻窦者；硬腭入路加颊侧切口，适用于肿瘤侵犯翼腭窝者；经面中部入路(包括鼻侧切开、面中部掀翻、上颌骨外旋)，适于肿瘤侵犯鼻腔、鼻窦、眶、翼腭窝、颞下窝、海绵窦内侧部分，适于绝大部分病例，面中部入路有可能影响面骨的发育；颞下窝入路，适于向侧方扩展的病例(翼腭窝、颞下窝、海绵窦外侧部分)；颅颌联合入路，适用于肿瘤侵入颅内者。随着鼻内镜手术技术的成熟，鼻内镜下行鼻咽纤维血管瘤切除术逐步在国内许多单位开展，术前DSA栓塞＋鼻内镜手术适用于大多数患者(Ⅰ期、Ⅱ期及部分Ⅲ期)。该方法有肿瘤暴露好、创伤较小等优点，但对手术技巧要求较高，需要具备扎实的解剖学知识、良好的手术设备条件和丰富的鼻内镜手术经验后才能开展。

(徐世才)

第十节　鼻出血

鼻出血又称鼻衄，是临床常见症状之一，多因鼻腔病变引起，也可由全身疾病所引起，偶有因鼻腔邻近病变出血经鼻腔流出者。鼻出血多为单侧，亦可为双侧；可间歇反复出血，亦可持续出血；出血量多少不一，轻者仅鼻涕中带血，重者可引起失血性休克；反复出血则可导致贫血。多数出血可自止。

出血部位大多数是在鼻中隔前下部的易出血区(Little区)。其原因如下：①鼻中隔前下部有鼻腭动脉、筛前动脉、上唇动脉鼻中隔支及腭大动脉分支相互吻合，形成网状血管丛；②鼻中隔前下部黏膜甚薄，血管极易损伤，且由于这些血管与软骨关系紧密，破裂后不易收缩；③鼻中隔前下部极易因挖鼻而损伤，而且容易遭受空气刺激，使黏膜干燥、结痂，干痂脱落时易发生出血。若鼻中隔有偏曲或距状突，这种情况更为常见。儿童鼻出血几乎全部发生在鼻腔前部；青年人虽以鼻腔前部出血多见，但也有少数严重的出血发生在鼻腔后部。40岁以上的中老年人鼻出血，常与高血压和动脉硬化有关，出血部位见于鼻腔后部，位于下鼻甲后端附近的鼻咽静脉丛为鼻后部出血的较常见部位。

一、病因

原因复杂，大致可分为两类。

(一)局部原因

1.外伤

鼻及鼻窦外伤或手术、颅前窝及颅中窝底骨折。例如：鼻外伤性筛窦骨折可引起筛前动脉破裂;颅底骨折可损伤颈内动脉虹吸部,在颅底发生假性动脉瘤,进而侵蚀蝶窦外侧壁进入蝶窦,可导致严重的鼻出血,甚至危及生命。剧烈咳嗽或打喷嚏、擤鼻、挖鼻、经鼻腔插管等也可引起鼻出血。

2.气压性损伤

鼻腔和鼻窦内气压突然变化,可致窦内黏膜血管扩张或破裂出血。

3.鼻中隔偏曲

多发生在嵴或距状突附近或偏曲的凸面,因该处黏膜较薄,易受气流影响使黏膜干燥、糜烂、破裂出血。鼻中隔穿孔也常有鼻衄症状。

4.炎症

①非特异性炎症:干燥性鼻炎、萎缩性鼻炎、急性鼻炎、急性上颌窦炎等,常为鼻出血的原因。②特异性感染:鼻结核、鼻白喉、鼻梅毒等,因黏膜溃烂,易致鼻出血。

5.肿瘤

鼻咽纤维血管瘤,鼻腔、鼻窦血管瘤等,可致长期间断性鼻出血。鼻腔或鼻窦的恶性肿瘤早期常有鼻出血症状,出血量一般不多,但可反复发生。晚期破坏大血管者,可引起致命性大出血。

6.其他

鼻腔异物、鼻腔水蛭,可引起反复大量出血。在高原地区,因相对湿度过低而多患干燥性鼻炎,为地区性鼻出血的重要原因。

(二)全身原因

1.血液疾病

①血小板量或质的异常:如血小板减少性紫癜、白血病、再生障碍性贫血等。②凝血机制的异常:如血友病、大量应用抗凝血药物、纤维蛋白形成受阻、异常蛋白血症和结缔组织疾病等。

2.急性传染病

急性传染病如流感、鼻白喉、麻疹、疟疾、猩红热、伤寒及传染性肝炎等,多因高热,鼻黏膜严重充血、干燥导致出血,出血部位多在鼻腔前段。

3.心血管疾病

①动脉压过高:如高血压、动脉硬化症、肾炎、伴有高血压的子痫等;其他如用力过猛、情绪剧烈波动、气压急剧改变(如高空飞行、登高山及潜水等),均可因一时性动脉压升高而发生鼻衄。出血前可有预兆,如头昏、头痛、鼻内血液冲击感等。②静脉压升高:如二尖瓣狭窄、胸腔或纵隔和颈部巨大肿块、肺气肿、肺水肿及支气管肺炎等。

4.维生素缺乏

维生素 C、维生素 K、维生素 P 及微量元素钙等缺乏时,均易发生鼻出血。

5.化学药品及药物中毒

磷、汞、砷、苯等中毒,可破坏造血系统的功能引起鼻衄。长期服用水杨酸类药物,可致凝血酶原减少而易出血。

6.内分泌失调

代偿性月经、先兆性鼻出血常发生于青春发育期,多因血中雌激素含量减少,鼻黏膜血管扩张所致。

二、临床表现

鼻出血属于急症,应在最短时间内确定出血部位,判明出血原因,以便及时给予有效治疗。有些病因不明者,需在止血之后再探查其原因。在询问病史时应迅速问清患者是哪一侧先出血、出血时的情况、过去发生过鼻出血否、此次出血有无自觉病因,根据具体情况进行局部和全身检查。出血可发生在鼻腔的任何部位,但以鼻中隔前下区最为多见,有时可见喷射性或搏动性小动脉出血。鼻腔后部出血常迅速流入咽部,从口吐出。一般说来,局部疾病引起的鼻出血,多限于一侧鼻腔,而全身疾病引起者,可能在两侧鼻腔内交替或同时出血。

鼻出血多发生于单侧,如果发现两鼻孔皆有血液,常为一侧鼻腔的血液向后流,由后鼻孔反流到对侧。出血不剧者,可用 $1\% \sim 2\%$ 的麻黄素棉片收缩鼻腔黏膜后,从先出血的一侧鼻寻找出血点,必须仔细检查,尤其是对鼻中隔前下部位,注意黏膜表面有无充血、静脉曲张、糜烂溃疡等。有的通过前鼻镜检查不能发现出血部位,如果出血不剧,可行后鼻镜或光导纤维鼻咽镜检查。鼻窦内出血,血液常自鼻道或嗅裂流出。除了寻找出血点外,须做必要的全身检查(测量血压、血常规检查、出血时间及凝血时间测定、毛细血管脆性试验及血小板计数等)。有时尚须与有关科室共同会诊,寻找病因。若出血较剧,不允许从容地进行检查,应立即采取止血措施,并迅速判断是否有出血性休克,同时要注意以下方面。

(1)休克时,鼻衄可因血压下降而自行停止,不可误认为已经止血。

(2)高血压鼻衄患者,可能因出血过多,血压下降,不可误认为血压正常。应注意患者有无休克前期症状,如脉搏快而细弱、烦躁不安、面色苍白、口渴、出冷汗及胸闷等。

(3)要重视患者所诉出血量,不能片面依赖实验室检查。因在急性大出血后,其血红蛋白测定在短时间内仍可保持正常。

有时大量血液被咽下,不可误认为出血量不多,以后可呕出多量咖啡色胃内容物。

三、诊断

鼻出血属急症,患者就诊后,应在最短时间内确定其出血的部位,估计出血总量,并判断其出血的原因,以便及时做出有效的治疗。病因不明确的,须在止血之后,才有充分时间探明原因。

(1)确定出血部位:多发生于单侧如果发现两侧鼻孔皆有血液,常为一侧鼻腔的血液向后流,由后鼻孔反流至对侧。因此询问病史时,应明确哪侧鼻腔先出血,以便做进一步重点检查。

判定出血来源对血管结扎术有实际意义。自后鼻孔出血,或出血点位于中鼻甲后方蝶窦前壁的,多为蝶腭动脉破裂所致;出血位于中鼻甲以上的,为筛前动脉破裂所致;凡出血处位于鼻中隔前下区的前方或下方,用手指压迫患侧上唇,则出血停止,放松后,复显出血,为上唇动脉破裂。

(2)估计出血总量:估计出血量时,不能完全根据患者的主诉,须注意临床检查。出血量达 500 mL 时,则有头晕、眼花、口渴、乏力、面色苍白等症状。如果有出汗、血压下降、脉速无力,则失血量在 $500 \sim 1\,000$ mL。血压及脉搏对估计老年人的出血量有重要意义。

高血压患者如果血压降至正常,则为严重失血征象。长期反复出血可致红细胞的下降及血红蛋白降低。

(3)判断出血原因:止血后进行病因分析,详细询问病史,进行局部或全身系统检查,以及必要的临床化验,以确定出血的原因。

四、辅助检查

实验室检查出凝血时间、血小板计数、毛细血管脆性试验。

五、治疗

(一)一般原则

(1)医师遇出血患者时应沉着冷静,对患者应多方安慰。

(2)严重鼻出血可使大脑皮层供血不足,患者常出现烦躁不安,可注射镇静剂,一般用巴比妥类药物,但对老年人以用安定或异丙嗪为宜。对心力衰竭及肺源性心脏病患者鼻出血时,忌用吗啡以免抑制呼吸。对高血压所致的严重大量出血患者,用降压药物时应慎重,因高龄高血压患者和有严重的动脉硬化的高血压患者,在心脏供血不足时,不应将血压降得过低,否则可能造成动脉血栓形成。

(3)半卧位休息,注意营养,给予高热量易消化的食物。对年老体弱者或出血较多者,应注意有无失血性休克、贫血、心脏损害等情况并及时处理。失血严重的须予以输血输液。有休克者,应首先处理休克,注意保温、侧卧,及时吸氧。

(4)止血药物的适当应用,如酚磺乙胺(止血敏)、氨甲苯酸(止血芳酸)、蛇凝血素酶(立止血)、凝血酶原等。

(5)给予足量的维生素 C、维生素 K、静脉注射高渗钙剂,以促进凝血。

(6)积极治疗原发疾病,改善全身状况。如积极治疗慢性肝肾疾病、高血压、血液病、各种原因导致的凝血功能障碍等。但对高龄高血压患者及有严重动脉硬化的患者,不宜盲目降压,因心脏供血不足时血压过低易致动脉血栓的形成,易致其他脏器的栓塞。

(二)局部止血方法

按病因和病情不同区别对待。

1.指压法

此法作为临时急救措施,用手指压紧出血侧和鼻翼 10~15 min,然后再进一步处理。

2.收敛法

用浸以 1%~2%的麻黄素液或 0.1%的肾上腺素液的棉片填入鼻腔内止血,然后寻找出血点。

3.烧灼法

烧灼法适用于反复少量出血并有明确出血点者。在出血处进行表面麻醉后,用 30%~50%的硝酸银或三氯醋酸烧灼出血点至出现腐蚀性白膜为止,注意不可使药物流到他处,也不要在鼻中隔两侧相对处同时烧灼,以免发生鼻中隔穿孔。电灼、电火花法或 YAG 激光凝固法与药物烧灼相似。烧灼后可用油剂滴鼻以防局部干燥。

4.冷冻止血法

对鼻腔前部出血较为适宜。

5.翼腭管注射法(腭大孔注射法)

对鼻腔后部出血有效。注射后可封闭上颌动脉的分支蝶腭动脉。方法为将注射器针头在第三磨牙内侧刺入腭大孔内,注入含少量肾上腺素的 1%的利多卡因 3 mL。针头刺入不宜超过 28 mm,以免将药液注入圆孔或眶内。

6.填塞法

该法是利用填塞物填塞鼻腔,压迫出血部位,使破裂的血管形成血栓而达到止血目的。

(1)鼻腔填塞法:常用凡士林纱条经前鼻孔填塞鼻腔。填塞时,纱条远端固定,逐渐由后向前,由上向下,折叠填塞可避免纱条坠入鼻咽部或堵在鼻前庭。该法对鼻腔前部出血效果较好。也可用明胶海绵、止血纱布等填塞或医用生物胶黏合。局部压迫止血后,出血点或出血创面涂以薄层快速医用生物胶,具有黏合、止血、防止感染、止痛和促进创面愈合的作用。还可用乳胶或硅橡胶气囊填入鼻腔,注入空气或水使气囊膨胀,进行压迫止血。

(2)后鼻孔填塞法:先将凡士林纱条或消毒纱布卷叠成块形或圆锥形,长约为 3.5 cm,直径约为 2.5 cm,用粗线缝紧,两端各长约为 25 cm 的双线,消毒备用。填塞时先收缩和表麻鼻腔黏膜,咽部亦喷有表面麻醉剂。用导尿管由前鼻孔沿鼻腔底部插入直达咽部,用镊子将导管从口腔拉出,导尿管尾端则留于前鼻孔外,再将填塞物上的双线系于导尿管,此时将填塞物由口腔送入鼻咽部,填塞于后鼻孔。为了减少患者痛苦,可用弯止血钳将填塞物在明视下送到悬雍垂的后上方,再将导尿管的鼻端向外拉紧。最后在前鼻孔处用一纱布球,将双线系于其上,以做固定,口腔端的线头可剪短留于口咽部,便于以后取出填塞物时做牵拉之用。后鼻孔填塞后,一般都需加行鼻腔填。鼻腔填塞物应于 24~48 h 取出或更换,以防引起鼻窦及中耳感染等并发症。

7.气囊或水囊压迫止血

用橡皮膜制成的各种形状的止血气囊,置于鼻腔内出血部位,囊内充气或充水压迫止血。该法可用于代替后鼻孔填塞术。现有特制的鼻腔和后鼻孔止血气囊。

8.血管结扎法

对严重外伤,肿瘤侵蚀较大血管或动脉瘤破裂所致的出血使用该法。中鼻甲下缘平面以下出血者,可考虑结扎或栓塞上颌动脉或颈外动脉;中鼻甲下缘平面以上的出血者,则应结扎筛前动脉;鼻中隔前部出血者,可结扎上唇动脉。

9.血管栓塞法

严重的鼻出血可用介入放射法找到责任血管并进行栓塞。

(三)全身治疗

(1)半坐位休息。注意营养,给予高热量和易消化饮食。对老年或出血较多者,注意有无失血性贫血、休克、心脏损害等情况,并及时处理。失血严重者,须予输血、输液。

(2)寻找出血病因,进行病因治疗。

(3)给予足够的维生素 C、维生素 K、维生素 P 等,并给予适量的镇静剂。

(4)静脉注射 50% 的葡萄糖、5% 的氯化钙或凝血质(3~4 mL,肌内注射,每日 2 次),以促进凝血。适当应用止血剂,如抗血纤溶芳酸、6-氨基己酸、酚磺乙胺(止血敏)或云南白药等。

(5)反复鼻腔填塞时间较长者,应加用抗生素预防感染。

(四)手术疗法

手术治疗可酌情采用。如果对鼻中隔前下方反复出血,可考虑鼻中隔黏膜下剥离术或划痕术,使该处形成瘢痕组织,闭塞血管而止血;若为鼻部外伤或手术等原因,致大血管破裂,出血猛烈,填塞无效,根据出血部位不同,或施行颈外动脉结扎术、筛前动脉结扎术、筛后动脉结扎术,或超选择性动脉栓塞等。

(邢 瑾)

第十一节 鼻外伤

一、外鼻软组织损伤

鼻软组织损伤包括外鼻挫伤和裂伤2种。外鼻挫伤是指由打击或撞击所引起的皮下软组织损伤,多见于重物的碰撞、外力钝器的打击;裂伤又分为切割伤、撕裂伤、刺伤等。由锐利的刀刃、玻璃片等所引起的损伤往往伤缘整齐,多呈直线,常称切割伤。由重物或钝器撞击或打击所致的软组织裂开一般伤缘不整齐,伤口很不规则,邻近组织损伤也较重,常称撕裂伤。刺伤多由尖细的木竹器、刀尖等刺入软组织所致,伤口细小,但可能较深。鼻部刺伤较少,伤口多与鼻腔、鼻窦等相通形成贯通伤。还有一种由高速度异物(如弹片、金属碎屑)进入组织所致的伤口,有进口而无出口,异物常存留于组织中,称为非贯通伤,但由于外鼻软组织体积较小,因而极少见。

(一)临床表现

外鼻挫伤表现为鼻部软组织肿胀、皮下淤血等,可伴有鼻骨及面骨骨折,诊断容易,通过病史询问及常规查体即可明确。

(二)诊断

对于鼻部裂伤的诊断,则需对受伤过程和伤口情况作较为详尽的收集,包括视诊、触诊、窥镜检查、X线片及CT检查等,查明鼻外伤属于哪一种,伤口污染情况如何,有无组织内异物存留,有无周围骨质骨折等,尤其需要了解邻近器官及全身损伤情况,以便分清轻重缓急,适当处理。

(三)治疗

1. 单纯挫伤

早期可用冷敷或湿敷,以控制血肿与水肿的形成及发展;受伤24 h以后者可改用热敷或局部理疗,以促使肿胀和淤血消退。如果这种损伤不伴有其他部位的开放性伤口,可进行止痛等对症处理,一般不需要使用抗生素。

2. 切割伤

应早期予以缝合处理,预后往往良好。

3. 撕裂伤、贯通伤等开放性伤口

因鼻部血管丰富,常以局部出血为主要症状,严重者可致休克,故应早期通过局部压迫、钳夹、缝扎、鼻腔填塞等方法进行止血;如果条件允许,伤口止血可与清创、缝合过程一并进行。同时,破伤风抗毒素应列为常规使用。

二、鼻骨骨折

外鼻突出于面部中央,容易遭受撞击而发生鼻骨骨折。鼻骨上部厚而窄,较坚固。下端宽而薄,又缺乏支撑,故骨折多累及鼻骨下部。严重者常伴有鼻中隔骨折、软骨脱位、面部明显畸形、眶壁骨折等。如果鼻根内眦部受伤使鼻骨、筛骨、眶壁骨折,则出现所谓"鼻额筛眶复合体骨折"。

(一)临床表现

(1)鼻骨骨折多为闭合性骨折,伤者有明显的面部遭受打击或撞击病史。

(2)局部疼痛及触痛,伴有鼻阻、鼻腔出血,出血可多可少,但量往往不多。

(3)可见鼻根部软组织肿胀和皮下淤血,以及鼻梁偏斜,骨折侧鼻背塌陷,有时可感知骨擦音。如果肿胀明显,可掩盖外鼻畸形。擤鼻后可出现伤侧下眼睑、颜面部皮下气肿。鼻腔可见黏膜肿胀,例如,有鼻中隔受累见中隔偏离中线,前缘突向一侧鼻腔。若有中隔血肿,中隔黏膜向一侧或两侧膨隆。若鼻中隔血肿继发感染,则引起鼻中隔脓肿,导致软骨坏死,鞍鼻畸形。

(二)诊断

鼻骨侧位 X 线检查,大部分可发现鼻骨下端骨折线。例如,高度怀疑骨折而 X 线未能发现鼻骨骨折线者,应行鼻骨 CT 扫描并三维重建,加以甄别。

(三)治疗

1. 一般治疗

鼻外有伤口者与一般外科处理相同。视情况考虑注射破伤风抗毒素和抗生素,伴有鼻出血者,宜先行止血处理。

2. 专科治疗

(1)外观无畸形的无错位性鼻骨骨折无须复位,需复位者应尽量在伤后 3 h 内行骨折复位,赶在组织肿胀发生前不仅可使复位准确,且有利于早期愈合。若肿胀明显,可暂缓进行复位,待 5～7 d 肿胀消退后再复位,但不宜超过 10 d,以免发生错位愈合,增加处理困难。方法:先以血管收缩剂(如 1‰的麻黄碱)收缩鼻腔黏膜,再以 1%的丁卡因进行鼻黏膜表面麻醉 2～3 次。用复位器伸入鼻骨下塌处,置于鼻骨之下将其抬起,此时常可听到鼻骨复位时的"咔嚓"声。复位器伸入鼻腔勿超过两侧内眦连线,以免损伤筛板。有鼻中隔软骨脱位也应同步复位:将复位器的两叶伸入两侧鼻腔,置于中隔偏曲处的下方,夹住鼻中隔垂直向上移动,即可使脱位的中隔复位。复位后鼻腔须进行填塞,以便起到支撑和止血的作用。如果填塞物为一般凡士林纱条,在鼻腔滞留时间一般不超过 48 h。

(2)疑有鼻中隔血肿可穿刺抽吸确诊,鼻中隔血肿内的血块很难自行吸收,须早期手术切开清除,以免发生脓肿及软骨坏死。沿鼻中隔前缘做"L"形切口,切口要足够大,并放置橡皮引流片,以利彻底引流,必要时反复术腔冲洗或负压吸引。术后鼻腔填塞,以防复发。并用足量抗生素。

(3)对开放性鼻骨骨折,应争取一期完成清创缝合与鼻骨骨折的复位等。鼻中隔损伤出现偏曲、脱位等情况时,如果鼻腔内复位不成功,应做开放复位。对鼻骨粉碎性骨折,应视具体情况做切开固定(如局部缝合固定、金属板固定等),同时行鼻腔内填塞,时间应适当延长。鼻额筛眶复合体骨折多并发严重的颅脑损伤,以开放复位为宜。使用多个金属板分别对鼻骨及其周围断离的骨进行固定并同上鼻腔填压固定。

(4)鼻骨骨折复位后,尤其是开放复位或行鼻中隔切口后,应足量使用抗生素。

三、上颌窦骨折

鼻窦围绕在鼻腔周围,上邻颅脑,旁及眼眶,当颜面软组织发生挫伤或裂伤时,须考虑鼻窦发生骨折的可能,严重的鼻窦骨折可伴有脑部、眼部症状及严重的鼻出血。

鼻窦骨折以发生在上颌窦或额窦者多见,筛窦次之,蝶窦最少。上颌窦骨折多由外界暴力直接撞击引起,可发生在额突、眶下孔、内壁及上牙槽突等处,以前壁塌陷性骨折最常见。

(一)临床表现

由于该型骨折外伤早期软组织瘀血肿胀,面部畸形可不甚明显,肿胀消退可见明显面部塌陷。如果上颌窦骨折和鼻骨、颧骨、上颌骨以及眶骨骨折联合出现,可导致复视、呼吸道阻塞、咬合错位、颜面畸形等症状。

(二)治疗

1.线性骨折

线性骨折或骨折间骨质无明显错位,仅上颌窦有积血,预计不会出现面部畸形者,无须外科治疗,予以抗感染、止血、鼻收敛剂滴鼻等。

2.上颌窦骨折

(1)导致面部畸形者:应尽可能早期整复,一般要求在伤后 24 h 内进行,因超过此时限常有软组织肿胀,增加了操作难度。如果错过早期整复时机,可待软组织肿胀基本消退后再予复位。

(2)上颌窦前壁骨折内陷:可在下鼻道开窗或采用上颌窦根治术进路,用剥离子等金属器伸入窦内将骨折部分抬起复位,窦内填塞聚维酮碘纱条以做固定。

(3)上壁(眶底)骨折:采用上颌窦根治术进路,用器械抬起骨折部分,窦内亦填塞聚维酮碘纱条以做固定与支撑,约 1 周后经下鼻道窗口取出纱条。

(4)下壁骨折即上牙槽突骨折:建议请口腔颌面科医师进行复位固定处理,尽可能达到解剖复位。

四、额窦骨折

额窦骨折按骨折部位分为前壁骨折、后壁骨折、底部骨折和复合骨折,骨折以额窦前壁常见,骨折又可分为线型骨折、凹陷型骨折、粉碎性骨折 3 种。

(一)临床表现

额窦骨折临床表现较为复杂,单纯额窦骨折主要引起鼻出血、额部肿胀或凹陷、眶上缘后移、眼球下移等,因额窦前壁有骨髓,前壁骨折时有继发骨髓炎的可能;鼻额筛眶复合体骨折,常并发鼻额管骨折、泪器损伤和视力障碍;额骨前后壁复合骨折时,常有脑膜损伤,可出现颅前窝积气、血肿或脑脊液鼻漏,有引起颅内严重感染的可能。

(二)治疗

根据伤情、临床表现并借助 X 线、CT 等影像资料,尽早明确骨折类型,个性化处理,防止并发症的发生。

1.单纯性线型骨折

无须外科治疗,仅以鼻收敛剂滴鼻保持鼻额管通畅,给予抗生素即可。前壁骨折额部塌陷,可沿眉弓切开,以剥离子进入额窦,挑起塌陷的骨片,使其复位。此法不成,可将窦底凿开,用鼻中隔分离器伸入窦内复位。缝合伤口,应用抗生素以预防骨髓炎。术后消毒鼻前孔,禁止擤鼻。

2.复杂性骨折

应行常规外科清创,清除窦腔内异物、血块或游离的碎骨片,尽可能保留窦腔黏膜,为预防由鼻额管阻塞引起额窦黏液囊肿,应重建鼻额管通道,恢复额窦引流。临床上可根据实际情况,从额窦底放置一个硅胶扩张管至鼻腔,至完全愈合后取出。后壁凹陷型或粉碎性骨折者,应检查有无脑膜撕裂、脑脊液鼻漏,以便及时用筋膜或肌肉修补。须注意给予足量抗生素控制感染。如果同时伴有眶内或颅内损伤,应请相关科室会诊,根据病情轻重缓急,及时协同处理。

五、筛窦骨折

单独筛窦骨折少见,因筛骨水平板及筛顶均为颅前窝底的一部分且骨质菲薄,与硬脑膜连接紧密,故筛窦骨折易伴发脑脊液漏;后组筛窦与视神经管毗邻,故外伤有可能损伤视神经;如果筛窦损伤累及筛前动脉,则会导致剧烈鼻出血。筛窦、额窦和眼眶在解剖上关系密切,外伤时常常同时受累,因此,Stran 称此处骨折为额筛眶复合体骨折。

(一)临床表现

伤情复杂,常包括以下方面:①颅脑损伤,如颅底骨折、脑震荡、脑脊液鼻漏等;②鼻部损伤,可发生鼻额管损伤、鼻根部塌陷且扁平宽大(内眦间距 40 mm 以上,正常值为 34～37 mm)、额窦和筛窦骨折;③眼部损伤、泪器损伤、视神经管骨折,出现视力障碍,MarcusGunn 瞳孔(伤侧无直接对光反射,但间接对光反射存在)。

(二)治疗

单独发生筛窦骨折不影响功能者,一般不需手术处理。额筛眶复合体骨折无视力障碍者可早期行骨折复位。如果有眼球外伤视力减退者,应先行眼科急诊手术,然后择期骨折复位。因视神经管骨折所致的视力下降,应做视神经管减压术。出现严重鼻出血,鼻腔填塞无效者,应考虑筛前动脉破裂出血,需结扎筛前动脉。眶内血肿形成张力较高时,应及时开放筛窦或眶内减压,手术可经由鼻内镜下鼻腔进路或鼻外进路。如果有脑脊液鼻漏发生,经保守治疗无效时,应行脑脊液鼻漏修补术。

六、眶尖及视神经管骨折

眶尖及视神经管骨折是在严重的闭合性颅脑外伤,尤其是在额部、眉弓部钝挫伤时,导致颅底、后组鼻窦骨折合并眶尖、视神经管骨折,造成的视神经损伤。1890 年 Battle 首先提出此种视力丧失为视神经管骨折所致的视神经损伤。在颅脑外伤发病中,6%～8%的病例伴有视神经管骨折。本病若处理不及时,可使许多患者失去难得的治疗机会,甚至终生失明。

(一)诊断

患者有头面部外伤史,并出现相应的外伤症状,视力减退多在受伤时立即发生,少数可在伤后几小时减退或丧失。检查伤侧瞳孔无直接对光反射,但间接对光反射存在。眼底正常,但视神经乳头在伤后不久即因萎缩而苍白,视野可有改变。常有伤侧鼻出血或脑脊液鼻漏。高分辨率 CT 薄层扫描可能观察到眶尖及视神经管骨折征,但未发现视神经管骨折征并不能排除视神经管骨折。

(二)治疗

按急症及早行视神经管减压术。其适应证是:头面部外伤后视力下降,CT 检查发现视神经管骨折,应即时进行减压手术。如果未发现明显视神经管骨折,经大量糖皮质激素治疗12 h以上,视力无改善者亦应将视神经管减压。

1. 视神经管减压术

(1)鼻内镜经筛窦、蝶窦探查视神经管减压术:一般是在全身麻醉下进行,打开筛泡、中鼻甲基板、后组筛窦和蝶窦前壁,暴露纸样板后部及蝶窦外侧壁,使其尽量在一个平面,此时多可见到后筛骨折、淤血,纸样板及蝶窦外侧壁骨折,上述过程一般出血甚少,解剖标志清楚,较易完成。寻找视神经管隆突和颈内动脉隆起,电钻磨薄视神经管内侧壁,并间断用生理盐水冲洗术腔,以防止电灼热损伤视神经,用骨翘小心祛除纸样板后部和视神经管内侧壁全长 $1/3\sim1/2$ 周径,祛除骨质时不应将视神经作为骨翘的支撑物,注意清理术腔及视神经周围的骨折碎片和血肿,切开视神经鞘膜时,应避开视神经下方的眼动脉,同时切开总腱环。在开放的管段视神经内侧放置庆大霉素和地塞米松吸收性明胶海绵,术腔填塞凡士林纱条。

(2)鼻外筛蝶窦进路(眶内进路)视神经管减压术:先完成鼻外筛窦开放术,剥离眶内侧壁,暴露筛前动脉和筛后动脉,沿其连线向后分离,距内眦 $4.5\sim5.0$ cm 处即可见视神经孔内侧缘的隆起部,在手术显微镜下祛除骨折碎片,尽量祛除视神经管内侧壁全长 $1/3\sim1/2$ 周径。切开视神经鞘膜,并切开总腱环,放置庆大霉素和地塞米松吸收性明胶海绵填塞术腔,充分止血后分层缝合。

(3)两种手术进路优缺点:经鼻外筛蝶窦进路视神经管减压术是临床上常用的手术进路,视野较大,进路直接,解剖标志清楚,筛前筛后神经血管管束和视神经眶口几乎位于一条直线上,分离眶骨膜后很容易找到视神经眶口,定位视神经眶口较准确。但是,该进路相对需切除的组织多,例如,纸样板、泪骨、上颌骨额突、鼻骨等,术中出血多,术后面部遗留瘢痕,手术时间长。鼻内镜下的视神经管减压术,术中很少损伤筛前筛后动脉,术中出血明显减少,术中较小范围切除纸样板和筛蝶窦,手术时间短,进路直接,面部不留瘢痕,但要求术者熟练掌握鼻内镜操作,要求患者术前 CT 显示蝶窦、后组筛窦发育要好,无骨质增生。客观来说,上述两种手术进路为不同的患者和术者提供了更为适合个性化的选择,但最终的治疗效果,还是取决于视神经损伤的类型、患者的视力丧失程度、手术时间及视神经管减压术的正确应用。

目前认为,两种手术进路的手术效果还未表现出明显的差别,但经鼻内镜鼻内筛蝶窦进路视神经管减压术因其损伤小,出血少,手术时间短,可在具有熟练内镜技术的基础上更多选择性地应用。

(4)与手术效果的相关因素:视力损害出现的早晚对于判定视神经损伤的程度、手术适应证的选择及预后相当重要。一般来说,外伤后立即失明,通常表示视神经严重撕裂伤、挫伤,甚至部分或全部断裂,手术减压多无效,而对于外伤后有视力(即使有短暂的视力)或外伤后视力逐渐下降,一般表示视神经未完全损伤,可能为视神经的振荡伤、视神经周围及鞘内血肿、视神经管变形或骨折碎片对视神经的压迫、视神经水肿、视神经血液循环障碍等病理改变,这时有必要立即进行视神经管减压术,以解除视神经管或鞘膜对水肿视神经的压迫,同时可解除骨折碎片、视神经周围血肿对视神经的压迫,这种病例通常可获得较好的治疗效果。但在临床实际工作中,因患者受伤后常常出现昏迷、面部肿胀淤血等症状,此时应全力抢救患者的生命,往往需待患者清醒、面部眼睑消肿后才发现视力丧失,给判定视力损害出现的早晚带来了困难。

现有研究认为,外伤后立即失明、损伤时间较长和闪光视觉诱发电位(flash visual evoked potential,FVEP)检查无波形出现的患者无手术指征。

2.其他治疗

手术前后均应使用糖皮质激素、抗生素、神经营养剂等,并可在手术后酌情使用促进微循环药物,以及辅以高压氧治疗。

七、脑脊液鼻漏

脑脊液鼻漏可分为外伤性脑脊液鼻漏和非外伤性脑脊液鼻漏,外伤性脑脊液鼻漏可分为急性和迟发性两类,迟发性脑脊液鼻漏可发生在伤后或手术后 6 d 至数年,非外伤性脑脊液鼻漏较为少见,常为肿瘤或脑积水等因素所致。脑脊液鼻漏若长期不能治愈,必将并发化脓性脑膜炎而危及生命,因此,脑脊液鼻漏应早期诊断并给予积极治疗。

(一)临床表现

脑脊液鼻漏以外伤性最常见,占 2/3 以上。据统计,颅脑外伤病例中 2‰ 伴有脑脊液鼻漏,颅底骨折的病例中 5‰ 伴有脑脊液鼻漏。发生频率最高的是颅前窝骨折所致的脑脊液鼻漏。鼻窦或颅底手术也为其常见原因。

(二)诊断

(1)有明确的外伤或鼻-颅底手术史。

(2)清水样或者淡红色鼻漏液,鼻漏液滴在纸上即化开,无黏性。

(3)有时可见颅前窝骨折的相关体征(如"熊猫眼")。

(4)鼻漏液葡萄糖定量检查,其含量超过 1.7 mmol/L 即可确诊。瘘孔定位诊断较为困难,一般可采用鼻内镜检查法、粉剂冲刷法、棉片法、椎管内注药法、CT 鼻-颅底薄层扫描和 MRI 水成像。

(三)治疗

1.脑脊液鼻漏的治疗原则

(1)外伤后早期出现的脑脊液鼻漏以非手术治疗为主,若保守治疗 3～4 周无效可手术治疗。

(2)病情重或者有明显颅内感染及脑水肿时,需待病情缓解、急性炎症控制或消失后再行手术。

(3)在治疗原发病,例如脑瘤、脑膜-脑膨出或因开放性颅脑损伤或颅内血肿并发脑脊液鼻漏者,可在治疗原发病之后或同时修补鼻漏。

(4)迟发性或者复发性脑脊液鼻漏应尽早手术。

2.保守治疗

外伤性脑脊液鼻漏大部分可经保守治疗而愈,其常用的方法如下:①静卧,保持半坐位,避免用力咳嗽、擤鼻,防止便秘;②使用降低颅内压的药物,常用 20% 的甘露醇 125～250 mL 快速静脉滴注,每 8 h 1 次;③漏孔在筛骨筛板流量较少的脑脊液鼻漏,可在表面麻醉下,用鼻内镜确定漏孔部位后,用卷棉子蘸少许 20% 的硝酸银在鼻内镜下涂于漏孔边缘的黏膜上,刺激形成新的创面,促进愈合;④全身使用能透过血-脑脊液屏障的抗生素(如青霉素、氯霉素、磺胺等),例如,哌拉西林钠他唑巴坦钠 4.5 g,每天 2 次;⑤必要时做腰椎穿刺留置脑脊液引流管降低颅内压。

3.手术治疗

脑脊液鼻漏的手术治疗主要是手术修补,分为颅内法和颅外法。颅内法由神经外科医师开颅进行修补,创伤较大,现多用于颅脑外伤清创止血当时修复,或用于颅底肿瘤手术后修复重建。颅外法又分为鼻内法和鼻外法,传统的颅外法难以修补部位深在的复杂型脑脊液鼻漏,且创伤较大,脸上留有瘢痕,现多用于额窦脑脊液鼻漏的修补。目前多使用鼻内镜手术修补脑脊液鼻漏,国内文献报道,经鼻内镜手术修补脑脊液鼻漏的病例已有逾千例,1 次手术修补成功率在 90% 以上。应用鼻内镜手术修补脑脊液鼻漏,具有创伤小、成功率高、并发症少等优点,已得到国内外医学界同行的广泛认同。

(1)经鼻内镜修补脑脊液鼻漏的手术适应证:①筛顶、筛板、蝶窦及部分额窦底后壁的脑脊液鼻漏；②外伤性脑脊液鼻漏经非手术治疗无效；③自发性脑脊液鼻漏及部分外伤后迟发性脑脊液鼻漏；④医源性脑脊液鼻漏在术中发现或术后发现经非手术治疗无效；⑤排除严重颅内创伤、出血、感染，全身情况稳定能接受全身麻醉手术。

（2）手术径路选择：术前仔细阅读 CT（鼻-颅底薄层扫描）或者 MRI 水成像，同时结合鼻内镜检查确定颅底大致缺损位置，根据缺损部位的特点选择不同的手术径路。Messerkinger 手术径路适用于来源于嗅裂和中鼻道的脑脊液鼻漏或者术前明确筛顶筛板有骨质破坏的患者。Wigand 手术径路适用于蝶窦鞍区的脑脊液鼻漏，即直接经鼻开放蝶窦的方法。

（3）鼻内镜下漏口定位和漏口处理：首先根据影像学资料开放筛窦或者蝶窦，在开放筛窦、蝶窦的同时寻找漏口，最后明确漏口位置。判断漏口的方法是：①漏口位置的鼻窦黏膜多呈高度水肿，呈灰白色，可帮助我们探查；②如果术中发现微量可疑漏出液，可用细管吸引器边吸边仔细观察，若见线状液体流动，可确定脑脊液鼻漏存在，再根据流出部位寻找漏口。处理漏口时要充分开放漏口周围气房，探查漏口情况，刮出漏口中的肉芽及碎骨片，创造新的创面。在必要时用电凝止血。对位于蝶窦侧壁的脑脊液鼻漏，处理漏口时要特别注意避免损伤重要解剖结构。

（4）修补材料的选择：较小的漏口（直径＜5 mm）可选择高分子材料或自体脂肪、肌筋膜及鼻黏膜修补，再用生物胶和吸收性明胶海绵，然后用膨胀海绵填塞鼻窦鼻腔；较大的漏口（直径＞10 mm）宜用大块的阔筋膜并同时用生物蛋白胶。

（5）术后处理：①全身大剂量使用能透过血-脑脊液屏障的抗生素（如哌拉西林钠他唑巴坦钠 4.5 g，每天 2 次）至少 10～14 d，至鼻腔内纱条抽完为宜，以控制或预防颅内感染；必要时腰椎穿刺置管引流来降低颅内压。②术后最初数天患者取半坐卧位，防止咳嗽、便秘。③应用脱水药，例如，静脉输入 20％的甘露醇 250 mL，每天 2 次，慎用糖皮质激素。④鼻腔填塞物可经10～14 d 取出。

（杨学峰）

第十二节　鼻息肉

鼻息肉属于一种鼻-鼻窦黏膜慢性炎症性病证，其临床特点为高度肿大的鼻黏膜于中鼻道内产生息肉。致病率为 1％～4％，然而在支气管哮喘、阿司匹林耐性较差、变应性真菌性鼻窦炎和囊性纤维化患者之间，致病率高于 15％。发病多在中年以上，男性多于女性。息肉多源自窦口鼻道复合体和嗅裂。

一、临床表现

1.症状

持续性鼻塞，嗅觉减退；鼻腔分泌物增多；影响鼻窦引流，可引起鼻窦炎；阻塞咽鼓管咽口可出现耳鸣、耳闷和听力下降；后鼻孔息肉常表现为单侧进行性鼻塞，呼吸时经鼻呼困难。

2.体征

鼻腔内可见一个或多个表面光滑，灰白色、淡黄色或淡红色的半透明，如荔枝肉状肿物，触及柔软,一般不易出血,但出血坏死性息肉则触及易出血;多次手术复发者基地宽,不易移动;息肉小者需收缩鼻腔后可见,息肉大者可突至前鼻孔,向后突至后鼻孔及鼻咽部;后鼻孔息肉可见蒂茎自中鼻道向后伸展,位于后鼻孔或鼻咽部。巨大鼻息肉可致外鼻变形,鼻背变宽,形成"蛙鼻"。

二、治疗

鼻息肉的治疗主张综合治疗,包括药物治疗和手术治疗。值得注意的是,鼻息肉的复发多数是因缺乏有效的、规范的和系统的药物治疗。

(一)药物治疗

1.糖皮质激素

现阶段,除了手术以外,糖皮质激素为诊治这种病证效果最好的药物,在进行手术之前结合使用能够让鼻息肉范围变小,保持鼻腔呼吸畅通,在手术之后使用能够预防或减缓鼻息肉再次出现。

(1)鼻用糖皮质激素:鼻用糖皮质激素具有较强的局部抗炎作用,可减少鼻息肉组织中淋巴细胞数目,抑制细胞因子的合成,亦可减少鼻息肉组织中嗜酸性粒细胞的数目和活化状态。鼻息肉术后鼻内局部使用激素时间通常为3~6个月。

(2)全身用糖皮质激素:短期全身使用糖皮质激素可减小和控制鼻息肉的生长。术前在鼻用激素的基础上,配合口服激素3~5 d,可以明显减小鼻息肉。对伴有哮喘的患者或有明显变应性因素者,给予激素口服可减少支气管高反应性,缓解症状。

2.黏液稀化剂

慢性鼻窦炎鼻息肉患者,尤其是有前期手术史者,鼻腔鼻窦黏液纤毛清除功能遭破坏,导致炎症的恶性循环。黏液稀化剂的作用包括:①碱化黏液,降低黏液的黏滞度;②β拟交感效应,增强纤毛活性,调节分泌;③恢复黏液毯的构成比例。对维护和促进恢复黏液纤毛清除系统功能有重要意义。例如,桃金娘科树叶提取物(标准桃金娘油0.3 g口服,每天2次,3~6个月为一个疗程),鼻息肉术后使用一般应持续3~6个月,最好根据鼻腔分泌物的多少和黏膜状况确定使用时间。

3.鼻用减充血剂

建议使用盐酸羟甲唑啉喷鼻,如果连续使用应限制在7 d以内。

4.其他药物

例如,白细胞三烯受体拮抗剂、抗组胺药(如氯雷他定片10 mg空腹服,每天1次,连服5~7 d)等,可以起到抗变态反应和抗炎的作用。

(二)手术治疗

1.手术时机

规范化药物治疗6~8周以上仍无效时。治疗无效的判断标准包括:①症状无明显缓解,或者患者自觉症状缓解不满意要求手术;②鼻内镜检查鼻黏膜炎症未得到有效控制,或与此有关的分泌物无明显减少;③鼻窦影像学检查提示病灶仍较广泛或窦口引流不畅等。

2.术前处理

(1)术前检查鼻窦CT,变应性因素评估及与手术有关的检查,如心电图、胸片、血常规、凝血功能、术前标志物、肝功和肾功等。

（2）术前用药，如同前述规范药物治疗方案，最好于术前 2 周开始。

（3）术前对患者的症状进行评估，知情同意及沟通。

（4）手术前修剪鼻毛，术前 30 min 使用止血药、镇静药。

（5）依据病情的严重程度及结合患者的要求，选择局部麻醉或全身麻醉。

（6）选择合适正确的手术器械对手术效果起一定作用。

3. 手术方法

主要有圈套法和电动切吸法。

（1）圈套法：鼻腔在丁卡因＋肾上腺素表面麻醉下，用鼻镜或鼻内镜明视下，了解息肉大小、范围及根蒂位置，和周围组织有无粘连，用鼻圈套器伸入鼻腔，沿鼻中隔平面插至息肉下部，转动钢丝圈套住息肉，并将圈套器顶端向息肉的蒂部推进，逐渐收紧钢丝圈，但又不能紧到切除息肉程度，然后用力向下急速拉出，使息肉连同根蒂一并摘除。可用丁卡因＋肾上腺素棉片压迫止血，稍待片刻后取出，再将深部息肉同法切除。若有残留根蒂可用鼻息肉钳夹住后，旋转拉下，拉出息肉时，有时筛房被开放，鼻窦内有息肉应将息肉、息肉样变的黏膜切除，鼻窦内无息肉，有脓，应扩大窦口，吸净脓液，清除病变黏膜。术后鼻腔填塞。

（2）电动切吸法：鼻内镜直视下，手术中借助电动切割器将息肉或息肉样变的黏膜组织切吸干净。术后鼻腔填塞。

4. 术后处理

（1）术后注意避免用力擤鼻，避免剧烈活动，清淡温凉饮食。

（2）应用抗生素 1 周，预防感染（如青霉素钠粉针 800 万 U，静脉滴注，每天 1 次）。

（3）术后全身使用糖皮质激素，抽出鼻腔填塞物后局部使用糖皮质激素 3 个月以上。

（4）酌情使用抗组胺药（如氯雷他定片 10 mg 空腹服，每天 1 次）。

（5）术后使用黏液稀化剂（如标准桃金娘油 0.3 g 口服，每天 2 次，3～6 个月为一个疗程）。

（6）鼻腔局部使用油剂，软化结痂，有利于结痂排出。

（7）局部鼻用减充血剂。

（8）鼻腔冲洗，对术腔清洁和保持湿润起重要作用，通常持续 3 个月左右。

（9）鼻窦内镜复查半年。

5. 手术并发症及其处理

（1）出血：术中损伤筛前动脉、筛后动脉、蝶腭动脉或其分支（如鼻腔后外侧动脉等）。

处理：①由鼻部血管损伤引起的出血可经鼻腔填塞或双极电凝止血；②保守治疗出血不止者，可考虑行经上颌窦做蝶腭动脉结扎术。

（2）鼻腔粘连：鼻腔粘连常因术后换药不及时或清理不当，特别是中鼻甲与鼻腔外侧壁粘连，可以阻塞上颌窦和额窦开口，导致炎症经久不愈或复发。大多数的鼻腔粘连不会引起临床症状，如果随访中发现粘连可在局部麻醉下分离。

鼻息肉的基本病理变化为鼻腔鼻窦黏膜的慢性炎症反应，只有祛除息肉才可保持鼻腔呼吸畅通，但是极易再次发作。临床观察大约 1/5 的鼻窦炎患者在接受手术之后再次发作率和变应性鼻炎存在密切的关系。仅仅是鼻息肉症状在手术之后再次发作率通常为 15%～20%，而有变态反应素质的鼻息肉患者术后复发率可上升到 40%～70%。

（杨学峰）

第十三节　鼻窦癌

鼻腔及鼻窦恶性肿瘤较为少见，据统计，仅占全身恶性肿瘤的 0.5%～3.66%，占耳鼻喉科恶性肿瘤的 25%～50%，国外报道为 0.2%～2.5%。男、女性患者的比例为(1.5～2.4)∶1，好发于 40～60 岁人群。多属原发，自他处转移而来者极少。因鼻窦解剖位置深且隐蔽，肿瘤早期症状常较轻，且常因伴有慢性炎症，故易忽视，而使早期诊断相对不易。鼻腔鼻窦与眼眶、颅脑解剖关系密切，恶性肿瘤在晚期可累及邻近组织，此时难以判断其原发部位且使诊断、治疗更加棘手。

一、临床表现

由于鼻腔鼻窦癌患者出现症状较晚，就诊亦较晚，且常被误诊为炎症、息肉等而漏诊误治，早期诊断较困难，故需引起重视、提高警惕。临床表现根据肿瘤部位范围、病理类型、生物学特性、病程、扩展方向等因素而变化颇大。诊断要点如下。

1.结合病史综合分析

对单侧进行性鼻塞，血性脓涕、反复鼻出血或涕中带血，尤其是 40 岁以上者，应提高警惕、高度怀疑、仔细检查。首先应详细了解病史，若出现顽固的头面颈部疼痛，不明原因的上颌牙齿麻木、疼痛，顽固的鼻窦炎及多次迅速复发的鼻息肉等情况，更应高度怀疑恶性肿瘤。

2.症状体征

(1)症状：单侧鼻腔反复涕中带血或鼻出血、血性恶臭脓涕，进行性鼻阻，突眼、复视及视力减退等，头痛，第Ⅰ～Ⅵ脑神经麻痹状态，阵发性耳痛，面颊部胀痛、麻木等，牙齿麻痒、疼痛、松动、脱落、出血、张口困难或牙龈肿痛等。

(2)体征：鼻腔可见新生物；面颊部不对称，皮下不规则质地较硬肿块；晚期皮肤潮红或破坏甚至形成癌性瘘管、溃烂；眼球受压移位或活动受限；硬腭下塌、硬腭牙龈溃烂；顽固性神经痛和张口困难。颈部有时可扪及肿大淋巴结；远处转移表现或进行性体质量下降、贫血、恶病质等。

二、辅助检查

1.前、后鼻镜检查

可窥及鼻腔、鼻咽部隆起、溃烂等改变及新生物。

2.鼻内镜及电子鼻咽镜检查

可观察到新生物表面多不光滑，常伴溃疡及坏死，易出血。能直观看到肿瘤的部位、范围，如果未见确切肿瘤迹象，则应注意鼻腔外侧壁有无内移、膨隆，中鼻道、嗅沟有无血迹，尤其需注意后鼻孔、鼻咽顶后壁、咽鼓管咽口、咽隐窝等处有无受累征象。

3.影像学检查

(1)鼻窦 X 线片：为传统常用方法，对诊断有一定意义。

(2)CT 或 MRI：CT 能全面精确显示肿瘤的范围，了解骨质破坏的情况；MRI 可较好显示软组织侵犯，尤其是了解肿瘤与颅底、血管等重要结构的关系。

(3)其他：例如，B 超、放射性核素扫描、PET/CT 等，对诊断有一定意义。

4.活检

确诊需依据病理学结果，必要时须多次活检。肿瘤已侵入鼻腔者，鼻部新生物直接活检。

上颌窦肿物可经上颌窦穿刺活检、经口活检或鼻内镜取肿瘤组织活检。对病理学检查结果阴性而临床上确属可疑者,除在内镜下经鼻腔、上颌窦口、中鼻道取肿瘤组织外,尚可行鼻腔、鼻窦探查术,根据术中冰冻切片确诊。

5.颈部淋巴结细胞学检查

当鼻腔鼻窦癌患者的颈部出现淋巴结,其他检查无法明确是否为肿瘤转移时,可行颈淋巴结穿刺细胞学检查,切开活检可能导致肿瘤扩散风险增大,应尽量避免使用。

三、鉴别诊断

1.鼻息肉

通常无涕血史。灰白色,表面光滑,半略透明,质软似荔枝,触之不易出血。

2.乳头状瘤

乳头状瘤表面呈桑葚状,粗糙易渗血,常不易与恶性肿瘤区分,可行增强 MRI 扫描,其影像学改变有助于诊断。因约有 10% 的癌变,因而需活检鉴别,对于有过手术摘除史的病例尤应警惕。

3.上颌窦良性病变

例如,出血坏死性息肉、真菌性上颌窦炎等。其特点是病程较长,有时可有涕中带血、脓涕、臭鼻等,CT 扫描显示团块状占位,真菌者可有钙化点,骨破坏多限于内侧壁。有时需依病理方可鉴别。

四、治疗

(一)治疗方案及其选择

主要依据肿瘤的病理类型、部位和范围、病期、患者的全身情况等综合考虑,最常用为手术、放疗、化学药物治疗(简称化疗)结合的综合治疗方案。治疗方法大致可分为手术、放疗、化疗、生物疗法、中草药及其他对症治疗 6 类,视患者的具体情况,采取单独或配合应用。目前多主张尽可能早期发现,确诊后及早开始采用综合疗法进行治疗,以外科手术、放疗和化疗为主的方案最常用,通常以手术切除为主,包括术前小量放疗,使肿瘤缩小、周围淋巴通道和血管闭塞;手术彻底切除肿瘤的原发灶,必要时行单侧或双侧颈淋巴清扫术;术后再配合以足量放疗,以彻底消灭创腔内可能残存的肿瘤组织。在整个治疗过程中,可同时辅助以化疗、生物疗法、中草药、对症及支持疗法。对于较早的肿瘤,手术常为首选。放疗适用于对射线敏感或病期较晚、范围广泛或已有转移、身体情况无法耐受或不愿手术的病例。此外,在鼻腔鼻窦恶性淋巴瘤中,放疗为其重要方法;放疗同时也是综合方案中的重要组成部分,对晚期、不能手术的患者,也可单用放疗和/或化疗作为姑息性治疗手段。化疗主要用于晚期患者或作为手术、放疗的辅助手段。首次治疗是成效的关键,如果治疗恰当,容易取得较好效果。如果肿瘤有残留或复发,再次治疗的效果将远逊于首次治疗。再次治疗可分为手术、放疗和化疗。应根据肿瘤病理类型、部位、大小、侵犯范围以及患者的承受能力决定。

(二)手术治疗

手术切除是目前治疗鼻腔鼻窦癌的重要方法,凡能经手术彻底切除的,通常均作首选。对放疗不敏感的(如恶性黑色素瘤等),亦为首选。根据肿瘤病变性质、解剖部位和侵及范围的不同,手术方法有鼻侧切开、上颌骨部分或全切除和/或眶内容物剜出、面中部掀翻、颅面联合径路、鼻内镜手术等术式,有颈部淋巴结转移者,可行择区性颈清扫术。手术前后加用放疗。

1.手术方式选择原则

(1)非鼻内径路者,切口足够,术野暴露充分、清晰,确保直视下自上而下、从外至内、由浅及深地逐步或一次性完整切除肿瘤。

(2)术中尽量避免损伤硬脑膜、脑组织,Ⅰ～Ⅲ、Ⅳ～Ⅵ脑神经等重要结构。

(3)有利于对组织损伤的修复和重建,尽可能在同一术野中完成。

(4)可有效地控制术中出血。

2.手术适应证

(1)局限于鼻腔、鼻窦的恶性肿瘤,无远处脏器转移。

(2)鼻腔鼻窦癌侵犯周围骨质或颅底骨质,侵犯硬脑膜,但范围较局限,无远处器官转移。

(3)身体一般状况可耐受手术、无手术禁忌证的患者。

3.手术切除原则

(1)尽可能在直视下整块切除。体积较小的,可利用内镜和激光、射频、微波等技术切除。鼻及鼻窦恶性肿瘤的实际扩展范围,在手术前被低估率达 31.6%,仅 3.2% 被高估。尤其是筛窦癌及肿瘤在翼腭窝、颞下窝、眼眶等部位的扩展范围更易被低估,因此,术前必须考虑到上述情况,切勿过于保守。在肉眼可见的肿瘤边界之外 0.5～2 cm 处正常健康组织上开始切除,手术应尽量彻底和整块切除。

(2)力求瘤外切除,在有可能的前提下,尽量做到在肿瘤包膜外操作,避免直接对肿瘤本身行切、割、钳、夹等,手术结束时要彻底检查创腔,凡有可疑肿瘤残余处均应给予电凝烧灼,必要时予液氮冷冻破坏。

(3)如果侵犯颅内的鼻、鼻窦肿瘤,宜先颅内、后颅外进行手术。

(4)邻近器官、组织受累者,连同受累部位一并切除,然后行修复性手术。例如,鼻、鼻窦癌破坏颅底骨质、侵犯颅内硬脑膜或脑实质受损亦可一并切除。

4.术前准备

(1)全面系统查体及专科检查:了解病变范围及全身状况、耐受手术能力。

(2)必要的化验室检查:了解各重要脏器的功能状态,例如,心电图、胸部 X 线检查,肝、肾功能检查,凝血功能检查等。

(3)影像学检查:①X 线、CT 或 MRI 检查,以了解病变范围、明确周围骨质破坏程度及其与周围结构的关系,对评估手术切除范围、选择术式有重要作用;②数字减影血管造影(digital subtraction angiography,DSA),血管造影可了解肿瘤的血供情况及其与颅内血管的关系;③恶性肿瘤需明确有无局部或远处转移,例如,胸部 X 线片了解有无双肺及纵隔转移,骨核素扫描了解有无骨转移,腹部脏器 B 超以排除肝、肾等转移。

(4)病理学检查:术前原则上均应行病理活检,明确诊断后方采取手术。但对于某些特殊部位的病变、术前无法活检或术前多次病检未确诊但临床高度怀疑为恶性肿瘤者,也可采取术中探查,快速冰冻切片检查再行手术,唯术前需充分告知病情并做相应数套手术方案准备。

(5)备血:根据病变性质、手术范围、患者的体质状况、预计手术时间、预计失血量等情况,必要时应充分备血。

(6)术前抗生素的应用:部分手术术前应预防性使用抗生素,例如,颅-面联合进路手术,应在术前 1 天静脉注射抗生素,术中可再强化 1 次。鼻腔分泌物较多者可先行鼻腔冲洗。

（7）其他伴随情况：应于术前纠正改善，例如，控制血糖、改善血压、纠正贫血状态，伴有颅内压升高者，应先用20％的甘露醇，脱水降低颅内压。

5.各种手术方式及入路

（1）鼻内径路：仅适用于极少数病变早期、体积小、位置表浅且非常局限的恶性肿瘤。

（2）鼻侧切开术：适用于切除鼻腔、上颌窦内侧及筛窦肿瘤，也可扩大处理后组筛窦、额窦及蝶窦的病变，对鼻腔及上颌窦广泛受累的软组织也可做选择性切除。优点是视野充分，有利于肿瘤的根治性切除，缺点是面部遗留瘢痕。

（3）上颌骨部分切除术：①适应证为上颌窦恶性肿瘤局限于窦腔，未侵犯牙龈、牙齿及硬腭、眶底；上颌骨牙源性恶性肿瘤局限于牙槽突；恶性肿瘤局限于牙槽、硬腭或上颌窦底壁；鼻腔筛窦癌侵犯上颌窦上部。②术前准备为常规各项全身麻醉术前检查及 CT 或 MRI 扫描；口腔及鼻腔清洁，必要时制作牙托。

（4）上颌骨切除术：若鼻窦恶性肿瘤已侵及眼眶者，除行上颌骨切除术外，同时行眶内容物剜除术。

适应证：上颌窦恶性肿瘤侵犯筛窦、眶底及鼻腔外侧壁；上颌窦癌突破后外侧壁，侵犯翼腭窝、颞下窝等；鼻腔筛窦癌累及上颌窦，范围广泛，上颌骨部分切除无法彻底清除肿瘤。

术前准备：基本同上颌骨部分切除术，需备血。

注意事项：术中取上颌骨时应迅速，并备好热盐水纱布压迫术腔，防止取骨后迅猛出血；术中应尽量避免损伤眶骨膜，防止眶内并发症；创面可取大腿内侧全层皮片移植促进伤口愈合。

术后处理：足量抗生素预防感染；保持伤口及口腔清洁；术后7～10天拆除伤口缝线，并逐步抽取填塞物。

（5）面正中掀翻术：切口自唇下正中沿唇龈沟进行切开并切开梨状孔缘黏膜。向上翻转软组织，也能充分暴露双侧上颌前壁及鼻腔，能很好地接近鼻腔、鼻中隔、上颌窦、筛窦、蝶窦、鼻咽及斜坡等解剖部位，适用于肿瘤的完整切除。切除该区肿瘤后，面部不遗留瘢痕。

（6）颅面联合切口：该术式适用于切除破坏前颅底骨质，侵犯硬脑膜或侵犯脑组织的肿瘤，可一次切除颅内和颅外的肿瘤，同时可修补切除或破损的硬脑膜和颅底缺损处。适用于额窦、筛窦恶性肿瘤侵及颅底或前颅窝的病例，包括3种常见进路：额上进路、额窦内板进路、经眶上缘进路。

术前准备：术前 CT 及 MRI 扫描；术前1天剃头、剪鼻毛及预防性应用抗生素，神经外科术前常规准备及备血。术后处理及主要并发症：①术后处理，重点关注意识、生命体征及水、电解质平衡，应用足量可透过血-脑脊液屏障的抗生素，必要时给予脱水药，留置硬脑膜外腔及皮下引流管时应注意保持其通畅，术后7～10天抽出鼻腔填塞物，如果颅底有移植物，应注意勿扰动。②并发症主要有术后出血、术腔或颅内眶内感染、脑脊液鼻漏、颅骨缺损区继发脑膨出及嗅觉障碍等。

（7）其他鼻外手术入路：①鼻根"T"形切口（Presinger 切口），适用于鼻腔、鼻中隔上部和额窦底部的肿瘤切除；②额窦鼻外切口（Lynch 切口），适用于额窦、筛窦肿瘤切除；③唇下侧切口（Denker 切口），适用于局限于上颌窦底部的肿瘤。

（8）鼻内镜手术：目前认为对于局限于鼻腔或鼻腔蝶窦、筛窦和局限的上颌窦病变，以及部分前颅底肿瘤均可采用鼻内镜手术，更广泛的病变应采用鼻内镜与其他术式联合径路。这种手术方式的优点是可以准确确定肿瘤部位，保留正常的黏膜和骨结构，避免面部瘢痕，不足之处在于不利于止血,且为单手操作。随着鼻内镜技术的不断发展,动力系统、鼻用电钻、影像导航系统等广泛应用,鼻内镜用于鼻腔及鼻窦恶性肿瘤手术治疗范围也不断拓展,越来越多的病变均可在鼻内镜下彻底切除。

(9)颈淋巴结的处理:颈淋巴结转移及 T 分期对预后的影响。颈淋巴结转移与预后密切相关,Snow 指出头颈部鳞癌患者的颈淋巴结状态是评价疗效及估计预后的重要指标,凡出现转移者,治愈率降低 50%。鳞癌无论是否发现颈部淋巴结肿大,均应常规行择区性清扫术;其余鼻腔鼻窦癌根据其病理类型及颈部淋巴结情况处理。

(三)放疗

可以单独使用也可以和手术联合进行,单独根治性放疗,只适用于对放射线敏感的恶性肿瘤(如肉瘤、未分化癌),但疗效并不完全满意。对晚期无法根治的患者,仅能作为单独的姑息性放疗。单独放疗局部控制率差,5 年局部控制率为 40%,放疗失败后补救手术 5 年生存率仅为 22%。回顾性研究表明,手术加术后放疗的疗效优于单独放疗。近年来随着科学技术的发展,新的放疗技术不断出现,例如,立体定向放射治疗和调强放射治疗等,先进的放疗技术可以使用很小的放射剂量达到治疗效果,同时有研究表明先进的放疗手段联合化疗可以提高患者的 5 年生存率。但放疗不能过量,以免引起术后愈合不良、放射性骨坏死和咬肌纤维化等不可逆并发症,使面部变形、口腔功能严重受损。

(四)化疗

化疗对肿瘤组织缺乏高度选择性且毒性反应大,因此在临床上很少单独使用,在肿瘤治疗中常作为一种辅助手段、姑息疗法或与手术、放疗联合使用。近年来出现了序贯放疗、化疗和同步放疗、化疗,以期提高患者的局部控制率和疾病特异生存率。近年有使用变压化疗提高疗效的报道。其原理为应用血管紧张素Ⅱ使癌组织的血流量增加而正常组织不变,此时给予化疗药物,增加癌灶内药物浓度,之后再用血管扩张药降压,从而使癌组织血流突然减少,进入癌内的药物不易进入血液循环而延长药物作用时间。

(五)其他治疗方法

(1)生物疗法:亦可称免疫治疗,是提高机体在免疫反应过程中免疫应答力的一切生物活性物质的总称。通过免疫系统,改变患者对肿瘤的生物学应答而产生治疗效应的物质和措施均属于生物疗法范畴,它基于生物反应调节理论提出,认为恶性肿瘤患者的机体免疫(尤其细胞免疫)功能多处于抑制状态,试图增强患者机体的免疫反应性,人为地将肿瘤与机体防御之间的失衡调节至正常水平,有可能控制肿瘤的生长,甚至使之消退。包括细胞因子疗法、特异性主动免疫疗法、单克隆抗体及其交联物的抗癌疗法和过继免疫疗法 4 个方面。目前认为生物疗法是除手术、放疗、化疗以外的恶性肿瘤治疗的第四治疗程式,目前多处于实验和探索阶段,作为综合疗法中的一种辅助治疗方法(如干扰素、白介素等)。

(2)中医治疗:中医学在治疗耳鼻咽喉恶性肿瘤方面有悠久历史,强调整体观念,讲求辨证施治,通过对人体的调理作用,可减轻患者的痛苦,缓解症状,改善患者的生活质量,配合手术、放疗、化疗等手段,减轻治疗中的不良反应;对于不适宜上述治疗的患者,则尽可能控制肿瘤,使之改善症状并在一定程度提高生活质量。

(3)其他:如激光、冷冻、射频、微波等有时也可作为部分早期、浅表、局限性肿瘤的治疗手段之选。

(杨学峰)

第十四节 鼻中隔偏曲

鼻中隔偏曲系由于鼻中隔在发育过程中受某些因素影响所致的结构上的畸形,形态上向一侧或两侧偏斜,或局部突起,可影响鼻腔生理功能,并引起一系列病理变化。鼻中隔部分呈尖锐突起者称棘突或距状突;呈长条状隆起者称嵴突;若鼻中隔软骨突入鼻前庭则称鼻中隔软骨前脱位。

事实上鼻中隔完全正直者甚少,常有不同程度的偏斜,且上述各种形态可同时存在。如果无功能障碍,可不做任何处理。此病以成年人多见,新生儿及婴儿亦可有之。恒牙萌生后,其发病率随年龄而增长,男性比女性多,左侧较右侧多。

一、临床分型

由于鼻中隔在新生儿时为软骨,以后犁骨与筛骨垂直板先后逐渐骨化,在生长发育过程中,受外界影响而使中隔的形态变异,可出现各种症状。

(一)按部位分类

1.软骨部偏曲

软骨部偏曲多为外伤所致,常引起鼻呼吸障碍。软骨部前端偏曲,向一侧鼻前庭突出。称鼻中隔软骨脱位,该处黏膜干燥,易致鼻出血。

2.骨部偏曲

骨部偏曲多因发育异常或肿块压迫所致。筛骨垂直板偏曲,常压迫中鼻甲,阻塞中鼻道,影响该侧鼻腔通气和引流。犁骨偏曲则形成鼻中隔嵴突。

3.混合型偏曲

混合型偏曲多由于幼年鼻外伤,偏曲随生长而发展。其偏曲不仅累及鼻中隔各部分,且伴有鼻腔侧壁畸形,故严重影响鼻部生理功能,并成为耳鼻咽部并发症的重要病因。

(二)按形态分类

1."C"形偏曲

鼻中隔软骨与筛骨垂直板均向一侧偏曲,与该侧中、下鼻甲接触,阻碍鼻腔呼吸和引流。

2."S"形偏曲

筛骨垂直板向一侧偏斜,中隔软骨向另一侧偏斜。常致两侧鼻腔呼吸和引流障碍。

3.嵴突(骨嵴)

鼻中隔的长条形突起,自前下向后上方倾斜。多为鼻中隔软骨、鼻嵴或犁骨上缘混合偏曲。有的为鼻中隔软骨边缘脱位与犁骨重叠所致。伸入中鼻道的嵴突。可阻塞上颌窦和筛窦开口,一般对呼吸的障碍不大。位于前下方的嵴突常为鼻出血的局部原因。

4.距状突(骨棘)

距状突(骨棘)为局限性尖锐突起,常位于鼻中隔软骨的后端,或其与筛骨垂直板、犁骨交接处。其尖端压迫鼻甲黏膜,可引起反射性头面部神经痛。

(三)按高低分类

高位偏曲常阻塞中、上鼻道,压迫中鼻甲,常为鼻窦炎的病因。低位偏曲除阻碍分泌物引流外,影响较小。

（四）按偏斜方向分类

有纵偏、横偏及斜偏，除鼻中隔偏曲外，常伴有鼻外形歪斜。

二、病因

鼻中隔偏曲的病因尚无定论，多认为有以下方面因素。

（一）外伤

外伤为鼻中隔偏曲的主要原因，直接或间接损伤鼻部均可造成。直接外伤常有鼻骨骨折、鼻中隔骨折及鼻中隔软骨脱位，引起鼻中隔变形。幼儿受伤后，常使筛骨垂直板、犁骨、鼻嵴及鼻中隔软骨的连接处发生脱位现象。因各骨发育不全，当时症状不显，随年龄增长，鼻中隔在发育过程中，逐渐形成偏曲。有谓新生儿鼻中隔偏曲的主要原因，是分娩产程中，颅骨在产道受压迫，使两侧颧骨及上颌骨向中线挤压，致腭弓向上扭转和鼻中隔组成部分形态改变而发生。鼻中隔后部骨化较早，且有鼻骨和颅骨保护，受伤机会极少，不易引起偏曲。但鼻中隔前部即软骨部，位于鼻梁中央皮下，易受外伤，发生脱位和偏曲。

（二）发育异常

鼻中隔上部的鼻骨、筛骨和其下的颌骨、腭骨、犁骨等一般发育较早，而鼻中隔软骨发育较晚，使后者四面受限制，造成鼻中隔前端偏曲。后有筛骨垂直板和犁骨的阻挡，鼻中隔软骨发展困难，多形成矩状突。头颅骨在发育期，抵抗力最弱处为犁骨和鼻中隔软骨接合处，故偏曲多在此处发生。亦有人认为犁骨发育过度或切牙发育错乱为鼻中隔偏曲的原因。

（三）高拱硬腭

某些腺样体肥大的患者，鼻腔阻塞，张口呼吸，日久，硬腭向鼻腔高拱，形成高拱硬腭，使鼻顶与鼻底距离缩短，鼻中隔发育受限制，渐呈偏曲状态。有学者通过测量证实，硬腭高拱者，多伴有鼻中隔偏曲；但亦发现不少鼻中隔端正，而具有高拱硬腭者。他认为鼻中隔位于前颅底和硬腭之间，从硬腭至筛骨板距离约为 5 cm，如果短于此数，则易形成鼻中隔偏曲。

（四）遗传因素

有人提出鼻中隔偏曲的发生与遗传因素有关。如果父为长形头颅，母为小平头颅，其子女可能鼻中隔巨大而鼻腔狭小，导致鼻中隔无发展余地，在发育中逐渐形成偏曲。亦有人认为单纯偏曲可能为遗传性，多发性偏曲常为外伤所致。曾发现某些家庭中有同样鼻外或鼻内畸形的现象。

（五）压迫因素

鼻腔内肿瘤或异物压迫，可使鼻中隔偏向一侧。有谓鼻甲肥大亦可压迫中隔使成偏曲，但也有反对其说者。

总之，引起鼻中隔偏曲的因素较复杂，以外伤和发育异常为主。高拱硬腭和鼻中隔偏曲均属畸形发育，其相互关系不能单纯从局部解剖观点解释，应当进一步从生理角度来考虑。至于遗传因素，尚有待今后多加观察研究。

三、临床表现

（一）鼻塞

鼻塞程度与鼻中隔偏曲的程度有关，为最常见症状，多呈持续性，多见于偏曲侧。不仅与鼻中隔偏曲造成鼻腔狭窄有关，而且与偏曲的影响造成层流减少、涡流增加关系密切，平时患者感觉呼吸不畅,受冷和感冒时症状加重。对侧鼻腔初尚通畅,日久因生理性填补空间作用,使黏膜及鼻甲代偿性肥厚,以致鼻腔变小,两侧持续性鼻塞。若是儿童,长期鼻塞,经口呼吸,则影响患儿发育,可造成肺部扩张,形成鸡胸。鼻塞严重者可以出现嗅觉减退。

(二)鼻出血

鼻出血多发生于鼻中隔偏曲的一侧或棘、嵴处,该处黏膜张力大且黏膜较薄,局部血供丰富,黏膜由于气流的刺激容易干燥,故易出血。

(三)反射性头痛

偏曲的鼻中隔黏膜常与中、下鼻甲相接触,引起同侧的反射性头痛。此外,鼻中隔偏曲引起气流的变化,造成偏曲部位的后方局部黏膜水肿引起头痛。

四、诊断与鉴别诊断

鼻中隔偏曲的诊断一般不难。前部的偏曲,用鼻镜检查即可发现。后部的偏曲,用血管收缩剂收缩黏膜后,也易查见。但鼻中隔偏曲的诊断标准差异甚大,检查应注意:①距状突或嵴突,是否压迫相对的鼻甲黏膜;②偏曲部分是否影响鼻道引流;③鼻腔侧壁的相应变化(如鼻甲肥大、黏膜增厚等);④注意后部的偏曲及高位偏曲。鼻窦CT及鼻内镜检查有利于更加细致地了解鼻中隔偏曲的程度、部位及相邻结构的异常,利于手术方案的选择。

鼻中隔偏曲的判断标准尚未统一,可分为三类,即三度。

Ⅰ度:轻度偏曲。鼻中隔偏曲部与鼻腔侧壁不接触,对鼻腔功能和鼻窦引流尚无妨碍者。

Ⅱ度:较重偏曲。偏曲部与鼻腔侧壁接触,或伴有对侧鼻甲代偿性肥大或萎缩性改变,已影响鼻功能及鼻窦引流者。

Ⅲ度:严重偏曲。偏曲部与鼻腔侧壁紧靠,距状突或嵴突紧压鼻甲骨,以细棉签探查不能通过,伴有极明显鼻塞等症状者。

五、治疗

(一)手术适应证

(1)鼻中隔偏曲引起持续性鼻塞者。

(2)鼻中隔偏曲妨碍鼻窦通气及引流者。

(3)鼻中隔嵴突或距状突压迫鼻甲引起反射性头痛者。

(4)鼻中隔偏曲引起反复鼻出血者。

(5)鼻中隔偏曲伴一侧鼻腔有萎缩者。

(6)鼻中隔偏曲影响咽鼓管功能,发生耳聋、耳鸣者。

(7)鼻中隔偏曲伴有歪鼻者。

(二)手术禁忌证

(1)急性炎症期。

(2)伴全身性疾病。

(3)年龄在18岁以下,鼻部发育未全者。

(三)手术治疗的原则

1996年Lopatin提出鼻中隔矫正术中的生物力学原则:鼻中隔软骨处于一种平衡的力的状态下,这些力会在做切口的软骨侧或在软骨膜剥离侧释放出来,从软骨直的一面剥离软骨膜会使软骨弯向未剥离的一侧,从鼻中隔偏曲的凹面做切口和剥离软骨膜可拉直软骨,从鼻中隔偏曲的凸面做切口和剥离软骨膜可增加原有的弯曲度,术后发生弯曲的程度与软骨的厚度成反比。因此,鼻中隔偏曲的矫正应充分考虑鼻中隔的力学原则,根据其偏曲的程度及部位采用不同的手术方式,以便取得良好的手术效果。

1.鼻中隔后段偏曲

鼻中隔后段偏曲即鼻中隔骨性偏曲。多采用经典的 Killian 鼻中隔黏膜下切除术。

2.鼻中隔前段、高位偏曲

鼻中隔前段、高位偏曲主要是鼻中隔软骨部偏曲。适用于行鼻中隔黏膜下矫正术,即鼻中隔整形术或鼻中隔成形术。此手术可以克服鼻中隔黏膜下切除术切除鼻中隔软骨及骨过多而造成的鼻小柱收缩、鼻尖塌陷及鼻中隔黏膜松弛,呼吸时鼻中隔随气流而飘动,患者仍有鼻塞感等缺点。

3.鼻中隔软骨段偏斜,合并有软骨段歪鼻或鼻中隔软骨前下缘脱位者

鼻中隔软骨段偏斜,合并有软骨段歪鼻或鼻中隔软骨前下缘脱位者其特征是鼻中隔软骨本身尚平直,但偏离中线,并与鼻中隔后段相交成钝角,故影响鼻呼吸功能及鼻梁外形,可通过转门法手术同时矫正鼻中隔偏曲、鼻中隔软骨脱位及歪鼻。

4.鼻中隔偏曲合并骨性歪鼻

有学者采取鼻内切口鼻中隔-鼻成形术,其方法为常规行鼻中隔矫正术同时将鼻中隔与鼻梁完全断离,如果鼻中隔无明显畸形,则单纯将鼻中隔与鼻梁断离。

5.儿童的鼻中隔手术

一个世纪以来,一直认为鼻中隔在鼻及面部骨骼的发育中起重要作用,因此许多医师认为未成年儿童行鼻中隔手术会影响鼻及面部发育。Hayton 观察 31 例采用经典的鼻中隔黏膜下切除术的 6～14 岁儿童,其中有 10 人发生鼻部变宽鼻尖塌陷,从此建立 16 岁以下儿童勿施行鼻中隔手术的观念。一位学者通过动物实验对此观点产生了质疑,Bernstein 用不满周岁的小狗做鼻中隔黏膜下切除术,保留两侧的黏软骨膜完整,部分动物将切下的软骨做移植瓣植入两侧黏软骨膜中,经观察没有对任何一只狗鼻部及面部的骨骼发育发生影响,认为软骨膜在鼻中隔的生长过程中起重要作用,儿童如果采用保守的鼻中隔成形术,并不会影响鼻及面部的发育。

目前认为,儿童如果因鼻外伤或其他原因造成鼻骨骨折鼻中隔脱位偏曲时,应及时将鼻骨复位,鼻中隔偏曲可采用鼻中隔成形术,以避免以后骨折畸形愈合,瘢痕粘连造成手术困难。新生儿鼻中隔脱位的发生率为 1.9％～4％。应尽早手法复位,最好不要超过出生后 3 周。

6.鼻中隔的二次手术

鼻中隔第一次手术时因种种原因手术矫正不足、症状未消除,应做第二次手术,第二次手术最好在第一次手术后 1～2 周内施行,此时鼻中隔腔粘连不牢固,可自原切口进入,分离两侧的黏软骨膜再进行矫正。如果在 1～2 个月以后,中隔腔已粘连牢固,分离困难,易造成穿孔。

7.其他

对于鼻中隔软骨部锐利的骨棘,由于其比较薄而锐利,通常采用铲除法。对于鼻中隔嵴则采取切除法。若遇到严重的鼻中隔偏曲且伴有鼻尖塌陷者,则可采用 Joriumi 介绍的鼻中隔次全重建术。

(胡　楠)

第十五节 鼻中隔血肿

鼻中隔血肿为鼻中隔一侧或两侧软骨膜下或骨膜下积血。由于鼻中隔软骨膜和骨膜为一坚韧致密的结缔组织,外伤或手术损伤血管引起其下出血时不易被穿破,血液淤积形成血肿,而黏膜与骨膜结合较紧,且质脆易破,故甚少形成黏骨膜下血肿。

一、病因

(一)鼻部外伤

鼻部外伤,例如,头面部打击伤,或跌倒时鼻部触地,发生鼻骨、犁骨、筛骨骨折或鼻中隔软骨脱位的患者,常伴有鼻中隔血肿。一般以青少年为多见。

(二)鼻中隔手术后

术中止血不彻底,或术后因打喷嚏、擤鼻等活动,可以引起鼻中隔术腔出血。

(三)各种出血性疾病

例如,血液病、血友病、紫癜病等。有时可发生鼻中隔血肿,临床上较少见。

二、临床表现

一侧黏骨膜下血肿,呈单侧鼻塞。鼻骨或鼻中隔骨折、脱位或鼻中隔手术后的血肿,常为双侧性鼻塞。积血压迫神经末梢,引起反射性额部疼痛及鼻梁部压迫感。如果鼻黏膜有损伤时,则可发生鼻出血。

鼻腔检查,可见鼻中隔一侧或两侧呈半圆形隆起,表面光滑,黏膜颜色如常,或稍呈红色,触之柔软有弹性,大多位于软骨部。用鼻黏膜收敛剂时,可见其膨隆处的黏膜多无明显变化。穿刺时多可抽出血液。因筛前神经外支受压,可以出现鼻尖部皮肤感觉迟钝。

三、诊断与鉴别诊断

根据手术或外伤等病史、典型症状和体征,一般不难做出诊断。局部穿刺抽吸有血时,则更可确诊。对小儿鼻部外伤,必须详细检查,以免漏诊。

(一)鼻中隔偏曲

凸面隆起,可形似血肿,但其对侧凹陷,触诊坚硬,易于鉴别。

(二)鼻中隔脓肿

因炎症反应,鼻中隔隆起处黏膜呈暗红色,常有发热等全身症状。做穿刺抽吸检查,可以确诊。

(三)鼻中隔黏膜部分肥厚

黏膜呈灰白色,常位于鼻中隔后上部近中鼻甲处,触之柔软。无手术及外伤史。穿刺抽吸阴性。

四、治疗

首先应清除瘀血,对新近发生且较小的血肿,用粗针穿刺吸出。两侧鼻腔凡士林纱条填塞压迫。如果血肿较大或已凝成血块,则须在局部麻醉下于血肿下部平行于鼻底部切开黏骨膜,或者在血肿的最低处做一"L"形的切口,以吸引管吸出血液或凝血块。鼻中隔黏骨膜下切除术后并发血肿者,可以从原切口分开黏骨膜,或者在原切口的后上1cm处做一新切口,清除术腔内积血及血块,检查有无残留碎骨片并予取出,再用凡士林纱条填塞两侧鼻腔,24h后取出,同时适当应用止血药物,并全身应用抗生素预防感染。

五、预后

小血肿可被吸收消失,或血肿纤维化使鼻中隔增厚。血肿初期,软骨尚可依赖血肿的血清维持营养。但为时过长,软骨可以因供血不足发生无菌性坏死,致塌鼻畸形。如果血肿感染,可转变为脓肿,其后果将更为严重。

(胡 楠)

第十六节 鼻中隔脓肿

鼻中隔脓肿为鼻中隔软骨膜或骨膜下积脓,多发生于鼻中隔软骨部。单侧者少见。

一、病因

(1)大多由鼻中隔血肿而来,故多见于外伤或鼻中隔手术后。鼻中隔的血液供应来自筛前动脉、筛后动脉、腭大动脉和鼻腭动脉,其中鼻腭动脉由蝶腭动脉分出,经犁骨的动脉沟直达犁骨尖端,并与穿过切牙孔的腭大动脉分支相吻合。由于鼻中隔软骨膜或骨膜为一较坚韧的结缔组织,其下方的出血不易穿破,血液淤积其下方而形成血肿。鼻外伤多见于儿童,因跌伤、击伤引起鼻中隔血肿,未及时引流,继而感染而成脓肿;鼻中隔手术形成血肿,继发感染而成脓肿。另外也有报道内镜术后并发鼻中隔脓肿,考虑可能原因有:手术对鼻黏膜的损伤,尤其是鼻中隔及下鼻甲前端;术前准备不足,未行抗感染治疗;手术器械的污染;术后鼻腔清理不及时等。

(2)鼻中隔黏膜损伤,化脓菌侵入黏骨膜下发炎化脓。曾有因鼻腔插十二指肠引流管受伤后,引起鼻中隔脓肿的病例报道。

(3)邻近组织的炎症,例如,鼻、唇、鼻中隔小柱及上切牙根感染,炎症蔓延至鼻中隔形成脓肿。

(4)急性传染病,例如,麻疹、伤寒、流行性感冒、猩红热、丹毒等,亦可并发鼻中隔脓肿。

二、临床表现

以全身及局部急性发炎症状为主,例如,寒战、发热、周身不适、鼻梁和鼻尖红肿疼痛,并伴有触痛,可向额部放射等。脓肿可先发于鼻中隔一侧,但因毒素侵蚀和营养障碍,致软骨坏死,使脓肿向两侧扩散,引起两侧重度鼻塞。

三、诊断与鉴别诊断

一般诊断较易。遇患鼻中隔血肿者,如果疼痛加重、体温上升,应考虑感染化脓的可能。前鼻镜检查,可见鼻中隔黏膜向两侧膨隆充血,触之柔软有波动感及压痛。鼻道阻塞,有黏性分泌物。严重者鼻梁部亦红肿,鼻尖部有明显压痛。颌下淋巴结常肿胀、压痛。

（一）鼻中隔血肿

局部症状较轻，无急性炎症症状，穿刺抽吸，仅吸出血液。

（二）梅毒瘤

梅毒瘤多发生于鼻中隔骨部，向两侧隆起，黏膜亦充血，探针触之质地较硬。无发热及炎性症状，亦无外伤及手术史，梅毒血清试验阳性。

四、并发症

（1）鼻中隔脓肿若不及时治疗，其液体压力可致鼻中隔软骨与软骨膜分离，导致鼻中隔软骨缺血性坏死，骨性鼻中隔也可受累，将形成鞍鼻畸形。据 Ambrus 在 7 例鼻中隔脓肿的出院后随访中发现，有 3 例出现明显的鞍鼻畸形。

（2）鼻中隔脓肿自行溃破，成为鼻中隔穿孔。

（3）炎症扩散至鼻梁部软组织。经静脉逆行，可引起海绵窦栓塞。鼻中隔脓肿导致颅内感染，可能有以下几个途径：①静脉通道，经鼻中隔前部的静脉与上唇危险三角区内静脉网连通眼静脉、筛静脉、面后静脉、翼丛等与海绵窦沟通，海绵窦又与脑膜紧贴，筛静脉亦可直接与上矢状窦相连接；②淋巴通道，已证实上鼻道淋巴可经筛板、垂直板与蛛网膜下隙相通；③嗅神经通道，嗅神经丝周围鞘膜间隙可能提供了从嗅区穿过筛板的颅内通道，导致鼻源性脑脓肿等颅内感染；④鼻外伤、骨折、局部病变腐蚀或经先天性缺损而直接侵犯，细菌经血行感染，可引起败血症；⑤其他：有报道鼻中隔脓肿可致眶蜂窝织炎、急性上颌骨骨髓炎等。

五、治疗

鼻中隔血肿的及时处理是预防鼻中隔脓肿及其并发症发生的关键。鼻中隔脓肿一经确诊后，应及早行切开排脓，可防止鼻中隔软骨的破坏。术前应向患者说明，术后可遗留塌鼻畸形等不良后果。有些学者认为也可不行切开，仅行穿刺抽脓加凡士林纱条填塞双侧鼻腔，大多一次即可治愈，必要时可再穿刺一次。切开位置，一般于鼻中隔一侧沿鼻底部做水平切口，以利充分引流。若脓肿发生于鼻中隔手术后者，可将原切口分开，并向后扩大切口，用吸引器将脓吸净，取除残留病变骨片，术中可用抗生素溶液冲洗脓腔。同时应用广谱抗生素治疗，俟脓液细菌培养及药敏测定后，再改用敏感性抗生素。

鼻中隔脓肿切开引流时，如果发现鼻中隔软骨部已广泛破坏，估计有塌鼻畸形者，应考虑整形问题。曾有人提倡用早期软骨植入法：待脓液排净，炎症控制后，即取储藏软骨片植入创口，可免以后鼻部畸形。大多数学者却认为炎症消退 2～3 个月后，方可进行鼻部矫形手术。

（胡　楠）

第十七节　鼻中隔穿孔

鼻中隔穿孔系鼻中隔软骨部或骨部因外伤、感染、化学药物刺激或其他原因使之穿破，形成大小不等的穿孔，使两侧鼻腔相通，造成自觉有头疼、鼻塞、鼻出血、鼻腔干燥、呼吸时哨音等症状。也可为某些疾病的症状或后遗症，例如，梅毒、麻风等特种感染的鼻部症状；鼻中隔肿瘤治愈后的后遗症;鼻腔后部的穿孔症状并不一定明显。新中国成立以来,由于性病的消灭和工业安全保护的改善,此种原因的病例已少见,虽近几年随着国际交流的增多,性病发病已呈上升趋势,但性病造成鼻中隔穿孔的病例尚未见有增多,不过临床医师仍应注意。不同原因造成的鼻中隔穿孔的部位和大小都有所不同,例如,梅毒性穿孔多破坏较大,侵犯软骨部和骨部,多为大穿孔,甚至鼻中隔全部损毁,重者可有鞍鼻畸形;结核性穿孔多发于软骨部,穿孔边缘黏膜增厚或有肉芽组织或呈潜行性溃疡;麻风性穿孔黏膜常呈萎缩样,鼻腔宽大,黏膜干燥,但无臭味,以上特种感染者均应注意全身症状。化学性穿孔,例如,铬酸刺激造成穿孔常发生于软骨部,伴有鼻黏膜肿胀、干燥、溃疡等变化;外伤性穿孔边缘多光滑,可有黏膜干燥,穿孔多位于软骨部,患者多有长期挖鼻习惯或有鼻中隔手术史,部分患者由于其他外伤,穿孔常不规则,并伴有其他外伤痕迹。

一、病因

各种原因形成的穿孔的部位、大小、形状等不同,一般有些病因往往先致鼻中隔一侧的黏膜溃疡,逐渐侵蚀软骨膜及其支架,继而累及对侧软组织,最后导致鼻中隔穿孔。

(一)外伤

鼻面部是外伤常易累及的部位,严重的外伤或鼻中隔贯通伤后可以遗留鼻中隔穿孔,此类鼻中隔穿孔多与鼻腔的粘连、鼻中隔的移位、鼻窦的外伤、骨或软骨的缺损、软组织的缺损合并存在,形成复杂的形状不规则的鼻中隔穿孔和其他鼻腔鼻窦的后遗症,常合并鼻中隔的异位或与鼻腔外侧壁的粘连。

(二)手术

在鼻中隔偏曲的手术矫正中,若不慎撕裂鼻中隔两侧相对应部位的黏骨膜或黏软骨膜,手术后就形成了鼻中隔穿孔,单侧的黏膜的撕裂不会形成鼻中隔的穿孔。

鼻中隔手术中一定要注意保护好黏骨膜或黏软骨膜,在一侧黏膜撕裂或必须切开时,此时一定要保护好对侧的黏软骨膜或黏骨膜,必要时保留软骨,才能防止鼻中隔穿孔。此种穿孔多在鼻中隔的软骨部。

(三)挖鼻

挖鼻是许多人的一个很不卫生的习惯,因挖鼻形成习惯,反复地刺激鼻中隔黏膜,致使鼻中隔黏膜遭到损伤,形成炎症反应,久而久之鼻中隔黏膜形成溃疡;如果刺激不能及时消除,反复的刺激使溃疡日益加深,双侧黏膜对应的较重溃疡,使之鼻中隔软骨失去了营养和血液供应,就可以形成鼻中隔软骨部的穿孔,此种穿孔比较小。

(四)理化因素

某些厂矿企业,例如,电镀厂、水泥厂、玻璃厂、炼油厂、炼铝厂、磷酸石选矿厂、蓄电池厂等在生产、制造或加工过程中所产生的有害性气体或粉尘(如硫酸、氟氢酸、铬酸、硝酸、铜钒、砷、汞等)被吸入鼻腔,腐蚀黏膜,久之即出现鼻中隔黏膜的溃疡,而最终导致鼻中隔穿孔。临床上治疗鼻中隔李特尔区病变时,常反复应用硝酸银、三氯醋酸、电灼或二氧化碳激光治疗,亦可导致鼻中隔穿孔,还有报道行鼻腔镭锭治疗后致使鼻中隔穿孔者。此类鼻中隔穿孔的部位一般都在鼻中隔软骨部。

(五)感染

普通感染或特殊感染均可导致鼻中隔穿孔。普通感染主要有鼻中隔脓肿;特殊感染,例如,梅毒、结核、狼疮、麻风等。

急性传染病(如白喉、猩红热、伤寒等)均可能导致鼻中隔穿孔。普通的感染一般鼻中隔穿孔多在软骨部,而且均为中、小穿孔。特殊感染所致的鼻中隔穿孔可以软骨部和骨部同时存在,而且穿孔比较大。

(六)肿瘤及恶性肉芽肿

原发于鼻中隔的某些肿瘤累及鼻中隔深层时,可直接造成鼻中隔穿孔;或经手术切除后即修复而遗留永久性鼻中隔穿孔。鼻腔巨大肿瘤压迫鼻中隔日久亦可致鼻中隔穿孔。恶性肉芽肿多可直接形成鼻中隔穿孔。这一类鼻中隔穿孔多比较大,而且软骨部和骨部同时存在。

(七)其他

鼻腔异物或鼻石长期压迫可以导致鼻中隔穿孔。

二、临床表现

鼻中隔穿孔的患者,一般的感觉是鼻腔干燥,易结干痂,鼻塞,头痛,往往有类似神经衰弱的症状,例如头昏、头疼、注意力不集中、记忆力减退等。待排出鼻腔痂皮后鼻塞可以好转,但是可以有鼻腔小量出血。鼻中隔穿孔位于鼻中隔软骨部偏前者,可以在呼吸时产生吹哨声音;若位于鼻中隔后部,则可以没有明显症状。鼻中隔穿孔过大者,可以干燥感觉比较重,例如,合并鼻中隔的偏曲,呼吸气流可以经常偏向一侧,造成一侧的通气过度、干燥感或其他症状明显。

鼻中隔穿孔一般常规鼻镜检查就可以发现,但是位于后部或偏上、偏下的小穿孔则有时可以漏诊,这时应该详细检查,必要时应用麻黄碱收敛鼻腔黏膜后再行检查,也可以应用鼻内镜检查,纤维鼻咽、喉镜也可以进行检查。一般检查都可以见到鼻中隔的不同部位的大小不等的穿孔,穿孔周围有干痂存在,除去后可以见到穿孔边缘的出血、黏膜的干燥或萎缩。如果鼻中隔存在痂皮,未见穿孔,则应该除去痂皮,仔细检查。在合并外伤的患者,应该仔细收敛检查。

三、诊断与鉴别诊断

鼻中隔穿孔,根据鼻中隔穿孔的症状和检查,一般诊断不难,但是应该注意鉴别其发病原因。对合并外伤,或其他特殊感染的患者,诊断时一定要注意。另外,还要注意神经衰弱的症状是否与鼻中隔穿孔有关,必要时请有关科室会诊。

四、治疗

鼻中隔穿孔如果患者的症状不明显,患者没有特殊要求,则可以不用治疗,但是平时要注意保护性地采取一些护理措施,以防止症状进一步加重。治疗一般分为保守治疗和手术治疗两种。

(一)保守治疗

鼻中隔穿孔的治疗主要应查明原因,进行对症治疗,例如,抗结核治疗、驱梅疗法。化学性刺激强应改善工作环境,避免再受刺激;局部有肉芽组织可用药物烧灼或电灼;鼻内经常结痂或鼻出血,可涂以1%的黄降汞软膏或抗生素软膏;由铬酸引起的溃疡穿孔,须涂以5%硫代硫酸钠软膏;对无炎症反应的又有明显鼻功能障碍或临床症状的鼻中隔穿孔,应行手术修补,但全身病因尚未控制、鼻内尚有炎症时,不宜施行手术。一般认为,鼻中隔穿孔在1 cm以上者为大穿孔,手术修补较为困难。

（二）应用赝复物封闭鼻中隔穿孔

应用赝复物封闭鼻中隔穿孔,多用蜡模制作的尼龙纽扣。热石膏模翻制的软塑料塞,盘形硅胶置入周边开槽的中隔赝复物,热处理的丙烯酸树脂纽扣,硅胶封闭器等。Pallauch 报道应用硅胶中隔纽扣封闭了 136 例大小为 $0.09\sim1.1\ cm^2$ 的鼻中隔穿孔,其中 100 例(73.5%)效果良好。Reiter 和 Facer 亦有类似报道。Dishoech 用蜡模封闭鼻中隔穿孔 30 例,取得了一定的效果。Gray 先用硅胶纽扣封闭鼻中隔穿孔,发现易脱落,改用较硬硅胶后效果较好。一般认为,赝复物封闭鼻中隔穿孔,多用于有手术危险者,或肉芽肿和血管性疾病所致鼻中隔穿孔的患者,或穿孔边缘供血不足的患者。

（三）手术治疗

1.适应证

(1)如果在手术中,例如,鼻中隔矫正手术,不慎撕裂双侧同一部位的黏软骨膜,造成鼻中隔的穿孔,可以在手术当中立即予以修补。

(2)鼻中隔穿孔位于鼻中隔前部,引起鼻内干燥、出血、结痂,或呼吸时有哨音者。

(3)因各种原因所致的鼻中隔穿孔,只要诱发因素已经治愈。可以行鼻中隔穿孔修补手术。

2.禁忌证

(1)鼻中隔穿孔的原因如果为结核、梅毒或其他慢性传染病,若原发因素病因不清或原发病尚未控制时,必须弄清原发因素或待原发病治愈后,再行修补手术。

(2)如果鼻腔或鼻窦内尚有炎症未完全治愈时,应先控制炎症,炎症控制后方可施行手术。

(3)鼻腔有萎缩性黏膜改变,行手术时应予以注意,不应强调为手术绝对禁忌证。

(4)鼻中隔后部的大穿孔,如果筛骨垂直板已经切除,没有明显症状者,可以不行手术治疗。

3.体位与麻醉

鼻中隔穿孔修补手术一般采用半坐位,患者不能耐受手术者,可以采用平卧位,但是头部略抬高。麻醉一般应用鼻腔黏膜麻醉加局部浸润麻醉,不能耐受者可以采用全身麻醉。

4.手术进路的选择

较早的鼻中隔穿孔手术基本采用经前鼻孔进路,因视野狭小,操作不便,固定困难,所以经前鼻孔修补 1 cm 以内的小穿孔尚可以成功,而 1 cm 以上的大穿孔则成功率不高。

国内外专家学者进行了很多研究:①有学者先应用鼻翼切开使手术进路变得宽大,操作方便。在局部麻醉后,顺鼻翼全层切开,牵拉固定,然后行鼻中隔穿孔修补手术。因切口在鼻翼沟处,无明显瘢痕。切口处可以不缝合,应用耳脑胶黏合切口。②有学者在对复杂的鼻中隔偏曲合并穿孔时,采用了鼻小柱、鼻翼缘蝶形切开,这样可以充分暴露偏曲的鼻中隔和穿孔处,既可矫正鼻中隔偏曲,又可修补鼻中隔穿孔。切口在鼻尖、鼻翼处,瘢痕不明显,亦可使用黏合剂。③唇龈沟切口:鼻中隔穿孔在前部近鼻底处时,可以采用此切口。局部麻醉后,在上唇系带处向两侧切开约 4 cm,分离至骨面,然后顺梨状孔向鼻底至鼻中隔穿孔分离,进行修补手术。④鼻内镜下进路:采用鼻内镜下进行手术,可有清楚的视野,准确的操作,缺点是单手操作,配合较差。对鼻中隔后部的穿孔,鼻内镜下操作可以和其他进路结合进行,取长补短,保证修补手术的成功。⑤显微镜下手术:有学者报道,在手术显微镜下行鼻中隔穿孔修补,有双手操作、视野清楚、修补仔细的特点。⑥前鼻孔撑开器下手术:用特制的前鼻孔撑开器,可以使前鼻孔开大,而且可以双手操作,但是只适用于鼻中隔前部的穿孔。

5. 应用游离组织瓣封闭鼻中隔穿孔

应用游离组织瓣封闭鼻中隔穿孔是国内外常用的修补方法。有学者报道应用筋膜嵌入法修补鼻中隔穿孔7例,成功5例;有学者报道应用耳屏软骨膜修补鼻中隔穿孔9例,成功8例;有些学者也有类似报道,所用的方法有游离组织瓣嵌入法和外贴法两种。有学者报道应用骨膜游离移植修补鼻中隔穿孔,取得了一定的效果。失败的病例系因单层组织瓣修补固定不易,易脱落,血运差,中央易发生再穿孔、边缘易出现裂隙等。

6. 应用带蒂组织瓣封闭鼻中隔穿孔

早年有学者报道应用带蒂的下鼻甲黏膜瓣转移修补鼻中隔穿孔取得了较好的效果,但需要二期断蒂且手术操作较为复杂。Karkan报道应用带单蒂或双蒂的鼻中隔黏软骨膜瓣修补鼻中隔穿孔,血运供应好,成功率高,但有内上端固定困难、边缘易出现裂隙等缺点。Rettinger报道应用旋转鼻中隔黏软骨膜瓣修补鼻中隔穿孔,对1 cm以内的较小穿孔较为适宜,而用以修补1 cm以上穿孔则较为困难。有学者报道应用双蒂鼻腔外侧壁黏膜瓣修补鼻中隔穿孔效果好,治疗16例全部愈合,但有鼻塞,而且需要二期断蒂。

7. 应用复合瓣封闭鼻中隔穿孔

(1)有学者1964年报道采用耳后中厚皮片2片,在刮除鼻中隔穿孔边缘5~10 mm的两侧黏膜上皮,使形成新鲜创面,继将皮片分贴于鼻中隔穿孔的两侧,填塞固定1~2 d。

(2)先在一侧鼻中隔穿孔之前做弧形切口,沿穿孔周围分离黏骨膜。在另一侧鼻中隔穿孔的上下做两横切口,上切口作于鼻中隔近顶部,下切口沿鼻底外侧,形成上下两个双蒂黏骨膜瓣。

用细肠线缝合两黏骨膜瓣,封闭一侧穿孔。将备用的颞骨骨膜塞入黏骨膜和鼻中隔软骨之间,覆盖鼻中隔穿孔,并超过穿孔边缘5~10 mm,摊平铺贴。然后在原侧鼻底做黏膜瓣,旋转至鼻中隔穿孔处,缝合固定,填塞鼻腔,7 d取出。

(3)有学者报道先切除耳后岛状皮肤比鼻中隔穿孔稍大,切口紧贴耳甲腔切除耳甲腔软骨备用。再将鼻中隔穿孔前方正常黏膜弧形切开,向下至鼻底,向后上及后下方分离黏膜瓣,通常分离至鼻底或至下鼻甲下表面纵形切断黏膜瓣,蒂留于鼻中隔穿孔的后方,利于上面的黏膜瓣向下推进与下面的黏膜瓣对合封闭鼻中隔穿孔。用3-0的可吸收肠线缝合封闭穿孔。同法切除对侧鼻中隔黏膜瓣,将复合软骨移植片镶嵌在穿孔的软骨与将近封闭穿孔的黏膜瓣之间,皮肤面放在对侧掀起的黏膜瓣下,3-0的可吸收肠线缝合固定软骨移植片,软硅胶鼻夹板无张力缝合在下面黏膜表面,略松填塞鼻腔。术后第2 d抽出填塞物,术后10 d取出鼻夹板。

8. 游离组织瓣的选择

行鼻中隔穿孔的修补,以往多用颞肌筋膜、软骨膜、阔筋膜、骨膜、皮片等。使用筋膜、软骨膜等游离组织瓣,成活后先呈灰白色,然后逐渐转变为淡红色。黏膜上皮的恢复则需要2个月以上,所以要定期门诊复查换药。鼻息肉、下鼻甲黏膜因为有黏膜上皮,则成活即为淡红色,但操作时已多少损伤了黏膜上皮,恢复也需要1个月以上的时间。皮片的恢复时间更长,而且很难变化至与鼻腔黏膜一样,现在已很少用。

9. 手术前后的处理

手术前后的处理也很重要,应该注意以下几个问题。

(1)鼻中隔穿孔外科手术修补前,应常规鼻腔滴药,例如,呋麻液、复方薄荷油等。每天

1～2次的鼻腔局部冲洗,清除鼻腔痂皮,但要注意,不能损伤鼻腔黏膜。

(2)手术后应常规应用3～7 d抗生素,应用654-2、低分子右旋糖酐等药物。抽出鼻腔填塞物后,应用呋麻液、复方薄荷油等滴鼻剂。

(3)3～7 d抽出填塞物后,应每日鼻腔换药,移植组织瓣处最好应用湿的吸收性明胶海绵贴敷,保持湿润。应避免组织瓣干燥,以免影响组织瓣成活。

10.以往手术失败原因

以往鼻中隔穿孔治疗失败的原因主要有以下几种。

(1)手术进路问题:因为以往手术修补鼻中隔穿孔,只从前鼻孔进路,又无撑开器,进路狭窄,操作不便,照明不清楚,术腔视野欠清晰,所以仔细操作受限,是成功率不高的原因之一。

(2)血运问题:以往修补鼻中隔穿孔的方法,大部分都是分离穿孔周围的黏软骨膜,将修补的单层瓣膜,嵌塞于两层之间,这种情况对于鼻中隔1 cm以上的穿孔,瓣膜中央的供血就成为问题,所以容易使瓣膜中央缺血造成再穿孔。

(3)固定问题:因为鼻腔本身狭窄,操作不便,所以以往将瓣膜嵌塞于黏软骨膜下,前部较易固定,但后部的固定就成为问题,只靠填塞,稍微填塞操作不慎,就可以使填塞之瓣膜移位,重者使瓣膜脱落,轻者边缘出现裂缝,使手术失败。

(4)带蒂瓣膜问题:有报道应用带蒂的下鼻甲黏膜瓣,外侧壁黏膜瓣等修补鼻中隔穿孔。除了操作上的困难以外,只要固定好,应该效果很好,但是手术后有暂时鼻塞,二次手术,引起泪道堵塞等弊病。

(5)游离瓣膜的问题:游离瓣膜的选择,以往多应用鼻腔以外的组织,就是成活好,黏膜上皮的恢复也需要很长的时间,有些组织,例如皮片,基本上不能恢复到较为正常的鼻腔黏膜上皮,所以,就是穿孔封闭也不能恢复成为鼻中隔黏膜上皮的功能。

(6)术后处理的问题:鼻中隔穿孔的术后处理是很重要的,手术中不适当力量的填塞,鼻腔换药干湿度的掌握上,过度干燥可以造成移植瓣膜的缺血性坏死。

(胡 楠)

第十八节 鼻腔异物

鼻腔异物是鼻腔内外来的物质。多发生于儿童。主要有3种类型:①非生物类,如包糖纸、塑料玩具、纽扣、项链珠、玻璃珠、小石头等;②植物类,如豆类、花生、瓜子、果核等;③动物类,如昆虫、蛔虫、蛆虫、水蛭等。

一、病因

异物可由前鼻孔、后鼻孔或外伤穿破鼻腔各壁进入鼻腔。

(1)儿童好奇,误将玩具零件或食物塞入鼻孔而进入鼻腔,不敢告诉家长,日久忘记,至发生感染和出血,始被注意。

(2)呕吐、喷嚏时,可使食物、蛔虫经后鼻孔进入鼻腔。

(3)外伤、战伤或工伤时异物进入鼻腔,常合并鼻窦和眼眶异物。

(4)鼻腔内手术时,手术者不慎将纱条或油纱条填入鼻腔而忘记取出,称医源性异物。

二、临床表现

视异物大小、形状、类型、性质而异,主要症状为患侧鼻塞,脓性鼻涕,带有臭气和血性,有时因慢性鼻出血,可引起贫血症状(如面色苍白,周身乏力,易疲劳,多汗等)。少数病例以异物为核心形成鼻石。

三、诊断

详细询问病史。吸出鼻前庭和鼻腔内分泌物,用血管收缩剂收敛红肿的鼻腔黏膜,仔细用前鼻镜或纤维鼻咽镜观察,必要时可用钝头探针触摸异物的大小、性质和所在部位。X线检查仅对金属性和矿物性异物有诊断价值。

四、治疗

根据异物的性质、大小而治疗方法各异。

(1)对鼻腔前部的圆形光滑异物不可用鼻镊夹取,以免将物推至鼻腔深部,甚至坠入喉内或气管中,而发生窒息危险。需用弯钩或曲别针,自前鼻孔伸入,经异物上方达异物后面,然后向前钩出。对小儿患者需将全身固定,以防挣扎乱动,必要时可用全身麻醉。

(2)对不能钩出的较大异物,可用粗型鼻钳夹碎,然后分次取出。

(3)对过大的金属性或矿物性异物,可行唇龈沟切开经梨状孔取出,对一些在上颌窦或额筛窦的异物,需行上颌窦或额筛窦凿开术取出。

(4)对有生命的动物性鼻腔异物,需先用乙醛或氯仿棉球塞入鼻腔内,使之失去活动能力,然后用鼻钳取出。

(胡　楠)

第十九节　鼻部脑膜脑膨出

先天性鼻部脑膜脑膨出系指胚胎期部分脑膜及脑组织经鼻部附近颅骨发育畸形的颅骨缝或骨缺损处膨出颅外至鼻部的一种先天性疾病。此病多见于亚洲及非洲,欧美少见,发病率为1/10 000～1/5 000,男性多于女性。

一、病因

确切病因不明。多数学者认为系胚胎发育期间,神经管发育不全及中胚层发育停滞导致颅裂,部分脑膜及脑组织经颅裂或尚未融合的颅骨缝疝至颅外所致。

二、病理

根据膨出程度及膨出物包含的组织不同,可分为含脑膜及脑脊液的脑膜膨出;含脑膜及脑组织的脑膜脑膨出;除上述之外,若连同脑室前角亦膨出颅外者,即称为脑室脑膨出。临床上按膨出部位不同可分为鼻外和鼻内两型,鼻外型膨出物经鸡冠前之前颅窝底疝出于鼻根或内眦部、鼻内型膨出物经鸡冠后之前颅窝或中颅窝疝出至鼻腔、鼻咽、球后或翼腭窝。其中鼻外型较鼻内型者多见。也有人根据膨出物的具体颅底疝出部位细分为囟门型(又称额筛型)和基底型(又称颅底型)。前者在临床上主要表现为鼻外型。包括鼻额型、鼻筛型和鼻眶型;后者则包括鼻腔型、蝶咽型、蝶筛型、蝶眶型及蝶上颌型等。组织镜检从外至内依次为皮肤或黏膜,皮下或黏膜下组织、硬脑膜等。其所形成的囊内均包含脑脊液,较重者同时包含脑组织。

三、临床表现

(一)鼻外型

患儿出生后即发现外鼻上方近中线的鼻根部或稍偏一侧的内眦部有圆形囊性肿物,表面光滑,随年龄而增大。肿物表面皮肤菲薄但色泽正常,有透光感,触之柔软,可触及同脉搏一致的搏动感。患儿啼哭或压迫颈内静脉时肿物张力增高,体积增大,但若骨缺损较小,则此种表现不典型。肿物位于双眼之间,可使鼻根部变宽,眼距增大,形成所谓"眼距加宽征"。

(二)鼻内型

新生儿或婴幼儿鼻不通气,哺乳困难,检查发现单侧鼻腔或鼻咽部有表面光滑的圆形肿物,根蒂位于鼻腔顶部,应考虑到鼻内型先天性脑膜脑膨出。若肿物破溃则有脑脊液鼻漏。但出现此症状的年龄往往较大甚至到成年始发,继发感染则多表现为发作性脑膜炎。

对于不能判明病变性质,而又不能排除本病者,应慎做或禁做活检,必要时可在严格消毒的情况下进行局部试穿,若取得脑脊液可确定判断,但有发生脑脊液鼻漏和继发感染引起脑膜炎的危险。因此不能作为常规检查。

四、诊断与鉴别诊断

根据病史及上述临床表现,例如,外鼻、鼻腔或鼻咽可见圆形光滑肿物,且伴水样鼻漏,应高度怀疑本病,借助其他辅助检查可进一步确诊。华氏位 X 线片,可见前颅窝底骨质缺损或筛骨鸡冠消失,新生儿颅骨钙化不全等;CT 或 MRI 等检查可进一步明确脑膜脑膨出的大小、确切位置及内容物等。

临床上应注意与鼻息肉、额筛窦黏液囊肿、鼻根部血管瘤、鼻内肿瘤等鉴别,因新生儿、婴幼儿患上述疾病者甚少,结合其临床表现,往往易与本病鉴别。但须与鼻部其他先天性肿物相鉴别,特别是鼻部神经胶质瘤。后者与脑膜脑膨出同属先天性神经源性鼻部肿物,均常见于新生儿,且病因相似,所不同的是部分脑膜脑组织疝出后,其颅底脑膜及颅骨缺损处已在胚胎期自然愈合,所遗留于鼻部的神经组织构成鼻神经胶质瘤,因不与颅内交通,故无波动感,且质较硬。其虽具某些肿瘤特征,但实为先天性异位脑组织,属一种发育异常。

五、治疗

先天性鼻部脑膜脑膨出一经确诊,宜及早手术。因小儿耐受力差,过早手术危险性大,过晚则易因肿物增大致颜面畸形,或因皮肤、黏膜破溃而并发脑脊液鼻漏,且使骨质缺损加大,增加手术难度。手术以 2～3 岁为宜。手术禁忌证为:①大脑畸形,患儿无正常发育可能者;②膨出物表面破溃,并发感染者,或鼻内型伴发鼻炎、鼻窦炎者;③特大脑膜脑炎、膨出、脑畸形、脑积水同时并存者。

先天性鼻部脑膜脑膨出的手术治疗原则是将脑膜脑组织回纳颅内,不能回纳者可于蒂部切断后切除膨出物,缝合硬脑膜。修补颅底骨质缺损及矫正颅面畸形。手术分颅内法和颅外法,脑神经外科皆用颅内法,而耳鼻喉科多用颅外法或联合手术。鼻内型者亦可采用鼻内镜下经鼻手术。

(一)颅内法

颅内法又分为硬脑膜外法和硬脑膜内法,适于脑膜脑膨出骨缺损区直径大于 2 cm 者皆在全身麻醉下进行,取发际内冠状切口行额骨瓣开颅术。硬脑膜外法自额骨开窗下缘将硬脑膜与颅底分开至裂孔处,紧贴骨面分离疝囊,自蒂部将疝囊切断,囊内脑组织尽量回送颅内,如果回送困难或脑组织变性,可一并切断,蒂部的变性脑组织可部分切除,然后缝合囊蒂断端,封闭硬脑膜。

若缺损较大,可用筋膜或腱膜修补。颅底骨缺损可用额骨或硅胶板等代用品修补。将额骨瓣复位、缝合。小型鼻部脑膜脑膨出在封闭颅底骨孔后,膨出物渐缩小,不需再行切除。对较大膨出物,未将其完全回纳颅内且面部隆起明显者,可在 3 个月后再于面部手术切除,并予整形。此法简单,对脑组织压迫轻,但对骨孔位于筛骨鸡冠之后者操作不便。宜行硬脑膜内法。行双侧额部开颅后切开硬脑膜,向后牵开大脑额叶,可见脑组织从颅底骨质缺损处突出于颅外,若囊内脑组织正常,可回纳颅内;若脑组织已变性则行切除,囊内仅剩脑膜;若脑组织与囊壁粘连,可从颅内骨孔切断,将膨出脑组织留于囊内,用筋膜或腱膜修补硬脑膜,颅底缺损用额骨或其他替代品修补。

(二)颅外法修补术

(1)鼻外型脑膜脑膨出颅外修补术适合于根蒂较小病变者,可在局麻或全麻下手术。根据膨出物的位置可行眉弓内端及鼻外筛窦手术切口,或膨出物表面梭形切口。游离疝囊壁骨缺损处,游离囊颈,分离和回纳囊内容物,若脑组织与囊壁有粘连可切除部分脑组织。重叠折合缝合囊颈的上、下壁;若囊壁菲薄不适,可用阔筋膜修复硬脑膜,颅骨缺损可用硅胶板等替代品修补。

(2)鼻腔脑膜脑膨出鼻内径路切除修补术仅适于骨缺损较小的鼻内型脑膜脑膨出。多采用鼻侧切口,根据情况向下延长至鼻翼,沿骨面分离眶骨膜。显露纸样板,切除前中筛房。由前部进入鼻腔,显露膨出体。祛除蒂部周围筛房,扩大术野,在蒂部结扎切断并将断蒂向颅内还纳,铺盖筋膜,用带蒂鼻中隔黏(软)骨膜瓣或中鼻甲黏骨膜瓣压于筋膜表面。吸收性明胶海绵、碘仿纱条充填鼻腔,缝合面部切口。

(3)鼻内镜下经鼻腔修补脑膜脑膨出,视野清晰,创伤小,手术效果佳,但仅适于病变较轻的鼻内型者。亦可作为其他鼻内型者手术的辅助手段。首先在鼻内镜下做筛窦切除,显露筛顶。找到脑膜脑膨出的具体部位,将膨出物及周围骨质表面黏膜清除干净,可以用双极电凝烧灼,使膨出体缩小或直接切除膨出体。若骨质缺损大,可用自体骨或软骨封闭缺损,用阔筋膜、肌浆或黏膜片封闭、修补缺损部位,吸收性明胶海绵及碘仿纱条填塞鼻腔,经 7~10 后后取出。

(三)手术并发症

1. 脑水肿

脑水肿多见于颅内修补法。因术中额叶脑组织被牵拉或受压所致。表现为患者苏醒后又进入昏迷状态,呻吟,囟门膨隆等。应及早静脉滴注高渗降颅内压药和肾上腺皮质类固醇。

2. 颅内感染

颅内感染主要是手术感染,以鼻内径路多见,多与脑脊液鼻漏有关。表现为高热、颈项强直、表情淡漠、呕吐等。应行腰穿,化验脑脊液,并给予足量易通过血脑屏障的抗生素。术中切断膨出物蒂部时结扎,并用碘酊、酒精消毒,保证无菌,可有效避免。

3.脑脊液鼻漏

脑脊液鼻漏主要是由于颅底封闭组织较薄、颅内压较高所致。宜先保守治疗,无效可行脑脊液鼻漏修补术。术中筋膜铺盖须超过骨缺损区,最好用复合带蒂组织瓣覆盖,加压填塞,或将修剪合适的硅胶板等置于硬脑膜与颅底骨之间,可起到封闭脑膜缺损和支持脑组织的作用。

(权　珊)

第二十节　先天性后鼻孔闭锁

本病为严重鼻部畸形,属家族遗传性疾病。多数学者认为先天性后鼻孔闭锁是在胚胎6周时,颊鼻腔内的间质组织较厚,不能吸收穿透和与口腔相通,构成原始后鼻孔而成为闭锁的间隔,此间隔可为膜性、骨性或混合性,闭锁部间隔可以菲薄如纸,也可厚达12 mm,但多在2 mm左右。其间亦可形成小孔,但通气不足,称为不完全性闭锁。闭锁间隔的位置分为前缘闭锁和后缘闭锁两种,常位于后鼻孔边缘软腭与硬腭交界处,向上后倾斜,附着于蝶骨体,外接蝶骨翼内板,内接犁骨,下连腭骨。闭锁间隔上下两面皆覆有鼻腔黏膜。

一、临床表现

双侧后鼻孔闭锁患儿出生后即出现周期性呼吸困难和发绀,直到4周以后逐渐习惯于用口呼吸。但在哺乳时仍有呼吸困难,须再过一段时间才能学会交替呼吸和吸奶的动作。因此出生后有窒息危险和营养不良的严重后果。

儿童及成人期患者主要症状为鼻阻塞,睡眠时有鼾症和呼吸暂停综合征,困倦嗜睡,关闭性鼻音,并有咽部干燥、胸廓发育不良等。单侧后鼻孔闭锁的患者不影响生命,长大以后只有一侧鼻腔不能通气,并有分泌物潴留于患侧。

二、诊断

凡新生儿有周围性呼吸困难、发绀和哺乳困难时,就应考虑本病,可用以下方法确诊。

(1)用细橡胶导尿管自前鼻孔试通入鼻咽部,若进入鼻咽部不到32 mm即遇到阻隔,检查口咽后壁看不到该导尿管,即可诊断后鼻孔闭锁。须注意排除导尿管太软、方向有误,以致该管在鼻腔内蜷曲而达不到后鼻孔。

(2)用卷棉子自前鼻孔沿鼻底伸入,可以探测间隔的位置和性质。

(3)将亚甲蓝或1%甲紫液滴入鼻腔,1~2 min后观察口咽部是否着色,若无着色可诊断为本病。

(4)将碘油慢慢滴入鼻腔,行X线造影,可显示有无后鼻孔闭锁及其闭锁深度。

(5)鼻内镜检查:此法不但可以诊断本病,而且可以排除先天性鼻内脑膜-脑膨出、鼻息肉、腺样体肥大、鼻咽肿物、异物、瘢痕性狭窄及鼻中隔偏曲等造成鼻阻塞的原因。

三、治疗

(一)一般紧急措施

新生儿降生后,若确诊为双侧先天性后鼻孔闭锁,应按急诊处理,保持呼吸通畅,防止窒息,维持营养。可取一橡皮奶头,剪去其顶端,插入口中,用布条系于头部固定,以利经口呼吸,并可通过奶头滴入少量乳汁,待患儿已习惯口呼吸时方可取出口中奶头。最好有专人护理,以防窒息,并应注意营养摄入。

(二)手术治疗

用手术方法祛除闭锁间隔,有经鼻腔、经腭、经鼻中隔、经上颌窦 4 种途径,应根据患儿年龄、症状程度、间隔性质与厚度以及全身情况而定。为了安全,以先作气管切开术为宜。

1.鼻腔进路

鼻腔进路适用于鼻腔够宽,能够看到闭锁间隔者,膜性间隔或骨性间隔较薄者,新生儿或患儿全身情况较差而急需恢复经鼻呼吸者。

(1)麻醉:儿童用全身麻醉,成人用局部表面麻醉。

(2)切口:左侧鼻腔间隔作"["形切口,右侧鼻腔作"]"形切口,分离黏膜,露出骨面。

(3)切除间隔:用骨凿、刮匙或电钻祛除骨隔,保留骨隔后面(咽侧)黏膜,以覆盖外侧骨创面。术中须切除鼻中隔后端,以便两侧造孔相贯通。造孔大小以能通过食指为度。然后放入相应大小的橡皮管或塑料管,或以气囊压迫固定,留置时间视间隔性质而定,膜性间隔两周即可,骨性间隔则需要 4～6 周。为了防止再次狭窄,可于一年内定期进行扩张术。此种手术若在纤维光导鼻内镜下进行则更方便。

对新生儿可用小号乳突刮匙沿鼻底刮除,在骨隔处用旋转刮除法祛除骨隔至足够大小,后面黏膜仍须保留,可行十字形切口,用橡皮管自鼻咽逆行拉出,以固定黏膜瓣于骨面上。

采用鼻腔进路,在术中需注意避免损伤腭降动脉、颅底及颈椎。

2.经腭进路

经腭进路优点是手术野暴露良好,可直接看到病变部位,能将间隔彻底切除,并可充分利用黏膜覆盖创面,适用于闭锁间隔较厚者。

(1)体位及麻醉:患儿仰卧,头向后伸,用 0.1% 肾上腺素棉片塞于鼻腔深部闭锁间隔前壁,再于硬软腭交界处注入少量含肾上腺素的 1% 普鲁卡因,以减少术中出血,经气管切开给全身麻醉。

(2)切口:作 Owens 硬腭半圆形切口,切开黏膜,切口两端向后达上颌粗隆。分离黏骨膜瓣至硬腭边缘。

(3)硬腭后缘显露后,用粗丝线穿过已游离的黏骨膜瓣,以便向后牵引。

(4)祛除闭锁间隔:分离硬腭后面(鼻底面)的鼻底黏膜,用咬骨钳祛除患侧腭骨后缘部分骨壁,即可发现骨隔斜向蝶骨体,分离骨隔后面黏膜,凿除骨隔,然后再于犁骨后缘按鼻中隔黏骨膜下切除的方法祛除一部分犁骨,使后鼻孔尽量扩大,保证通畅。骨隔前后和鼻中隔后端黏膜可以用于覆盖骨面。

(5)缝合切口:将硬腭切口的黏骨膜瓣翻回复位,用细丝线严密缝合,其下方接近软腭处若有撕裂,也应严密妥善缝合,以免术后穿孔。最后经前鼻孔置入橡皮管或塑料管,固定修整后的鼻内黏膜,4 周后取出橡皮管,预约定期随访。若有后鼻孔术后粘连,应及时处理,必要时可进行扩张。

3.经鼻中隔进路

此法仅适用于治疗成人后鼻孔闭锁。单侧、双侧、膜性、骨性皆可使用。

(1)体位和麻醉:同鼻中隔黏骨膜下切除术。

（2）切口：用 Killan 切口，或稍偏后作切口。

（3）剥离黏骨膜：范围要尽量扩大，特别是向上、向下剥离的范围要大，可包括双侧鼻底黏膜，以便向后扩大视野。

（4）切开鼻中隔软骨，剥离对侧鼻中隔黏骨膜，范围要尽量扩大。剥离到后方时，可将鼻中隔软骨和筛骨垂直板祛除一部分，发现骨隔时用骨凿祛除，直到能看到蝶窦前壁为止。最后经前鼻孔插入橡皮管或塑料管，预防后鼻孔粘连。必要时术后定期扩张。

4.经上颌窦进路

此法仅适用于成人单侧后鼻孔闭锁，是利用术自上颌窦开放后组筛窦，达到后鼻孔区，进行闭锁间隔切除。

（权　珊）

第二十一节　鼻　疖

鼻疖是指鼻前庭或鼻尖部毛囊、皮脂腺或汗腺的局限性急性化脓性炎症。一般性疖肿预后良好。发生于鼻部的疖肿，因解剖及组织结构的特殊性（如外鼻静脉汇入颅内海绵窦，其静脉无静脉瓣等），可能引起较严重的并发症，临床上必须引起高度的重视。

一、病因

（1）致病菌主要为金黄色或白色葡萄球菌。

（2）鼻疖的主要诱因为挖鼻、拔鼻毛等不良习惯，使局部抵抗力下降，细菌乘机侵入。鼻腔或鼻塞发生化脓性炎症，脓液的反复刺激，使局部皮肤受伤，诱发感染。此外，一些全身性疾病（如糖尿病），使身体抵抗力降低，受细菌的感染易患鼻疖。

（3）疖肿在发生感染后，毛囊、皮脂腺或汗腺周围常形成炎性的保护圈，如果炎性保护圈被破坏，病菌向周围侵犯，可发生蜂窝织炎或静脉炎等较严重的并发症。

二、临床表现

病变早期局部胀痛或因张力大而疼痛剧烈，多为波动性。严重时合并有头痛、畏寒、发热及全身不适等全身症状。

局部主要为红、肿、热、痛等炎症的表现。早期可见鼻尖部或一侧鼻前庭红肿，有丘状隆起，周围组织发硬及红肿，丘状隆起的中心随病变进展出现脓点。1周内，脓点自行溃破，脓液排出，疼痛减轻，可自行愈合。伴有全身疾病者，可多个发病，部分伴有颌下或颏下淋巴结肿大及压痛。发病后挤压，引起炎症向周围扩散，局部疼痛及红肿加重，可出现全身症状与严重的并发症。

三、诊断与鉴别诊断

根据症状和体征，较易诊断。但应与以下疾病进行鉴别诊断。

（一）鼻前庭炎

由鼻的分泌物持续刺激引起，感觉鼻干痒及疼痛。鼻前庭局部皮肤弥散性红肿、糜烂、结痂,常两侧同时发生。

(二)鼻部丹毒

症状为鼻的剧痛,局部弥散性红肿,病变的界线明显。常累及上唇与面部,全身症状伴高热。

(三)鼻前庭皲裂

鼻前庭皲裂多并发于感冒,触及鼻尖部时,皲裂部位有剧痛,见局部皮肤有裂痕,周围红,易出血或盖有结痂。

(四)鼻前庭脓疱疮

常两侧同时发生的小脓疱。

四、并发症

(一)鼻翼或鼻尖部软骨膜炎

炎症扩散,侵及鼻的软骨膜,使鼻尖部或鼻梁红肿、剧烈疼痛,伴较重的全身症状。

(二)上层及面部蜂窝织炎

不适当地挤压疖肿,使炎症扩散,引起蜂窝织炎。表现为上唇或面颊部红肿、压痛明显;此时炎症易向上引起海绵窦炎症,应引起重视。

(三)眼蜂窝织炎

眼蜂窝织炎表现为眼球突出及疼痛等。

(四)海绵窦血栓性静脉炎

海绵窦血栓性静脉炎为鼻疖最严重的颅内并发症。因挤压使疖肿感染扩散,经内眦及眼上下静脉而入海绵窦,临床上表现为寒战、高热、剧烈头痛、同侧眼睑及结膜水肿、眼球突出或固定,甚至视盘水肿及失明等。眼底检查发现眼底静脉扩张和视盘水肿等。如果延误治疗,1～2 d 内有发展至对侧的可能,严重者可危及生命。

五、治疗

疖肿未成熟时,可用各种抗生素软膏、1‰氧化氨基汞软膏或10％鱼石脂软膏局部涂抹,同时配合全身使用抗生素。局部还可应用热敷、超短波、红外线或激光照射等物理治疗以促使炎症消散。当脓点出现或疖肿已成熟时,切忌挤压或切开,可在无菌操作下用小探针蘸少许苯酚(石炭酸)或15％硝酸银腐蚀脓头,促使其破溃排脓。亦可在碘酊消毒后,用刀尖挑破脓点表面,将脓栓吸出,切不可扩大切开周围部分。疖肿破溃后,应保持局部清洁,促进伤口的引流及愈合。并发海绵窦血栓性静脉炎者,应给予足量、敏感的抗生素。及时请眼科和神经科等相关科室医师协助治疗。

本病通过有效的预防,完全可以避免发生。应戒除挖鼻及拔鼻毛等不良习惯,及时治疗鼻腔和鼻窦相关疾病,避免有害物质的持续刺激,努力控制糖尿病等全身疾病;禁止挤压"危险三角区"的疖肿,以预防鼻疖及其严重并发症的发生。

(胡　楠)

第二十二节 酒渣鼻

酒渣鼻为中老年人外鼻常见的慢性皮肤损害,以鼻尖及鼻翼处皮肤红斑和毛细血管扩张为表现,并有丘疹、脓疱等。女性居多。

一、病因

发病原因不明,可能由于一些因素致面部血管运动神经失调,血管长期扩张所致。其诱因有嗜酒、浓茶及喜食辛辣刺激性食物;胃肠功能紊乱、便秘;内分泌紊乱,月经不调;精神紧张,情绪不稳定;毛囊蠕形螨寄生;鼻腔疾病等。

二、临床表现

好发于中老年,病情重者多为男性,病变以鼻尖及鼻翼为主,亦侵及面颊部,对称分布,常合并脂溢性皮炎。病程缓慢,无自觉症状,按病程进展可分为三期,各期间无明显界限。

(一)第一期(红斑期)

鼻及面颊部皮肤潮红,有红色斑片,因饮酒、吃刺激性食物、温度刺激或情绪波动而加重,时轻时重,反复发作,日久皮脂腺开口扩大,分泌物增加,红斑加深持久不退。

(二)第二期(丘疹脓疱期)

皮肤潮红持久不退,在红斑的基础上,出现成批、大小不等的红色丘疹,部分形成脓疱。皮肤毛细血管逐渐扩张,呈细丝状或树枝状,反复出现。

(三)第三期(鼻赘期)

病变加重,毛细血管扩张显著,皮肤粗糙、增厚,毛囊及皮脂腺增大,结缔组织增生,使外鼻皮肤形成大小不等的结节或瘤样隆起,部分呈分叶状肿大,外观类似肿瘤,称鼻赘。

三、诊断与鉴别诊断

根据三期的典型临床表现,诊断并不难。应与痤疮相鉴别,痤疮一般发生于青春期,病变多在面部的外侧,挤压时有皮脂溢出,无弥散性充血及毛细血管扩张,青春期后多能自愈。

四、治疗

(一)祛除病因

积极寻找及祛除可能的致病诱因及病因,避免易使面部血管扩张的因素(如热水浴、长时间受冷或日晒等);调理胃肠功能,禁酒及刺激性食物,调整内分泌功能;避免各种含碘的药物与食物。

(二)局部治疗

局部治疗主要是控制充血、消炎、去脂、杀灭螨虫。查出有毛囊蠕形螨虫者,可服用甲硝唑 0.2 g,每日 3 次,2 周后改为每日 2 次,共 4 周。病变初期可用白色洗剂(升华硫磺 10 g,硫酸锌 4 g,硫酸钾 10 g,玫瑰水加到 100 mL)或酒渣鼻洗剂(氧化锌 15 g,硫酸锌 4 g,甘油 2 g,3% 的醋酸铝液 15 mL,樟脑水加到 120 mL)。

丘疹、脓疱可用酒渣鼻软膏(间苯二酚 5 g,樟脑 5 g,鱼石脂 5 g,升华硫磺 10 g,软皂 20 g,氧化锌软膏加到 100 g),亦可用 5% 硫磺洗剂。每次用药前先用温水洗净患处,涂药后用手按摩,使其渗入皮肤,早晚各 1 次。

(三)全身治疗

丘疹、脓疱、结节及红斑性病变可口服四环素,每日 0.5～1.0 g,分次口服。1 个月后,减至每日 0.25～0.5 g,疗程 3～6 个月。其他:例如,红霉素、土霉素、氨苄西林等也可应用。B 族维生素可用于辅助治疗。

(四)其他治疗

丘疹毛细血管显著扩张者,可用电刀、激光或外用腐蚀剂(如三氯醋酸),切断毛细血管。如果已形成皮赘,可用酒渣鼻划破手术治疗,亦可用二氧化碳激光行鼻赘切除术,对较大者,术后行游离皮片移植。

(胡　楠)

第三章　咽部疾病

第一节　急性单纯性咽炎

急性单纯性咽炎为咽黏膜、黏膜下组织的急性炎症,常累及咽部淋巴组织。可单独发生,亦可继发于急性鼻炎、急性扁桃体炎等,常为上呼吸道急性感染的一部分。多见于冬、春季。

一、病因病理

(一)病因

1.病毒感染

以柯萨奇病毒、腺病毒多见,鼻病毒及流感病毒次之。病毒可通过飞沫和密切接触而传染。

2.细菌感染

以链球菌、葡萄球菌及肺炎链球菌多见,且以 A 族乙型溶血性链球菌引起感染者症状较重。

3.物理及化学因素

物理及化学因素亦可引起本病(如高温、刺激性气体等)。

上述原因中,以病毒感染和细菌感染较多见。在幼儿中,急性单纯性咽炎常为急性传染病的前驱症状或伴发症状(如麻疹、猩红热、流感、风疹等)。在成人及较大儿童,则常继发于急性鼻炎、急性扁桃体炎之后。受凉、疲劳、烟、酒过度及全身抵抗力下降,均为本病的诱因。

(二)病理

咽黏膜充血,血管扩张及浆液渗出,使黏膜上皮及黏膜下水肿、肿胀,并可有白细胞浸润。黏液腺分泌亢进,黏膜表层上皮脱落及白细胞渗出表面。黏膜下的淋巴组织受累,使淋巴滤泡肿大,严重时可突出咽壁表面。如果病情进一步发展,则可化脓,有黄白色点状渗出物。常伴有颈淋巴结肿大。

二、临床表现

一般起病较急,初觉咽部干燥、灼热、粗糙感、咳嗽,继有咽痛,多为灼痛,且空咽时咽痛较剧。咽侧索受累时,疼痛可放射至耳部。上述局部症状多见于成年人,全身症状较轻或无。而幼儿及成人重症患者,除上述局部症状外,还可伴有较重的全身症状(如寒战、高热、头痛、全身不适、食欲缺乏、口渴及便秘等)。

三、辅助检查

口咽部黏膜呈急性弥漫性充血肿胀。咽后壁淋巴滤泡隆起、充血。咽侧索受累时,可见口咽外侧壁有纵行条索状隆起,亦呈充血状。感染较重时,悬雍垂及软腭亦水肿。咽后壁淋巴滤泡中央可出现黄白色点状渗出物。下颌角淋巴结可肿大,且有压痛。鼻咽及喉咽部也可呈急性充血。

四、诊断

根据病史、症状及局部检查所见,诊断不难。但应注意是否为急性传染病(如麻疹、猩红热、流感等)的前驱症状或伴发症状,在儿童尤为重要。还可进行咽拭子培养和相关抗体测定,以明确病因。应与急性坏死性咽炎相鉴别,以免漏诊其原发病(如血液病等)。

五、治疗

全身症状较轻或无时,可采取局部治疗:复方硼砂溶液含漱;应用抗病毒药(如利巴韦林、阿昔洛韦等);口服喉片(如西瓜霜润喉片、碘喉片及溶菌酶含片等),金嗓开音丸及泰乐奇含片均可采用;中成药(如六神丸、喉痛解毒丸等)。另外,还可用 $1\%\sim3\%$ 的碘甘油、2% 的硝酸银涂抹咽后壁肿胀的淋巴滤泡,有消炎作用。另可采用抗生素加激素雾化吸入治疗,亦有较好的消炎止痛作用。若全身症状较重,如有高热,则应卧床休息,多饮水及进食流质饮食,在局部治疗的基础上加用抗生素治疗,抗病毒药可从静脉途径给药(如阿昔洛韦注射液和板蓝根注射液等)。

(徐世才)

第二节 急性坏死性咽炎

急性坏死性咽炎是一种咽组织的坏死性急性炎症,发展迅速,病情险恶,病死率较高。自抗生素应用以来,发病率明显下降,目前已极少见,预后也大为改观。

一、病因

坏死性咽炎可分为症状性和原发性两类。症状性坏死性咽炎往往发生于全身严重疾病时或之后,如白血病、再生障碍性贫血、猩红热、麻疹、伤寒、流感、疟疾、糖尿病、维生素 C 缺乏症、恶病质、重金属(如汞、铋)药物中毒等。此与上述全身疾病所致抵抗力下降,咽部易受感染有关。故症状性坏死性咽炎的预后,取决于其原发病的严重程度及转归。而原发性坏死性咽炎原因不明,其中一部分可能由于营养不良引起。两类坏死性咽炎症状基本相同,故予以合并讨论。致病菌多为混合感染,且以杆菌及厌氧菌为主(如大肠埃希菌、铜绿假单胞菌及梭状杆菌等)。

二、临床表现

1.全身症状

起病急,多有寒战、高热。体质极差者,可仅有低热或不发热,为反应性极差的表现。全身情况可迅速恶化,可早期出现中毒症状或循环衰竭,之后可出现肺炎及败血症等症状。

2.局部症状及体征

以坏死病变为主。初起于腭扁桃体及其邻近组织,渐渐可向口腔、软腭、口咽、鼻咽、喉咽或咽旁间隙侵犯。坏死常累及黏膜及黏膜下层,可深达肌层。坏死组织为暗黑色或棕褐色,上覆假膜,易出血。扁桃体常高度肿大,舌亦常被累及。颈淋巴结肿大并有压痛。患者咽痛剧烈,吞咽困难,口臭,可发生张口困难。

3.其他

若病情未得到控制,软腭可坏死穿孔;喉部受侵犯时可出现急性喉炎、声音嘶哑及呼吸困难;若侵蚀较大血管可发生致死性大出血。还可致颈部蜂窝织炎,咽旁隙脓肿,中毒性心肌炎等,后者可引起生命危险,应提高警惕。若致病菌或毒素侵入血液循环,可致脓毒血症。

三、辅助检查

血常规检查,细菌感染时白细胞计数多增高,病毒感染时白细胞计数多在正常范围,但淋巴细胞可能增高。

四、诊断

根据起病急、全身情况恶化迅速及咽部典型坏死性表现,即可诊断。对症状性坏死性咽炎找出其原发病甚为重要,以便对原发病能进行治疗,对其预后有重要意义。此病需与发生于咽部的 NK/T 细胞淋巴瘤(以往称为恶性肉芽肿)相鉴别;后者发病缓慢,咽痛不明显,全身情况较好(早期),坏死部位多在正中线附近,均可资鉴别。

五、治疗

(1)以治疗原发病为主(症状性坏死性咽炎)。

(2)及时使用大剂量抗生素,必要时可联合用药。有条件时做咽培养加药敏试验,以指导用药。再生障碍性贫血患者不能使用氯霉素等。

(3)咽部宜用碱性溶液或 1:2 000 高锰酸钾冲洗。咽部坏死组织不宜清除或搔刮,以免引起大出血。局部禁用烧灼药物(如硝酸银等)。

(徐世才)

第三节　咽结膜热

咽结膜热是一种以发热、咽炎与结膜炎为特征的急性传染病。因与咽炎有关,故归于咽部相关疾病描述。

一、病因及流行病学

本病为腺病毒感染。从患者咽、眼分泌物中所分离出来的腺病毒。可散发或局限性流行,可发生于任何年龄,但多见于儿童。常流行于夏季,传染途径未明,或与接触传染有关(如游泳或共用洗脸洗澡用具等)。

对此病的免疫力随年龄而增长,年龄越大,发病率越低。本病传染期约为 10 d,很少有复发或发生并发症,大多于 2 周后痊愈。未见死亡病例报告。

二、临床表现

潜伏期 5~9 d。典型者起病时有全身不适、眼痒,继而高热、头痛、鼻塞、咽痛、眼部刺痛,类似感冒。眼睑有不同程度的红肿，球结膜、咽黏膜均充血，咽后壁淋巴滤泡充血肿大。耳前及颈部有散在性淋巴结肿大，但无压痛。在非典型病例则发热、咽炎与结膜炎可单独发生。结膜炎常为单侧，持续 1～3 周。

三、辅助检查

1.局部检查

眼睑红肿，球结膜、咽黏膜均充血，咽后壁淋巴滤泡充血肿大。耳前及颈部有肿大淋巴结，无压痛。发热、咽炎与结膜炎也可单独发生。结膜炎常为单侧，持续 1～3 周。

2.实验室检查

血 常规白细胞数大多正常或稍有减少，淋巴细胞相对增多。咽拭及眼分泌物细菌培养多为阴性。取结膜囊或咽部分泌物做病毒分离及血清补体结合试验，有助于诊断。

四、诊断与鉴别诊断

(一)诊断

根据上述症状及检查所见，虽局部症状表现明显，但因腺病毒所引起的疾病种类甚多，有时难以鉴别。取结膜囊或咽部分泌物做病毒分离及血清补体结合试验，有助于诊断。

(二)鉴别诊断

1.流感

流感多在冬春季流行，发病急骤，除高热外，尚有眶后痛，全身肌肉、关节酸痛，咳嗽、咳痰等上呼吸道症状。

2.流行性结膜炎

流行性结膜炎主要表现为结膜充血及眼睑、结膜水肿，有黏脓性分泌物，常为双侧性。全身症状轻微，无发热及咽、鼻等症状。

3.钩端螺旋体病

钩端螺旋体病多发生在夏季。结膜、咽部黏膜也有充血，但全身症状严重（如寒战、高热、头痛、呕吐、肌肉及关节痛等），并可出现颈强直及黄疸。

4.疱疹性咽峡炎

疱疹性咽峡炎多发生于夏季。软腭及腭弓上有小疱疹，无眼部症状。

5.史蒂文-约翰逊(Stevens-Johnson)综合征

史蒂文-约翰逊综合征是包括口腔、咽喉、眼、阴部及皮肤症状的一个综合征。全身可见皮疹。咽部、阴部有小疱疹，继有浅表溃疡。

五、治疗

目前尚无特效疗法。宜注意休息，采用一般对症处理及支持疗法等。抗生素治疗效果不大，但可预防及控制继发感染。眼部可用阿昔洛韦滴眼液、泰利必妥滴眼液及 0.5％的金霉素溶液或软膏。应用皮质激素类药物点眼或口服，可缩短病程及减轻症状。

（徐世才）

第四节 慢性咽炎

慢性咽炎(chronie pharygitis)为咽黏膜、咽黏膜下及淋巴组织的慢性弥散性炎症,可为上呼吸道慢性炎症的一部分。成年人多见,病程长,症状较顽固,治疗较为困难。

一、病因病理

(一)病因

1.急性咽炎反复发作所致

此为主要原因。

2.上呼吸道慢性炎症刺激所致

例如,鼻腔、鼻窦的炎症、鼻咽部炎症及鼻中隔偏曲等,可因其炎性分泌物经后鼻孔至咽后壁刺激黏膜;亦可因其使患者长期张口呼吸,引起黏膜过度干燥而导致慢性咽炎。另外,慢性扁桃体炎可直接蔓延至咽后壁,引起慢性咽炎。

3.不良习惯所致

烟、酒过度、粉尘、有害气体等的刺激及喜食刺激性食物等,均可引起慢性咽炎。

4.职业因素

例如,教师与歌唱者,及体质因素亦可引起本病。

5.全身因素

例如,贫血,消化不良,心脏病(因血液循环障碍引起咽部淤血),慢性支气管炎,支气管哮喘等。

风湿病,肝、肾疾病等,也可引发此病(特别是慢性肥厚性咽炎)。另外内分泌紊乱、自主神经失调,臭鼻杆菌及类白喉杆菌的感染、维生素缺乏以及免疫功能紊乱等均与萎缩性及干燥性咽炎有关。

6.过敏因素

吸入性过敏原(如花粉、屋尘螨、动物皮毛、真菌孢子等),药物、工作环境中的化学刺激物及食物过敏原等都可引起变应性咽炎。

(二)病理

从病理观点看,可分为4类。

1.慢性单纯性咽炎

此病较多见,病变主要在黏膜层,表现为咽部黏膜慢性充血,其血管周围有较多淋巴细胞浸润,也可见白细胞及浆细胞浸润。黏膜及黏膜下结缔组织增生。黏液腺可肥大。分泌功能亢进,黏液分泌增多。

2.慢性肥厚性咽炎

慢性肥厚性咽炎又称慢性颗粒性咽炎及咽侧炎。亦较多见。黏膜充血增厚,黏膜及黏膜下有较广泛的结缔组织及淋巴组织增生,在黏液腺周围的淋巴组织增生突起,在咽后壁上表现为多个颗粒状隆起,呈慢性充血状,有时甚至融合成一片。黏液腺内的炎性渗出物被封闭其中,在淋巴颗粒隆起的顶部形成囊状白点,破溃时可见黄白色渗出物。此型咽炎常累及咽侧索淋巴组织,使其增生肥厚,呈条索状。

3.萎缩性及干燥性咽炎

常由萎缩性鼻炎蔓延而来。病因不明,较少见。初起为黏液腺分泌减少,分泌物稠厚而干燥,继因黏膜下层慢性炎症,逐渐发生机化与收缩,压迫腺体与血管,使腺体分泌减少和营养障碍,致使黏膜及黏膜下层逐渐萎缩变薄。咽后壁上可有干痂皮附着或有臭味。

4.慢性变应性咽炎

慢性变应性咽炎又称慢性过敏性咽炎。为发生于咽部黏膜的由IgE介导的Ⅰ型变态反应。多伴发于全身变应性疾病或变应性鼻炎,也可单独发病,其症状常有季节性变化。变应原刺激咽部黏膜,使合成IgM的浆细胞转化成合成IgE的浆细胞,IgE又附着于肥大细胞、嗜碱性粒细胞(称介质细胞)表面,此时咽部黏膜处于致敏状态。当相同的变应原再次接触机体后,此变应原与介质细胞表面的IgE结合,导致介质细胞脱颗粒,释放组胺、合成前列腺素等炎性介质,可引起毛细血管扩张、血管通透性增加、腺体分泌增多,引起过敏反应。而食物性过敏原主要通过补体C_3、C_4途径引起过敏反应。

除上述4类外,有人认为还有一种慢性反流性咽炎。推测是由于胃食管反流性疾病时,胃酸直接损伤咽部黏膜引起咽部黏膜及黏膜下的慢性炎症。临床上多表现为咽部不适、异物感、咽干燥感及灼热感,偶尔有咽痛。检查可见咽后壁充血、淋巴滤泡增生,较多黏膜红斑。可合并有声带小结、息肉及接触性溃疡等。治疗上以原发病治疗为主,咽部症状对症治疗为辅。

二、临床表现

全身症状多不明显,但可呈多种表现,主要症状包括咽异物感、干痒、烧灼感、微痛、刺激性咳嗽、恶心等。据病理临床可分3型。

1.慢性单纯性咽炎

黏膜弥散性充血,血管扩张,咽后壁有少量淋巴滤泡,可有黏稠分泌物附着在黏膜表面。

2.慢性肥厚性咽炎

黏膜充血,呈暗红色,增厚明显,咽后壁淋巴滤泡增生显著,可融合成块,咽侧索充血肥厚。

3.慢性萎缩性咽炎

黏膜干燥,萎缩变薄,颜色苍白,多附有黏稠分泌物或黄褐色痂皮,有臭味。

三、辅助检查

各型咽炎患者咽部均较敏感,张口压舌易作呕。以慢性单纯性和慢性肥厚性咽炎为甚。

(一)慢性单纯性咽炎

黏膜呈斑点状或片状慢性充血,可呈水肿样肿胀,有时可见小静脉曲张。咽后壁常有少许黏稠分泌物附着。软腭和两腭弓也常慢性充血,悬雍垂可增粗,呈蚯蚓状下垂,有时与舌根接触。鼻咽顶部常有黏液与干痂附着。

(二)慢性肥厚性咽炎

黏膜亦慢性充血,且有增厚。与单纯性咽炎的区别在于咽后壁上有较多颗粒状隆起的淋巴滤泡,可散在分布或融合成一大块,慢性充血,色如新鲜牛肉。咽侧索也可增生变粗,在咽侧(腭咽弓后)呈纵形条索状隆起。扁桃体切除术后,咽侧索增生往往更明显。

(三)慢性萎缩性及干燥性咽炎

慢性萎缩性及干燥性咽炎为一种疾病的两个不同的发展阶段,其间无明显界限。表现为咽黏膜干燥,萎缩变薄,色苍白且发亮,如涂漆状。咽后壁上颈椎椎体的轮廓显现较清楚,有时易被误认为是咽后壁脓肿或包块。咽后壁黏膜上常有黏稠黏液或有臭味的黄褐色痂皮。腭弓变薄,悬雍垂变短窄。萎缩性咽炎继续发展,可向下蔓延至喉及气管。常与血管运动性鼻炎同时存在,可能与变态反应有关。

(四)慢性变应性咽炎

咽部黏膜苍白,呈水肿状,亦可为淡红色,咽部较多水样分泌物。有时可见腭垂水肿及舌体肿胀,因常伴发于变应性鼻炎,故常可见变应性鼻炎的鼻腔症状。

四、诊断与鉴别诊断

(一)诊断

从病史及检查所见本病诊断不难,但应注意的是,许多全身性疾病(特别是肿瘤)的早期可能仅有与慢性咽炎相似的症状。故当主诉症状和检查所见不相吻合时或有其他疑点时,不应勉强诊断为慢性咽炎,而必须详细询问病史,全面仔细检查鼻、咽、喉、气管、食管、颈部甚至全身的隐匿性病变,特别是恶性肿瘤,以免漏诊。而慢性变应性咽炎的诊断,除有相应变应原接触史、相应症状及体征外,还应做皮肤变应原试验。总 IgE 及血清特异性 IgE 检测。

(二)鉴别诊断

早期食管癌患者在出现吞咽困难之前,常仅有咽部不适或胸骨后压迫感。较易与慢性咽炎混淆。对中年以上的患者,若以往无明显咽炎病史,在出现咽部不适时,应作详细检查。茎突综合征、舌骨综合征或咽异感症等均可因有相同的咽部症状而不易区别。可通过茎突及舌骨 X 线片和颈椎 X 线片、CT 扫描或触诊等与咽炎鉴别。肺结核患者,除可发生咽结核外,也常患有慢性咽炎。丙种球蛋白缺乏症,好发于儿童及青年,有反复发生急性或慢性呼吸道炎症病史,其咽部变化为淋巴组织明显减少或消失。还须与咽部特殊性传染病(如结核)及肿瘤相鉴别。咽部肿瘤(舌根部及扁桃体肿瘤)多有与咽炎相似的症状,或因继发感染而与咽炎并存。应予以详细检查,认真鉴别或排除之。

五、治疗

(一)病因治疗

增强体质,提高免疫力,补充维生素,戒烟、酒等不良嗜好,保持周围环境空气清新,积极治疗鼻炎、气管炎等呼吸道慢性炎症及其他全身性疾病。

(二)局部治疗

(1)慢性单纯性咽炎:常用漱口液、口含片等,可帮助缓解症状。

(2)慢性肥厚性咽炎:对增生淋巴滤泡可用激光、微波、冷冻、电凝等治疗,减少增生组织,缓解症状,可分次进行。

(3)慢性萎缩性咽炎:可使用 2% 的碘甘油涂抹,以刺激腺体分泌,改善局部微循环。

(徐世才)

第五节 急性扁桃体炎

急性扁桃体炎(acutetosillitis)为腭扁桃体的急性非特异性炎症,常继发于上呼吸道感染,可伴有不同程度的咽部黏膜和淋巴组织的急性炎症。多见于 10~30 岁的青少年,一般以春、秋两季气温变化时最多见,常由于劳累、受凉、潮湿、烟、酒过度、营养不良而发病。主要致病菌为乙型溶血性链球菌。本病可通过飞沫、食物或直接接触传染,潜伏期为 2~4 d。

一、病因病理

(一)病因

主要致病原为乙型溶血性链球菌、非溶血性链球菌、葡萄球菌、肺炎双球菌等以及腺病毒、鼻病毒等。细菌和病毒混合感染也不少见。

偶尔见厌氧菌感染。患者常由于受凉、劳累、烟、酒过度等使机体抵抗力下降,进而使得原存于咽部和扁桃体隐窝内的某些病原体大量繁殖,产生毒素而发病。病原体可经飞沫或直接接触传播,但通常呈散发状发病。

(二)病理

依据病理变化可分为 3 类。

1.急性卡他性扁桃体炎

急性卡他性扁桃体炎多为病毒(腺病毒、流感或副流感病毒等)引起,病变较轻。扁桃体表面黏膜充血,无明显渗出物。

2.急性滤泡性扁桃体炎

侵入扁桃体实质内的淋巴滤泡,引起充血、肿胀,重者可出现多发性小脓肿,隐窝口之间的黏膜下可见较多大小一致的圆形黄白色点状化脓滤泡。这些化脓的滤泡一般不隆起于扁桃体表面,但透过黏膜表面可以窥见。

3.急性隐窝性扁桃体炎

扁桃体充血肿胀,隐窝内有由脱落上皮细胞、纤维蛋白、白细胞及细菌等组成的渗出物,且可逐渐增多,从隐窝口溢出,有时互相连成一片形似假膜,易于拭去。

临床上常将急性滤泡性扁桃体炎和急性隐窝性扁桃体炎合称为急性化脓性扁桃体炎。

二、临床表现

(一)全身症状

多见于急性滤泡性和急性隐窝性扁桃体炎,起病较急,可有畏寒、高热、头痛、食欲缺乏、乏力、便秘等。一般持续 3~5 d。小儿可因高热而引起抽搐、呕吐及昏睡等症状。

(二)局部症状

剧烈咽痛,起初多为一侧痛,继而发展至对侧,也可放射至耳部。吞咽或咳嗽时咽痛加重。疼痛较剧者可致吞咽困难,说话时言语含混不清。

若炎症波及咽鼓管,则可出现耳闷、耳鸣及耳痛等症状,有时还可引起听力下降。幼儿的扁桃体肿大还可引起呼吸困难。

三、辅助检查

（一）体格检查

（1）患者呈急性病容，面色潮红，高热，不愿说话或畏痛而惧怕做吞咽动作。口臭，伸舌可见舌苔。

（2）咽部黏膜呈弥漫性充血，以扁桃体及两腭弓最严重。

（3）腭扁桃体肿大，在其表面可见黄白色点状脓疱，或在隐窝口处有黄白色或灰白色点状豆渣样渗出物，可连成一片形似假膜，易拭去。

（4）下颌角淋巴结肿大，且有明显压痛。有时因疼痛而感转头不便。

（二）特殊检查

实验室检查：急性扁桃体炎时，血常规检查白细胞总数和中性粒细胞数常增多。可有红细胞沉降率（血沉）和 C-反应蛋白增高。

四、鉴别诊断

典型者依据临床表现即可诊断但要注意与下述疾病鉴别。

1.咽白喉

起病较慢，咽部症状多不严重，但有明显全身中毒症状，发热，精神萎靡、脉搏微弱。检查见腭咽弓、扁桃体表面有灰白色假膜，不易擦去，强行擦拭易出血，咽部充血不典型，多伴有颈部淋巴结肿大。本病可依据流行病学及咽拭子细菌涂片检查与培养诊断。

2.樊尚咽峡炎

樊尚咽峡炎也称溃疡膜性咽炎，常见于营养不良、抵抗力低下、卫生条件差者。多为单侧咽痛，全身症状轻微。检查见一侧扁桃体充血、肿胀，表面覆盖灰褐色或黄白色假膜，拭去假膜可见下方有溃疡，擦拭假膜时易出血，牙龈也可见相同病变，患侧颈淋巴结可有肿大。咽涂片检查梭形杆菌及螺旋体可明确诊断。

3.血液病性咽峡炎

单核细胞增多症、粒细胞缺乏症及白血病等可有程度不同的咽部表现。起病急，全身症状显著，可出现高热、畏寒，出血或肝脾大，可很快衰竭。检查见扁桃体充血、肿胀，表面组织坏死，可有假膜。实验室血常规检查有助于诊断。

五、治疗

（一）抗生素治疗

抗生素治疗为主要治疗方法。首选青霉素，根据有无化脓，体温、血常规异常等情况，决定给药途径（静脉或肌内注射）。对于部分中性粒细胞下降的患者可采用抗病毒药。

（二）局部治疗

局部治疗常用含漱液、含片或喷剂（如复方硼砂溶液、1∶5 000 呋喃西林溶液、西地碘含片、草珊瑚含片、西瓜霜喷剂等）。

（三）一般治疗

卧床休息，多饮水，半流质或软食，加强营养及疏通大便。咽痛或高热时，可服用解热镇痛药。

（徐世才）

第六节 慢性扁桃体炎

慢性扁桃体炎(chronietosiliti)是咽部常见疾病,青少年多见,多为急性扁桃体炎反复发作或扁桃体窝引流不畅,窝内细菌、病毒滋生感染而演变为慢性炎症。

一、病因病理

(一)病因

经常发作急性扁桃体炎,隐窝内上皮坏死脱落,与细菌、炎症渗出物聚集,隐窝引流不畅,导致本病发生。也可继发于猩红热、白喉、流感等传染病和鼻部炎症。自身变态反应被认为与本病发生有关。

(二)病理

1.增生型

炎症反复发生致淋巴组织与结缔组织增生,腺体肥大,突出于腭弓之外。

2.纤维型

淋巴组织和滤泡变性萎缩,纤维组织增生,常见瘢痕收缩,腺体较小,质较硬,与周围组织多有粘连。

3.隐窝型

腺体隐窝内有大量脱落上皮细胞、淋巴细胞等及细菌聚集而形成脓栓或隐窝口因炎症瘢痕粘连引流不畅,形成脓栓或囊肿,形成感染灶。

二、临床表现与并发症

(一)临床表现

多有反复急性发作病史,平时可有咽痛咽干、异物感、刺激性咳嗽、口臭等。小儿扁桃体过度肥大可出现呼吸不畅、睡眠打鼾、言语、吞咽障碍。有的患者可有低热、乏力、消化不良等全身症状。部分患者平时多无明显的自觉症状。检查可见扁桃体和腭舌弓呈慢性充血,黏膜暗红色,用压舌板挤压腭舌弓,扁桃体隐窝口内可有脓或干酪样物溢出。扁桃体大小不定,表面可见瘢痕,常与周围组织粘连。下颌角淋巴结多有肿大。

扁桃体大小可分为,Ⅰ度:扁桃体限于扁桃体窝内;Ⅱ度:扁桃体超越出腭舌弓;Ⅲ度:扁桃体接近中线、两侧扁桃体几乎相触。

(二)并发症

慢性扁桃体炎可作为病灶,引发全身变态反应,产生各种并发症(如风湿热、风湿性关节炎、肾炎、心脏病等)。

三、辅助检查

扁桃体和腭舌弓呈慢性充血,黏膜呈暗红色。挤压腭舌弓时,隐窝口可见黄、白色干酪样点状物溢出。扁桃体大小不定,成人扁桃体多已缩小,但表面可见瘢痕,凹凸不平,常与周围组织粘连。患者下颌角淋巴结常肿大。

四、诊断与鉴别诊断

根据病史,结合局部检查进行诊断。患者有反复急性发作病史,为本病诊断的主要依据。

局部检查时如果发现扁桃体及腭舌弓慢性充血,扁桃体表面凹凸不平,有瘢痕或黄白色点状物,挤压腭舌弓有分泌物从隐窝口溢出,则可确诊。扁桃体的大小并不表明其炎症程度,故不能以此做出诊断。本病应与下列疾病相鉴别。

(一)扁桃体生理性肥大

扁桃体生理性肥大多见于小儿和青少年,无自觉症状,扁桃体光滑、色淡,隐窝口清晰,无分泌物潴留,与周围组织无粘连,触之柔软,无反复炎症发作病史。

(二)扁桃体角化症

扁桃体角化症为扁桃体隐窝口上皮过度角化所致,扁桃体表面出现白色砂粒样角化物,触之坚硬,不易擦掉。

(三)扁桃体肿瘤

扁桃体肿瘤多为单侧扁桃体增大,可有溃疡,对于恶性肿瘤,常有同侧颈淋巴结肿大,应行活检确诊。

五、治疗

慢性扁桃体炎反复发作者原则上可行扁桃体切除术。若为全身性,疾病的"病灶",待相关疾病稳定后,应尽早手术。术前应使用抗生素,防止因激惹局部而加重相关疾病。在儿童,扁桃体对机体有重要的保护作用,扁桃体切除可能影响其免疫功能,应严格掌握手术适应证。对有手术禁忌而不能手术者,可用保守疗法(如扁桃体隐窝冲洗等),传统医学对一部分保守治疗病例也有良好的临床疗效,也可使用增强机体免疫力的药物。同时应加强锻炼,增强体质和抗病能力。

扁桃体切除常用的手术方法有两种,即扁桃体剥离术与扁桃体挤切术,手术可在全麻或局麻下进行。扁桃体剥离术是最常使用的方法,挤切术时间短,在临床上曾被广泛用于儿童、青少年不能配合局麻下进行手术的病例,但多选择扁桃体较大、急性发作次数较少者。随着人们生活质量的提高,越来越多的患者要求在全麻下进行,避免手术对患者心理方面的影响。近年来等离子手术也成为临床常使用的方法之一。扁桃体作为局部免疫器官,具有重要的生理功能。特别是儿童,咽部淋巴组织具有明显的保护作用。应正确认识扁桃体的生理功能,严格把握手术适应证。

(一)扁桃体手术的适应证

(1)慢性扁桃体炎反复急性发作或多次并发扁桃体周围脓肿。

(2)扁桃体过度肥大,妨碍吞咽、呼吸功能及言语含糊不清者,尤其儿童阻塞性睡眠呼吸暂停低通气综合征(OSAHS)患者。

(3)慢性扁桃体炎已成为引起其他脏器病变的病灶,或与邻近组织器官的病变相关联。

(4)扁桃体角化症及白喉带菌者,经保守治疗无效者。

(5)各种扁桃体良性肿瘤,可连同扁桃体一并切除;对恶性肿瘤则应慎重选择适应证和手术范围。

(二)扁桃体手术的禁忌证

(1)急性扁桃体炎发作时,一般不施行手术,宜在炎症消退后2~3周切除扁桃体。

(2)造血系统疾病及有凝血机制障碍者(如再生障碍性贫血,血小板减少性紫癜,过敏性紫癜等),一般不建议做手术。有条件施行周密的术前检查和正确的术前、术后治疗者外。

(3)全身疾病(如肺结核,风湿性心脏病、关节炎、肾炎等),病情尚未稳定时暂缓手术。未经控制的高血压患者不宜手术,以免出血。

(4)在脊髓灰质炎及流感等呼吸道传染病流行季节或流行地区,以及其他急性传染病流行时,不宜手术。

(5)妇女月经期间和月经前期、妊娠期,不宜手术。

(6)患者家属中免疫球蛋白缺乏或自身免疫病的发病率高,血白细胞计数特别低者,不宜手术。扁桃体手术后常见并发症:出血是扁桃体手术后最为常见的并发症。经积极处理后绝大部分可停止,另外腺体残留、感染等也是常见的术后并发症。

(徐世才)

第七节 鼻咽癌

鼻咽癌是来源于鼻咽黏膜被覆上皮的恶性肿瘤,为中国最常见的头颈部恶性肿瘤。中国南方地区,尤其是广东、广西、福建、湖南等地为全世界最高发区,且发病率逐年上升。在欧洲、美洲、大洋洲等国家发病率较低。本病以男性患者多见,约为女性的 2 倍,可发生于各年龄段,大多在 30～50 岁,国内报道最小发病年龄为 3 岁,最大发病年龄为 90 岁。

一、临床表现

1.原发癌症状

(1)涕血和鼻出血:肿瘤表面呈溃疡者常见,或病灶位于鼻咽顶后壁者,用力向后吸鼻腔或鼻咽部分泌物时软腭背面与肿瘤摩擦引起。

(2)耳部症状:肿瘤位于咽隐窝或圆枕区,压迫或阻塞咽鼓管咽口,使鼓室呈负压,而出现分泌性中耳炎的症状和体征。

(3)鼻部症状:肿瘤浸润至后鼻孔,可引起鼻阻。

(4)头痛:多为单侧持续性疼痛。

2.眼部症状

肿瘤侵犯眼部常引起视力障碍、视野缺损、复视、眼球突出及活动受限、神经麻痹性角膜炎等。

3.脑神经损害症状

鼻咽癌在向周围浸润的过程中可使 12 对脑神经的任何一支受压而出现不同的症状和体征。以三叉神经、展神经、舌咽神经、舌下神经受累较多。

4.颈淋巴结转移

颈部肿大之淋巴结无痛、质硬,早期可活动,晚期与皮肤或深层组织粘连而固定。

5.远处转移

远处转移以骨、肺、肝居多,且常为多个器官同时发生。

二、辅助检查

鼻咽癌早期治疗效果较好。但由于发病部位较隐蔽,早期症状不明显,因此,早期诊断有一定的困难,若有回涕带血、耳鸣、耳闷塞不适或偏头痛病史者,应详细检查鼻咽部,以免漏诊。

1.鼻咽镜或鼻内镜检查

表面麻醉后,鼻腔导入电子鼻咽镜、纤维鼻咽镜或鼻内镜,全面仔细地观察鼻咽部,可照相、录像及活检,是检查鼻咽部最有效的工具。

2.CT 检查

CT 检查具有较高的分辨率,不仅能显示鼻咽表层结构的改变,还能显示鼻咽癌向周围结构及咽旁间隙浸润的情况,对颅底骨质及向颅内侵犯的情况也可以较清楚显示。鼻咽癌原发于鼻咽腔的咽隐窝,早期表现为咽隐窝变浅及双侧不对称。患侧咽旁间隙变窄及向外移位是鼻咽癌的特征性表现之一。后期肿瘤不断扩大表现出局部软组织肿块,并向四周蔓延,向后累及椎前肌群并引起椎前淋巴结肿大,向外侵犯翼内、外肌甚至翼腭窝,直接累及颈鞘,并沿肌间隙、脑神经和血管蔓延。向上侵犯颅底的破裂孔、颈动脉管、卵圆孔和颈静脉窝,骨窗常能观及这些结构的骨质破坏,严重者甚至侵入颅内。常有淋巴结转移,引起患侧或双侧淋巴结肿大。

3.磁共振成像(MRI)检查

MRI 检查对软组织的分辨率比 CT 高。MRI 检查可以确定肿瘤的部位、范围及对邻近结构的侵犯情况。并且可以鉴定放疗后组织纤维化及复发肿瘤组织。复发肿瘤呈不规则的块状,可同时伴有邻近骨、软组织结构的侵犯及淋巴结肿大。放疗后的纤维化呈局限性增厚的块状或局限性的不规则斑片状结构,与邻近组织的分界不清。在 T_1 加权像上,复发的肿瘤和纤维化多呈低信号,在 T_2 加权像上,复发肿瘤为高信号,而纤维组织呈低信号。MRI 冠状位及矢状位能较好地显示鼻咽癌向周围的侵犯。肿瘤侵犯肌肉、脂肪间隙、颅底等,MRI 均较 CT 显示更早、更准确。增强扫描及抑制脂肪 T_2 加权成像可以较好地显示病灶侵犯范围。转移肿大的淋巴结表现为 T_1 加权成像低信号,T_2 加权成像高信号。增强扫描时,转移的淋巴结强化。若出现坏死,则表现肿大淋巴结的信号不均匀,T_1 加权成像呈更低信号区,T_2 加权成像为更高信号区,增强扫描不强化。

4.血清学诊断

鼻咽癌患者的血清 EB 病毒抗体水平高于其他恶性肿瘤患者及健康人,在鼻咽癌的诊断上有一定的实用价值。

(1)IgA/VCA 抗体检测:作为辅助诊断指标,人群筛查手段及早期诊断。对临床发现复发和转移有一定的实用价值,可作为追踪观察的指标之一。鼻咽癌放疗后,血清中 IgA/VCA 抗体水平逐渐降低,当肿瘤复发或有远处转移时,可重新升高。因此,定期进行 IgA/VCA 抗体水平检测,可作为临床追踪观察的指标之一。

(2)IgA/EA 抗体检测:EA 抗体罕见于正常人,在鼻咽癌患者中具有特异性。IgA/VCA 敏感性较高,而 IgA/EA 特异性较高,两者同时检测,有助于鼻咽癌的辅助诊断。

5.组织病理学诊断

(1)鼻咽活检:可选择经口腔、鼻腔 2 种径路。经口腔的鼻咽活检,可先用 1%～2% 的丁卡因溶液于口咽部、鼻咽部黏膜行表面麻醉。患者取坐位,面对医师,找准病变部位,以鼻咽翘头活检钳钳取组织。随着内镜技术的普及,经鼻内镜或电子鼻咽镜活检更为常用。先予以 1%～2% 的丁卡因棉片于鼻腔黏膜行表面麻醉,应用鼻内镜或电子鼻咽镜观察鼻咽顶后壁、咽隐窝、咽鼓管咽口、咽鼓管圆枕、鼻咽侧壁等处,同时在直视下钳取新生物或可疑病变。此检查方法具有以下优势:可清晰观察鼻咽部各部分的结构,能发现较小的病灶和黏膜下病变。

（2）颈淋巴结活检：若颈淋巴结肿大、质硬，但尚未明确原发病灶，为确定颈部淋巴结的性质，可做淋巴结活检，以便于进一步寻找原发病灶。

三、鉴别诊断

鼻咽癌应与鼻咽部其他恶性肿瘤，例如，淋巴肉瘤及鼻咽结核，鼻咽纤维血管瘤、咽旁隙肿瘤，颈部及颅内肿瘤相鉴别。

四、治疗

鼻咽癌的治疗包括放疗、化疗、手术治疗等。不同时期的肿瘤，具有不同的治疗方案。

1. 早期治疗

放疗是目前公认的鼻咽癌首选的治疗方法。对于早期患者，采用单纯放疗。在调强放射治疗以前，早期鼻咽癌的治疗采用常规外照射放疗，外照射加腔内近距离放疗均可取得较好疗效，5 年生存率可达 90％ 以上。鼻咽部的治疗总剂量为 66～70 Gy，颈淋巴结的剂量为 60～70 Gy，颈部预防照射剂量为 46～50 Gy。

2. 中晚期及转移治疗

中晚期的患者占全部鼻咽癌患者的 70％ 左右，目前这部分患者的治疗效果仍不令人满意。放疗是一种局部疗法，不能预防远处转移，又因放疗仅能控制照射野以内的病灶，照射野以外的亚临床病灶常被遗留，成为复发或转移的隐患。同时由于放疗引起的免疫抑制，可能导致放射野外病灶的加速发展，合用化疗将可能弥补这一缺陷，因此，应用化学药物预防和治疗远处转移是提高鼻咽癌治疗效果的重要手段。诱导化疗有利于降低局部晚期（尤其是 N_2～N_3 期）鼻咽癌患者的远处转移率；同期化疗有利于加强晚期鼻咽癌的局部控制；化疗的力度不足将会影响治疗疗效。较多的鼻咽癌远处转移是在局部区域良好控制的状态下发生，需要综合治疗以提高生存率，改善生存质量。局部晚期鼻咽癌由于原发病灶较大以及生长部位的特殊性，其放疗具有局部照射剂量难以提高、常规分割放疗疗效欠佳和正常组织损伤较大的缺点。近年来局部晚期鼻咽癌放疗的研究主要集中在非常规分割照射和适形放疗两方面，以期缩短总疗程时间和提高局部照射剂量，进而提高局控率和总生存率。化疗的运用策略包括诱导化疗、同时期放疗、化疗、辅助化疗及这几种方法的搭配运用。化疗鼻咽癌已有数十年的历史，迄今已证实，铂类药物最为有效，以铂类药物为主的联合用药方案是目前鼻咽癌放疗、化疗综合治疗常用的一线方案。

3. 复发治疗

尽管鼻咽癌对放疗较敏感，但仍有部分患者在治疗后出现局部或区域的复发。对于复发的患者，既往常采用二程放疗，可使一部分患者达到根治效果，但二程放疗的后遗症明显加重，严重影响患者的生存质量。因此，近年来外科手术成为复发肿瘤的首选挽救方法。外科手术可以完整切除位于鼻咽腔内或侵及咽旁间隙的复发肿瘤，对部分局限性颅底受侵的患者可以做到姑息切除，与二程放疗相比外科手术无严重并发症，是鼻咽癌放疗失败后一种有效的挽救疗法。原则上，鼻咽癌放疗后 12 周，原发灶和颈部转移灶仍不消退，可考虑手术治疗。

鼻咽癌放疗后局部复发或残留的再次放疗效果不佳，且超量放射可引起放射性脑病、放射性脊髓病、颈部软组织纤维化等一系列严重的并发症。鼻咽癌残留或复发切除后的病理连续切片显示，90％的病例有咽鼓管软骨的受累，超过 90％ 的病例有黏膜下的浸润。

手术常采用上颌骨掀翻入路（maxillary swing），此术式于 1991 年由 Wei 等介绍，该入路用微型电锯依次锯开上颌骨与周围颅骨的骨性连接,同侧软硬腭交界处黏膜用镰状刀切开,凿断翼突,将上颌骨与硬腭连同面部软组织一起向前外侧翻转,可以暴露整个鼻咽腔及鼻咽旁间隙,这一区域的肿瘤可被整块切除,可触及颈内动脉搏动,其周围病变可在直视下切除。若肿瘤侵及鼻咽对侧,在切除鼻中隔后段后也可以得到良好的显露,术中可以切除蝶窦前壁以增加肿瘤的切缘。该术式的优点为能很好暴露鼻咽部和咽旁间隙,并提供足够的空间来保证肿瘤的完整切除。可在直视下切除受肿瘤侵犯的咽旁淋巴结。即使肿瘤邻近颈内动脉,也可安全切除。同时,切除鼻中隔的后份,可显露对侧的病变。缺点为手术创伤大,术后面部遗留切口瘢痕,可能有轻度的张口受限(不影响功能),如果损伤咽鼓管可造成闭塞。此外,如果肿瘤浸润颈内动脉或周围间隙,术后有肿瘤残留。

对于转移性淋巴结复发或残留的患者,由于鼻咽癌颈淋巴结转移的广泛浸润特性,施行单个淋巴结的局部切除或功能性的淋巴结清扫术难以根治肿瘤。此外,局限性的手术很难辨别放疗后的组织纤维化和肿瘤浸润,手术有一定的危险和困难。因此,根治性淋巴清扫术是鼻咽癌放疗后颈部复发和残留的有效治疗方式。如果肿瘤累及颈部皮肤,术中应切除,然后用胸三角皮瓣或胸大肌皮瓣修复组织缺损。当深部组织受到肿瘤浸润,冰冻切片证实有肿瘤的残留,术后就需要进一步做近距离放疗。可在术中准确放置空心的尼龙管,术后将铱丝插入空心管中进行近距离放射,其优点为放射源比外照射衰变快,肿瘤组织中的放射剂量高于正常组织,减少了放射性损伤。放疗后的根治性淋巴清扫术是安全的,无围术期死亡。术后并发症的发病率不高,常见的有颈部皮肤坏死、乳糜漏等。根治性淋巴清扫术后近距离照射与单纯颈淋巴清扫术相比较,术后的并发症无显著的差异。研究显示,颈部皮肤坏死与术前的淋巴结活检有关。其原因可能为前次手术加重了放疗后的纤维化及损坏了局部的血液供应。颈部淋巴结穿刺或切取活检可促进远处转移,尽可能避免淋巴结活检。并且放疗后的颈部纤维化会影响针吸检查,因此,提倡采用术中冰冻切片。根治性颈淋巴清扫术的一年淋巴结控制率和生存率分别为 78% 和 62%,五年生存率为 61%。任何手术径路都不可能达到鼻咽癌挽救手术的全部要求。需要根据病变的位置、大小、范围,全面分析病史,选择恰当的治疗方案和手术径路。

(杨学峰)

第八节　下咽癌

据原发部位,下咽癌分为梨状窝癌(占 70%~86%)、环后癌(约占 5%)、喉咽后壁癌(占 5%~22%)。原发于下咽部的恶性肿瘤较少见,中国科学院肿瘤医院资料统计,下咽癌占头颈部恶性肿瘤的 1.4%~5%,占全身恶性肿瘤的 0.2%。下咽癌以鳞癌为主,好发年龄为 50~70 岁,男女之比为 (1.8~12.6):1,其中梨状窝癌和喉咽后壁癌以男性为主,而环状软骨后区癌则多见于女性。

一、临床表现

下咽癌的主要临床表现为咽喉部异物感、疼痛、吞咽困难、声音嘶哑、咳嗽或呛咳、颈部包块。

二、辅助检查

早期患者的临床症状不明显,甚至没有任何症状。即便患者感觉咽部不适或异物感,也容易误认为慢性咽炎或咽部神经症,而未予以特殊处理。因此,对于 40 岁以上,长期咽部异物感或吞咽疼痛,尤其伴有颈部淋巴结肿大者,均需仔细检查颈部,常规检查咽喉部,必要时行 X线、CT、MRI 检查,以便早期诊断。

1. 颈部检查

观察喉外形,有无喉体增大或不对称。双侧颈部是否对称,能否扪及肿大淋巴结,淋巴结质地及活动度。将喉体对着颈椎左右移动,观察摩擦音是否消失,若摩擦音消失,则咽后壁可能有肿瘤。在喉体周围触诊,了解喉、气管旁有无肿块,甲状腺是否肿大。此外还要注意舌甲膜和环甲膜有无饱满现象。

2. 间接喉镜检查

常规检查口咽部及喉部。注意观察下咽及喉部、梨状窝、环后下咽后壁等处有无新生物、隆起或溃疡;梨状窝有无积液或食物滞留;下咽黏膜有无水肿等。环后癌最难发现,如果杓后区有肿起变化,或一侧杓状软骨运动发生障碍,则需进一步仔细检查。

3. 内镜检查

内镜检查包括纤维喉镜、电子喉镜、食管镜等。这些检查对于梨状窝、杓会厌皱襞、环后区的早期病变均能较早发现,并帮助了解肿瘤的范围。还可在检查的同时,取病变组织送病检,进一步明确诊断。

4. 影像学检查

(1)常规 X 线检查:喉及颈侧位 X 线片可以观察喉内及椎前软组织的情况。梨状窝肿瘤时表现为梨状窝密度升高。肿瘤位于咽后壁、环后时可看到椎前组织明显增厚,将气管推向前。若喉受侵,则声带、室带变形,喉室消失,会厌及杓状软骨变形,甲状软骨外移。

(2)喉咽、喉 X 线体层摄片:可以观察梨状窝情况,了解肿瘤喉内浸润的程度。

(3)喉咽、食管 X 线造影:用碘油或钡剂做 X 线对比剂来观察梨状窝、食管有无充盈缺损,钡剂通过是否缓慢、变细等,能发现梨状窝、环后及食管的病变,了解肿瘤的范围。

(4)CT 及 MRI:CT 能很好显示肿瘤侵犯的范围及程度,并能发现临床上难发现的早期颈淋巴结转移。MRI 通过三维成像,可了解肿瘤侵犯的立体范围,区分肿瘤与周围血管的关系,以及有无颈淋巴结转移等。影像检查应注意病变向各个方向侵犯的范围,肿瘤是否超过中线、梨状窝下端、食管入口、喉软骨及喉外组织有无受累,有无颈部淋巴结转移,颈部大血管是否为肿瘤所包绕。

5. 病理学检查

病理学检查是肿瘤确诊的依据,因此,一旦发现下咽病变应及时活检。活检可在间接喉镜或纤维喉镜、电子喉镜下进行,而有反复出血或呼吸困难的患者在取活检时应慎重。

三、治疗

根据下咽癌的病理表现,合理的治疗应当是手术、放疗及化疗的综合治疗。下咽癌病变部位隐蔽,早期不容易发现;病变即使很小,也容易发生淋巴结转移;肿瘤沿黏膜下蔓延,手术确定安全切缘困难。因此,只有发挥放射线大范围治疗及外科局部切除及修复的各自优势,才是合理的选择。

1.放疗

单纯放疗仅适用于肿瘤局限的 T_1 病变。对于有手术禁忌而不能手术者,放疗可作为一种姑息性治疗,下咽癌单纯放疗五年生存率为 10%～20%。在综合治疗中,可选取术前放疗＋手术,或手术＋术后放疗的方式。术前放疗量为40～50 Gy,放疗后休息 2～4 周再手术。对于 $T_3 T_4 N_0 \sim_1$ 的患者、伴有质硬、固定转移淋巴结者或侵皮者,均可在术前计划性放疗。术前放疗可以控制手术野以外的转移淋巴结,缩减肿瘤浸润,使瘤床微血管、淋巴管闭锁,肿瘤内活瘤细胞减少,增加手术切除的机会,避免术中肿瘤种植。缺点是模糊了肿瘤的边界,增加了准确切除肿瘤的困难,并且在一定程度上影响了伤口的愈合。术后放疗常在术后 6 周内开始,于 4～5 周完成,剂量为 60～70 Gy,既可消灭脱落的癌细胞、消除区域淋巴结中的亚临床灶,也可对术后病理证实切缘有浸润者进行补救治疗。对于周围软骨、神经受侵,颈淋巴清扫后提示广泛性淋巴结转移或淋巴结包膜外受侵者,也应行术后放疗。放疗也有一定禁忌证,例如,局部肿瘤严重水肿、坏死和感染;邻近气管、软组织或软骨广泛受侵;颈部淋巴结大而固定,且有破溃者;有明显的呼吸道梗阻症状(如喉喘鸣、憋气及呼吸困难等)。

2.化疗

从 20 世纪 80 年代以来,诱导化疗曾经风靡一时,即在手术或放疗之前给予冲击量化疗药物,以期达到缩小或消灭肿瘤,再手术或放疗。主要用于适合手术的晚期喉癌、下咽癌及口咽癌等。但诱导化疗或新辅助化疗能否提高五年生存率,目前尚无结论性报道。姑息性化疗对晚期及复发性肿瘤有一定效果,但其持续的时间是短暂的。所用药物有氨甲蝶呤、博来霉素、长春新碱、氟尿嘧啶等。单一化疗药物治疗效果较差,目前多主张联合用药。

3.下咽癌外科治疗的选择

(1)梨状窝癌:<1 cm、外突型梨状窝癌可以选择单纯放疗或手术治疗。外科治疗可以选择梨状窝切除术。1960 年 Ogura 报道,1983 年国内屠规益报道梨状窝切除术,特别是术前放疗后利用梨状窝切除术治疗 T_1～T_2 期梨状窝癌,在清除病灶的同时保留下咽及喉功能。对于 T_3 期梨状窝癌,病变引起喉固定,可以选择梨状窝切除及喉半侧切除;梨状窝切除及喉近全切除或梨状窝切除及喉全切除,配合术前或术后放疗。对于 T_4 期梨状窝癌,肿瘤侵犯喉软骨架或颈段食管,可以选择下咽部分切除及喉全切除;下咽全切除及喉全切除;下咽、喉全切除及食管部分或全食管切除,配合术前或术后放疗。

(2)环后癌:早期环后癌少见,T_1 期可以选择单纯放疗,保留喉。较大的肿瘤或放疗后未控的肿瘤,可以选择下咽、喉切除或喉全切除术。侵犯颈段食管,选择下咽、喉全切除及食管部分或全食管切除。

(3)下咽后壁癌:早期癌选择单纯放疗。放疗未控或较广泛肿瘤,可以选择部分下咽后壁切除、下咽、喉全切除及食管部分或全食管切除。

手术造成咽及食管缺损,可以选择游离移植前臂皮瓣、带蒂肌皮瓣、游离移植空肠、胃咽吻合或结肠移植进行修复、重建。下咽部分缺损,可以选择皮瓣、肌皮瓣修复。全下咽缺损,以及包括颈段食管缺损,可选择游离空肠移植修复。全下咽、全食管缺损,选择胃咽吻合或结肠移植进行修复、重建。

4.手术方法

(1)梨状窝切除术:梨状窝切除术适用于梨状窝癌 T_1、T_2 病变,例如,梨状窝癌局限于梨状窝外壁或内壁;或梨状窝癌侵犯构会皱襞,但病变表浅,无明显喉内受侵,未引起喉固定;或梨状窝癌侵犯咽后壁。

切口：胸锁乳突肌中段前缘做5～7cm的斜行切口。如果同时做颈部淋巴结廓清术，可平行甲状软骨中间做一水平切口，外端再做颈侧垂直切口，两切口相交。在颈阔肌下掀开颈部皮瓣，游离胸骨舌骨肌外缘，并从甲状软骨板切断胸骨甲状肌的附着，牵开此2条带状肌，暴露患侧甲状软骨板后缘及上缘，沿甲状软骨板上缘、后缘切开咽下缩肌，剥离甲状软骨膜使之与带状肌一同保留备用。切除甲状软骨板的后1/3，为避免伤及喉返神经，注意保留环甲关节附近的甲状软骨下角，进入咽腔。

切除肿瘤：甲状软骨板后缘相当于梨状窝外壁与下咽后壁的交界处，在此处切开梨状窝外侧壁，即进入下咽腔。观察肿瘤范围后，根据情况切除梨状窝黏膜。明视下切除梨状窝外壁和内壁。病变切除后，内侧切缘位于环后区的外界及杓会皱襞，外侧切缘位于下咽后壁的外侧，形成下咽部的缺损。

缝合咽腔和皮肤：将咽后壁黏膜游离，将咽黏膜与环后切缘、杓会皱襞切缘拉拢缝合，利用咽下缩肌与预先保留的甲状软骨膜及带状肌在外层缝合加固。冲洗伤口，放负压引流管，缝合皮下和皮肤切口。

(2)下咽后壁切除术：此类手术适用于肿瘤位于下咽后壁(T_1～T_2)，下界在食管入口上方的局限的下咽后壁癌。喉、食管及椎前组织受侵为这一手术禁忌证。

切口：如果利用颈阔肌皮瓣修复咽后壁缺损，颈部皮肤切口应预留方型皮瓣，颈阔肌皮瓣的血管蒂在颌下和颏下，要保留面动脉的颏支和皮支。如果利用游离前臂皮瓣修复，切口同梨状窝切除术。

切除肿瘤：显露患侧甲状软骨板后缘，切断结扎喉上神经血管，纵行切开梨状窝外侧壁黏膜，进入咽腔，显露肿瘤。沿肿瘤四周(安全界应在1.0cm以上)切开下咽黏膜和咽缩肌。一般保留位于椎前肌浅面的筋膜，切下标本。修复下咽缺损：将颈阔肌皮瓣转入下咽，同下咽黏膜切缘缝合；其他的修复方法还有颏下皮瓣、前臂游离皮瓣、游离空肠、游离胃壁瓣等。忌用各种肌皮瓣，以免下咽臃肿狭窄，导致严重误吸。局限的下咽后壁缺损也可以游离植皮修复或人工皮修复，甚至不修复，让创面自然愈合。

(3)梨状窝及喉部分切除术：此类手术适用于梨状窝癌侵犯喉，但尚未侵犯环后区及食管，可以在切除下咽肿瘤的同时，切除一部分喉，保留另一部分喉，达到切除肿瘤、保留喉功能的目的。杓状软骨固定或活动受限的，以往认为需要做喉全切除及下咽部分切除，造成喉功能丧失。经过术前放疗，如果杓状软骨恢复活动或病变局限于梨状窝及杓会皱襞，也可以进行梨状窝及喉部分切除，从而保留喉功能。如果梨状窝尖部、环后区受侵，则不适宜此类手术。

(4)梨状窝及杓会皱襞切除术：梨状窝内侧壁肿瘤，容易侵犯杓会皱襞，仅切除梨状窝显然不足。这一类手术适用于梨状窝癌侵犯会皱襞，引起杓会皱襞活动受限，但肿瘤比较局限(T_2)。对杓会皱襞及声带固定，经过术前放射，恢复活动的也适宜。肿瘤侵犯杓状软骨、声门旁间隙及食管入口不适宜此类手术。手术步骤：按照梨状窝切除术的方法掀开颈部皮瓣，牵开带状肌，显露患侧甲状软骨，切除甲状软骨上1/2。

从咽侧壁进入下咽腔：切除部分甲状软骨后，可以直接剪开下咽侧壁进入下咽腔。如果下咽侧壁有肿瘤，或为了扩大视野，也可以向上切断舌骨大角，距离甲状软骨上缘较高水平剪开咽侧壁黏膜，进入咽腔。此时可以在较好的视野下看清肿瘤的范围。

切除肿瘤：沿会厌外侧缘剪开杓会皱襞前端，如果连同室带切除，则从剪开的杓会皱襞剪到喉室前端,从前向后剪开喉室;如果保留室带,则从剪开的杓会皱襞剪到室带上缘。外侧则沿已经切开的甲状软骨的水平切口,一同剪开附属的软组织结构,包括杓会皱襞、梨状窝、室带及室带旁组织。剪到甲状软骨板后缘与咽后壁的切口汇合。此时仅在杓状软骨处尚未切开。一般保留杓状软骨,在杓状软骨前剪开杓会皱襞后端,与喉室或室带上缘的切口汇合,切除患侧杓会皱襞及梨状窝。

修复:利用环后黏膜覆盖喉的创面。利用会厌谷黏膜、梨状窝外壁或下咽后壁黏膜关闭下咽腔。利用甲状软骨膜及带状肌在外层加固缝合。

(5)梨状窝及喉垂直部分切除术:上述肿瘤进一步发展,向深部侵犯杓会皱襞及声门旁间隙,引起声带固定,如果病变仅局限于此,或术前放疗 50 Gy,使肿瘤缩小到以上范围,可以做梨状窝及喉垂直部分切除。如果梨状窝尖部、环后受侵为手术禁忌。

手术切除步骤:掀开颈部皮瓣,充分显露甲状软骨及环状软骨。游离胸骨舌骨肌外侧并牵开,切断胸骨甲状肌在甲状软骨的附着,在患侧甲状软骨后缘纵向切开咽下缩肌,剥离甲状软骨骨膜,连同胸骨舌骨肌一同牵开并保留,以备修复下咽及喉。①显露出患侧甲状软骨板,正中锯开甲状软骨。在咽侧壁处剪开进入下咽腔。如果梨状窝外侧壁也有肿瘤,可以向上切断舌骨大角,在甲状软骨上缘以上,剪开咽侧壁黏膜,进入咽腔。为有助于喉部分切除,可以沿会厌谷向对侧剪开。此时可以在较好的视野下看清肿瘤的侵犯范围。②切除肿瘤:从会厌正中由上向下垂直剪开,经过前联合到环状软骨上缘。再沿着患侧甲状软骨下缘或环状软骨上缘(即环甲膜)向后剪开。同时剪开喉内外两侧,喉内侧到达环杓关节;在甲状软骨外侧,为保留环甲关节,斜形剪开甲状软骨,避开环甲关节到达甲状软骨后缘,与咽后壁的切口汇合。此时仅在杓状软骨处尚未切开。正中剪开杓间区,切除环杓关节,与以前切口汇合,切除标本包括患侧梨状窝、半侧会厌及杓会皱襞、杓状软骨、半侧喉(室带、声带及声门旁间隙)及甲状软骨板。③修复过程:手术切除后的缺损主要是一侧喉结构,包括部分会厌,杓会皱襞,室带和声带,以及一侧梨状窝。喉部缺损可以利用预先保留的胸骨舌骨肌及甲状软骨骨膜进行覆盖,同时利用部分环后黏膜,从后向前拉过环状软骨背板,覆盖环杓关节区域。这样可以将半侧喉封闭。利用健侧半喉进行呼吸,同时减少误吸。一侧梨状窝缺损不必修复,直接将环后切缘与咽侧后壁切缘缝合。将余下的会厌自身缝合。由于咽会厌皱襞也同时做了切除,此处可以将咽会厌皱襞切缘与会厌谷黏膜或舌根黏膜切缘缝合,达到关闭咽腔的目的。

(6)梨状窝及喉近全切除:梨状窝肿瘤更进一步发展,侵犯患侧半喉,引起声带固定,声门下侵犯超过 10 mm,此时,喉垂直部分切除已不可能获得安全的声门下切缘,或肿瘤侵犯会厌前间隙、会厌谷、舌根,但对侧杓会皱襞、室带、喉室、声带及声门下仍正常,可以行梨状窝及喉近全切除。如果杓间、环后黏膜受侵,为手术禁忌。该手术方式由于仅保留了发音功能,不保留经口鼻呼吸功能,术后进食不会误吸,故也适用于病变范围虽然可行前述下咽部分及喉部分切除,但因年老体弱,或心肺功能不良,不能耐受误吸者。

(7)喉全切除及下咽部分切除术:此类手术适用于梨状窝癌侵犯喉,引起喉固定,病变广泛,切除下咽及部分喉已不能切净病灶。如果梨状窝癌侵犯杓间,侵犯环后已近中线等。此类手术也适用于环后癌。手术禁忌包括下咽肿瘤侵犯食管入口或下咽近环周受侵,因为切除部分下咽已经不足,需要切除全下咽及部分食管。

手术切除步骤如下。①掀开皮瓣,游离喉、气管两侧:在颈阔肌下将颈部皮瓣充分掀开,上部显露出舌骨,两侧显露出带状肌,下部显露出颈段气管。如果喉部的肿瘤没有外侵,带状肌可以保留,利用其加固咽部的吻合口。如果喉部肿瘤已经外侵,相应侧的带状肌不能保留。切断胸骨舌骨肌及胸骨甲状肌的上端,将两束肌肉向下牵开保留备用。肩胛舌骨肌则随颈淋巴结切除。②切除患侧甲状腺:断开甲状腺峡部,切断结扎患侧甲状腺上下极血管,游离周围韧带,预备切除患侧甲状腺叶。将另一侧甲状腺的峡部断端缝合后,在甲状腺与气管间分离,将甲状腺向外牵开并保留。③横断颈段气管,做下切缘:显露出颈段气管,将口腔气管内插管从口腔退出,在第三、第四气管环处横断气管,将另外的消毒的气管内插管经气管口插入,继续全身麻醉。上段气管及喉预备切除。④剥离健侧梨状窝外壁,预备保留:在健侧甲状软骨板后缘纵向切开咽下缩肌,在甲状软骨板内侧面剥离梨状窝外壁,以保留较多的健侧梨状窝黏膜,不致咽部狭窄。⑤切开会厌谷黏膜,进入下咽:在舌骨大角两侧分离出喉上血管束,切断结扎。切断舌骨上肌群与舌骨的附着,切除舌骨。在舌骨水平继续深入分离,即可切开会厌谷黏膜,进入下咽。⑥切除全喉及部分下咽的过程是:从会厌谷黏膜切口将会厌提起,即可看见下咽及喉内肿瘤。必要时,可以沿会厌两侧剪开咽侧黏膜,扩大切口。在明视下,距离肿瘤的边缘保留 1~2 cm 的安全界,分别剪开两侧的下咽黏膜。患侧应剪开梨状窝外侧壁或下咽后壁,以远离病灶。健侧可以在梨状窝尖部剪开,保留梨状窝外侧壁。两侧切口在环后汇合。在气管造口水平,横断气管,沿膜样后分离气管与食管,到达环后与环后切口汇合,切除全喉、部分颈段气管及部分下咽标本。⑦修复关闭下咽:切除全喉及一侧梨状窝以后,剩下的下咽黏膜可以直接拉拢缝合。而切除全喉及两侧梨状窝,以及部分下咽后壁以后,直接缝合关闭易于发生下咽狭窄。可以用游离前臂皮瓣、胸大肌肌皮瓣等加宽下咽,然后进行下咽缝合,关闭咽腔。外层再利用肌皮瓣的肌肉与咽缩肌、舌骨上肌、带状肌缝合加固。⑧气管造口:将颈部气管口与四周的皮肤缝合,保留气管口开放。气管造口应尽量大,术后戴或不戴气管套管均可。

(8)下咽全切除、喉全切除及食管部分或全食管切除术:晚期下咽癌已经侵及食管入口或颈段食管,需要切除全咽及全喉,同时需要切除部分或全部食管。切除后需要利用修复手段重建咽与消化道之间的通路。此类手术适用于下咽癌侵犯食管入口及食管,咽后壁癌侵犯喉。此类手术也适用于颈段食管癌侵犯下咽者,可视喉是否受侵,决定切除或保留喉。

手术切除步骤:在舌骨上切断舌骨上肌群,切断结扎喉上神经血管。梨状窝外侧壁癌容易外侵,所以应该将患侧带状肌及甲状腺切除,以扩大安全界。没有肿瘤外侵,可以保留带状肌及甲状腺。在带状肌下端切断带状肌,切断结扎甲状腺下极血管。断开甲状腺峡部,将保留侧的甲状腺叶从气管分离,推开保留。清除两侧气管食管沟淋巴结脂肪组织。为了方便切除下咽和食管,先将下咽和食管与后面的椎前筋膜之间分离。如果肿瘤没有侵犯椎前筋膜,应注意保留该筋膜,特别是手术前大剂量放疗过的病例,术后如果出现咽瘘,失去椎前筋膜的屏障保护,感染可以直接发展到颈椎骨及脊髓腔。如果椎前筋膜受侵,则切除椎前筋膜及头长肌。探查肿瘤下界后,决定横断颈段气管的水平。如果口腔气管内插管,需另备消毒气管内插管,经气管断端插入,继续全身麻醉。剪开会厌谷,进入咽腔,距肿瘤上界有 2 cm 安全界横断咽环周。食管的切缘最好离开肿瘤下界 5 cm 以上。如果颈段食管受侵较小(食管入口下 1.0 cm 左右),并且准备用游离空肠移植或皮瓣修复下咽食管缺损,则在距肿瘤下界至少 3~5 cm 处横断食管。颈段食管受侵广泛或者准备用胃或结肠替代下咽食管,则行全食管内翻剥脱。方法是:先经下咽插入胃管到贲门。横断贲门后,见到胃管,将一条布带与胃管系在一起,再从下咽部抽出胃管,将食管布带的上端引到颈部。布带的下端与食管在腹腔的断端缝扎,捆扎牢固后,从颈部缓缓上提食管布带,即可将食管做内翻剥脱上提到颈部切除。也可用食管剥脱器,将食管下端与剥脱器头端捆扎结实后,缓缓拔脱食管。

(9)重建下咽食管的方法:下咽肿瘤广泛切除以后,需要下咽重建。重建方法取决于手术缺损的范围以及喉的处理。下咽部分缺损的修复,首选肌皮瓣,其次可用小血管吻合的游离皮瓣。下咽全周缺损,首选小血管吻合的游离空肠。优点是手术死亡率低,手术不经过胸腔及纵隔,腹部操作也相对简单,手术危险性较小,吻合口漏发生率低,术后吞咽功能恢复好。适合身体条件差、不能承受胸腹部手术的患者。缺点是需要小血管吻合的训练,食管上、下切缘可能不足。如果缺乏小血管吻合技术,也可用肌皮瓣卷成皮管,虽然不增加手术死亡率,但容易出现吻合口狭窄。对保留喉的下咽全周缺损及同时切除食管的病例,可选用带血管蒂的结肠移植修复,可大大减少误吸性肺炎的发生率。全喉、全下咽、全食管切除,胃上提胃咽吻合,虽然手术时间长、风险大,但仍然是很多地方治疗下咽颈段食管癌的主要外科手段。

(杨学峰)

第九节　扁桃体癌

扁桃体的恶性肿瘤为口咽部常见病,占口咽部恶性肿瘤的 57% 左右。男女患病之比为 3∶1。扁桃体癌常发生于扁桃体上极附近,易产生溃疡,主要向软腭、舌根甚至口腔、鼻咽或下咽部扩散。扁桃体恶性肿瘤病因尚不清楚,可能与嗜烟、酒有关。

一、临床表现

鳞癌主要表现为外生型肿物,表面易溃烂,呈菜花形,易转移至颈上淋巴结,以后向下颈部、纵隔及腋下淋巴结转移。淋巴上皮癌发生于黏膜下,在浅层扩展,很少侵及深部组织,至晚期可发生溃疡,且早期即可转移至颈淋巴结。肿瘤早期可不引起任何症状,随病情发展可有咽部异物感、咽喉疼痛、颈部肿块,一侧扁桃体迅速增大可引起吞咽及呼吸困难。体格检查可见一侧扁桃体增大,表现为结节状、菜花状或球形肿大,表面光滑或有溃疡。

二、诊断

单侧扁桃体迅速肿大或有溃疡,伴同侧颈部淋巴结肿大,而无明显急性炎症者,应考虑本病,必要时行扁桃体活检以便确诊。

三、治疗

由于扁桃体位置深在,切除范围较广,如果功能重建不理想,可导致腭咽功能的严重受损,故文献报道多采用放疗。近年来,随着头颈外科的发展,手术切除技术和器官功能重建方法均有了显著的改进,多数扁桃体癌已可手术切除,以手术治疗为主的综合治疗方案得以推广。特别是对晚期扁桃体癌,采取手术切除后辅以术后放疗的综合治疗方案,已被广泛接受。目前认为,Ⅰ、Ⅱ期手术与放疗效果相当,Ⅲ、Ⅳ期综合治疗优于单纯放疗或单纯手术。并且,手术成功的关键在于手术入路的选择。

1.经口入路

经口入路适用于 T_1、T_2 病变。此入路创伤较小,患者恢复快,功能受损少。但由于术野窄小,剥离盲目性较大,处理肿瘤深部时,止血、暴露均受到一定程度的影响,易损伤咽旁间隙内的大血管。术中为保持术野清晰,防止严重并发症的出现可采取边切除肿瘤边缝扎止血的方法。

2.下颌骨切开外旋入路

下颌骨切开外旋入路适用于 T_3、T_4 病变。此入路的优点:能更宽广地敞开咽旁间隙、咽后间隙及颅底;能自下而上分离出颈内动静脉及后 4 对脑神经至颅底孔处;能以颈内动脉为标志,将颈内动脉内侧的组织包括肿瘤及咽后淋巴组织整块切除;下颌外旋对患者的创伤较大,对肿瘤累及下颌骨者不能采用。

3.下骨切除入路

当患者出现张口受限,CT 示肿瘤累及下颌骨或翼肌时,前 2 种入路均不能彻底暴露切除肿瘤,此时可采用下颌骨切除入路。此种入路肿瘤暴露较好,但对患者的咀嚼功能影响较大。因此,术中可根据肿瘤累及范围保留下颌骨边缘支架。

4.舌骨入路

舌骨入路位于扁桃体下极的 T_2、T_3 病变有时范围不大,但主要向下发展,如果用下颌骨切开外旋入路,损伤相对较大,此时可采用经舌骨入路。此种入路手术操作简单,创伤较小,入路过程中无重要血管神经,可同时很方便地处理受肿瘤累及的舌根及会厌,便于整复舌根、咽侧壁缺损及重建喉功能。可在同一术野一并完成颈淋巴清扫术。手术操作距离与肿瘤较近,术野暴露虽不如下颌骨切开外旋宽阔,但由于可同时控制颈部大血管,故比较安全。由于避免了下颌骨切开,基本不影响咀嚼功能。

5.扁桃体区的修复

组织缺损较小时,可将周围残余黏膜潜行分离后向缺损处牵拉缝合即可,所遗留的较小创面可待其自行愈合。如果创面较大,也可于软腭切缘处分离,将软腭或腭垂的双侧黏膜展开,与咽侧壁缺损边缘缝合。以软腭修复咽侧壁后,软腭向后提拉,患侧鼻咽腔可随之缩小,能部分减轻鼻腔反流。如果创面较深形成明显的腔隙时,可将舌根侧切缘剖开,充分展开其背侧和腹侧的黏膜,修复较大面积的组织缺损。晚期扁桃体切除后有时可形成包括咽旁间隙、舌根、咽侧壁、口底组织的广泛缺损,目前认为,可用胸大肌肌皮瓣修复。

肿瘤切除后软腭缺损较少,多数病例将软腭切缘直接拉拢缝合修复,部分病例将残余软腭与修复扁桃体区的舌瓣或胸大肌肌皮瓣缝合修复。对软腭缺损较多者,可选择游离前臂皮瓣或全额瓣修复,但操作复杂,技术要求较高。

舌根受累切除后,由于残舌运动受影响不能有效覆盖喉口,对咀嚼及吞咽功能可造成较大影响。将残余舌根稍加分离松解后,向下牵拉与会厌谷黏膜缝合,既消除了组织缺损,又恢复了舌根在咀嚼和吞咽功能中发挥的作用。为进一步减少误咽的发生,可借鉴声门上喉切除的经验,将胸骨舌骨肌自中间横断,保留其筋膜,形成蒂在舌骨的胸骨舌骨肌肌筋膜瓣,将肌筋膜瓣下缘向后上翻转,与舌根断缘缝合,修复延长舌根,再将喉悬吊于新舌根上。舌根延长后在吞咽时可更好地覆盖喉上口,有效减轻误咽,且由于舌根不必过度后置,能较好地保持舌的构语功能。当全部舌根或部分舌体被切除时,舌瓣后置或胸骨舌骨肌肌筋膜瓣不能修复缺损时,可采用胸大肌肌皮瓣修复舌根。胸大肌肌皮瓣有相当的组织厚度,可充分填塞舌根切除后形成的组织缺损,并可对喉上口形成较好的覆盖作用,能有效减轻误咽。

(杨学峰)

第四章 咽部疾病

第一节 急性会厌炎

一、急性感染性会厌炎

急性感染性会厌炎为一种以会厌为主的声门上区喉黏膜急性非特异性炎症。Woo(1994)利用纤维声带镜观察,炎症不仅累及会厌,同时或多或少地波及声门上区各结构,因此称为"急性声门上喉炎"。早春、秋末发病者多见。

(一)病因病理

1.病因

(1)细菌或病毒感染:以β型嗜血流感杆菌最多。身体抵抗力降低、喉部创伤、年老体弱者均易感染细菌而发病。其他常见的致病菌有金黄色葡萄球菌、链球菌、肺炎双球菌、奈瑟卡他球菌、类白喉杆菌等,也可与病毒混合感染。

(2)创伤、异物、刺激性食物、有害气体、放射线损伤等:都可引起声门上黏膜的炎性病变。

(3)邻近病灶蔓延:例如,急性扁桃体炎、咽炎、鼻炎等,蔓延而侵及声门上黏膜。也可继发于急性传染病后。

2.病理

声门上区(如会厌舌面与侧缘、杓会厌皱襞、声门下区等)黏膜下结缔组织较疏松,炎症常从此处开始,引起会厌高度的充血肿胀,有时可增厚至正常的6～10倍。因声带黏膜附着声带黏膜下层较紧,故黏膜下水肿常以声带为界,声门上区炎症一般不会向声门下扩展。

3.分型

病理组织学的改变可分3型。

(1)急性卡他型:黏膜弥散性充血、水肿,有单核及多形核细胞浸润,会厌舌面之黏膜较松弛,肿胀更明显。

(2)急性水肿型:会厌显著肿大(如圆球状),间质水肿,炎性细胞浸润增加,局部可形成脓肿。

(3)急性溃疡型:较少见,病情发展迅速而严重,病菌常侵及黏膜下层及腺体组织,可发生化脓、溃疡。血管壁如果被侵蚀,可引起糜烂出血。

(二)临床表现

多数患者入睡时正常,半夜突感咽喉疼痛或呼吸困难而惊醒。成人在发病前可出现畏寒发热,体温在37.5 ℃～39.5 ℃。患者烦躁不安,精神萎靡不振,全身乏力。发热程度与致病菌的种类有关,如果为混合感染,体温大多较高。幼儿饮水时呛咳、呕吐。咽喉疼痛为其主要症状,吞咽时疼痛加剧。吞咽困难:吞咽动作或食团直接刺激会厌,导致咽喉疼痛,口涎外流,拒食。疼痛时可放射至下颌、颈、耳或背部。呼吸困难:因会厌黏膜肿胀向后下移位,同时杓状软骨、杓会厌皱襞等处黏膜也水肿,使喉入口明显缩小,阻塞声门而出现吸气性呼吸困难。如果病情继续恶化,可在 4～6 h 突然因喉部黏痰阻塞而发生窒息。患者虽有呼吸困难,但发音多正常,有的声音低沉、似口中含物,很少发生嘶哑。

(三)辅助检查

1.咽部检查

由于幼儿咽短、会厌位置较高,张大口时容易出现恶心,约 30% 的患儿可见红肿的会厌。压舌根检查时宜轻巧,尽量避免引起恶心,以免加重呼吸困难而发生窒息。切勿用力过猛,以免引起迷走神经反射发生心跳停止。卧位检查偶可引起暂时窒息。

2.间接喉镜检查

可见会厌舌面弥散性充血肿胀,重者(如球形),如果有脓肿形成,常于会厌舌面的一侧肿胀,急性充血,表面出现黄色脓点。

3.纤维喉镜或电子喉镜检查

一般可以看到会厌及杓状软骨,检查时应注意吸痰,吸氧,减少刺激。最好在有立即建立人工气道的条件下进行,以防意外。

4.影像学检查

必要时可行影像学检查,CT 扫描和 MRI 可显示会厌等声门上结构肿胀,喉咽腔阴影缩小,界线清楚,喉前庭如漏斗状缩小,会厌谷闭塞。CT 扫描和 MRI 检查还有助于识别脓腔。

(四)诊断与鉴别诊断

1.诊断

对急性喉痛、吞咽时疼痛加重,口咽部检查无特殊病变,或口咽部虽有炎症但不足以解释其症状者,应考虑到急性会厌炎,应做间接喉镜检查。咽痛和吞咽困难是成人急性会厌炎最常见的症状,呼吸困难、喘鸣、声嘶和流涎在重症患者中出现。呼吸道梗阻主要见于速发型,在病程早期出现,一般在起病后 8 h 内。由于可危及生命,早期诊断十分重要。此病易与其他急性上呼吸道疾病混淆,必须与以下疾病鉴别。

2.鉴别诊断

(1)急性喉气管支气管炎:此病多见于 3 岁以内的婴幼儿,常有哮吼性干咳、喘鸣、声嘶及吸气性呼吸困难。检查可见鼻腔、咽部和声带黏膜充血,声门下及气管黏膜也显著充血肿胀,会厌无充血肿胀。

(2)会厌囊肿:此病发病缓慢,无急性喉痛,无全身症状。检查会厌无炎症或水肿表现,多见于会厌舌面。会厌囊肿合并感染时,局部有脓囊肿表现,宜切开排脓治疗。

(五)治疗

成人急性会厌炎较危险,可迅速发生致命性上呼吸道梗阻。应取半坐位或侧卧位。必要时行气管切开或气管插管。治疗以抗感染及保持呼吸道通畅为原则。门诊检查应首先注意会厌红肿程度、严重者应急诊收入住院治疗,床旁备置气管切开包。

1.控制感染

(1)足量使用强有力抗生素和糖皮质激素:因其致病菌常为 β 型嗜血流感杆菌、葡萄球菌、链球菌等,故首选头孢类抗生素。地塞米松肌内注射或静脉注射,剂量可达 0.3 mg/(kg • d)。

(2)局部用药:目的是保持气道湿润、稀化痰液及消炎。常用的药物有:①庆大霉素 16 万单位,地塞米松 5 mg;②布地奈德 0.5 mg。可采用以上两者的组合加蒸馏水至 10 mL,用氧气、超声雾化吸入,每天 2～3 次。

(3)切开排脓:例如,会厌舌面脓肿形成,或脓肿虽已破裂仍引流不畅时,可在吸氧,保持气道通畅(如喉插管、气管切开)下,用喉刀将脓肿壁切开,并迅速吸出脓液,避免流入声门下。如估计脓液很多,可先用空针抽吸出大部分再切开。体位多采用仰卧位、垂头位,肩下垫一枕,或由助手抱头。不能合作的患者应用全身麻醉。

2.保持呼吸道通畅

建立人工气道(环甲膜切开、气管切开)是保证患者呼吸道通畅的重要方法,应针对不同患者选择不同方法。

3.其他

保持水电解质酸碱平衡,注意口腔卫生,防止继发感染,鼓励进流质饮食,补充营养。

4.注意防治负压性肺水肿

氨茶碱解痉、毛花苷 C 强心、呋塞米利尿等治疗。

二、急性变态反应性会厌炎

(一)病因与发病机制

急性变态反应性会厌炎属 I 型变态反应,抗原多为药物、血清、生物制品或食物。药物中以青霉素最多见,阿司匹林、碘或其他药物次之;食物中以虾、蟹或其他海鲜多见,个别人对其他食物也有过敏。多发生于成年人,常反复发作。

(二)病理

会厌、杓会厌襞,甚至杓状软骨等处的黏膜及黏膜下组织均高度水肿,有时呈水泡状,黏膜苍白增厚。

(三)临床表现

发病急,常在用药 0.5 h 或进食 2～3 h 发病,进展快。主要症状是喉咽部堵塞感和说话含混不清,但声音无改变。无畏寒发热、呼吸困难,也无疼痛或压痛,全身检查多正常。间接喉镜和纤维或电子喉镜检查可见会厌明显肿胀。本病虽然症状不很明显,但危险性很大,有时在咳嗽或深吸气后,甚至患者更换体位时,水肿组织嵌入声门,突然发生窒息,抢救不及时可致死亡。

(四)检查与诊断检查

可见会厌水肿明显,有的成圆球状,颜色苍白;杓会厌襞以及杓状软骨处也多呈明显水肿肿胀;声带及声门下组织可无改变。

(五)治疗

首先进行抗过敏治疗,成人皮下注射 0.1% 的肾上腺素 0.1～0.2 mL,同时肌内注射或静脉滴注氢化可的松 100 mg 或地塞米松 10 mg。会厌及杓会厌襞水肿非常严重者,应立即在水肿明显处切开 1～3 刀,减轻水肿程度。治疗中及治疗后应密切观察。1 h 后,若堵塞症状不减轻或水肿仍很明显,可考虑作预防性气管切开术。因声门被四周水肿组织堵塞而较难找到,可用喉插管使气道通畅,也可选择紧急气管切开术或环甲膜切开术,如果窒息应同时进行人工呼吸。

(杨学峰)

第二节 急性喉炎

急性喉炎是指喉黏膜及声带的急性炎症。为呼吸道常见急性感染性疾病之一,占耳鼻咽喉科疾病的 1％～2％。常继发于急性鼻炎及急性咽炎。男性患者发病率较高。发生于小儿者病情较严重。此病多发于冬春两季。

一、病因病理

(一)病因

1.感染

一般认为多发于伤风感冒后,先有病毒入侵,继发细菌感染。常见细菌有金黄色葡萄球菌、溶血性链球菌、肺炎链球菌、流感杆菌、卡他球菌等。

2.职业因素

吸入过多的生产性粉尘,有害气体(如氯氨硫酸、硝酸等),可引起喉部黏膜的急性炎症。使用嗓音较多的教师、演员、售货员等,若发声不当或用嗓过度,声带急性炎症的发病率常较高。

3.外伤异物或检查

器械损伤喉部黏膜,也可继发急性喉炎。

4.其他

烟、酒过多,受凉,疲劳致机体抵抗力降低时,易诱发本病。

(二)病理

初起为喉黏膜充血,有多形核白细胞浸润,组织内渗出液积聚形成水肿。炎症继续发展,渗出液可变成脓性分泌物或结成假膜。上皮若有损伤和脱落,也可形成溃疡。炎症消退后上述病理变化可恢复正常。若未得到及时治疗,则有圆形细胞浸润,逐渐形成纤维变性,变成永久性病变,且范围不仅限于黏膜层,也能侵及喉内肌层。故积极治疗急性喉炎是防止其转为慢性的关键。

二、临床表现

(一)声嘶

声嘶是急性喉炎的主要症状,轻者发声时音质失去圆润和清亮,音调变低、变粗;重者发声嘶哑,更甚者仅能作耳语,或完全失声。

(二)喉痛

患者感喉部不适、干燥、异物感,喉部及气管前有轻微疼痛,发声时喉痛加重。

(三)咳嗽

有痰因喉黏膜发炎时分泌物增多,常有咳嗽,起初干咳无痰,至晚期则有黏脓性分泌物,因较稠厚,常不易咳出,黏附于声带表面而加重声嘶。

(四)全身症状

成人一般全身症状较轻。重者可有发热、畏寒、疲倦、食欲缺乏等症状。因急性喉炎可为急性鼻炎或急性咽炎的下行感染,故常有鼻部、咽部的炎性症状。

三、辅助检查

间接喉镜检查可见喉黏膜的表现随炎症发展时期不同而有所不同，但其特点为双侧对称，呈弥散性。黏膜红肿常首先出现在会厌及声带，逐渐发展导致室带及声门下腔，以声带及杓会厌襞最为显著。早期声带表面呈淡红色，有充血的血管纹，逐渐变成暗红色，边缘圆钝成梭形。喉部黏膜早期发干，稍晚有黏液分泌物附着于声带表面，声嘶较重；分泌物咳出后，声嘶减轻。鼻、咽部也常有急性炎症表现，需同时检查。

四、诊断

根据患者症状及喉镜检查所见，诊断不难。在鉴别诊断上须与喉结核、白喉等相鉴别。白喉极少发生于成人，对可疑病例可借喉部涂片检菌及细菌培养明确诊断。

五、治疗

(1)最主要的措施是声带休息不发声或少发声。须防止以耳语代替平常的发声，因耳语不能达到使声带休息的目的。

(2)用抗生素类药物口服或注射，及时控制炎症；声带充血肿胀显著者加用糖皮质激素。

(3)超声雾化吸入治疗。

(4)保持室内空气流通，多饮热水，注意大便通畅，禁烟、酒等对治疗也甚为重要。

（杨学峰）

第三节　慢性喉炎

一、慢性单纯性喉炎

慢性单纯性喉炎是主要发生在喉黏膜的慢性非特异性炎性病变，可累及黏膜下组织，临床常见，多发于成人。

（一）病因病理

1.病因

(1)鼻-鼻窦炎、慢性扁桃体炎、慢性咽炎等邻近部位炎症直接向喉部蔓延或脓性分泌物的刺激。

(2)鼻腔阻塞，经口呼吸，使咽喉黏膜血管扩张、喉肌紧张疲劳产生炎症。

(3)有害气体（如氯气、氨气、二氧化硫等）及烟、酒、灰尘等长期刺激。

(4)胃食管咽反流及幽门螺杆菌感染：有作者认为胃食管反流是慢性喉炎的基本病因，尤其是在小儿。

(5)用嗓过多或发音不当。

(6)全身性疾病患（如糖尿病、肝硬化等）使全身抵抗力下降或影响喉部。

2.病理

喉黏膜血管扩张，炎细胞浸润，黏膜下可发生血液积聚。上皮及固有层水肿及以单核细胞为主的炎性渗出。继而黏膜肥厚,腺体肥大。

(二)临床表现

1.症状

不同程度的声嘶为其主要症状,初为间歇性,逐渐加重成为持续性,如果累及环杓关节,则在晨起或声带休息较久后声嘶反而显著,但失声者甚少。喉部微痛及紧缩感、异物感等,常做干咳以缓解喉部不适。

2.体征

体征可见喉黏膜弥散性充血,两侧对称。声带失去原有的珠白色而呈浅红色。黏膜表面可见有稠厚黏液,常在声门间形成黏液丝。杓间区黏膜充血增厚,在发音时声带软弱,振动不协调,两侧声带闭合不好。

(三)辅助检查

根据病变的轻重不同,电声门图和动态喉镜检查可出现相应的改变。

1.电声门图

在声带病变较轻时可保持基本波形,声带慢性充血时可见闭相延长、开相缩短。

2.动态喉镜

动态喉镜又称喉闪光镜或频闪喉观察仪,在声带水肿时振幅黏膜波、振动关闭相可增强,对称性和周期性不定。

(四)诊断与鉴别诊断

根据上述症状及体征可做出诊断但应考虑鼻、咽、肺部及全身情况,查出病因。对声嘶持续时间较长者,应与喉结核、早期喉癌等鉴别,电视纤维、电子喉镜检查或活检。

(五)治疗

(1)病因治疗:积极治疗鼻-鼻窦炎、咽炎、肺部及全身疾病,对发音不当者,可进行发音训练。

(2)局部使用抗感染药物。

(3)改变不良的生活习惯,祛除刺激因素,包括戒除烟、酒,休声。

(4)氧气或超声雾化吸入,必要时加用抗生素和地塞米松或普米克令舒等雾化。

(5)理疗:直流电药物离子(碘离子)导入或音频电疗、超短波、直流电或特定电磁波(TDP)等治疗。

(6)发声矫治:包括有声练习和发声练习等,不少国家具有专业语言矫治师、言语疾病学家进行矫治。

(7)抗反流治疗:Hanson 等认为约 20% 的具有慢性喉炎症状的患者需长期应用质子泵抑制剂。有胃食管反流者,成人应予西咪替丁 0.8 g/d,静脉滴注,或奥美拉唑 20 mg 睡前服用,或西沙必利 5~10 mg,每天 3 次。剂量可酌情增减。

二、慢性萎缩性喉炎

慢性萎缩性喉炎,又名干性喉炎或臭喉症,因喉黏膜及黏液腺萎缩、分泌减少所致。中老年女性患者多见,经常暴露于多粉尘空气中者更为严重。

(一)病因

病因分为原发性和继发性两种。原发性者目前病因仍不十分清楚,多数学者认为是全身疾病的局部表现,可能与内分泌紊乱、自主神经功能失调、维生素及微量元素缺乏或不平衡有关。

(二)病理

喉黏膜及黏膜下层纤维变性,黏膜上皮化生,柱状纤毛上皮渐变为复层鳞状上皮,腺体萎缩,分泌减少,加之喉黏膜已无纤毛活动,故分泌液停滞于喉部,经呼吸空气蒸发,可变为脓痂。除去痂皮后可见深红色黏膜,失去固有光泽。可有浅表的糜烂或溃疡。病变向深层发展可引起喉内肌萎缩。炎症向下发展可延及气管。

(三)临床表现

1.症状

喉部有干燥不适,异物感,胀痛,声嘶,因夜间有脓痂存留,常于晨起时较重。阵发性咳嗽为其主要症状。分泌物黏稠、结痂是引起阵发性咳嗽的原因,常咳出痂皮或稠痰方停止咳嗽,咳出的痂皮可带血丝,有臭气。咳出脓痂后声嘶稍有改善,但常使喉痛加剧。

2.体征

喉黏膜慢性充血发干,喉腔增宽,黄绿色脓痂常覆于声带后端、杓间区及喉室带等处,去除后可见喉黏膜呈深红色,干燥发亮(如涂蜡状)。如果喉内肌萎缩,声带变薄、松弛无力,发音时两侧闭合不全,故发声漏气,声音沙哑,说话费力。少数患者气管上端也显相同病变。继发于萎缩性鼻炎、咽炎者可见鼻腔咽腔增宽,黏膜干燥。也可进一步用纤维喉镜或电子喉镜观察。电声门图多表现为闭相缩短或无闭相,波峰变矮。

(四)诊断

根据以上特点,常易诊断,但应积极寻找病因,进行病因治疗。

(五)治疗

一般治疗可予碘化钾 30 mg,每天 3 次口服,刺激喉黏液分泌,减轻喉部干燥。蒸气雾化或用含有芳香油的药物,口服维生素 A、维生素 D、维生素 E、维生素 B_2 等。有痂皮贴附时可在喉镜下湿化后取出。

三、慢性增生性喉炎

慢性增生性喉炎,为喉黏膜一种慢性炎性增生性疾病。

(一)病因

病因与慢性单纯性喉炎相同,多由慢性单纯性喉炎病变发展。有人认为慢性喉炎,尤其是增生性喉炎可能与 EB 病毒、单纯疱疹病毒和肺炎支原体的感染有关。

黏膜上皮不同程度增生或鳞状化生、角化,黏膜下淋巴细胞和浆细胞浸润,喉黏膜明显增厚,纤维组织增生,玻璃样变性导致以细胞增生为主的非炎性病变。增生性改变可为弥散性或局限性。

(二)临床表现

1.症状

症状同慢性喉炎,但声嘶较重而咳嗽较轻,急性或亚急性发作时喉痛明显。

2.体征

声带充血,边缘圆厚,表面粗糙不平,可呈结节状或息肉样。如果病变发展至声门下区,两侧声带后端靠拢受阻而出现裂隙。室带也常肥厚,粗糙不平,有时轻压于声带上,掩蔽声带。

（三）辅助检查

电声门图多表现为闭相延长，开相缩短。喉动态镜观察可见对称性和周期性，严重者振幅和黏膜波消失，声带闭合差。

（四）诊断与鉴别诊断

根据以上症状和体征，一般诊断不难，但应与喉癌、梅毒、结核等鉴别。肿瘤常局限于一侧声带，可经活检证实；梅毒较难区别，如果有会厌增厚、缺损或结痂，并有其他器官梅毒；喉结核的病变常在杓间区，黏膜常呈贫血现象，多有浅表溃疡和肺结核。经 1% 的亚甲蓝声带黏膜染色后接触内镜能清楚地观察到声带表层细胞的形状、异型核、核浆比及细胞排列等情况，动态全程观察浅层细胞变化，有助于鉴别诊断。

（五）治疗

治疗原则同慢性喉炎。对声带过度增生的组织早期可加用直流电药物离子（碘离子）导入或音频电疗，局部理疗有助于改善血液循环，消炎，软化消散增生组织。重者可在手术显微镜下进行手术或激光烧灼、冷冻治疗，切除肥厚部分的黏膜组织，但注意勿损伤声带肌。杓间隙的肥厚组织可涂用腐蚀剂（硝酸银等）。此外，尚有一类较特殊的反流性喉炎，是因食管下端括约肌短暂松弛，导致含有胃酸的胃液向食管反流达到喉部所致，可能与胃酸的直接刺激和通过迷走神经反射引起慢性咳嗽有关。临床表现有声嘶，持续干咳，喉部压力降低感，胸骨后烧灼感等。检查可见喉腔后部黏膜红斑或白斑状改变，重者可见声带溃疡或息肉。治疗可用质子泵抑制剂、抗胃酸药（如氢氧化铝），以及进行局部消炎、促进溃疡愈合、摘除息肉等。

（杨学峰）

第四节　喉结核

喉结核是由结核分枝杆菌感染喉部引起的一种慢性具有一定传染性的疾病。为耳鼻咽喉结核病中最常见者，原发性非常少见，多继发于晚期肺结核，也可继发于其他器官结核。近年来，结核病防治工作取得了很大成绩，由于有效抗生素的应用，社会环境和卫生福利等方面的改善，肺结核的发病率、患病率、感染率、病死率等指标皆有明显下降。因结核病发病率明显下降，故喉结核也明显减少，临床上较为少见。发病年龄多在 20～40 岁。以中年男性患者多见，男、女性患者的比例为（2～3.6）：1。儿童及青少年由于接种卡介苗预防结核病的发生，其患病高峰已基本消失。近年来，结核病的发病年龄也趋向于高龄。

一、病因

（一）病因病理

喉结核发病与全身抵抗力强弱、肺结核病变的性质及喉黏膜的情况有关。发生喉部结核菌感染之方式如下。

1.接触感染

原发性喉结核比较少见，多因结核分枝杆菌直接侵袭喉部黏膜而发病。人对结核分枝杆菌普遍有易感性，受结核菌感染后多数人不发病，这与结核分枝杆菌毒力、数量及宿主的抵抗力有关。人体受到小量或毒力较低的结核分枝杆菌感染后会产生一定的免疫力,它具有限制结核分枝杆菌在体内弥散的作用,还可抵抗外来结核分枝杆菌的再感染。一般认为,未受过结核分枝杆菌感染的人,体内不具备特异性抗体,所以一旦有一定数量或一定毒力的结核分枝杆菌侵入体内后就会繁殖、弥散而致病。其感染途径是通过空气污染或使用结核病患者的用具(如手帕、餐具等)污染而发病。

继发性喉结核,常发生于浸润型(Ⅲ型)或晚期空洞型(Ⅳ型)肺结核,一般认为带有结核分枝杆菌的痰液,经气管及支气管黏膜纤毛运动而上达于喉部,常积留喉部之隐蔽处,如杓间隙及喉室,此处黏膜常呈褶皱,且患者多仰卧休息,故带菌之痰液,滞留于以上各隐蔽之处为时较久,病菌经黏膜表面之细微损伤或经黏液腺管侵入黏膜内发生病变。临床上也有开放性结核患者,带菌的痰很多,而无喉部感染;也有无痰咳出而有喉结核的患者,故可能还有其他感染途径。

2.血源或淋巴途径感染

血源或淋巴途径感染为一种间接感染途径,结核分枝杆菌由肺及胃肠道等原发病灶经血液或淋巴液到达喉黏膜下组织而发生病变。少数人经此方式而得病,例如,喉粟粒性结核即血源途径感染。

(二)病理

喉结核好发于喉部覆有鳞状上皮的黏膜处,即喉的后部(如杓区、杓状软骨处)以及声带、室带、会厌声门下部等处。根据其病理形态一般可分为3型。

1.浸润型

喉黏膜上皮增生,固有层有大量的淋巴细胞浸润及结核结节形成。结核结节是具有特征性的肉芽组织,以多层放射形排列的类上皮细胞为主要成分,其间有多核结构巨细胞(即绒毛膜滋养细胞或郎罕氏巨细胞),其周围可见轻度充血。由于结节形成使黏膜表面粗糙不平,并有不同程度的血管分布和水肿。

2.溃疡型

继浸润之后,结核结节逐渐增大融合,形成更大的结核病灶,中央发生干酪样坏死,并渐向表面上皮破溃形成溃疡,常伴有继发感染、溃疡边缘不整齐。若溃疡向深层扩展,可侵犯喉软骨膜而发生软骨膜炎,严重者可使部分软骨坏死。

3.肿块型

病灶在吸收消散的过程中,可伴有大量纤维组织增生,并包绕结核结节形成肿瘤样结节,称为结核瘤,其中央无干酪样坏死。结核瘤呈广基或乳头状突出。

二、临床表现

(一)症状

早期喉结核可无自觉症状,仅于常规喉部检查发现之。喉结核早期症状可有喉部不适(如刺激、灼热及干燥感等)。声嘶变化为进行性,但也视病变之部位及范围而定,早期发音易感疲惫,渐呈嘶哑无力,晚期可至完全失声。例如,会厌杓状软骨、杓会厌皱襞等处发生病变,溃疡,则有吞咽疼痛及吞咽困难等症。病变发生两侧者,喉痛尤剧,常放射至耳部,以致影响进食。病变侵及软骨者,以上各症更剧,因水肿及结核瘤之发生,可阻塞喉部,而致呼吸困难。此外,尚有肺结核各症状(如咳嗽、痰血、发热、消瘦和贫血等)。

（二）体征

喉镜检查可发现以下之变化。

（1）一侧声带或杓区及杓状软骨处明显充血、黏膜粗糙。

（2）声带边缘或会厌呈鼠咬或锯齿样不整齐的浅溃疡。

（3）披裂声带突或披裂间肉芽组织增生。

（4）喉室黏膜或披裂软骨处重度苍白水肿、增厚。

（5）声带活动受限或固定。

（6）似肿瘤样的结核瘤发生于会厌根部或其他部位。

（7）软骨膜炎与软骨坏死可导致环杓关节炎性粘连或喉狭窄。

（8）喉瘢痕收缩引起喉狭窄。

（9）急性粟粒性喉结核，咽及喉部黏膜肿胀，有散在性小结节，或淡灰色溃疡。以会厌及披裂处明显，并有涎液潴留。

三、辅助检查

（一）胸部 X 线检查

胸部 X 线检查是诊断肺结核的重要手段，不仅可以了解病变形态、存在部位及侵犯范围，还可对治疗方案的选择和疗效的评定提供一定的依据。若检查发现为浸润型或空洞型肺结核，确诊喉结核是无疑的。

（二）痰结核菌检查

痰液检出结核菌是诊断结核病最可靠的依据。目前使用痰菌检查法有：痰液涂片或集菌找耐酸杆菌，或痰液培养结核菌。

（三）结核菌素试验

此试验阳性反应对结核感染有肯定的价值。一般用于青少年和儿童结核病患者。对成人引起的阳性反应，一般只认为是有过结核感染，并无临床诊断意义。

（四）血清学检查

酶联免疫吸附法（ELISA）检测结核抗体，阳性结果对结核病诊断有一定价值。

（五）聚合酶链反应（PCR）检测

通过患者的血和痰用此法检测结核菌有助于对可疑结核患者的诊断与鉴别诊断。PCR 的原理主要是利用 DNA 聚合酶依赖于 DNA 模板的特性在一对引物之间诱发聚合酶反应，在 2～3 h 自动循环 30 次左右，可将微量（毫微克水平）的 DNA 扩增到百万倍。本法具有快速、敏感性高、特异性强、标本无须预培养等优点。对结核病有很强的临床病原学诊断的实用性。

四、诊断与鉴别诊断

（一）诊断

根据肺结核、发病年龄、喉部症状及典型体征等特点，诊断喉结核并不难。有时缺乏典型表现，一般检查又不能决定，应做喉部活组织检查，若发现任何类型的多核巨细胞、肉芽肿或异常坏死时应高度怀疑喉结核。可再进一步做胸部 X 线检查、痰液化验及血清学检查。

（二）鉴别诊断

应与喉结核合并鳞癌及喉结核伴有假上皮瘤样增生相鉴别。

五、治疗

（一）全身抗结核治疗

喉结核常继肺结核而发生，故应依照肺结核的全身疗法，进行治疗。化疗是降低发病率、减少和消除传染源的主要手段。近年来，对结核病的研究有了突飞猛进的发展，随着结核基础学的研究、细菌学和药理学研究的进展，新抗结核药物的发现，结核病的现代治疗有了一些新的方法和观点。目前对结核病的治疗，多采用两种或两种以上药物联合应用，这样可以保证即使对有一种药原发耐药，仍有两个敏感药物联合，保证治疗成功，减少治疗失败。其治疗方案如下。

1. 标准治疗方案

原则上所有进行化疗的患者都需要在医务人员的督促和指导下规范地进行治疗。

可分为2个阶段。①强化阶段：即在短期内消灭极大部分的结核菌。用药方案：链霉素、异烟肼、对氨基水杨酸钠（或乙胺丁醇）三药并用，每天一次，持续2个月。一般采用门诊治疗，病情重者可住院治疗。②继续治疗阶段：在完成强化治疗阶段后，为使结核菌不出现延缓生长期，可继续应用链霉素、对氨基水杨酸钠（或乙胺丁醇），每周给药2次，10～22个月的家庭治疗。患者每2周赴医疗单位取药1次。

2. 短程治疗方案

在短的疗程内，快速杀灭机体内的结核菌。其方案是链霉素、异烟肼、利福平、吡嗪酰胺四药并用，2个月后继续用异烟肼、利福平4个月；或用乙胺丁醇、异烟肼、利福平三药并用4个月，或异烟肼、利福平、吡嗪酰胺三药并用4个月，或用异烟肼6个月。

（二）免疫疗法

当患者免疫功能低下时，吞噬细胞不能有效地全部消灭细胞内结核菌，形成肉芽肿性病变，出现类上皮细胞，这不仅不能清除感染菌，而且感染菌反而能在其中生长繁殖。所以如果经免疫学检查测定指标降低者可考虑进行免疫治疗。常用药物有如下。

（1）转移因子：能特异地致敏有免疫能力的淋巴细胞，在结核菌抗原的刺激作用下，生成淋巴因子并激活巨噬细胞，扩大机体的细胞免疫反应，从而提高机体对结核菌的免疫能力。

（2）左旋咪唑：是免疫增强剂，主要作用是增强吞噬细胞、多型核白细胞、T淋巴细胞的功能，从而提高机体细胞的免疫效应。

（3）免疫核糖核酸：是免疫激活剂，当免疫核糖核酸渗透到正常淋巴细胞后，经一系列免疫反应合成与免疫反应有关的蛋白质，使正常淋巴细胞转变成免疫淋巴细胞。

（三）喉部静息疗法

患者应静息不语低声耳语也应制止，嘱其笔谈。此种疗法十分重要，与结核及其他器官结核患者之卧床静养，具有同等重要性。此点宜向患者详细解释，必须严格遵守，尽量减少喉部运动，促使病变早日愈合。

（四）局部治疗

试用各种药物于喉部，虽非治疗喉结核的主要方法，且疗效不显，往往不够重视，但仍有一定助益。常用方法如下。

（1）1‰的链霉素溶液0.5g加地塞米松注射液5mg，雾化吸入，每天1～2次。

（2）喉部溃疡可用盛入弯头喷雾器内的双料喉风散药粉喷局部，有去腐生肌、解毒止痛之疗效。

（3）用 0.5％～10％的甲醛液或 5％～30％的乳酸液，在间接喉镜下涂搽喉部溃疡，每周 1 次，先用淡液，以后逐渐增加其浓度，也有良效。

（4）喉部疼痛较剧，不能进食，可于饭前局部喷以少许 1％的丁卡因液，以减轻喉痛，便于进食。另也可用 80％的乙醇注射于喉上神经，有立即止痛之效，其效验常维持数周之久，如果病情需要可重复行之，多行于一侧，必要时也可同时行于两侧。其方法为：患者仰卧，将肩胛骨处垫高，使头部后伸并偏向注射侧之对侧。在无菌操作下，用手指测定舌骨大角及甲状软骨上角，在此两角的中点前 0.5 cm 处，即为喉上神经部位。于该处注射少量 1％的普鲁卡因，然后取一注射针刺入 0.5～1 cm，并向各处触动，如果患者觉耳部刺痛，即表示已触及喉上神经，然后固定针头，注入 80％的乙醇数滴，如果患者发生咳嗽、则表示针已刺入喉部，应向外拔出少许然后注射 1～2 mL 乙醇。

（五）日常治疗

应按结核病的摄生制度生活，包括适当休息，增加营养，力求住所空气清新，阳光充足等。

（六）手术治疗

对局限性慢性小溃疡可用电灼术；对较大的结核瘤可手术切除，根部再施电烙；有呼吸困难者，应行气管切开术；后遗喉狭窄者，可在肺部结核病灶愈合后考虑整形手术；若经以上各种治疗疗效仍不显著，并痰菌持续阳性时，可考虑外科手术治疗，进行肺切除术，对不宜肺切除者，可用胸廓改形术，均有利于喉结核的治疗。

（杨学峰）

第五节　喉良性增生性疾病

一、声带小结

声带小结（vocal nodules）位于声带游离缘前中 1/3 交界处，表现为局限性黏膜肿胀或结节样突出，双侧对称。多见于成年女性患者及学龄期儿童，特别是男孩。

（一）病因

主要由于用声过度或用声不当引起。患者常常使用硬起声样发音，音调过高或过低等。声带小结为学龄期儿童最常见的发音障碍，成年女性患者发病率高于男性患者，教师、售货（票）员、演员、律师等职业用声人员为高危人群。其他影响因素包括心理因素（患者多具有攻击性人格）、过敏因素、慢性咳嗽、咽喉反流、内分泌失调、上呼吸道感染、声带脱水、听力障碍等。

（二）临床表现

1.声音嘶哑

声音嘶哑常常为最早和最主要的症状。早期多为间断性声音嘶哑，发音休息后可缓解，后期声带小结增大时可引起声带闭合不良，呈现气息声，患者甚至会出现周期性失声。

2.音域改变

音域改变表现为不能发高调和/或音域减低。

3. 发音疲劳

早期可为间断性。

4. 其他

患者可同时伴有咽部不适、发音时咽喉部疼痛及清嗓等症状。

(三)辅助检查

喉镜检查可见声带游离缘前中 1/3 交界处局限性黏膜肿胀或结节样突出，双侧对称。发音时声门闭合不完全呈沙漏样，频闪喉镜下可见声带黏膜波正常或轻度减弱。

根据形态又可将声带小结进一步分为：①软性小结，又称为早期小结，为发音不当引起的局限性炎性改变，表面微红、质软，伴水肿；②硬性小结，又称为慢性小结，多见于用声不当的职业用声者，病变色白、厚，纤维化明显，硬性小结黏膜波轻度减弱、非对称性。

(四)治疗

声带小结是由于发音滥用所引起的，因此矫正不良的发音方式、加强嗓音保健为首要选择。只有当保守治疗无效、病变明显增大时，才考虑进行手术治疗。

二、声带息肉

声带息肉（polyps of vocal fold）是声带固有层浅层局限性病变，多位于声带游离缘中 1/3，单侧多见，带或不带蒂。多见于成人。

(一)病因与发病机制

发病机制尚不明确，常常与用声过度后引起创伤性反应、血管脆性增加、局限性声带出血等有关。固有层浅层呈假性肿瘤样改变，表现为退行性、渗出性、局限性炎性过程，可伴有炎性细胞浸润，胶原纤维增生，透明样变性，水肿或血栓形成，在陈旧性病变中还可以发现淀粉样蛋白沉积和纤维变性。

(二)临床表现

1. 声音嘶哑

声音嘶哑多呈持续性，无蒂息肉较有蒂息肉对声带振动和发音的影响更大。

2. 音域改变

发音音调单调和/或音域减低。

3. 发音疲劳

发音疲劳程度与声带息肉大小、位置及软硬度有关。

4. 其他

患者可同时伴有咽部不适、发音时咽喉部疼痛及清嗓等症状。

(三)辅助检查

声带息肉可表现为苍白、透明、水肿、血管瘤样或凝胶样，呈现圆形或分叶状。发音时声门关闭不完全，声带振动不对称。

(四)治疗

多数患者需要显微外科手术切除。手术应强调在声带任克层浅层进行操作。

三、声带任克水肿

声带任克水肿（Reinke's edema）为一种特殊类型的声带良性增生性病变。主要表现为声带固有层浅层(任克间隙)全长高度水肿,多为双侧。既往曾被称为声带广基鱼腹状息肉、息肉样声带炎、息肉样退行性变或声带慢性水肿样肥厚等。

(一)病因病理

水肿是声带对外伤、炎症、用声不当等所产生的自然反应,除过度发音滥用等因素外,此病与吸烟关系最大,偶与反流、鼻和鼻窦的慢性疾病及代谢异常等有关。声带任克间隙广泛、慢性水肿膨胀。

病变早期任克间隙内基质少而清亮。随着时间的推移,任克间隙基质呈黏液样或凝胶样改变,固有层膨胀、上皮过剩,逐步形成典型的、松软的"象耳样"息肉样改变。

(二)临床表现

有赖于水肿范围。

(1)声音嘶哑:患者均有长期持续声音嘶哑、发音低沉病史,女性患者更为明显,病程从几年至几十年不等。

(2)发音疲劳。

(3)咽喉部不适:患者可伴咽喉部异物感,引发频繁的清嗓症状,从而进一步刺激病变声带。

(4)呼吸困难:严重者水肿的声带可阻塞声门,出现不同程度的呼吸不畅甚至呼吸困难。

(三)辅助检查

声带任克层水肿病变累及整个声带膜部,常常为双侧,可以不对称。病变最初位于声带上表面、喉室,进而累及声带游离缘的上唇、下唇。

(四)治疗

如果在戒烟、停止刺激、抗酸治疗及矫正发音滥用后无缓解,需要进行手术治疗。在切除病变同时,应矫正不良的生活习惯和发音习惯,保证术后发音功能的恢复。

四、舌会厌囊肿

喉囊肿发生于舌根会厌部者为舌会厌囊肿,亦称舌根会厌囊肿。

(一)病因与发病机制

舌会厌囊肿最常见的原因为黏液腺管堵塞,黏液潴留,少数由于先天性畸形、外伤、炎症和其他良性肿瘤囊性变所致。

1.潴留囊肿

由于舌根会厌谷处富于腺体,炎症或机械因素可使黏液腺管发生堵塞而致黏液潴留。发生部位较浅,处于黏膜下。囊壁内层为鳞状、立方状或柱状上皮。壁薄而柔软,内含黏稠乳白色或淡褐色糊状物。

2.皮样囊肿

常多发,形小、色黄、不透明、可活动。囊壁内层为复层鳞状上皮,外层为纤维组织。囊内充满鳞状细胞碎屑。

3.先天性囊肿

因发育期黏液腺管堵塞、黏液潴留所致。

4.舌根

会厌部纤维瘤或腺瘤囊性变。

（二）临床表现

1.症状

（1）异物感及吞咽不适：小者多无症状，偶在喉镜检查时发现，大者可有咽部异物感或咽喉堵塞感，吞咽困难。

（2）喉阻塞或窒息：较大的囊肿可出现，尤其是新生儿或婴儿的先天性囊肿。

（3）喉痛：继发感染时可出现。

2.体征

（1）囊肿位于会厌舌面近舌根处，大者充满整个会厌谷。巨大的囊肿其上界可达口咽，患者张口或将其舌背压低后即可见及。

（2）广基或带蒂，呈半球形，表面光滑，半透明，色灰白、微黄或淡红，其间有细小血管纵横其上。

（3）囊壁一般很薄，触之有波动感。用注射器可抽吸出黏稠内容物，乳白色或褐色，若有继发感染，则为脓液。

（三）诊断与鉴别诊断

根据患者症状和喉镜检查，大致可做出诊断。先天性舌会厌囊肿虽相当少见，但如果不及时诊治可导致患儿死亡，故如果遇呼吸困难来诊的患儿，要及时行直接喉镜或影像学检查，排除喉软骨软化症等疾病。此外，还可以通过穿刺抽吸等方法与其他良性肿物及舌根淋巴组织增生相鉴别。

（四）治疗

手术切除。单纯穿刺抽吸易复发。

五、声带接触性肉芽肿

声带接触性肉芽肿（contact granuloma of vocal fold）与接触性溃疡是位于声门后部的良性病变，最常位于声带突软骨部尖端、杓状软骨的内侧面。接触性溃疡多为接触性肉芽肿自然病程中的早期阶段。

（一）病因与发病机制

声带接触性肉芽肿病因和发病机制仍不明确，可能与创伤有关。损伤分为机械性和/或炎性损伤。

1.机械性损伤

（1）发音源性损伤：用声过度或用声不当（如低调发音）为声带接触性肉芽肿最常见的原因。

（2）非发音性喉部损伤。①插管损伤：由于声带突软骨部血供差，黏软骨膜较薄，因此较为脆弱。当插管管径较大、操作盲目及合并上呼吸道感染时，均增加肉芽肿形成的危险。此外，其他影响因素还包括消毒插管的化学物质、插管本身化学成分刺激、头位变化及插管持续时间过长等。②手术损伤：除插管因素外，手术损伤局部也可能是声带接触性肉芽肿形成的因素。

2.炎性因素

（1）咽喉反流：对于无外伤史患者，目前认为咽喉反流可能是导致声带突肉芽肿形成的原因之一。

（2）感染性：口腔、肺及鼻窦的细菌、病毒和真菌感染也可促进声带接触性肉芽肿的形成。

(3)过敏因素及鼻后部分泌物刺激:喉部受鼻腔分泌物或反流性胃酸的刺激使喉黏膜对于损伤的敏感性增加,产生刺激性咳嗽及清喉,诱导声带突外伤性碰撞。

(二)临床特点

1.咽喉痛和咽喉部不适

患者会出现咽喉部持续不适、瘙痒及疼痛感,并多以此为首发症状而就诊。咽喉疼痛通常位于甲状软骨上角,还可放射至同侧耳部。

2.声音嘶哑和发音疲劳

通常为轻度、间断性的。肉芽肿体积较小时,患者可无症状。

3.呼吸困难

偶尔有报道,多因肉芽肿增生明显阻塞呼吸道所致。

4.其他

咳嗽和咯血。

(三)辅助检查

声带接触性肉芽肿位于声带突,颜色从浅灰色至暗红色,形态为息肉样、结节样、真菌状生长或溃疡样,声带膜部形态及声带振动正常。

(四)诊断与鉴别诊断

根据患者症状和喉镜检查所见即可做出初步诊断,还应与喉癌及其他喉后部病变和肉芽肿性疾病相鉴别,包括结核、组织胞浆菌病、球孢子菌病、芽生菌病、Wegener 肉芽肿、硬结病、梅毒、麻风病、克罗恩病等。

(五)治疗

目前对于手术治疗采取谨慎态度,提倡以控制反流和发音治疗等非手术治疗为主。

(杨学峰)

第六节　喉息肉

喉息肉是喉部的慢性疾病,发生于声带者称为声带息肉,其原因不明,有时可因用声不当造成,亦可继发于上呼吸道感染。有人将它归为喉的良性肿瘤,实际上是假性肿瘤,其发病率占喉部良性肿瘤的 20% 以上。多见于中青年。

一、病因病理

(一)病因

现代医学认为本病的发病有以下几种原因。

(1)用声不当与用声过度。

(2)上呼吸道病变(如感冒、急慢性喉炎、鼻炎、鼻窦炎等)。

(3)吸烟可刺激声带,使血浆渗入任克间隙。

(4)声带息肉样变多见于更年期妇女,故有学者认为与内分泌紊乱有关。

(5)根据声带息肉给予类固醇皮质激素治疗好转和声带息肉的光镜及电镜组织学所见,有学者认为与变态反应有关。

(二)病理

初起时,声带边缘上皮下潜在的间隙中组织液积聚,因而出现局部水肿、出血、小血管扩张,水肿逐渐增大,突出于声带边缘呈灰白色或乳白色,半透明样。继而纤维组织增生,形成圆形或椭圆形块状物,表面光滑;有的基底广,多发;有的基底小,单发。多发生于一侧声带的前中 1/3 交界处,亦有一侧或两侧发生全声带弥漫性息肉样变。此外,由于创伤,声带黏膜出血,机化后形成出血型红色息肉。

二、临床表现

(一)症状

声音嘶哑是本病的主要特征,开始为间歇性,后为持续性,时轻时重,发声费力或感喉间有物;息肉垂于声门下腔者常伴有咳嗽;巨大息肉位于两侧声带之间者,可完全失声,甚至导致呼吸困难和喉嘶鸣。

(二)体征

典型的息肉多发生于声带的前中 1/3 交界处,大多是带蒂的淡红色或半透明的肿物,自声带边缘长出,有时可悬垂于声门下,发音时可被闭合的声带遮住,检查不易发现,在呼气时才能看见;或在声带边缘上,呈小粟粒状突起;亦有在声带游离缘呈基底较宽的梭形息肉样变,或呈弥漫性肿胀遍及整个声带者,声带息肉一般单侧多见,亦可两侧同时发生。

三、辅助检查

(一)纤维喉镜或直接喉镜检查

对间接喉镜检查不满意的患者,可行纤维喉镜或直接喉镜检查以了解喉部情况。

(二)电脑嗓音分析

临床采用嗓音分析软件 Dr. Speech 对嗓音障碍患者声音嘶哑做出客观评价,并为治疗提供有效的帮助。通过该软件可进行声学分析、言语训练和电声门图的定量评估,也可做声带手术前后嗓音康复的比较。

(三)喉部组织病理检查

可通过对喉部肿物活检以明确性质,排除恶性肿瘤。

四、鉴别诊断

临床上需要与以下疾病鉴别。

(一)喉乳头状瘤

喉乳头状瘤为喉部较常见的良性肿瘤,多见于中年以上的患者。本病的临床表现为声音嘶哑或失声,重者可引起呼吸困难及喘鸣等症。喉镜检查发现声带、假声带或前连合等处有苍白色或淡红色肿物,表面粗糙不平,呈乳头状、桑葚状。病理活检可确诊。

(二)声带癌

声带癌常见于 50~70 岁男性患者。本病早期的症状为声音嘶哑,晚期则见呼吸困难与吞咽障碍。全身症状可见咳嗽、咯血、口中发臭、贫血、消瘦、颈淋巴结肿大等。局部检查可见喉部肿物呈灰白色或红色,表面不光滑可呈溃疡状或菜花状。喉部 CT 或 MRI 有助于诊断,但最终确诊必须依靠病理活检。

五、治疗

息肉小者可考虑保守治疗,若息肉较大,则应考虑手术摘除息肉。

(一)一般治疗

找出致病因素,针对病因治疗;注意声带休息,纠正发声方法,噤声或轻声发音。

(二)物理治疗

例如,超短波理疗、碘离子导入等。

(三)雾化吸入

20 mL 0.9%的生理盐水中加入庆大霉素 80 000 U,地塞米松 2 mg,行喉部雾化吸入,每天 1～2 次。

(四)手术治疗

较小的息肉可在纤维喉镜下切除;大的息肉可在间接喉镜或支撑喉镜下切除;对于广基又为双侧者,应分次手术,以免粘连;特别巨大者,需行喉裂开术切除。

(五)其他中医治疗

1.蒸气或雾化吸入

以 2 mL 双黄连 0.3 g 或鱼腥草液加入 20 mL 生理盐水做蒸气或雾化吸入,每天 1 次,10 次为 1 个疗程。

2.喉局部直流电离子导入

用丹参注射液 4 mL 做喉局部直流电离子导入治疗,每天 1 次,每次 20 min,10 次为 1 个疗程。

3.针灸治疗

体针,取人迎、天突、丰隆、扶突,每次选配 2～3 穴,平补平泻,每天针 1 次,7 次为 1 个疗程。

(胡 楠)

第七节 喉脓肿

喉部脓肿较咽部脓肿少见,男性患者较女性患者多,多发于 20～60 岁。

一、病因

(一)继发于喉部疾病

(1)急性会厌炎、急性喉炎、喉部水肿等。病菌可侵及喉黏膜下层,形成局部脓肿。

(2)喉结核、梅毒等,如果继发感染形成溃疡,喉软骨也容易坏死化脓而形成喉脓肿。

(3)喉软骨膜炎可演变为脓肿。

(二)外伤

任何机械性、物理性和化学性刺激都可以伤及喉黏膜及喉软骨,感染后可形成脓肿。手术外伤(如喉裂开术,气管切开术,喉内插管及喉内镜检查等),可损伤喉黏膜,继发感染,则可形成脓肿。

(三)邻近器官疾病的蔓延

(1)口腔龋齿。牙槽脓肿、急性化脓性扁桃体炎、咽部脓肿等炎症均可直接向下扩散和蔓延至喉部,或经淋巴和血行播散至喉部引起喉脓肿。

(2)颈部急性蜂窝织炎,炎症局限形成脓肿,脓液直接腐蚀甲状软骨而继发喉脓肿。

(四)放射线损伤

喉部放射治疗如果照射野太广,短期内所用剂量较大,可并发喉软骨膜炎、软骨坏死及化脓。

(五)深部真菌感染

深部真菌感染原发者少见。常在喉部慢性特种传染病及喉部恶性肿瘤等长期应用广谱抗生素,肾上腺皮质激素及抗肿瘤药物或放射治疗之后发生。致病真菌多为隐球菌、白念珠菌、放线菌等。

喉脓肿常为混合性感染,致病菌为溶血性链球菌、葡萄球菌、肺炎链球菌、铜绿假单胞菌、大肠埃希菌等。由烧伤、放射线所引起的喉脓肿则以铜绿假单胞菌、金黄色葡萄球菌多见。

二、临床表现

(一)全身中毒症状

大多数患者起病急骤,常有寒战、发烧、全身不适、食欲缺乏,脉搏、呼吸快速。

(二)局部症状

视脓肿的位置、范围及性质,有不同程度的喉痛、吞咽痛、声音嘶哑及呼吸困难等症状。脓肿未形成前,局部充血水肿较明显,常有声音嘶哑、呼吸困难、喘鸣等症状。如果脓肿已形成,因疼痛较局限而明显,有时可发生反射性耳痛,体温下降至正常或为低热。喉脓肿如果发生在喉后部,则有吞咽疼痛及吞咽困难,或至少有喉部梗阻感。喉脓肿如果发生在杓状软骨,可早期引起杓状软骨坏死,继而发生环杓关节固定。喉脓肿如果发生在环状软骨,常致一侧或双侧环杓关节固定,呼吸困难、吞咽困难较明显。喉脓肿如果发生在甲状软骨,常引起声带、室带、喉室、声门下区同时肿胀。喉脓肿向颈部穿破,或喉脓肿由颈部感染引起者,在颈部有时可出现坚硬木板样浸润块。如果脓肿较大,可压迫整个喉体向一侧移位,并可压迫颈交感神经节,出现 Horner 综合征。

三、辅助检查

(一)喉外部及颈部检查

颈部常有压痛,活动喉体则疼痛加剧。脓肿可引起甲状软骨坏死,炎症扩散蔓延至颈部,使颈部红肿发硬,以后逐渐软化有波动感,穿刺可抽出脓液。脓肿穿破颈前皮肤,可形成瘘管,瘘口周围有肉芽组织增生。颈部及颌下可触及肿大的淋巴结。

(二)喉镜检查

应注意观察喉腔黏膜有无充血、水肿,环杓关节是否固定,梨状窝有无积液及瘘管形成等。浅而小的脓肿多局限于会厌舌面,杓状会厌襞及杓状突等处;范围较大的脓肿,表示喉深部已受感染。

（三）X 线检查

应常规行胸部 X 线检查,注意有无纵隔影增宽及肺结核。摄颈部侧位片,以检查有无异物存留及喉软骨软化或骨化等;亦可观察会厌、喉室及梨状窝有无变形。CT 扫描、MRI 更有助于诊断。

四、诊断与并发症

（一）诊断

一般诊断喉脓肿不困难。但在早期,喉黏膜常呈弥漫性充血、水肿,喉部压痛亦不明显,易误诊、漏诊。必须严密观察病情发展。必要时可行穿刺抽脓,以便确诊。

（二）并发症

1. 窒息

喉脓肿破裂或喉内黏膜高度肿胀均可引起窒息,需立即进行气管切开术。

2. 炎症

向下蔓延扩展可致喉气管支气管炎,炎症向下直接侵入纵隔,可引起纵隔炎及纵隔脓肿,脓液若被吸入肺部可发生肺脓肿。

3. 感染

可向上循颈动脉鞘传入颅内发生脑膜炎、脑脓肿或引起颈内静脉栓塞及颅内血栓性静脉炎。

4. 喉狭窄

脓肿若破坏喉软骨及喉内组织,治愈后常有瘢痕收缩及粘连,引起喉狭窄。

五、治疗

（1）切开引流术:①喉内脓肿多在直接喉镜下进行切开排脓。脓肿切开前,先用无菌技术穿刺抽取脓液,留做细菌培养及药敏试验。在脓肿最突出处切开,脓液排除后,用吸引器头或用闭合的异物钳细心探触脓腔,注意有无异物存留或坏死软骨,如果有发现,应立即取除。②喉外部肿胀者,可于颈部施行手术引流脓液。要注意保护颈部重要血管、神经、喉部肌肉及正常的喉软骨膜,以防止后遗瘢痕狭窄。切口置橡皮引流条,每天检查伤口引流情况。喉脓肿消退后,如果有喉狭窄可能时,应及时行喉扩张术。

（2）应用足量的抗生素:脓肿切开引流后,仍需应用足量的抗生素治疗。

（3）全身支持疗法:对体温较高者,可应用药物或物理降温;有呼吸困难者,应予以输氧,及时纠正酸中毒,并做好气管切开术的准备,必要时进行气管切开术。病情较重者,应进食高热量、易消化的饮食,及时输液,必要时可少量输血。

（4）因放射线引起的喉软骨广泛坏死,并形成多发性喉脓肿者,还须考虑施行喉全切除术;但术后并发症较多,医师、患者及其家属都必须有充分的思想准备,相互配合,以期取得最佳的疗效。

（胡　楠）

第八节 先天性喉喘鸣

先天性喉喘鸣是由于婴幼儿因喉部组织软弱松弛、吸气时组织塌陷成活瓣震颤,喉腔变小所引起的喉鸣,亦称喉软骨软化。多由于胎儿发育期缺钙致使喉部软骨软弱,此外可见于会厌软骨过大而柔软、吸气性杓状软骨脱垂松弛等。先天性喉软化症是婴儿先天性喉喘鸣最常见的原因。

一、病因

1.先天性单纯性喉喘鸣

先天性单纯性喉喘鸣是因喉部组织过度软弱,吸气时向内塌陷,堵塞喉腔上口而发生的喘鸣,喉组织软弱与孕期营养不良,胎儿钙化或其他电解质缺少或不平衡相关,是新生儿期喉喘鸣的常见原因,占新生儿喉鸣的 $60\% \sim 70\%$。

2.声带麻痹

出生时受到牵拉和损伤所致或周围神经损伤。

3.先天性喉、气管发育异常

先天性声门下弹性圆锥组织肥厚、环状软骨畸形,先天性气管狭窄可由气管本身病变(气管软骨环缺如、气管环软化、气管蹼、气管囊肿等)或气管外病变(颈部肿瘤、纵隔肿瘤或血管异常等)压迫所致。

4.先天性大血管异常

先天性大血管异常是由主动脉弓发育不良或起自主动脉的一支或数支大血管的位置不正压迫气管、食管引起。

5.先天性喉囊肿或肿瘤

先天性喉囊肿、喉内甲状腺或喉部肿瘤(血管瘤、乳头状瘤)都可引起新生儿喉喘鸣,表现为音哑或失音的双相性喘鸣,呼吸困难的程度视肿物的大小而定。

6.常见喉部神经肌肉易兴奋和不协调性

常见喉部神经肌肉易兴奋和不协调性也可能是产生喉鸣的一个因素。患病婴儿喉部解剖比较狭小,喉软骨软化,吸气时,会厌软骨两侧向后向内卷曲,与喉头接触,杓会厌皱襞及杓状软骨均吸入喉部,阻塞喉部入口,发生呼吸困难。喉鸣就是由杓会厌皱襞震动而引起的。以下主要细述以先天性单纯喉喘鸣为主。

二、临床表现

喉鸣多为高调的鸡鸣样的喘鸣声,吸气性喉鸣是本病的主要表现。大部分患儿在生后并无症状,而是在呼吸道感染、腹泻症状时显露。

1.病情较轻

患儿喘鸣呈间歇性,在受惊吓时或哭闹、兴奋大笑时症状明显,安静或入睡后可缓解或消失;查体:听诊无明显改变。患儿可照常哺乳,对发育和营养无明显影响。

2.病情较重

患儿喘鸣为持续性,在入睡后、哭闹或兴奋大笑时表现更为明显,并伴随吸气性呼吸困难。伴随呼吸道感染或消化不良时,呼吸困难加重,可出现口周青紫;呼吸道感染气管分泌物堵塞而出现痰鸣症状。查体:吸气时三凹征明显以胸骨上窝下陷显著;听诊有不同程度的呼吸音异常或痰鸣音。但患儿哭声及咳嗽声音无异常,无声音嘶哑症状,这是和喉梗阻喉头水肿疾病的区别。由于呼吸困难及长期缺氧可出现明显的漏斗胸或鸡胸,甚至心脏增大。病情无干预可发展成肺气肿,同时出现反复肺部感染,胸部 X 线检查见心影增大。

三、辅助检查

(一)直接喉镜检查

这是新生儿喉喘鸣最重要的病因诊断方法。先天性单纯性喉喘鸣直接喉镜检查见喉组织软而松弛,吸气时喉上组织向喉内卷曲,呼气时吹出,若用直接喉镜将会厌挑起或伸至喉前庭时,喉鸣声消失,即可确定诊断。喉部囊肿、肿瘤、喉蹼、会厌过大、会厌两裂及声带麻痹等均只有通过喉镜检查才能明确诊断。

(二)声门下和气管的病变

须进行支气管镜检查才能确诊。

(三)其他检查

颈部和胸部正侧位 X 线片及食管吞钡检查和心脏超声检查,有时对诊断新生儿喉鸣的病因亦有帮助。

四、诊断

主要依据婴儿出生后不久即发生喘鸣,通过直接喉镜或纤维喉镜看到喉软化症体征,另外可在喉镜下将金属吸引管置于喉入口处,其吸引负压会引起会厌和杓状软骨向喉腔内脱垂,这就称为 Narcy 征阳性,为本病直接的诊断依据。以直接喉镜挑起会厌后,喉鸣音消失,由此也可帮助诊断。影像学检查,如 CT 扫描和 MRI 也有助于诊断和排除其他先天性喉疾病。

五、治疗

喉软化症为一自限性疾病,诊断明确后,大多数患儿随喉的发育,症状多可自行缓解,平时注意预防感冒,增加营养即可,无须其他特殊治疗,此外小儿体位也与疾病恢复相关,仰卧可加重症状。对有严重呼吸道阻塞或未能自愈的患儿可采取手术治疗,早期主要的外科处理是气管切开术,但并发症多,目前仅用于极度严重病例,且只在病情危急时采用。近年来更多的是采用喉内镜下声门上成形术,主要是用显微喉钳和剪刀,切除覆盖于杓状软骨上多余的黏膜,必要时连同楔状软骨和杓会厌襞上臃肿的黏膜一并切除,但必须保留杓间区黏膜以免瘢痕粘连,有效解决了吸气期声门上组织内陷的问题。术后需保留插管过夜,术后抗生素至少使用5 d,同时需应用抗酸药物预防胃食管反流,并注意术后体位。

预防措施如下。

(1)患儿出现此病与其母亲在孕期钙补充不足相关,孕期多晒太阳,多做户外活动补充足够的钙和维生素 D(以碳酸钙吸收效果好,如碳酸钙 D_3 片等)可预防本病的发生。

(2)患儿母亲在孕期饮食缺钙或有四肢酸麻等缺钙情况,出生后应早给患儿及其母亲足量的钙及维生素 D,常用的有碳酸钙泡腾颗粒、维生素 D 等补充药物效果明显,同时多晒太阳。

(3)平时注意预防受凉及受惊,以免发生呼吸道感染和喉痉挛,加剧喉阻塞。

(朱建兵)

第九节　喉软骨膜炎

喉软骨膜炎为喉软骨膜及其下隙的炎性病变。急性及原发性者较少,慢性及继发性者居多,常使软骨坏死形成脓肿。

一、病因病理

(一)病因

喉软骨膜炎的原因很多,可概括为如下3类。

1.喉部外伤

喉部各种外伤(如切伤、刺伤、裂伤、烧伤和挫伤等)均极易伤及喉软骨膜和软骨。喉裂开术或其他喉部手术,如果过多分离甲状软骨膜时,可发生甲状软骨膜炎;高位气管切开术常损伤环状软骨,麻醉插管及喉部内镜检查(如损伤杓状软骨),或插管时间太久,压迫杓状软骨,均可引起杓状软骨膜炎;喉部吸入较大而硬的异物直接损伤喉软骨亦可引起本病。

2.放射线损伤

喉部软骨对各种放射线的耐受性极低,在颈部用深度X线、镭锭、放射性核素或其他高能量放射治疗和进行治疗时,常出现一些放射性喉软骨反应,引起喉软骨膜炎及软骨坏死等并发症。并发症发生的时间与放射剂量的关系,并非完全一致。有些患者在放疗期间或结束时发生反应,多数患者为延迟反应,常在放疗后3~6个月甚至1年至数年之后才发生,故应详细了解病史。

3.全身疾病

罹患上呼吸道感染、伤寒、白喉、猩红热、麻疹、天花、结核、梅毒以及糖尿病等疾病时,病菌或毒素可累及喉部各软骨,引起喉软骨膜炎;或因病菌感染,损害喉黏膜形成溃疡,溃疡深达喉软骨膜而致病。

4.喉部恶性肿瘤

喉部恶性肿瘤晚期发生深部溃疡,继发感染,也可引起喉软骨膜炎及软骨坏死。

(二)病理

喉软骨膜炎多发生于杓状软骨,环状软骨及甲状软骨次之,会厌软骨膜感染者最少。外伤性喉软骨膜炎,常累及多个喉软骨。软骨膜发生炎症后,渗出液积留于软骨膜下隙,渐成脓液,使软骨膜与软骨分离,软骨缺血性坏死。病变之初,喉内部显现水肿或红肿,有时喉外部亦有肿胀。喉软骨膜炎亦有不化脓者,愈后生成瘢痕较多,明显增厚。喉结核最易侵及杓状软骨,并常波及环状软骨,使其强直。喉部梅毒病变,则多侵及甲状软骨。

二、临床表现

(一)疼痛

吞咽痛及喉部压痛为此病的主要症状。当颈部运动或压迫喉部时均发生疼痛或钝痛,吞咽时疼痛加剧,有时疼痛放射到耳部或肩部。

(二)声嘶

早期发声易疲劳,进一步发展,声调变低变粗,言语晦涩,渐至声音嘶哑。

(三)吞咽困难

杓状软骨及环状软骨发生软骨膜炎时,杓状软骨高度肿胀,梨状窝亦肿胀,引起吞咽困难。

(四)呼吸困难

如果喉内黏膜高度充血水肿,使声门窄小,严重者发生吸入性呼吸困难,并可发生窒息。

(五)全身症状

体温多正常或低热,急性患者及混合感染,其体温可高达 40 ℃,少数患者有乏力、畏寒等不适。如果因全身疾病引起者,则有明显的全身原发病症状。

三、辅助检查

(一)颈部检查

甲状软骨膜炎患者,颈前部多有肿胀发硬,并有明显的压痛,有时颈部出现红肿,淋巴结异常肿大。

(二)喉镜检查

检查所见视病变位置和范围不同而异。如果病变限于一侧杓状软骨,则患侧杓状突明显肿胀,表面光滑发亮。甲状软骨喉腔面软骨膜发炎时,喉室带、声带、杓状突均发生肿胀。如果病变在环状软骨板时,常于梨状窝处发生肿胀,环杓关节多被侵及发生强直,致患侧声带固定。

四、诊断

根据病史及检查所见,一般诊断较易,但宜查出其原因,以便确定治疗方法。喉软骨膜炎与喉脓肿有时不易辨别。喉软骨膜炎极易演变为喉脓肿,必要时可进行穿刺检查,以便确诊。

五、治疗

治疗原则:防止炎症的扩散及喉软骨坏死化脓。因为喉部软骨为各自的软骨膜所包绕,互相分隔。如果病变蔓延发展,或处理不当(如切开或穿刺),可使炎症迅速扩散。如果没有明显的喉脓肿形成,一般不主张施行探查性穿刺或切开。

(1)早期应用足量的抗生素及激素治疗。

(2)局部理疗或热敷,有减轻疼痛、促使感染局限化之功效。

(3)患者尽量少说话,进流食。

(4)针对病因,积极治疗,如果有异物,应尽早取出。

(5)严密观察患者的呼吸情况,如果有明显的呼吸困难,应行气管切开术。

(6)喉软骨坏死化脓,则按喉脓肿治疗。

(朱建兵)

第十节 声带息肉

声带息肉为发生在声带边缘或表面的炎性增生组织,分局限型和弥漫型两类:局限型又分带蒂型和广基型;弥漫型又称息肉样变性。

一、病因

声带息肉的确切病因尚不清楚。多数学者认为,长期的用声不当或用声过度所致的发声损伤在发病中起重要作用。

1.机械创伤学说

用声过度、用声不当的机械作用可以引起声带血管扩张、通透性增加导致局部水肿,局部水肿在声带振动时又加重创伤而形成息肉,并进一步变性、纤维化。

2.循环障碍学说

声带振动时黏膜下血流变慢,甚至停止,长时间过度发声可致声带血流量持续下降,局部循环障碍并缺氧,使毛细血管通透性增加,局部水肿及血浆纤维素渗出,严重时血管破裂形成血肿,炎性渗出物最终聚集、沉积在声带边缘形成息肉;若淋巴、静脉回流障碍则息肉基底逐渐增宽,形成广基息肉或息肉样变性。

3.炎症学说

声带息肉是因局部长期慢性炎造成黏膜充血、水肿而形成。

4.代偿学说

声门闭合不全、过度代偿可引起声带边缘息肉状肥厚,以加强声带闭合,此多为弥漫性息肉样变。

5.气流动力学伯努利(Bernoulli)效应学说

基于伯努利效应,异常发声时声门负压增强可使声带边缘黏膜过度内吸,导致 Reinke 间隙组织液渗出积聚,长期作用可能诱发声带息肉。

6.自主神经功能紊乱学说

有"A"型性格特征,倾向于副交感神经兴奋性亢进的自主神经功能紊乱性疾病。

7.变态反应学说

声带息肉的组织学表现有嗜酸及嗜碱性粒细胞增多,认为其发生与变态反应有关。

8.声带黏膜中超氧化物歧化酶(superoxide dismutase,SOD)

活性降低与声带息肉和小结形成有关。

9.近年来咽喉反流

近年来咽喉反流与声嘶的相关性受到重视,文献报道 50% 的声嘶与咽喉反流相关。Martins等通过问卷表调查发现,声带息肉患者中 61% 有用嗓过度,47% 存在胃食管反流症状,32% 伴鼻后滴漏综合征。Kantas 等报告,对伴有咽喉反流的声带息肉患者术前增加质子泵抑制剂治疗,术后患者的症状和体征改善均较对照组明显,认为咽喉反流可能与术后声带上皮修复和病变复发有关。我国亦有多位学者报道食管动力和反流事件在声带息肉发病机制中可能发挥重要作用。

10.其他学说

也有人认为声带息肉的发生与局部解剖因素有关,例如,舌短、舌背拱起及会厌功能差者易发生,可能因这些解剖异常使共鸣及构语功能受影响,需加强喉内肌功能来增强发声力量,导致声带易受损伤。此外,还有血管神经障碍学说及先天遗传学说等。

二、病理

声带息肉的病理组织学变化主要在黏膜上皮下层,有水肿、出血、血浆渗出、血管扩张、毛细血管增生、血栓形成、纤维蛋白物沉着、黏液样变性、玻璃样变性及纤维化等。还可有少量炎性细胞浸润。偶尔见有钙化。电镜超微结构观察：黏膜上皮层次较少，完全角化，棘细胞间隙水肿，间桥松解或消失，间隙扩大形成空腔，细胞内也可水肿，细胞器减少；固有层水肿，间质细胞较少，胶原纤维稀疏，弹力纤维极少。根据声带息肉的病理变化，声带息肉可分 4 型：出血型、玻璃样变性型、水肿型及纤维型。

声带息肉多见于声带边缘前中 1/3 交界处。对此有 3 种解释：①该处是膜部声带的中点，振动时振幅最大而易受损伤；②该处存在振动结节，在其上皮下易产生血流静止与淤积；③该处血管分布与构造特殊，且该处声带肌上下方向交错，发声时可出现捻转运动，使血液供应发生极其复杂的变化。

三、临床表现

不同程度声音嘶哑，轻者间歇性嗓音改变，发声易倦，音色闷暗、毛糙，高音困难，唱歌易走调等；重者沙哑，甚至失音。息肉大小与发音的基频无关，与音质粗糙有关。巨大息肉甚至可导致呼吸困难和喘鸣。息肉垂于声门下腔者常因刺激引起咳嗽。

四、辅助检查

喉镜检查：见声带边缘前中 1/3 交界处有表面光滑、半透明、带蒂的新生物。有时在一侧或双侧声带游离缘呈基底较宽的梭形息肉样变。亦有呈弥漫性肿胀遍及整个声带的息肉样变者。息肉色灰白或淡红，偶尔有紫红色，大小（如绿豆、黄豆）不等。有巨大息肉悬垂于声门下腔的（状如紫色葡萄），呼吸困难呈端坐状态，亦有突然堵塞声门裂而引起窒息者。此种巨大息肉，其蒂常位于声带前联合。声带息肉一般单侧多见，亦可两侧同时发生。少数病例为一侧息肉，对侧为小结。带蒂的声带息肉可随呼吸气流上下活动，有时隐伏于声门下腔，检查时易于忽略。

五、鉴别诊断

1.声带囊肿

声带囊肿为声带良性病变，由于炎症、外伤、病毒等因素，引起声带黏液腺管阻塞造成黏液潴留所致。在病理学上声带囊肿位于声带黏膜上皮下的固有层浅层。主要的临床表现为声嘶。间接喉镜或纤维喉镜检查可见声带上半球形或半椭圆形局部隆起，界限可不清楚，黄白色或淡红色，表面光滑，可有丝状小血管分布。透过黏膜见中央有反光强的乳白色或淡黄色的囊性物。间接喉镜下诊断常常比较困难，临床上可被误诊。声带囊肿可分为潴留囊肿和皮样囊肿两种类型，潴留囊肿是由于创伤或炎症导致黏膜内腺体导管阻塞引起，外衬上皮，内为黏液样液体；皮样囊肿是由于创伤或先天性原因导致，被覆鳞状上皮，其内包含干酪物质、角化物、胆固醇结晶。手术治疗是唯一的办法。

2.喉乳头状瘤

喉乳头状瘤是喉部最常见的良性肿瘤。常见症状为声嘶或失声，肿瘤大者，可引起咳嗽、喘鸣、呼吸困难等。喉镜检查见肿瘤呈苍白色、淡红色或暗红色，表面常呈桑葚状或仅粗糙不平（如绒毛）而无乳头可见，肿瘤好发于一侧声带边缘或前联合，儿童常为多发，可发生于声带、室带及喉室等处。病变限于黏膜表面，无声带活动障碍。活组织检查可确诊。治疗以手术治疗为主。

3.喉癌

喉癌多发生于喉的前部,早期大都局限于一侧,病变发展较快,声嘶发展迅速。以声嘶、呼吸困难、咳嗽、吞咽困难及颈淋巴结转移为主。喉镜检查可见喉内有肿物,呈菜花型、溃疡型、结节型、包块型等,质脆易出血。纤维喉镜检查有利于早期发现肿瘤。凡见一侧声带肿胀、表面粗糙不平伴运动障碍或呼吸不畅者,不可忽视肿瘤的可能性,需反复进行喉镜检查,必要时行喉部可疑部位的活检。治疗是以手术治疗为主的综合疗法。

六、治疗

治疗以手术切除为主,辅以糖皮质激素、抗生素及超声雾化等治疗。

声门暴露良好的带蒂息肉,可在间接、纤维或电子喉镜下摘除。但只在极少数情况下,例如,患者有全身麻醉禁忌证时才考虑在局部麻醉或间接喉镜下用钳子摘除声带息肉。多数情况下在全身麻醉气管内插管下经支撑喉镜切除息肉,有条件者可行显微切除术,也可行激光切除。手术时应将病变组织完整摘除,保持声带游离缘的整齐,不损害深部的声韧带和过多病变周围的 Reinke 间隙组织。对于前联合处的病变,宜先做一侧,不要两侧同时手术,以防粘连。特别巨大的息肉需行喉裂开术者极少见。应注意的是颈椎病不能后仰者、严重心肺功能不全者、颞下颌关节强直者、张口困难者为手术禁忌证。手术效果一般良好。经过术后的发声休息,多有明显的声音改善。嗓音外科术后应继续进行发声训练。

值得注意的是,息肉的好发部位也即肿瘤的好发部位。早期的肿瘤和初起的息肉,肉眼颇难鉴别,故切除的息肉均应常规送病理检查,以免误诊。

(杨学峰)

第十一节 闭合性喉外伤

闭合性喉外伤指颈部皮肤及软组织无伤口,轻者仅有颈部软组织损伤,重者可发生喉软骨移位、骨折、喉黏软骨膜损伤,包括挫伤、挤压伤、扼伤等。

一、病因

颈部遭受外来暴力直接打击,例如,拳击、交通事故、工伤事故、钝器打击、扼伤、自缢等。偶尔强烈张口与剧烈呕吐可致环甲关节与环杓关节脱位而至喉损伤。喉部损伤程度可因外力大小及作用方向而有很大差别。来自侧方的外力,因喉体可向对侧移动,故伤情多较轻,常无骨折,仅有黏膜损伤、环杓关节脱位等;来自正前方的外力多损伤较重,因此时头或颈部处于相对固定状态,外力由前向后将喉部推挤到颈椎上,常造成甲状软骨中部及上角处骨折,甲状软骨多呈纵行骨折,环状软骨骨折较少见,多发生在后部,但可造成喉黏膜损伤、环甲关节及环杓关节脱位。

二、临床表现

1.疼痛

喉及颈部为著,触痛多明显。随发声、吞咽、咀嚼、咳嗽而加重,且可向耳部放射。

2.声音嘶哑或失声

因声带、室带充血、肿胀、软骨脱位、喉返神经损伤所致。

3.咳嗽及咯血

由于挫伤刺激而引起咳嗽,喉黏膜破裂轻者仅有痰中带血,重者可致严重咯血。

4.颈部皮下气肿

喉软骨骨折、黏软骨膜破裂的严重喉挫伤、咳嗽时空气易于进入喉部周围组织,轻者气肿局限于颈部,重者可扩展到颌下、面颊、胸、腰部,若累及则出现严重呼吸困难。

5.呼吸困难

喉黏膜出血、水肿、软骨断裂均可致喉狭窄,双侧喉返神经损伤可引起吸气性呼吸困难。若出血较多,血液流入下呼吸道,引起呼吸喘鸣,重则可导致窒息。

6.休克

严重喉挫伤(喉气管离断)可导致外伤性或出血性休克。

三、辅助检查

颈部肿胀变形,皮肤呈片状、条索状瘀斑。喉部触痛明显,可触及喉软骨碎片之摩擦音,有气肿者可扪及捻发音。直接喉镜检查应用于急性较重喉挫伤患者时,因其可加速气道阻塞的发生,故不可轻易为之。间接喉镜检查和纤维喉镜检查常见喉黏膜水肿、血肿、出血、撕裂、喉软骨裸露及假性通道等。声门狭窄变形、声带活动受限或固定。颈部正侧位片、体层片可显示喉骨折部位、气管损伤情况。胸部 X 线片可显示是否有气胸及气肿。颈部 CT 扫描对诊断舌骨、甲状软骨及环状软骨骨折、移位及喉结构变形极有价值。颈部 MRI 对喉部、颈部软组织、血管损伤情况的判断具有重要价值。

四、诊断

根据外伤史、临床症状及检查所见多不难确诊。如果仅有颈部皮肤红肿和瘀斑,则难以确立诊断,若有咯血则可确定诊断。喉部 X 线断层片、CT 扫描、MRI 对确定诊断有重要价值。

五、治疗

由于闭合性喉外伤体表无明显创口,损伤多发生在瞬间,患者可能对其严重性判断不足,因而可能对外伤的程度难以做到准确的判断而延误治疗。呼吸道内黏膜可能出现迟发型水肿,致患者呼吸困难突然加重。因而对于闭合性喉外伤应高度积极地处理患者的呼吸道。

1.按一般外科挫伤治疗

该治疗适于仅有软组织损伤,无咯血、无喉软骨移位或骨折及呼吸道阻塞的喉部外伤。让患者保持安静、颈部制动、进流食或软食、减少吞咽动作。疼痛剧烈者可给予止痛药,喉黏膜水肿、充血者可给予抗生素及糖皮质激素。

2.气管切开术

有较明显吸气性呼吸困难者应行气管切开术。极危急情况下可行喉内插管术或环甲膜切开术,但要尽快施行标准的气管切开术。

3.直接喉镜下喉软骨固定术

该治疗适用于中度喉挫伤、有喉软骨骨折及轻度移位的患者。先行气管切开术,然后行直接喉镜或支撑喉镜检查,将移位的喉软骨复位,然后经喉镜放入塑料或硅胶制的喉模,上端用丝线经鼻腔引出固定,下端经气管造口固定于气管套管。

4.喉裂开喉软骨复位术

喉裂开喉软骨复位术适用于喉挫伤严重、喉软骨破碎移位、颈部气肿、呼吸困难及直接喉镜下复位固定术失败的患者。患者先行气管切开术。将破裂的软骨尽量保留,复位、修齐,仔细缝合黏膜。局部甲状软骨膜瓣或会厌、颊黏膜游离黏膜瓣、颈前肌的肌膜瓣均可用于修复喉内黏膜缺损。如果一侧杓状软骨完全撕脱并移位,可予以切除。

部分杓状软骨撕裂可行复位并用黏膜修复之。将喉软骨骨折进行复位,用钢丝或尼龙线固定,喉内放置喉模型,其上端丝线经鼻腔引出,下端经气管切开口引出,并分别加以固定,以扩张喉腔,防止术后喉狭窄的发生。术后4~8周经口取出喉模,继续随访。如果有狭窄趋势,可行喉扩张术。

5.鼻饲饮食

伤后10 d内应给予鼻饲饮食,以减少喉部活动,减轻疼痛及呛咳,以利于创面愈合。

(杨学峰)

第十二节　开放性喉外伤

开放性喉外伤指喉部皮肤和软组织破裂,伤口与外界相通的喉外伤。可伤及喉软骨、软骨间筋膜,穿通喉内,包括切伤、刺伤、炸伤、子弹伤等。开放性喉外伤易累及颈动脉及颈内静脉,发生大出血,枪弹伤则易形成贯穿伤,且可伤及食管及颈椎,战时较多见。

一、病因

(1)战时火器伤,包括枪炮伤、弹片及刺刀伤、子弹所致喉部贯通伤等。

(2)工矿爆破事故或车间工作时为碎裂物击伤。

(3)交通事故中,破碎风挡玻璃及铁器等物撞伤。

(4)斗殴中为匕首、砍刀等锐器所伤。

(5)精神病患者或自杀者用刀、剪等锐器自伤。

二、临床表现

1.出血

因颈部血运丰富,出血较凶猛,易发生出血性休克。若伤及颈动脉、颈内静脉,因出血难以控制,多来不及救治而立即死亡。

2.皮下气肿

空气可通过喉内及颈部伤口进入颈部软组织内,产生皮下气肿,若向周围扩展,可达面部及胸腹部,向下可进入纵隔,形成纵隔气肿。

3.呼吸困难

其成因:①喉软骨骨折、移位,喉黏膜下出血、肿胀所致喉狭窄、梗阻;②气肿、气胸;③喉内创口出血流入气管、支气管,造成呼吸道阻塞。

出血、呼吸困难、休克是开放性喉外伤的三个危机现象,应给予高度重视。

4.声嘶失声

损伤、环杓关节脱位、喉返神经损伤均可导致声嘶乃至失声。

5.吞咽困难

喉痛、咽损伤所致吞咽疼痛，使吞咽难以进行。若伤口穿通咽部、梨状窝或颈部食管，吞咽及进食时则有唾液和食物自伤口溢出，造成吞咽障碍。

6.休克

若伤及颈部大血管，将在极短时间内丢失大量血液而引起失血性休克。

三、辅助检查

1.常规检查

检查患者的意识、呼吸、脉搏、血压等情况。

2.伤口情况

注意观察伤口部位、大小、形态、深浅及数目。如果伤口未与喉、咽相通，则与一般颈部浅表伤口相同。若伤口与咽喉内部相通则可见唾液从伤口流出。由伤口可见咽壁、喉内组织及裸露的血管及神经。伤口内的血凝块及异物不可轻易取出，以免发生大出血。

四、治疗

1.急救措施

(1)控制出血：找到出血血管并将其结扎。如果找不到，可用纱布填塞止血。已贯穿喉腔的伤口不可加压包扎，以防发生喉水肿或加重脑水肿及脑缺氧。出血凶猛者，可用手指压迫止血，并探查颈部血管，如果动脉有裂口可行缝合术或血管吻合术；如果颈内静脉破裂，可于近心端将其结扎。颈总或颈内动脉结扎术仅万不得已时方可施行。因其可以引起严重的中枢神经系统并发症（如偏瘫、昏迷等），甚至死亡。

(2)呼吸困难的处理：解除呼吸困难或窒息极为重要，应先将咽喉部血液、唾液吸出，同时给予吸氧，取出异物。紧急情况下，可行环甲膜切开术，待呼吸困难缓解后再改行正规气管切开术。危急情况下可将气管内插管或气管套管由伤口处插入，插管或套管气囊应充足气，伤口内填以纱布，以防止血液流入呼吸道。预防性气管切开术可视患者的具体情况而定。有气胸时，可行胸膜腔闭式引流术。

(3)休克的处理：多为失血性休克，应尽快给予静脉输入葡萄糖液、平衡盐溶液、羧甲基淀粉和全血，并给予强心药。

(4)全身应用抗生素、糖皮质激素、止血药，注射破伤风抗毒素。

2.手术治疗

(1)咽喉浅表伤：伤后时间短、无污染者，用苯扎溴铵、过氧化氢和生理盐水反复清洗伤口，清创，将筋膜、肌肉、皮下组织、皮肤逐层缝合。有可能污染者，彻底清创后延期缝合。

(2)咽喉切伤及穿通伤：应尽量保留受损的喉软骨，并用黏膜覆盖裸露的软骨，按解剖关系将黏膜、软骨、肌肉逐层对位缝合。如果有咽和/或食管瘘，将其周边黏膜严密缝合。喉腔内置塑料或硅胶喉模并加以固定，防止形成喉狭窄。如果有喉返神经断裂伤，在具备条件的情况下，可一期进行喉返神经吻合术。

(3)异物取出术：浅表异物可于手术中取出。X线片可明确显示异物的位置及与周围各种解剖结构（如颈动脉等）的关系，充分估计手术危险性和复杂性，做好充分准备后再予以取出。

3.营养支持治疗

在关闭咽喉部伤口前,在明视下由前鼻孔插入鼻饲管。必要时,可行颈部食管造瘘术或胃造瘘术,以保证营养供给并减少吞咽动作,以利伤口愈合。

(杨学峰)

第十三节　喉烫伤及烧灼伤

喉、气管、支气管黏膜受到强的物理因素刺激或接触化学物质后,引起局部组织充血、水肿,以至坏死等病变,称为喉部与呼吸道烧伤。它包括物理因素所致的喉烧灼伤、喉烫伤、放射损伤及化学物质腐蚀伤。呼吸道烧伤占全身烧伤的 $2\% \sim 3\%$。由于声门在热气、有毒烟雾或化学物质刺激下反射性关闭,因而上呼吸道烧灼伤较下呼吸道者多见且伤情较重。

一、病因

(1)咽、喉与气管直接吸入或喷入高温液体、蒸气或化学气体。

(2)火灾时吸入火焰、烟尘及氧化不全的刺激物等。

(3)误吞或误吸化学腐蚀剂(如强酸、强碱、酚类等)。

(4)遭受战用毒剂(如芥子气、氯气等)侵袭。

(5)放射线损伤,包括深度 X 线、^{60}Co、直线加速器等放疗时损伤及战时核武器辐射损伤。

二、发病机制

上呼吸道黏膜具有自然冷却能力,可吸收热气中的热能。当上呼吸道受热力损害时,声门可反射性关闭,保护支气管和肺。蒸汽在声门反射未出现前即进入下呼吸道,故下呼吸道受损害较重。烧伤后表现为鼻、口、咽、喉及下呼吸道黏膜充血、水肿及坏死,可累及黏膜下层、软骨,引起窒息、肺不张、肺感染。放射性损伤早期有炎症反应,数月后可发生纤维化、放射性软骨炎、软骨坏死等。

三、临床表现

1.轻度

损伤在声门及声门以上。有声音嘶哑、喉痛、唾液增多、咽干、咳嗽多痰、吞咽困难等。检查可见头面部皮肤烧伤,鼻、口、咽、喉黏膜充血、肿胀、水泡、溃疡、出血及假膜形成等。吞食腐蚀剂及热液者可见口周皮肤烫伤,食管、胃黏膜烧灼伤及全身中毒症状。

2.中度

损伤在隆突以上。除上述症状外,有吸气性呼吸困难或窒息,检查除轻度烧灼伤所见外,还可有喉黏膜水肿和糜烂,听诊肺呼吸音粗糙,闻及干啰音及哮鸣音。常伴有下呼吸道黏膜烧伤,易遗留喉瘢痕狭窄。

3.重度

损伤在支气管,甚至达肺泡。除有上述喉烧伤的表现外,有下呼吸道黏膜水肿、糜烂及溃疡,甚至坏死。患者呼吸急促、咳嗽剧烈,可并发肺炎或膜性喉气管炎,可咳出脓血痰和坏死脱落的气管黏膜。误吞腐蚀剂者可致喉、气管、食管瘘。若烧伤范围广泛,可导致严重而广泛的阻塞性肺不张、支气管肺炎、肺水肿,进而出现呼吸衰竭。

四、治疗

(1)急救措施。①早期处理:热液烫伤时可口含冰块或冷开水漱口、颈部冷敷。强酸、强碱烧伤者应立即用清水冲洗口腔、咽部并采用中和疗法。强酸烧伤者可给予牛奶、蛋清或2％～5％的碳酸氢钠溶液;强碱烧伤者可给予食醋、1％的稀盐酸或5％的氯化铵等涂布伤处或吞服,用中和药物雾化吸入。②全身治疗:充分补液,维持水、电解质平衡,吸氧。重度者需行紧急气管内插管,也可给予高压氧治疗。纠正休克、保护心肺功能。全身应用抗生素预防感染,糖皮质激素防止呼吸道黏膜水肿。

(2)保持呼吸道通畅:①上呼吸道阻塞、分泌物多而咳出困难者,为防止窒息,可行气管内插管或气管切开术;②应用解痉药物,以解除支气管痉挛;③每天雾化吸入,气管内滴入抗生素生理盐水,以防呼吸道被干痂阻塞。

(3)放置胃管:给予鼻饲饮食,改善营养。在强酸、强碱烧伤时,放置胃管可防止下咽和食管因瘢痕挛缩而封闭。

(杨学峰)

第十四节　喉插管损伤

喉插管损伤多发生于全身麻醉、危重患者抢救等需要经口、经鼻行喉气管内插管术的情况下。因此,近年来此类喉部损伤日渐增加;长期留置鼻饲管亦可造成环后区黏膜损伤。其发病率国内外报道在10％～60％。

一、病因

(1)插管技术不熟练,操作粗暴,声门暴露不清时盲目地强行插入;清醒插管时,表面麻醉不充分,致使患者频频咳嗽或声门痉挛;插管过程中过多地搬动患者的头部;插管过浅,气囊压迫声带黏膜;经鼻腔盲目插管时,更易造成喉腔内损伤。

(2)选用插管型号偏大、过长;套管外气囊充气过多。

(3)插管时间过久、喉黏膜受压迫、摩擦时间过长。

(4)插管质量不佳,质地过硬,或管壁含有对黏膜有害的成分,压迫、刺激喉气管黏膜。

(5)鼻饲管留置时间过长,摩擦环后区黏膜,造成局部损伤。

(6)患者的呕吐物或鼻咽分泌物吸入喉腔,对喉黏膜产生刺激。

(7)患者自身为过敏体质,对外界刺激反应敏感而强烈。

二、临床表现

1.溃疡及假膜形成

由于插管损伤乃至撕裂喉黏膜,上皮剥脱并继发感染而形成溃疡,多见于声带后部,位于杓状软骨声带突处,继而发生纤维蛋白及白细胞沉积,形成假膜。表现为喉部不适、声嘶、喉痛、咳嗽及痰中带血等。喉镜检查可见喉黏膜水肿、充血、局部溃疡及假膜。

2.肉芽肿

肉芽肿系在上述喉黏膜溃疡及假膜基础上发生炎症及浆细胞浸润,大量成纤维细胞及血管内皮细胞增生而形成的。喉镜检查可见声带突肉芽肿,表面光滑、色灰白或淡红(如息肉样)。患者感喉部不适,有异物感,发声嘶哑,经久不愈。若肉芽肿过大,可阻塞声门,引起呼吸困难。

3.环杓关节脱位

患者拔管后即出现声嘶、说话无力、咽部疼痛,且长期不愈。多为一侧脱位,双侧同时脱位者罕见。杓状软骨可向前或向后移位,但以向前并向外侧移位者多见。喉镜检查可见一侧杓状软骨和杓会厌襞充血、水肿,且突出于声门上,掩盖声门的后部。声带运动受限,发声时杓状软骨多不活动,使声门不能完全闭合。

4.声带瘫痪

由于膨胀的气囊位于喉室部而未完全到达气管内,因而压迫喉返神经前支所致。患者术后即出现声嘶。喉镜检查见一侧声带固定于旁正中位。

三、治疗

(1)插管术后发现喉黏膜有溃疡及假膜形成时,应嘱患者少讲话,禁烟、酒,不要做用力屏气动作。给予抗生素、糖皮质激素等超声雾化吸入。

(2)肉芽肿形成者,有蒂者可于喉镜下钳除;无蒂者可于全身麻醉下行支撑喉镜下切除;若采用纤维内镜或支撑喉镜下激光切除,效果更佳。

(3)环杓关节脱位者,应尽早于间接喉镜下行环杓关节复位术,前脱位患者在直达喉镜下将环状软骨向后拨动复位,以免形成瘢痕后不易复位。

(4)声带瘫痪者,可行音频物理疗法并给予神经营养药物,以促进其恢复。

(杨学峰)

第十五节 先天性喉蹼

喉腔内有一先天性膜状物,称为先天性喉蹼。其发生与喉发育异常有关,喉发生经历了喉的上皮增生、融合致喉腔关闭到封闭上皮溶解、吸收,喉腔重新建立的过程,若溶解、吸收过程受阻,则在喉腔内遗留一层上皮膜,是为喉蹼。本病可伴有其他先天性畸形,亦有一家中数人发生的报告。喉蹼按发生的部位分为声门上蹼、声门间蹼、声门下蹼3型,以声门间蹼最为常见。绝大多数在喉前部,仅1%~2%为杓间蹼。Gerson报道一种新的畸形称为喉咽蹼,此蹼起自会厌侧后缘,伸向咽侧壁、后壁,构成钥匙孔样声门。

喉蹼为一层结缔组织,上面覆有鳞状上皮,下面为喉黏膜和黏膜下组织。厚薄不一,薄者半透明,呈蛛网状,厚者坚实多纤维组织。一般前部较厚,后部游离缘较薄。大小不一,有的甚小,仅在前联合处,有的甚大成一隔膜,将喉腔大部分封闭,称为喉隔。若隔膜将喉腔完全封闭,称为先天性喉闭锁。

一、临床表现

婴幼儿喉蹼与儿童或成人喉蹼症状不全相同,亦随喉蹼大小而异。婴幼儿喉蹼:喉蹼较小者可无症状或出现哭声低哑,但无呼吸困难。喉蹼较大者可出现:①先天性喉鸣,通常为吸气性或双重性;②呼吸困难,程度不等,吸气、呼气均有困难,夜间及运动时加剧;③声嘶或无哭声,吮乳困难。上述症状常在哭闹或发生呼吸道感染时加重。喉闭锁患儿生下时无呼吸和哭声,但有呼吸动作,可见四凹征,结扎脐带前患儿颜色正常,结扎不久后出现新生儿窒息,常因抢救不及时而致死亡。较大儿童或成人喉蹼一般无明显症状,有时有声嘶或发声易感疲倦,活动时有呼吸不畅感。

二、诊断

根据上述症状,行喉镜检查可明确诊断。婴幼儿或新生儿必须用直接喉镜检查,检查时需准备支气管镜和行气管切开术。喉镜下见喉腔有灰白色或淡红色膜样蹼或隔,后缘整齐,多呈弧形,少数呈三角形。吸气时膜扯平,在哭或发音声门关闭时,蹼向下隐藏或向上突起(如声门肿物)。喉部完全闭锁较为罕见。

三、鉴别诊断

婴幼儿先天性喉蹼应与其他先天性喉发育异常,例如,先天性声门下狭窄、喉软骨软化等鉴别。喉蹼患儿哭声弱而发声嘶,后两者正常,直接喉镜检查可鉴别。先天性喉蹼还应与产钳引起的杓状软骨脱位或声带麻痹相鉴别,除根据病史外,喉镜检查时应仔细检查杓状软骨的位置及声带运动情况。较大儿童或成人喉蹼应根据病史鉴别是先天性还是后天性。后天性喉蹼多因患白喉、结核、狼疮、喉软骨膜炎等病或喉外伤、喉手术、气管插管引起。

四、治疗

婴幼儿喉蹼属结缔组织,治疗后多不再形成,而且早日治疗对喉腔正常发育有裨益,并可减少呼吸道感染,因此,不论有无症状,均宜尽早治疗。此种患儿喉蹼可在喉镜下剪开,或用二氧化碳激光切除;喉闭锁患儿应立即在直接喉镜下插入支气管镜将隔膜穿破,吸除气管、支气管内分泌物,人工呼吸,可救活患儿。据报道,隔膜有时可为骨性,此时应立即行气管切开术。

较大儿童或成人喉蹼因炎症反应多较厚,并已发生纤维化,治疗不易成功,易于复发,无明显症状者可不予治疗,声嘶明显或影响呼吸者须行手术治疗。手术治疗有下述几种方法。

(1)喉显微镜下切除或激光切除喉蹼,有时需要置扩张管。

(2)沿一侧声带边缘将喉蹼切开,切开的蹼修剪后将游离缘缝于对侧,以免重新粘连。

(3)喉裂开术切除喉蹼,主要适用于完全性喉蹼和靠后部的喉蹼。为防止粘连,可取黏膜移植于声带两侧之黏膜缺损区,若术前有呼吸困难,须放置扩张管。

治疗包括长期插管、切除或激光切除喉蹼、气管切开、杓状软骨切除等。因呼吸困难行气管切开术,但未处理喉蹼,经戴管数年,患儿喉发育不良,气管上端梗阻,应按喉和气管梗阻处理。可用硅胶喉内模扩张法。模塞大小、位置要合适,使喉和气管扩张,但不可太紧。每2周换一次模塞,共3~4个月,直到形成足够大喉腔后,再换小一号模塞,再维持2~3个月,以促进上皮生长。

(权 珊)

第十六节 喉 癌

喉癌占全身恶性肿瘤的 2％，占头颈部恶性肿瘤的 8％，占耳鼻喉科恶性肿瘤的首位，绝大多数为鳞癌。喉癌的发病男性明显多于女性，男、女性患者的比例为 8∶1，多发生于 50～70 岁。近年来喉癌的发病率有升高趋势。

一、病因

喉癌的致病因素目前尚未完全了解，一般认为与以下因素有关。

(1)吸烟：吸烟与喉癌关系密切，喉癌患者中约 95％有长期吸烟史，严重吸烟者死于喉癌是非吸烟者的 20 倍，而且吸烟量与发病率呈正相关系，长期吸烟合并饮烈性酒，可能对致癌起协同作用。

(2)慢性喉炎：用声过度，其病变部位与声门癌相同，均在声带前中 1/3 交界处。

(3)大气污染：工业化地区空气污染严重，喉癌发病率高，而且逐年上升。

(4)其他：病毒感染(如喉乳头状瘤病毒)和某些癌前病变(如喉角化症、喉乳头状瘤、慢性增生性喉炎等)。也有人认为，放射损伤可产生喉癌，特别是小剂量放射有致癌的危险性。

二、病理学

(一)喉癌前病变

1.喉角化症

本病包括白斑症和喉厚皮病，以前者较多见，部分可发展成癌。喉角化症可发生于喉内各部位，但以发生在声带最多见。

2.乳头状瘤

乳头状瘤可分幼儿型和成人型。幼儿型通常认为与病毒感染有关，常多发，切除后易复发。成人型较易癌变，癌变率为 1.5％～28.1％。

3.慢性增生性喉炎

本病多表现为上皮的不规则增生，上皮下层常有广泛的慢性炎性细胞浸润。有长期吸烟史的老年人，如果喉黏膜出现局部不规则改变，例如，隆起、黏膜粗糙或浅在溃疡等情况，则有必要进行活检。

(二)鳞状细胞癌

1.原位癌

原位癌较少见，可发生于任何部位，以声带前端最为多见，外观无特征。但必须注意，活检时深度不足往往会遗漏早期浸润癌。

2.浸润性癌

浸润性癌约占喉癌的 90％以上，可发生于喉的所有区域。但多见于声门区和声门上区，声门区者仅占喉癌的 0～8％。

3.疣状瘤

疣状瘤最常发生的部位是声带，但可发生于声门上区和声门下区。其外观多呈白色，伴有乳头状突起。疣状瘤可破坏附近组织，包括软骨和骨。其特点是侵袭性小，甚少有淋巴结转移或远处转移。

（三）其他恶性肿瘤

1. 类癌

类癌可发生于喉的任何部位，肉眼形态为息肉样所见，也可有蒂。类癌对放射线不敏感，外科手术是唯一有效的方法。

2. 纤维肉瘤

纤维肉瘤较为罕见，占喉癌的 0.32％～0.86％。纤维肉瘤常发生于声带前段或前联合，但其他部位也可发生，例如，环状软骨、喉室等。肉瘤肉眼外观可呈结节状或息肉样，灰白色，坚硬，边缘较整齐。很少出现颈淋巴结转移，但可有血行转移。

三、诊断与鉴别诊断

（一）临床表现

1. 声门上型

早期症状不明显，可仅有咽部不适感及异物感。肿瘤发生溃烂后，有咽喉疼痛或干咳。部分患者可有痰中带血。如果肿瘤向下侵犯，可出现声音嘶哑。肿瘤增大阻塞喉腔可引起呼吸困难。由于声门上区淋巴组织丰富，因此可较早出现颈淋巴结肿大。

2. 声门型

此型喉癌早期可出现声音嘶哑。如果肿瘤继续长大，则可引起痰中带血和呼吸困难。晚期有咽喉疼痛、呼吸困难和颈淋巴结肿大。

3. 声门下型

声门下区较为隐蔽，早期无症状。随着肿瘤增大侵及声带，可出现声嘶、咳嗽、痰血和呼吸困难。喉镜检查可发现声门下区新生物。

（二）辅助检查

1. 间接喉镜检查

间接喉镜检查是诊断喉癌最常用的方法，可以观察病变的部位、表面状况、累及范围以及功能状态等。间接喉镜检查时应自上而下，系统观察喉腔及周围结构，观察舌根、会厌谷、会厌、喉面、两侧会皱襞、室带、声带、声门裂、声门下腔、两侧梨状窝、环后区以及咽后区等。

2. 直接喉镜检查

由于纤维喉镜的普遍应用，直接喉镜已很少应用于诊断。

3. 纤维喉镜检查

纤维喉镜已普遍应用于喉癌的放疗前以及术前检查。其优点是无视死角，能窥视间接喉镜所不易看到的部位（如会厌舌根部、喉室、声门下区）；纤维喉镜有放大作用，能更清楚地看到喉黏膜病变细微变化；还可以拍照。但对有呼吸困难的患者，纤维喉镜检查可能加重呼吸困难，必要时在气管切开后行之。

4. 动态喉镜

动态喉镜亦称闪光喉镜，可看清声带振动情况。对早期声带癌的诊断极有帮助，恶性病变声带振动减弱或消失。

5. 喉部 CT 扫描

喉部 CT 扫描不仅可以发现喉部新生物的存在，还能显示肿瘤的位置、大小和范围，显示喉部间隙（如声门旁间隙、会厌前间隙的受累情况）；显示喉部软骨受侵犯的情况以及显示颈部淋巴结肿大的情况。

6.磁共振成像

其性能与CT扫描相似，但较优越。不仅可做水平成像，也可根据需要做各种平面成像；对软组织的分辨率高于CT扫描，而且无X线损伤。

7.活体组织检查

活体组织检查是喉癌诊断中最重要的方法之一，是确定喉癌诊断的决定性步骤，对可疑的病例应做活体组织检查以明确诊断。一般在间接喉镜指导下钳取进行病理检查，少数不能成功的病例需行纤维喉镜钳取。另外，不可在有坏死组织及感染的组织上取活检。有呼吸困难者，应在气管切开后再行活检。

（三）鉴别诊断

1.喉结核

喉结核多继发于肺结核，青中年患者居多。

喉结核主要症状是喉痛和声音嘶哑。喉镜检查可见喉黏膜苍白水肿，有少数浅溃疡（如虫蚀状），好发于喉的后部。肺部X线片以及痰结核菌检查、活检均可帮助鉴别；少数病例两者同时存在。

2.喉乳头状瘤

喉乳头状瘤各年龄组均可发生，可单发或多发。通常不会引起声带运动障碍，最终仍需依靠活检加以鉴别。

3.喉角化症

喉角化症多发生于声带游离缘，有长期声音嘶哑，亦多见于中年以上的男性。

4.喉梅毒病变

喉梅毒病变多见于喉的前部，常为梅毒瘤。继而破溃，破坏组织较多，愈合后有瘢痕粘连。患者的喉痛及声音嘶哑较轻，有性病史，血康华反应阳性以及活检可确诊。

5.喉淀粉样瘤

喉淀粉样瘤为良性病变，可呈弥散性沉积，亦可呈局限性肿瘤样突起，可以引起声带的运动障碍，外观不易与肿瘤鉴别，活检时质地较硬，不易钳取。镜下不难鉴别。

四、治疗

（一）治疗原则

Ⅰ、Ⅱ期手术或放疗是治愈性疗法，二者效果相似，但注重患者的生活质量；Ⅲ、Ⅳ期需要多学科的综合治疗，目前应用较多的是放疗加手术。

（二）声门癌的治疗原则

声门癌主要采用放射治疗和手术治疗。

（1）T_1、T_2的病例放射治疗和手术治疗均能取得良好效果。但放疗能使绝大多数患者获得治疗并保持语言功能。即便有一部分放疗失败的患者，仍可有效地做全喉切除手术。因此，对T_1、T_2的声门癌患者都应首选放射治疗。

（2）对T_3患者因原发肿瘤太大，单纯放疗效果较差，多采用放疗加手术治疗或手术后加放射治疗等综合治疗手段。

(3)T_4患者应以手术治疗为主,但术前放疗是非常有价值的。

(三)外科治疗

喉癌外科治疗的原则是在彻底切除肿瘤的前提下,尽可能地重建和恢复喉的三大功能即发音、呼吸和吞咽功能,达到既能根治肿瘤,又能提高患者术后的生活质量。

1.喉部分切除术

喉部分切除术是一组手术的总称,是切除一部分喉的组织,保存另一部分喉组织,以期在彻底切除肿瘤的基础上尽可能地保存喉的功能。部分切除术已成为外科治疗喉癌的主要方法之一,适宜于早期喉癌。

2.喉全切除术

声门下癌、晚期声门癌以及声门上区癌已不适合行喉部分切除术者均适宜行喉全切除术。有些喉癌局部病变虽可行部分切除术,而全身状况较差,也应行喉全切除术。

喉全切除术的切除范围为整个喉的气管上段、胸骨甲状肌,甲状舌骨肌,胸骨舌骨肌。舌骨是否切除可视病情而定,如果肿瘤未破坏甲状软骨,未发展到喉外时,常可保留;如果肿瘤已发展到喉外,侵及邻近组织时,则行扩大切除,切除部分舌根或部分甲状腺或部分下咽黏膜等。

3.颈淋巴结转移癌的处理

由于喉癌主要经颈淋巴结转移,因此对有颈淋巴结转移的患者,应同时行颈淋巴结清扫术。一般认为声门上型喉癌淋巴结转移率高,因此对临床上未发现淋巴结肿大的声门上型喉癌,也应行选择性颈清扫术或分区性颈淋巴结清扫术。

4.喉全切除术后发音重建

喉全切除术后发音功能重建的方法很多,归纳起来有三大类。

(1)喉全切除术后发音重建术 在气管和食管或下咽部之间形成一通道,使呼出的气流通过此通道进入食管或下咽腔,振动下咽黏膜发出声音,恢复语言能力。

(2)人工发音装置 应用机械或电子装置,使患者获得语言能力。

(3)食管发音 经过特殊训练,使无喉者能将一定量的空气吸入食管内,然后像打嗝一样将空气从食管内嗝出,振动下咽黏膜而发音。

(四)放射治疗

1.单纯放射治疗

声门区 T_1、T_2 和 T_3N_0 期的患者可行单纯放疗。放射野以声带病变为中心,根据病变大小采用 5 cm×6 cm 或 5 cm×7 cm 野。一般以喉结下 0.5 cm 为中心,后缘为颈椎前缘,下缘为环状软骨前缘,前缘超过皮肤。

放射治疗的方式及总剂量应根据病灶大小选择:T_1 病灶的照射剂量一般不应低于 70 Gy/(7~8)周;T_2 病变应采用 75 Gy/(7~8)周的剂量为佳;T_3 和 T_4 声门癌的剂量可提高至 75~80 Gy。多采用常规放疗,也可采取超分割放疗。

2.术前放疗

术前放疗指有计划的放射治疗与手术的结合,其目的是减少术后复发,提高治愈率。主要适宜于 T_3 和 T_4 或有颈淋巴结转移的病例以及单纯放疗效果不显著的患者;原发灶为浸润或溃疡型的病例也常采用术前放疗。

术前放疗一般照射 40~50 Gy、休息 3~4 周手术。如果有颈部淋巴转移,应包括在照射野内。

3.术后放疗

术后放疗多应用于晚期喉癌直接行根治性手术的病例。术中发现某一部位无法彻底切除或手术标本病理检验时,发现切缘有癌细胞残留者应进行术后放疗。术后放疗应尽早进行,一般不宜超过 2 周时间。一般剂量在 $50 \sim 60$ Gy,术后放疗的患者应使用塑料套管,以防止金属套管产生电子污染。

(胡 楠)

第十七节 喉阻塞

喉部及周围组织的病变,使声门区附近气道堵塞,导致呼吸困难,称为喉阻塞(laryngeal obstruction),亦称喉梗阻。它不是一种独立的疾病,而是一个由各种不同病因引起的症状。

喉阻塞导致的阻塞性呼吸困难,常引起机体缺氧和二氧化碳蓄积。这两种情况对全身的组织器官都有危害。特别是对耗氧量较大,同时也是对缺氧最为敏感的组织——脑和心脏的损伤最为严重和明显。

一、病因

1.急性喉阻塞病因

(1)炎症:例如,小儿急性喉炎、急性喉气管支气管炎、喉白喉、急性会厌炎、喉脓肿;喉部邻近部位的炎症,例如,咽后脓肿、咽侧感染、颌下蜂窝织炎等。

(2)外伤:喉部挫伤、切割伤、烧灼伤、火器伤、高热蒸气吸入或毒气吸入。

(3)异物:喉部、气管异物不仅造成机械性阻塞,并可引起喉痉挛。特别是较大的嵌顿性异物,例如,塑料瓶盖、玻璃球、大的中药丸等。

(4)水肿:喉血管神经性水肿,药物过敏反应,心、肾疾病引起的水肿。

(5)肿瘤:喉癌、多发性喉乳头状瘤、喉咽肿瘤、甲状腺肿瘤。

(6)畸形:喉蹼、先天性喉鸣、喉软骨畸形、喉瘢痕狭窄。

(7)声带瘫痪:双侧声带外展瘫痪。

2.慢性喉阻塞病因

(1)喉外伤后遗症:如果瘢痕性喉狭窄,医源性损伤(如气管切开、内镜检查、气管插管特别是长期带气囊插管)引起的喉部肉芽组织增生或软骨支架坏死性病变。

(2)喉部良、恶性肿瘤手术后引起的瘢痕性增生(如较为广泛的声带乳头状瘤、各类半喉切除术)。

(3)颈部病变的压迫:例如,颈部肿瘤、巨大甲状腺肿,颈部转移性癌等。

二、临床表现

1.吸气期呼吸困难(inspiratory dyspnea)

吸气期呼吸困难为主的呼吸困难是喉阻塞的主要症状。在吸气时气流将声带斜面向下、向内推压,使声带向中线靠拢,在以上病因引起的喉部黏膜充血肿胀或声带固定时,声带无法做出正常情况下的外展动作来开大声门裂,使本已变狭的声门更加狭窄,以致造成吸气时呼吸困难进一步加重。呼气时气流向上推开声带,使声门裂变大,尚能呼出气体,故呼气困难较吸气时为轻。因此表现为以吸气性呼吸困难为主的呼吸困难。

2.吸气期喉鸣(inspiratory stridor)

吸气期喉鸣是喉阻塞的一个重要症状。吸入的气流,挤过狭窄的声门裂,形成气流旋涡反击声带,声带颤动而发出一种尖锐的喉鸣声。

3.吸气期软组织凹陷

因吸气时空气不易通过声门进入肺部,胸腹辅助呼吸肌均代偿性加强运动,将胸部扩张,以助呼吸进行,但肺叶不能相应地膨胀,造成胸腔内负压增加,将胸壁及其周围的软组织吸入,使颈、胸和腹部出现吸气性凹陷(颈部:胸骨上窝和锁骨上、下窝;胸部:肋间隙;腹部:剑突下和上腹部),称为三凹征或四凹征。凹陷的程度常随呼吸困难的程度而异。儿童的肌张力较弱,凹陷征象更为明显。

4.声音嘶哑

常有声音嘶哑,甚至失声。病变发生于室带或声门下腔者,声嘶出现较晚或不出现。

5.缺氧症状

初期机体尚可耐受,无明显的缺氧症状。随着阻塞时间的延长,程度的加重,开始出现呼吸快而深,心率加快,血压上升。

若阻塞进一步加重则开始出现缺氧而坐卧不安,烦躁,发绀。终末期则有大汗淋漓,脉搏微弱、快速或不规则,呼吸快而浅表,惊厥,昏迷,甚至心搏骤停。缺氧程度可通过经皮血氧检测仪来判断。

6.呼吸困难分度

为了区别病情的轻重,准确地掌握治疗原则及手术时机,将喉阻塞引起的吸气期呼吸困难分为四度。

一度:安静时无呼吸困难表现。活动或哭闹时,有轻度吸气期呼吸困难。

二度:安静时也有轻度吸气期呼吸困难,吸气期喉鸣和吸气期胸廓周围软组织凹陷,活动时加重,但不影响睡眠和进食,亦无烦躁不安等缺氧症状。脉搏尚正常。

三度:吸气期呼吸困难明显,喉鸣声甚响,胸骨上窝、锁骨上、下窝、上腹部、肋间等处软组织吸气期凹陷显著。并因缺氧而出现烦躁不安,不易入睡,不愿进食,脉搏加快等症状。

四度:呼吸极度困难。由于严重缺氧和二氧化碳蓄积增多,患者坐卧不安,手足乱动,出冷汗,面色苍白或发绀,定向力丧失,心律失常,脉搏细弱,血压下降,大小便失禁等。如果不及时抢救,可因窒息、昏迷及心力衰竭而死亡。

三、诊断

(1)根据病史、症状及体征,对喉阻塞的诊断并不困难。一旦明确了喉阻塞的诊断,首先要判断的是喉阻塞的程度。

(2)至于查明喉阻塞的病因,则应视病情轻重和发展快慢而定。轻者和发展较慢、病程较长者,可做间接或纤维喉镜检查以查明喉部病变情况及声门裂大小。但做检查时要注意,因咽喉部麻醉后,咳嗽反射减弱,分泌物不易咳出,可使呼吸困难明显加重,且有诱发喉痉挛的可能,故应做好气管切开术的准备。重者和发展较快者,则应首先进行急救处理,解除喉阻塞后再做进一步的检查,明确其病因。

四、鉴别诊断

(1)喉阻塞引起的呼吸困难,临床上还必须与支气管哮喘,气管支气管炎等引起的呼气性、混合性呼吸困难相鉴别。

(2)此外,它还应与肺源性、中枢性和心源性呼吸困难相鉴别。

肺源性呼吸困难:吸气和呼气均困难。支气管哮喘时出现明显的呼气性困难,无声嘶。肺部听诊可闻及哮鸣音。如果为肺部炎症,则肺部听诊可有湿啰音。X线检查可协助诊断。

中枢性呼吸困难:由于呼吸中枢受抑制而引起。呼吸次数慢或不规则,例如,潮式呼吸、间歇性呼吸、点头呼吸等。

心源性呼吸困难:呼气、吸气都困难,坐位或立位时减轻,平卧时加重,患者有心脏病变的症状和体征。

五、治疗

呼吸困难的程度是选择治疗方法的主要依据。同时要结合病因和患者一般情况,耐受缺氧的能力(儿童、老人、孕妇一般对缺氧的耐受能力较差)等全面考虑。

一度:明确病因后,一般通过针对病因的积极治疗即可解除喉阻塞,不必做急诊气管切开术。例如,通过积极控制感染和炎性肿胀,取出异物,肿瘤根治手术等手段治疗病因,解除喉阻塞。

二度:对症治疗及全身治疗(如吸氧等)的同时积极治疗病因。由急性病因引起者,病情通常发展较快,应在治疗病因的同时做好气管切开术的准备,以备在病因治疗不起作用、喉阻塞继续加重时急救。由慢性病因引起者,病情通常发展较慢;且病程较长,机体对缺氧已经耐受,大都可以通过病因治疗解除喉阻塞,避免做气管切开术。

三度:根据病因及医疗条件,患者的体质等全面衡量而决定。如果为异物应及时取出,如果为急性炎症,可先试用药物治疗,若观察未见好转或阻塞时间较长,全身情况较差时,应及早施行气管切开。由肿瘤或其他原因引起的喉阻塞,宜先行气管切开,待呼吸困难缓解后,再根据病因,给予其他治疗。

四度:因病情危急,应当机立断,行紧急抢救手术。利用麻醉喉镜引导进行气管插管,或插入气管镜解救呼吸或行环甲膜切开。待呼吸困难缓解后再做常规气管切开术,然后再寻找病因进一步治疗。

(胡　楠)

第十八节　喉痉挛

喉痉挛(laryngospasm)指喉部肌肉反射性痉挛收缩,使声带内收,声门部分或完全关闭而导致患者出现不同程度的呼吸困难甚至完全性的呼吸道梗阻。

一、病因

1.小儿喉痉挛(蝉鸣性喉痉挛)

(1)可能与血钙含量过低有关,多发于体弱、营养不良或患佝偻病者。上呼吸道或消化道疾病常为此病之诱因。例如,鼻部疾病、腺样体肥大、慢性扁桃体炎、肠道寄生虫病及便秘等。

(2)症状的产生是由于喉内收肌痉挛,促使声门闭合所致。

2.成人喉痉挛

(1)局部刺激:局部刺激引起的反射性喉痉挛最常见。例如,进行喉部检查及治疗时,异物通过或存留于喉部时,急性或亚急性喉炎,咽部应用腐蚀剂刺激喉部,声带边缘的肿瘤,悬雍过长等,均可发生反射性喉肌痉挛。

(2)喉返神经受刺激:颈部或纵隔淋巴结肿大,肿瘤、主动脉瘤、肺结核等致喉返神经受刺激。甲状腺手术时损伤喉返神经,除可能引起喉麻痹外,也可诱致喉痉挛。

(3)中枢神经性疾病:脊髓痨运动性共济失调为最常见。喉痉挛可为此病之初发症状,或为喉麻痹之前驱症状。癫痫常发生喉痉挛,狂犬病患者的喉外展肌也呈痉挛状态。

(4)神经官能性疾病:癔症患者常反复发生喉痉挛样表现。

二、临床表现

1.小儿喉痉挛

(1)往往于夜间突然发生呼吸困难,吸气时有喉鸣声,患儿惊醒,手足乱动,头出冷汗,面色发绀,似将窒息。但每在呼吸最困难时做一深呼吸后,症状骤然消失,患儿又入睡。

(2)发作时间较短,仅数秒至 $1\sim2$ min。频发者一夜可以数次,也有一次发作后不再复发者,患儿次日晨醒来往往犹如平常。

2.成人喉痉挛

骤然发作的呼吸困难,吸气粗长伴喘鸣,呼气呈断续的犬吠声,患者易惊慌失措。多为时甚短,常在做一次深呼吸后发作中止而呼吸正常。

其他表现如下。

(1)痉挛性咳嗽:为较常见和发作较轻的一种类型,例如,无器质性疾病,多为神经症的一种无用的清理咽部的表现,神经衰弱者多易患此病。耳鼻咽及胸部有敏感病区,因反射作用而发生。如取出外耳道耵聍栓塞可诱发痉挛性咳。发作时表现为一种短促、哮吼性或炸裂性咳嗽,无痰液及声嘶。多发作于白天,入夜时停止。间歇期不定,可持续数月至数年之久,而不致影响患者的健康。喉部检查无特殊性发现,治疗以镇静、解痉为主,辅以喉部理疗及心理治疗。

(2)痉挛性失声:多发生于用声多而情绪紧张者。痉挛发生于刚欲说话或正在说话时,突然失声,不能发出一字。如果勉强发声,则觉喉部疼痛。停止说话,痉挛即止。喉镜检查声带紧张呈内收位,发声时声门紧闭或发生不规则运动。余无阳性体征。治疗以静息少语和发声训练为主。情绪紧张者,可给予镇静药。

三、辅助检查

1.成人喉痉挛

喉镜检查:吸气时两侧声带仍相接触,极似两侧外展肌麻痹,但实为内收肌痉挛所致,可致患者不停地发声,后因必须吸入空气,随着患者的一次深吸气,声带乃向外展。

2.小儿喉痉挛

喉镜检查多无明显阳性体征。

四、诊断

1.成人喉痉挛

根据典型的症状和检查,诊断一般较易。但应在发病间歇期行颈部、胸部、喉部及神经系统检查,以便查出其病因而予以治疗。

2.小儿喉痉挛

本病的特征为突然发作、骤然终止,无发热及声嘶。患儿全身健康状况及营养状况不良等有助于诊断。

五、鉴别诊断

1.成人喉痉挛

成人喉痉挛与双侧喉返神经麻痹等相鉴别。

2.小儿喉痉挛

小儿喉痉挛应与喉异物、先天性喉鸣等相鉴别。异物病例常有异物史。先天性喉鸣患者出生后症状即已存在,且发作多在白天,过 2～3 岁多可自愈。

六、治疗

1.成人喉痉挛

(1)对精神因素引起者,可向患者说明此病特征,每当发作时必须保持镇静,闭口时可用鼻缓缓呼吸,发作常可自行消退。在发作时慢慢地喝一点热饮料,做颈部热敷,或吸入亚硝酸异戊酯,也可使痉挛停止。

(2)若为器质性疾病所引起者,除对病因治疗外,需考虑做气管切开术,以免发生窒息。

(3)近年有报道使用 A 型肉毒杆菌毒素注射治疗喉肌痉挛,有一定的疗效。

2.小儿喉痉挛

(1)对体弱、易发喉痉挛的患儿,给予钙剂及维生素 D,多照晒阳光。扁桃体炎、腺样体肥大等病灶应予处理。

(2)发作时应保持镇静,松解患儿衣服,以冷毛巾覆盖面部,必要时撬开口腔,使其做深呼吸,症状多可缓解,有条件时可给氧气吸入。

(胡　楠)

第十九节　喉部特殊传染病

一、喉结核

喉结核是结核分枝杆菌引起的喉部感染。在耳鼻咽喉科结核中最常见。多数为继发性,少数为原发性。根据近来研究,原发性或继发于不明部位的喉结核增多。诊断时同时合并有肺结核的病例约占 50%。发病年龄为 15～70 岁。综合近来国内大宗文献报道,平均发病年龄约为 40 岁。

由于喉结核临床少见、临床表现多样,造成极高的误诊率。经统计首次误诊率高达 50% 以上。

(一)临床分型

基于喉镜检查及组织活检,可分为三型。

1.浸润水肿型

喉镜下见黏膜粗糙、肿胀、增厚。活检提示黏膜上皮增厚,固有层可见典型的结核结节,并有程度不等的纤维组织增生及淋巴细胞浸润。

2.溃疡型

形成结核性溃疡为特征,溃疡面呈干酪样坏死,其下为结核性肉芽组织和纤维瘢痕组织,溃疡附近的鳞状上皮常呈明显的乳头状增生或假上皮瘤样增生。

3.增生型

结核病灶中纤维结缔组织明显增生形成肿块。结核结节常由大量纤维组织包绕,干酪样坏死常不明显。

(二)病因及发病机制

1.病因及发病机制

结核分枝杆菌通过接触感染、血行或淋巴途径播散而来。

(1)直接接触:活动性肺结核患者痰中带菌,经咳嗽黏附于喉部黏膜及黏膜皱褶处,经微小创口或腺管开口侵入黏膜深处,并在此繁殖而致病。

(2)血行或淋巴途径感染:粟粒型肺结核是该途径的主要肺内原发灶;肺外原发灶主要是泌尿系结核或骨结核。近来研究支持血行途径为当今喉结核的主要途径。

(3)原发性喉结核:少见,但近来报道原发性喉结核增多。

2.诱因

吸烟、酗酒及免疫抑制药的使用可诱发喉结核,可能与 T 细胞抑制有关。

(三)症状

以局部症状为主,伴或不伴全身症状。

1.局部症状

(1)声嘶:为主要症状,早期较轻,表现为发声疲乏、无力,逐渐加重。

(2)咽喉疼痛:吞咽时加剧,软骨膜受累更为剧烈。

(3)咽喉异物感、咽干、咽痒:早期可出现。

(4)咳嗽:多为伴随出现。

2.全身症状

不典型,临床表现为乏力、发热、盗汗、消瘦等。

(四)检查

1.喉镜(间接喉镜、纤维或电子喉镜)检查

喉结核可发生于喉的各个部位,声带为主要受累部位。其他部位,例如室带、会厌、杓会厌襞、声门下等。喉镜下表现因分型不同可有不同的表现。浸润水肿型可表现为黏膜的粗糙、水

肿、增厚,发生在声带则声带运动减弱、声门闭合不全;溃疡型镜下可见虫蚀样溃疡,底部可见肉芽,表面覆盖白膜。增生型表现为结节样、息肉样或肉芽样增生。

2.胸片

排除肺部结核。

3.痰检查

包括涂片找抗酸杆菌及痰培养。

4.结核菌素试验、红细胞沉降率

辅助诊断喉结核。

5.组织活检

可明确诊断。

(五)诊断

(1)本病早期隐匿,症状不典型,容易误诊。

(2)诊断上应重视病史,询问患者是否患过结核或有结核接触史。对早期症状(如咽喉不适、咽干、咽痒、发声疲乏)不能轻视,如果必要可行喉镜检查。对于有声嘶并有吞咽痛的患者,应考虑喉结核的可能。

(3)当诊断为慢性喉炎经抗生素、中药、雾化等治疗无效或者症状加重时,应考虑喉结核并行前述检查。

(六)鉴别诊断

1.慢性喉炎

较喉结核更多见。患者无结核接触史、结核病既往史。可能有用音不当、有害气体接触、胃食管反流病。症状上吞咽痛不如喉结核明显,可有轻微喉痛。一般不伴有全身症状,例如低热、盗汗、消瘦等。镜下单纯性喉炎表现为对称性的弥散充血,声带表面充血,游离缘平行;增生性喉炎表现为声带充血、边缘增厚,表面粗糙不平,可呈结节状。喉结核浸润水肿型呈失血性表现。必要时活检确诊。

2.喉癌

喉癌较喉结核多见。多为男性,年龄集中在40~60岁。有明确的吸烟史。症状上吞咽疼痛少见,可作为两者的鉴别点。镜下鉴别困难。组织活检可最终确诊。

(七)急诊处理

如果喉结核引起三度呼吸困难,可行气管切开;呼吸困难缓解后再行病因治疗。

(八)治疗

1.全身治疗

注意休息,增强营养,禁止烟酒及过度发声等。

2.抗结核治疗

用法同肺结核。治疗原则为早期、适量、联合、规范、全程。常用的药物有:①异烟肼 5 mg/(kg·d);②链霉素 0.75~1.0 g/d;③利福平 8~10 mg/(kg·d);④乙胺丁醇 15~25 mg/(kg·d);⑤对氨基水杨酸钠 150~200 mg/(kg·d)以及吡嗪酰胺等。一线药物为链霉素、异烟肼及对氨基水杨酸,根据轻重程度选用其中 2 种或 3 种,必要时用二线药物利福平、乙胺丁醇。为提高疗效,可局部加用抗结核药物雾化吸入。

3. 激素治疗

可减轻变态反应,改善重症患者的症状及促进病灶的吸收。

4. 手术治疗

适应证为严重喉结核伴纤维组织增生,腔壁增厚和喉腔狭窄。对喉阻塞的患者需行气管切开术。

(九)重点提示

(1)当今喉结核发病年龄向后推移。原发性喉结核及血源性喉结核增多。

(2)喉结核症状多样,不典型。对于有声嘶并有吞咽痛的患者,应考虑喉结核的可能。当诊断为慢性喉炎经抗生素、中药、雾化等治疗无效或者症状加重,应考虑喉结核。

(3)吞咽疼痛是喉癌与喉结核症状上的主要鉴别点。

(4)喉结核的治疗原则同肺结核一样,治疗需早期、适量、联合、规则、全程用药。

二、喉白喉

喉白喉是白喉杆菌引起的喉部感染,属于呼吸道急性传染病,现已很少见。多由咽白喉发展而来,少数直接发生于喉部。世界各地均有白喉发生,温带地区多见。通常散发。全年均可发生,以秋、冬和初春多见。

(一)病因及发病机制

(1)白喉的传染源为白喉患者或带菌者。通过呼吸道传播,或通过污染的物品(如玩具、衣物间接传播),或通过污染的牛奶和食物引起暴发流行,偶经过破损的皮肤、黏膜而感染。在人群中,因 6 个月内婴儿有来自母体的免疫力,较少发病。2～10 岁为发病率高峰。但近来因计划免疫发病年龄推迟,成人发病增多。

(2)白喉杆菌侵入易感者上呼吸道,在黏膜上繁殖、增生。可产生外毒素,引起感染的局部黏膜上皮细胞坏死、血管扩张、白细胞及纤维蛋白渗出,形成灰白色的假膜。假膜难以拭去,勉强剥离易出血。喉白喉假膜覆盖于喉、气管黏膜上。细菌一般局部繁殖,不侵入血流。但外毒素可吸收入血形成毒血症。毒素与心肌、肾上腺、外周神经(如支配咽肌、腭肌的神经)细胞结合,造成这些细胞损伤,导致心肌炎、软腭麻痹、声嘶、肾上腺功能损害和血压下降等临床中毒症状。

(二)临床表现

1. 喉部临床表现

细菌侵犯喉部黏膜上皮,引起局部黏膜坏死、肿胀、渗出。病初频繁咳嗽,呈哮吼样,声音嘶哑。形成假膜后易堵塞喉部,或者假膜脱落引起气管堵塞,导致吸气性呼吸困难。临床可见患者的烦躁不安、鼻翼扇动、口唇发绀、三凹症等表现。

2. 喉外临床表现

原发性喉白喉外毒素吸收少,中毒症状轻。但继发于咽白喉时,患者可有发热甚至高热、疲倦、头痛等全身症状以及心肌炎、血压下降、软腭麻痹等中毒症状,可在呼吸困难之前出现,以及咽白喉在咽部的表现,例如,咽痛、咽白膜形成、扁桃体化脓、颈部淋巴结肿大、颈部周围软组织水肿等。

(三)检查

1. 专科检查

间接喉镜或内镜下可见喉气管黏膜红肿,表面覆盖点状或片状白色或灰白色假膜。伴有咽白喉注意检查扁桃体、腭弓、悬雍垂黏膜颜色、假膜等情况及颌下淋巴结是否肿大。

2.实验室检查

(1)血常规:白细胞总数多为$(10\sim20)\times10^9/L$,中性粒细胞增加。

(2)细菌学检查:应在抗生素运用之前,从假膜与黏膜的交界处取材。直接涂片或运用亚甲蓝染色后镜检;或经过培养后染色镜检。

(3)尿常规:可有蛋白尿,中毒症状重者可有红细胞、白细胞或者管型。

(四)诊断

结合本病的季节性,了解是否有白喉接触史及患者自身的百白破三联疫苗接种史;结合临床表现咳嗽、声嘶及呼吸困难,重点检查喉部黏膜变化及假膜覆盖情况;结合实验室检查,必要时行细菌学检查。

(五)鉴别诊断

1.急性喉炎

较喉白喉更多见,无白喉接触史。症状上以声嘶、喉痛、咳嗽为主。咳嗽或发声时喉痛明显,咳嗽不如喉白喉剧烈。小儿可引起呼吸困难,成人呼吸困难少见。喉镜下早期声带呈淡红色,渐变为暗红色,边缘圆钝呈梭形。声门下肿胀时可呈双重声带样。黏膜上无假膜形成。血常规升高或不变。棒状杆菌检查阴性。

2.气管、支气管异物

有异物呛入史,多发生于婴幼儿或老人。急性起病,无明显的声嘶症状,可有呼吸困难(如三凹症、口唇发绀等)表现,可反复咳嗽,胸部 X 线片或 CT 可辅助诊断。

(六)急诊处理及治疗

1.仔细询问病史,初步判断是否为白喉及呼吸困难程度

文献提示白喉患者多无百白破三联疫苗接种史,故当怀疑白喉时,应仔细询问患者及其家属是否接种过该疫苗。通过病史、症状及简单查体初步考虑为白喉。结合症状和体征判断呼吸困难程度。

2.畅通呼吸道

当考虑为三度吸气性呼吸困难时,严密监测生命体征,准备行气管切开术。当有气管切开术指征时,行气管切开术并于气管切开初钳夹假膜,或滴入糜蛋白酶溶解。对于一、二度呼吸困难的患者,在进行病因治疗的同时,注意防止假膜脱落堵塞气道。

3.确诊及病因治疗

通过实验室检查确诊为白喉后,进行病因治疗。

(1)抗毒素(DAT):抗毒素及早使用是治疗成功的关键。用量要足。按假膜的部位、全身中毒症状、接受治疗早晚而定。喉白喉时剂量要适当减少。一般轻、中型患者(咽白喉)剂量为$(3\sim5)\times10^4U$。用前需行皮肤过敏试验。

(2)抗生素:青霉素为首选,其次可考虑红霉素、阿奇霉素或头孢类抗生素。

4.对症治疗

中毒症状严重者或并发心肌炎时可使用糖皮质激素。必要时用镇痛药。中药可辅助治疗。

(七)重点提示

(1)喉白喉少见,多由咽白喉发展而来。多发生于秋、冬和初春季节。

(2)喉白喉典型临床表现：犬吠样咳嗽、声嘶、呼吸困难。

(3)抗毒素及早运用很重要，是治疗成功的关键。

三、喉梅毒

梅毒是由梅毒螺旋体引起的慢性传染病，属于性病的一种。梅毒分为先天性梅毒和获得性梅毒。先天性梅毒由母体梅毒螺旋体通过胎盘进入胎儿引起。多发生于妊娠4个月后。可导致流产、早产、死胎等。获得性梅毒主要经性接触传播。还可经过接吻、授乳、手术、输血等感染。喉部梅毒少见。先天性梅毒和获得性梅毒均可致喉部病变。

(一)病因

喉梅毒的感染源是梅毒患者。传播途径主要是性接触，尤其是口交。其次为医源性感染（如消毒不严的喉部手术）。输血亦为一重要感染途径。

(二)临床表现

喉梅毒临床表现各异。

(1)声嘶：当病损累及声带、环杓关节或喉返神经时可出现。有时表现为一特殊的音调。

(2)咽喉疼痛：当病损部位出现溃疡时可出现咽喉疼痛。当病变累及会厌可致吞咽困难。当侵犯声带较重时，声门下及喉返神经，可出现进行性呼吸困难及喉喘鸣。分泌物刺激可致咳嗽。有时可见痰中带血。

(3)检查时可发现声带、室带、会厌、喉室、杓会厌襞均可发病。一期梅毒以喉部硬下疳为主要特点。二期梅毒表现为喉黏膜的弥散性特征，出现黏膜斑。三期梅毒黏膜斑状增厚，分散的结节性黏膜浸润，有时伴有深而边缘似凿孔状的溃疡。或伴有喉水肿。

(三)检查

1.血清学检查

梅毒筛选试验及梅毒特异性确诊试验。

2.组织学检查

组织学活检发现梅毒非特异性的组织学改变。

3.显微镜检查

显微镜检查可涂片，显微镜下见螺旋体的形态和运动，或行荧光素标记后荧光显微镜下观察。

(四)诊断及鉴别诊断

(1)根据患者的病史、性生活史、家族史及临床表现来初步判断，结合血清学、组织学及显微镜检查可确诊。

(2)鉴别诊断上需与慢性喉炎、喉结核、喉癌相鉴别。

(五)急诊处理

如果喉梅毒引起三度呼吸困难，可行气管切开；呼吸困难缓解后再行病因治疗。

(六)治疗

(1)梅毒一旦确诊，按照早期、足量、规范的治疗原则进行驱梅疗法。青霉素为首选药物，可选用短效或长效青霉素肌内注射。

(2)同时防止局部并发症的形成（如喉阻塞）。并对性伴侣或配偶同时治疗。

（胡　楠）

第二十节　阻塞性睡眠呼吸暂停低通气综合征

阻塞性睡眠呼吸暂停低通气综合征(OSAHS)是指睡眠时上气道塌陷阻塞引起的呼吸暂停和低通气,伴有打鼾、睡眠结构紊乱、频繁发生血氧饱和度下降、白天嗜睡等症状。成人定义为 1 h 夜间睡眠时间内,发生至少 30 次呼吸暂停或低通气。呼吸暂停指每次发作时,口、鼻气流停滞至少 10 s 以上;低通气为睡眠中呼吸气流强度较基础水平降低 50% 以上,并伴有动脉血氧饱和度下降≥4%。

一、病因

1.上呼吸道狭窄或阻塞

喉以上有 3 个部位相对容易出现狭窄和阻塞,包括鼻和鼻咽,口咽和喉部。导致上呼吸道狭窄或阻塞的常见因素有鼻中隔偏曲,鼻息肉,肥厚性鼻炎,鼻腔及鼻咽肿瘤,腺样体和扁桃体肥大,颌骨畸形,喉软骨软化,喉蹼,软腭松弛、肥厚,咽侧壁肥厚,舌根肥厚、后缩及喉占位等。

2.上气道扩张肌肌力异常

主要表现为颏舌肌、咽壁肌肉及软腭肌肉张力异常。

3.全身性因素及疾病

例如,肥胖、甲状腺功能低下、糖尿病等,可影响上述两种因素而诱发本病。某些因素(如饮酒、吸烟等)可加重病情。

4.多数病例是多因素作用的共同结果。

二、病理

由于睡眠中缺氧的存在,导致相应的病理生理改变。

(1)随血氧分压下降,二氧化碳分压升高,pH 下降,可出现呼吸性酸中毒。

(2)缺氧状态下交感神经兴奋,可导致肺循环及体循环压力升高,长期可导致出现高血压及肺源性心脏病。

(3)低氧血症或高碳酸血症使肾上腺髓质中儿茶酚胺释出增加,可引起血压升高、心律失常等,严重者可出现心跳停搏,是睡眠中猝死的主要原因。

(4)血氧饱和度的下降还可刺激肾脏分泌促红细胞生成素增多,使血液中血红蛋白升高、红细胞增多,影响血流速度与循环功能。

(5)另外,缺氧状态下,夜间反复的觉醒、睡眠结构的紊乱、睡眠质量的下降,可使神经系统、内分泌系统受到影响,出现相应的症状,尤以神经系统更为明显。

三、临床表现

白天可出现晨起头痛、倦怠、嗜睡、记忆力下降、注意力不集中、性格改变等,夜间有入睡快、打鼾、呼吸暂停、憋醒、多梦、遗尿等。病程长者可有高血压、心律失常等。查体:多为肥胖体型,专科检查可见一处或多处气道的狭窄。

四、诊断

详细询问病史,耳鼻咽喉科检查,影像学检查都是必需的。应行多导睡眠描记术(PSG)检查,可明确诊断,并帮助鉴别中枢性睡眠呼吸暂停(CSAH),是目前 OSAHS 诊断过程最重要的指标。同时纤维鼻咽喉镜辅以 Muller 检查法也是评估上气道阻塞部位最为常用的手段。

五、治疗

应综合治疗:包括睡姿调整,侧卧位可减少舌根后坠;控制饮食、减肥;鼻腔持续正压通气(CPAP)主要以持续正压通气来维持睡眠中正常呼吸,通常工作压力范围为 $0.39\sim2.0$ kPa($4\sim20$ cmH$_2$O);明确病因者可针对不同的狭窄部位,采用不同的手术治疗。常用者为腭垂腭咽成形术(UPPP),术中可切除双侧扁桃体部分的腭咽弓、腭舌弓、增生的侧索淋巴组织、腭帆间隙内的脂肪组织,保留腭垂以利于保留正常的软腭功能。此外,鼻部手术、正颌手术及舌的手术均可在适宜的患者采用。对于重症患者,气管切开是一种切实有效的方法。

(胡 楠)

第二十一节 喉部良性肿瘤

喉部良性肿瘤通常包括良性真性肿瘤及假性肿瘤两大类。喉良性肿瘤指发生于喉部,在临床上及病理上具有良性特点的真性肿瘤,例如,乳头状瘤、血管瘤、纤维瘤、神经鞘瘤、腺瘤等。其中,乳头状瘤较常见。良性真性肿瘤的特点是:多起源于上皮或结缔组织,由高分化的成熟细胞组成,不向邻近组织浸润或发生转移,肿瘤生长缓慢,通常不发生出血和溃烂倾向,不引起恶病质。临床上许多由炎症、外伤及新陈代谢紊乱等所致的肿瘤样物(如喉息肉、喉淀粉样变、喉结核等),这些病变尽管在形态和症状方面与真性肿瘤有很多相似之处,但在组织病理学上却有很大的差别,但两者之间尚有一定内在联系,甚至还可发生转变。例如,喉息肉可转变为肉芽肿、纤维瘤,声带血肿机化可转变为纤维血管瘤,本章将合并讨论。

一、喉乳头状瘤

(一)概述

喉乳头状瘤是喉部最常见的良性肿瘤,约占喉良性肿瘤的 $60\%\sim90\%$,喉乳头状瘤的性别差异不大,可发生于任何年龄,以 10 岁以下儿童多见,成人则多见于 $40\sim50$ 岁年龄组。儿童乳头状瘤较成人生长快,常为多发性,易复发,但随着年龄增长有自限趋势。成人乳头状瘤可发生恶变。病因尚不明确,可能与人乳头状瘤病毒感染及 T 细胞免疫功能缺陷、内分泌等有关。

(二)临床表现及诊断

1. 临床表现

本病常见症状为声嘶,病情发展缓慢,病程较长。随着肿瘤发展,声嘶加重甚至失声,可引起咳嗽、喘鸣及呼吸困难。喉镜检查见肿瘤呈苍白、淡红或暗红色,表面为桑葚状或粗糙不平。儿童乳头状瘤为多发性,肿瘤通常以声门为中心广泛侵犯,累及声门上下,故早期可出现气道阻塞症状。成人乳头状瘤一般为单发性浅表性病变,好发于声带膜性部,有蒂,少数为广基病变。角化明显,外观呈白色。肿瘤浸润较慢,极少发生喉阻塞。本病恶变率为 2%～3%,恶变几乎都为鳞癌,多见于复发病例。

2.诊断要点

本病诊断依据喉镜检查,行新生物活检即可确诊。对反复多发者,宜反复活检,以便及时发现有无恶变。

(三)治疗

治疗原则为切除肿瘤,保护喉功能。应根据患者的年龄、肿瘤大小、部位、范围及多发情况综合考虑治疗方案。

1.手术治疗

(1)间接喉镜法:丁卡因表面麻醉后,间接喉镜保留喉,直接钳取肿瘤组织。此方法简单易行。

(2)支撑喉镜下肿瘤切除术:可在全身麻醉支撑喉镜下,保留声门良好后,钳取肿瘤组织,还可用切割器切除肿瘤组织,修整病变边缘,以便较好恢复喉功能。近年来,支撑喉镜下二氧化碳激光切除也被广泛应用。二氧化碳激光穿透力强,能准确气化或切除肿瘤组织,出血少、损伤小、无瘢痕、术后并发症较少。

(3)喉裂开术:对于反复、多发的成人患者,可采用喉裂开术切除肿瘤及病变黏膜,但此法易引起喉狭窄及肿瘤种植。

2.药物治疗

常用的局部及全身治疗药物有金霉素、土霉素、雌激素左旋咪唑等,但尚未明确证实其有效性。

3.免疫治疗

近年来,应用干扰素治疗喉乳头状瘤,取得了一定疗效。干扰素即病毒抑制因子,具有广谱抗病毒作用。经过临床观察,已经肯定了干扰素对乳头状瘤的效果,对已向声门下、气管内扩散者也有显著控制作用。手术切除乳头状瘤后再配合干扰素治疗效果较好,但停药后复发较常见。因此,治疗剂量及疗程还有待进一步探讨。干扰素的不良反应有畏寒、发热、厌食等,这些症状多在 48 h 内消失。部分患者在注射局部可有红斑及胀痛,少数患者的白细胞及血小板可下降,停药后逐渐恢复正常。上述不良反应儿童多于成人。出现上述不良反应后,可暂时停药或减少剂量,待恢复正常后,再重复治疗。此外,牛痘疫苗、自体瘤疫苗、转移因子等,对病程缓解有一定作用,但是确切疗效还有待进一步研究。

二、喉血管瘤

(一)概述

喉血管瘤可发生于任何年龄,性别差异不大。主要分为毛细血管瘤和海绵状血管瘤两型。前者多发于婴幼儿,后者在成人多见。儿童血管瘤多为先天性,一般在出生后 2～3 个月逐渐出现吸气性喘鸣,呼吸困难。婴幼儿的声门下血管瘤于出生后 3～6 个月发展速度最快,到1～2 岁时发展速度减慢。

(二)临床表现及诊断

1.临床表现

此种情况下患儿发育较差,有慢性呼吸道梗阻症状,约半数患儿伴有头颈部皮肤血管瘤。

查体见肿物多位于声带与环状软骨之间。成人患者好发于披裂、室带、会厌等部位,主要症状为声嘶、咽部异物感、痰中带血等。查体见深蓝或紫红色肿块,表面光滑。

2.诊断

根据病史、临床症状及喉镜检查不难诊断,一般不主张活检,以避免大出血。

(三)治疗

若无明显症状,可暂不处理成人的喉血管瘤。治疗方法目前采用的有手术切除、局部硬化剂注射、放疗等,根据具体病情适当采用。对于病变较为局限者,手术治疗是主要的治疗手段。若肿瘤较大,应先行气管切开,全身麻醉控制性低血压。若肿瘤范围较广,估计彻底切除难度较大,或术后对喉部功能有较大影响者,可先行局部硬化剂注射或放疗,待肿瘤局限后再考虑手术。激光作为一种新型的治疗手段,具有组织损伤小、出血少等优点,还可在一定程度上避免喉瘢痕狭窄。其他治疗,例如,硬化剂注射,可使肿瘤缩小,但难以根治。

小儿喉血管瘤在 18～24 个月内有自然消退可能,故即便出现轻度的呼吸困难,也不急于手术。对婴幼儿声门下血管瘤,如果有较重的呼吸困难,应先行气管切开,尽量采取保守的治疗方法,以避免手术引起的喉瘢痕狭窄。本病预后较好,少数可复发。

三、喉软骨瘤

(一)概述

喉软骨瘤起源于正常软骨或软骨外的胚胎残余。肿瘤由透明软骨构成,若瘤内有骨质形成,则成为骨软骨瘤。临床上喉软骨瘤罕见,约占喉部肿瘤的 5%,头颈部肿瘤的 1.2%。好发年龄为 30～70 岁,男、女性患者的发病率之比为(3～5)∶1。最常发病于环状软骨,其次为甲状软骨、杓状软骨和会厌软骨。亦有原发于声带或室带的,表现为带蒂的肿块。

(二)临床表现及诊断

1.临床表现

喉软骨瘤生长缓慢,临床症状和体征常不典型,故原发部位及大小表现各异。软骨瘤向喉内、气管内生长时,可表现为声嘶、进行性呼吸困难、吞咽困难和喘鸣等。向喉外生长者,可表现为颈部坚硬肿块,无压痛且与喉软骨不能分开,随吞咽活动。喉内软骨瘤多位于环状软骨板处,喉镜检查可见半圆形、基底较宽、表面光滑、色灰白、覆盖正常黏膜的肿块。内生软骨瘤对正常软骨有破坏作用,外生性者则仅有压迫作用,使其下方的正常软骨变薄,甚至使喉软骨失去正常的支架功能。影像学检查对诊断喉软骨瘤有帮助。X 线检查瘤组织阴影不连续,周围或中心呈点状或骨化现象。CT 扫描可明确肿瘤的位置、轮廓、大小和范围,肿瘤边缘清晰,内部可见特征性的突起小梁状结构或斑点状钙化。

2.诊断

最终确诊仍需依靠病理组织学检查。

(三)治疗

手术切除是主要的治疗方法。若肿瘤较小、无症状,可定期随访,暂不手术。原发于杓状软骨和声带者,可在内镜下切除。发生于甲状软骨者可在黏膜下切除而不进入喉腔。发生于环状软骨者易累及环状软骨板,若切除 1/2 以上环状软骨时,易破坏喉的软骨支架而引起喉狭窄,需考虑是否行喉重建术。手术残留可导致肿瘤局部复发或恶变。本病一般预后良好。

四、喉脂肪瘤

(一)概述

喉脂肪瘤较为罕见,任何年龄均可发病,患者以 30～50 岁男性居多。肿瘤主要位于会厌、杓会厌皱襞、梨状窝等处。表面光滑,大小不一,外观呈黄色或略带红色,质软有弹性,可带蒂或无蒂,较大肿瘤呈分叶状。

(二)临床表现及诊断

临床表现视肿瘤部位及大小而定。肿瘤较小时,可无症状。肿瘤较大时,可有声嘶、呼吸困难、吞咽困难等症状,严重者还可引起窒息。CT 扫描提示肿瘤部位 CT 值较低,病理组织学检查见肿瘤由成熟的脂肪细胞及纤维结缔组织组成。

(三)治疗

手术切除为唯一的治疗方式。较小的肿瘤可在间接喉镜、电子喉镜或支撑喉镜下摘除。较大的肿瘤需采用喉裂开或咽侧切开进行切除。本病预后良好。

(胡　楠)

第二十二节　气管、支气管异物

气管、支气管异物是耳鼻咽喉科常见的危重急症,是 6 岁以下儿童意外死亡最常见的病因之一,因此对气管、支气管异物的患者进行及时诊断、合理积极抢救,防止并发症的发生,是降低该疾病病死率的关键。

一、病因

呼吸道异物多见于 1～5 岁儿童患者,尤以 1～3 岁最多,男、女性患者的比例为 2∶1。

1. 患者的自身原因

儿童喜将物体置于口中玩耍,咳嗽反射发育不健全,不能细嚼食物,若进食不恰当食物,例如,瓜子、花生、豆类或口含针、钉、小型塑料制品,易吸入呼吸道。成年患者罕见,多为咽反射迟钝的老年人、全身麻醉的患者术前未严格进食,术中发生误吸,非清醒状态的患者存在神经系统反射障碍,造成吞咽不良以致误吸。

2. 异物本身特点

常见异物为植物性异物,包括花生米、葵花子、西瓜子、豆类、核桃仁等,非植物性异物包括圆珠笔帽、哨子、铅笔帽、别针等,这些异物均有表面光滑、体积小、质量轻,易于被吸入呼吸道的特点。

3. 医源性异物

多由于上呼吸道、鼻腔、口腔手术或操作时,器械或切除组织脱落误吸造成,较为罕见。

二、临床表现

1. 症状分期

气管、支气管异物所致病情发展分为 4 期。

（1）异物进入期：以剧烈呛咳、憋气为特征。

（2）安静期：症状消失或轻微。

（3）刺激或炎症期：可因异物刺激气管或支气管黏膜出现炎症反应而致咳嗽、咳痰。

（4）并发症期：出现相应并发症表现，例如，肺气肿、纵隔及皮下气肿、肺不张、心力衰竭等。

2.临床症状

依据异物阻塞部位及气道阻塞程度的不同、诱发炎症的轻重可能出现不同的临床症状。异物进入喉内，可诱发一过性喉痉挛导致严重的吸气性呼吸困难、刺激性咳嗽、发绀、喘鸣，严重时出现窒息。位于主气管的异物刺激呼吸道黏膜可导致呛咳、呼吸困难，如果异物在气道内随气流上下活动，此时用听诊器在颈部可闻及异物撞击音、气管拍击声等。异物进入支气管后，如果尚能活动可出现痉挛性呛咳，若形成支气管内呼气样活瓣，下方肺叶形成阻塞性肺气肿，继续发展可导致肺泡破裂发生间质性肺气肿、气胸、纵隔气肿、皮下气肿。如果发生吸气样活塞或异物嵌顿，则可发生肺不张。一般来说，异物进入气管之前，由于声门的阻挡，可能出现一过性窒息或发绀，然后随着深吸气，异物可能进入气管，发生明显呛咳，呛咳使异物再次撞击声门，诱发声门痉挛从而反复发生窒息发绀。而当异物嵌顿于支气管时，可出现安静期。

3.并发症

依据异物性质、病程长短、患儿自身情况的不同，支气管和肺部可发生一系列继发病变。尤其以植物性和动物性异物造成的化学性刺激、变态反应、异物污染等因素多见。植物性异物含有游离脂肪酸和油酸，刺激气管黏膜炎症肿胀，而异物本身的长期存留，吸水后体积膨胀，也可加重阻塞，造成肺不张。金属性异物对局部刺激相对较小。

主要并发症为支气管肺炎、肺气肿、肺不张、肺脓肿、皮下气肿、气胸、纵隔气肿、心力衰竭等，其中以支气管肺炎最多见。

三、诊断

1.病史

详细询问有无异物吸入史、异物接触史及当时有无并发剧烈呛咳、发绀、呼吸困难。但对于相当多患者而言，并没有明确的异物史，其原因可能是由于儿童或代述病史的家长不能清楚表达病史或怕担责而刻意隐瞒病史，以及接诊医务人员对呼吸道异物缺乏认识，未能详细询问异物史所致。除了异物史之外，对于长期反复发作肺部感染或肺部感染迁延不愈的患儿，应怀疑呼吸道异物的可能。部分长期停留于气管及支气管内的异物，尤其是金属异物，因不全阻塞气管可能症状不明显，久之周围结缔组织增生包裹异物，形成阻塞性肺不张或继发感染，患者可有长期咳嗽、低热、消瘦、胸痛等不典型症状。植物性异物因刺激性较大，较少有长期病史。喉、气管、支气管异物的危害不仅在于吸入异物时可造成患儿窒息死亡，由于异物的移动，病情随时可发生变化，表现为发绀、气急加重，甚至昏迷。因此，应提高对本病的认识，对有呼吸道症状的小儿应常规询问异物吸入史。凡有异物吸入史，但胸片、胸透阴性者应密切观察，必要时行肺部 CT 及支气管镜检查。

2.体格检查

应进行详细的听诊及触诊。听诊需注意的要点包括气管内活动异物的颈部撞击声，哮喘样喘鸣，一侧肺部呼吸音减低，单侧肺部啰音等。触诊气管时有撞击震动感。但由于患儿哭闹不配合可能导致详细体检困难，此时应用影像学检查就尤为重要。

3.影像学检查

X 线检查是诊断呼吸道异物最常用的方法之一,金属等不透光异物可以在 X 线透视或正侧位胸片上直接显影。而透 X 线异物则可通过间接征象诊断,如透视时纵隔摆动、胸片中肺不张、肺气肿等。但需要注意的是,X 线阴性并不代表没有异物。如果异物位于声门或总气道、异物较小支气管或气管阻塞不全,阻塞时间较短,肺部尚未出现继发改变,或者异物本身为中空未影响通气,上述情况都有可能出现常规 X 线检查阴性表现,容易被忽略。因此必要时可考虑行 CT 检查,随着影像学技术的发展,目前已可以利用螺旋 CT 虚拟支气管镜技术通过三维成像,无创地对气管、一级支气管进行观察。该技术能对病变本身及邻近气管壁的情况、异物情况进行直观显示,明确异物大小、形态及其与气管壁的关系。此外,CT 仿真内镜技术对 1~3 级支气管显示率为 100%,对 4 级支气管的显示率也高达 46.7%,尤其适用于怀疑支气管镜术后残留异物患者的诊断。

4.喉镜或支气管镜、纤维支气管镜检查

在进行上述检查时,都应准备相应异物钳,一旦发现异物可同时取出。

四、治疗

对于临床确诊的气管、支气管异物患者,应及时行手术治疗。手术方式一般是通过支气管镜、纤维支气管镜经口腔取出异物,个别情况下需要经过气管切开取出异物。如果上述方式确实无法取出异物,可行开胸手术取异物。

1.经硬质支气管镜异物取出法

该方法是应用最为广泛的气管支气管异物取出法。术者必须熟悉气管支气管解剖及气管镜操作技术,既往行局部喉头喷雾麻醉+气管内局部麻醉,但近年来由于安全性的考虑,多采用全身麻醉。患者仰卧位,采用直接喉镜挑起会厌暴露声门,取气管镜从直接喉镜内通过声门插入气管,然后将直接喉镜撤出。当支气管镜经过声门时,须将镜前端斜面对着左侧声带,一旦通过声门即将镜管旋转 90°,避免损伤声带,然后将气管镜逐步深入,此过程中应将气管镜保持在气管内正中悬空位置,以利于全面观察气管内壁,避免遗漏。如果主气管内未见异物,则将其推至气管隆凸,将镜近端稍偏向左,进入右侧支气管内仔细观察各支气管开口。之后再退至隆凸处,头部较大角度偏向右侧,进入左侧支气管内观察。发现异物后,应将支气管镜接近异物,不要急于钳取,避免反复抓取造成的损伤,应看准异物的形状、大小、种类、性质及周围黏膜病变情况,选择适当的异物钳及吸引管,调整好气管镜位置,使其对准异物中心,接近异物,应对异物钳开口方向、进入深度心中有底。夹住异物后,依据手感决定用力大小,避免用力过大夹碎异物或造成异物向深处滑脱。夹好异物后,将其拉至气管镜唇部,将异物钳与镜管一并退出。在越过声门时应格外注意将钳柄转为水平,以免异物与声带碰撞,于声门处滑脱或嵌顿引起喉梗阻。如果出现上述情况,应立即改用直达喉镜取出异物,或将异物推回气管内,待呼吸稍平稳后,再行钳出。如果异物较易破碎,则取出后应查看其是否完整,可反复夹取,直至取尽。如果一次手术无法完全取出,若情况允许,至少间隔 3 d 后再行二次手术。如果为尖锐异物,则将锐端拉入支气管镜内,或使锐端向下,避免伤及周围组织。

2.经纤维支气管镜异物取出术

纤维支气管镜最大优点是具有可曲性,易于探查并取出深部异物。如果异物细小位于肺段支气管,或患有其他疾病导致头无法后仰或张口受限,则需要应用纤维支气管镜检查发现并

取出异物。但由于纤维支气管镜操作中套取异物技巧性较高,操作有时费时较长,因此如果呼吸道梗阻严重或存在一侧肺不张的患者不宜行纤维支气管镜下取异物。

3.气管切开异物取出术

对于异物较大或其他条件欠佳时,可行常规气管切开术,气管切开后。异物可自行从切口咳出,或从切口处吸取或钳夹异物。但该方式有导致气胸、纵隔气肿、皮下气肿、出血等并发症的风险,同时也影响外观,存在术后气管狭窄、拔管困难的可能,因此尽量避免。

4.开胸气管异物取出术

如果以上各种方式均无法取出异物,则需考虑请胸外科医师行开胸手术取异物。此方式创伤甚大,应慎用。

五、并发症及处理

呼吸道异物一经确诊或高度怀疑应尽早行支气管镜检查取出异物,目的是尽量避免并发症的发生。但对于已经出现肺部感染的儿童,此时往往肺功能受损,一般情况较差,大大增加了手术及术后的风险。因此,对于合并严重感染、高热、酸中毒等,同时无明显呼吸困难的儿童,可以在积极抗炎、补液、对症支持治疗、纠正水、电解质酸碱平衡紊乱及循环衰竭,改善全身状况的情况下,再行手术。这种积极的围术期处理能够提高手术疗效,降低病死率。

心力衰竭是呼吸道异物较为凶险的并发症,术前术中均可能发生,而且由于婴幼儿与成年人结构的差别导致心力衰竭容易被忽略,例如,颈短不宜发现心力衰竭早期颈静脉充盈的体征,肺水肿也无法与肺部并发症相鉴别。因此,对于呼吸道异物患儿必须密切监护心率变化,如果出现心率异常增快,必须想到合并心力衰竭的可能性,并请儿科及麻醉科医师协助,积极处理。

皮下气肿、纵隔气肿及气胸的发生多与异物锐利、病史迁延、手术操作不够恰当等有关。如果气肿局限于较小范围,可以采取保守观察为主,等待气肿逐渐吸收。如果出现严重纵隔气肿,则需要请胸外科协助采取积极措施。小范围气胸不影响呼吸时,同样以保守观察为主,否则应行胸腔闭式引流。

六、呼吸道异物手术麻醉方式的选择

既往对于呼吸道异物采用黏膜表面麻醉或无麻状态操作,此种麻醉方式适合于急诊气管支气管异物。但是,气管支气管异物对呼吸功能影响较大,异物性质、大小、形状及所在部位以及患儿年龄因素等都影响其通气功能,异物尚可引起肺炎、肺不张及肺气肿等并发症,致使肺泡交换面积减少、无效腔及残气量增加,肺活量减少,加重呼吸功能障碍。"无麻"下为患儿行气管支气管异物取出,患儿恐惧与烦躁不安,代谢增加,氧耗量更大,行支气管检查时,其管腔更狭小,更加重患儿呼吸功能障碍;喉、气管及支气管均有迷走神经支配,小儿神经系统又不够稳定,施行支气管镜检查时,手术器械刺激,易诱发喉痉挛及支气管痉挛,加重缺氧与二氧化碳蓄积,诱发心搏骤停等危险。此后随着医学技术的发展,静脉复合麻醉被认为能够有效降低呼吸道敏感性、减少喉气管痉挛的发生,从而增强患儿对缺氧的耐受性。全身麻醉下,患儿安静、咳嗽少、肌肉较松弛,喉反射减弱或消失,支气管镜检查操作时可避免迷走神经反射,可耐受较长时间检查与取出异物操作。因此使医师有更充足的手术操作时间,提高了手术成功率。

目前多数人主张气管及支气管异物均应在全身麻醉下手术,"无麻"仅在紧急情况下使用。但是,应该综合考虑患儿病情、手术人员操作的熟练程度、麻醉医师的经验等综合因素的基础上,决定手术采用的麻醉方式,其中需要注意的关键因素有以下几点。

(1)存在心力衰竭、严重感染、气胸、纵隔气肿等并发症的患者,需要选择全身麻醉,便于术中进行生命体征的监护及呼吸支持,减少耗氧量、防止心脏负担加重,便于医师在术中轻柔细致操作。

(2)依据病史及术前检查认为手术难度较大、手术操作时间较长也最好选择全身麻醉。

(3)如果患儿已经存在严重呼吸困难,则以立刻手术抢救生命为主,必要时采用"无麻"状态。

七、气管异物术后处理

(1)在气管镜术后必须对患儿进行24～48 h吸氧及呼吸、心率等生命体征的严密监测,注意抗生素、激素的使用,绝不能掉以轻心。因为术后麻醉药的呼吸抑制作用、声门水肿、喉气管支气管痉挛,以及心率过快、心肺功能不佳等各种情况,使得患者术后仍然存在发生严重呼吸道梗阻及呼吸循环衰竭的风险,必须提高警惕。若有喉水肿伴严重呼吸困难,上述非手术治疗效果不佳时,应及时行气管切开术。

(2)异物未取尽或术后仍有异物的症状与体征者,应选择适当时机,再次行支气管镜检查。

(3)经多种方法多次试取仍无法取出异物或异物嵌顿较紧,应请胸外科协助,行开胸手术。

八、成人气管支气管异物

成人气管支气管异物发病率远远低于儿童,往往容易在诊疗时被忽略,因而需特别强调成人呼吸道异物临床症状及诊疗上的特点。成人气管支气管异物好发于咽喉反射迟钝的老年人或非清醒状态的患者。临床表现上往往无明显的窒息或呛咳史,其原因为:①成人气管、支气管管径相对较大,异物与管壁间存在间隙;②成人具有强有力的咳嗽反射,能排出气道分泌物减轻症状;③金属异物较多,植物性异物较少,因此局部炎症反应相对轻微;④如果为老年或非清醒状态的患者,其气道敏感性差,呛咳等刺激症状不明显。因此对于成人患者,影像学检查更为重要。综合考虑成人呼吸道异物的病因,一般有以下几种。

1.进食不慎

老年人由于咽喉反射迟钝,在食物吞咽之前需要将之咀嚼成比正常更小更顺滑的食团,进食过快或进食时讲话则造成其下咽功能超负荷,导致微小的食团误入气道。

2.非进食性误吸

对全身麻醉的患者手术前未严格禁食,术中发生呕吐物反流入气管造成误吸;对气管切开的患者应注意气管切开护理及定期更换新的气管套管,避免气管套管老化脱落或断裂入气管。

3.非清醒状态

当存在神经系统反射障碍的病因时,咀嚼功能及神经支配运动协调功能障碍,造成吞咽不良以致误吸。

综合以上病因,我们认为在成年人气管异物的预防方面,医源性气管异物应该得到重视。对于全身麻醉及昏迷的患者,应注意有无松动牙齿及义齿。如果发生呕吐应及时将头偏向一边,吸出呕吐物,防止呕吐物吸入呼吸道。施行咽喉部及口腔操作时,应提前检查好设备,防止松脱,尤其注意取出的病变组织应该钳夹牢固,避免滑落。成人疑诊呼吸道异物仍以胸部X线透视为首选辅助检查,其表现如前所述。

九、气管支气管异物的预后

气管支气管异物若不及时诊治,可发生严重并发症。早期由于窒息,晚期由于心肺部并发症,以及手术治疗中或术后,均可发生危险或引起死亡。根据国内外报道,异物自然咳出可能性为 $2\%\sim4\%$,病死率为 $1.6\%\sim7\%$ 。一般气管支气管异物未发生并发症,经取出后,预后良好。手术操作时,依据患者的具体情况选择合适的支气管镜及异物钳,技术熟练,时间短,一般术后不致发生喉水肿,可避免做气管切开术。但对于已发生肺不张、肺气肿或支气管肺炎等并发症的患者,如果发病时间较短,异物顺利取出后,一般都能很快恢复。若肺不张已存在 $2\sim3$ 周,呼吸道的感染几乎不可避免,异物虽经取出,支气管炎也需治疗 $2\sim3$ 周,才能痊愈。较长时间支气管阻塞性异物(如笔帽、螺丝钉等)所致的长期肺不张、炎症数月甚至半年以上,取出异物后可遗留支气管扩张或同时有肺的纤维化病变。

十、气管支气管异物的预防要点

1.气管支气管异物是一种完全可以预防的疾病,对于儿童而言其预防要点包括以下。

(1)开展宣教工作,教育小孩勿将玩具含于口中玩耍,若发现后,应婉言劝说,使其自觉吐出,切忌恐吓或用手指强行挖取,以免引起哭闹而误吸入气道。

(2)教育家长及保育人员管理好小孩的食物及玩具,避免给 $3\sim5$ 岁的幼儿吃花生、瓜子及豆类等食物。

(3)教育儿童吃饭时细嚼慢咽,勿高声谈笑;小儿进食时,不要嬉笑、打骂或哭闹;教育儿童不要吸食果冻。

2.对于成年人而言,由于病因及临床症状特点较儿童有所不同,因此其预防要点亦有所区别。

(1)成年人尤其是咽反射不敏感的老年人,进食时应细嚼慢咽,勿高声谈笑。

(2)重视全身麻醉及昏迷患者的护理,须注意是否有义齿及松动的牙齿;将其头偏向一侧,以防呕吐物吸入下呼吸道;施行上呼吸道手术及口腔科操作时应注意检查器械,防止松脱;切除的组织,应以钳夹持,勿使其滑落而成为气管支气管异物。

(3)佩戴义齿者应定期维护及更换,以防松动脱落,导致误吸。

(4)需长期佩戴气管套管的患者,无论是金属套管还是塑料套管均不宜长期使用,更不宜重复使用于不同的患者,应定期更新气管套管。

(胡 楠)

第五章 中医耳鼻喉疾病

第一节 耳 鸣

耳鸣是以自觉耳内或头颅鸣响而无相应的声源为主要特征的病症。在头颅鸣响者也称"颅鸣"或"脑鸣"。耳鸣既是多种疾病的常见症状之一,也是一种独立的疾病。耳鸣是一种极为常见的现象,普通人群中耳鸣患病率约20%,其中大部分耳鸣者置之不理,只有约20%的耳鸣者寻求医疗帮助,这种现象在其他疾病中是很少见的。耳鸣在各年龄中均可发生,但10岁以下的儿童发生耳鸣者较为少见,在就医的耳鸣患者中以中青年为多,其中比较严重的耳鸣约占20%。临床上耳鸣与耳聋经常伴随出现,约2/3的耳鸣者伴有不同程度的听力下降,但耳鸣与听力下降是两个不同的问题,对患者造成的困扰亦不同,二者之间没有因果关系,应区别对待。社会上普遍流行"鸣久必聋""十鸣九聋"之说,缺乏科学依据。

一、病因病机

(一)耳鸣的病机

《黄帝内经》对耳鸣的病因病机作了经典的解释,这种解释至今仍是最圆满的解释。《素问·脉解》说:"所谓耳鸣者,阳气万物盛上而跃,故耳鸣也。"这是对耳鸣病机最简洁而经典的阐述。这里的"阳气",指清阳之气;"万物"指浊阴(因阳化气,阴成形,万物是有形的);"盛上"是指浊阴而言;"跃"是指阳气而言。"阳气万物盛上而跃"这句话按现代的语法习惯,应写作"万物盛上而阳气跃"或"阳气跃而万物盛上",这句话解释了耳鸣发生必备的三个条件:一是清阳下陷,二是浊阴盛上,三是清阳上跃。

由于脾胃为后天之本、气血津液生化之源,脾胃所化生的气血津液便是"清阳"的内涵,脾胃失调可导致清阳不足而下陷;脾胃又为升降的枢纽,脾胃失调则易致升降失调,使位于上部的浊阴不能下降。清阳的天性是要往上跃的,在上跃的过程中遇到上方的浊阴之气而产生碰撞,于是产生了耳鸣的响声。

(二)耳鸣的病因

主要有三个方面:饮食不节,睡眠不足,情志不遂。

1.饮食不节

脾主运化,喜温燥而恶寒湿,喜清淡而恶肥腻,故饮食不节最容易损伤脾胃,导致脾胃失调。饮食不节的具体表现为恣食肥甘厚腻及嗜食生冷寒凉两个方面,现代的饮食方式很容易造成这两类食物吃得过多,因此饮食不节导致脾胃失调造成耳鸣者很常见。

2.睡眠不足

《黄帝内经》有"胃不和则卧不安"的告诫,说明睡眠与脾胃之间的关系很密切,不仅胃不和的情况下可导致睡不安,反过来,睡眠不足的情况下也可以导致胃不和(即脾胃失调)。睡眠不足有两种情况:一是熬夜,二是失眠。这两种情况都是造成耳鸣的常见病因。

3.情志不遂

生活、工作、学习压力过大,容易造成情志不遂,例如思虑担忧过度、焦虑、抑郁等,思虑过度则易伤脾,焦虑、抑郁过度易致肝气郁结,疏泄失常,肝属木,脾属土,木最易克土,故肝气郁结、疏泄失常的情况下最容易影响脾胃的功能,导致脾胃失调而发生耳鸣。

(三)耳鸣辨证分型

以上依据《黄帝内经》分别阐述了直接导致耳鸣的病因和病机。现将耳鸣常见的证候归纳为脾胃虚弱、痰湿困结、肝气郁结、心血不足、肾元亏损、风邪侵袭等六种类型,分别阐述如下。

1.脾胃虚弱

饮食不节,损伤脾胃,或劳倦过度,或思虑伤脾,致脾胃虚弱,清阳下陷,宗脉空虚,浊阴不降,清阳上跃,与浊阴相击,引起耳鸣。

2.痰湿困结

嗜食肥甘厚腻或生冷寒凉,损伤脾胃,致脾胃失调,痰湿内生,困结中焦,使枢纽升降失调,痰湿之气上蒙清窍,清阳之气上跃时与痰湿相击,引起耳鸣。

3.肝气郁结

肝属木,主疏泄,喜条达而恶抑郁。情志不遂,易致肝气郁结,疏泄失常,使气机阻滞,横逆犯脾,则致脾胃失调,使清阳下陷,浊阴盛上,引起耳鸣。

4.心血不足

心主血。劳心过度,心血暗耗;或大病、久病之后,或长期失眠,心血耗伤;或脾胃气虚,心血化源不足,皆可导致心血不足。血为气之母,心血不足则气亦不足,不能濡养清窍,引起耳鸣。

5.肾元亏损

肾属水,内藏相火,火生土。恣情纵欲,损伤肾中所藏元气,或年老肾亏,元气不足,精不化气,致肾气不足,无力鼓动阳气上腾,温暖脾土,使脾胃升降失调,导致耳鸣。

6.风邪侵袭

脾胃失调的情况下,正气常不足。在寒暖失调时,风邪易乘虚而入,侵袭肌表,使肺失肃降,风邪循经上犯清窍,与清阳之气相击,导致耳鸣。

二、辨证论治

1.脾胃虚弱

主证:耳鸣的起病或加重与劳累或思虑过度有关,或在下蹲站起时加重。倦怠乏力,少气懒言,面色无华,纳呆,腹胀,便溏。舌质淡红,苔薄白,脉弱。

治法及方药:健脾和胃,益气升阳。可选用理中汤合益气聪明汤加减,常用药物(如人参、黄芪、甘草、干姜、白术、桂枝、石菖蒲、砂仁等)。

加减法:腹胀者,可加厚朴、半夏;夜不能寐者,可加半夏、远志;耳闷、苔腻者,可加半夏、厚朴;便秘者,可加厚朴、枳实。

2.痰湿困结

主证:耳鸣,耳中胀闷。头重如裹,胸脘满闷,咳嗽痰多,口淡无味,大便不爽,或兼眩晕。舌质淡红,苔腻,脉弦滑。

治法及方药:祛湿化痰,升清降浊。可选用涤痰汤加减,常用药物(如半夏、胆南星、苍术、人参、茯苓、甘草、陈皮、生姜、枳实、石菖蒲等）。

加减法：口淡、纳呆明显，可加砂仁、白豆蔻；失眠，可加远志、合欢皮；胸脘满闷，可加厚朴；咳嗽痰多，可加紫菀、款冬花；眩晕发作者，可加泽泻。

3.肝气郁结

主证：耳鸣的起病或加重与情志抑郁或恼怒有关。胸胁胀痛，夜寐不宁，头痛或眩晕，口苦咽干，食欲缺乏。舌淡或红，苔白或黄，脉弦。

治法及方药：疏肝解郁，调和脾胃。可选用逍遥散加减，常用药物（如柴胡、白芍、当归、茯苓、白术、生姜、桂枝、甘草等）。

加减法：失眠严重者，可加酸枣仁、远志；心烦、焦虑者，可加龙骨、牡蛎；腹胀、大便秘结者，可加厚朴、枳实；食欲缺乏者，可加砂仁、陈皮；口苦、咽干者，可加桔梗、半夏。

4.心血不足

主证：耳鸣的起病或加重与精神紧张或压力过大有关。心烦失眠，惊悸不安，注意力不能集中，面色无华。舌质淡，苔薄白，脉细弱。

治法及方药：益气养血，宁心通窍。可选用归脾汤加减，常用药物（如党参、黄芪、白术、当归、龙眼肉、远志、酸枣仁、茯神、炙甘草、大枣等）。

加减法：心烦失眠、惊悸不安较重者，可加龙骨、牡蛎；食欲缺乏者，可加砂仁、神曲；大便秘结者，可加麻仁、肉苁蓉；手脚冰冷者，可加桂枝、干姜。

5.肾元亏损

主证：耳鸣日久。腰膝酸软，头晕眼花，发脱或齿摇，夜尿频多，性功能减退，畏寒肢冷。舌质淡胖，苔白，脉沉细弱。

治法及方药：补肾健脾，温阳化气。可选用附子理中丸加减，常用药物（如附子、人参、白术、干姜、炙甘草、桂枝、杜仲等）。

加减法：夜尿频多者，可加益智仁、桑螵蛸、菟丝子；腰膝酸软者，可加川续断、桑寄生等；大便秘结者，可加肉苁蓉、柏子仁；食欲缺乏者，可加砂仁、神曲。

6.风邪侵袭

主证：耳鸣骤起，病程较短，可伴耳内堵塞感或听力下降。或伴有鼻塞、流涕、头痛、咳嗽等。舌质淡红，苔薄白，脉浮。

治法及方药：疏风散邪，宣肺通窍。可选用芎芷散加减，常用药物（如川芎、白芷、生姜、紫苏叶、桂枝、陈皮、半夏、白术、石菖蒲、炙甘草等）。

加减法：鼻塞严重者，可加辛夷花、苍耳子；咳嗽者，可加紫菀、款冬花；头痛者，可加细辛；便秘者，可加厚朴、杏仁。

三、针灸按摩

（一）针灸疗法

1.体针

局部取穴与远端辨证取穴相结合，局部可取耳门、听宫、听会、翳风为主，每次选取2穴。脾胃虚弱者，可加足三里、气海、脾俞等；痰湿困结者，可加丰隆、足三里等；肝气郁结者，可加太冲、丘墟、中渚等；心血不足者，可加通里、神门等；肾元亏损者，可加肾俞、关元等；风邪侵袭者，可加外关、合谷、风池、大椎等。用平补平泻法，针刺后留针20～30 min，或加用电针。每日或隔日针刺 1 次。

2. 耳穴贴压

取内耳、脾、胃、十二指肠、肾、肝、神门、皮质下、肾上腺、内分泌等耳穴,用王不留行籽贴压以上穴位,不时按压以保持穴位刺激。4～7 d 更换 1 次。

3. 穴位注射

可选用听宫、翳风、完骨、耳门等穴,药物可选用当归注射液、丹参注射液、维生素 B_{12} 注射液、利多卡因注射液等,针刺得气后注入药液,每次每穴注入 0.5～1 mL。隔日注射 1 次。

4. 穴位敷贴

用吴茱萸、乌头尖、大黄三味为末,温水调和,敷贴于涌泉穴;或单用吴茱萸末,用醋调和,敷贴于足底涌泉穴。每日晚上临睡前敷贴,次日早晨起床后除去。

(二)导引法

1. 鸣天鼓法

两手掌心紧贴两外耳道口,两手示指、中指、无名指、小指对称地横按在后枕部,再将两示指翘起放在中指上,然后将示指从中指上用力滑下,重重地叩击脑后枕部,此时可闻洪亮清晰之声,响如击鼓。先左手 24 次,再右手 24 次,最后双手同时叩击 48 次。每日早、晚各做一次,在感到耳鸣比较烦的时候,也可随时做。

2. 营治城郭法

以两手按耳轮,一上一下摩擦之,每次做 3～5 min。

3. 鼓膜按摩法

将示指或中指插入外耳道口,使其塞紧外耳道,轻轻按压 1～2 s,再放开,一按一放,如此重复多次。也可用示指或中指按压耳屏,使其掩盖住外耳道口,持续 1～2 s 后再放开,一按一放,有节奏地重复多次。在耳鸣伴有耳胀闷堵塞时,行鼓膜按摩常可获得暂时缓解。

(胡　楠)

第二节　耳　聋

耳聋是以听力减退为主要特征的病症。听力减退程度较轻者,也称"重听"。它既是多种耳病的常见症状之一,也是一种独立的疾病。耳聋是一种常见多发病,各种年龄均可发生,随着年龄的增长,耳聋的患病率逐渐增多,故老年人中耳聋的患病率很高。耳聋经及时治疗,一部分患者可恢复听力;也有部分耳聋难以治愈,成为永久性聋。双侧永久性聋,是为听力残疾。在历次残疾人抽样调查中,听力残疾均居六类残疾之首位,故防聋治聋,任务艰巨。自幼耳聋者,因丧失语言学习机会,可导致聋哑。西医学的突发性聋、爆震性聋、感染性聋、噪声性聋、药物性聋、老年性聋以及原因不明的感音神经性聋、混合性聋等疾病,可参考本病进行辨证治疗。

一、病因病机

耳为清窍之一,耳之能听,有赖于清阳之气上达于清窍,正如《灵枢·邪气脏腑病形》所说:"十二经脉,三百六十五络,其血气皆上于面而走空窍,其精气上走于目而为睛,其别气走于耳而为听。"若清阳之气不能上达于清窍,则必然使清窍的功能不能正常发挥而导致听力减退,如《素问·生气通天论》说:"阳气者,烦劳则张,精绝,辟积于夏,使人煎厥,目盲不可以视,耳闭不可以听。"清阳之气不能上达于清窍的原因,主要有两大类:一是由于清窍闭塞,如外邪、肝火、痰火、瘀血等,均可闭塞清窍而使清阳无法上达,类似于古代医籍中的"厥聋""气聋""风聋""窍闭""火闭""邪闭""气闭"等;二是清阳不足,其实质为气血不足或肾精不足,导致清窍失养,类似于古代医籍中的"劳聋""虚聋"。现将耳聋常见的病因病机分述如下。

1.气血亏虚

饮食不节,饥饱失调,或劳倦、思虑过度,致脾胃虚弱,清阳不升,气血生化之源不足,而致气血亏虚,不能上奉于耳,耳窍经脉空虚,导致耳聋。或大病之后,耗伤心血,心血亏虚,则耳窍失养而致耳聋。

2.痰火郁结

饮食不节,过食肥甘厚腻,使脾胃受伤,或思虑过度,伤及脾胃,致水湿不运,聚而生痰,久则痰郁化火,痰火壅闭于清窍,则导致耳聋。

3.肾精亏损

先天肾精不足,或后天病后失养,恣情纵欲,熬夜失眠,伤及肾精,或年老肾精渐亏等,均可导致肾精亏损。肾阴不足,则虚火内生,上扰耳窍;肾阳不足,则耳窍失于温煦,二者均可引起耳聋。

4.气滞血瘀

情志抑郁不遂,致肝气郁结,气机不畅,气滞则血瘀;或因跌仆爆震、陡闻巨响等伤及气血,致瘀血内停;或久病入络,均可造成耳窍经脉不畅,清窍闭塞,发生耳聋。

5.肝火上扰

外邪由表而里,侵犯少阳;或情志不遂,致肝失调达,气郁化火,均可导致肝胆火热循经上扰,闭塞耳窍,引起耳聋。

6.外邪侵袭

由于寒暖失调,外感风寒或风热,使肺失宣降,以致外邪入侵,蒙蔽清窍而导致耳聋。

二、辨证论治

1.气血亏虚

主证:听力减退,每遇疲劳之后加重。或见倦怠乏力,声低气怯,面色无华,食欲缺乏,脘腹胀满,大便溏薄,心悸失眠。舌质淡红,苔薄白,脉细弱。

治法及方药:健脾益气,养血通窍。可选用归脾汤或理中汤加减,常用药(如人参、黄芪、白术、炙甘草、当归、龙眼肉、酸枣仁、茯神、远志、生姜、大枣等)。

加减法:兼手足不温者,可加干姜、桂枝;兼恶心泛酸者,可加法半夏;兼耳内胀闷者,可加石菖蒲;食欲缺乏者,可加砂仁;脘腹胀满者,可去酸枣仁,加厚朴、木香。

2.痰火郁结

主证:听力减退,耳中胀闷,或伴耳鸣。头重头昏,或见头晕目眩,胸脘满闷,咳嗽痰多,口苦或淡而无味,二便不畅。舌红,苔黄腻,脉滑数。

治法及方药:化痰清热,散结通窍。可选用清气化痰丸加减,常用药(如胆南星、瓜蒌仁、半夏、茯苓、黄芩、陈皮、枳实、杏仁、石菖蒲、甘草等)。

加减法:舌苔白而不黄者,可去黄芩;大便溏而黏滞者,可去黄芩、瓜蒌仁、枳实、杏仁,加薏苡仁、厚朴、砂仁、苍术;咳嗽痰多者,可加紫菀、款冬花;食欲缺乏、疲倦乏力者,可加党参、白术等。

3.肾精亏损

主证:听力逐渐下降。头昏眼花,腰膝酸软,虚烦失眠,夜尿频多,发脱齿摇。舌红少苔,脉细弱或细数。

治法及方药:补肾填精,滋阴潜阳。可选用耳聋左慈丸或左归丸加减,常用药(如熟地黄、山药、山茱萸、茯苓、丹皮、泽泻、磁石、五味子、石菖蒲等)。

加减法:腰膝酸软者,可加川续断、桑寄生、杜仲;夜尿多、怕冷者,可去磁石,加制附子、肉桂、益智仁、桑螵蛸;食欲缺乏、大便稀溏者,可去熟地黄、磁石,加党参、黄芪。

4.气滞血瘀

主证:听力减退,病程可长可短。全身可无明显其他症状,或有爆震史。舌质暗红或有瘀点,脉细涩。

治法及方药:活血化瘀,行气通窍。可选用通窍活血汤加减,常用药(如桃仁、红花、赤芍、川芎、当归、香附、丹参、生姜、大枣等)。

加减法:兼疲倦乏力者,可加黄芪、党参、炙甘草;兼睡眠不佳者,可加合欢皮、远志、龙骨;见胸胁胀闷者,可加柴胡、郁金。

5.肝火上扰

主证:耳聋时轻时重,或伴耳鸣,多在情志抑郁或恼怒之后加重。口苦,咽干,面红或目赤,尿黄,便秘,夜寐不宁,胸胁胀痛,头痛或眩晕。舌红苔黄,脉弦数。

治法及方药:清肝泄热,开郁通窍。可选用龙胆泻肝汤或丹栀逍遥散加减,常用药(如龙胆草、栀子、黄芩、柴胡、车前子、泽泻、木通、当归、甘草等)。

加减法:便秘者,可加大黄、厚朴、枳实;便溏者,可减龙胆草、栀子,并加茯苓、白术;失眠者,可加酸枣仁、远志;头痛者,可加川芎、薄荷;胸胁胀痛者,可加郁金、香附。

6.外邪侵袭

主证:听力骤然下降,或伴有耳胀闷感及耳鸣。全身可伴有鼻塞、流涕、咳嗽、头痛、发热恶寒等症。舌质淡红,苔薄,脉浮。

治法及方药:疏风散邪,宣肺通窍。可选用桑菊饮或荆防败毒散加减,常用药(如桑叶、菊花、荆芥、防风、桔梗、白芷、薄荷、淡豆豉、石菖蒲、甘草等)。

加减法:伴鼻塞、流涕者,可加辛夷花、苍耳子;头痛者,可加蔓荆子、细辛;咳嗽者,可加紫菀、款冬花;咽痛者,可加牛蒡子、蝉蜕;发热者,可加柴胡、黄芩。

三、针灸按摩

(一)针灸疗法

1.体针

局部取穴与远端辨证取穴相结合,局部可取耳门、听宫、听会、翳风为主,每次选取2穴。气血亏虚可加足三里、气海、脾俞;痰火郁结可加丰隆、大椎;肾精亏损可加肾俞、关元;气滞血瘀可加膈俞、血海;肝火上扰可加太冲、丘墟、中渚;外邪侵袭可加外关、合谷、曲池、大椎。实证用泻法,虚证用补法,或不论虚实,一律用平补平泻法,每日针刺1次。

2.头皮针

取晕听区或朱氏头皮针治疗区的耳颞区、额颞区、中焦区、下焦区等进行针刺,每日针刺1次。

3.耳穴贴压

取内耳、脾、肾、肝、神门、皮质下、内分泌等耳穴,用王不留行籽贴压以上穴位,不时按压以保持穴位刺激。

4.穴位注射

可选用听宫、翳风、完骨、耳门等穴,药物可选用当归注射液、丹参注射液、维生素 B_{12} 注射液等,针刺得气后注入药液,每次每穴注入 0.5~1 mL。

5.穴位敷贴

用吴茱萸、乌头尖、大黄三味为末,温水调和,敷贴于涌泉穴,或单用吴茱萸末,用醋调和,敷贴于足底涌泉穴。每日睡前进行敷贴,次晨起床后除去。

四、其他疗法

1.助听器

对于经各种治疗无效的久聋,残余听力不超过 90 dB HL 者,可利用残余听力选配合适的助听器以改善听觉,从而提高语言交流能力。助听器从外形来区分,主要有盒式、耳背式、耳内式三大类型。

盒式助听器较为简单,价格低廉,但声音质量较差。耳背式助听器与耳内式助听器是应用较多的助听器。

2.电子耳蜗

对于不可逆的永久性聋,残余听力超过 90 dB HL,助听器不能改善听觉者,可行电子耳蜗植入以改善听觉。婴幼儿的先天性耳聋或后天性耳聋经治无效者,根据残余听力情况使用助听器或电子耳蜗以改善听觉,并配合言语训练,可防止日后形成聋哑。

(胡 楠)

第三节 耳 胀

耳胀是以耳内胀闷堵塞感为主要特征的疾病。本病在临床上极为常见,可发生在单侧或双侧,发病无明显季节性,各种年龄均可发病,儿童患此病时由于不能正确表达自己的感受,往往在听力减退时才被大人发现而就医,成人患此病有逐渐增多的趋势。病程可长可短。中医治疗此病效果肯定,具有一定的优势。西医学的分泌性中耳炎、气压损伤性中耳炎、粘连性中耳炎等疾病及各种原因不明的耳堵塞感均可参考本病进行辨证治疗。

一、病因病机

《素问·阴阳应象大论》说:"浊气在上,则生胀。"这一句经文道出了耳胀的总病机。耳为清窍,只有保持清空的状态,才利于清阳上达,使听觉聪敏。若浊气上逆,阻塞清窍,则易致耳胀。"浊气"包括湿浊、外邪、瘀血等。兹将耳胀常见的病因病机归纳如下。

1.脾虚湿困

脾为后天之本,主运化。若饮食不节,损伤脾胃,或久病伤脾,脾失健运,可导致湿浊不化,困结耳窍,发为耳胀。

2.风邪外袭

生活起居不慎,寒暖不调,风邪外袭,耳窍经气痞塞,则易导致耳胀。风邪外袭多有兼夹,其属性不外寒热两类:若风寒外袭,肺失宣降,津液不布,则聚而为痰湿,积于耳窍而为耳胀;若风热外袭或风寒化热,循经上犯,结于耳窍,以致耳窍痞塞不宣,发为耳胀。

3.气血瘀阻

气血周流,宜通不宜滞,气血阻滞则为病。若邪毒滞留,日久不去,阻于脉络;或长期情绪不佳,可致气机不畅,气血瘀阻,使耳窍经气闭塞,发为耳胀。

4.肝胆湿热

肝胆互为表里,主疏泄,肝主升,胆主降,肝胆升降正常,利于气机畅达,耳窍通利。若外感邪热,内传少阳胆经;或七情所伤,肝气郁结,气机不调,内生湿热,循经上聚耳窍,则为耳胀。

二、辨证论治

1.脾虚湿困

主证:一侧或两侧耳内胀闷堵塞感,日久不愈。鼓膜正常,或见内陷、混浊、液平。可伴有胸闷,纳呆,腹胀,便溏,肢倦乏力,面色不华。舌质淡红,或舌体胖,边有齿印,脉细滑或细缓。

治法及方药:健脾利湿,化浊通窍。可选用参苓白术散加减,常用药物(如人参、扁豆、山药、莲子肉、炙甘草、茯苓、薏苡仁、白术、砂仁、桔梗等)。

加减法:中耳有积液黏稠量多者,可加藿香、佩兰;积液清稀而量多者,宜加泽泻、桂枝;肝气不舒、心烦胸闷者,可加柴胡、香附;疲倦乏力、易出汗者,可加黄芪。

2.风邪外袭

主证:急起一侧或两侧耳内堵塞感,多伴有同侧听力减退及自听增强;鼓膜微红、内陷或有液平面,鼓膜穿刺可抽出清稀积液,鼻黏膜肿胀。全身可伴有鼻塞、流涕、头痛、发热恶寒等症。舌质淡红,苔白,脉浮。

治法及方药:疏风散邪,宣肺通窍。可选用荆防败毒散加减,常用药物(如荆芥、防风、羌活、独活、前胡、桔梗、枳壳、柴胡、川芎、茯苓、甘草等)。

加减法:鼻塞甚者可加白芷、辛夷花;耳堵塞甚者可加石菖蒲;兼咳嗽者可加紫菀、款冬花;兼咽痛、舌质红、苔黄者,可去羌活、独活、川芎,加牛蒡子、金银花、连翘等。

3.气血瘀阻

主证:一侧或两侧耳内胀闷堵塞感,日久不愈,甚则如物阻隔,听力逐渐减退。鼓膜明显内陷,甚则粘连,或鼓膜混浊、增厚,有灰白色钙化斑。舌质淡暗,或边有瘀点,脉细涩。

治法及方药:行气活血,通窍开闭。可选用通窍活血汤加减,常用药物(如桃仁、红花、赤芍、川芎、柴胡、香附、当归、生姜、红枣等)。

加减法:少气纳呆、舌质淡、脉细缓者,可去桃仁、红花,可加党参、黄芪、炙甘草等;大便稀溏、舌苔腻者,可加苍术、砂仁、石菖蒲等;脘腹胀满者,可加厚朴、木香等。

4.肝胆湿热

主证:一侧或两侧耳内胀闷堵塞感,耳内微痛,或有听力减退及自听增强,或耳鸣,病程较短。鼓膜色红或橘红、内陷或见液平面,鼓膜穿刺可抽出黄色较黏稠的积液。多兼见烦躁易怒,口苦口干,胸胁苦满。舌红,苔黄腻,脉弦数。

治法及方药:清泻肝胆,利湿通窍。可选用龙胆泻肝汤加减,常用药物(如龙胆草、栀子、黄芩、柴胡、车前子、泽泻、木通、当归、甘草等)。

加减法:耳堵塞胀闷甚者可加石菖蒲、川芎以化浊通窍;大便秘结者,可加大黄、厚朴;胸胁苦满者,可加香附;失眠者,可加远志、合欢皮。本方药物多苦寒,宜中病即止,不宜久服。

三、外治法

1.滴鼻

本病伴有鼻塞者,可用具有疏风通窍作用的药液滴鼻,使鼻窍及耳窍通畅,减轻耳堵塞感,并有助于耳窍积液的排出。

2.咽鼓管吹张

可酌情选用捏鼻鼓气法、波氏球法或咽鼓管导管吹张法进行咽鼓管吹张,以暂时改善耳内通气,缓解耳胀闷堵塞感。若鼻塞涕多者,不宜进行咽鼓管吹张。

(1)捏鼻鼓气法:嘱病人用拇指和示指捏住两鼻翼,紧闭嘴,使前鼻孔和嘴均不出气,然后用力呼气,这样呼出的气体沿两侧咽鼓管进入鼓室,患者可感觉到耳内胀闷感暂时减轻。

(2)鼓气球吹张法:患者含水一口,医务人员将鼓气球前端的橄榄头塞于患者一侧前鼻孔,并压紧对侧前鼻孔,嘱患者吞咽,在吞咽水的瞬间,医务人员迅速挤压橡皮球,使气流通过咽鼓管进入鼓室,从而暂时缓解耳堵塞的症状。

(3)导管吹张法:先用1%的麻黄素和1%的丁卡因收缩、麻醉鼻腔黏膜,将咽鼓管导管沿鼻底缓缓伸入鼻咽部,将原向下的导管口向外侧旋转90°,并向外前沿着鼻咽部外侧壁缓缓退出少许,越过咽鼓管圆枕,进入咽鼓管咽口。导管抵达鼻咽后壁后,亦可将导管向内侧旋转90°,缓缓退出至钩住鼻中隔后缘,再向下、向外旋转180°,进入咽鼓管咽口。然后左手固定导管,右手用橡皮球向导管内吹气,使空气通过咽鼓管进入鼓室,从而暂时缓解耳堵塞感。注意用力要适当,避免压力过大导致鼓膜穿孔。

3.鼓膜穿刺抽液

若见有鼓室积液,可在严格无菌操作下,行鼓膜穿刺抽液。方法:先用鼓膜麻醉剂进行鼓膜表面麻醉,用75%的酒精进行外耳道及鼓膜表面消毒,以针尖斜面较短的7号针头,在无菌操作下从鼓膜前下方(或后下方)刺入鼓室,抽吸积液。

4.鼓膜切开及置管

经长期治疗无效,中耳积液较黏稠者,可在局麻或全麻下,用鼓膜切开刀在鼓膜前下或后下象限做放射状或弧形切口,行鼓膜切开术,用吸引器将鼓室内液体全部吸尽,然后放置鼓膜通气管。

四、针灸按摩

1.体针

可采用局部取穴与远端取穴相结合的方法。耳周取听宫、听会、耳门、翳风;远端可取合谷、内关,用泻法。脾虚表现明显者,配足三里、脾俞等穴,用补法或加灸。

2.耳针

取内耳、神门、肺、肝、胆、脾等穴位针刺;也可用王不留行籽或磁珠贴压以上耳穴,经常用手指轻按贴穴,以维持刺激。

3. 穴位注射

取耳周穴耳门、听宫、听会、翳风等做穴位注射,药物可选用丹参注射液、当归注射液等,每次选用 2 穴,每穴注射 0.5～1 mL 药液。

4. 鼓膜按摩

可选用以下方法进行鼓膜按摩,一般来说,进行鼓膜按摩后,耳胀闷堵塞感会暂时减轻或缓解。

(1)用示指或中指按压耳屏,使其掩盖住外耳道口,持续 1～2 s 后再放开,一按一放,有节奏地重复多次。

(2)用示指或中指插入外耳道口,使其塞紧外耳道,轻轻按压 1～2 s,再放开,一按一放,如此重复多次。

(3)用鼓气耳镜放入耳道内,反复挤压、放松橡皮球使外耳道交替产生正、负压,引起鼓膜的运动而起到鼓膜按摩的作用。

(4)用专门设计的鼓膜按摩仪进行鼓膜按摩。

(胡　楠)

第四节　鼻窒

鼻窒是以经常性鼻塞为主要特征的疾病。"窒"即"塞"之意。本病在临床上发病率极高,无明显地域性,在人群中分布极广泛,无论男女老幼均可患病,病程可长可短。中医治疗本病具有一定的优势。西医学的慢性鼻炎、药物性鼻炎、鼻中隔偏曲等疾病可参考本病进行辨证治疗。

一、病因病机

本病多为脏腑虚弱,邪滞鼻窍所致。多因素体肺脾虚弱,伤风鼻塞反复发作,或因鼻窍邻近病灶或自身的异常累及其功能所致。也可因邪气久滞,肺经蕴热致发病。

1. 肺脾气虚

肺卫不足,或久病体弱,肺气耗伤,肺失清肃,邪毒留滞鼻窍。或饮食劳倦,病久失养,损伤脾胃,水湿失运,浊邪滞留鼻窍而为病。《灵枢·本神》曰:"肺气虚则鼻塞不利,少气。"《赤水玄珠·卷三·鼻门》曰:"因卫气失守,寒邪客于头面,鼻亦受之,不能为用,是不闻香臭矣。"《东垣试效方·卷五·鼻门》曰:"夫阳气、宗气者,皆胃中生发之气也。其名虽异,其理则一。若因饥饱劳役损伤脾胃,生发之气即弱,其营运之气不通上升,邪害空窍,故不利而不闻香臭也。"

2. 肺经蕴热

伤风鼻塞失治误治,迁延不愈,浊邪伏肺,久蕴不去,肺经蕴热,失于宣降,熏蒸鼻窍,肌膜肿胀,鼻窍不通而为病。《医学入门·卷四·鼻》亦曰:"鼻塞须知问久新……久者,略感风寒,鼻塞等证便发,乃肺伏火邪,遇甚则喜热恶寒,故略感冒而内火便发。"《医碥·卷四·杂症·鼻》曰:"鼻塞,由脑冷,而气化液,下凝于鼻(如天冷呵气成水也,脑暖立通);一由气热,蒸涕壅塞固矣,乃极力去其涕,而仍不通者,则窍之外,皆涕液之所浸淫,肉理胀满,窍窄无缝故也。"又

— 215 —

曰："若平日常常鼻塞不闻香臭，或值寒月，或略感风寒即塞者，乃肺经素有火郁，喜热（热则行散，故喜之）恶寒，故略感寒即发。"

3.气滞血瘀

素体虚弱，或伤风鼻塞失治，邪毒久犯，正虚邪滞，气血不行，浊邪久滞，壅阻鼻窍，气滞血瘀而为病。古人没有明确提出本证型，但近现代医家多提出本病与"瘀"有关，如干祖望教授提出"淤血滞积，鼻甲以血瘀而充血淤血，致体积肥厚，充盈满腔，长期不退不消不缩小"，再如20世纪80年代初期全国高等医药院校试用教材《中医耳鼻喉科学》明确提出"气滞血瘀"证型，从而奠定了血瘀学说的基础，之后的教材一直沿袭了这一观点。

二、辨证论治

1.肺脾气虚

主证：鼻塞时轻时重，或交替性鼻塞，涕白而黏，遇寒冷时症状加重；鼻黏膜淡红肿胀；可伴有倦怠乏力，少气懒言，咳嗽痰稀，易患感冒，食欲缺乏，便溏；舌淡，苔白，脉细弱。

治法及方药：补益肺脾。肺气虚为主者，可选用温肺止流丹（《辨证录》）加减。常用药物（如人参、荆芥、细辛、诃子、甘草、桔梗、鱼脑石等）。

加减法：易患感冒或遇风冷则鼻塞加重者，可合用玉屏风散以益气固表。鼻塞重者可加辛夷、苍耳子等通鼻窍。若脾虚及肺或肺虚及脾，致使肺脾两虚，寒湿滞鼻，症见鼻塞日久不愈，鼻黏膜色淡肿，少气乏力，气短懒言，食欲缺乏，易感冒，可加入黄芪、党参、茯苓、白术等肺脾双补。

2.肺经蕴热

主证：鼻塞时轻时重，或交替性鼻塞，鼻涕色黄量少，鼻气灼热；鼻黏膜充血肿胀，表面光滑、柔软有弹性；或有口干，咳嗽痰黄；舌红，苔薄黄，脉数。

治法及方药：清热肃肺。可选用黄芩汤（《医宗金鉴》）加减，常用药物（如黄芩、栀子、桑白皮、麦冬、赤芍、桔梗、薄荷、甘草、荆芥穗、连翘等）。

加减法：若鼻塞甚者，酌加桑白皮、白芷、地龙、辛夷以宣肺通络、芳香透窍。若鼻黏膜色暗肿厚，鼻甲肥大色暗而有光泽，鼻塞较甚，舌红有瘀点，或舌尖暗红者，可用黄芩、生地黄、赤芍、当归、川芎、红花等以泻心肺、化瘀滞。若脓涕多者，可加芦根、藿香、蒲公英等。

3.气滞血瘀

主证：鼻塞较甚，持续不减，鼻涕不易擤出，嗅觉减退；鼻黏膜暗红肥厚，下鼻甲肿大，表面呈桑葚状，触之硬实，缺少弹性，对血管收缩剂反应不敏感；舌质暗红或有瘀点，脉弦涩。

治法及方药：行气活血。可选用通窍活血汤（《医林改错》）加减，常用药物（如桃仁、红花、赤芍、川芎、老葱、麝香、大枣、辛夷等）。

加减法：如果鼻塞鼻涕黏稠，可加用祛痰散结之药，以祛浊除涕通鼻窍，例如石菖蒲、丝瓜络、浙贝母等；如果头胀痛、耳堵者，可加柴胡、升麻、菊花以理气散邪；如或鼻涕较清、怕冷者，可加益智仁、淫羊藿、诃子肉等。

三、外治法

1.滴鼻

适用于各型鼻窒。滴鼻法是治疗鼻窒的主要外治法。而且此法具有给药方便、用药直接、疗效迅速等诸多优点。所用药物一般以芳香通窍为主。亦可根据证情之寒热选用相应的药物制成滴剂进行滴鼻。常用药物(如滴鼻灵、鼻炎灵、复方鹅不食草滴剂、复方苍耳子滴剂等)。热证可加用双黄连注射液、鱼腥草注射液、清热解毒注射液等用生理盐水稀释后滴鼻,每日3～4次。很多滴鼻的中药制剂具有收缩血管的作用,长期应用可能会导致药物性鼻炎,因此不建议长期使用具有收缩鼻腔作用的滴鼻药物,一般以不超过1周为宜。

2.蒸气吸入

适用于各型鼻窒。可用性味芳香的中药(如苍耳子散煎煮,或用柴胡、当归、丹参等)注射液做超声雾化经鼻吸入。如热证可用黄芩汤合苍耳子散煎水熏鼻,或用清热解毒注射液兑薄荷水少许做雾化吸入;虚证用保元汤合苍耳子散煎水熏鼻,或用黄芪注射液等做雾化吸入;瘀证用通窍活血汤加辛夷煎水熏鼻,或用复方丹参注射液、当归注射液等行雾化吸入,每日1次。

3.吹鼻药和塞鼻药

选用芳香通窍、活血散寒类药物制成粉剂,用喷粉器或塑料管等将药物吹入鼻内。常用药物(如鹅不食草干粉、碧云散、鱼脑石散、苍耳子散等)。每日2～3次。或用药棉、吸收性明胶海绵裹药塞于下鼻道处,效果则较吹药法为佳。若将药物制成栓剂或药膜剂塞鼻则效果更佳。

4.下鼻甲注射

对各型鼻窒均有较好的治疗作用。注射方式一般采用下鼻甲黏膜下注射。方法:先用2%的丁卡因棉片贴于下鼻甲前端,5 min后去掉棉片,用事先备好的药物与注射器5号针头,于下鼻甲前端刺入黏膜下,深度以针尖触及下鼻甲骨为止。注射用药可根据证情的虚实寒热而选用相应的药物。如热证可选用清开灵注射液、鱼腥草注射液等以清热通窍;虚寒证可选用胎盘组织液、黄芪注射液、麝香注射液等以补虚散寒;血瘀证可选用复方丹参注射液、当归注射液、川芎嗪注射液等以活血化瘀。鼻甲肥大者,可选用当归、川芎、黄芪、复方丹参、鱼腥草等注射液做下鼻甲注射,每次每侧注射1～2 mL,5～7日1次,5次为一疗程。若证情虚实错杂则可联合用药。

5.灼烙法

表面麻醉后用烙铁或高频电刀,蘸上麻油,烧灼下鼻甲,每7～10日灼烙1次,3次为一疗程。亦可配合射频、微波的等方式治疗。

四、针灸按摩

1.体针

主穴:迎香、上迎香、印堂、上星。

配穴:百会、风池、太阳、合谷、足三里。

每次取主穴1～2个,配穴2～3个。具体的取穴原则以局部取穴及阳明、太阴经取穴为主,并可根据兼症不同而适当选取配穴。常用穴位(如手阳明大肠经的迎香、禾髎、合谷等);足阳明胃经的巨髎、四白、厉兑、足三里;足太阴脾经的隐白、三阴交;手太阴肺经的太渊、列缺。应用时,一般以阳明经穴为主穴,以太阴经穴为辅穴,轮换应用。根据虚实证,采取实证用泻法、虚证用补法,以疏通经气、调整脏腑虚实、宣通鼻窍。必要时亦可配合电针仪治疗,以增强疗效。若头昏痛者,配印堂、百会、太阳、神庭等以清利头目、舒缓阳气而止痛。

2.耳针及耳穴贴压

各证型均可应用。耳针取鼻、内鼻、肺、脾、内分泌、皮质下等穴;或用王不留行籽贴压穴位,以调理脏腑、祛邪通窍。

3. 艾灸

艾灸适用于肺脾气虚及寒滞血瘀证。取迎香、人中、印堂、百会、肺俞、脾俞、足三里等穴位,并重点灸百会穴。百会穴属督脉,督脉总督一身之阳,其经脉至于鼻部,有温阳益气、逐寒通窍之功。肺气虚者,配肺俞;脾气虚者,配脾俞、胃俞等。灸法以温热悬灸为宜,以温经散寒、活血通络。鼻塞明显者,可用苍耳子散卷入艾卷中,灸迎香穴,以芳香通窍。灸法以每日1次或隔日1次为宜。

（胡　楠）

第五节　鼻　渊

鼻渊是以鼻流浊涕、量多不止为主要特征的疾病。本病为鼻科的常见病、多发病之一,病程可长可短。鼻渊可发生于各种年龄。小儿由于体质柔弱娇嫩,易受外感,其发病率较成人为高,症状一般较成人为重。

中医治疗此病疗效确切,具有一定的优势。西医学的急、慢性鼻-鼻窦炎,鼻后滴漏综合征等疾病均可参考本病进行辨证治疗。

一、病因病机

本病的发生外因是感受风寒、风热之邪,内因是脏腑功能失调,主要与肺、胆、胃、脾等脏腑邪实或虚损有关。

1. 肺经风热

肺主一身之表,开窍于鼻。若外感风热邪毒,侵犯鼻窍;或风寒袭表犯肺,郁而化热,内犯于肺,肺失宣降,邪热循经上壅鼻窍而为病。如《医碥·伤风寒》所说:"盖鼻渊属风热入脑,热气涌涕伤鼻。"又如《类证治裁·鼻口症论治》言:"有脑漏或鼻渊,由风寒入脑,郁久化热。"

2. 胆腑郁热

胆为刚脏,内寄相火,其气通脑。若情志不遂,胆失疏泄,气郁化火,胆火循经上犯,移热于脑,伤及鼻窍,灼腐肌膜,煎炼津液,遂致鼻渊。如《素问·气厥论》:"胆移热于脑,则辛頞鼻渊"。

3. 脾胃湿热

鼻属阳明胃经。若饮食不节,过食肥甘煎炒、醇酒厚味,湿热内生,郁困脾胃,运化失常,湿热邪毒循经上蒸鼻窍,灼腐肌膜,发为本病。如《张氏医通·卷八》:"鼻出浊涕,即今之脑漏是也……要皆阳明伏火所致。"

4. 肺气虚寒

素体气虚,或病后失养,致肺脏虚损,肺卫不固,易为邪犯,正虚清肃不力,邪毒易于滞留鼻窍,久而不去,而成本症。如《景岳全书·卷二十七》:"凡鼻渊脑漏虽为热证,然流渗既久者,即火邪已去,流亦不止,以液道不能扃固也。"

5. 脾虚湿困

饮食不节,劳倦思虑太过损伤脾胃,致脾气虚弱,运化失健,清阳不升,湿浊上泛,浸淫鼻窍而为病,常使病情缠绵难愈。

二、辨证论治

1.肺经风热

主证:鼻塞,鼻涕量多且白黏或黄稠,嗅觉减退,头痛,鼻黏膜红肿,尤以中鼻甲为甚,中鼻道或嗅沟可见黏性或脓性分泌物。可兼有发热恶寒、咳嗽。舌质红,舌苔薄黄,脉浮。

治法及方药:疏风清热,宣肺通窍。可选用银翘散加减,常用药物(如金银花、连翘、荆芥、薄荷、牛蒡子、淡豆豉、桔梗、甘草等)。

加减法:鼻涕量多者可加蒲公英、鱼腥草、瓜蒌等;鼻塞甚者可加苍耳子、辛夷等;头痛者可加柴胡、藁本、菊花等;表证不明显而以肺热为主者,可用泻白散加减。

2.胆腑郁热

主证:脓涕量多,色黄或黄绿,或有腥臭味,鼻塞,嗅觉减退,头痛剧烈,鼻黏膜红肿,中鼻道、嗅沟或鼻底可见有黏性或脓性分泌物潴留,头额、眉棱骨或面颊部可有叩痛或压痛。可兼有烦躁易怒,口苦,咽干,目赤,寐少梦多,小便黄赤等全身症状。舌质红,苔黄或腻,脉弦数。

治法及方药:清泄胆热,利湿通窍。可选用龙胆泻肝汤加减,常用药物(如柴胡、龙胆草、黄芩、栀子、泽泻、车前子、木通、生地、当归、甘草等)。

加减法:鼻塞甚者可加苍耳子、辛夷、薄荷等;头痛甚者可加菊花、蔓荆子等;大便秘结者可加大黄等。

3.脾胃湿热

主证:鼻涕黄浊而量多,鼻塞重而持续,嗅觉减退,鼻黏膜肿胀,中鼻道、嗅沟或鼻底可见有黏性或脓性分泌物潴留,头昏闷或重胀。倦怠乏力,胸脘痞闷,纳呆食少,小便黄赤。舌质红,苔黄腻,脉滑数。

治法及方药:清热利湿,化浊通窍。可选用甘露消毒丹加减,常用药物(如藿香、石菖蒲、白豆蔻、薄荷、滑石、茵陈、黄芩、连翘、木通、浙贝母、射干等)。

加减法:鼻塞甚者可加苍耳子、辛夷等;头痛甚者可加白芷、川芎、菊花等;食欲缺乏者,可加半夏、砂仁等。

4.肺气虚寒

主证:鼻涕黏白量多,稍遇风冷则鼻塞,嗅觉减退,鼻黏膜淡红肿胀,中鼻甲肥大或息肉样变,中鼻道可兼有黏性分泌物。头昏头胀,气短乏力,语声低微,面色苍白,自汗畏风,咳嗽痰多。舌质淡,苔薄白,脉缓弱。

治法及方药:温补肺脏,益气通窍。可选用温肺止流丹加减。常用药物(如人参、荆芥、细辛、诃子、甘草、辛夷、苍耳子、白芷等)。

加减:头额冷痛者可加羌活、白芷、川芎等;畏寒肢冷,遇寒加重者可加防风、桂枝等;鼻涕多者可加半夏、陈皮、薏苡仁等;自汗畏风者可加黄芪、白术、防风等。

5.脾虚湿困

主证:鼻涕白黏而量多,嗅觉减退,鼻塞较重,鼻黏膜淡红,中鼻甲肥大或息肉样变,中鼻道、嗅沟或鼻底见有黏性或脓性分泌物潴留。食少纳呆,腹胀便溏,脘腹胀满,肢困乏力,面色萎黄,头昏重,或头闷胀。舌淡胖,苔薄白,脉细弱。

治法及方药:健脾利湿,益气通窍。可选用参苓白术散加减。常用药物(如党参、白术、茯苓、甘草、山药、扁豆、薏苡仁、砂仁、桔梗等）。

加减：鼻涕浓稠量多者可加陈皮、半夏、枳壳、瓜蒌等；鼻塞甚者可加苍耳子、白芷等；纳呆、腹胀者，可加厚朴、半夏等。

三、外治法

1.滴鼻法

可用芳香通窍的中药滴鼻剂滴鼻，以疏通鼻窍。

2.熏鼻法

用芳香通窍、行气活血的药物，例如苍耳子散、川芎茶调散等，放砂锅中，加水 2 000 mL，煎至 1 000 mL，倒入合适的容器中，先令患者用鼻吸入蒸气，从口中吐出，反复多次，待药液温度降至不烫手时，用纱布浸药热敷印堂、阳白等穴位。

四、针灸按摩

1.针刺

主穴：迎香、攒竹、上星、禾髎、印堂、阳白等。

配穴：合谷、列缺、足三里、丰隆、三阴交等。每次选主穴和配穴各 1～2 穴，每日针刺 1 次。

2.艾灸

主穴：百会、前顶、迎香、四白、上星等。

配穴：足三里、三阴交、肺俞、脾俞等。悬灸至局部有焮热感、皮肤潮红为度。此法一般用于虚寒证。

3.穴位按摩

选取迎香、合谷，自我按摩，每次 5～15 min，每日 1～2 次，或用两手大鱼际，沿两侧迎香穴上下按摩至发热，每日数次。

五、其他疗法

1.激光理疗

用半导体激光治疗仪，将激光探头照射内迎香、阳白等穴，每次 10～15 min。若配合针刺，效果更佳。

2.微波理疗

用超短波治疗仪，弯成各种形状的微波头，调节其输出功率为 30～50 W，处理时间为 3～5 s，微波具有穿透性及热效应，作用于人体局部可改善局部血液微循环，加快炎症消退。

（胡 楠）

第六节 喉 瘖

喉瘖是以声音嘶哑为主要特征的疾病。发病急骤、猝然声音嘶哑者，又称"暴瘖"或"急喉瘖"；缓慢起病、病程较久者，又称"久瘖"或"慢喉瘖"。喉瘖是临床常见多发病，可发生于任何年龄，教师、歌唱演员等职业用声者尤为多见。西医学的急性喉炎、慢性喉炎、创伤性喉炎、声带黏膜下出血、声带小结、声带息肉、喉关节炎、喉肌弱症、声带麻痹等疾病可参考本病进行辨证治疗。

一、病因病机

《景岳全书·卷十九》提出的"金实则不鸣,金破亦不鸣"高度概括了声音嘶哑的病机,对后世医家有较大影响,以致医家普遍用"金实不鸣,金破不鸣"来概括喉瘖病机。这里用"叩金则鸣"来形容正常的发声,"实"指实证,"破"指虚证。"金实不鸣"的含义是,喉瘖实证多由外邪犯肺,或肺热壅盛,或血瘀痰凝,致声门开合不利而致;"金破不鸣"的含义是,喉瘖虚证多因脏腑虚损,咽喉失养,声门开阖不利而致。

1.风寒外袭

喉为肺窍,乃呼吸吐纳之通道,主发声音之关要。肺主气,肺和则气充,气充则窍有所养,肺气宣畅则声音洪亮。

而肺居上焦,乃娇嫩之脏,易受外邪所伤。若外感风寒,邪束肺卫,则肺气失于宣发,风寒邪气郁滞喉门;或暴吸风寒,寒邪郁阻会厌声户,均使肺气失宣,或肺气壅遏,致声户不畅,开合不利,而发为嘶哑,甚则失音。

2.风热犯肺

外感风热,或风寒郁久化热,侵犯肺经,则肺失宣降,气机失调;或风热邪气直犯喉门,热壅结聚声户,气机不调,气血失和,致脉络壅阻而病喉痈、嘶哑。

3.肺热壅盛

嗜食辛辣厚味,肺胃素有积热,或肺经积热;或嗜食烟酒,胸膈宿痰,复感风邪或风热,引动脏热,内外热结,热壅喉门,灼烁肌膜;或肺气壅塞,肌膜腐坏而病急喉瘖。小儿脏腑娇嫩,喉器嫩弱狭小,感受外邪后,肌膜红肿易发生堵塞痰闭,而转发为喉风之症。

4.肺脾气虚

肺主气,气乃发声之源,脾化生气血,为气之源。喉为气道,乃发声之器,气司声户之开合。若久病伤气,或久嗽耗气,或用声过度,耗伤肺气,或饥馁劳倦,致败中气,或忧思太过,致伤脾气。肺脾气虚,喉失充养,发声乏源,气虚鼓动声户无力,致声带收展乏力,声户开合失司,肌膜失泽,语出无力而语音低微,发为喉瘖。

5.肺肾阴虚

喉属肺系,肺肾同源,肺肾阴精,濡养喉器。若久病失养,或素体阴虚,或燥尘久染,或久嗽不愈,或急喉瘖久用苦寒,均可耗伤阴精,使津虚不能上奉,喉失濡养,邪滞不去;阴虚生内热,虚火上炎,灼伤喉门肌膜,则肌膜红肿,久润失泽,声户开合不利,而声音不扬,语声不润,发为喉瘖。

二、辨证论治

1.风寒外袭

主证:猝然声音不扬,甚则嘶哑,喉黏膜淡红肿胀,声门闭合不全。鼻塞,流清涕,咳嗽,口不渴,或恶寒发热,头身痛。舌淡红,苔薄白,脉浮紧。

治法及方药:疏风散寒,宣肺开音。可选用三拗汤合六味汤加减,其中以三拗汤疏风散寒、宣肺开闭而解表;以六味汤宣肺利喉、开音疗哑。诸药合用,可以疏散风寒,宣通肺气,化痰止咳,开喉洪声。常用药物(如麻黄、杏仁、甘草、荆芥、防风、桔梗、僵蚕、薄荷等)。

加减法:声嘶甚者,可加木蝴蝶、石菖蒲等;鼻塞者,可加白芷、辛夷花等;咳嗽声浊较重者,可加紫菀、枇杷叶等;若恶寒发热明显者,宜重用麻黄,助以桂枝、荆芥以调和营卫、宣通阳气而发散风寒。或用荆防败毒散加减。

2.风热犯肺

主证:声音不扬,甚则嘶哑,喉黏膜及声带红肿,声门闭合不全。咽喉疼痛,干痒而咳,或发热微恶寒,头痛。舌质红,苔薄黄,脉浮数。

治法及方药:疏风清热,利喉开音。可选用疏风清热汤加减,常用药物(如连翘、金银花、桔梗、薄荷、竹叶、生甘草、荆芥穗、淡豆豉、牛蒡子等)。

加减法:声嘶甚者,可加蝉蜕、木蝴蝶、胖大海等;痰黏难出者,可加瓜蒌皮、杏仁以化痰;咳嗽者,可加浙贝母、前胡等。

3.肺热壅盛

主证:声音嘶哑,甚则失音,喉黏膜及室带、声带深红肿胀,声带上有黄白色分泌物附着,闭合不全。咽喉疼痛,咳嗽痰黄,口渴,大便秘结。舌质红,苔黄厚,脉滑数。

治法及方药:清热泻肺,利喉开音。可选用泻白散加减,常用药物(如金银花、连翘、黄连、黄芩、射干、板蓝根、山豆根、玄参、赤芍、甘草等)。

加减法:咳嗽痰多者,可加瓜蒌仁、浙贝母、天竺黄、竹茹等;声嘶甚者,可加蝉蜕、木蝴蝶、胖大海等;大便秘结者,可加大黄、枳实等。

4.肺脾气虚

主证:声嘶日久,语音低沉,高音费力,不能持久,劳则加重,喉黏膜色淡,声门闭合不全。少气懒言,倦怠乏力,纳呆便溏,面色萎黄。舌淡胖,边有齿痕,苔白,脉细弱。

治法及方药:补益肺脾,益气开音。可选用补中益气汤加减。常用药物(如黄芪、人参、当归、橘皮、升麻、柴胡、白术、甘草等)。

加减法:声嘶甚者,可加诃子、石菖蒲等;咳嗽痰多者,可加半夏、茯苓、紫菀、款冬花等;纳呆、便溏者,可加砂仁、半夏、扁豆等。

5.肺肾阴虚

主证:声音嘶哑日久,喉黏膜及室带、声带微红肿,声带边缘肥厚,或喉黏膜及声带干燥、变薄,声门闭合不全。咽喉干涩微痛,干咳,痰少而黏,时时清嗓,或兼颧红唇赤、头晕、虚烦少寐、腰膝酸软、手足心热等症状。舌红少津,脉细数。

治法及方药:滋阴降火,润喉开音。可选用百合固金汤加减,常用药物(如熟地、生地、当归身、白芍、桔梗、玄参、贝母、麦冬、百合、甘草等)。

加减法:虚火旺者,可加黄柏、知母等以降火坚阴;若盗汗多,夜梦甚,可加五味子、生龙骨等以敛阴止汗、宁心消梦;若喉干痒咳明显者,可加蝉蜕、杏仁等以宣肺止咳而清音;若声带边缘增厚者,可加丹参,配玄参以活血散结;若以声嘶、咽喉干痒、咳嗽、烧热感为主的阴虚肺燥之证,宜用甘露饮以生津润燥。

6.血瘀痰凝

主证:声嘶日久,讲话费力,喉黏膜及室带、声带暗红肥厚,或声带边缘有小结、息肉。喉内异物感或有痰黏着感,常需清嗓,胸闷不舒。舌质暗红或有瘀点,苔腻,脉细涩。

治法及方药:行气活血,化痰开音。可选用会厌逐瘀汤加减。常用药物(如当归、赤芍、红花、桃仁、生地、枳壳、柴胡、桔梗、甘草、玄参等)。

加减法：若气滞重者，加香附、郁金、丹参、陈皮等以理气行气、活血化瘀；若痰多者，可加贝母、瓜蒌仁、海浮石等；若气虚明显者，加党参、黄芪以益气补气；若兼肺肾阴虚者，可配合百合固金汤加减；若兼肺脾气虚者，可配合补中益气汤加减。若声带、室带肥厚明显者，可加昆布、夏枯草、桃仁等以散结破瘀。

三、外治法

1.含噙法

选用具有清利咽喉的中药制剂含服，有助于消肿止痛开音。

2.蒸气吸入

根据不同证型选用不同的中药，水煎，取过滤药液进行蒸气吸入。如风寒袭肺者，可用紫苏叶、香薷、蝉蜕等；风热犯肺或肺热壅盛者，可用柴胡、葛根、黄芩、生甘草、桔梗、薄荷等；肺肾阴虚者，可用乌梅、绿茶、甘草、薄荷等。

3.离子导入疗法

用红花、橘络、乌梅、绿茶、甘草、薄荷水煎取汁，进行喉局部直流电离子导入治疗，有利喉消肿开音的作用。

4.吹药法

将药物制成极细粉末，装入特制喷撒瓶中，喷撒咽喉进行治疗，有局部药物浓度高、疗效显著、副作用小的特点。

常用药物：例如，西瓜霜、双料喉风散、雄黄巴豆散、雪梅散及飞仙散等。

5.贴敷法

取麝香跌打风湿膏或关节止痛膏，或伤湿止痛膏，贴于颈正中喉部，有利于舒筋活络、调和气血。

四、针灸按摩

1.体针

可采用局部取穴与远端取穴相结合的方法。

局部取穴：人迎、水突、廉泉、天鼎、扶突。

远端取穴：病初起者，可取合谷、少商、商阳、尺泽，用泻法；病久者，若肺脾气虚可取足三里，若肺肾阴虚可取三阴交。用平补平泻法；或实证用泻法，虚证用补法。

2.刺血法

用三棱针刺两手少商、商阳、三商（奇穴，别名大指甲根）、耳轮1～6等穴，每穴放血1～2滴，每日1次，有泄热开窍、利喉开音的作用，适用于喉瘖实热证。

3.耳针或耳穴贴压

取咽喉、声带、肺、大肠、神门、内分泌、皮质下、平喘等穴。脾虚者，加取脾、胃；肾虚者，加取肾。每次3～4穴，针刺20 min。病初起，每日1次，久病，隔日1次，也可用王不留行籽或磁珠贴压，每次选3～4穴。

4.穴位注射

取喉周穴位如人迎、水突、廉泉等，每次选2～3穴进行穴位注射，药物可选用复方丹参注射液、当归注射液、维生素 B_{12} 等，每次注射 0.5～1 mL 药液。

（胡　楠）

第七节 喉 咳

喉咳是以阵发性咽喉奇痒、干咳连连为主要特征的疾病。本病在临床上较为常见,可发生于各种年龄,病程可长可短。中医治疗此病疗效肯定,具有一定的优势。西医学的变应性咽喉炎及以干咳为主要症状的咽喉疾病等均可参考本病进行辨证治疗。

一、病因病机

咽喉既是人体的局部组织器官,也是脏腑之外窍,由于咽喉与人体多个脏腑及多条经脉相关,故喉咳病位主要在咽喉,但与肺脾胃肝肾等脏腑关系密切。咽喉为气息出入之门、肺胃系之首。肺主皮毛,咽喉黏膜可视为肌肤的延伸。咽喉得脏腑经气之温煦,得脏腑阴液之濡润,则咽喉功能健旺,而得以保持其正常生理功能。

若感受风邪,宣发不彻,或饮食失节,或病初频服凉性药、收敛药或滥用抗生素、滋补药及过食辛辣肥甘,醇酒厚味等使邪滞肺经,闭门留寇而致本病。也可因外邪入久,失治误治,久郁伤阴,阴虚火旺上灼于喉,或素体阴虚或有内热,复因外感时邪失于疏散,浮邪不得外达,导致火郁内结,旋于肺门而致本病;也可因禀质过敏,异气刺激咽喉,引起肺气上逆所致本病。《素问·太阴阳明论》曰:"伤于风者,上先受之。""痒则为风",咽痒作咳,为风邪客于咽喉所致。肺为华盖之脏,而咽喉又在肺之上端,故外邪最易侵犯。若风邪外袭,肺失宣肃,可致邪壅咽喉而发病。道出了喉咳的总病机。

喉咳一症的发生,主要是感受风邪,疏解不彻,肺失宣肃,邪壅咽喉而发病。风有内外之分。外风致咳者,多为外感六淫之后,余邪夹风客于咽喉引发;内风致咳者,多为肝郁化火动风,风淫上扰咽喉所致(肝风之咳,每见咽喉作痒、气逆作咳、咳时面赤、胸胁胀痛、口干苦等症)。亦有因脏腑功能失调或素体禀赋不足,精微不能上承,咽喉失于濡养而致喉咳,其病位虽在咽喉,但涉及肺、脾胃、肝、肾等脏腑。

1. 风邪侵袭

风为六淫之首,"百病之长"。喉咳以风为先导。《素问·太阴阳明论》曰:"伤于风者,上先受之。"肺为华盖之脏,而咽喉又在肺之上端,故外邪最易侵犯咽喉。若风邪外袭,肺失宣肃,可致邪壅咽喉发病。

2. 肺卫不固

咽喉与皮毛同为人体之藩篱,素体肺气虚弱,卫表不固,易遭风邪、异气侵袭,正邪相争,正不胜邪,邪滞咽喉,而发为喉咳。

3. 脾气虚弱

脾主运化,为气血生化之源,脾土失健,导致气虚、血少、津亏;脾不升清则难以上养于咽喉;津血同源,血虚则生风,而致咽痒如蚁行,干燥而引起咳嗽;咽喉失养,也易遭风邪侵袭,发为喉咳。

4. 阴虚火旺

外邪入久,失治误治,久郁伤阴、阴虚火旺上灼于喉,或素体阴虚,或有内热,复因外感时邪失于疏散,浮邪不得外达,导致火郁内结,旋于肺门。《景岳全书》云:"肺苦于燥,肺燥则痒,痒则咳不能已也。"或咽干咳嗽日久,郁而化热,肾阴亏耗,无以上养咽喉,而致本病发生。

　　5.瘀血阻滞

　　由于该病久治不愈,使机体气机运行不畅,气滞则血瘀,气血瘀阻咽喉,津不上承,则咽喉失养而病,故此类患者多伴有气血瘀阻咽喉的情况,即所谓"久病成瘀"。"瘀能致燥",燥能生风,风可致痒,痒作即咳,而发为病。

　　此外饮食、情志、异气(异味、粉尘、烟味)等因素也可诱发本病。咽喉为气息出入之门,脏腑之外窍,又在肺之上端,《素问·太阴阳明论》云:"喉主天气,咽主地气。"咽喉上通天气、下通地气,为肺胃之门户,外感风邪从口鼻而入,常侵袭咽喉,致门户闭郁、肺气失宣而咳嗽。表明了咽喉与肺胃的关系。只有保持肺气正常地宣降,才得以保持咽喉功能健旺,使咽喉清利。若浊气上逆,阻塞清窍,则易致喉咳。

二、辨证论治

　　1.风邪外袭

　　主证:咽痒,干咳少痰,不易咯出。遇风则咽痒甚,痒即作咳,多呈阵发性,咳甚则声嘶。或有鼻流清涕,或口干思饮,舌质淡红,舌苔薄白,脉浮紧。

　　治法及方药:疏风散邪,利咽止咳。可选用止嗽散(《医学心悟》)加减。常用药物(如荆芥、桔梗、白前、紫菀、百部、陈皮、甘草等)。

　　加减法:兼鼻塞、流涕者,可加白芷、辛夷、防风等;声嘶者,可加胖大海、蝉蜕等;咽干不适者,可加蝉蜕、牛蒡子等。

　　临证参考:咽痒、干咳是喉咳的常见症状,止嗽散是治疗咳嗽的著名方剂,可用于感受风邪,肺失宣肃,邪壅咽喉的咽痒、咳嗽。但在临证时,需针对具体病因病机适当地遣方用药。故治疗风邪外袭的喉咳时,一是重在疏风祛邪,二是注意利咽止咳。风邪在表自当以疏风祛邪为主,病变部位主要在咽喉则以利咽止咳为辅。

　　2.肺卫不固

　　主证:咽痒,干咳无痰,咳嗽遇风、冷即发,或受异气刺激咽喉即作痒干咳,阵发不止,甚则呛咳而作呕、遗溺,伴见畏风怕冷,气短懒言等症状。舌淡,苔薄白,脉弱。治法及方药:益气固表,祛风止咳。可选用玉屏风散(《丹溪心法》)合桂枝汤(《伤寒论》)加减,常用药物(如黄芪、白术、防风、桂枝、芍药、生姜、大枣、炙甘草等)。

　　加减法:咳甚者可加用紫菀、款冬花、前胡等;短气、疲劳即作咳者,可加党参、怀山药等;咳甚则遗溺者,可加用益智仁、桑螵蛸、补骨脂等;食欲缺乏、便溏者,可加砂仁、石菖蒲等。

　　临证参考:喉咳患者因禀赋不足,而易感受风邪,如嗜食香燥之品,或因气候燥热、空气粉尘、异味气体的刺激,邪气久羁郁闭于咽喉,故见咽痒、干咳,病程可迁延数年。病邪乃禀质特异、卫表不固,自当益气固表为主,病变部位主要在咽喉则以祛风止咳为辅。

　　3.脾气虚弱

　　主证:喉痒,痒即作咳,干咳少痰,劳则加重。可伴有神疲乏力、少气懒言、纳呆便溏、胸闷脘痞等症状。舌淡胖,有齿印,苔白或腻,脉沉细弱。

　　治法及方药:健脾益气,利咽止咳。可选用六君子汤(《妇人大全良方》)加减,常用药物(如党参、白术、茯苓、甘草、半夏、陈皮等)。

　　加减法:咽痒甚者,可加防风、荆芥等;纳呆、便溏者,可加砂仁、石菖蒲等;舌苔腻者,可加厚朴、苍术等。

临证参考：临床上，喉咳病位在咽喉，但与肺胃关系密切，"咽喉总络系肺胃"，因由外感失治误治，或内伤饮食，致脏腑亏损，脏腑功能失调，咽喉失于濡养而致，病情易于反复发作，缠绵难愈。病邪在脾，在脾自当以健脾化痰为主，病变部位主要在咽喉则以利咽止咳为辅。

4.阴虚火旺

主证：咽干痒不适，干咳无痰，或少痰难咯，"吭喀"清嗓不止，或灼热感，以夜间尤甚。偏肺阴虚者咽干，饮水则舒，多言则咳，偏肾阴虚者咽痒咳嗽日久频作，咳声短促，尤以夜间为甚，五心烦热，腰酸腿软。舌红或微红，苔薄少津或苔少，脉细数。

治法及方药：滋阴降火，润喉止咳。可选用百合固金汤（《医方集解》）合贝母瓜蒌散（《医学心悟》）加减，常用药物（如百合、生熟地黄、麦冬、玄参、当归、芍药、贝母、桔梗、甘草、瓜蒌、天花粉等）。

加减法：腰膝酸痛者可加枸杞子、黄精、杜仲、续断等；若咳而遗溺，可加入益智仁、桑螵蛸等；咽痒者可加防风、荆芥等；咳甚者可加五味子、乌梅、诃子肉等。

临证参考：因外邪入久，或失治误治，或久郁伤阴或素体阴虚或有内热，复因外感时邪失于疏散，浮邪不得外达，导致火郁内结，旋于肺门，阴虚火旺，咽喉失于滋养而致咽痒、干咳。病邪乃肺肾阴虚，自当滋阴降火为主，病变部位主要在咽喉则以润喉止咳为辅。

5.瘀血阻滞

主证：咽痒，干咳无痰，呈阵发性、痉挛性咳嗽，或持续性咳嗽，喉部有刺痛、烧灼感，渴喜温饮。舌质较暗，或有瘀点、瘀斑，脉弦涩或细涩。

治法及方药：活血化瘀，润燥止咳。可选用桃红四物汤（《医宗金鉴·妇科心法要诀》）加减，常用药物（如桃仁、红花、当归、熟地、川芎、白芍等）。

加减法：咽痒甚者，可加蝉衣、干地龙等；咳甚者，可加紫菀、款冬花、前胡等；大便干结者，可加杏仁、火麻仁、厚朴等。临证参考：久病使机体气机运行不畅，气滞则血瘀，故见气血瘀阻咽喉，瘀血阻滞，津不上承，咽喉失养，干燥而咳，即所谓"久病成瘀"。"瘀能致燥"，燥能生风，风可致痒，痒作即咳。故该病往往久治难愈。病邪乃气滞则血瘀，自当活血化瘀为主，病变部位主要在咽喉，则以润燥止咳为辅。

三、外治法

1.含漱法

选用具有疏风解表、行气化痰、利咽止咳之功的中药煎水含漱。

2.含噙法

选用利咽止咳的中药含片进行含噙。

3.灼烙法

用1%的丁卡因注射液做咽部2～3次黏膜表面麻醉，采用扁桃体灼烙器，小烙铁在酒精灯上加热至90℃左右，即刻蘸烙油使其涂满烙铁头，所涂烙油以不下滴为度，医师左手用压舌板将患者舌体压平，充分暴露出咽后壁，右手握住灼烙器的柄，将加热后的灼烙器迅速伸入口腔，灼烙器头部轻触患者咽后壁淋巴滤泡表面黏膜，触及的时间常规为0.5 s，随即将灼烙器退出口腔，反复2～3次，可见灼烙处咽后壁淋巴滤泡黏膜变白，隔3～5 d烙1次，5～7次为一疗程。应注意灼烙不宜太深，以防损伤咽壁纤维层和肌层造成感染。

四、针灸按摩

1.体针

可选用合谷、列缺、照海、肺俞、太渊、太溪、经渠为主穴,足三里、大椎、曲池、外关、脾俞、风门、天突、定喘等为配穴。使用主穴、配穴各2～3对。虚证用补法,实证用泻法。

2.艾灸

取大椎、合谷、足三里、三阴交、气海、关元、肺俞、肾俞等穴,悬灸或隔姜灸。主要用于体质虚寒或正气较虚者。

3.耳针或耳穴贴压

可选咽喉、肺、肝、气管、神门等耳穴,针刺。亦可用王不留行籽贴压以上耳穴。

4.穴位贴敷

可用白芥子、延胡索、甘遂、细辛、艾叶等中药研末,调敷于天突、大椎、肺俞、风门、天突等穴位。

5.穴位按摩

可选择大椎、风门、肺俞、天突、膻中等穴位进行按摩。

（胡　楠）

第六章 口腔科疾病

第一节 龋病

龋病是在以细菌为主的多种因素作用下,牙体硬组织发生慢性进行性破坏的一种疾病。龋病是人类的常见病、多发病之一,在各种疾病的发病率中,龋病位居前列,龋病的发展可以引起一系列的并发症,严重影响全身健康。

一、病因

致龋的多种因素主要包括细菌和牙菌斑、食物、牙所处的环境及细菌分泌物作用的时间,牙体硬组织基本变化是无机物脱矿和有机物分解。

二、临床分类

临床上按龋病的病变程度分类分为浅龋、中龋和深龋。

1. 浅龋

位于牙冠部的浅龋均为釉质龋,发生在牙颈部的则是牙骨质龋或/和牙本质龋。牙冠浅龋可分为窝沟龋和平滑面龋。

窝沟龋:发生在牙冠的窝、沟、点隙中,早期表现为龋损部位色泽变黑褐,其下方呈白垩色。探针检查有钩住探针的感觉或粗糙感。

平滑面龋:发生于牙冠的平滑牙面上,早期一般呈白垩色斑点,随着时间延长变为黄褐色斑点。邻面的平滑面龋早期不易察觉,用探针或牙线仔细检查,配合 X 线片作出早期诊断。浅龋位于釉质内,患者一般无主观症状,受冷、热、酸、甜等刺激亦无明显反应。可借助荧光显示法、显微放射摄影法、氩离子激光照射法等帮助诊断。

2. 中龋

中龋发生在牙本质的龋损牙齿可发现龋洞,患者对酸、甜饮食敏感,过冷、过热饮食也能产生酸痛感觉,冷刺激尤为明显,但刺激祛除后症状立即消失。龋洞中有软化的牙本质、食物残渣等。由于个体反应不同,有的患者可完全没有主观症状;牙颈部的中龋因近牙髓症状较为明显。

3. 深龋

发生在牙本质深层的龋为深龋,临床上可见很深的龋洞,易于探查到。位于邻面的深龋洞及隐匿性龋洞,外观仅略有色泽的改变,洞口很小,临床很难发现,应仔细探查,可借助 X 线照片,必要时可除去无基釉进行检查。深龋洞洞口开放时,常有食物嵌入洞中,食物压迫增加了牙髓腔内部的压力,患者有疼痛的感觉。遇冷、热和化学刺激时,产生的疼痛较中龋剧烈。

三、临床诊断

1. 视诊

观察牙面有无黑褐色改变或失去光泽的白垩色斑点,有无腔洞形成,牙的边缘嵴有无变暗的黑晕。

2.探诊

利用尖头探针探测龋损部位有无粗糙、勾拉或插入的感觉。探测洞底或牙颈部的龋洞是否变软、酸痛或过敏,有无剧烈疼痛。

3.临床表现

仔细观察牙面的色泽变化,有无白垩色的斑点,有无腔洞形成。对邻面的病损要仔细探查,探针探测洞底有无酸痛或过敏,有无剧痛。

四、辅助检查

1.温度试验

对冷、热或酸、甜刺激发生敏感甚至难忍的酸痛的牙齿进行冷热测试;亦可用电活力测定,看其活力是否正常。

2.X线检查

X线检查可以发现不易用探针查出的邻面龋、继发龋或隐匿龋等。

3.透照

用光导纤维装置进行,可直接看见龋损的部位,病变深度和范围,对前牙邻面龋很有效。

五、鉴别诊断

1.浅龋与釉质钙化不全、釉质发育不全和氟牙症的鉴别

(1)釉质钙化不全:亦表现为白垩状损害,但其表面光洁,同时白垩状损害可出现在牙面的任何部位,而浅龋有一定的好发部位。

(2)釉质发育不全:是牙发育过程中,成釉器的某一部分受到损害,造成釉质表现不同程度的实质性缺损,甚至牙冠缺损。探诊时损害局部硬而光滑;病变发生在同一时期发育的牙,并具对称性;这些均有别于浅龋。

(3)氟牙症:受损牙面呈白垩色至深褐色,患牙对称性分布,而地区流行情况是与浅龋相鉴别的重要参考因素。

2.深龋与可复性牙髓炎和慢性闭锁性牙髓炎的鉴别

(1)可复性牙髓炎:患者主诉对温度刺激一过性敏感,无自发痛的病史,可找到引起牙髓病变的牙体病损或牙周组织损害,例如深龋、深楔状缺损、深的牙周袋、牙隐裂、咬𬌗创伤。对温度试验呈一过性敏感,反应迅速,尤其对冷测试反应较强烈。与深龋对食物嵌入深龋洞引起疼痛不同。

(2)慢性闭锁性牙髓炎:可无自发痛病史或曾有过剧烈自发痛,有长期的冷、热刺激痛病史。牙洞内探诊患牙感觉较为迟钝,去腐后无肉眼可见的穿髓孔。对温度试验与电活力测验反应迟钝或迟缓性反应。患牙多有叩痛。

六、治疗

(一)治疗原则

龋病治疗的目的在于中止病变的发展,保护牙髓,恢复牙的形态、功能及美观,并维持与邻近软硬组织的正常生理解剖关系。龋病的治疗原则是针对不同程度的龋损,采用不同的治疗方法。对于早期釉质龋采用保守治疗,有组织缺损时用修复性方法治疗。深龋时先采用保护

牙髓的措施,再进行修复治疗。

(二)治疗计划

根据龋损的程度不同,制订不同的治疗计划。对于牙釉质龋可以用保守疗法,例如,化学疗法、再矿化法、窝沟封闭等;对于有龋损的患牙进行充填修复治疗;对深的龋洞先抚髓,例如氢氧化钙糊剂衬垫,再修复治疗。

(三)治疗方案

1.保守疗法

(1)化学疗法:用化学药物处理龋损,使病变中止或消除的方法。该方法主要用于:①恒牙早期釉质龋、尚未形成龋洞者;②乳前牙邻面浅龋及乳牙𬌗面广泛性浅龋,1年内将替换者;③静止龋。常用的化学疗法的药物为氟化物(75%的氟化钠甘油糊剂,8%的氟化亚锡溶液,酸性磷酸氟化钠溶液,含氟凝胶及含氟涂料),硝酸银(10%的硝酸银和氨制硝酸银)。

操作方法:①用牙钻磨去牙表面的浅龋,暴露病变部位,大面积碟状龋损可磨除边缘脆弱釉质。②清洁牙面,祛除牙石和菌斑。③隔湿,吹干牙面。④涂布药物,氟化物,将氟制剂涂于患区,用橡皮杯或棉球反复涂擦牙面1~2 min。硝酸银,用棉球蘸药涂布患牙区,热空气吹干后,再涂还原剂,重复几次,直至出现黑色或灰白色沉淀。

注意事项:①氟化物有毒勿吞入;②硝酸银腐蚀性大,使用时严格隔湿,防止与软组织接触。

(2)再矿化疗法:用人工的方法使已经脱矿、变软的釉质发生再矿化,恢复硬度,使早期釉质龋中止或消除的方法称再矿化治疗。主要用于光滑面早期釉质龋和龋易感者的防龋。再矿化液主要由钙、磷和氟组成,应用方法主要为含漱法和局部涂擦法。

(3)窝沟封闭:用封闭剂使窝沟与口腔环境隔绝,阻止细菌、食物残渣及其酸性产物等进入窝沟,达到防龋的效果。主要用于窝沟可凝龋和无龋的深沟裂。窝沟封闭剂的主要成分为树脂-双酚A甲基丙烯酸缩水甘油酯,操作与复合树脂修复相同。

2.修复性治疗

除早期釉质龋可用保守方法治疗外,一般说来,龋病都要用修复的方法治疗,即用手术的方法去除龋坏的组织,制成一定的洞形,然后用适宜的修复材料修复缺损部分,恢复牙的形态和功能。

(1)窝洞预备:用牙体外科手术的方法去除龋坏组织,并按要求备成一定的形状的洞形,以容纳和支持修复材料。

窝洞预备必须遵守以下基本原则:①去净龋坏组织。龋坏组织即腐质和感染牙本质,其中含有很多的细菌及其代谢物,必须去净。"去净"一般根据牙本质的硬度和着色两个标准来判断。硬度标准:即术者用挖器、探针及钻针磨时感觉牙本质的硬度。着色标准:龋病发展过程中,最早的改变是脱矿,其后是着色,最后是细菌侵入。所以,临床上不必去除所有着色牙本质。如果牙本质着色,但质硬,应予保留。急性龋很难判断是否去净龋坏组织,可用染色法来识别。如用1%的酸性复红丙二醇溶液染色,龋坏组织被染色成红色,正常牙本质不被染色。②保护牙髓组织。备洞过程中应尽量减少对牙髓的刺激,以避免产生不可复发性牙髓炎。应做到清楚了解牙体组织结构,髓腔解剖形态及其增龄变化,磨除龋损组织时用间断操作,用锋利器械,用水冷却,不向髓腔方向加压。③尽可能保存健康的牙体组织。保存的健康牙体组织不仅对修复固位很重要,而且使剩余牙体组织有足够的强度,承担咀嚼功能。因此洞形预备必须做到以下几点:做最低程度的扩展,特别是颊舌径和牙髓方向;龈壁只扩到健康的牙体组织;不做预防性扩展。④预备抗力形和固位形。为防止修复材料的松动、脱落和修复体及牙的折裂,备洞时应按机械力学和生物力学的原理预备固位形和抗力形。

窝洞的主要抗力形有以下几种:①洞深。一般洞深要求在釉质牙本质界下0.2~0.5 mm。不同部位洞深要求不同。𬌗面洞,承受咬𬌗力大,洞深应为 1.5~2 mm;邻面洞,承受咬𬌗力小,洞深 1~1.5 mm。不同修复材料要求洞深也不同,抗压强度小的要求洞的深度要深一些。②盒状洞形。盒状洞形是最基本的抗力形,其特征是底平、壁直、点线角圆钝。③阶梯的预备。双面洞的𬌗面洞底与邻面洞的轴壁形成阶梯,髓壁与轴壁相交形成的轴髓线角应圆钝。邻面的龈壁应与牙长轴垂直,深度不得小于 1 mm。④窝洞的外形。窝洞的外形呈圆缓曲线,避开承受咬𬌗力的尖、嵴。⑤去除无基釉和避免形成无基釉。无基釉没牙本质的支持,受力易折裂,应去除。侧壁应与釉柱方向一致,防止无基釉形成。⑥薄壁弱失的处理。降低薄壁弱尖的高度,减少𬌗力。如果外形扩展超过颊舌尖尖距的 1/2 则需要降低牙尖高度,并做牙尖覆盖。

窝洞的基本固位形有以下几种:①侧壁固位。要求窝洞有足够的深度,呈底平壁直的盒形。侧壁相互平行,且有一定的深度,使充填材料与侧壁之间的摩擦力产生固位作用,防止充填物翘动、脱落。②倒凹固位。在侧髓线角或点角处平洞底向侧壁牙本质作出的潜入小凹,也有沿线角做固位沟。倒凹应做到釉质牙本质界下,不超过 0.5 mm,深度一般为 0.2 mm,避开髓角的位置。③鸠尾固位。多于双面洞,如果后牙邻𬌗面洞,在𬌗面做鸠尾,前牙邻面洞在舌面作鸠尾,此固位形的外形似斑鸠的尾部,由鸠尾峡和膨大的尾部组成,峡部有扣锁作用,防止充填物侧向脱位。鸠尾的预备须遵循以下原则:鸠尾大小与缺损大小相匹配;鸠尾要有一定深度;鸠尾应顺𬌗面的窝沟扩展,避开牙尖、嵴和髓角,鸠尾峡的宽度在后牙为颊舌尖间距的1/4~1/3,前牙为舌方宽度的 1/3~1/2;鸠尾峡的位置应在轴髓线角内侧,𬌗面洞底的𬌗方。④梯形固位。邻𬌗洞的邻面预备成龈方大于𬌗方的梯形。

(2)术区隔离:窝洞预备好后,为了防止唾液进入窝洞,必须将准备修复的牙与口腔环境隔离。常用方法有以下几种:①简易隔离法。棉卷隔离,用消毒棉卷隔离患牙,将棉卷放置于唾液腺导管口处;吸唾器,利用负压,吸出口腔内的唾液,吸唾器常与棉卷隔湿配合使用。②橡皮障隔离法。利用橡皮的弹性紧箍牙颈部,使牙与口腔完全隔开。③选择性辅助隔离法。退缩绳,对于接近龈缘和深达龈下的牙颈部龋损,可以用浸有非腐蚀性吸敛剂的退缩绳塞入龈沟内,使龈缘向侧方和根方退缩,龈沟开放,龈液减少,术区干燥,视野清楚,便于手术操作;开口器,用开口器撑开口腔,以维持恒定的张口度,减轻患者张口肌的疲劳,方便术者操作;药物,必要时可用药物,例如阿托品使唾液分泌减少。

(3)窝洞消毒:在修复前,选用适宜的药物进行窝洞的消毒。常用的消毒药有 25% 的麝香草酚乙醇溶液、樟脑酚及 75% 乙醇。

(4)窝洞的封闭、衬洞及垫底:为了隔绝外界的刺激,保护牙髓,并垫平洞底,形成充填洞形,对深浅不一的窝洞做适当处理。①窝洞封闭:是在窝洞的洞壁涂一层封闭剂,以封闭牙本质小管,阻止细菌侵入,隔绝来自修复材料的化学刺激,增加修复材料与洞壁之间的密合性,减少微渗漏,常用的封闭剂有两种:洞漆,是一类溶于有机溶剂的天然树脂(松香或岩树脂)或合成树脂(硝酸纤维或聚苯乙烯),涂洞壁 2 次可封闭 80%~85% 的洞壁表面,洞漆不能用于复合树脂修复体充填的洞壁,因为洞漆与复合树脂之间起化学反应,影响复合树脂修复体的黏结作用;树脂黏合剂,能有效封闭牙本质小管,且不溶解,减少微渗漏的效果好,有取代传统洞漆的趋势。②衬洞：在洞底衬一层能隔绝化学和一定温度刺激且有治疗作用的洞衬剂，其厚度一般小于 0.5 mm。常用的洞衬剂有氢氧化钙制剂、玻璃离子黏固剂和氧化锌丁香油酚黏固剂。③垫底：在洞底垫一层足够厚度（> 0.5 mm）的材料，隔绝外界物理、化学刺激。常用的垫底材料有氧化锌丁香油酚黏固剂、磷酸锌黏固剂、聚羧酸锌黏固剂及玻璃离子黏固剂。④临床应用：浅的窝洞在洞壁涂洞漆或黏合剂后直接充填银汞合金，或用黏合剂处理后直接充填复合树脂。中等深度的窝洞可垫一层底，再涂封闭剂后充填。深的窝洞需垫两层底，第一层用氧化锌丁香油酚黏固剂或氢氧化钙；第二层用磷酸锌黏固剂。如果用聚羧酸锌黏固剂或玻璃离子黏固剂垫一层即可。

（5）充填方式如下。①选择适当的修复材料，填入预备好的窝洞，恢复牙的外形和功能。根据牙龋损的部位，承受咬力的情况，患者的美观要求及患牙在口内保存的时间，选择不同的修复材料。前牙主要考虑美观，选用与牙颜色一致的牙科充填材料，如复合树脂、玻璃离子黏固剂。后牙主要考虑其机械强度和耐磨性，可选用银汞合金或后牙复合树脂。后牙：面洞和邻𬌗面洞承受的咬力大，可选用银汞合金，前牙Ⅳ类洞选用复合树脂。牙颈部Ⅴ类洞可选用玻璃离子黏固剂或复合树脂，根据患者的要求选用不同的材料。患牙在口腔保留时间短的选用暂时修复材料，对𬌗牙有金属嵌体或冠的不用银汞合金，而用复合树脂。②恢复牙的形态和功能。选择好修复材料，按要求调制，选用适合的充填器材料充填入预备好的窝洞，使材料与洞壁密合，在规定的时间内雕刻外形、调𬌗、打磨、抛光。

（6）银汞合金修复术如下。①适应证。Ⅰ、Ⅱ类洞；后牙Ⅴ类洞，特别是可摘局部义齿的基牙；对美观要求不高患者的尖牙适中邻面洞，龋损未累及唇面者；大面积龋损配合附加固位钉的修复；冠修复前的牙体充填。②窝洞预备的要求。窝洞必须有一定的深度和宽度；要求窝洞为典型的盒状洞形，必要时增加辅助固位体；洞面角成直角。③银汞合金的调制。按一定的比例调制银汞合金；调制的方法有手工研磨法和电动研磨法。④充填。护髓：在充填银汞合金前，应用洞漆或树脂黏合剂做窝洞封闭，中等深度以上的窝洞，要衬洞或/和垫底；放置成形片和楔子，双面洞在充填前要安放成形片，以便于充填材料的加压，邻面生理外形的成形，建立与邻牙接触关系。在成形片颈部外侧的牙间隙中安放木制或塑料楔子。以便成形片与牙颈部贴紧；填充材料：用银汞合金输送器将调制好的充填材料小量，分次送入准备好的窝洞内，用小的银汞合金充填器将点、线角、倒凹和固位沟处压紧，再换较大的充填器向洞底和侧壁层层加压、使银汞合金与洞壁密合，随时剔除余汞，充填的银汞合金略高于洞缘，用较大的充填器与洞缘的表面平行加压，以保证洞缘合金的强度。双面洞一般先充填邻面洞部分，再充填𬌗面洞；雕刻成型：填充完成后，先用雕刻器除去𬌗面及边缘嵴多余银汞合金，取出楔子，松开成形片夹，取下成形夹，用镊子或手将成形片紧贴邻牙，从一侧邻间隙小心拉出成形片，取下成形片后，即行外形雕刻，雕刻𬌗面时，雕刻器的尖端置于裂沟处，刀刃总值发放在牙布，部分放在充填物上，紧贴牙面，沿牙尖斜度，从牙面向充填体雕刻。邻面洞，则从边缘嵴向𬌗面中份雕刻。邻面牙颈部需用探针检查有无悬突，如果有应及时去除；调整咬𬌗：让患者轻轻咬𬌗，做正中及侧向咬𬌗运动，检查有无高点，如果有高点，用雕刻器除去；打磨抛光：银汞合金充填后24 h完全硬固后方可以打磨抛光。用细石尖或磨光钻从牙面向修复体方向打磨，邻面用磨光条磨光，最后用橡皮尖抛光。⑤银汞合金黏接修复术。是近年来发展起来的一种窝洞充填方法，是黏接技术在银汞合金修复的应用。黏接机理：新鲜调制的银汞合金压入尚未固化的黏合剂时，两者可相互掺和，固化后形成相互扣锁的混合层；黏合剂与牙之间黏接机制与复合树脂相同。黏合剂:常用的有 malgambond、All-Bond2、Panavia Ex、Scotchbond、Multipurpose 及 Super-bond 等。黏合剂对银汞合金充填体的影响:黏合剂能增强银汞合金充填体的固位力和抗折力,改善充填体与洞壁的密合性,减少微渗漏。适应证:牙体大面积缺损,不愿做冠修复者;龋坏至龈下,不宜做复合树脂修复的牙;牙冠的𬌗龈距离短,不宜做冠修复的牙;银汞合金充填体部分脱落病例。临床操作:去除龋坏组织及薄壁弱尖,牙体缺损大者仍需做机械固位形;酸蚀、冲洗、干燥;涂布底胶和黏合剂;在黏合剂尚未聚合前,充填银汞合金,雕刻外形。

(7)复合树脂修复术如下。①复合树脂特点。美观、颜色与牙匹配;与牙体有机械和化学黏结;洞形预备简单,磨除的牙体组织少;聚合收缩,耐磨性差。②适应证。未到达龈下的所用龋损;形态或色泽异常的牙的美容修复;冠修复前的牙体充填;大面积缺损的修复,必要时加附加固位钉或/和沟槽。③窝洞预备特点。点、线角圆钝,倒凹呈圆弧形,有利于材料进入;不直接受力的部位可适当保留无基釉;龋坏范围小者,不必制作固位形,减少牙体组织的磨除;Ⅰ、Ⅱ类洞应尽量避免置洞缘于咬𬌗接触处;洞缘釉质壁制成斜面。④黏接系统。牙釉质与牙本质的结构、成分不同其黏接系统也不同,分为牙釉质黏接系统、牙本质黏接系统。⑤黏接修复的操作步骤。牙体预备;色度选择。根据邻牙的颜色,选用合适色度的复合树脂;清洗窝洞、隔湿;护髓。中等深度以上的窝洞应衬洞(或)和垫底,一般垫一层玻璃离子黏固剂,深窝洞在近髓处衬一薄层氢氧化钙;牙面处理。用小棉球或小刷子蘸 30%～50%的磷酸涂布洞缘釉质壁、釉质短斜面及垫底表面,酸蚀 1 min,然后用牙本质处理剂处理牙本质表面,处理完后,用水彻底冲洗。吹干牙面,可见牙面呈白垩色,否则再酸蚀一次;涂布底胶和黏合剂。用小棉球或小刷子蘸底胶涂布整个洞壁,用气枪轻吹,让其溶剂和水分挥发。而后涂布黏合剂,光固化 20 s;充填复合树脂。放置成形片和楔子前牙一般用聚酸薄膜成形片,放置两牙间,用楔子固定;后牙用不锈钢成形片,用片夹固定。填充材料:化学固化复合树脂,一次取足调好的材料,从窝洞的一侧送入窝洞,用充填器快速送压就位、成形;光固化复合树脂,将材料分次填入窝洞,分层固化,每次光照 40～60 s;修整外形;调整咬𬌗;打磨抛光。

(8)后牙复合树脂嵌体修复术。直接法的主要步骤如下:①预备洞形。与嵌体洞形预备相同。②垫底。用玻璃离子黏固剂垫底,近髓处先用氢氧化钙盖髓。③洞壁涂分离剂。④充填复合树脂,光照固化。⑤取出嵌体,修整轴壁和洞缘,再放回窝洞,检查洞缘和邻接面。⑥取出嵌体,用分离剂包埋。⑦将嵌体置入光热烤箱中进行二期光热处理,放 7～7.5 min,100～120 ℃。⑧9.5%氢氟酸处理嵌体表面 1 min,冲洗、干燥。⑨0%～50%的磷酸处理洞壁冲洗、干燥。⑩黏合剂黏接嵌体于窝洞内,调、打磨。

(9)玻璃离子黏固剂修复术如下。①适应证:牙体缺损的修复。主要是Ⅲ、Ⅴ类洞和后牙邻面单面洞及乳牙各类洞的修复;根面龋的修复;衬洞和垫底材料;牙科黏固剂。粘固固定修复体,正畸附件及固位桩、钉等;窝沟封闭;其他例如外伤牙折后,暴露牙本质的覆盖,松动牙的固定及暂时性充填。②窝洞预备特点:不必作倒凹、鸠尾等固位形,只需去除龋坏牙本质,不做扩展;窝洞的点、线角应圆钝;洞缘釉质不作斜面。③调制方法:临用时,按粉、液以 3:1 的比例(重量比),用塑料调刀于涂塑调拌纸或玻板上调拌,应在 1 min 内完成。④修复操作步骤:牙体预备;牙面处理。用橡皮杯蘸浮石粉清洁窝洞,近髓处用氢氧化钙衬洞,用配套的处理液或乙醇处理牙面;涂布底胶和/或黏合剂;充填材料。从一侧倒入材料、压紧;涂隔水剂;修整外形及打磨。

(10)深龋的治疗如下。①治疗原则及注意事项。停止龋病的发展,促进牙髓的防御性反应。去除龋坏组织,消除感染源。原则上应去除龋坏组织,而不穿透牙髓。对近髓的少量软化牙本质不必去净,可以用氢氧化钙做间接盖髓术;术中必须保护牙髓,减少对牙髓的刺激。去软龋时,用挖器从软龋边缘开始水平于洞底用力,或用较大的球钻间断、慢速磨除,切勿向髓腔加压,用探针检查时,沿洞底轻轻滑动,勿施压力。双层垫底,隔绝外界及充填材料的刺激;正确判断牙髓状况。通过详细询问病史,结合临床检查,温度试验,牙髓电活力测验及 X 线检查,排除早期牙髓炎、慢性闭锁性牙髓炎、牙髓坏死等情况。②治疗方法。垫底充填一次完成:适用于无自发痛、激发痛不严重、无延缓痛、能去除龋坏牙本质的患牙。按窝洞预备的原则制备洞形,因深龋洞底近牙髓,所以此处的软化牙本质必须用挖器或球钻去除;窝洞预备完成后,一般需垫两层底后再充填。如果聚羧酸锌黏固剂或玻璃离子黏固剂可只垫一层底,如果需作倒凹固位形,垫底后作:最后选择适宜的充填材料充填,恢复牙的外形和功能;安抚治疗:对于无自发痛而有明显激发痛的患牙,先进行安抚治疗,待症状消除后再做充填。具体的做法是窝洞干燥后,放丁香油酚棉球或抗生素棉球于窝洞内,用氧化锌丁香油酚黏固剂封闭窝洞口,观察 1～2 周。复诊时如一切正常,则可垫底充填。如果有症状则做牙髓治疗。对于能去净软化牙本质的窝洞,可直接用氧化锌丁香油酚黏固剂封洞,观察两周到一个月,第二次复诊时,如果一切正常,则可去除部分氧化锌丁香油酚黏固剂,再垫底充填;间接盖髓术:对于不能一次去净软化牙本质,无明显主观症状的深龋,可以用间接盖髓术进行治疗。常用的盖髓剂有氢氧化钙制剂。具体方法是对急性龋,窝洞预备完成后,干燥,在洞底盖一薄层氢氧化钙制剂,然后垫底充填,如果一次完成治疗把握不大,可以在盖髓后,垫底封洞,观察 1～3 个月,复诊如果一切正常可去除部分暂时充填材料,垫底充填。对于慢性龋可在洞底盖一层氢氧化钙制剂后,封洞,观察 3～6 个月。复诊如果一切正常,可去除全部的封物,去净软化牙本质,再盖髓、垫底、充填。如果有症状,则做牙髓治疗。

(11)大面积龋损的治疗方法如下。①加固位钉的牙体修复术。适应证:大面积缺损,例如前牙的切角缺损,切缘缺损,后牙的一个或几个尖的缺损,龋损的范围大,例如后牙邻𬌗、颊或舌面龋损,V 类洞的近远中壁超过轴角,全冠修复的银汞合金或树脂核;固位钉的类型:粘固钉,摩擦固位钉,自攻螺纹钉;固位钉的设计:后牙选用直径大的;前牙选用直径小的。缺一个牙尖用一个钉。包埋在牙本质内的部分为 2 mm,在修复内的部分少于 2 mm;钉道的设计:钉道最好做在轴角处,避开髓角,钉道的方向与牙表面平行,3 个以上的钉道,最好不要在一个平面上;操作步骤:牙体预备,去净龋坏组织,在保留的牙体上制备抗力形和固位形;在制作钉道的部位磨成平面,并用小球钻磨一小凹;用匹配的麻花钻制作钉道,慢速旋转,一般 300～500 r/min,支点稳、一次完成,不要上下提插和中途停止,清洗、隔湿、干燥牙面和钉道,固位钉就位。垫底、充填。②沟槽固位与银汞合金钉技术。沟槽固位。用倒锥钻或小球钻在牙体本质上制作大小形状不一的水平沟槽。深度 0.5～0.75 mm,宽度 0.6～1.0 mm,长度 4～5 mm。将银汞合金压入沟槽内,与充填修复体连为一体起固位作用;银汞合金钉。用细裂钻平行于牙表面在牙本质中做一深 2～3 mm、宽 1～1.5 mm 的纵行钉道,将银汞合金压入钉道内起固位作用。

七、并发症及处理

(一)意外穿髓

1.造成意外穿髓的原因

(1)对牙髓腔的解剖结构不熟悉:对每个牙的髓角的位置不清楚,心中无数,对乳牙、年轻恒牙的髓腔特点没有掌握。

(2)髓腔解剖结构的变异,例如个别牙的髓角特别高;例如第一磨牙的近颊髓角。

(3)操作不当:去软龋时,操作粗糙,使用器械不当。扩展洞形时,只考虑底平,没有注意到髓角的位置,造成髓角穿通,打固位钉时没有掌握好方向和深度,有可能穿髓腔。

2.处理

乳牙、年轻恒牙可行直接盖髓术,或活髓切断术;成年人如果穿髓孔小的可行直接盖髓术,穿孔大的就做根管治疗。

(二)充填后疼痛

1.激发痛

充填后出现冷、热刺激痛,但持续时间短。常见原因如下:①备洞过程中对牙髓的物理刺激,如连续钻磨产热或钻牙的负压均激惹牙髓,致牙髓充血。②未垫底或垫底材料选择不当。例如中、深龋未垫底直接银汞合金充填,或复合树脂直接充填,或深龋用磷酸锌黏固剂单层垫底,使牙髓受材料的刺激、充血。

处理方法:症状轻的,可观察1～2周,如果症状逐渐缓解可不处理,如症状未缓解,甚至加重则应去除充填物,安抚治疗后再充填。

2.接触痛

患者对殆牙接触时牙疼痛,分开时疼痛消失,是由于对殆牙为不同种金属,产生微电流作用引起。

处理:去除银汞合金,用引导体类材料充填或作用类材料的嵌体。

3.自发痛

(1)充填后出现阵发性、自发性疼痛、不能定位,温度刺激诱发或加重疼痛考虑牙髓炎的可能。

处理:去除充填物,开髓引流,按牙髓炎治疗。

(2)充填后出现持续性自发痛,可定位,与温度刺激无关,咀嚼时加重,可能是术中器械伤及牙龈、牙周膜引起牙龈炎;可能是充填物在龈缘形成悬突刺激牙龈引起炎症,也可能是接触点不良,食物嵌塞引起龈乳头炎。

处理方法:牙龈炎可冲洗、上碘甘油,有悬突的要去除悬突,不良接触点的要重新充填,或做嵌体,或固定修复,以恢复正常的接触关系。

(三)充填物折断、脱落

造成充填的折断、脱落有以下方面的原因。

1.洞形预备方面

洞的深度不够或垫底太厚,使充填材料过薄;邻殆洞的鸠尾峡过宽、洞口大于洞底;或鸠尾峡过窄、轴髓线角锐利、洞底不平,邻面洞龈壁深度不够,或龈壁与轴髓壁之角大于90°,使充填物易折裂。

2.充填材料性能下降

由于调制比例不当;材料被唾液或血污染及调制时间过长,引起性能降低,造成折裂、脱落。

3.充填方法不当

没有严格隔湿、充填压力不够,材料未填入倒凹或有气泡。

4.过早承担咬𬌗力

在材料完全固化前,受到咬𬌗力的作用易折裂。

处理:去除原残存充填物,寻找原因,有针对性地改进。例如修改洞形、增加固位装置、按正规操作调制材料和完成窝洞充填,告诉患者不要过早咬𬌗该牙。

(四)牙折裂

主要由于牙体组织本身的抵抗力不足所致,常见原因如下。

(1)制洞时未去除无基釉,脆弱牙尖未降低咬𬌗。

(2)过度磨除牙体组织。

(3)窝洞的点、线角太锐,应力集中。

(4)充填体过高、过陡,引起𬌗创伤。

(5)充填材料过度膨胀。

处理方法如下。

(1)部分折裂者可去除部分充填物,修整洞形,重新充填。如果抗力和固位不够,可行黏接修复术,附加固位钉修复术、嵌体或冠修复。

(2)完全折裂至髓底者,根据具体情况考虑去或留。

(五)继发性龋

充填后,在洞缘、洞底或邻面牙颈部发生龋坏,主要原因如下。

(1)备洞时未去净龋坏组织。

(2)洞壁有无基釉,破碎后洞缘留下缝隙。

(3)洞的边缘在滞留区内或在深的窝沟处。

(4)充填材料与洞壁间有微渗漏。

(5)羽毛状边缘和承受咬𬌗力部位洞缘短斜面上的充填体受力破碎,出现缝隙。

处理方法:去除原充填物及继发龋,修整洞形,重新充填。可用洞漆和黏合剂降低微渗漏。

(杨利利)

第二节　牙外伤

牙外伤(traumatic dental injuries)是指突然外力造成的牙体组织和牙周组织的急性损伤。前者累及牙釉质、牙本质、牙骨质和牙髓,后者累及牙周膜、牙槽骨和牙龈黏膜,牙体组织和牙周组织损伤可单独发生,亦可同时发生。对牙外伤患者,应注意查明有无颅脑、颌骨或身体其他部位的损伤。流行病学资料表明,儿童和青少年人群牙外伤发病率最高。不同的国家和地区报道发病率略有差异,平均在 15% 左右。乳牙和恒牙牙外伤的发病最常见年龄段分别为 2~3 岁和 9~10 岁。在部分欧美国家,牙外伤是最常发生于运动场的体育事故,其次,暴力、左撇子和各类突发撞击事件均可造成牙外伤。根据病因、解剖、病理、临床或治疗预后等不同,牙外伤可以有多种分类方法。国外科学研究最多用 Andreasen 分类方法。牙外伤初诊在我国属口腔内科诊治范畴,多采纳常用临床分类法,即牙震荡、牙折、牙脱位。

一、牙震荡

牙震荡(concussion of teeth)是骤然外力作用于牙体引起的牙周膜的轻度损伤,损伤通常不累及牙齿硬组织。受伤患牙疼痛,牙龈边缘少量渗血,轻度松动无移位但叩痛明显。X线片显示牙根位于牙槽窝的正常位置,受伤当时牙髓电测试意义不大。若根尖牙周膜轻度受伤,数周或数月后牙髓电测试恢复正常;若根尖牙周膜受伤较重,牙髓逐渐坏死,表现为牙齿变色,牙髓电测试无反应。

牙震荡患牙一般预后较好,不需要特殊治疗,也可于受伤当时适当调𬌗及伤后 2 周内忌硬食,以减轻患牙的咬合负担。受伤后第1、第3、第6、第12 个月应定期复查,年轻恒牙需追踪观察 1 年以上,若牙体无变色、牙髓活力正常,可不进行任何治疗,若发现牙髓坏死,应及早做根管治疗,以防患牙变色。

二、牙折

牙折(teeth fracture)是外力引起的牙齿硬组织折裂或折断。前牙的牙折多因跌撞(如跌倒、殴打、车祸、运动等)原因造成;而后牙的牙折多因进食时突然咬到砂石、碎骨等硬物而发生。牙折断的部位及所累及的范围也有所不同。通常按部位可分为冠折、根折和冠根联合折,根据其是否累及牙髓,又分为露髓和未露髓两类。

(一)冠折

单纯的牙釉质折裂,患牙可无症状,或对冷、热、酸、甜等刺激稍敏感,一般不会引起牙髓炎症。同时累及牙釉质和牙本质的冠折,常有对冷、热、酸、甜刺激敏感等牙本质过敏症状。对近髓或露髓的患牙,如果治疗不及时常可引起牙髓感染而出现牙髓炎的症状。依据牙冠折的范围和牙髓的状态决定选择何种治疗。单纯的牙釉质裂纹,只需调磨锐尖,一般不需要其他处理;对累及牙本质浅层有敏感症状的患牙,可采用脱敏治疗,或直接用复合树脂修复牙齿外形;对累及牙本质深层缺损较大的患牙,牙本质敏感症状明显,应先用氢氧化钙间接盖髓促进修复性牙本质形成,高黏性玻璃离子黏固剂暂时覆盖牙本质,观察 2 个月以上,确定牙髓活力正常后再换用复合树脂修复或做冠修复。对牙髓暴露或已有牙髓症状者,应根据牙根发育状况做根管治疗或活髓保存治疗。对于活髓牙,应在治疗后第1、第3、第6 个月及1、2 年定期复查,以了解牙髓的活力情况以及年轻恒牙牙根形成情况,对已有牙髓或根尖周病变的患牙,应做牙髓摘除。

(二)根折

外伤性根折比冠折少见,多发生于牙根已发育完全的成熟恒牙。按根折部位可分为颈1/3、根中 1/3 和根尖 1/3 根折。其中,根尖 1/3 根折最为常见。其折裂线可为水平型或斜型,完全纵折极少见。根折主要表现为牙冠松动,唇、腭侧错位,叩痛和龈沟出血。根折部位越接近冠方,牙齿松动越明显,但对于多根牙则不一定如此。X线检查是诊断根折的重要依据,但少数根折因 X线中心线与根折线形成的特殊角度而很难显示。根折治疗时因其折断部位的不同,所选择的治疗方法也不一样。一般认为越靠近根尖区的根折其预后越好,而与口腔相通的根折,其治疗及预后较复杂。折线位于龈缘颈 1/3 且牙周组织正常的根折,应拔去冠段牙折片,进行根管治疗后行桩冠修复。如果断面位于龈下,可根据情况采用切龈术或正畸牵引术暴露牙根断面,再进行根管治疗后行桩冠修复。

折线位于根中 1/3 的患牙,应将冠段复位后用黏结夹板技术将患牙同两侧的邻牙固定在一起,4~6 个月待根折愈合后再去除夹板。固定期间,每月复查 1 次,要及时更换松脱夹板,若发现牙髓有炎症或坏死趋势,要及时进行根管治疗。根管内不用牙胶尖充填,应用糊剂充填后,玻璃离子黏固粉将根管桩固定于根管内,连接两断端牙根。折线位于根尖 1/3 的患牙,先用黏接夹板固定,定期复查,不必进行预防性根管治疗,以免糊剂压入断端之间,影响断面愈合。若复诊发现牙髓炎症或坏死,再行根管治疗。复位后根中 1/3 和根尖 1/3 根折的愈合有以下 3 种情况。

1. 钙化硬组织愈合

钙化硬组织愈合与骨损伤愈合相似,这是最理想的愈合。临床检查牙齿不松动,牙髓活力正常或稍下降,X 线片上看不见或隐约可见一细小根折线。

2. 结缔组织愈合

结缔组织将断端分开。临床检查牙齿稍有松动,牙髓活力正常或稍下降,X 线片上可见明显的根折线,髓腔可能有钙化影像。

3. 肉芽组织形成

实际上不是修复愈合的表现。临床上牙齿明显松动、变色、叩痛、伸长,牙髓无活力,X 线片上可见根折线较宽,其周围伴有牙槽骨的吸收。

(三)冠根折

冠根折多为斜向折裂,同时累及牙釉质、牙本质和牙骨质,牙髓常暴露。对于牙根未完全形成的年轻恒牙,应采用根尖诱导形成术,待牙根完全形成后再做根管治疗及修复治疗。对于发育成熟的恒牙,均应尽量保留患牙,并在完成根管治疗后采用切龈术、正畸牵引术或直接用拔牙钳拉出复位固定后行桩冠修复。对于垂直纵向冠根折,治疗效果差,应拔除患牙。

三、牙脱位

牙齿受外力作用脱离牙槽窝称为牙脱位,常伴有牙龈撕裂和牙槽突骨折。因外力作用的大小、方向不同,牙脱位的类型也不相同。牙齿偏离牙槽窝移位称为不完全脱位。牙齿不完全脱位根据移位方向可分为骀向脱位、侧向脱位和嵌入性脱位。牙齿完全脱出牙槽窝或仅有软组织相连称完全脱位。

(一)骀向牙脱位

牙齿有明显伸长感和咬合障碍,松动度明显增加,有疼痛、龈缘出血等表现,X 线片示牙根尖与牙槽窝壁之间的间隙增宽。脱位牙应在局麻下用手轻柔复位,恢复其正常的咬合关系后用夹板固定 2~4 周后再去除夹板。复位后 3 个月、6 个月、12 个月进行复查,以了解牙髓、牙根或牙槽骨情况。若发现牙髓坏死,应及时作根管治疗,以防牙根吸收和根尖病变。

(二)侧向牙脱位

牙齿出现唇舌向移位,牙松动不明显甚至完全不松动,常伴有牙槽窝壁或牙槽骨的骨折。叩诊为音调较高的金属音。X 线片示根尖周牙槽窝空虚。由于牙齿被嵌锁在新位置,故需要在局麻下用手或钳子将其复位到正常位置,伴有牙槽窝壁或牙槽骨的骨折,应同时复位牙槽窝壁或牙槽骨,复位后再用夹板固定至少 4 周。2~3 周定期复查进行 X 线检测,复查 X 线片如果有边缘性牙槽突吸收,则应继续固定 3~4 周;对于根尖孔未发育完全的牙,牙髓活力测试决定是否行根尖诱导成形术。而对于成熟牙,侧向脱位多造成根尖孔血管断裂,牙髓进而发生坏死,常需及早作根管治疗。

(三)嵌入性牙脱位

患牙殆面或切缘低于正常,临床牙冠过短甚至完全嵌入牙槽窝内,发生于上前牙的嵌入性脱位,严重者可能嵌入鼻腔。患牙不松动,牢牢地轴向嵌锁到牙槽骨中,叩诊为高调的金属音。X线片示嵌入性脱位牙根尖区牙周膜间隙变窄或消失。根尖孔未完全形成的年轻恒牙,应在局麻下用拔牙钳将其轻轻松离锁扣位置,对症处理,任其自然萌出,多数患牙在半年内能萌出到原来位置。强行拉出复位会造成更大的创伤,诱发牙根和边缘牙槽突的吸收。外伤后1个月、3个月、6个月应定期复查,检查牙髓活力,一旦发现牙髓坏死,须及时作根尖诱导成形术。发育成熟的恒牙嵌入脱位后一般不能自行萌出,应及时复位并固定2~4周。因为这类牙多发生牙髓坏死,并容易发生牙根吸收,在去除夹板之前应及早作根管治疗。

(四)完全性牙脱位

牙完全性脱位也称牙撕脱,牙齿从牙槽窝里完全脱出,部分可有少量的牙龈软组织相连,牙槽窝空虚,流血或充满血凝块,可伴有牙龈软组织的撕裂和牙槽突的骨折。通常采用牙再植术治疗。

具体治疗方案的选择及预后情况与患牙离体时间、患牙发育状态、体外保存方式、患牙自身牙体牙周的状况及患者全身状况直接相关。脱位牙应在离体后最短时间进行再植。对于根尖未发育完全的年轻恒牙,若牙离体不超过半小时,再植成功机会较高,预后也很好。牙髓常常能继续存活,而不必拔除牙髓,牙根吸收的发生率较低。对离体超过2 h以上的患牙,尤其是牙根已发育完成的恒牙,牙髓不可能重建血运循环,多发生坏死,进而引起炎症性的牙根吸收或根尖周病变。若离体时间较长,牙髓和牙周膜内细胞发生坏死,牙周膜不可能重建,这时"再植"变为"种植"。应先用刮匙将坏死的牙周膜从根面刮去,体外完成根管充填置入牙槽窝内。用固定夹板固定6周以上。在受伤地点即刻将脱位牙复位于牙槽窝内是最佳保存方式。例如脱位牙污染严重,可用自来水简单冲洗后,置于患者口腔内。如果有条件也可放在有牛奶、生理盐水或冷自来水的容器里,防止脱位牙的干燥。患牙在外伤前的龋坏及牙槽骨的吸收破坏情况也影响再植效果。对于一些有系统性疾病,例如,感染性心内膜炎、糖尿病、免疫力低下的患者,一般不再考虑对脱位牙进行再植。

对于能立即复位再植的脱位牙,先用生理盐水轻轻清洁牙根表面及牙槽窝内的血凝块和骨折片或异物,然后用手指轻缓施压将脱位牙置入牙槽窝正常位置。复位后用半固定夹板固定2周左右后,适当应用抗生素,并常规使用破伤风抗毒素。再植术后,对可能发生牙髓坏死的患牙,应在去除夹板前完成根管治疗;对根尖孔没形成的年轻恒牙,在去除夹板前完成根尖诱导成形术,18个月后待根尖屏障形成后换用牙胶充填。所有患者在术后2~3周都应常规进行X线片检查,观察根尖周有无炎症。随后在2个月、6个月及1年、2年、5年应定期复查,追踪观察牙根有无吸收及牙根与周围牙槽骨的愈合情况。

(杨利利)

第三节　牙齿慢性损害

牙齿慢性损害是指非细菌性的机械、化学因素长期作用造成的牙齿硬组织完整性破坏。牙齿慢性损害早期症状不明显，病变累及牙本质后可出现牙本质敏感症状，进一步发展可造成牙髓根尖周病变。慢性牙隐裂多有典型的定点咬合痛；牙根纵折常引起牙周、根尖周病变，预后较差。

一、牙磨损

牙磨损（abrasion）是机械摩擦造成的牙齿缓慢渐进性缺损。正常咀嚼造成的生理性磨损称为咀嚼磨损或磨耗（attrition），其他非咀嚼过程造成的病理性磨损称为非咀嚼磨损。

（一）病因

咀嚼磨损又称为磨耗。牙齿咬合关系建立后，牙齿在行使咀嚼功能时，牙齿与牙齿之间摩擦运动，造成牙釉质和一部分牙本质消耗，咀嚼磨损也是正常的增龄性变化。一些不良习惯、异常咬合、牙齿组织结构不良等可加速牙齿的磨耗。主要包括单侧咀嚼、夜磨牙、喜吃硬的食物、牙齿排列不整齐、缺牙、亢进的咬合力、牙齿矿化不良等。由于其他机械刺激而引起的牙齿硬组织缺损则称之为非咀嚼性磨损。牙齿非咀嚼磨损常常包括刷牙因素，如刷毛过硬，牙膏颗粒太粗，刷牙方式不正确；义齿因素，例如，卡环卡抱力量过大，义齿边缘摩擦；不良习惯，例如，咬针线、咬电线、咀嚼茶叶、烟叶、喜嗑葵瓜子以及职业因素，例如，吹号、咬金属线等原因所引起。

（二）临床表现

因牙磨损程度不同患者可能表现为无自觉症状、牙本质敏感和并发牙髓炎。牙齿磨损的程度和患者的年龄、牙齿的硬度、食物的硬度、咀嚼习惯和咀嚼肌的张力等有关。男性磨损发病率高于女性，常常发生在牙齿与牙齿接触的地方。一般情况下牙齿的磨耗速度比较恒定，对𬌗牙之间𬌗面或切缘磨损量基本相同。牙功能尖嵴，例如，前牙切缘、后牙𬌗面、上颌牙的腭尖、下颌牙的颊尖以及邻面接触点区域易出现磨耗。对于磨损，发生部位常位于刺激因素作用区域，如不正确刷牙、卡环因素所形成的楔状缺损位于牙颈部，咬线、嗑瓜子、吹号等所引起的牙磨损一般位于前牙切缘。然而，有些病例中病理性和生理性磨损间无明显界限。根据牙齿磨损程度不同磨损分为Ⅲ级（Whittaker 法）。

1. Ⅰ级磨损

磨损局限于釉质层，患者无明显不适，探诊和温度诊无异常。

2. Ⅱ级磨损

局部釉质完全磨损，牙本质暴露；随着牙本质暴露面积增大，患者出现牙本质敏感症状。检查可见磨损面光滑平坦，暴露牙本质处凹陷较深，可能有色素沉着或者继发龋，探诊对机械摩擦刺激特别敏感。

3. Ⅲ级磨损

大片釉质完全磨损，牙本质大面积暴露，牙尖或边缘嵴几乎被磨平，𬌗面弹坑状凹陷接近髓腔。患牙牙本质症状较Ⅱ级磨损更明显，甚至发展为牙髓炎。由于牙尖边缘嵴被磨平，溢出沟消失，患牙出现食物嵌塞，咀嚼功能下降。如果𬌗面呈非均匀磨损，中央部位形成大而深的凹陷,周围形成高而尖锐的牙尖、边缘嵴,可能造成绞锁状咬合,造成牙周创伤和牙齿纵折。尖锐的牙尖牙嵴还可能刺伤口腔黏膜而形成舌缘、颊黏膜溃疡。

(三)治疗与预防

1.祛除诱因和不良习惯

生理性磨损无症状者,无须处理。对于病理性磨损要消除夜磨牙、紧咬牙等诱发因素,祛除用牙咬线和前牙恒定部位嗑瓜子等习惯,采用正确的刷牙方式和选择适当的牙刷牙膏。对于咬合关系不佳的患牙,应调整咬合关系,恢复牙齿正常外形的咬合关系,提高咀嚼效率,防止牙周损伤。

2.脱敏和再矿化治疗

对于未形成弹坑状缺损而又有牙本质过敏的较浅磨损,可采用脱敏治疗和氟制剂再矿化疗法,提高其硬度和质地,增加其抗磨损的能力。

3.充填修复治疗

非均匀磨损出现弹坑状缺损,应选择适当的充填材料对其进行充填治疗,以隔绝外界刺激,阻止牙齿进一步被磨损;对于均匀磨损造成的牙本质广泛暴露,可采用全冠修复。严重磨损而引起颞下颌关节紊乱综合征者,应用𬌗垫恢复其正常的𬌗间距和咬合关系。有牙髓和根尖周炎症者,常规进行牙髓病、根尖周病治疗,然后再进行其他相关治疗。

二、楔状缺损

楔状缺损(wedge shaped defect)是发生于牙齿颈部唇、颊面,偶尔也见于舌腭面的硬组织缓慢消耗性缺损,形态呈窄端向内的楔形而得名。

(一)病因

楔状缺损发生的确切原因还不十分清楚,目前认为和下列因素综合作用有关。

1.刷牙

不正确刷牙是楔状缺损发生的主要原因。用力横刷牙者,常有典型和严重的楔状缺损。横刷牙着力最强的地方,例如,唇向错位的牙和牙弓转弯处的第一、第二双尖牙,常发生楔状缺损且缺损的程度也比较严重。

2.组织结构薄弱

牙颈部釉质与牙骨质交界处组织结构薄弱,甚至釉质与牙骨质不相连牙本质直接裸露,机械和理化因素容易导致缺损发生。

3.局部酸的作用

龈沟内的酸性分泌物和细菌滞留形成牙菌斑产酸使局部呈酸性环境,牙龈缘颈部也是胃酸反流和酸性饮食的酸滞留区。牙颈部硬组织脱矿溶解诱发和加速了楔状缺损的发生。

4.牙体疲劳

牙颈部的外形和组织结构特点决定了牙颈部是应力的集中区,长期应力集中导致局部牙体组织疲劳容易出现破坏缺损。

(二)临床表现

典型楔状缺损是由两个平面相交呈"V"字楔形,缺损边缘整齐而锐利,也有缺损呈浅碟形或不规则形。缺损表面坚硬光滑,少数有着色。因楔状缺损的深度不同,临床上可出现牙本质过敏症状,累及牙髓可出现牙髓炎甚至根尖周病等症状。但是深度与临床症状不一定成正比关系,如果缺损发展速度慢或患者年龄较大,修复性牙本质的形成明显,即使楔状缺损非常深,但患者也可能无明显症状。

缺损严重者,颈部组织薄弱可出现牙颈部折断。多发生在牙弓转弯处的双尖牙区,也见于前牙和磨牙,上颌多于下颌。50~60 岁为楔状缺损高发年龄段,随着年龄增加,楔状缺损发生率愈高,缺损愈严重。

(三)治疗和预防

1.改正不良的刷牙方式

应采用正确的刷牙方式,避免横刷,并选用刷毛较软的牙刷和磨料较细的牙膏。由于接触酸后造成牙脱矿和表面软化,对机械磨损敏感,因此应避免进食水果、碳酸饮料等酸性食物后立即刷牙。

2.脱敏治疗

浅、中型无症状楔状缺损可不做特别处理,但需注意局部清洁,预防发生龋病和牙龈炎。对牙本质过敏者,可做脱敏疗法。

3.充填治疗

对脱敏无效或缺损严重者可做充填治疗,较深的楔状缺损应采用间接盖髓再行充填治疗。充填治疗既可以阻断外界刺激,消除过敏症状,又可以阻止楔状缺损的进一步发展。充填材料一般选用对牙髓刺激性小的玻璃离子黏固剂或复合树脂。

4.根管治疗

对已有牙髓、根尖周炎发生的楔状缺损患牙,需先进行根管治疗,再充填修复缺损。由于楔状缺损导致牙颈部硬组织大量缺损,牙髓坏死又使牙体硬组织因缺乏营养而变脆,为了预防牙颈部折断,在做双尖牙、前牙根管治疗后,充填修复前最好在根管内打桩,增加牙齿抗折力。

三、磨牙症

习惯性、无意识、无功能上下颌用力磨牙称为磨牙症(bruxism),是咀嚼系统的一种功能异常运动,睡眠时发生多于白昼。

(一)病因

磨牙症的病因还不十分清楚,目前认为多种因素与之有关,包括生理病理学因素、心理因素和解剖形态学因素等。

1.心理因素

情绪紧张是磨牙症最常见的发病因素。恐惧、愤怒、焦虑等情绪没有及时发泄,隐藏在人的潜意识中,情绪积累到一定程度,则通过各种方式周期性地表现出来,磨牙症状是这种表现方式之一。注意力高度集中和紧张强度大的工作者,如运动员、钟表工等,常发生磨牙症。

2.全身性疾病

早期文献报道,磨牙症与寄生虫病、血压改变、遗传、缺钙、胃肠道功能紊乱等因素有关。

3.咬合关系不协调

咬合早接触可能是磨牙症的另一主要病因。正中𬌗的早接触是最常见的磨牙症的诱导因素。有时调磨改正正中关系与正中𬌗之间的早接触和平衡侧早接触可以治愈磨牙症。

4.颞颌关节功能紊乱

有研究报道颞颌关节功能紊乱与磨牙症有一定相关性,但二者的因果关系还存在争议。

（二）临床表现

临床上磨牙症可分 3 型。

1.磨牙型

常在夜间入睡之后磨牙，又称为夜磨牙，常被别人听见而告知，患者本人多不知晓。

2.紧咬型

常在白天注意力集中时不自觉地将牙咬紧，但没有上下磨动的现象。

3.混合型

兼有夜磨牙和白天紧咬牙的现象。长期磨牙症患者全口牙咬合面磨损严重，牙冠变短，可能伴发颞下颌关节紊乱。严重的牙面磨损，也可导致多数牙的牙髓病、根尖周病，或者咬合创伤，食物嵌塞。牙周负荷过大可能出现牙齿松动等牙周疾病症状。

（三）治疗

1.祛除致病因素、治疗并发症

施行自我暗示以消除心理因素、减少紧张情绪。磨除早接触和高陡牙尖，同时进行放松肌肉的锻炼。由磨牙症所引起的各种并发症，按并发症的治疗方法做相应的处理。

2.𬌗垫干扰预防治疗

戴𬌗垫既可干扰中断患者持续长时间夜磨牙，又可保护牙面减轻磨损。

3.肌电反馈治疗

对磨牙症患者分两期训练，第一期通过肌电反馈学会松弛肌肉；第二期用听觉反馈，在一级睡眠期间可告诫磨牙症的发生。

四、酸蚀症

酸蚀症（erosion）是指非细菌产生的机体内源性或/和外源性化学酸性物质引起的牙齿硬组织慢性病理性丧失。化学酸造成牙体硬组织脱矿、硬度降低，进而对机械磨损更加敏感，发展为硬组织缺损。化学酸的 pH、钙磷氟含量决定了酸蚀症的程度，接触酸的频率时间、行为和生物学因素，例如，牙齿质量、位置、唾液缓冲能力、流量等也影响酸蚀症的程度。

（一）病因

1.内源性因素

呕吐或胃酸经食管反流常造成内源性牙酸蚀症。所以，牙酸蚀症也是器质性和神经性厌食症以及酗酒者常见的症状。

2.外源性因素

由于摄入大量的酸性饮料，例如碳酸饮料、水果汁，喜吃酸水果、葡萄酒以及酸性食品，都可能引起牙齿脱矿。制酸工人和常接触酸的人员，酸挥发进入空气形成酸雾或酸酐常常引起牙齿硬组织脱矿。电池作业工人酸蚀症的危险性显著增高，葡萄酒品尝者和游泳竞技者尚不能肯定。

（二）临床表现

酸蚀症患者最初牙体无实质性缺损仅有感觉过敏，以后逐渐产生实质性缺损。最初是牙釉质表面出现光滑的小平面，随后进一步发展，出现浅的圆形凹面，或边缘锐利的沟槽，严重者牙釉质可能完全丧失，暴露出牙本质，易于进一步酸蚀和机械磨损。侵蚀部位和形式因酸而异。食物中的酸会引起上前牙唇面表面光滑的大而浅的凹陷，由胃酸上逆引起者常导致前牙腭舌面及后牙的殆面和舌面酸蚀。由盐酸所致者常表现为自切缘向唇面形成刀削状的光滑面,硬而无变色,因切端变薄而容易折断。硝酸主要作用于牙颈部或口唇与牙面接触区。硫酸酸雾中系二氧化硫,在水中溶解形成弱酸亚硫酸,通常只使口腔有酸涩感,不易引起牙体酸蚀。

(三)预防和治疗

1.改善劳动条件

消除和减少空气中的酸雾是预防外源性酸蚀症的根本方法。戴防酸口罩和定时用弱碱性液,例如,2%的苏打水漱口,对预防酸蚀症有一定作用。

2.改正不良饮酒、饮食习惯

适当减少酸性食物摄入量,进食酸性果汁、饮料后应2 h内避免刷牙。降低饮酒和其他原因引起的胃酸反流。

3.脱敏和修复治疗

有过敏症状的浅表缺损,可进行脱敏和再矿化治疗。牙体缺损严重可行充填或修复治疗。

五、牙隐裂

牙隐裂(dental microcrack),又称不完全牙折(incomplete fracture),是指发生在牙齿表面渗入到牙本质的细微非生理性裂纹。最常发生于上颌磨牙,其次是下颌磨牙、上颌前磨牙。

(一)病因

1.牙体硬组织结构缺陷

牙隐裂常常发自牙齿的发育沟,进而向硬组织深部延伸。如果牙体硬组织发育缺陷形成深的沟裂,在行使咀嚼功能时,容易产生应力集中,导致牙隐裂的发生。

2.殆力创伤

牙隐裂患者常常有不慎咬硬物历史。部分患者咀嚼肌发达,有长期咬坚果、咀嚼硬韧食物习惯,咬合力过大导致殆面过度磨耗和组织薄弱,随着时间的延长,还可能改变牙硬组织釉柱排列方向,最终导致牙隐裂的发生。

3.牙体手术治疗

牙体手术治疗制备洞形可能去除部分健康牙体组织,从而削弱牙齿对外力的承受力。窝洞充填材料与牙体组织的热膨胀系数和聚合收缩系数的不同也是引起牙隐裂的因素之一。

4.牙体硬组织营养缺乏

牙髓病变以及根管治疗术后,牙体硬组织失去最主要的营养供给,组织变脆,易发生隐裂或折裂。

(二)临床表现

牙隐裂最典型的症状是咀嚼和遇冷热时出现尖锐而短暂的疼痛。咀嚼性疼痛为定点性咬合痛,即当殆力作用于隐裂线上,出现撕裂样剧痛,咬合停止,疼痛消失。随着牙隐裂线的加深,轻微疼痛可发展到严重的自发痛,这是由于牙隐裂引起牙髓和根尖周疾病。所谓的"牙裂综合征"(cracked tooth syndrome)就是包括单纯牙隐裂锐痛症状和并发牙髓炎、根尖周病的多样症状。

早期牙隐裂裂纹细小,肉眼不容易发现,随着时间的延长裂隙增宽,色素沉积而变得较易看见。X线检查对牙隐裂的诊断价值不大,但对由于牙隐裂引起的根尖周炎状况却有一定的帮助。隐裂线与牙齿的发育沟重叠并且越过边缘嵴到达牙齿的邻面或颊舌面。上颌磨牙隐裂线常与其近中沟或舌沟重叠,下颌磨牙隐裂线呈近远中方向与发育沟重叠,上颌双尖牙隐裂线亦与近远中向发育沟重叠。染色试验可辅助诊断牙隐裂早期的过细裂纹。将可疑牙隔湿、吹干后,用棉球蘸上龙胆紫染料,在可疑部位反复涂搽使染料浸透入裂隙内,以便确定隐裂线的位置和累及的程度。隐裂线即使未累及牙髓,侧向直接叩击隐裂线处也可出现疼痛。活髓牙对温度刺激有反应。咬诊试验可通过定点性咬合痛症状辅助诊断患牙。将棉花签置于可疑牙不同部位,嘱患者反复轻轻咬合,若在某一点反复出现短暂的撕裂样疼痛,则该牙可能已发生牙隐裂。对于已明确诊断为牙隐裂的患牙,不宜再进行咬诊试验;咬合时应轻轻用力,以免加速裂纹的发展甚至造成牙折。

(三)治疗

1.调𬌗

所有牙隐裂治疗应首先调磨高陡牙尖,降低咬合力。定期观察,并建议暂时不用患牙侧咀嚼硬物。根据有无牙髓症状再决定下一步治疗方案。

2.全冠修复治疗

对有症状而未累及牙髓的隐裂牙可采用全冠保护治疗。为了确定牙髓状态,牙体预备后,用氧化锌丁香油黏固粉固定暂时冠,观察 2~3 周,若症状完全消失,可考虑直接换永久性全冠。对有牙髓炎症状的隐裂牙,应根管治疗完成后立即做全冠修复。

3.治疗过程注意事项

对于隐裂线已累及髓室底但未完全裂开的患牙,应用黏结剂封闭隐裂线,用暂冠或牙圈保护牙尖,直至根管治疗和充填治疗完成。在根管治疗过程中,如果疼痛症状未减轻,预后情况差,建议拔除患牙。若髓室底完全裂开,根据不同情况酌情处理。牙折片及残存牙松动,则拔除之。若上颌磨牙牙折线为近远中向,下颌磨牙牙隐裂线为颊舌向可顺牙隐裂线行牙半切除术,保存牙冠的一半或两半以及牙根,治疗结束后进行全冠修复。由于对牙隐裂的程度、性质很难准确诊断,在治疗前必须向患者交代清楚治疗的可能结果,治疗期间牙隐裂可能继续发展为牙齿完全裂开,而不得不拔除患牙等。

六、牙根纵裂

牙根纵裂(vertical root-fracture)是指发生于牙根的牙体组织慢性损伤。由于牙根纵裂位于牙的根部而未累及牙冠,临床上常常难以发现。

(一)病因

1.创伤性𬌗力

创伤性𬌗力长期作用于牙根,造成牙根管内吸收或根管外吸收,根管壁的抵抗力降低,当牙齿遇到意外力量时就容易产生牙根纵裂。如果𬌗面严重磨耗形成凹凸不平和高陡牙尖,咀嚼运动时可能改变𬌗力方向,在牙根产生扭曲力导致牙根纵裂。

2.根管治疗

牙髓病变使牙体硬组织失去营养而变脆,根管治疗时根管预备使根管壁牙本质变薄,牙根抵抗力进一步降低,根管充填采用侧方加压法或是垂直加压法都可以产生过大的楔力造成牙根纵裂。

3.根管内固位桩

根管治疗完成后,因牙体硬组织严重缺损需要在根管内安装根管固位钉辅助固位。银汞合金固位钉在充填后合金的缓慢膨胀可能导致牙根纵裂;根管固位钉在敲打钉就位时或旋转就位时,产生的楔力可能导致牙根纵裂;根管固位钉安装充填后在牙行使咀嚼功能时,咬合力应力集中于桩上造成杠杆作用,在根管内产生撬动的力量作用于根管壁可能导致牙根纵裂。临床上铸造桩冠失败的最常见的原因之一就是牙根纵裂,因此,临床上根管治疗牙在充填修复时尽量不使用根管桩,充填完成后最好使用全冠修复。

4. 解剖生理因素

牙根解剖结构方面的弱点与牙根纵裂有关。下颌切牙、上颌第二双尖牙等扁牙根比圆形、椭圆形的牙根更容易发生根折;上颌磨牙的近中颊根、下颌磨牙的近中和远中根,双根管比单根管容易发生牙根纵裂。而上颌中切牙、上颌磨牙腭根以及上颌尖牙根不易发生牙根纵裂。人到老年,牙齿硬组织有机物含量下降,弹性减少,脆性增加,加之髓腔减小和牙髓组织细胞成分减少,不利于牙体硬组织的营养,增加了牙根纵裂的可能性。

(二)临床表现

早期牙根纵裂无明显症状,临床很难发现。牙根纵裂进一步发展,可出现牙髓炎症状,晚期累及牙周或根尖周组织可出现咀嚼痛或牙周脓肿。牙根薄弱的活髓牙发生牙根纵裂,当病变发展累及牙髓时可发生牙髓炎。临床检查可能无龋病等常见牙体硬组织病变,部分患牙𬌗面磨损严重或有意外咬硬物受伤史。死髓牙或根管治疗后发生牙根纵裂的患牙,牙冠可有充填物,病变累及牙周或根尖周组织时可出现叩痛,可探及窄而深的牙周袋,牙周袋既可存在于牙根的唇侧、舌侧和邻面,晚期也可见龈沟内有脓液溢出。

早期 X 线片基本观察不到病变,随着病程发展,表现出骨吸收。因纵裂方向与 X 线片角度关系以及牙齿周围的硬组织重叠于牙齿上而遮盖牙根折裂线,X 线片可能发现牙根管内吸收或根管外吸收,但常常不能显示纵裂线。已经做过根管治疗的牙,如果在根管壁与根管充填物之间出现分离的透射影像,排除不完全根充间隙后,可作为牙根纵裂的诊断依据。需要说明的是,X 线片对牙根纵裂的诊断仅有一定帮助作用,除了少数具有典型牙根纵裂照片的病例外,照片不能作为牙根纵裂的可靠诊断依据。如果牙周翻瓣手术暴露可疑根面,在肉芽组织去除干净后,可能在牙根表面上可见牙根纵裂线,这是对牙根纵裂诊断最有力的依据。

(三)治疗原则

牙根发生折裂以后,牙根折裂附近的根管常常发生感染,而附近的牙周组织也呈慢性炎症,有时结缔组织朝根管方向长入牙折裂隙内,预后很差。对于发生牙根纵裂的单根牙,只有拔除;对于发生根裂的多根牙,可将发生根裂的牙根做断根术或半切除,去除发生根裂的牙根,保留健康的牙体部分,然后行全冠修复切除的牙冠。

(杨利利)

第四节　牙本质敏感症

牙本质敏感症(dentine hypersensitivity)又称牙齿感觉过敏症(tooth hypersensitivity),指牙本质遇到机械(刷牙、摩擦、咀嚼)、温度(冷、热)、气流、触觉、渗透、化学(酸、甜、辣)等刺激迅速发生短暂、尖锐疼痛,而又不能解释为其他任何口腔疾病。多种牙齿疾病均可表现牙本质敏感,通常在排除其他牙体疾病后才诊断为牙本质敏感症。牙本质敏感症发病高峰年龄在30～40岁,由于调查对象和调查方法不同,发病率报道差异很大。

一、病因和发病机制

任何使牙齿硬组织完整性破坏、牙本质暴露的疾病均可发生牙本质过敏症,但不是所有牙本质暴露的牙都出现敏感症状,牙本质暴露的时间、修复性牙本质形成与是否出现症状有关。个别釉质完整的牙也可能出现敏感症状。牙本质过敏还与全身健康状况和机体所处环境因素有关。

牙齿局部完整性受到破坏、牙本质暴露是牙本质过敏症的主要原因。病理学检查发现,牙本质敏感多表现为牙本质小管开放变宽。部分牙齿组织完整,因机体或环境因素而导致牙齿感觉过敏症状,也称为牙釉质和牙本质感觉性的增高。牙漂白治疗和牙龈退缩致使牙根暴露,牙体完整性未受到破坏也会发生牙本质敏感症。全身因素包括妇女经期、孕期、分娩与绝经期的生理性变化、全身健康状况下降,例如,感冒、过敏疲劳或久病不愈,神经衰弱、精神紧张;胃肠疾病,营养代谢障碍等,环境因素主要有气候和气压的变化等。

(一)神经元学说

牙本质小管中的无髓鞘感觉神经末梢接受外界刺激将感觉从牙本质表层传至牙髓引起敏感症状。但形态学观察和一些生理学实验结果不支持神经元学说。形态学观察仅在牙本质管的内侧1/3而不是牙本质管全程有神经纤维,氯化钾、乙酰胆碱、缓激肽等对神经末梢有强烈刺激的药物,置于新鲜外露的牙本质并不能引起疼痛反应。而一些对神经无刺激性的高渗糖溶液却可很快引起酸痛反应。局部麻醉药作用于牙本质表面也不能减轻牙本质敏感症。

(二)成牙本质细胞感受器学说

1968年,Frank发现牙本质小管中有神经与成牙本质细胞突起形成的复合体,提出成牙本质细胞感受器学说(odontoblast receptor theory),认为二者间存在"突触样关系",可行使感受器功能,牙本质细胞的原浆突中含有乙酰胆碱,受刺激后引起神经传导,产生疼痛。但是,电子显微镜观察牙髓未发现突触,仅在前期牙本质和牙本质内层1/3的牙本质小管内有来自牙髓的游离神经末梢。将痛物质和表面麻醉剂导入牙本质后不诱发疼痛或疼痛减轻,这表明牙本质内可能不存在专门接受特定刺激的感觉装置。1982年,Lilja发现感觉过敏的外露牙本质的成牙本质细胞突和位于牙本质小管内侧1/3的神经均有退变,认为成牙本质细胞在牙本质过敏中仅起被动作用。

(三)流体动力学说

1972年,Brannstrom提出流体动力学说(hydrodynamic theory),各种刺激引起的牙本质小管液移动,异常流动传递到牙髓引起牙髓内压力变化,使牙本质小管内侧和牙本质细胞邻近的神经感受器受到牵扯而产生过敏性疼痛。动力血压研究发现,牙本质液具有25～30 mmHg的压力梯度,温度、机械、压力等刺激均可影响牙本质液流动的方向和速度。牙本质的组织学研究表明,牙本质小管内充满牙本质液,牙本质液的热膨胀系数高于牙本质管壁,温度变化导致的热胀、冷缩可能引起牙本质液的流动,研究发现当牙齿受到温度刺激时,在牙本质髓侧能测得温度变化以前,痛觉即已发生,说明痛觉的产生来自牙本质液的流动,而非温度本身。流体动力学说是目前被大多数人认可的假说。

二、临床表现和检查

牙本质敏感症最突出的临床表现是牙齿局部遇到机械、温度和化学等刺激立即发生酸软、尖锐疼痛,祛除刺激后疼痛消失。由于咀嚼时牙齿酸痛乏力,严重者往往影响漱口、饮食,少数长期感觉过敏的牙也可能转化为慢性牙髓炎。患者一般均能定位,指出过敏牙齿,敏感区常局限于暴露的牙本质以及牙釉质-牙本质界处。酸痛的强弱与个体、牙齿部位、年龄和牙本质暴露的时间有关。多数患者均有牙本质外露,但患者的敏感程度与牙本质外露并不完全成正比。牙本质敏感症还存在着明显的个体差异,表现为不同患者病损程度相似,敏感症状差异显著,同一患者、同一患牙因机体或环境的变化而敏感程度不同。

临床诊断首先要查明、排除可能引起牙齿过敏症状的其他因素,例如,隐裂、邻面龋、楔状缺损、不良修复体等。牙本质过敏症检查主要包括探诊、气流测试、温度测试和主观评价以判断病变的部位和程度。

1. 探诊

探诊是牙本质敏感症检查最常用的方法。简单可靠的方法是用探针尖端轻轻划牙齿的敏感部位,根据患者的主观反应,将症状分成 4 级,0 级:无不适;1 级:轻微不适或酸痛;2 级:中度痛;3 级:重度痛。Smith 等发明了一种探诊装置,可量化探诊压力,直到患者感到疼痛,此时的阈值定为敏感度阈度值,牙本质敏感症患者平均敏感度阈值为 22.79 g,当力量达到 80 g 仍无反应,该牙齿被认为不敏感。由于温度、气流刺激需待一定时间始能消失,因此在顺序上探诊应先测试。

2. 气流测试

简单的方法是棉卷隔离邻牙,用牙科治疗台的三用气枪将气流吹向牙齿敏感部位。目前,标准化的空气温度刺激方法气温为 18 ℃~21 ℃,气压为 60 kPa,刺激时间为 1 s,将主观反应症状分成 4 级。

3. 温度测试

简单的方法是用注射器滴注冷、热水,同样根据患者的主观反应将症状分为 4 级。

4. 主观评价

主观评价也可用于判断牙齿的敏感程度,包括疼痛的 3 级评判法(verbal rating scale,VRS)和数字化疼痛评判法(visual analogue scale, VAS)。VRS 系采用问卷方式综合评价患者日常生活中对冷空气、冷、热、酸、甜食物、刷牙等刺激的敏感,好转为(-1),无改变为(0),加重为(+1)。3 级评判所提供的描述词语有时不足以反映患者的真实感受,VAS 是用 1 条 10 cm 长的直线,一端标有"无不适或无疼痛",另一端标有"严重不适或剧烈疼痛",患者根据当时的牙敏感程度在直线上做标记。VAS 比 VRS 重复性好,能连续地评价疼痛的程度,判定不同患者对同一敏感刺激的不同感受,更适于测定牙的敏感性。

牙本质敏感症可能只对一种刺激敏感,也可能对多种刺激敏感,任何一种检测方法的单一使用,可能造成一定的漏诊。临床检查要采用多种手段来测定,并且其中至少有一种测试方法可以定量。通常,以探针结合其他检测方法便于达到相辅相成的效果,更可能获得客观、可靠的结果。

三、预防和治疗

牙本质敏感症的预防常常被忽视,影响其治疗效果。治疗前祛除病因、降低内源性和外源性致敏因素,可明显降低牙本质敏感症的发生,提高其治疗效果。

(一)祛除病因

制订牙本质敏感治疗计划应该考虑确定和排除患者因素,例如,内源性和外源性酸以及牙刷创伤等。酸性食物是最常见的外源性因素,果汁、含酸的葡萄酒和水果可造成牙齿表面脱矿、开放牙本质小管。内源性的酸主要是指胃酸反流,特异性影响牙齿的腭面。牙刷创伤指用含有摩擦料的牙膏刷牙损伤牙本质表面。牙本质敏感症治疗前,可要求患者连续 1 周每天记录每日的饮料和食物摄入情况,发现牙本质敏感和饮食的关系,以便调整生活习惯。进食酸性食物后,牙齿硬组织脱矿、硬度降低,患者可用清水或含氟漱口水清洗口腔,应避免在饮食酸性食物后 3 h 内刷牙,防止牙本质磨损加重。

(二)过氧化物漂白治疗前处理

过氧化物漂白治疗常引起牙本质过敏。漂白治疗引起牙本质过敏并非单一因素,可能与以下多种因素有关:①漂白药物渗透到牙髓;②牙本质有机染料氧化使牙本质组织脱水;③凝胶可造成牙齿组织脱水;④牙龈进一步退缩;⑤托盘引起渗透压改变。

目前普遍接受的有效的预防方法如下:①漂白之前预处理筛选危险因素,例如,胃液反流、酸性食物、牙粉磨损等,降低牙本质敏感基线;②玻璃离子修复龋病和修复失败的微渗漏,封闭,直到漂白色度适合;③局部使用硝酸钾可以有效降低敏感,漂白之前局部使用含硝酸钾的牙粉,每天 2 次,连续使用 2 周,牙粉也可以在漂白前后局部托盘使用;④过氧化氢更容易引起过敏,过氧化脲产品应该首先选择;⑤含非结晶钙磷的凝胶液对预防漂白过敏也有效。

(三)治疗方法

由于牙本质敏感症治疗效果不稳定,医师和患者有时对治疗失去信心,这进一步影响了治疗效果。需要强调的是要提高牙本质敏感症的治疗效果,治疗之前一定要明确病因,治疗过程要家庭处理和牙科诊室治疗联合进行。家庭处理往往是有效治疗的开始,如果涉及少数牙、敏感症状严重,应先诊室治疗。

1. 家庭处理

药物牙膏是应用最广泛的非处方脱敏剂。患者应选择合适的牙膏,采取正确的刷牙方法,刷牙后 30 min 内不用清水漱口,以免降低牙膏的有效性。家庭使用含药物的漱口剂和口香糖也能降低牙本质敏感。一般在使用 2~4 周再评价有效性,如果没有效果,再进行牙科诊室治疗。20 世纪 80 年代即有含硝酸钾的牙膏面市,随后其他钾盐脱敏剂开始应用于牙膏、漱口剂和口香糖,例如,硝酸钾、氯化钾、枸橼酸钾等。氟和钙、磷等再矿化成分以及锶制剂因堵塞牙本质小管,也可减低牙本质敏感性,家庭可选择两种以上脱敏剂联合使用,如硝酸钾和氟化钠、枸橼酸钾和氟化钠等。

2. 牙科诊室治疗

家庭通常使用的脱敏方法简单容易,牙科医师可实施更广泛的、更复杂的和更有效的方法。药物局部脱敏是最常用的脱敏方法,操作时要注意隔湿,确保药物在牙齿表面停留 2 min 以上,最好使药物在敏感区不断揉擦,条件允许可通过电流导入增强离子对组织的渗入。

(1)氟化物:氟可降低牙本质的敏感性,体外实验发现氟降低了牙本质的透性,可能是由于不溶性的氟化钙在牙本质小管沉淀,同时增加了牙本质硬度和抗酸、抗溶性,从而减少液压传导。2%的氟化钠溶液是最早使用的脱敏氟化物,用直流电疗器离子透入法可增强离子渗入,提高治疗效果。0.76%的单氟磷酸钠凝胶可保持有效氟浓度,为当前氟化物中效果较好者。

75％的氟化钠甘油、NaF 与 CaF$_2$ 制成双氟 12(Bifluorid12)合成树脂氟化涂剂、38％的氟化氨银、氟化亚锡甘油或其甲基纤维素制剂等都是常用的含氟脱敏制剂。

(2)锶:锶对所有钙化组织具有强大的吸附性,锶制剂治疗牙本质过敏的机制被认为是通过渗入牙本质,形成钙化锶磷灰石,阻塞了开放的牙本质小管。常用的锶脱敏剂为氯化锶牙膏,一般每天 3～4 次,集中在过敏区反复涂刷。

(3)钾:1981 年,Greenhill 和 Pashley 首先报道,30％的草酸钾降低 98％的牙本质敏感症。大量以草酸钾为基础的脱敏产品问世。目前,多用 5％的硝酸钾溶液、30％的草酸钾溶液治疗牙本质过敏。为了增加药物与牙面的接触时间,可将钾盐置于黏着性漆或凝胶内。硝酸钾不降低牙本质通透性,钾离子经牙本质小管渗入,通过改变膜电位降低了牙内神经的兴奋性。

(4)碘化银法:硝酸银是一种蛋白质沉淀剂,还原后可形成蛋白银与还原银,沉积于牙本质小管中堵塞小管,因还原产物为黑色,且硝酸银可灼伤牙龈,对牙髓有刺激,临床上提倡改良碘化银法,即先用小棉球蘸碘酊(2％～3％)涂擦牙面,再用 10％的硝酸银使生成白色碘化银沉淀。

(5)黏结剂和树脂:许多局部脱敏因子并不能黏结在牙本质表面,效果是暂时的。黏结材料使脱敏药物与牙本质的长期接触从而提高了其有效性。20 世纪 70 年代,Brannstrom 等提出采用树脂渗透降低牙本质敏感。目前,牙本质敏感材料涉及的黏结材料包括牙科用腔洞衬料、黏结剂修复材料,黏结材料降低牙本质敏感是有效的。

(6)冠修复:对磨损严重、反复用药物脱敏无效者可考虑全冠修复。个别牙齿磨损严重而近牙髓者,也可考虑行牙髓治疗后再行全冠修复。

(7)激光脱敏:20 世纪 80 年代中后期临床上开始用激光进行脱敏治疗。其机制可能是瞬间产生高热效应,使牙本质表面的有机物变性和无机物熔融,封闭或阻塞牙本质小管。脉冲 Nd-YAG 激光照射,能明显地升高牙齿表面的 Ca/P 比值,增强牙齿的抗酸力;激光联合与氟化物使用,可增进牙本质对氟的吸收。临床上以 YAG 激光为主,绝大多数为小功率脉冲型 Nd-YAG。

(杨利利)

第五节　牙龈病

牙龈病是指发生在牙龈组织的疾病,多为炎症,也可为增生、坏死和瘤样病变。

一、慢性龈炎

慢性龈炎又称边缘性龈炎或单纯性龈炎。病损主要位于游离龈和龈乳头,在牙龈病中最常见。

1.病因

龈上菌斑是引起慢性龈炎的始动因子。此外,软垢、牙石、不良修复体及食物嵌塞也可促使菌斑积聚,促使龈炎的发生和发展。

2.临床表现

慢性龈炎的病损一般局限于游离龈和龈乳头,严重时也可波及附着龈,通常以前牙区尤其下前牙区最为显著。

(1)牙龈色泽:正常牙龈呈粉红色,患龈炎时游离龈和龈乳头变为深红或暗红色,在较重的龈炎,炎性充血可波及附着龈。在有些患者,龈缘可呈鲜红色,且有肉芽状增生。

(2)牙龈外形:正常龈缘菲薄而紧贴牙面,附着龈有点彩,点彩的多少或明显与否因人而异。患牙龈炎时,由于组织水肿,使龈缘变厚,不再紧贴牙面,龈乳头变为圆钝肥大。附着龈水肿时,点彩也可消失,表面光滑发亮。

(3)质地:正常牙龈质地致密而坚韧,尤其附着龈部分具有丰富的胶原纤维,牢固地附着于牙槽嵴上。患牙龈炎时,由于结缔组织水肿和胶原的破坏,牙龈可变得松软脆弱,缺乏弹性。但当炎症局限于龈沟壁一侧时,牙龈表面仍可保持相当致密,点彩仍可存在。有些病例可伴有增生。

(4)龈沟深度:牙周组织健康时,龈沟深度一般不超过 3 mm,当牙龈有炎性肿胀或增生时,龈沟可加深达 3 mm 以上,形成假性牙周袋,但上皮附着(龈沟底)仍位于正常的釉质牙骨质界处,临床上不能探到釉质牙骨质界,也就是说无附着丧失,也无牙槽骨吸收,这是区别牙龈炎和牙周炎的重要指征。

(5)探诊出血:健康的牙龈在刷牙或探测龈沟时均不引起出血。患牙龈炎时轻触即出血,即探诊出血,有些患者的炎症局限于龈沟壁上皮一侧时,或吸烟者,牙龈表面炎症不明显,但探诊后有出血,因此,探诊后出血是诊断牙龈有无炎症的重要客观指标。

(6)龈沟液增多:牙龈有炎症时,龈沟液渗出增多,其中的炎症细胞也明显增多,有些患者还可有龈沟溢脓。因此,测量龈沟液量可作为判断炎症程度的指标。

(7)自觉症状:慢性龈缘炎时患者常因刷牙或咬硬物时出血,或者在咬过的食物上有血渍,这是促使患者就诊的主要原因。但慢性龈缘炎一般无自发性出血,这可与血液病及其他疾病引起的牙龈出血鉴别。有些患者偶尔感到牙龈局部痒、胀等不适,并有口臭等。

3.诊断与鉴别诊断

(1)诊断:根据上述主要临床表现,结合局部有刺激因素存在即可诊断。

(2)鉴别诊断如下。

应与早期牙周炎鉴别:一部分长期存在的慢性龈缘炎可逐渐发展成牙周炎,常开始于牙的邻面,与牙龈炎不易区别。故对于长时间的较重牙龈炎患者,应仔细检查,排除早期牙周炎。鉴别要点为牙周炎有牙周附着丧失和牙槽骨吸收。

血液病:对于以牙龈出血为主诉且同时也有牙龈炎症表现者,应与某些全身性疾病所引起的牙龈出血鉴别,例如,白血病、血小板减少性紫癜、再生障碍性贫血等。

4.治疗原则

(1)祛除病因:通过洁治术彻底清除菌斑和牙石,其他如有食物嵌塞、不良修复体等刺激因素也应彻底纠正,由于单纯性龈缘炎无深层牙周组织破坏,只要清除了局部刺激因素,一周左右后炎症即可消退,结缔组织中胶原纤维新生,牙龈的色、形、质便可恢复正常。

(2)药物治疗:若炎症较重可配合局部药物治疗,常用 1%~3% 的过氧化氢溶液冲洗龈沟,碘制剂龈沟内上药,必要时用抗菌类漱口剂含漱,例如,氯己定等。若为急性龈乳头炎时,先治疗急性炎症,并消除病因,待急性炎症消退后,仍按上述方法治疗。

(3)疗效的维护治疗　开始后应及时教会患者控制牙菌斑的方法,持之以恒保持口腔卫生,并定期(6～12个月)进行复查和洁治,这样才能巩固疗效,防止复发。

5.预后及预防

(1)慢性龈缘炎:由于病变部位局限于牙龈,在祛除局部刺激因素后,炎症消退快,牙龈组织恢复正常。因此,慢性龈缘炎是可逆性病变,预后是良好的。然而,如果患者不注意进行持之以恒的菌斑控制和疗效的维护,那么,当菌斑和牙石继续堆积后,病情仍能复发。

(2)预防:龈缘炎是能预防的,关键是要做到坚持每天彻底清除牙菌斑,口腔医务人员要广泛开展口腔卫生教育,教会患者正确的刷牙方法,合理使用牙签、牙线等。坚持早晚刷牙、饭后漱口,以控制菌斑和牙石的形成,这些对预防牙龈炎的复发也极为重要。

二、青春期龈炎

青春期龈炎是受内分泌影响的牙龈炎之一,男、女均可患病,但女性稍多。

1.病因

(1)局部因素:例如,青春期少年的萌牙、替牙部位,牙列拥挤、口呼吸以及戴各种正畸矫治器的牙等。由于患者均为少年,故一般牙石量很少,而以菌斑为主。

(2)全身因素:青春期内分泌特别是性激素的变化比较明显,牙龈是性激素的靶组织,当内分泌改变时,使牙龈组织对微量局部刺激物产生明显的炎症反应。

2.临床表现

(1)本病好发于前牙唇侧的龈乳头和龈缘,舌侧较少发生,唇侧龈缘及龈乳头明显肿胀,乳头常呈球状突起。

(2)龈色暗红或鲜红、光亮、质地软、龈沟可加深形成龈袋但附着水平无变化。

(3)探诊易出血,因为牙龈组织内有明显的血管增生和组织水肿。

(4)患者一般无明显自觉症状,或有刷牙、咬硬物时出血以及口臭等。

3.诊断

主要依据患者的年龄处于青春期,局部有上述刺激因素存在,牙龈炎症反应较重,易于诊断。

4.治疗原则

(1)首先祛除病因:洁治术祛除菌斑和牙石,或可配合局部药物治疗。

(2)病程长且过度肥大增生者,常需手术切除。

(3)定期复查,并做必要的支持治疗,以防止复发。

(4)对于接受正畸治疗的青少年,事先应治愈原有的龈缘炎,矫治器的设计和制作应有利于菌斑控制。在整个矫治过程中应定期做牙周检查和治疗。

三、妊娠期龈炎

妊娠期龈炎指妇女在妊娠期间,由于体内雌激素水平的变化,使原有牙龈炎加重,发生牙龈肥大或形成龈瘤样病变,分娩后可自行减退或消失。

1.病因

妊娠时性激素(主要是孕酮)水平升高,使牙龈毛细血管扩张、瘀血,炎细胞和渗出液增多,使局部炎症反应加重。但妊娠本身不会引起牙龈炎,如果没有局部刺激物及菌斑,妊娠期龈炎也不会发生。

临床症状随着妊娠月份增加及孕酮水平升高而加重。分娩后,临床症状也逐渐减轻或消失。

2.临床病理组织学

其为非特异性、多血管、大量炎性细胞浸润。妊娠期龈瘤是非肿瘤性疾病,其组织学与发生在非妊娠者的化脓性肉芽肿相似,有明显的毛细血管增生,超过了一般牙龈对慢性刺激的反应,致使龈乳头肥大。

3.临床表现

(1)龈炎:患者一般在妊娠前即有不同程度的龈缘炎,从妊娠2~3个月开始出现明显症状,至8个月时达到高峰,且与血中孕酮水平相一致。分娩后约2个月时,龈炎可恢复至妊娠前水平。妊娠性龈炎可发生于少数牙或全口牙龈,以前牙区为重。龈缘和龈乳头呈鲜红或发绀,松软而光亮,显著的炎性肿胀、肥大,有龈袋形成,轻探之即易出血。患者吮吸或进食时易出血,常为就诊时的主诉症状。一般无疼痛,严重时龈缘可有溃疡和假膜形成,有轻度疼痛。

(2)妊娠期龈瘤又称孕瘤,发生于单个牙的龈乳头,以前牙尤其是下前牙唇侧乳头较多见。一般始发于妊娠第3个月,迅速增大,色鲜红光亮或呈暗紫色,质地松软,表面光滑极易出血,瘤体常呈扁圆形向近远中扩延,有的病例呈小的分叶状,有蒂或无蒂,一般直径不超过2 cm,但严重的病例可因瘤体较大而妨碍进食或被咬破而感染。患者常因出血妨碍进食而就诊。分娩后,妊娠龈瘤能逐渐自行缩小,但必须去除局部刺激物才能消失,有的患者还需手术切除。

4.诊断和鉴别诊断

(1)诊断:育龄妇女的牙龈出现鲜红色,高度水肿、肥大,且极易出血等症状者,或有妊娠龈瘤特征者,应询问月经情况,若已怀孕便可诊断。

(2)鉴别诊断:本病应与化脓性肉芽肿鉴别,后者发生在牙龈则称为肉芽肿性牙龈瘤。其临床表现与妊娠龈瘤十分相似,也可出现个别龈乳头的无痛性肿胀,突起的瘤样物有蒂或无蒂,牙龈颜色鲜红或暗红,质地松软极易出血。多数病变表面有溃疡和脓性渗出物,一般多可找到局部刺激因素。但本病的发生与妊娠无关。因此,根据临床表现和病史便可作出鉴别。

5.治疗原则

(1)去除一切局部刺激因素,例如,菌斑、牙石、不良修复物等。

(2)口腔卫生教育,在去除局部刺激物后,一定要认真做维护治疗,严格控制菌斑。

(3)对于一些体积较大的妊娠龈瘤,若已妨碍进食时则可手术切除。手术时机应尽量选择在妊娠4~6个月,以免引起流产或早产。

6.预防

妊娠早期应及时治疗原有的龈缘炎,整个妊娠期应严格控制菌斑,可大大减少妊娠性龈炎的发生。

四、药物性牙龈肥大

1.病因

药物性牙龈肥大又称药物性牙龈增生,是指长期服用某些药物引起牙龈完全或部分肥大。能够引起牙龈增生的药物有抗癫痫药(如苯妥英钠等)。近年来,临床上经常发现因高血压和心脑血管疾病服用钙通道阻滞剂(硝苯地平)所致牙龈增生,而抗癫痫药引起的牙龈增生相对少见。

2. 临床病理

上皮棘层显著增厚,钉突伸长达到结缔组织深部,结缔组织中有致密的胶原纤维束和新生血管,其间有大量无定型基质,炎细胞很少,局限于龈沟附近。

3. 临床表现

多见于上、下颌前牙区,病变初牙龈乳头呈小球状突起,病变继续发展,龈缘与龈乳头连在一起,盖住部分牙面,严重可覆盖大部分或全部牙冠,也可波及附着龈,牙龈表面呈桑葚状或分叶状,质地坚硬,呈淡粉红色。

肿大的牙龈形成龈袋,易使菌斑堆积,不易清洁。口腔卫生不良、创伤𬌗、龋齿、不良的修复体和矫治器等均能加重病情。停药后增生牙龈组织可逐渐消退。

4. 诊断与鉴别诊断

(1)诊断:有牙龈增生、癫痫、高血压或心脏病病史及长期服药史是诊断本病的依据。

(2)鉴别诊断:主要与白血病引起的牙龈肥大、牙龈纤维瘤病及以牙龈增生为表现的慢性龈炎相鉴别,鉴别点主要是有无服药史、牙龈增生的特点和血常规变化等。

5. 治疗

(1)停药或更换其他药。

(2)局部治疗:做龈上洁治术,消除龈上菌斑、龈上牙石和其他刺激因素,3%的过氧化氢冲洗龈袋,袋内涂碘合剂及抗生素等药物并保持口腔清洁卫生。

(3)手术:对疗效差者,可做龈切除术,并修整牙龈外形。

(4)指导患者严格控制菌斑,减轻服药期间牙龈增生程度,减少和避免术后的复发。

五、白血病的牙龈病损

白血病是一种恶性血液病,在白血病中发生牙龈肿大者,最常见的是急性单核细胞白血病和急性粒细胞白血病,也可见于急性淋巴细胞白血病,患者常因牙龈肿胀出血而首先就诊于口腔科,首先由口腔科医师发现的,这就需要口腔医师能正确鉴别,早期诊断,避免误诊。

1. 病因

白血病患者的末梢血中存在大量不成熟的、无功能的白细胞,这些白细胞在牙龈组织内大量浸润积聚,使牙龈肿大,而并非牙龈结缔组织本身的增生。由于牙龈肿胀、出血,口内自洁作用差,使菌斑大量堆积,加重了牙龈的炎症。

2. 临床表现

白血病时的牙龈肿大可波及龈乳头、边缘龈和附着龈。

(1)牙龈颜色苍白或暗红发绀,组织松软而脆弱,表面光滑。牙龈肿胀常为全口性,且可盖住部分牙面。由于牙龈肿胀、菌斑堆积,牙龈有明显的炎症。

(2)由于牙龈中大量幼稚血细胞浸润积聚,可造成末梢血管栓塞,使龈缘处组织坏死、溃疡和假膜覆盖,状如坏死性龈炎,严重者坏死范围广泛,有口臭。

(3)牙龈有明显的出血倾向,龈缘常有渗血,且不易止住,牙龈和口腔黏膜上可见出血点或瘀斑。患者常因牙龈肿胀出血不止或坏死疼痛而首先到口腔科就诊,及时检查血常规有助于诊断。

(4)严重的患者还可出现口腔黏膜的坏死或剧烈的牙痛、发热、局部淋巴结肿大以及疲乏、贫血等症状。

3.诊断

根据上述典型的临床表现,及时做血常规检查和骨髓检查,发现白细胞数目及形态的异常,便可作出初步诊断。

4.治疗原则

在可疑或已确诊为白血病时,应及时与内科医师配合治疗。口腔科的治疗以保守为主,切忌进行手术或活检,以免发生出血不止或感染、坏死。

六、急性龈乳头炎

急性龈乳头炎是指病损局限于个别龈乳头的急性非特异性炎症,它是在急性牙龈病损中较为常见的一种疾病。

1.病因

主要为龈乳头处的机械或化学刺激引起,例如,食物嵌塞、不当的剔牙、邻面龋尖锐边缘的刺激、不良修复体等,均可引发龈乳头的急性炎症。

2.临床表现

龈乳头发红、肿胀,探触和吸吮时易出血,有自发性的胀痛和明显的探触痛。女性患者常因在月经期而疼痛感加重。有时疼痛可表现为明显的自发痛和中等度的冷热刺激痛,易与牙髓炎混淆。

检查可见龈乳头鲜红、肿胀,探触痛明显,易出血,有时局部可查到刺激物,牙可有轻度叩痛,这是因为龈乳头下方的牙周膜也有炎症和水肿。

3.治疗

首先除去刺激因素,例如,邻面的牙石、菌斑、食物残渣等。用1%～3%的过氧化氢溶液冲洗牙间隙,然后敷以消炎收敛药(如碘制剂、抗生素等)。急性炎症消退后,应彻底祛除病因,例如,消除食物嵌塞的原因、充填邻面龋和修改不良修复体等。

4.预防

口腔医师在做各种治疗中,凡是涉及邻面的充填、修复或松牙固定时,应注意防止对龈乳头的刺激,以防急性炎症的发生。

七、坏死性溃疡性龈炎

坏死性溃疡性龈炎指发生在龈缘和龈乳头,以坏死为主的急性炎症,又称为 Vincent 龈炎。

1.病因

(1)微生物的作用:本病是由梭形杆菌和螺旋体引起的特殊感染。梭形杆菌和螺旋体也广泛存在于慢性牙龈炎和牙周炎患者的菌斑中,一般情况下不会引起此病,局部抵抗力低下时,使梭形杆菌和螺旋体大量繁殖,侵入牙龈组织,直接或间接地造成牙龈坏死和炎症。

(2)身心因素:与本病关系密切,如精神紧张、过度疲劳或有精神刺激者常易发生本病。在以上因素的影响下皮质激素分泌过多和自主神经系统的影响,改变了牙龈的血液循环、组织代谢等使局部抵抗力下降。

(3)吸烟:多数患者有吸烟史,吸烟可使小血管收缩,口腔内白细胞功能降低,易发生此病。

(4)营养不良或消耗性疾病:例如,B族维生素、维生素C缺乏,恶性肿瘤,血液病,射线病,艾滋病及严重的消化道疾病等均易诱发此病。

2.临床病理

坏死性溃疡性龈炎的组织病理学表现为牙龈的非特异性急性坏死性炎症,病变部位累及复层鳞状上皮和下方的结缔组织。上皮坏死,代之以由纤维素、坏死的白细胞和上皮细胞及各种细菌等构成的假膜,在坏死区与活组织间见大量梭形杆菌和螺旋体。坏死区下方的结缔组织,有大量血管增生、扩张、充血,并有白细胞浸润。在距坏死区更远处有浆细胞和单核细胞浸润,并有螺旋体侵入。

3.临床表现

(1)好发人群:本病多见于青壮年男性,多发生在经济贫困区。目前在经济发达的国家中,此病已很少见。

(2)病程:本病发病急,病程短,常为数天至1～2周。

(3)症状:牙龈有明显自发痛和自发性出血,腐败性口臭,唾液分泌多而黏稠。病变严重时,可出现寒战、发热、疲乏、全身不适等症状。以龈乳头和龈缘的坏死为其特征性损坏,尤以下前牙多见。龈乳头中央坏死缺失,如火山口状,龈缘区呈虫蚀状,表面覆有灰白色污秽的假膜,易擦去。病变一般不波及附着龈,在坏死区与正常牙龈间常有一窄"红边"为界。

(4)并发症:急性炎症如果未及时治疗或治疗不彻底,可转变成慢性坏死性龈炎,牙间乳头破坏严重,甚至消失、变平,龈乳头处的龈高度低于龈缘高度,呈现反波浪形,牙间乳头处牙龈颊、舌侧分离,甚至可从牙面翻开,下方有牙石、软垢。若不及时治疗可波及整个牙周组织,称坏死性溃疡性牙周炎,引起牙槽骨吸收,牙周袋形成和牙齿松动。

4.诊断与鉴别诊断

(1)诊断:根据以上临床表现,包括牙龈组织坏死、缺失,疼痛剧烈,自发性出血、腐败性口臭等诊断并不难。

(2)鉴别诊断如下。

慢性龈炎:病程长,无自发痛,一般无自发性出血,仅在刷牙、进食或探诊时出血,无牙龈坏死,无特殊腐败性口臭。

急性白血病:牙龈广泛肿胀、疼痛和坏死,并累及附着龈,也可有自发性出血和口臭。血常规检查白细胞计数明显升高并出现幼稚白细胞,有助于诊断。

与艾滋病鉴别:艾滋病患者由于细胞免疫和体液免疫功能低下,常由各种细菌引起机会性感染,可合并急性坏死性龈炎。

5.治疗

(1)祛除坏死组织:急性期首先轻轻去除牙龈乳头及龈缘的坏死组织,初步去除大块龈上牙石。

(2)局部使用氧化剂:1%～3%的过氧化氢溶液局部擦拭、冲洗和反复含漱。

(3)全身治疗:给予大量维生素C、蛋白质,重者可口服甲硝唑或替硝唑等抗厌氧菌药物。

(4)急性期后的治疗:彻底进行牙周治疗,对外形异常的牙龈组织可进行牙龈成形术。

(5)口腔卫生指导:更换牙刷,保持口腔清洁,养成良好的口腔卫生习惯,防止复发。

(6)对全身因素进行矫正和治疗。

八、遗传性牙龈纤维瘤病

遗传性牙龈纤维瘤病又称家族性或特发性牙龈纤维瘤病,为牙龈组织的弥散性纤维增生,是一种较罕见的疾病。

1.病因

病因不明,可有或无家族史,有家族史者可能为常染色体显性或隐性遗传。

2.临床病理

牙龈上皮的棘层增厚,钉突增长伸入结缔组织内,结缔组织体积增大,充满粗大的胶原纤维束以及大量成纤维细胞,血管相对少,炎症仅见于龈沟附近。

3.临床表现

本病一般始于恒牙萌出之后,牙龈普遍增生,可同时累及龈缘、龈乳头、附着龈,唇、舌侧龈均可发生,以上颌磨牙腭侧最为严重。常覆盖牙冠 2/3 以上,重者牙龈盖住整个牙冠,妨碍咀嚼,牙可因挤压而移位。增生的牙龈质地坚韧,颜色正常,表面光滑,有时呈结节状,点彩明显,颜色正常,不易出血。

4.诊断与鉴别诊断

(1)诊断:根据典型的临床表现,或有家族史,可作出诊断。

(2)鉴别诊断:主要与药物性牙龈增生相鉴别,药物性牙龈增生有服药史,而无家族史,牙龈增生程度较轻,并且不累及附着龈。

5.治疗

以恢复牙龈原有的外形和功能的牙龈成形术为主,但术后易复发,与口腔卫生有关。

(杨利利)

第六节　牙周病的治疗

一、牙周病的治疗计划

牙周治疗最终的目标是创造一个在健康牙周组织的条件下能行使良好功能的牙列。它包含下列各个方面:①清除和控制菌斑及其他局部致病因子;②消除炎症及其导致的不适、出血、疼痛等症状;③停止牙周支持组织的破坏,促使其修复和再生;④恢复牙周组织的生理形态,以利于菌斑控制;⑤重建稳定、功能良好的牙列;⑥满足美观需求。为达到这些目标,需要制订一个采用多种手段、有序的治疗计划,其实施是一个比较长期的过程。牙周治疗计划应是针对不同患者而单独设计的个性化方案,其治疗内容和项目多少是因人而异的。治疗程序一般分四个阶段。

(一)基础治疗

本阶段的目的是消除致病因素,控制牙龈炎症。此阶段亦称病因治疗。

(1)教育并指导患者自我控制菌斑的方法,例如,建立正确的刷牙方法和习惯,使用牙线、牙签、间隙刷等辅助工具保持口腔卫生。

(2)施行洁治术、根面平整术以消除龈上和龈下菌斑、牙石等。

(3)消除菌斑滞留及其他局部刺激因素,例如,充填龋洞、改正不良修复体、治疗食物嵌塞等,还应做必要的牙髓治疗、纠正口呼吸习惯。

(4)拔除无保留价值或预后极差的患牙。

(5)在炎症控制后进行必要的咬合调整,必要时可做暂时性的松牙固定。

(6)有明显的急性炎症以及对某些重症患者可辅佐以药物短期治疗;常规治疗病情仍改善不显著者,可使用中西药物结合治疗。

(7)发现和尽可能纠正全身性或环境因素,例如,吸烟、用药情况、全身病控制等。

(二)牙周手术治疗

基础治疗 1~3 个月后,如果仍有 5 mm 以上的牙周袋,且探诊仍出血,或牙龈及骨形态不良、膜龈关系不正常时,一般需进行手术治疗。主要包括下列内容。

1. 翻瓣术

翻瓣术是最常用、最基本的牙周手术,将袋内壁切除并翻开黏膜骨膜瓣,在直视下进行根面及软组织清创,然后将瓣复位缝合,以使牙周袋变浅或消除。在翻瓣术的同时还可进行牙槽骨成形或植骨,以恢复牙周组织的生理形态和功能。

2. 植骨术

在根分叉病变或垂直型骨吸收处,通过移植自体骨、异体骨或骨替代品达到牙槽骨缺损的修复。

3. 引导性组织再生术(GTR)

引导性组织再生术(GTR)是在常规翻瓣手术清创的基础上,通过植入生物屏障膜材料,促进牙周组织的再生,形成新的牙骨质、牙槽骨和牙周膜。

4. 膜龈手术

膜龈手术是用以改正附着龈过窄、牙龈退缩及唇、颊系带附着位置不佳等的手术,以巩固牙周治疗效果和解决美观问题。

5. 牙种植术

用外科方法将人工牙根植入牙槽骨内,以支持其上部的义齿。

(三)修复治疗阶段

一般牙周手术后 2~3 个月开始进行。此时牙龈的外形和龈缘位置已基本稳定,可进行永久性固定修复或可摘式义齿修复,必要时可同时固定松动牙。

(四)牙周支持治疗

牙周支持治疗也称牙周维护治疗,这是正规的牙周系统性治疗计划中不可缺少的部分,它是牙周疗效得以长期保持的先决条件。其包括以下内容。

1. 定期复查

根据患者剩余牙的病情以及菌斑控制情况,确定复查的间隔期。一般每 3~6 个月复查一次,一年左右摄 X 线片,监测和比较牙槽骨的变化。

2. 复查内容

检查患者菌斑及软垢、牙石量,牙龈炎症及牙周袋深度、附着水平,牙槽骨高度、密度及形态,咬合情况及功能、牙松动度,危险因素的控制情况等。

3. 复治

根据复查发现的问题制定计划并进行治疗及指导。

以上四个阶段的治疗计划视每位患者的情况而定,第一阶段和第四阶段的内容对每位患者都是必需的,而第二阶段和第三阶段的内容则酌情安排。牙周炎治疗的成功与否,一方面在于有周密正确的治疗计划和医师精湛、细致的治疗技术；另一方面要求患者的认真配合和持之以恒的自我控制菌斑，两者缺一不可，否则任何治疗均不能维持长久的疗效。

二、牙周病的基础治疗

(一)龈上洁治术

龈上洁治术(supragingival scaling)又称洁牙术、洁治术，是指用洁治器械去除龈上牙石、菌斑和色渍，并磨光牙面，以延迟菌斑和牙石的再沉积。洁治术是祛除龈上菌斑和牙石的最有效方法，是牙周病治疗的最基本措施。通过洁治，消除了菌斑和牙石的刺激后，可使牙龈炎症状明显减轻或完全消退。

1.适应证

(1)牙龈炎、牙周炎：绝大多数慢性龈缘炎可经洁治术治愈。洁治术也是牙周炎治疗的第一步，在此基础上才可做龈下刮治术和其他治疗。

(2)预防性治疗：牙周治疗后的患者，定期(一般为 6 个月至 1 年)做洁治术才能维护牙周健康，是预防龈炎、牙周炎发生或复发的重要措施。

(3)其他口腔内治疗前的准备：在口腔内行外科手术前，进行洁治术可使手术区清洁，预防术后感染。修复缺失牙时，洁治后取模使牙印模更准确。正畸治疗时，进行洁治术可预防牙龈炎的发生。

洁治术根据洁治器的不同分为手用器械洁治术和超声洁治术。

2.手用器械洁治术

手用器械洁治术是牙周专业医师的基本功，主要依靠手腕、前臂的力量来刮除牙石。

3.超声洁治术

超声洁治术已广泛应用于临床，该法能高效去除牙石，具有创伤轻、出血少、省时省力等优点。

(二)龈下刮治术(根面平整术)

龈下刮治术(subgingival scaling)和根面平整术(root planing)在临床上很难区分，实际上是同时进行的。

龈下刮治术是用比较精细的龈下刮治器刮除位于牙周袋内根面上的牙石和菌斑。同时刮除牙根面上感染病变的牙骨质及部分嵌入牙骨质内的牙石，使刮治后的根面光滑平整，称为根面平整术。刮除牙骨质时不宜太多，可造成牙根面过敏及牙髓和牙周组织相互感染；也可能降低牙周组织再生的组织来源。

1.适应证

凡有龈下牙石者均应行龈下刮治术，特别是牙周手术前。

2.龈下刮治器械

(1)匙形刮治器：匙形刮治器是龈下刮治的主要工具。工作端为弧形，前端为圆形，工作刃位于工作端的两侧，横断面为半圆形或新月形。刮治器颈部的弯曲设计使工作端能抱住根面，适应牙根的形态，方便进入深牙周袋，对软组织的损伤亦很小。

(2)龈下锄形器：喙部薄而窄小，刃部与颈部呈 100°角，刀叶末端变薄呈线形刀口，分近远中面和颊舌面 2 对，适用于刮除较松的深牙周袋内的牙石。操作时，刀刃置于牙石根方牙面上，器械与牙面始终保持成两点接触，向冠方拉，连续刮除牙石。

（3）根面锉：工作端扁平，一面有细的锉齿，另一面光滑，前端圆钝，分近、远中面和颊舌面 2 对，用于刮除根面牙石后，将根面锉平锉光，现已少用。

3. 操作基本要点与步骤

（1）探查：刮治前应探明牙周袋的深浅、形状及龈下牙石的量、部位。深牙周袋刮治应局部麻醉，因刮除深牙周袋龈下牙石的同时，会将袋内壁肉芽组织刮除，可能引起不同程度的疼痛。

（2）选择器械：根据所刮区域牙位牙面，选择正确刮治器械，注意器械的锐利度，变钝会影响治疗效果，应及时更换或磨锐。

（3）同洁治术操作要点：以改良握笔式握持器械，选稳妥支点，以腕部、前臂转动力量、冠向用力为主，水平（有修复体时，刮治方向与修复体边缘平行，以防损伤）、斜向力为辅，运动幅度要小，避免滑脱或损伤软组织。刮治器放在牙石与牙面结合部，应整体刮除避免层层刮削；每一动作的刮除范围要与前次有部分重叠，避免遗漏牙石；根据牙石及出血量，可分次、分区进行刮治。

（4）器械放置：将器械工作端的平面与根面平行（即 0°），缓慢放入袋底牙石根方，然后改变刮治器械角度，使工作面与根面成 80°角，用腕力刮除牙石。操作完成后，仍回到与根面平行的位置，取出器械。

（5）根面平整：刮除牙石后，要继续刮除感染、软化牙骨质层，直到牙根面光滑坚硬为止。

（6）术后清理：用牙周探针仔细探查牙石、肉芽组织是否刮净，根面是否平整。用 3‰ 的过氧化氢溶液、生理盐水交替冲洗牙周袋，清除袋内牙石残渣。压迫袋壁，使之与牙根面贴合，利于止血和组织再生修复。刮治术后 2～4 周不探查牙周袋，以免影响组织修复。

4. 龈下超声刮治

龈下超声刮治是使用超声波洁牙机，配以专用的细而长的工作头，以清除龈下牙石和菌斑。工作头为专门设计的细线器，有的呈牙周探针状，有的为刮治器状，有的为直形，也有的呈一定角度左右成对。这些工作头直径小，可深入牙周袋内以及较窄的根分叉区，便于清除这些部位的菌斑、牙石。操作中要避免工作头尖端直指根面；工作时要保持工作端不停地移动，并有重复滑动；动作要平稳、轻巧，仅保持轻接触。其他操作方法同龈上超声洁治。牙周手术中也可用此法进行根面清创，以提高效率，但所使用器械必须经过消毒灭菌。

5. 龈下刮治术的效果

临床上，多数病例治疗一周便可见到明显的效果，牙龈炎症消退，探诊出血减少或消失，2～4 周后牙龈组织致密，牙周袋变浅，附着增加，特别是深牙周袋变浅效果显著，这主要是由于消炎后龈缘退缩和袋底附近的结缔组织内有胶原纤维的新生和修复。但若刮治不彻底，炎症虽有部分的减退，袋的深度也可减小，但残存的牙石、菌斑仍会导致深部牙周组织慢性炎症的发生、发展。有时因袋口变紧，深部的炎症不易引流，导致牙周脓肿。此种患牙的牙龈表面看似正常，但探牙周袋时仍有出血，表明炎症仍然存在。复查时如果袋深仍大于 5 mm，且探诊出血，需进一步的治疗，例如，再刮治、手术或使用药物等。

（三）𬌗治疗

𬌗治疗（occusal therapy）是指通过多种手段达到建立起平衡的功能性咬合关系，有利于牙周组织的修复和健康，增加牙𬌗的稳定性和舒适感。𬌗治疗的方法包括磨改牙齿的外形（选磨法）、牙体修复、牙列修复、正畸治疗、拔牙、正颌外科手术、牙周夹板、𬌗垫等。选用何种方法应具体问题具体分析。

(四)松动牙固定术

牙周炎的主要临床症状之一是牙的松动,经过基础治疗,炎症消除并建立平衡后,有些患牙的松动度能减轻,但动度较大者很难恢复正常,因而影响咀嚼功能,或产生继发性咬合创伤。对某些松动牙加以固定,使之行使正常的咬合功能,也是牙周治疗的重要组成部分。

三、牙周病的药物治疗

(一)牙周病药物治疗的目的

1.消除病原微生物

目前牙周病最行之有效的治疗手段是采用机械方法清除微生物,但由于以下原因,有时还需要使用抗菌药物作为机械治疗的辅助手段。

(1)存在一些器械不易达到的特殊部位:例如,某些重度牙周炎患者的深牙周袋、窄而深的骨下袋以及后牙根分叉区病变等。

(2)微生物侵入牙周组织:单纯采用刮治根面的方法难以清除组织内细菌。

(3)口腔内其他部位的微生物:口腔环境中存在着大量的微生物,容易在牙周袋内再定植,导致牙周疾病的复发。

(4)巩固疗效、防止复发:对一些牙周病的易感者,完成洁治和刮治术后,在牙周袋内施用抗菌药物,有利于巩固疗效,防止复发。

(5)牙周组织急性感染:急性感染者可视病情需要给予全身或局部药物治疗,待急性炎症缓解后,再行洁治和刮治术。

(6)某些全身疾病患者:例如,糖尿病、HIV 感染、风湿性心脏病等,需在进行全面牙周检查和洁治、刮治术之前或同时使用抗菌药物,以预防感染和并发症。

(7)预防或减少菌斑的形成:有些患者如果口腔手术后暂时不能行使口腔卫生措施,可给予化学制剂含漱,预防或减少菌斑的形成,并有利于组织愈合。

2.调节宿主防御功能

牙周病的发生不仅与致病微生物有关,也与宿主对微生物的免疫反应和防御功能有关,通过药物的使用,调节宿主的防御功能,阻断疾病的发展,达到治疗牙周病的目的。

(二)牙周病药物治疗的原则

1.遵照循证医学原则,合理用药

一般情况下,牙龈炎和轻、中度的牙周炎不应使用抗菌药物,彻底的洁治和菌斑控制即可达到治疗效果。

2.用药前清除菌斑与牙石

能够"搅乱"菌斑生物膜的结构,有利于药物作用,达到治疗目的。主要用于常规治疗效果不佳的患者,必要时可联合用药。

3.使用抗菌药物治疗前,尽量做细菌学检查和药敏试验

针对性地选择窄谱抗菌药物,减少对口腔微生态环境的干扰。

4.尽量采用局部给药途径

避免和减少耐药菌株和毒副作用的产生。

(三)牙周病的全身药物治疗

用于牙周病全身治疗的药物主要包括抗菌药物、非甾体类抗炎药、中药等。

1.常用的抗菌药物

(1)甲硝唑:硝基咪唑类药物,高效廉价,目前作为治疗厌氧菌感染的首选药物,能有效地杀灭牙周可疑致病菌,例如,牙龈卟啉单胞菌、中间普菌、具核梭杆菌、螺旋体及消化链球菌等,不易引起菌群失调,也不易产生耐药菌株,与大多数常用抗生素无配伍禁忌。对兼性厌氧菌、微需氧菌感染无效,但如果和其他抗生素联用,可起到很好的治疗作用。该药可引起恶心、胃肠道不适等消化道症状,偶有腹泻、皮疹、口腔内有金属异味等不良反应,长期服用可有多发性神经炎、一过性白细胞减少等。可能有致畸、致癌倾向,故妊娠及哺乳期妇女禁用;因经肾排出,故肾功能不全者慎用;因能抑制乙醇代谢,服药期间应严禁饮酒。

(2)四环素族药物:为广谱抗生素,对革兰氏阳性菌、革兰阴性菌及螺旋体均有抑制其繁殖的作用。四环素族药物口服后在体内分布广,可存在于多种组织、器官和体液中,尤其对骨组织的亲和力强,在龈沟液中的浓度为血药浓度的2~10倍。牙周治疗中常用的四环素族药物为四环素、多西环素、米诺环素。

(3)阿莫西林:为β-内酰胺类半合成广谱抗生素,对革兰氏阳性菌及部分革兰阴性菌有强力杀菌作用。与甲硝唑联合治疗侵袭性牙周炎,可增强疗效。对四环素类药物反应较差的患者,选择该药与甲硝唑联合用药提高疗效。与克拉维酸配伍可提高抗菌活性,从而对一些能产生β-内酰胺酶的细菌发挥作用。本药偶有胃肠道反应、皮疹和过敏反应。青霉素过敏者禁用。不宜与口服避孕药同服。

(4)螺旋霉素:大环内酯类抗生素,对革兰氏阳性菌抑菌力强,对革兰阴性菌也有一定作用,螺旋霉素进入人体后,分布于龈沟液、唾液、牙龈和颌骨中,且浓度较高,龈沟液中的浓度为血清浓度的10倍,在唾液及骨组织中储存时间可达3~4周,缓慢释放,非常有利于牙周病的治疗。该药毒副作用小,偶有胃肠道不适反应。

(5)红霉素、罗红霉素:大环内酯类抗生素,作用与螺旋霉素相似,抗菌性稍强。临床上常作为对青霉素过敏者的替代药品。

2.非甾体类抗炎药

牙周炎有一些炎症因子参与,例如,花生四烯酸经环氧化途径产生代谢产物前列腺素是很强的促骨吸收因子。非甾体类抗炎药主要是通过抑制前列腺素的合成,减轻牙周炎时牙槽骨的吸收,取得一定的治疗效果。用于治疗牙周炎的非甾体类抗炎药主要有氟吡洛芬、吲哚美辛、布洛芬等。

3.中药的应用

中医理论认为肾虚则齿衰,肾固则齿坚。用于治疗牙周病的中药主要由补肾、滋阴、凉血等成分所组成,例如,以古方六味地黄丸为基础的补肾固齿丸、固齿膏等。据报道,固齿丸治疗牙周炎,尤其是侵袭性牙周炎有较好的疗效,可起到减缓牙槽骨吸收,延迟复发的作用。用法:口服,每次4g,每日2次,连续用药3~6个月。

(四)牙周病的局部药物治疗

局部用药是牙周病药物治疗的重要方面,其主要目的:①作为牙周病的辅助治疗;②预防或减少菌斑的形成。

局部药物治疗可避免全身用药的诸多不良反应,并可使较高浓度的药物直接作用于病变部位。牙周局部用药的方法很多,包括含漱、涂布、局部冲洗以及牙周袋内缓释和控释药物的使用等。

1.含漱药物

理想的含漱剂应能减少口腔内细菌的数量,消除或减少牙面、舌背、扁桃体、颊黏膜等处的微生物,并能抑制龈上菌斑的堆积,防止牙龈炎症的复发。但含漱药物在口腔内停留时间短,且药物进入龈下不超过1 mm,故对牙周袋内的菌群没有直接影响。

2.涂布药物

彻底的洁治、刮治和根面平整往往能使炎症消退,牙周袋变浅。目前洁治和刮治术后已不需涂药,除非炎症很重,有肉芽增生或急性脓肿等可适当涂药。

3.冲洗用药物

冲洗是使用水或抗菌药液对牙龈缘或牙周袋内进行冲洗,以清洁牙周,改善局部微生物环境的一种方法。

4.缓释及控释抗菌药物

(1)牙周缓释抗菌药物:缓释剂是指活性药物能缓慢、有控制地从制剂中释放出来,直接作用于病变组织,使病变局部能较长时间维持有效药物浓度的特定药物剂型。缓释抗菌药物的优点:①牙周袋内药物浓度高;②药物作用时间延长;③显著减少用药剂量,避免或减少毒副作用;④减少给药频率,减少患者复诊次数;⑤由医师给药,依从性好。

(2)抗菌药物的控释系统:局部缓释抗菌药物虽能大大提高牙周袋内的药物浓度,但由于药物释放速度不稳定,通常在缓释剂置入袋内2~3 d就释放出80%~90%的药物,随后释放速度变慢,药物浓度明显下降,不利于感染的控制。而控释系统则能使药物在局部保持恒定的浓度。

药物控释系统是指通过物理、化学等方法改变制剂结构,使药物在预定时间内自动按某一速度从剂型中恒速(零级速度)释放于特定的靶组织或器官,使药物浓度较长时间恒定地维持在有效浓度范围内。产品有10%的多西环素凝胶,为可吸收型的控释制剂;盐酸米诺环素牙用缓释膜,商品名为"艾亚林",置入牙周袋1周。国外还有一种不可降解的四环素控释系统,由25%的盐酸四环素和75%的乙烯-乙酸乙烯共聚物组成纤维状,直径为0.5 mm,每1 cm含药0.446 mg。相对恒定地释放四环素达9 d。需由医师放置和取出,十分费时。

四、牙周病的手术治疗

牙周炎发展到较严重阶段后,单靠基础治疗不能解决全部问题,需要通过手术的方法对牙周软、硬组织进行处理,才能获得良好的疗效。牙周病手术治疗的主要目的是彻底消除病灶,创造良好的牙周环境,恢复牙周的健康与功能。

(一)牙龈切除术及牙龈成形术

牙龈切除术简称龈切术,是指切除肥大与增生的牙龈组织,消除龈袋或牙周袋,重建牙龈的生理外形及正常的龈沟。牙龈成形术与龈切术相似,目的只为修整牙龈形态,两者常合并使用。

(二)翻瓣术

翻瓣术是通过外科手术对牙周组织进行处理,以期望重建牙周附着,消除牙周袋,是治疗中、重度牙周炎的一种方法。手术原则是通过应用不同的手术切口,形成薄厚不一、形态各异的全厚瓣(又称黏骨膜瓣),将其翻起,暴露术区的病变组织,将袋内壁的炎症肉芽组织、根面的牙石及毒素清除干净,修整病变的牙槽骨,经清创后再将全厚瓣复位缝合,以期望达到牙周袋变浅,促进骨修复的目的。

(三)引导性牙周组织再生术

在牙周组织愈合过程中再生细胞的来源有四种:口腔黏膜上皮、牙龈结缔组织细胞、牙槽骨骨髓腔细胞和牙周膜细胞。只有牙周膜细胞具有牙周组织再生的潜能。然而,术后牙龈上皮生长最快,在数天内即从创缘爬行到牙面并沿牙根面向根方生长,形成长结合上皮,妨碍了再生的形成。

引导性组织再生术(guided tissue regeneration,GTR)是在牙周手术中利用膜性材料作为屏障,阻挡牙龈上皮、牙龈结缔组织与根面的接触,并提供一个牙周组织修复的空间,引导牙周膜细胞优先占领根面,从而在原已暴露于牙周袋内的根面上形成新的牙骨质,并有牙周膜纤维埋入,形成理想的牙周组织再生。用于 GTR 的膜性材料分为两类:不可吸收性膜和可吸收性膜。不可吸收性膜不能降解吸收,需要术后 6~8 周时二次手术取出。产品主要成分为聚四氟乙烯(PTFE),商品名 Gore-Tex。可吸收性膜可降解而被吸收,不需要二次手术取出。这类膜有胶原膜、聚乳酸膜、聚乙醇酸与聚乳酸和碳酸三甲烯共聚膜等。胶原膜的国外商品化产品有 BioGuide、BioMend 等,聚乳酸产品有 Atrisorb 等,国内也有用牛腱提取胶原制备成的胶原膜。

(四)根分叉病变的手术治疗

磨牙根分叉区有特殊解剖条件,洁治和刮治术很难彻底清除根分叉区的牙石、菌斑,也难于进行长期有效的菌斑控制,因此往往需要进行手术治疗。手术治疗的目标是在根分叉病变区形成组织再生,建立新附着,使根分叉病变完全愈合。然而,并非所有的病例都能达到该效果。手术治疗的次级目标包括去除根分叉部位的牙石、菌斑,建立便于进行自我菌斑控制和维护治疗的良好的解剖结构。对不同程度的根分叉病变应选用不同的手术方法。

(五)牙冠延长术

牙冠延长术是通过手术方法降低龈缘位置、暴露健康的牙齿结构,使临床牙冠加长,从而利于牙齿的修复或解决美观问题。正常情况下,从龈沟底到牙槽嵴顶的距离是恒定的,该距离称为生物学宽度,包括结合上皮和牙槽嵴顶冠方附着于根面的结缔组织,宽度一般为 2 mm 左右。牙冠延长术的基本方法是:用翻瓣术结合骨切除术,降低牙槽嵴顶和龈缘的水平,从而延长临床牙冠,同时保持正常的生物学宽度。

(杨利利)

第七节 牙髓疾病

牙髓位于牙齿内部,周围被矿化程度较高的牙本质所包围,外界刺激不易进入牙腔,引起牙髓病变,只有在刺激强度极大时,才可能使牙髓受到损害。牙髓组织通过一或数个窄小的根尖孔与根尖周组织密切联系,牙髓中的病变产物和细菌很容易通过根尖孔向根尖周组织扩散,使根尖周组织发生病变。

一、病因

在大多数情况下,牙髓的病变是在牙釉质、牙骨质和牙本质被破坏后产生的。牙髓的感染多由细菌引起,这些细菌都来自口腔,多数是来自深龋洞中,深龋洞是一个相当缺氧的环境,这些地方有利于厌氧菌的生长繁殖,当龋洞接近牙髓或已经穿通牙髓时,细菌或其产生的毒素可进入牙腔引起牙髓炎。其他一些近牙髓的牙体硬组织非龋性疾病,例如,外伤所致的牙折,楔状缺损过深使牙髓暴露,畸形中央尖,磨损后露髓,畸形舌侧窝,隐裂,严重的磨损等也可引起牙髓炎。牙齿患牙周病时,深达根尖的牙周袋可以使感染通过根尖孔或侧支根管进入牙腔,引起逆行性牙髓炎。另外菌血症或脓血症时,细菌可随血液循环进入牙髓,引起牙髓炎。除感染外,一些不当的刺激也会引起牙髓炎,如果温度骤然改变,骤冷骤热便会引起牙髓充血,甚至转化为牙髓炎;治疗龋病时,某些充填材料含刺激性物质,会引起牙髓病变;消毒窝洞的药物刺激性过强,牙髓失活剂使用不当,备洞时操作不当产热过多等。

二、分类及临床表现

牙髓病是临床上常见的口腔疾病,可以表现为急性或慢性的过程,也可以互相转变,牙髓炎是牙髓病中发病率最高的一种疾病。牙髓病是指牙齿受到细菌感染、创伤、温度或电流等外来物理及化学刺激作用时,牙髓组织发生一系列病变的疾病。在组织病理学上一般将牙髓分为正常牙髓和各种不同类型的病变牙髓。由于它们常存在着移行阶段和重叠现象,所以采用组织病理学的方法,有时要将牙髓状况的各段准确地分类也很困难,对于临床医师来说,重要的是需要判断患牙的牙髓是否通过实施一些临床保护措施而得以保留其生活状态且不出现临床症状。因此,根据牙髓的临床表现和治疗预后可分为可复性牙髓炎、不可复性牙髓炎、牙髓坏死、牙髓钙化和牙内吸收。其中不可复性牙髓炎又分为急性牙髓炎、慢性牙髓炎、残髓炎、逆行性牙髓炎。现将常见的牙髓病表现介绍如下。

可复性牙髓炎是一种病变较轻的牙髓炎,受到温度刺激时,产生快而锐的酸痛或疼痛,但不严重,刺激祛除后,疼痛立即消失,每次痛的时间短暂,不拖延。检查见无穿髓孔。如果致病时刺激因子被消除,牙髓可恢复正常,如果刺激继续存在,炎症继续发展,成为不可复性牙髓炎。有症状不可复性牙髓炎是有间断或持续的自发痛,骤然的温度刺激可诱发长时间疼痛。患者身体姿势发生改变时也会引起疼痛,例如,弯腰或躺卧,这是由于体位改变使牙腔内压力增加所致。疼痛可以是锐痛,也可以是钝痛,但多数人不易指出患牙的确切位置,有时疼痛呈放散性,有时呈反射性。如果炎症渗出物得到引流,炎症可以消退,疼痛缓解。如果得不到引流,刺激继续存在,则炎症加重而使牙髓坏死。逆行性牙髓炎是牙周病患牙当牙周组织破坏后,使根尖孔或侧支根尖孔外露,感染由此进入牙髓,引起牙髓炎症。表现为锐痛,近颈部牙面的破坏和根分歧处外露的孔所引起的炎症,多为局限性,疼痛不很剧烈。牙周袋深达根尖或接近根尖,冷热刺激可引起疼痛。

残髓炎是指经过牙髓治疗后,仍有残存的少量根髓,并发生炎症,例如,干髓治疗的牙齿经常发生残髓炎。常表现为自发性钝痛,放散到头面部,每日发作一两次,疼痛持续时间较短,温度刺激痛明显,有咬合不适感或有轻微咬合痛,有牙髓治疗史。

牙髓坏死是指牙髓组织因缺氧而死亡的病变,经常是由于不可复性牙髓炎继续发展的结果,也可能由于化学药物的刺激产生的,也可能由于牙齿受到外伤或牙周炎破坏达根尖区,根尖周组织和根管内组织发生栓塞而使牙髓坏死,牙冠可变为黄色或暗灰色,冷热刺激时都无反应。如果不及时治疗,则病变可向根尖周组织扩展,引起根尖周炎。

三、急性牙髓炎的应急措施

俗话说"牙痛不算病，痛起来真要命。"这是急性牙髓炎的典型写照，急性牙髓炎发病急，疼痛剧烈。在没有受到任何外界刺激的情况下，可突然发生自发性锐痛，阵发性发作或加剧，牙髓化脓时可出现跳痛。夜间疼痛较白天剧烈，患者常因牙痛难以入眠，或从睡眠中痛醒。冷热刺激可激发或加剧疼痛，冷刺激可使之疼痛缓解，这是由于牙髓的病变产物中有气体，热刺激可使其膨胀，牙腔内压力增加，疼痛加重，冷刺激使其体积收缩，压力减少，疼痛缓解。疼痛呈放射性，可沿三叉神经分布区放射至患牙同侧的上、下颌牙或头、颊、面部等，患者大多不能明确指出患牙的位置。检查时可发现，患牙有深龋或其他接触牙髓的牙体硬组织疾病，或可见有充填体，或可查到深牙周袋，叩诊可有不适或轻度疼痛。当患有急性牙髓炎，疼痛难忍又不能去医院时，患者可采取些自我救治的方法。口服镇痛剂有一定的镇痛效果，掐按双侧的合谷穴或同侧的平安穴（耳屏与口角边线的中点），效果较好，上颌牙可加按太阳穴，清除龋洞内嵌塞的食物，把浸有止痛药物（如止痛水、细辛、花椒等）棉球放入洞内，也能收到止痛的效果。患急性牙髓炎时，应当及时到医院就诊，因牙髓急性发炎时，体积膨胀，炎症渗出物积聚，使牙腔压力明显增加，牙腔周围都是硬壁，牙髓仅通过狭窄的根尖孔与根尖周组织相通，压力得不到缓解，加上毒素的作用，使牙髓受到强烈刺激，疼痛剧烈。治疗的关键在于迅速止痛，最有效的方法是注射麻药后，在牙齿表面离牙髓最近的地方，用牙钻打一个洞，让炎症渗出物从洞口流出，称为开髓引流。当牙髓已坏死时，还要尽可能消除发炎坏死的牙髓，然后在牙腔内放入消炎镇痛的药物。经过这样治疗后，绝大多数患者可收到立竿见影的效果，此外还可以再给患者口服一些止痛药物。当急性炎症控制以后，再进行彻底的牙髓治疗，例如，塑化术、根管治疗等，使患牙得以保存。

四、常用治疗方法

（一）牙髓失活术

牙髓失活术即"杀神经"是用化学药物使发炎的牙髓组织（牙神经）失去活力，发生化学性坏死。多用于急、慢性牙髓炎牙齿的治疗。失活药物分为快失活剂和慢失活剂两种。临床上采用亚砷酸、金属砷和多聚甲醛等药物。亚砷酸为快失活剂，封药时间为 24～48 h；金属砷为慢失活剂，封药时间为 5～7 天；多聚甲醛作用更加缓慢温和，一般封药需 2 周左右。

封失活剂时穿髓孔应足够大，药物应准确放在穿髓孔处，否则起不到失活效果，邻面洞的失活剂必须用暂封物将洞口严密封闭，以防失活剂损伤牙周组织。封药期间，应避免用患牙咀嚼，以防对牙腔产生过大的压力引起疼痛，由于失活剂具有毒性，因此应根据医师嘱咐的时间按时复诊，时间过短，失活不全，给复诊时治疗带来困难，时间过长，药物可能通过根尖孔损伤根尖周组织。封药后可能有暂时的疼痛，但可自行消失，如果疼痛不止且逐渐加重，应及时复诊除去失活剂，敞开窝洞，待症状有所缓解后再行失活。

（1）拔髓通常使用拔髓针。拔髓针有 1 个"0"、2 个"0"和 3 个"0"之分，根管粗大时选择 1 个"0"的拔髓针，根管细小时，选择 3 个"0"的拔髓针。根据我们临床经验，选择拔髓针时，应细一号，也就是说，如果根管直径应该使用 2 个"0"的拔髓针，实际上应使用 3 个"0"的拔髓针。这样使用，可防止拔髓针折断在根管内。特别是弯根管更要注意，以防断针。

（2）活髓牙应在局部麻醉下或采用牙髓失活法去髓。为避免拔髓不净，原则上应术前拍片,了解根管的结构,尽量使用新的拔髓针。基本的拔髓操作步骤如下:拔髓针插入根管深约2/3处,轻轻旋转使根髓绕在拔髓针上,然后抽出。牙髓颜色和结构,因病变程度而不同,正常牙髓拔出呈条索状,有韧性,色粉红;牙髓坏色者则呈苍白色,或呈淤血的红褐色,如果为厌氧性细菌感染则有恶臭。

(3)对于慢性炎症的牙髓,组织较糟脆,很难完整拔出,未拔净的牙髓可用拔髓针或 10 号K 形挫插入根管内,轻轻振动,然后用 3% 的过氧化氢和生理盐水反复交替冲洗,使炎症物质与新生态氧形成的泡沫一起冲出根管。

(4)正常情况下,对于外伤露髓或意外穿髓的前牙可以将拔髓针插到牙根 2/3 以下,尽量接近根尖孔,旋转 180° 将牙髓拔出。对于根管特别粗大的前牙,还可以考虑双针术拔髓。

双针术:先用 75% 的乙醇消毒洞口及根管口,参照牙根实际长度,先用光滑髓针,沿远中根管侧壁,慢慢插入根尖 1/3 部,稍加晃动,使牙髓与根管壁稍有分离,给倒钩髓针造一通路。同法在近中制造通路,然后用两根倒钩髓针在近远中沿通路插至根尖 1/3 部,中途如果有阻力,不可勉强深入,两针柄交叉同时旋转 180°,钩住根髓拔除。操作时避免粗暴动作,以免断于根管内,不易取出。双针术在临床实践中能够较好地固定牙髓组织,完整拔除牙髓组织的成功率更高,避免将牙髓组织撕碎造成拔髓不全,不失为值得推广的一种好方法。

(5)后根管仅使用拔髓针很难完全拔净牙髓,尤其是后牙处在牙髓炎晚期,牙髓组织朽坏,拔髓后往往容易残留根尖部牙髓组织。这会引起术后疼痛,影响疗效。具体处理方法是:用小号挫(15 到 20 号的,建议不要超过 25 号的),稍加力,反复提拉(注意是提拉)。这样反复几次,如果根管不是很弯(<30°),一般都能到达根尖,再用 2 个"0"或 3 个"0"的拔髓针,插到无法深入处,轻轻旋转,再拉出来,通常能看到拔髓针尖端有很小很小的牙髓组织。

(6)如根管内有残髓,可将干髓液(对苯二酚的乙醇饱和液)棉捻在根管内封 5~7 d(根内失活法),再行下一步处理。

(7)拔髓前在根管内滴加少许乙二胺四乙酸二钠(EDTA),可起到润滑作用,使牙髓更容易地从根管中完整拔出。这是一种特别有效的方法,应贯穿在所有复杂的拔髓操作中。润滑作用仅仅是 EDTA 的作用之一,EDTA 有许多其他的作用:①与 Ca^{2+} 螯合使根管内壁的硬组织脱钙软化,有溶解牙本质的作用。既可节省机械预备的时间,又可协助扩大狭窄和阻塞的根管,具有清洁作用,最佳效能时间 15 min。②具有明显的抗微生物性能。③对软组织中度刺激,无毒,也可用作根管冲洗。④对器械无腐蚀。⑤使牙本质小管管口开放,增加药物对牙本质的渗透。EDTA 作用广泛,是近年来比较推崇的一种口内用药。如果临床复诊中不可避免地出现因残髓而致的根管探痛,应在牙腔内注射碧兰麻,然后将残髓彻底拔除干净。

最后补充一点就是,拔髓针拔完牙髓后很难将拔髓针清洗干净,有一种很快的方法也很简单,也许大家都会,具体操作如下:右手拿一根牙刷,左手拿拔髓针,用牙刷从针尖向柄刷,同时用水冲。最多两下就可以洗干净。如果不行,左手就拿针顺时针旋转两下,不会对拔髓针有损坏。

(8)砷剂外漏导致牙龈大面积烧伤的处理方法:在局部麻醉下切除烧伤的组织直至出现新鲜血再用碘仿加牙周塞止血,一般临床普遍用此法,使用碘仿纱条时应注意要多次换药,这样效果更好一点。

防止封砷剂外漏的方法:止血;尽可能地去净腐质;一定要注意隔湿,吹干;丁氧膏不要太硬;棉球不要太大。注意尽可能不用砷剂,用砷剂封药后应嘱患者,如果出现牙龈瘙痒应尽快复诊以免出现不良的后果。医师应电话随访,以随时了解情况。

(二)盖髓术

盖髓术是保存活髓的方法,即在接近牙髓的牙本质表面或已经露髓的牙髓创面上,覆盖具有使牙髓病变恢复效应的制剂,隔离外界刺激,促使牙髓形成牙本质桥,以保护牙髓,消除病变。盖髓术又分为直接盖髓术和间接盖髓术。常用的盖髓剂有氢氧化钙制剂、氧化锌丁香油糊剂等。

做盖髓术时,注意要把盖髓剂放在即将暴露或已暴露的牙髓的部位,然后用氧化锌丁香油糊剂暂时充填牙洞。作间接盖髓术需要观察两周,如果两周后牙髓无异常,可将氧化锌去除部分后行永久充填;若出现牙髓症状,有加重的激发痛或出现自发痛,应进行牙髓治疗。作直接盖髓术时,术后应每半年复查1次,至少观察两年,复诊要了解有无疼痛,牙髓活动情况,叩诊是否疼痛,X线片表现,若无异常就可以认为治疗成功。

当年轻人的恒牙不慎受到外伤致使牙髓暴露,以及单纯龋洞治疗时意外穿髓(穿髓直径不超过 0.5 mm)可将盖髓剂盖在牙髓暴露处再充填,这是直接盖髓术。当外伤深龋去净腐质后接近牙髓时,可将盖髓剂盖至近髓处,用氧化锌丁香油黏固剂暂封,观察 1~2 周后若无症状再做永久性充填,这是间接盖髓术。

无明显自发痛,龋洞很深,去净腐质又未见明显穿髓点时,可采取间接盖髓术作为诊断性治疗,若充填后出现疼痛,则可诊断为慢性牙髓炎,进行牙髓治疗,盖髓术成功的病例,表现为无疼痛不适,已恢复咀嚼功能,牙髓活力正常,X线片示有钙化牙本质桥形成,根尖未完成的牙齿,根尖继续钙化。但应注意的是,老年人的患牙若出现了意外穿髓,不宜行直接盖髓术,可酌情选择塑化治疗或根管治疗。

直接盖髓术的操作步骤有以下几点。

(1)局部麻醉,用橡皮障将治疗牙齿与其他牙齿分隔,用麻醉剂或灭菌生理盐水冲洗暴露的牙髓。

(2)如果有出血,用灭菌小棉球压迫,直至出血停止。

(3)用氢氧化钙覆盖暴露的牙髓,可用已经配制好的氢氧化钙,也可用当时调配的氢氧化钙(纯氢氧化钙与灭菌水、盐水或麻醉剂混合)。

(4)轻轻地冲洗。

(5)用树脂改良型玻璃离子保护氢氧化钙,进一步加强封闭作用。

(6)用牙釉质/牙本质黏结系统充填备好的窝洞。

(7)定期检查患者的牙髓活力,并拍摄 X 线片。

(三)活髓切断术

活髓切断术是指在局部麻醉下将牙冠部位的牙髓切断并去除,用盖髓剂覆盖于牙髓断面,保留正常牙髓组织的方法。切除冠髓后,断髓创面覆盖盖髓剂,形成修复性牙本质,可隔绝外界刺激,根髓得以保存正常的功能。根尖尚未发育完成的牙齿,术后仍继续钙化完成根尖发育。较之全部牙髓去除疗法,疗效更为理想,也比直接盖髓术更易成功,但疗效并不持久,一般都在根尖孔形成后,再作根管治疗。

根据盖髓剂的不同,可分为氢氧化钙牙髓切断术和甲醛甲酚牙髓切断术。年轻恒牙的活髓切断术与乳牙活髓切断术有所不同,年轻恒牙是禁止用甲醛甲酚类药物的,术后要定期复查,术后 3 个月、半年、1 年、2 年复查 X 线片。观察牙根继续发育情况,成功标准为无自觉症状,牙髓活力正常,X线片有牙本质桥形成,根尖继续钙化,无根管内壁吸收或根尖周病变。

活髓切断术适用于感染局限于冠部牙髓,根部无感染的乳牙和年轻恒牙。深龋去腐质时意外露髓,年轻恒牙可疑为慢性牙髓炎,但无临床症状,年轻恒牙外伤露髓,但牙髓健康;畸形中央尖等适合做活髓切断术。病变发生越早,活髓切断术成功率越高。儿童的身体健康状况也影响治疗效果,所以医师选择病例时,不仅要注意患牙情况,还要观察全身状况。

1.牙髓切断术的操作步骤

牙髓切断术是指切除炎症牙髓组织,以盖髓剂覆盖于牙髓断面,保留正常牙髓组织的方法。其操作步骤为无菌操作、除去龋坏组织、揭髓室顶、牙腔入口的部位、切除冠髓、放盖髓剂、永久充填。在这里重点讲牙腔入口的部位。为了避免破坏过多的牙体组织,应注意各类牙齿进入牙腔的部位:①切牙和尖牙龋多发生于邻面,但要揭开髓顶,应先在舌面备洞。用小球钻或裂钻从舌面中央钻入,方向与舌面垂直,钻过釉质后,可以感到阻力突然减小,此时即改变牙钻方向,使之与牙长轴方向一致,以进入牙腔。用球钻在洞内提拉,扩大和修复洞口,以充分暴露近、远中髓角,使髓室顶全部揭去。②上颌前磨牙的牙冠近、远中径在颈部缩窄,备洞时可由颌面中央钻入,进入牙本质深层后,向颊、舌尖方向扩展,即可暴露颊舌髓角,揭出髓室顶。注意备洞时近、远中径不能扩展过宽,以免造成牙腔侧穿。③下颌前磨牙的牙冠向舌侧倾斜,髓室不在颌面正中央下方,而是偏向颊尖处。颊尖大,颊髓线角粗而明显,钻针进入的位置应偏向颊尖。④上颌磨牙近中颊、舌牙尖较大,其下方的髓角也较为突出。牙冠的近、远中径在牙颈部缩窄,牙钻在颌面备洞应形成一个颊舌径长,颊侧近、远中径短的类似三角形。揭髓室顶应从近中舌尖处髓角进入,然后扩向颊侧近、远中髓角,注意颊侧两根管口位置较为接近。⑤下颌磨牙牙冠向舌侧倾斜,髓室偏向颊侧,颊髓角突出明显,备洞应在𬌗面偏向颊侧近颊尖尖顶处,窝洞的舌侧壁略超过中央窝。揭髓室顶也应先进入近中颊侧髓角,以免造成牙腔损伤。

2.活髓切断术的应用指征和疗效

临床上根髓的状况可根据断髓面的情况来判断。例如,断面出血情况,出血是否在短时间内可以止住。另外从龋齿的深度,患儿有没有自发症状等情况辅助判断。疗效方面,笔者个人感觉成功率比较高,对乳牙来说,因为要替换,所以效果还可以。但是恒牙治疗远期会引起根管钙化,增加日后根管治疗的难度。所以,如果根尖发育已经完成的患牙,笔者建议根管治疗。如果根尖发育未完成,可以先做活切,待根尖发育完成后改做根管治疗,这样可以减轻钙化程度。

乳牙牙髓感染,常处于持续状态,易成为慢性牙髓炎。本来牙髓病的临床诊断与病理诊断符合率差别较大。又因乳牙牙髓神经分布稀疏,神经纤维少,反应不如恒牙敏感,加上患儿主诉不清,使得临床上很难提出较可靠的牙髓病诊断。因此在处理乳牙牙髓病时,不宜采取过于保守的态度。临床明确诊断为深龋的乳牙,其冠髓组织病理学表现和牙髓血象表示,分别有82.4%和78.4%的冠髓已有慢性炎症表现,因此也提出采用冠髓切断术治疗乳牙近髓深龋,较有实效。

3.常用的用于活髓切断术的盖髓剂

甲醛甲酚液(FC)、戊二醛和氢氧化钙。①FC断髓术:FC法用于乳牙有较高的成功率,虽然与氢氧化钙断髓法的临床效果基本相似,但在X片上相比时,发现FC断髓法的成功率超过氢氧化钙断髓法。采用氢氧化钙的乳牙牙根吸收是失败的主要原因,而FC法可使牙根接近正常吸收而脱落。②戊二醛断髓术:近年来发表了一些甲醛甲酚有危害性的报道,认为FC对牙髓组织有刺激性,从生物学的观点看不太适宜。且有报道称成功率只有 40%,内吸收的发生与氢氧化钙无明显差异。因此提出用戊二醛做活髓切断的盖髓药物。认为它的细胞毒性小,能固定组织不向根尖扩散,且抗原性弱,成功率近 90%。③氢氧化钙断髓术:以往认为有根内吸收的现象,但近年来用氢氧化钙或氢氧化钙碘仿做活髓切断术的动物试验和临床观察,都取得了较好的结果,也是应用最广泛的药物。

(四)干髓术

用药物使牙髓失活后,磨掉牙腔上方的牙体组织,除去感染的冠髓,在无感染的根髓表面覆盖干髓剂,使牙髓无菌干化成为无害物质,作为天然的根充材料隔离外界的刺激,根尖孔得以闭锁,根尖周组织得以维持正常的功能,患牙得以保留。这种治疗牙髓炎的方法叫干髓术。常用的干髓剂多为含甲醛的制剂,例如,三聚甲醛,多聚甲醛等。

做干髓术时要注意将干髓剂放在根管口处,切勿放在髓室底处,尤其是乳磨牙,以免药物刺激根分叉的牙周组织。一般干髓术后观察 2 年患牙症状及相关阳性体征,X 线片未见根尖病变者方可认为成功。

干髓术的远期疗效差,但是操作简便、经济,在我国尤其是在基层仍被广泛应用。干髓术适用于炎症局限于冠髓的牙齿,但临床上不易判断牙髓的病变程度,所以容易失败。成人后牙的早期牙髓炎或意外穿髓的患牙;牙根已形成,尚未发生牙根吸收的乳磨牙牙髓炎患牙;有些牙做根管治疗或塑化治疗时不易操作,如果上颌第 3 磨牙或老年人张口受限时,可考虑做干髓术。

由于各种原因引起的后牙冠髓未全部坏死的各种牙髓病可行干髓术。干髓术操作简便,便于开展,尤其是在医疗条件落后地区。随着我国口腔事业的发展,干髓术能否作为一种牙髓治疗方法而继续应用存在很大的争议。干髓术后随着时间延长疗效呈下降趋势,因此我们对干髓剂严格要求,操作严格,分析原因。

(1)严格控制适应证,干髓术后易变色,仅适用于后牙且不伴尖周炎,故对严重的牙周炎、根髓已有病变的患牙、年轻恒牙根尖未发育完成者禁用。

(2)配制有效的干髓剂,用以尽可能保证治疗效果,不随意扩大治疗范围。

(3)严格操作规程,对失活剂用量、时间及干髓剂的用量、放置位置均严格要求。

(4)术后适当降𬌗,严重缺损的可行冠保护。

(五)牙髓息肉

慢性牙髓炎的患牙,穿髓孔大,血运丰富,使炎症呈息肉样增生并自牙腔突出,称之为牙髓息肉。牙髓炎息肉呈红色肉芽状,触之无痛但易出血,是慢性牙髓炎的一种表现,可将息肉切除后按治疗牙髓炎的方法保留患牙。当查及患牙深洞有息肉时,还要与牙龈息肉和牙周膜息肉相鉴别。牙龈息肉多是牙龈乳头向龋洞增生所致。牙周膜息肉发生于多根牙的龋损发展过程中,不但牙腔被穿通,而且髓室底也遭到破坏,外界刺激使根分叉处的牙周膜反应性增生,息肉状肉芽组织穿过髓室底穿孔处进入牙腔,外观极像息肉。在临床上进行鉴别时,可用探针探察息肉的蒂部以判断息肉的来源,当怀疑是息肉时,可自蒂部将其切除,见出血部位在患牙邻面龋洞龈壁外侧的龈乳头位置即可证实判断。当怀疑是牙周膜息肉时,应仔细探察髓室底的完整性,摄 X 线片可辅助诊断,一旦诊断是牙周膜息肉,应拔除患牙。

(杨利利)

第八节 急性根尖周炎

急性根尖周炎是从根尖部牙周膜出现浆液性炎症到根尖周组织形成化脓性炎症的连续过程。

一、病原微生物和病因

(一)病原微生物

从微生物学的角度,细菌是牙髓病及根尖周病最重要的致病因素。20世纪70年代以来,随着厌氧菌采样、培养、分离和鉴定等技术的进步,越来越多的研究结果表明,厌氧菌尤其是专性厌氧菌是感染根管内的优势菌,包括类杆菌、梭杆菌、真细菌、短棒状杆菌、消化链球菌和放线菌等,感染状态常为混合感染。到目前为止,感染根管内还未发现特异的病原菌。

(二)病因

1.细菌因素

根尖周病的常见类型均由细菌所致。细菌经由牙体感染牙髓波及根尖周组织是最主要的感染途径。少数情况,细菌可通过牙周病变或邻牙的根尖周病变直接扩展,或通过血流的引菌作用到达根尖周组织。

2.创伤

取决于创伤的程度。急性牙外伤(如交通事故、运动竞技、暴力斗殴、医疗工作中牙列矫正加力过猛、戴入嵌体或冠敲击过猛、根管治疗过程中器械超出根尖孔或超填等),可造成根尖周组织损伤,引起根尖周组织病变。慢性牙外伤,例如,充填体或冠等修复体过高、习惯性夜磨牙都可能引起牙髓及根尖周组织病变。

3.化学因素

在治疗牙髓病和根尖周病的过程中,使用药物不当,药物成为一种化学刺激,刺激根尖周组织引起的根尖周炎称为药物性或化学性根尖周炎。例如,砷剂作用于根尖周组织引起炎症,或根管内放置腐蚀性药物甲醛甲酚合剂或酚醛树脂液过多,溢出根尖孔外引起根尖周炎。

二、病理

急性浆液性根尖周炎是急性根尖周炎或慢性根尖周炎发展过程中的早期变化,表现为根尖部牙周膜充血,血管扩张和组织水肿及有急性炎细胞浸润。急性化脓性根尖周炎临床病理表现为根尖周牙周膜从充血到坏死变性和有脓液积聚。

三、诊断

急性根尖周炎是发生在牙根尖周围的局限性疼痛性炎症。按其发展过程,可分为急性浆液性根尖周炎和急性化脓性根尖周炎两个阶段。

(一)急性浆液性根尖周炎

急性浆液性根尖周炎是急性根尖周炎或慢性根尖周炎发展过程中的早期变化,主要症状是咬合痛。

1.症状

患者常诉说患牙的根尖部不舒服,麻木,患牙有浮出的感觉。初期患牙咬紧,疼痛可暂时缓解,随着病变加重,咬合也会加重疼痛。疼痛呈持续性,范围局限、无放射,患者能明确指出患牙部位。

2.体征

(1)望诊:可见深龋、充填体等牙体组织疾病,牙冠变色。

(2)叩诊:会引起剧烈疼痛。

(3)触诊:扪压根尖相应部位引起不适感或疼痛。患牙可有Ⅰ度松动。

(4)冷热诊和电诊均无反应。

3.X线照片检查

根尖周组织无明显异常改变。

(二)急性化脓性根尖周炎

急性化脓性根尖周炎常由急性浆液性根尖周炎发展而来,也可由慢性根尖周炎急性发作而来。

1.症状

急性化脓性根尖周炎的疼痛很剧烈,呈持续性、搏动性痛,患者自觉牙明显伸长,不敢咬合。严重者伴有乏力、发热、失眠、烦躁等全身症状。在脓肿的三个阶段中,以骨膜下脓肿期疼痛最为严重,脓液一旦穿透骨膜到达黏膜下或皮下软组织,疼痛明显减轻。

2.体征

(1)望诊:患牙多已变色或失去光泽。根尖区附近的软组织发红、肿胀。根尖脓肿阶段,患牙根尖部相应的唇颊侧牙龈发红,但肿胀不明显。在骨膜下脓肿阶段,牙龈肿胀更明显,根尖区黏膜转折处变浅、变平,相应面颊部、腭部软组织呈反应性水肿。在黏膜下脓肿阶段,相应于根尖部的牙龈肿胀更明显并趋于表面。

(2)叩诊:患牙极度敏感。

(3)触诊:在黏膜下脓肿阶段,触诊有明显波动感。

3.X线照片检查

在急性根尖周炎时根尖部无明显改变或仅有牙周间隙增宽,若为慢性根尖周炎急性发作而来,则可见根尖部牙槽骨破坏的透射影像。

四、预防

应尽早治疗各型牙髓病并避免因医源性因素引起的根尖周病

五、治疗

根尖周病的治疗原则是尽量保存患牙,以维持牙列的完整而维护其咀嚼功能。

1.开髓引流

急性根尖周炎的主要症状是疼痛,因此应急处理的目的在于引流炎症渗出物和减压,以缓解剧痛。引流方式是穿通髓腔,对于急性根尖周炎还需打通根尖孔,使渗出物及脓液通过根管得以引流,以缓解根尖部压力,解除疼痛。当急性根尖周炎处于骨膜下或黏膜下脓肿期时,则应在局麻下切开排脓。

2.药物镇痛

口服镇痛剂有一定镇痛效果,但对疼痛剧烈的急性牙髓炎和急性根尖周炎很难奏效。

3.针刺止痛

针刺穴位可以取得一定的止痛效果。上颌或下颌及前牙或后牙疼痛,针刺双侧合谷穴或针刺同侧平安穴均可取得良好的止痛效果。

(杨利利)

第九节　可复性牙髓炎

可复性牙髓炎,病理分类为牙髓充血,是髓腔内的血管由于受到各种刺激后,所发生的扩张性充血。分为生理性和病理性两种。

一、病原微生物和病因

(一)病原微生物

炎症牙髓中的细菌并无特异性,与牙髓的感染途径和髓腔开放与否有关。临床所见的牙髓炎多继发于龋损,因而在活的炎症牙髓中分离到的细菌多为牙本质龋深层的一些细菌,例如,链球菌、放线菌、乳杆菌、韦荣菌和一些 G^- 杆菌,主要是兼性厌氧球菌和专性厌氧杆菌。

(二)病因

1.生理性充血

生理性充血发生于牙齿发育期、牙根吸收期或某些特殊生理时期,例如,月经期、妊娠期等。高空飞行时由于气压下降,也能引起暂时的牙髓充血。

2.病理性充血

病理性充血常是不可复性牙髓炎的早期表现,是牙髓受细菌毒素或其他理化刺激而发生的,主要由龋病引起。

二、病理

肉眼可见充血的牙髓呈红色。显微镜下可见血管扩张、红细胞充盈呈树枝状,首先多见于牙髓外周的毛细血管。若持续时间较长,牙髓可发生水肿,血栓形成。若消除刺激,这种充血状态可以消失。

三、临床表现

(一)症状

可复性牙髓炎是一种病变较轻的牙髓炎,当受到温度刺激时,产生短暂、尖锐的疼痛,刺激去除后,疼痛立即消失。

(二)体征

1.望诊

常有深龋洞。

2.探诊

去尽龋坏组织,无穿髓孔。

3.温度诊

冷刺激试验时,产生疼痛,但刺激去除后,疼痛立即消失。

4.电诊

牙髓反应与正常牙相同或稍高。

四、鉴别诊断

(一)牙本质敏感症

牙本质敏感症临床也会表现为冷、热刺激痛,无自发痛。鉴别要点如下。

1.疼痛性质

疼痛性质可复性牙髓炎为尖锐痛,牙本质敏感症为酸软痛。

2.探诊

探诊可复性牙髓炎牙面无过敏点,牙本质敏感症牙面有过敏点。

3.温度诊

温度诊可复性牙髓炎对冷刺激特别敏感,牙本质敏感症对机械刺激更敏感。

(二)急性牙髓炎

急性牙髓炎与可复性牙髓炎均有牙痛症状,鉴别点主要是可复性牙髓炎无自发痛史,刺激除去后疼痛立即消失;而急性牙髓炎在刺激除去后,疼痛持续较久,且有自发痛。

(三)慢性闭锁性牙髓炎

慢性闭锁性牙髓炎有时表现为冷热刺激痛,检查有深龋洞,无穿髓孔。鉴别点主要是慢性闭锁性牙髓炎温度诊有迟发性疼痛,电诊反应迟钝。

五、治疗

可复性牙髓炎的治疗原则是保存活髓。

因牙髓组织具有形成牙本质和营养硬组织的功能,对外来刺激能产生一系列防御性反应,因此治愈牙髓病,保存活髓有十分重要的意义。然而由于牙髓血运特殊性和牙髓的增龄变化,只有年轻恒牙、根尖孔尚未缩窄、牙髓病变还处于早期阶段时,即牙髓充血,才有可能保存活髓维护牙髓的功能。

(一)安抚治疗

用消炎镇痛药物,消除临床症状的疗法。通常在去尽龋坏后,在窝洞放置湿润、大小合宜的丁香油棉球,再用丁氧膏封洞,观察 5~7 d。安抚疗法是一种临时性治疗措施,在症状缓解后,必须做其他永久性治疗。

(二)盖髓术

盖髓术属于活髓保存疗法,包括间接盖髓术和直接盖髓术。

1.间接盖髓术

深龋引起的可复性牙髓炎可行间接盖髓术;无明显自发痛,除去腐质后未见穿髓,难以判断为慢性牙髓炎或可复性牙髓炎,可采用间接盖髓术作为诊断性治疗。间接盖髓术临床操作要点为除去腐质,深龋近髓处可保留少许腐质,近髓处敷盖髓剂,氧化锌丁香油糊剂暂封窝洞。观察 1~2 周后,如果无任何症状,且牙髓活力正常,可去除大部分暂时封剂,行永久充填。若仍出现自发痛、夜间痛等症状,应改行其他牙髓治疗方法。

2. 直接盖髓术

意外穿髓,穿髓孔直径不超过 0.5 mm 者,可采用直接盖髓术;无明显自发痛,除去腐质后穿髓,穿孔小,牙髓组织敏感可采用直接盖髓术。临床操作要点为彻底除去腐质(深龋近髓处不可保留腐质,避免细菌残留),露髓处敷盖髓剂(如氢氧化钙或生物陶瓷材料 MTA/iRoot BP),氧化锌丁香油糊剂暂封窝洞(可先用玻璃离子水门汀垫底增强密封性)。观察 1~2 周(年轻恒牙可延长至 2~4 周)后,若无症状且牙髓活力正常,可去除大部分暂时封剂,行永久充填(推荐复合树脂或玻璃离子)。若仍出现自发痛、延迟痛、夜间痛等症状,应改行其他牙髓治疗方法(如根管治疗、活髓切断术)。活髓保存治疗能否成功,与适应证的选择、盖髓剂操作等有密切关系。临床上活髓保存治疗目前首选的盖髓剂是 $Ca(OH)_2$ 制剂,常用的为含碘仿的氢氧化钙糊剂和可固化氢氧化钙制剂两种。通过术后定期复查判断疗效,每半年复查 1 次,至少复查 2 年,复查项目为临床表现、患牙功能、牙髓活力和 X 线片。如果以上项目均属正常则为治疗成功,否则为失败。失败则改行其他牙髓治疗方法。

(杨利利)

第十节 老年常见牙体牙髓病

一、龋病

龋病是老年人最常见的口腔疾病,调查表明发病率占 60%~80%。牙菌斑生物膜为龋病发生的始动因子,牙菌斑生物膜中的产酸菌利用糖所产的酸,尤其是有机酸对牙更具侵袭力。菌斑 pH 呈周期性变化,使菌斑与牙面之间发生脱矿和再矿化,如果在相当长时间内脱矿过程占优势,则牙中的无机物,例如,钙、磷逐渐丧失,遂发生龋。加之老年人全身免疫力下降,饮食习惯改变、营养及代谢功能失调等因素,使其罹患龋病的危险性增加。老年人龋病的主要特点如下。

(一)龋病类型

龋病类型多为慢性龋和继发龋,但当老年人长期患病,抵抗力降低,生活不能自理,忽略甚至放弃口腔卫生以及全身极度营养不良时,也会发生急性龋和猖獗龋。

(二)好发部位

老年龋病好发于牙颈部及根面,由于牙龈萎缩,牙根面暴露,相邻牙触点消失,牙间乳突变平,牙间隙增宽,牙齿邻面及颈部食物嵌塞不易清洁,容易产生牙菌斑而发生龋病。牙颈部是釉质与牙骨质的交接区,是组织结构薄弱的地方,一旦牙龈萎缩,该区抗酸能力减弱,因此老年龋常发生在牙龈萎缩的颈部、根面以及邻面。

(三)老年根面龋

老年龋病发生在根面者居多,牙骨质的钙化基质呈板层状排列,龋损常围绕根面环形发展,分层损害,在牙颈部由于该处釉质和牙骨质均很薄,一旦发生龋病就很快破坏到牙本质。

当龋损深入牙本质时向根尖方向及颈部釉质下发展形成无基釉,此时龋病组织呈浅棕色或褐色,边缘不清的浅碟状。龋损破坏到根部牙本质深层时,造成根部硬组织严重缺损,形成龋洞,洞内有软化的牙本质和食物残渣等,探查时老年患者可有明显的疼痛,受外界刺激时可产生激发痛。

(四)老年患者对疼痛的反应下降

受全身及其他因素的影响,老年患者对龋病的疼痛反应不一。一般来说,老年人全身各器官功能逐渐衰退,加之牙体组织的增龄变化,对疼痛反应迟缓,当龋病处于浅、中龋时,其临床症状并不明显。对外界的冷、热、酸、甜等刺激,可无激发痛,或仅有轻微疼痛。龋病发展到牙本质深层成为深龋洞时,受到外界刺激,才出现疼痛感觉。相反体质较差的老年患者,或者对痛觉极度敏感的老年人对疼痛的耐受力差,可能会仅因牙颈部及根面的暴露、釉质的磨损变薄而出现明显的临床症状。

牙颈部牙体组织结构薄弱,不易清洁,龋病进展较快,探诊检查时龋洞不一定很深,但已接近牙髓,可出现明显的临床症状。因此,在诊治老年龋病时,慎重考虑老年患者对疼痛的反应,正确判断龋病的牙髓状况十分重要。

(五)老年龋病常见发生于多个牙齿而不是单个牙齿

少数老年龋病的发生有一定的对称性,但病变的程度,损害的大小可不相同。其原因可能是因为牙龈萎缩通常发生于多个牙齿的关系。由于老年人牙体组织的增龄性变化,青年人和老年人口腔生理条件的差别,而使老年人龋病的临床分类、临床表现、细菌学等方面均有其独特之处,并且根据这些特点,其治疗原则也有所不同。

二、牙髓及根尖周病

老年牙髓病和根尖周病在许多方面与成年人相似,也有一些不同,其发生与老年牙髓组织及其根尖周围组织的解剖学、生理学、病理学和临床等特点有密切的关系。

(一)牙髓病

老年牙髓疾病的发生率很高,是引起老年人牙痛的主要原因。牙髓疾病作为发生在牙本质-牙髓复合体中的疾病,随着牙体结构的增龄性改变,在老年人群也呈现其独有的特点。牙髓炎可以是急性的或慢性的,其炎症病变可能是牙髓的一部分,也可能是全部牙髓,牙髓可能是感染状态,也可能是非感染状态。炎症变化的范围和性质很难从临床上加以区分,因老年人的牙髓发生炎症后,几乎没有恢复正常的可能,临床治疗不能做活髓保存治疗,需要进行去髓治疗。但按其临床发病和病程经过的特点,又可分为急性牙髓炎(包括慢性牙髓炎急性发作)、慢性牙髓炎、残髓炎和逆行性牙髓炎。

牙髓坏死是牙髓炎继续发展的结果,或因外伤导致牙髓血供突然中断而发生;深洞未经垫底直接用复合树脂修复也可引起牙髓坏死。牙髓坏死组织呈无结构样物质,液化或凝固状。全部牙髓坏死在未波及根尖周组织时,一般无自觉症状,发生于前牙时可见牙冠色泽变暗。牙髓坏死如果不及时治疗,病变可向根尖周组织扩展,引起根尖周炎。

临床检查可见牙冠变色,探诊穿髓孔无反应,牙髓冷热诊和电测试均无反应,X线片上示根尖周组织无变化。牙髓变性是老年人很常见的牙髓病变,包括纤维性变和钙化。纤维性变在老年人中尤其多见,牙髓内纤维组织增多,细胞成分减少,牙髓苍白坚韧,临床上无特殊表现,也不具临床意义。牙髓变性一般无自觉症状。少数髓石病例可出现剧烈的自发痛和放射性疼痛,类似三叉神经痛,但无扳机点及三叉神经痛病史。主要通过X线检查发现髓石,表现为在透射的髓腔阴影中有阻射的钙化物。要确定疼痛是否为髓石所引起,应在排除其他可能引起放射性痛的原因后,且经过牙髓治疗疼痛得以消失方能确诊。

(二)根尖周病

1. 急性根尖周炎

急性根尖周炎是发生在根尖组织、疼痛较剧烈的炎症反应。按其病变发展过程,可分为急性浆液性根尖周炎和急性化脓性根尖周病两个阶段。

急性浆液性根尖周炎的临床过程较短,主要症状是患牙咬合痛。老年人对疼痛的敏感性下降,一般在初期无自发痛或只有轻微的钝痛,患牙的根尖部有不适、发胀和浮出的感觉,咬合时患牙与对𬌗牙早接触。但在初期用力紧咬患牙疼痛可暂时减轻,这是因为咬合压力能暂时将根尖周膜充血血管中的血液压出,减轻了组织压的缘故。

随着病变的发展,根尖牙周膜内已有渗出液淤积,患牙浮出和伸长感逐渐加重,咬合时反而加重疼痛。因此,患者通常不愿咬合,影响进食。随着根尖部炎性渗出物的增加及炎性介质的释放,牙周膜内的神经受到刺激,引起自发性、持续性、局限性疼痛,不放射到邻牙或对𬌗牙上,患者能明确指出患牙。

口腔检查可见患牙有龋坏等牙体硬组织疾病或深牙周袋,牙齿变色和失去光泽,温度测验和电测验均无反应,叩诊会引起剧烈疼痛,扪压根尖相应部位的黏膜也有疼痛感。

急性化脓性根尖周炎多由急性浆液性根尖周炎发展而来,但多由慢性根尖周炎急性发作引起。表现为根尖区持续性、搏动性剧烈疼痛,患者自觉牙明显伸长,不敢咬合,轻微触及患牙也会引起疼痛。老年人由于免疫功能下降,全身健康状况复杂,易伴有乏力、虚脱、发热等全身症状。

口腔检查可见患牙多已变色,叩痛极为明显。根尖区附近的软组织红肿,扪压痛,相关淋巴结肿大、压痛,患牙松动。原发性急性根尖周炎的 X 线检查可见根尖部无明显改变或仅有牙周膜间隙的增宽,若为慢性根尖周炎急性发作而来者,则可见根尖部有牙槽骨破坏的透射影像。

急性化脓性根尖周炎形成的 3 个阶段,其临床表现略有不同:根尖周脓肿阶段,患牙相应根尖区附近的组织发红,肿胀不明显;骨膜下脓肿阶段,疼痛尤为剧烈,牙龈肿胀更明显,根尖区黏膜转折处变浅、变平,相应面颊部软组织呈反应性水肿,全身症状也加重;黏膜下脓肿阶段,疼痛明显缓解,相应根尖部的牙龈肿胀更明显且趋于表面,扪诊时有明显波动感。

2. 慢性根尖周炎

慢性根尖周炎从病理学角度分有慢性根尖周肉芽肿、慢性根尖周脓肿、慢性根尖周囊肿和慢性根尖周致密性骨炎四种类型,是老年根尖周病患者临床上最常见的一类疾病。

老年人因𬌗面长期慢性磨耗或牙颈部楔状缺损,牙髓退行性变,进而坏死。患者一般无明显自觉疼痛症状,常因牙龈起脓包长期反复溢脓来就诊。有的患牙有时有咀嚼乏力或不适感,除慢性根尖周致密性骨炎外,临床上一般可追问出患牙有牙髓病史、反复肿胀史或牙髓治疗史。口腔检查,多有严重牙体缺损或隐裂,牙齿多变色或失去光泽,温度测试和电测试无反应,叩诊一般不痛,有时有异样感或轻微叩痛。无瘘型慢性根尖周囊肿在临床上很难与根尖周脓肿区别。有瘘型者患牙根尖部的唇、颊侧或腭、舌侧牙龈表面可发现瘘管口,也有开口于皮肤者称作皮瘘。慢性根尖周囊肿在囊肿发展较大时,可见根尖部相应的软组织膨隆,表面不发红,扪压时富于弹性,有乒乓球感。

三、非龋牙体疾病

(一)楔状缺损(wedge-shaped defect)

楔状缺损是老年人牙齿的常见牙体疾病,也是引起老年牙痛的主要原因,多由牙颈部的硬组织缓慢性消耗而致。关于楔状缺损的确切病因尚不清楚,老年人的发病多与使用硬毛牙刷、刷牙方式不当,横向刷牙以及慢性消化道疾病,胃酸反流等酸性物质在龈缘颈部存留,可能使颈部组织脱矿溶解有关。长期大量饮用酸性饮料(如果汁、葡萄酒、碳酸饮料)都可能引起楔状缺损。

一般来说,年龄愈大楔状缺损的牙数愈多、愈严重。好发于牙颈部釉质和牙骨质交界处,多位于牙齿唇颊侧的牙颈部,偶尔也见于牙龈萎缩牙的腭侧颈部。缺损形状多呈两个平面相交的"楔形 V",但也有呈椭圆形或其他形状者。楔状缺损的表面光滑,质地硬有光泽,边缘整齐,一般为牙体本色,有时也有不同程度的着色。缺损程度不一,可分浅型、深型和穿髓型,前两型可无症状或有牙本质过敏症,穿髓型则有牙髓炎症状。由于楔状缺损为慢性损害,来就诊时已经发病数十年,在相对应根管处有继发性牙本质形成,临床检查,有时缺损非常接近牙髓腔,甚至能观察到钙化的根管呈深黑色影像,无明显症状。

(二)磨损(abrasion)

恒牙一旦建立咬合关系,就一直担负行使咀嚼功能。在咀嚼食物过程中,牙齿总会有一定的磨损,日积月累,到了老年牙齿咬合面便会出现明显的磨损现象,这种磨损称为生理性磨耗。老年人牙齿基本上都有一定的磨耗,该磨耗具有一定的生理学意义:随着年龄的增长,牙冠𬌗面的磨损可以缩短临床牙冠的长度,保持牙冠长度比例的协调,又降低了牙尖高度,缓冲了侧向压力,使牙尖的形态与牙周组织的功能相适应。不良习惯或磨牙症会造成牙齿过快过多的不均匀磨损,并由此产生一系列病理状态,这种磨损称为病理性磨损。

(三)牙隐裂(cracked tooth)

老年人牙齿质地变脆,容易发生牙隐裂,在牙冠表面的细微不易发现的非生理性裂纹。

裂纹常与牙𬌗面的近远中发育沟重叠,越过边缘嵴延伸到邻面。发生在上颌磨牙近中腭尖处的隐裂较多见。

磨牙及前磨牙是隐裂好发牙。老年人的牙齿,常出现𬌗面不规则的磨耗,如果牙尖高陡,下颌侧向运动时,高陡的颊、舌牙尖产生阻力,咬合过紧时,颊、舌牙尖可产生较大的水平分力,导致隐裂发生。隐裂与𬌗面的沟裂重叠越过一侧或两侧边缘嵴,上颌磨牙隐裂线常与𬌗面近中沟重叠,下颌磨牙隐裂线常与𬌗面近远中发育沟重叠,越过边缘嵴达邻面,前磨牙隐裂常为近远中向。临床表现与裂纹的深度有关。裂纹达牙本质浅层时患者往往有咬合不适感,随着裂纹加深,表现为定点性咬合痛,当𬌗力作用于隐裂线上出现撕裂样剧痛。

(四)牙齿敏感症

牙齿敏感症又称牙本质过敏,牙齿受到机械(刷牙、摩擦、咬硬物)、温度(冷、热)、化学(酸、甜)或渗透压变化等刺激时,出现单个或全口牙齿异常酸软疼痛的感觉,是各种牙齿疾病共有的症状,而不是一种独立的疾病。老年人的牙本质敏感症很常见,其最典型的特点为发作迅速、疼痛尖锐、时间短暂,但也有发作迟缓、症状不明显者。

(刘 峰)

第十一节 老年牙体牙髓病诊断治疗的特点

一、老年龋病的分类

老年人的龋病大多是慢性龋。根据龋病破坏的程度,病变所在部位的深浅,可分为浅龋即釉质龋或牙骨质龋,中龋即牙本质浅层龋,深龋即牙本质深层龋,此分类在临床上最常用。

浅龋的龋损仅限于釉质层或牙骨质,前者称为釉质浅龋,后者称为牙骨质浅龋。根据浅龋所在的部位分为光滑面龋、窝洞龋和牙骨质龋。

发生在牙根面的浅龋称为牙骨质龋,牙骨质的厚度仅为 $20\sim50\ \mu m$,又因根面牙骨质的有机成分多,龋坏发展较为迅速,很快波及牙本质,因此又称为根面龋(root caries)。根面龋呈浅蝶状,可围绕根面环形发展。在临床上患者一般无自觉症状,常在检查时才发现。牙骨质龋是老年人最常见的龋损形式。

老年龋好发于牙颈部和牙根表面,是牙体组织结构薄弱环节,龋病一旦发生,很快就累及牙本质,形成牙本质浅龋;随着增龄性变化,在牙本质髓腔端形成大量的继发性牙本质,牙本质中矿物成分增加、有机成分减少,同时牙髓组织中细胞成分减少,纤维成分增加,使老年人早期牙本质浅龋对外界刺激不敏感。

临床检查老年颈部龋呈深褐色。这可能与该处有机物较多,细菌分解有机物产生的色素有关。釉质磨耗严重牙本质完整暴露的老年人,咀嚼和刷牙时因过度敏感,影响局部清洁卫生,导致龋损不经过釉质而直接发生于牙本质,以唾液腺功能严重衰退、口腔卫生护理及自理能力差的老年人多发,特别是磨牙咬合面多见。

老年人患牙本质浅龋时,因对外刺激反应迟钝而未获得及时的治疗,很快就发展成为深龋。老年龋病好发部位,牙颈部和牙根部的牙本质较薄,当牙髓对外界刺激有反应时,龋损已经非常靠近牙髓腔。由于老龄牙髓退行性变,一旦受到损害,很难恢复到正常状态。老年深龋一旦出现牙髓炎症状,一般需作牙髓治疗。

二、根面龋的临床特点和诊断

发生在牙齿根部的龋病称为根面龋。根面龋发生于牙周组织退缩的牙根部,最常见于老年人,但也不仅仅发生于老年人,任何使牙龈组织萎缩、牙槽骨吸收、牙根暴露等均可能发生。通常牙齿的根部被牙龈组织覆盖,未暴露在口腔环境中,因此不会发生龋病。但一旦牙周组织萎缩、牙根面暴露,则为患根面龋提供了可能性。

老年人机体变化的本质是细胞功能的衰退,牙齿、牙周组织同样亦有衰退表现。老年人由于牙周组织退缩,牙龈萎缩,牙颈部及根面暴露,容易造成食物嵌塞,不易清洁而产生菌斑,导致根面龋的发生率增高。

临床上常发生在任何牙齿的牙龈退缩的牙骨质面,下前牙、前磨牙的邻面、唇面、并向邻颊面、邻舌面发展,也可由楔状缺损继发而来。

由于根面龋直接暴露在口腔环境中,又因根部牙骨质结构的特点,脱矿和再矿化现象,故龋病进展缓慢、病变较浅,龋坏部位呈浅棕色或褐色边界不清晰的浅碟状。龋损进一步发展,沿颈缘根面扩散形成环形;病变发展从牙骨质侵入牙本质时,向根尖方向发展,一般不向冠向发展侵入釉质,在颈部釉质下潜行发展形成无基釉;严重者破坏牙本质深层,造成根管牙体组织严重缺损,使牙齿抗力下降,在咬合压力下可使牙齿折断。

根面龋多为浅而广的龋损,早期深度 0.5～1 mm 时不影响牙髓,疼痛反应轻,患者可无自觉症状。病变加深,接近牙髓时,患者对酸、甜、冷、热等刺激产生激发痛。

通过观察暴露的牙根部有无浅棕色、黑色改变,有无龋洞形成。用尖头探针探查根面有无粗糙、钩挂或进入的感觉,被探面是否质地变软,探查时患者是否感到酸痛或敏感,还可探查龋坏范围、深度、有无穿髓孔等,也可利用 X 线检查对根面龋做出诊断。

三、老年根面龋的治疗方法

对根龋的深度限于牙骨质和牙本质浅层,呈平坦而浅的龋洞或龋坏部位易于清洁或自洁;龋洞洞壁质地较硬,颜色较深,呈慢性或静止状态可采用药物治疗。用器械去除菌斑及软垢,再用砂石磨光后用封物处理患处。所使用的药物应具有刺激性小、促进再矿化等作用。氟化物处理根面,防治根面龋效果更好。

根龋一旦形成牙体组织的缺损必须通过修复治疗达到恢复牙外形和功能的目的。治疗中要特别注意以下几点。

(1)由于牙根部牙骨质和牙本质均较薄、有机成分多,一旦发生龋坏,病变发展快,并且距髓腔较近,去净龋坏组织消除细菌感染,保护牙髓更为重要。

在操作时,可使用慢速球钻沿洞壁轻轻地、间断地钻磨,并用冷水装置,避免产热,这样既去净龋坏组织和软化牙本质,又避免对牙髓造成激惹。也可使用挖器去除软化牙本质。

(2)根龋所在的部位不直接承受咬合压力,在去除了洞内的龋坏组织后,修整窝洞时重点在制备固位形,为尽可能多地保留健康牙体硬组织不必加深窝洞,可用细裂钻或小球钻沿洞壁做修整或沿洞底做倒凹增加固位,使窝洞呈口小底大,洞缘圆缓形状。

当根龋发生在触点以下的牙面时,应从颊舌侧方向入手,去除龋坏组织,可制备成单面或邻颊(舌)洞形。若龋坏破坏了触点,或龋坏发展到邻面并涉及边缘嵴,可制备成邻𬌗洞。

当龋病沿根面环形发展形成环状龋时,牙体组织的强度削弱,去除龋坏组织充填修复后,应做全冠修复。

如果根面组织破坏较多,此时虽无明显的牙髓炎症状,也应作根管治疗,利用根管桩、钉插入根管,使之通过龋坏部位的组织薄弱处,充填修复后增加牙体的抗力。这样可避免在正常咬合时发生牙冠折断。在打桩时不要加力过大,否则在牙根薄弱处易发生折裂。

根面龋发展到龈下部位时,牙龈组织会有不同程度的炎症。为改善牙龈组织的炎症,可先用器械或刮匙作根面洁治和刮治,并祛除龋坏区软化牙本质,清洗干燥根面后用氧化锌丁香油黏固粉封闭,一周后再进行下一步的治疗。

(3)根部窝洞一般较浅,窝洞的消毒和垫底应选用对牙髓无刺激的充填材料(如玻璃离子体黏固剂),可不垫底。用复合树脂充填时,垫底材料可选择氢氧化钙。

(4)由于根龋的特殊部位,充填修复时要注意严密隔湿,窝洞紧邻牙龈,应避免唾液、龈沟液进入窝洞,否则会影响充填材料的性能。使用汞合金充填材料时,由于不易操作,要注意层层压紧,否则会造成洞壁的微渗漏。双面洞时应使用成形片或楔子,以保证材料与根部贴合,避免悬突。

(5)银汞合金修复充填时要考虑根龋修复治疗的特点,以及根龋部位的特殊性,制洞时以固位形为主。

　　银汞合金黏接修复是龋病修复治疗的一大改进,克服了银汞合金无黏接性,增加固位造成磨去过多的牙体组织,这样会使牙齿的抗咬合力能力下降。充填时用侧向压力不利于层层压紧,增加了洞壁微渗漏的可能。由于根部窝洞浅而宽大,不易固位,因此充填时存在操作困难等问题,适用于各种类型的窝洞。

　　常用银汞合金黏合剂品牌有 Amalgamhond,All-Bond 2Panavia EX,Scotchbond,Multipurpose,Super-bond 等化学固化黏合剂。

　　黏合剂增强了银汞合金充填体的固位力和抗折力,对窝洞的封闭作用较洞漆更好而持久,可改善充填体与洞壁的密合性渗漏。

　　(6)玻璃离子水门汀修复是根面龋修复一种较理想的材料,该材料对釉质、牙本质均有较强的黏接性,备洞时可仅去除龋坏组织,不需严格的窝洞制备,可有效保留健康牙体组织,增加牙齿的抗力,特别适用于老年根龋的修复治疗。对牙髓组织的刺激性较轻,可不必垫底。材料的热膨胀系数与牙齿相近,封闭性能好,保证了洞壁边缘的密合。可释放氟增强牙本质的再矿化,预防继发龋的发生。

四、老年牙髓病的临床特点

　　老年人牙髓疾病的发生率很高,而且是老年人失牙的原因之一。牙髓疾病作为发生在牙本质牙髓复合体中的疾病,随着牙体结构的增龄性改变,在老年人中也呈现其独有的特点。与年轻的牙体组织相比较而言,老年人的牙本质中出现继发性牙本质及牙本质小管封闭,即管内牙本质的不断形成,使牙本质的敏感性降低而对外界刺激抵抗力下降。

　　牙髓组织由原来的多细胞少胶原向多胶原少细胞过渡,同时由根尖孔进入的血供明显减少,这使得老年人牙髓组织的修复能力减弱;牙髓组织中的神经由于退行性变及髓鞘的矿化而引起神经分支减少,这使得老年人的牙髓组织对外界刺激反应迟缓,自身修复能力下降。

　　牙髓疾病的分类尚缺乏统一的标准,按临床表现将其分为可复性牙髓炎、不可复性牙髓炎(急性牙髓炎、慢性牙髓炎、逆行性牙髓炎、残髓炎)、牙髓坏死、牙髓变性。

　　可复性牙髓炎属于病变较早期的牙髓炎,范围局限,无自发痛及夜间痛,无咀嚼痛,但受到冷热刺激时,可产生短暂、尖锐的疼痛,延迟反应轻微甚至不易察觉。这种牙髓病变在老年就诊患者中少见,就诊时此期常已过。

(一)急性牙髓炎

　　由于老年牙髓组织的增龄性变化,老年牙髓炎通常症状轻微,但个别急性期的患者仍可表现典型症状;剧烈而严重的自发痛、激发痛、夜间痛为其显著特点。疼痛性质尖锐,呈阵发性,随病变的持续及病变的加重,发作频繁、缓解期缩短乃至消失,可持续数小时。急性牙髓炎时因牙髓感觉神经来自三叉神经等 2、3 支,常发生牵涉性疼痛;且从神经生理来看,从牙髓来的损害刺激感受器系统的传入信号投射在触突上,反射到三叉神经脊核尾部或后腹侧丘脑核的神经元上,这些部位也是面部组织感受器的输入投射部,故患者常无法准确指出疼痛部位,易发生误指误治。一般全口任何一颗牙痛可放射至同侧耳颞部,前后上下可交叉,但除前牙外一般不至对侧。在疼痛发作期间或间歇期,冷热刺激可加重或诱发疼痛,早期多为冷刺激加重而热刺激缓解,后期则相反。

　　由于疼痛可能是唯一的主诉,且有误导性,临床检查对正确的诊断显得尤为重要。老年人余牙的保留是其口腔治疗的关键,而牙髓治疗多为不可逆性,因此一定要诊断正确再行适当的治疗。患牙一般多有龋坏,可探及穿髓孔,老年人由于髓腔的增龄性变化,炎症早期症状明显很快导致牙髓组织的坏死。冷热刺激可诱发症状,老年人应注意延缓反应性痛——即老年人由于牙本质厚度的增加和牙髓神经的减少,使得其对冷热刺激的反应与年轻人相比要迟缓一些。

早期叩诊可无异常,当炎症波及根尖周组织时可垂直向叩痛。患牙对牙髓电测试反应值早期较正常低而晚期高。

鉴别诊断时要注意以下几点。

1. 牙间乳头炎

老年人由于牙龈退缩,常有食物嵌塞史,由于卫生措施不得力,可导致牙间乳头炎。表现为牙龈肿胀充血,持续性胀痛。

2. 三叉神经痛

三叉神经痛为老年人多发的一类神经疾病,表现为阵发性电灼样、撕裂样、针刺样疼痛,有扳机点的存在,有完全无痛期,每次持续数秒钟至 $1\sim2$ min,不超过 5 min,无夜间痛,患者常有特殊面容。

3. 急性上颌窦炎

老年人常有鼻窦炎,其头痛、鼻阻、脓涕等症状明显,所毗邻的上颌后牙区可表现持续的胀痛,应注意鉴别。

4. 蝶腭神经痛

蝶腭神经痛为一类进行性加重的原因不明的急性发作性疼痛,主要集中在一侧上颌、鼻窦和眶后区,患者常伴有鼻塞、畏光和流泪等症状。它与牙髓炎明显不同,蝶腭神经多在每天同一时间发作,而牙髓炎的发生没有时间的规律性而有冷热诱发因素。

5. 干槽症

干槽症发生在拔牙后 $3\sim4$ d,为拔牙创伤的感染性疾病。表现为拔牙区剧烈、持续、进行性加重的疼痛,可向同侧面部及颌骨区放射。但根据拔牙史、疼痛定位准确、与冷热刺激关系不明显等特点可与急性牙髓炎鉴别。

(二)慢性牙髓炎

老年慢性牙髓炎根据髓腔是否开放及牙髓组织反应性分为慢性闭锁性牙髓炎及慢性溃疡性牙髓炎,以前者多见。慢性牙髓炎偶尔有轻微的自发性钝痛,但有较长期的冷热刺激痛,延迟反应明显。患者因病程迁延对根尖周影响可出现咀嚼痛,慢性溃疡性牙髓炎有典型的食物嵌入痛。慢性炎症急性发作时,表现与急性牙髓炎类似,但程度常较后者轻。

慢性闭锁性牙髓炎可见有龋坏,常不能探及穿髓孔。患牙对牙髓电测试的反应值较正常高,牙髓冷热试验不敏感,晚期可有叩痛。慢性溃疡性牙髓炎在老年人中也不少见,髓腔多已穿通,早期色泽鲜红、探痛明显,晚期浅探痛不敏感而深探痛有反应。患者常不用该侧咀嚼,存积大量软垢和牙石,叩诊反应不定,患牙对牙髓电测试及冷热试验反应迟钝。

鉴别诊断主要是溃疡性牙髓炎与牙髓息肉、牙龈息肉及牙周息肉相鉴别。后两者根据息肉来源及患牙牙髓活力状态不难鉴别。此外,老年人的颞下颌关节功能紊乱病也可引起同侧后牙区的疼痛,而被患者误认为是牙髓炎。但这种疾病多有关节区的疼痛,伴有不同程度的关节运动异常(如弹响、下颌偏移、运动障碍及肌肉压痛),且病程长而病情反复,口腔检查牙体无可疑病变,但磨耗严重时仍应注意是否有咬合创伤引起牙髓炎的情况。

(三)逆行性牙髓炎

逆行性牙髓炎在老年患者中较常见,其感染源自牙周,又称牙周牙髓联合病变。一般将其分为3类:由于牙周病变引起牙髓炎症,由牙髓疾病引起牙周病变,牙髓牙周同时存在病变。最后一类称为真正的牙髓牙周联合病变。

牙周感染可通过侧支根管、副根管和根尖孔到达牙髓,引起局灶性或全部性的牙髓炎症。反之,牙髓病变的晚期炎性物质又可逆此途径到达牙周,甚至经牙周排脓等。此类患者兼具牙周炎、根尖周炎和牙髓炎的多种表现。牙髓炎可表现为急性或慢性过程,牙周炎使患者感到牙松动、咀嚼无力、疼痛乃至牙周溢脓。治疗时需要兼顾牙髓牙周的病变,才能达到较好的治疗效果。

牙体常完整,但可探及深达根尖的牙周袋或Ⅲ度以上的根分叉感染,患牙松动或不松,叩痛阳性,牙髓电测试反应因不同时期而有所不同。X线片上第一类的患者可见牙周间隙增大明显,而尖周的暗影相对较小;第二类则相反,为底大口小的牙周根尖周联合暗影。至于第三类,由于同时发生牙髓牙周的病变,暗影则因病变的不同而不同。

(四)残髓炎

残髓炎是由根尖区感染的牙髓组织未去尽导致,其症状与慢性闭锁性牙髓炎相似,冷热刺激痛及延迟痛明显。在老年患者中也不少见,患牙多已进行过治疗。

牙体上可见修复材料,患牙对牙髓电测试反应值较正常高,冷热刺激可引发疼痛并有延迟痛,叩诊可为阳性。

(五)牙髓坏死

牙髓坏死是各型牙髓炎发展的严重结果。由于老年人的牙使用时间长,不断受到外界各种刺激和干扰,且具有累加效应,故易发生牙髓坏死。牙髓坏死者一般无自觉症状,多在检查治疗时发现。诊断标准是患牙对牙髓电测试及冷热刺激均无反应,探诊阴性,诊断性磨除实验阴性,开髓后可嗅及坏疽味。

由于老年人继发性牙本质的不断形成,牙本质厚度增加,且通透性降低,牙髓中血及其降解物不易透过其显色,故老年人的死髓牙并不表现为年轻人的灰黑色而仅为暗黄色。

(六)牙髓变性

老年人因牙齿使用时间久,且受到的刺激、治疗过程及后果、牙齿本身的增龄性改变等具有累加效果,牙髓发生变性的机会很大。老年人发生的牙髓变性主要是钙化变性。

钙化变性是老年人牙髓组织增龄性变化,在非龋坏牙中髓石的出现率老年人为年轻人的10倍。在冠髓的钙化多在髓周形成共核的髓石,在根部多是沿血管神经成片状排列的线性钙化组织。当牙髓发生血液循环障碍时,也可发生钙盐沉积,但为不规则性。

牙髓钙化变性一般无症状,X线可见钙化影,临床则多在开髓或行根管治疗时因髓腔暴露不良及根管不通而发现。当髓石压迫神经可引起放射性痛,但无扳机点,且此诊断应为排除性诊断。

(七)牙内吸收

牙内吸收是指牙髓组织变性为肉芽组织,破牙本质细胞从髓腔内吸收牙体组织,严重者可造成病理性根折。目前原因不明,临床多无自觉症状,X线检查可见髓室根管不均匀的膨大部分,有少数可表现出牙髓炎的症状。而牙外吸收多是由创伤引起的,表现为X线片上牙根的变短、局部牙根外表面的吸收等。临床早期可无症状、晚期与牙内吸收一样可引起根折。

五、老年牙髓病的治疗原则

对老年人牙髓病的治疗遵循一般原则,治疗方案应个体化,以保守治疗为主,不必过分求全。在解决其主述的同时应注意其口腔的其他问题,做到口腔疾病的早发现、早诊断、早治疗,提高老年口腔保健预防工作的质量。

老年牙髓病的治疗在牙髓的增龄性变化主要是以保存患牙为主,保存活髓的治疗因老年人牙髓血供的减少而成功率很低,只有在严格选择适应证的情况下才采用。一旦牙髓穿通,则需去除牙髓进行下一步的治疗。而由于老年人经济情况及复诊的不便性,一次性治疗显得较为有利;治疗时间 1 次不宜过长,因某些高血压患者由于动脉硬化,压力感受器敏感性降低、交感神经系统对心血管反射性调节能力减退,久躺后易出现直立性低血压造成昏厥。

若需复诊则应向患者及其家属交代清楚复诊时间、费用,详细解释治疗经过,并了解患者有何要求。在治疗过程中应仔细耐心,注意操作的准确性和轻柔性,不要给老年人增加不必要的负担。

对伴有慢性疾病的老年患者,其机体免疫力下降,操作过程中的不当可引发急性感染。在解除其症状、消除潜在危险的同时,还应尽量恢复其功能和美观,不能认为是老年人就忽视其治疗的美学效果。

(一)应急处理

目的是解除症状,缓解疼痛。老年患者治疗应在无痛或尽量减少疼痛的情况下进行,切不可在治疗过程中增加患者的疼痛。

采用局部注射麻醉无痛技术,可用 2% 的普鲁卡因局部浸润或阻滞麻醉,1 次 2~4 mL。或 2% 的利多卡因,1 次 2~4 mL,对伴有室速的老年心脏病患者尤其适用,对伴有高血压、心功能不全的患者不应加肾上腺素。而新型的局麻药——碧兰麻(阿替卡因肾上腺素),由 4% 的阿替卡因和 1:100 000 的肾上腺组成,镇痛效果好而持久,且用量少,不需深部的阻滞注射,只用局部浸润即可获得完全的镇痛效果;但在老年高血压患者中使用时应谨慎。商品化的无痛麻醉仪,采用计算机控制慢流速低压力给药,且进药过程中保持一定的压力,使药物始终在针头的前方,可达到无痛注射的目的。

通过人为穿通髓腔或扩大穿髓孔,降低腔内高压,而达到止痛的目的。但对逆行性牙髓炎,需去除牙髓活力方能止痛。对于此类患牙,还需进行降低咬合的处理,使患牙脱离咬合接触。

口服镇痛消炎药物作为应急处理的一部分有时是必需的。逆行性牙髓炎的病灶在根髓部分,一般急诊的治疗效果不佳,应考虑辅以口服药。对于部分无条件处理的情况,可在穿髓处放置有镇痛作用的药物起到一定的缓解作用。对于一些过于紧张的患者,给予一些适当的镇痛药,在药物本身的作用之外还可起到一定的安抚效果。

(二)牙髓治疗

由于老年人的特点,保髓治疗在老年牙髓病的治疗中应用十分局限。对无明显自发痛、刺激痛不明显,去除腐质未穿孔,且难以判明是否发生牙髓炎症时可用间接盖髓术;当去除腐质有穿髓孔,但孔极小且组织敏感,周围是健康牙本质,有少量可控制出血时可用直接盖髓术。必须指出的是,保髓治疗的关键是祛除感染和防止再感染,故暂封应严密。治疗后应严密观察患牙的情况,一旦出现自发痛或刺激延迟痛必须及时进行拔髓治疗。

有学者指出间接盖髓后修复牙本质在 1 个月内形成速度最快,可持续至 1 年,最多可形成厚度达 390 μm 的修复性牙本质。故严格选择适应证加上仔细正确的操作,也能保存老年人的牙髓活力。

当老年人不能耐受疼痛时,可适当给以麻醉药物。但此类治疗应注意避免使用含血管收缩剂的局麻药,以免造成炎性物质堆积在牙髓组织中得不到有效的消除,对牙髓造成伤害。

保髓治疗应严格掌握适应证,治疗过程中应保护好穿髓孔不被污染,去尽侧壁上的龋坏牙本质和无基釉,否则暂封不严密,无法确保无菌,随访观察患者术后反应。

当不能保存牙髓活力时,可进行保存患牙的治疗,方法主要有根管治疗、变异干髓术、塑化疗法等。

六、老年根尖周病的临床特点

(一)急性根尖周炎

主要临床症状是咬合痛。初期患牙有轻度钝痛,早接触及浮出的感觉,用力咬紧患牙疼痛可暂时缓解。炎症发展后,患牙伸长感增加,不能咬合,呈持续性、局限性疼痛,能明确定位患牙。检查时叩痛明显,用手指扪压根尖区黏膜时,有压痛感。若牙髓已坏死则可见牙变色和失去光泽,对冷、热诊和电测试均无反应。X 线检查根尖区牙周间隙正常或轻微增宽。根据患牙不敢咬合和明显叩痛不难做出诊断。

急性根尖周脓肿又称急性化脓性根尖周炎或急性牙槽脓肿,表现为根尖周牙周膜坏死、变性、脓液积聚和骨质破坏。多由急性根尖周炎发展而来,也可由慢性根尖周炎急性发作引起。急性根尖周脓肿时,积聚在根尖部的脓液常沿阻力小的部位排出。最多见的是通过颊或舌(腭)侧牙槽骨及骨膜从黏膜或皮肤排出。

老年患者经牙周袋由牙龈沟液排出也较为常见,见于伴有重度牙周病的患牙,此时应注意与急性牙周脓肿相鉴别。经根管从龋洞排出,在老年人中并不多见。其中以通过牙槽骨及骨膜从黏膜或皮肤排出的症状最为严重,常伴发颌面部的蜂窝织炎,排脓过程可分为根尖周脓肿阶段、骨膜下脓肿阶段和黏膜下脓肿或皮下脓肿阶段。

急性根尖周脓肿临床表现为根尖区持续性、搏动性剧烈疼痛。患者自觉患牙明显伸长,不敢咬合或触及,严重者还伴有乏力、发热等全身症状。口腔检查可见患牙已变色和失去光泽。患牙对叩诊极度敏感。

根尖区附近的软组织发红、肿胀,所属淋巴结肿大,有压痛。在根尖周脓肿阶段,可见患牙根尖部相应的唇、颊侧牙龈发红,但肿胀不明显。在骨膜下脓肿阶段,牙龈肿胀更明显,根尖区黏膜转折处变浅、变平,相应面颊部软组织呈反应性水肿。

在黏膜下脓肿阶段,牙龈肿胀更明显并趋于表面,扪诊时有明显的波动感。以上各阶段中,以骨膜下脓肿的病情最严重,疼痛非常剧烈,全身症状也多在此阶段出现。X 线检查由急性根尖周炎发展而来者,根尖部无明显改变或仅有牙周间隙增宽,若为慢性根尖周炎急性发作而来者,则可见根尖部牙槽骨破坏的透射影像。

(二)慢性根尖周炎

一般无明显自觉症状,仅有时有咀嚼不适感或轻微疼痛,但在机体抵抗力降低时,可转化为急性根尖周炎,因而常有反复疼痛肿胀的病史。

老年人慢性根尖周炎通常以慢性根尖周脓肿的形式出现,口腔检查可见患牙已变色和失去光泽,对冷、热诊和电测试均无反应。在牙龈黏膜上有时可见窦道口。如果无窦道口,则很难与根尖周肉芽肿相区别。X线检查可见根尖部透射区,边界比较模糊,周围的骨质较疏松。在老年人中,根尖周囊肿较少见。

七、老年根尖周病的治疗

对于老年根尖周病患者,大多数都经历过牙髓病的治疗,他们较其他人群更知道保留患牙的重要性和良好口腔治疗的价值,常不愿拔牙,而希望进行保守治疗以提高生活质量。彻底完善的根尖周病治疗对老年根尖周病患者具有十分重要的意义。治疗前医师应对患者的口腔局部情况及全身健康状况有较全面的了解。老年患者一般都有较复杂的牙科治疗史,在了解患者主诉及相关问题后,还应与患者耐心交流,详细了解所涉及牙齿的牙科治疗史。老年人身体状况复杂,常伴有糖尿病、高血压、心脏病等全身系统疾病,患者可能并没有意识到这些疾病与牙病的关系,往往不主动提及这些病史,这给牙病治疗带来了隐患。老年人用药较多,应注意药物的过敏史和毒不良反应。随着年龄的增加,老年人口腔的患病情况也变得复杂化。牙体𬌗面不均匀的过度磨耗及多颗牙牙颈部深浅不一的楔状缺损,在多数老年人口腔中都可以见到,牙龈萎缩引起水平性食物嵌塞,牙间隙不易清洁,食物残渣及软垢的滞留使邻面的根面龋发生率增高;牙周病发病率的增高也大大地增加了根尖周病的发病率,牙龈瘘管与牙周或根尖的关系是临床上需仔细检查弄清楚的问题,因为这涉及是否需要作牙周牙髓联合治疗;主诉部位常有多个牙都有牙体或牙周的问题,在临床上需仔细检查,正确找出主诉牙位。

对于大多数老年患者,一般都能配合医师完成常规的牙髓治疗,但对于一些行动不便或患者有较严重的全身系统疾病的老年患者,选择快速、简便、有效的方法就显得十分重要。在制订治疗方案前,首先应对患牙的病史有全面的了解,确定患牙是进行彻底的根管治疗还是姑息治疗。在治疗前应考虑患牙周状况是否良好、牙体缺损是否过大、根管是否通畅、所处的位置能否进行根管治疗等问题。治疗前必须详细告诉患者治疗的方法,尊重患者的选择。

老年根尖周病的治疗原则是及时解除患者的疼痛,尽可能保存患牙。

(一)解除疼痛

急性根尖周炎所引起的剧烈疼痛令患者十分痛苦,由于老年患者的身体健康状况复杂,常可诱发老年患者已有的全身系统疾病的发作(如糖尿病、高血压、心脏病或脑出血等)。因此,顾及患者的全身情况,竭尽全力进行治疗或采取应急措施,及时缓解疼痛、消除炎症是十分重要的。

(二)保存患牙

经过治疗的死髓牙可以长期保留于牙槽骨中行使咀嚼功能。在老年口腔中,发生根尖周炎的患牙大多有严重的牙体缺损或牙周病,可能有许多残冠或残根,只要牙齿不松动,牙根条件较好,就应积极祛除病因,尽量保存患牙,以维持牙列的完整,恢复或部分恢复牙齿的咀嚼功能。同时应注意后期牙体组织的保护。

老年根尖周急性炎症期的处理,主要是缓解疼痛及消除肿胀,待转为慢性炎症后再作常规治疗。开髓引流或切开排脓时应注意尽量减少人为因素给患者带来的痛苦。

老年患者体弱多病,可配合局部麻醉药的使用,但不宜选用对全身系统疾病不利的麻醉药。对于急性根尖周炎或根管治疗引起的疼痛,应先明确引起疼痛的具体原因,再对症处理。

一般可配合口服或注射途径给予抗生素药物或止痛药物，也可以局部封闭、理疗及针灸止痛。局部可使用清热、解毒、消肿、止痛类的中草药，以加速症状的消退。

对于急性根尖周炎有明显伸长感的牙，应适当调𬌗使其减轻功能，必要时可局部封闭或理疗。实践证明，急性创伤引起的急性根尖周炎通过磨改，根尖周症状有可能消除。死髓牙治疗也应常规调𬌗磨改，除缓解症状外，还可以减少纵裂的机会。已诊断为无保留价值的牙在急性根尖周炎症期，可立即进行急性炎症期牙槽窝引流，以迅速缓解患者疼痛。为了防止炎症扩散，必须同时配合全身用药。同时应考虑老年人的耐受性和有无全身系统疾病，必要时可以监护拔牙。根管治疗术是目前公认的治疗牙髓坏死及根尖周病最有效、最彻底的一种方法，对于老年患者，只要患者许可，根管治疗术仍是首选治疗方法。

对于老年人的牙齿，正确开髓并寻找到根管口对进一步治疗尤为重要。老年人髓腔体积变小，髓室顶和髓角随着牙齿临床牙冠的磨耗而降低，髓角变圆甚至消失，有的髓腔甚至钙化和闭塞。正确开髓的基本要求是揭全髓室顶后根管器械尽可能地循直线方向进入根管，开髓洞壁修整光滑，髓室壁无阶台形成。老年人因髓腔和根管变狭小不易寻找到根管口，可借助根管内镜等辅助工具来帮助寻找。

老年患者由于根管变细甚至钙化阻塞，根尖区牙骨质不断沉积，根尖孔距牙本质牙骨质界之间的距离变大，故难以准确判断根管治疗工作长度，临床上可结合使用 X 线片、根管工作长度测定仪、平均工作长度来确定根管工作长度。

由于根管解剖结构的复杂性和扩大器械本身的局限性，特别是根管钙化变细，使得根管在弯曲、狭小、分歧部位及侧副根管很难被彻底清理，故可配合根管超声系统来清理扩大根管。超声波在溶液内产生空穴效应、热效应、切削及声流作用，极大地增强了抗菌冲洗液的功能，有效地溶解和松动根管内的坏死组织，彻底消除附着在根管壁上的污染层，获得较好的冲洗和清洁效果。老年患者根管一般都较细小或弯曲，根管充填时选用的牙胶尖不必太粗，糊剂也不要太多。为避免老年患者因张口时间太长而引起的颞下颌关节不适，可使用热牙胶充填法如 Obtura 牙胶注射充填法和 Themafil 牙胶充填法进行根管充填，大大地缩短了根管充填的时间。老年患者根管细窄、弯曲不能进行根管治疗，或患牙只作姑息保留，或因患者复诊不便、费用问题、体弱不能耐受根管治疗长时间操作，牙髓塑化疗法是简易有效的牙髓或根尖周病的治疗方法，用于治疗各型老年牙髓炎、牙髓坏死及根尖周炎。该方法操作简单、治疗次数少、患牙保留范围大、费用较低。但由于其远期疗效尚不理想，临床上应慎用。

（刘　峰）

第十二节　口腔扁平苔藓

口腔扁平苔藓（oral lichen planus，OLP）是一种常见口腔黏膜慢性炎性疾病，是口腔黏膜病中仅次于复发性阿弗他溃疡的常见疾病，患病率为 $0.1\%\sim0.4\%$。本病好发于成年患者，女性患者多于男性患者，多数患者有口腔黏膜疼痛、粗糙不适等症状。皮肤与黏膜可单独或同时发病，虽然两者在临床表现上不同，但其病理改变非常相似。因口腔扁平苔藓长期糜烂病损可恶变，恶变率为 $0.4\%\sim2.0\%$，WHO 将其列为癌前状态（precancerous condition）。

一、病因

OLP 的病因和发病机制尚未明确，可能与多种致病因素有关，其中细胞介导的局部免疫应答紊乱在 OLP 的发生发展中具有重要作用。

（一）免疫因素

OLP 上皮固有层内大量淋巴细胞呈带状浸润是其典型病理表现之一，可见 OLP 与免疫因素相关。浸润的淋巴细胞以 T 淋巴细胞为主，提示 OLP 可能是一种由 T 细胞介导的免疫反应性疾病。临床上使用免疫抑制药治疗有效，也证明本病与免疫因素有关。

（二）内分泌因素

女性 OLP 患者月经期或绝经期血浆雌二醇（estradiol，E_2）及睾酮含量低于对照组，而男性患者血浆中已下降，同时在 OLP 组织切片中雌激素受体表达也显著低于对照组。对某些患者采用性激素治疗取得一定疗效。

（三）感染因素

病毒感染可能是致病因素之一。病损内可发现包涵体存在，但也有学者报道未发现任何病毒感染的迹象。国内有学者提出，OLP 发病与幽门螺杆菌感染有关。有学者发现，OLP 患者外周血中丙型肝炎 RNA 较对照组显著增高。

（四）心理因素

50％左右的 OLP 患者有精神创伤史等，以致患者机体功能紊乱，促使 OLP 发病或病情加重。对这类患者进行心理辅导，病情常可缓解，甚或痊愈。

（五）微循环障碍因素

OLP 患者微血管形态改变明显，其扩张、淤血者显著高于正常组；其微血管血流的流速亦较正常组明显减慢。患者的红细胞电泳时间、全血比黏度、还原黏度、红细胞聚集指数均高于正常组。提示微循环障碍及高黏血症与 OLP 有关。

（六）遗传因素

有些患者有家族史。一些学者发现，OLP 的 HLA 抗原的 A3、B5、B8 位点有异常，频度增高。但也有学者持相反意见。

（七）其他

有学者认为，高血压、糖尿病、消化道功能紊乱、肝炎等与 OLP 发病有关。也有报道称镁、锌、碘等微量元素的异常可能与 OLP 发病有关。

二、病理

OLP 的典型病理表现为上皮过度不全角化、基底层液化变性以及固有层见密集的淋巴细胞呈带状浸润。颗粒层明显，棘层肥厚者居多；上皮钉突不规则延长。基底细胞排列紊乱，基底膜界限不清，基底细胞液化变性明显者可形成上皮下疱。棘层、基底层或固有层内可见嗜酸性红染的胶样小体。

三、临床表现

（一）口腔黏膜病损

OLP 病损大多左右对称，可发生在口腔黏膜任何部位，以颊部最常见（87.5％）。病损为小丘疹连成的线状白色或灰白色花纹,类似皮肤损害的威肯姆线(Wickham straie)。花纹可呈网状、树枝状、环状或半环状等,也可表现为斑块状。多样病损可交互共存,可伴充血、糜烂、溃疡、萎缩和水疱等。愈后可留色素沉着。OLP 患者自觉黏膜粗糙、木涩感、烧灼感,口干,偶尔有虫爬、痒感。遇辛辣、热、酸、咸味食物刺激时症状加重。

1.分型

根据病损局部黏膜状况分型。

(1)非糜烂型:黏膜上白色、灰白色线状花纹,无充血、糜烂。患者多无症状,或偶尔有刺激痛。①网状。花纹稍隆起于黏膜表面,交织成网,多见于双颊、前庭沟、咽旁等部位。②环状。微小丘疹组成细条纹,稍隆起,呈环形、半环形,可发生于唇红、双颊、舌缘、舌腹等部位。③斑块。多发生在舌背,大小不一,形状不规则,为略显淡蓝色的白色斑块,微凹下,舌乳头萎缩致病损表面光滑。④水疱。上皮与其下方的结缔组织分离,导致水疱形成。疱为透明或半透明状,周围有斑纹或丘疹,疱破溃后形成糜烂面。可发生在颊、唇、前庭沟及翼下颌韧带处。

(2)糜烂型:白色病损伴有充血、糜烂、溃疡等。患者有自发痛、刺激痛。常发生于唇、颊、前庭沟、磨牙后区、舌腹等部位。

2.口腔黏膜不同部位 OLP 病损的表现特征

(1)唇部:下唇唇红多见,多为网状或环状白色条纹,伴有秕糠状鳞屑。唇部 OLP 病损通常不会超出唇红缘而累及皮肤,该特征是与慢性盘状红斑狼疮的鉴别要点。唇红黏膜乳头层接近上皮表浅部分,基底层炎症水肿常导致水疱发生,黏膜糜烂、结痂。

(2)舌部:多发生在舌前 2/3 区域。常表现为萎缩型、斑块型损害。舌背丝状及菌状乳头萎缩,上皮变薄,红亮光滑,常伴有糜烂。糜烂愈合后,形成缺乏乳头的平滑表面。舌背病损亦可呈灰白色透蓝的丘疹斑点状,或圆形或椭圆形灰白色斑块状,常与舌背白斑难以区别。舌缘及腹部充血糜烂病损并伴有自发痛者,应注意观察并进行活体组织检查。

(3)牙龈:萎缩、糜烂型多见,龈乳头及附着龈充血,周边可见白色花纹,牙龈表面常发生糜烂,似上皮缺失,四周的白色细花纹可与良性黏膜类天疱疮相鉴别。

(4)腭部:较为少见,病损常位于硬腭龈缘附近,多由龈缘或缺牙区黏膜蔓延而来。中央萎缩发红,边缘色白隆起。软腭病损呈灰白色网状花纹,多局限于部分黏膜,亦可波及整个软腭,多无糜烂。

(二)皮肤病损

典型的皮损为紫红色多角形扁平丘疹,表面有细薄鳞屑,有光泽,0.5～2 cm 大小,微高出皮肤表面,边界清楚。单个散布或排列成环状、线状和斑块状。四周皮肤可有色素减退、色素沉着或呈正常肤色。有的小丘疹可见点或浅的网状白色条纹,即为 Wickham 纹。

病损多左右对称,以四肢伸侧多见。患者感瘙痒,皮肤上可见抓痕。溃疡性损害可伴疼痛。发生在头皮时,破坏毛囊可致脱发。皮损痊愈后可有褐色色素沉着或淡白色斑点。

(三)指(趾)甲病损

指(趾)甲病损常呈对称性,多见于拇指。甲体变薄、表面出现细鳞、纵沟、点隙、切削面等,严重者形成纵裂。一般无自觉症状,继发感染时可引起疼痛,严重时可发生溃疡、坏死、脱落。

四、诊断

一般根据病史及典型的口腔黏膜白色损害即可做出临床诊断。典型的皮肤或指(趾)甲损害可作为诊断依据之一。建议结合组织活检,必要时辅以免疫病理等实验室检查进行确诊。

五、鉴别诊断

(一)盘状红斑狼疮

OLP 唇红部病损不会超出唇红缘,不累及唇周皮肤。

(二)口腔白斑病

斑块型 OLP 与白斑有时很难鉴别,特别是舌背部病损。舌背部 OLP 病损灰白而透蓝色,舌乳头萎缩或部分舌乳头呈灰白色小斑块状突起,触之柔软。而舌白斑为白色或白垩状斑块,粗糙稍硬。病理检查对鉴别有重要意义。

(三)黏膜类天疱疮、类天疱疮、剥脱性龈炎

OLP 表现为糜烂溃疡或水疱时,缺少明显的白色条纹,易与天疱疮、类天疱疮、剥脱性龈炎相混淆。天疱疮临床检查尼氏征阳性,镜下可见棘层松解,上皮内疱形成,脱落细胞检查可见天疱疮细胞。类天疱疮上皮完整,棘层无松解,上皮下疱形成。剥脱性龈炎牙龈充血水肿,上皮剥脱形成糜烂出血,轻微触之疼痛明显,上皮下有散在炎症细胞浸润,而非密集的带状。OLP 的牙龈病损充血,四周有白色细网纹,触之疼痛较轻。

(四)口腔红斑病

间杂型红斑有时与 OLP 易混淆。其表现为在红斑的基础上有散在白色斑点,常需依靠组织病理检查确诊。

(五)多形性红斑

疱型 OLP 有时与多形性红斑相类似,但依据多形性红斑的唇部厚血痂、皮肤"虹膜"或"靶环"红斑等可做鉴别。

(六)苔藓样反应

某些患者服用甲基多巴、米帕林、氯喹等药物后,或进行口腔治疗后,与充填材料、修复体材料相对应的口腔黏膜出现呈放射状白色条纹或白色斑块,类似 OLP 样病损。有时皮肤上亦伴有丘疹、脱屑及湿疹等苔藓样皮疹,发病机制尚不清楚。停用可疑药物,或去除引起病变处的充填物后,苔藓样病变明显减轻或消失。临床上为确诊应作"斑贴试验",停止使用可疑药物或更换充填物进行试验性治疗。

(七)迷脂症

迷脂症为异位的皮脂腺,呈淡黄色颗粒,可丛集或散在。表浅光滑,无自觉症状。多位于颊部及唇红部。组织病理表现为上皮固有层内可见小的、成熟的正常皮脂腺,腺体小叶包绕着自腺体中央一直伸向黏膜表面的皮脂腺导管。

六、治疗

(一)心理治疗

加强医患沟通,帮助患者调整心理状态。对病损区无充血、糜烂,患者无明显自觉症状者,可在身心调节的情况下观察,一些患者可自愈。同时注意调节全身状况。

(二)局部治疗

1.祛除局部刺激因素

消除感染性炎症。

2.维 A 酸类药物

0.1％的维 A 酸软膏对于病损角化程度高的患者适用。

3.肾上腺皮质激素

0.05％的氟轻松醋酸酯、0.05％的氯倍他索凝胶局部应用安全性高、疗效好。病损区基底部注射对糜烂溃疡型有较好疗效。

4.抗真菌药物

对迁延不愈的 OLP 应考虑有白念珠菌感染可能,可使用制霉菌素含漱液或碳酸氢钠含漱液、氯己定漱口液。

5.环孢素、他克莫司等免疫抑制药

他克莫司具有与环孢素相似的作用特点,但其作用强度是环孢素的 10～100 倍。可使用他克莫司含漱液或复方环孢素含漱液。

(三)全身治疗

1.免疫抑制药

(1)口服肾上腺皮质激素。对急性大面积或多灶糜烂型 OLP,可慎重考虑采用小剂量、短疗程方案。成人可每日口服泼尼松 20～30 mg,服用 1～3 周。

(2)雷公藤与昆明山海棠。雷公藤总苷片的剂量和疗程为 0.5～1 mg/(kg·d),2 个月为 1 个疗程。昆明山海棠片不良反应小,可较长期服用,每次 0.5 g,每日 3 次。

(3)羟氯喹、氯喹。羟氯喹较氯喹的不良反应小。羟氯喹每次 100～200 mg,每日 2 次。孕妇忌用。在用药期间,每 3～6 个月应做眼科检查1 次。氯喹的剂量为每次 125 mg,每日 2 次。治疗过程中注意血常规变化。

(4)硫唑嘌呤或环磷酰胺。用于个别对糖皮质激素不敏感的顽固病例。

2.免疫调节药

可根据患者自身的免疫状况适当选用口服免疫调节药(如胸腺素肠溶片、左旋咪唑、转移因子和多抗甲素等)。

3.中医中药治疗

(1)阴虚有热型,予以养阴清热佐以祛风利湿之品。

(2)脾虚夹湿型,则清热利湿,健脾和胃。

(3)血瘀型,则理气疏肝,活血化瘀。

4.其他

灰黄霉素对疱型扁平苔藓效果较好。也可口服维 A 酸。

(刘　峰)

第十三节　口腔白色角化症

口腔白色角化症(leukokeraiosis)又称为口腔白角化病、良性角化病(benign hyperkeratosis)、前白斑。为长期机械性或化学性刺激所造成的口腔黏膜局部白色角化斑块或斑片。

一、病因

白色角化症是由长期的机械性或化学性刺激所引起，以残根、残冠、不良修复体或吸烟等刺激因素最为常见。刺激因素祛除后，病损可逐渐变薄或消退。

二、临床表现

白色角化症可发生在口腔黏膜的任何部位，以颊、唇、舌部等多见。为灰白色、浅白或乳白色的边界不清的斑块或斑片，不高出或略高于黏膜表面，表面平滑、基底柔软无结节。

发生在硬腭黏膜及其牙龈，呈弥散性分布的伴有散在红色点状的灰白色或浅白色病损，多是由于长期吸烟所造成的，因而又称为烟碱性（尼古丁性）白色角化病或烟碱性（尼古丁性）口炎（nicotinic stomatitis），其上的红色点状物为腭腺开口。患者可有口腔干涩、粗糙等自觉症状。

三、病理

上皮过度角化或部分不全角化，上皮层轻度增厚，上皮钉伸长，基底层细胞正常，基底膜清晰完整，固有层无炎症细胞浸润或少量浆细胞和淋巴细胞浸润。

四、诊断

口腔黏膜局部白色或灰白色斑块、斑片，患者有长期吸烟史或相对应的区域发现不良修复体、残根、残冠、龋齿或牙折后的锐利边缘、过陡牙尖等，即可诊断。通常去除刺激2～4周后，白色损害颜色变浅，范围缩小，甚至消失。对可疑者进行组织活检，病理检查明确诊断。

五、鉴别诊断

（一）白色水肿（leukoedema）

白色水肿好发于双颊黏膜咬合线附近，为灰白色或乳白色半透明斑膜，扪之柔软。有时出现皱褶，拉展黏膜，斑膜可暂时性消失。患者无自觉症状。本病为良性损害，原因不明。组织病理检查，上皮增厚，上皮细胞内水肿，空泡性变，胞核固缩或消失。

（二）颊白线（linea alba buccalis）

颊白线位于双颊部与双侧后牙咬合线相对应的黏膜上，为水平状延伸的白色或灰白色线条，与牙列外形相吻合。多因咀嚼时牙齿持续刺激所引起，患者无自觉症状。组织病理为上皮角化。

（三）灼伤（burns）

为急性创伤，有明确的创伤史。病损为灰白色假膜，去除假膜后可见出血糜烂面。多因不慎接触腐蚀性药物造成黏膜灼伤。

六、治疗

去除刺激因素，观察；角化严重者可局部使用维A酸制药。

（刘　峰）

第十四节 口腔白斑病

口腔白斑病是发生于口腔黏膜上以白色为主的损害,不能擦去,也不能以临床和组织病理学的方法诊断为其他可定义的损害,属于癌前病变或潜在恶性疾病(potentially malignant disorders,PMD),不包括吸烟、摩擦等局部因素祛除后可以消退的单纯性角化病。白斑癌变率为 3%～5%。

一、病因

口腔白斑病的发病与局部因素的长期刺激以及某些全身因素有关。目前仍有相当数量的白斑未能查及明显的病因。

(一)烟草等理化刺激因素

烟草是口腔白斑病发病的重要因素。喜饮烈酒、食过烫或酸辣食物、嚼槟榔等局部理化刺激也与口腔白斑病的发生有关。

(二)念珠菌感染

除白念珠菌外,星形念珠菌和热带念珠菌可能与口腔白斑病的发生也有密切关系。

(三)人乳头瘤病毒感染

多数学者发现口腔白斑组织中人类乳头瘤病毒(human papilloma virus,HPV)DNA 含量增高,认为 HPV 感染是其发病的危险因素。但也有相当一部分研究认为 HPV 与白斑发病无确切关联。

(四)全身因素

全身因素包括微循环改变、微量元素、易感的遗传素质、脂溶性维生素缺乏等。

二、病理

白斑的主要病理变化是上皮异常增生,可分为轻、中、重度;粒层明显,棘层增厚;上皮钉突伸长变粗,固有层和黏膜下层中有炎细胞浸润。

三、临床表现

白斑病好发于 40 岁以上的中、老年男性,可发生在口腔的任何部位,龈、舌、颊部为白斑高发部位。患者可无症状或自觉局部粗糙、木涩,较周围黏膜硬。伴有溃疡或癌变时可出现刺激痛或自发痛。

口腔白斑病可分为均质型与非均质型两大类;前者如斑块状、皱纹纸状;而颗粒状、疣状及溃疡状等属于后者。

(一)斑块状

白色或灰白色均质型斑块,边界清楚,触之柔软,平或稍高出黏膜表面,其表面可有皲裂,不粗糙或略粗糙,周围黏膜多正常。患者多无症状或有粗糙感。

(二)皱纹纸状

病损呈灰白色或白垩色,边界清楚,表面粗糙,但触之柔软,周围黏膜正常。患者除粗糙不适感外,亦可有刺激痛等症状。多发生于口底及舌腹。

（三）颗粒状

白色损害呈颗粒状突起，致黏膜表面不平整，病损间杂黏膜充血，似有小片状或点状糜烂，患者可有刺激痛。本型白斑多数可查到白念珠菌感染。颊黏膜和口角区多见。

（四）疣状

损害呈灰白色，表面粗糙呈刺状或绒毛状突起，明显高出黏膜，质稍硬。疣状损害多发生于牙槽嵴、口底、唇、腭等部位。

（五）溃疡状

在增厚的白色斑块上，有糜烂或溃疡，可有或无局部刺激因素。患者感觉疼痛。

四、诊断

口腔白斑病的诊断需根据临床表现和病理表现做出综合性判断才能完成。脱落细胞检查和甲苯胺蓝染色可辅助判断口腔白斑的癌变情况。

五、鉴别诊断

（一）白色角化症

长期受机械或化学刺激而引起的黏膜白色角化斑块。表现为灰白色或白色的边界不清的斑块或斑片，不高于或微高于黏膜表面，平滑，柔软。祛除刺激因素后，病损逐渐变薄，可完全消退。组织病理为上皮过度角化，固有层无炎细胞或轻度炎细胞浸润。

（二）白色海绵状斑痣

白色海绵状斑痣又称白皱褶病，为一种原因不明的遗传性或家族性疾病。表现为灰白色的水波样皱褶或沟纹，有特殊的珠光色，表面呈小的滤泡状，形似海绵，具有正常口腔黏膜的柔软与弹性，无发硬粗糙。

皱褶有时可以揭去，揭去时无痛、不出血，下面为类似正常上皮的光滑面。病理变化为过度角化和不全角化，棘细胞增大、层次增多，结缔组织中少量炎细胞浸润。

（三）白色水肿

白色水肿表现为透明的灰白色光滑的"面纱样"膜，可以部分刮去，晚期则表面粗糙有皱纹。白色水肿多见于前磨牙及磨牙的咬合线部位。组织病理变化为上皮增厚，上皮细胞内水肿，胞核固缩或消失，出现空泡性变。

（四）口腔扁平苔藓

注意鉴别斑块型扁平苔藓与白斑，必要时可行病理检查。

（五）黏膜下纤维化

早期为小水疱与溃疡，随后为淡白色斑纹，似云雾状，可触及黏膜下纤维性条索，后期可出现舌运动及张口受限，吞咽困难等自觉症状。以颊、咽、软腭多见。病理检查可见过度不全角化，上皮萎缩，钉突消失，有时上皮增生及萎缩同时存在。部分患者伴有上皮异常增生，上皮下胶原纤维增生及玻璃样变。

（六）梅毒黏膜斑

二期梅毒患者颊部黏膜可出现"梅毒斑"。初期为圆形或椭圆形红斑，随后表面糜烂，假膜形成不易揭去，乳白色或黄白色，直径 0.5～1 cm，稍高出黏膜表面，中间凹陷，表面柔软，基部较硬。

同时伴有皮肤梅毒疹——玫瑰疹的出现。实验室检查,血浆反应素环状卡片快速试验(RPP)及梅毒螺旋体血凝素试验(TPHA)可确诊。

六、防治

目前尚无根治的方法。治疗原则为卫生宣教、祛除局部刺激因素、去角化治疗、监测和预防癌变。

(一)卫生宣教

卫生宣教是口腔白斑早期预防的重点,进行卫生宣传及健康保健,以早期发现口腔白斑病患者。对发现口腔黏膜角化异常者,应嘱其尽早去专科医院检查确诊。

(二)祛除刺激因素

例如,戒烟、酒,停止咀嚼槟榔,少食刺激性食物;祛除残根、残冠、不良修复体等。

(三)维生素 A 和维生素 A 酸(维 A 酸)

维生素 A 缺乏时会出现上皮干燥、增生和角化。成年人每日 3 万~5 万单位,分 2~3 次口服,症状改善后减量。

维生素 A 酸可促进上皮细胞增生分化及角质溶解作用,仅用于角化程度较高的口腔白斑病。常使用维生素 A 酸的局部制药治疗口腔白斑病。对于非充血、非糜烂型的病损可用 0.1%~0.3% 的维 A 酸软膏或 1% 的维 A 酸衍生物——维胺酸局部涂搽。亦可用口腔消斑膜等局部敷贴,鱼肝油涂搽等。

(四)维生素 E

不但与维生素 A 有协同作用,能防止维生素 A 在消化道内氧化而利于吸收,还可延长维生素 A 在肝内的储存时间。因此,可单用或配合维生素 A 类药物治疗白斑,其剂量为 10~100 mg,每日 3 次,口服,也可采用局部敷贴。

(五)手术治疗

对活检发现有重度不典型增生者,应及时手术,轻、中度不典型增生者,建议每 3~6 个月复查 1 次,但临床有恶变倾向或位于危险区时,也可手术,特别是当除去可能的刺激因素及非手术治疗 3~6 周仍未见明显好转者,应做手术。

在观察、治疗过程中如果有增生、硬结、溃疡等改变时,也应及时手术切除并活检。界线清晰的局限性小范围病变,手术条件较好,病变区过大或周界不清,将影响手术的彻底性和治疗效果。总之,手术治疗应权衡各种条件进行综合考虑。此外,也可考虑冷冻疗法和 CO_2 激光治疗。

(六)中医中药治疗

(1)气滞血瘀型:予以活血化瘀,消斑理气。

(2)痰湿凝聚型:健脾化痰消斑。

(3)正气虚弱型:采取补气益血,健脾化湿。

(七)定期随访

监测和预防癌变的重要手段是组织病理活检和定期随访。病理检查有无异常增生及异常增生程度是目前预测白斑癌变风险的重要指标。口腔白斑患者伴有以下情况者癌变倾向较大,应严密随访,必要时可行多次组织活检。①病理表现伴有上皮异常增生者,程度越重者越易恶变；②疣状、颗粒型、溃疡或糜烂型及伴有念珠菌感染、HPV 感染者；③白斑位于舌缘、舌腹、口底及口角部位者；④病程较长者；⑤不吸烟患者；⑥女性，特别是不吸烟的年轻女性患者；⑦白斑病损面积＞200 mm² 的患者。

（刘　峰）

第十五节　口腔红斑病

口腔红斑病(oral erythroplakia)又称增生性红斑(erythroplakia of Queyrat)、红色增生性病变(erythroplastic lesion)等，是指口腔黏膜上鲜红色斑片，似天鹅绒样，边界清晰，在临床和病理上不能诊断为其他疾病者。本病由奎来特(Queyrat)于 1911 年提出，故也称为奎来特红斑。口腔红斑不包括局部感染性炎症所致的充血面(如结核及真菌感染等)。

口腔红斑比口腔白斑少见，发病率为 0.02%～0.1%。红斑属于癌前病变。口腔红斑的恶变风险是所有口腔癌前病变中最高的，恶变率为 20%～68%。

一、病因

口腔红斑病因不明。目前研究认为，口腔红斑的发生与烟、酒的摄入以及在此过程中发生的遗传事件有关。

二、临床表现

口腔红斑多见于中年患者，男性患者略多于女性患者。以舌缘部最好发，龈、龈颊沟、口底及舌腹、腭部次之。通常无症状，有些患者有灼烧感或疼痛。临床上分为 3 种类型。

（一）均质性红斑

天鹅绒样鲜红色表面，光滑、发亮，状似"上皮缺失"，质软，边界清楚，为长泾 0.5～2 cm 大小，平伏或微隆起。红斑区内有时也可看到外观正常的黏膜。

（二）间杂型红斑

病损内散在白色斑点，红白相间。

（三）颗粒型红斑

病损内有红色或白色颗粒样微小结节，似桑葚状或颗粒肉芽状，稍高于黏膜表面。有时其外周亦可见散在的点状或斑块状白色角化区(有学者认为，此型即颗粒型白斑)，此型往往是原位癌或早期鳞癌。

三、病理

上皮不全角化或混合角化。上皮萎缩，角化层极薄甚至缺乏。上皮钉突增大伸长。钉突之间的乳头区棘细胞萎缩使乳头层非常接近上皮表面，结缔组织乳头内的毛细血管明显扩张，故使病损表现为鲜红色。

颗粒形成的机制就是钉突增大处的表面形成凹陷，而高突的结缔组织乳头形成红色颗粒。上皮异常增生，有时可见角化珠形成。固有层内炎细胞浸润明显，主要为淋巴细胞和浆细胞。

四、诊断

祛除可能的致病因素并观察 1～2 周。如果病损无明显改善则进行活检术以明确诊断。可采用甲苯胺蓝染色来判断上皮细胞状态及指导临床确定组织活检部位。

五、鉴别诊断

(一)糜烂型扁平苔藓

中年女性多见,病损多左右对称。在充血糜烂区周围有白色条纹组成的病损,稍高于黏膜表面,边界不清。充血糜烂病损经常发生变化。红斑病损相对稳定,不易愈合。病理检查可做鉴别。

(二)白斑

稍高出黏膜表面的白色斑块。颗粒状病损往往需与红斑相鉴别。红斑为鲜红色的病损上出现白色斑点。病理检查可做鉴别。

六、治疗

一旦确诊后,立即做根治术。手术切除较冷冻治疗更为可靠。

(刘　峰)

第十六节　盘状红斑狼疮

盘状红斑狼疮(discoid lupus erythematosus,DLE)是一种慢性皮肤-黏膜结缔组织疾病,病损特点为持久性红斑,边缘隆起,中央萎缩微凹呈盘状。主要累及头面部皮肤及口腔黏膜,皮肤病损表面有黏着性鳞屑,黏膜病损周边有呈放射状排列的细短白纹。盘状红斑狼疮是结缔组织病的典型代表,发病率为 0.4%～0.5%,较其他结缔组织病为高。女性患者约为男性患者的 2 倍,以 20～40 岁的青、中年人最为好发。DLE 亦属于癌前状态。

红斑狼疮临床上可分为 6 种亚型:盘状红斑狼疮、系统性红斑狼疮(systemic lupus erythematosus,SLE)、深在性红斑狼疮、亚急性皮肤型红斑狼疮、红斑狼疮综合征和新生儿红斑狼疮。各型红斑狼疮在临床表现上各有其特点,但也有一些共同或相似之处,约有 15% 的 SLE 患者可有临床和组织学上典型的盘状病损。SLE 可涉及肝、肾、肺、神经系统等多个重要脏器、系统及皮肤、黏膜、关节、肌肉等组织。头面部及口腔病损多属于 DLE,为狼疮病中最轻的一种。

有关 SLE 和 DLE 的相互关系长期存在着争议,有学者认为,是两种不同的疾病,也有学者认为,两者是同一疾病的不同表现。国内报道约 5% 的 DLE 可转变成 SLE,而 SLE 有 6%～20% 的以盘状皮疹为初发症状,且 1/4 有口腔损害。

一、病因

DLE 病因尚未明确,多认为是一种自身免疫性疾病,其发病可能与免疫学改变、紫外线、创伤、感染、药物等多因素相关。

(一)免疫学改变

DLE 显著的特点是在活动期可出现各种免疫调节失常。B 细胞反应性过高。免疫球蛋白生成增多,伴有可与多种物质(特别是核蛋白)起反应的自身抗体。除体液免疫功能改变外,细胞免疫功能也有损害。

(二)紫外线、创伤

紫外线主要通过直接损伤角质形成细胞,导致"隐蔽抗原"释放或者诱导"新抗原"表达等机制诱发 DLE。此外,创伤(包括较大的外科手术)等亦可诱发 DLE。

(三)感染因素

在真皮血管内皮细胞、血管周围成纤维细胞中,发现直径为 20 nm,类似于副黏病毒状结构,但其意义尚不清楚。此外,有的患者在 DLE 发病前曾有结核菌、链球菌等感染或其体内存在某种感染病灶。

(四)其他因素

某些药物、食物(如苜蓿芽)、寒冷刺激、精神紧张等因素均可诱发 DLE。

二、病理

上皮过度角化或不全角化,角化层可有剥脱,颗粒层明显。皮肤病损有时可见角质栓。上皮棘层萎缩变薄,有时也可见上皮钉突增生、伸长。基底细胞显著液化变性,上皮与固有层之间可形成裂隙和小水疱,基底膜不清晰。

固有层毛细血管扩张,血管内可见玻璃样血栓。血管周围有密集淋巴细胞(T 细胞为主)及少量浆细胞浸润,可见到类纤维蛋白沉积,苏木素伊红染色标本上呈粉红色,过碘酸雪夫反应(periodic acid schiff reaction,PAS)染成红色。结缔组织内胶原纤维玻璃样变、水肿、断裂。

直接免疫荧光检查,在上皮基底膜区有一连续的、粗细不均匀的翠绿色荧光带,呈颗粒状、块状,称为"狼疮带"(lupus band)。

三、临床表现

临床上,DLE 可分为局限型和播散型。局限型损害仅限于颈部以上的皮肤黏膜,而播散型则可累及颈部以下部位。

(一)黏膜损害

下唇唇红黏膜是 DLE 的好发部位。初起为暗红色丘疹或斑块,随后形成红斑样病损,片状糜烂,中心凹下呈盘状,周边有红晕或可见毛细血管扩张,在红晕外围是呈放射状排列的白色短条纹。病变区亦可超出唇红缘而累及皮肤,唇红与皮肤界限消失,此为 DLE 病损的特征性表现。唇红糜烂易发生溢血而形成血痂,常继发细菌感染而合并有灰褐色脓痂,导致局部炎症加剧,掩盖了病损的特征。长期慢性病损可导致唇红及唇周皮肤色素沉着或有状似"白癜风"的脱色斑。唇红病损自觉症状少,有时有微痒、刺痛和烧灼感。

口腔黏膜损害易累及颊黏膜,亦可发生在舌背舌腹(缘)、牙龈及软、硬腭。多不对称,边界较清晰,较周围黏膜稍凹陷,其典型病损四周有放射状细短白纹。另外,约 5% 的患者在阴道和肛周发生红斑性损害。

(二)皮肤损害

好发头面部等暴露部位,初始为皮疹,呈持久性圆形或不规则的红色斑,稍隆起,边界清楚,表面有毛细血管扩张和灰褐色附着性鳞屑覆盖。去除鳞屑可见扩张的毛囊孔,而取下的鳞屑状似"图钉",即"角质栓"。其典型病损常发生在鼻梁和鼻侧以及双侧颧部皮肤所构成的、状似蝴蝶形的区域,故称为"蝴蝶斑"。除面部外,头皮、耳郭、颈部、胸背部以及四肢皮肤亦常累及,耳郭病损酷似冻疮,手部病损似皮癣。病程发展缓慢,中心部位逐渐萎缩呈盘状,常伴有色素减退,而四周有色素沉着。

(三)全身症状

部分患者伴有全身症状,如胃肠道症状、关节酸痛或关节炎、不规则发热、淋巴结大、肾病变、心脏病变、肝脾大等。

(四)儿童 DLE

不常见,其临床特征与成人相似,但无女性患者发病较高的趋势,光敏感性不明显,发展成SLE 的可能性较高。

四、实验室检查

(一)常规检查

有 55%的患者出现红细胞沉降率加快、血清 γ-球蛋白升高等。有时 Coomb's 试验可为阳性,血清中可检出冷球蛋白和冷凝集素。

(二)抗核抗体及其他免疫指标

20%～35%的患者出现抗核抗体,其中均质型抗核抗体出现的频率是斑点型的 2 倍。抗双链 DNA 抗体的发生率低于 5%,这些患者无任何系统受累的证据,但更有可能发展为 SLE。20%的患者检查见抗单链 DNA 抗体,经氯喹治疗后,其抗体滴度可下降。42%的患者检查见抗 RNA 抗体。1%～10%的患者检查见低滴度的抗 Ro(SS-A)抗体。低于 5%的患者检查见抗 Sm 抗体。在 DLE 患者,尤其女性患者中,抗甲状腺抗体的发生率高。

五、诊断

一般根据皮肤黏膜的病损特点和实验室检查即可做出诊断。

黏膜病损好发下唇唇红,呈圆形或椭圆形红斑或糜烂,中央凹陷,边缘暗红稍隆,病损四周有白色放射状细纹。唇部病损常超出唇红边缘而累及皮肤,使黏膜-皮肤界限模糊。病损区周围有色素沉着或色素减退。

皮肤病损好发于头面部,特征为红斑、鳞屑、毛细血管扩张、毛囊角质栓、色素沉着和/或色素减退和瘢痕形成。鼻部周围"蝴蝶斑"为其典型表现。

实验室检查表现为红细胞沉降率加快、γ-球蛋白增高、类风湿因子阳性、抗核抗体阳性、CD4/CD8 比率增加等。抗双链 DNA 抗体是 SLE 患者的标志性抗体,其抗体平均结合率＞30%,最高可达 65%,对 SLE 的诊断有一定特异性。有学者报道,DLE 患者该抗体平均结合率最高为 10%(正常值＜5%),对诊断有一定参考价值。

组织活检具有重要意义。取病变组织的时间应选择在糜烂愈合后 2 周左右较为适宜。免疫荧光检查虽不是 100%的阳性,但对诊断及鉴别诊断有意义。

六、鉴别诊断

DLE 应注意与以下几种疾病相鉴别。

(一)慢性唇炎

特别是慢性糜烂型唇炎也好发于下唇,与唇红部位的 DLE 易混淆。DLE 在唇红部的损害可超过唇红缘,四周有白色放射状细纹。慢性唇炎有时也有白色纹,但不呈放射状排列,病损不超出唇红缘。DLE 有皮肤损害,而唇炎无皮肤损害。必要时可进行病理检查。

(二)扁平苔藓

皮肤损害呈对称性,发生于四肢伸侧或躯干,为紫色多角形扁平丘疹,患者自觉瘙痒。口腔黏膜损害为呈不规则形状的白色条纹或斑块,唇红部病损不会超出唇红缘。DLE 的皮肤损害多发生在头面部、耳郭等,可表现为"蝴蝶斑",唇红部病损往往超过唇红缘。病理检查对鉴别有重要意义。

(三)多形性红斑

依据多形性红斑的唇部厚血痂、皮肤"虹膜"或"靶环"红斑等可做鉴别。必要时可进行病理检查。

(四)良性淋巴组织增生性唇炎

良性淋巴组织增生性唇炎为好发于下唇的以淡黄色痂皮覆盖的局限性损害,其典型症状为阵发性剧烈瘙痒。组织病理表现为黏膜固有层淋巴细胞增生。

七、防治

目前,对于 DLE 虽无根治性疗法,但恰当的治疗可使大多数患者的病情明显缓解。强调早期诊断、早期治疗,以避免转型、毁容以及癌变的发生。

(一)尽量避免或减少日光照射

外出或户外工作时戴遮阳帽并涂抹遮光剂。避免寒冷刺激,积极治疗感染病灶,调整身心健康,饮食清淡。

(二)局部治疗

(1)局部使用糖皮质激素:可单独或联合用药,对 DLE 的疗效较肯定。①下唇唇红有血痂或脓痂时,首先用 0.2% 的呋喃西林液湿敷,去除痂皮后,外涂糖皮质激素局部制剂。如果单纯糜烂无明显感染时,可用局部麻醉药物(如 2% 的利多卡因)与曲安奈德等体积混合,行病损局灶封闭。②口内黏膜病损处可涂敷含糖皮质激素、抗生素、局部麻醉药、中药等的各种口内制剂。对局灶性的充血糜烂,也可考虑采用糖皮质激素的局部封闭疗法。对广泛的糜烂性损害,可辅以超声雾化治疗。

(2)环孢素、他克莫司等免疫抑制药:有报道采用环孢素或他克莫司局部治疗顽固性、难治性 DLE,有一定疗效。可使用他克莫司含漱液或复方环孢素含漱液。

(三)全身治疗

(1)羟氯喹:是治疗 DLE 的一线药物。推荐治疗剂量为每次 100～200 mg,每日 2 次。

(2)雷公藤和昆明山海棠:昆明山海棠片不良反应小,可较长期服用,每次 0.5 g,每日 3 次。雷公藤总苷片,0.5～1 mg/(kg·d),分 3 次服用。

(3)糖皮质激素:在服用氯喹、雷公藤效果不明显时,若无糖皮质激素禁忌证,可联合使用泼尼松每日 10 mg。

(4)沙利度胺:可用于羟氯喹、糖皮质激素等常规治疗无效的难治性或复发加重的 DLE。

每日 100 mg,可加大剂量达每日 400 mg。沙利度胺的不良反应除使胎儿致畸外,总量达 40~50 g时,可能出现神经损害、感觉异常或丧失,有些患者停药后不能恢复。孕妇禁用。

(5)细胞毒药物:常用药物有环磷酰胺、硫唑嘌呤、氨甲蝶呤等,对于常规药物治疗效果不佳的病例可选用,但由于该类药物的毒性不良反应较大,应用受到限制。

(6)中医中药:①心脾积热型,予以养阴凉血,祛风解毒通便;②脾虚夹湿型,则清利湿热、健脾和胃;③血瘀型,则活血化瘀,清利湿热。

八、预后

通常 DLE 的预后较好,全身系统受累者较少见。

(一)病程

未治疗的 DLE 皮损倾向于持续存在。经过治疗,伴有少许鳞屑的损害可在 1 个月或 2 个月内完全消失,伴有较多鳞屑的慢性损害和一些瘢痕消退较慢。

(二)转型

DLE 发展成 SLE 的危险性约有 6.5%,而播散型 DLE 患者发展成 SLE 的危险性(22%)高于局限型 DLE(1.2%)。在 40 岁以前罹患 DLE 的女性患者,若伴组织相容性类型为 HLAB8 者,其向 SLE 发展的危险性增高。

(三)癌变

有报道 DLE 可能发生癌变,但其癌变率低,为 0.5%~4.83%。因此,WHO 也将 DLE 归入癌前状态。癌变部位多位于下唇唇红边缘,男性患者多于女性患者。如果怀疑有恶变倾向时,应及时取病理活检,如果发现异常增生应及时手术切除,并长期追踪观察。

(刘　峰)

第十七节　口腔黏膜下纤维性变

口腔黏膜下纤维性变或称口腔黏膜下纤维化(oral submucous fibrosis,OSF)是一种慢性进行性具有癌变倾向的口腔黏膜疾病。临床上常表现为口干、灼痛、进食刺激性食物疼痛、进行性张口受限、吞咽困难等症状。主要病理表现为结缔组织胶原纤维变性。OSF 被列为癌前状态,可伴有口腔白斑、口腔扁平苔藓等多发性口腔癌前病损。OSF 主要发生于印度、巴基斯坦等东南亚国家与地区,我国主要见于湖南、台湾两省。本病好发于中年人。

一、病因

病因不明,与下列因素关系密切。

(一)咀嚼槟榔

咀嚼槟榔是 OSF 主要的致病因素,OSF 患者都有咀嚼槟榔习惯。槟榔提取物可通过刺激口腔角质形成细胞、血管内皮细胞等分泌产生与纤维化有关的细胞因子,促进成纤维细胞(fibroblast,FB)的增生等,胶原合成增加。同时槟榔碱能减少 FB 对胶原的吞噬作用,使胶原降解减少。以上研究提示槟榔提取物或槟榔碱在 OSF 的发病机制中起重要作用。

(二)免疫因素

部分 OSF 患者血清免疫球蛋白、抗核抗体等自身抗体明显高于正常人。OSF 结缔组织中 T 淋巴细胞、巨噬细胞和肥大细胞明显增加。OSF 血清中促纤维化细胞因子 IL-1α、IL-1β 等水平明显增高,抗纤维化的细胞因子明显减少。

(三)刺激性食物

进食辣椒、吸烟、饮酒等因素可以加重黏膜下纤维化。

(四)营养因素

维生素 A、B 族维生素、维生素 C 的缺乏,低血清铁、硒与高血清锌、铜是 OSF 易感性增高的重要因素。

(五)遗传因素

研究发现,OSF 患者中 HLAA10、DR3、DR7、B76 表型,外周血淋巴细胞姐妹染色体交换频率显著高于对照组。

(六)其他因素

部分患者存在微循环障碍及血液流变学异常等。

二、临床表现

口腔黏膜渐进性出现苍白或灰白色病损,患者逐渐感到口腔黏膜僵硬、进行性张口受限、吞咽困难等。

最常见的症状为口腔黏膜灼痛感,遇刺激性食物时加重,也可表现为口干、唇舌麻木、味觉减退等。颊、软腭、唇、舌、翼下颌韧带、牙龈等处黏膜皆可发病。

颊部常对称性发生,黏膜苍白,可扪及垂直向纤维条索。

腭部主要累及软腭,黏膜出现板块状苍白或灰白色病损,严重者软腭缩短、腭垂变小,舌、腭咽弓出现瘢痕样条索,常伴有水疱、溃疡与吞咽困难。

唇部可累及上下唇黏膜,表面苍白,沿口裂可扪及环形、僵硬的纤维条索。

舌背、舌腹、口底黏膜出现苍白,舌乳头消失,严重时舌系带变短、舌活动度降低。

病损累及咽鼓管时可出现耳鸣、耳聋,咽部声带受累时可产生音调改变。

部分患者口腔黏膜可并存有扁平苔藓、白斑、良性黏膜过角化、癌性溃疡等。

三、病理

病理主要表现为结缔组织胶原纤维出现变性。包括上皮组织萎缩、胶原纤维堆积、变性和血管闭塞、减少等。上皮各层内出现细胞空泡变性,以棘细胞层中较为密集。部分患者伴有上皮异常增生。

四、诊断

患者一般有咀嚼槟榔史。口内可见黏膜苍白或灰白色病损,颊部、唇部或翼下颌韧带等处可触及瘢痕样纤维条索,舌乳头萎缩,可伴有水疱、溃疡。患者有口腔黏膜烧灼痛,遇刺激性食物时加重,可伴有口干、味觉减退、唇舌麻木等自觉症状,严重时出现张口受限、吞咽困难、舌运动障碍。病理检查胶原纤维变性,上皮萎缩或增生,上皮层出现细胞空泡变性。

五、鉴别诊断

（一）扁平苔藓

斑块型扁平苔藓触之柔软，无板块状或纤维条索。可有充血、糜烂，伴刺激性疼痛。有时因咽部病损溃疡、糜烂而影响吞咽，但不会出现张口受限、牙关紧闭、吞咽困难等严重症状。病理检查有助于诊断。

（二）白斑

口腔白斑为白色或灰白色斑块，触之柔软，无板块或纤维条索。白斑可无症状或轻度不适，不伴有牙关紧闭、张口受限、吞咽困难等症状。病理检查有助于鉴别诊断。

（三）白色角化病

白色角化病为灰白色、浅白色或白色斑块，平滑、柔软。触之不会有板块状或纤维条索，更不会有张口受限、吞咽困难等。局部有明显的机械或化学因素刺激，去除刺激因素后，病损可减轻甚或消失。

六、防治

（一）卫生宣教

加强人们对咀嚼槟榔危害性的认识，对出现临床症状者，应尽早去专科医院检查。

（二）祛除致病因素

戒除嚼槟榔习惯，戒烟、酒，避免辛辣食物刺激。

（三）糖皮质激素联合丹参局部注射

激素具有抑制炎性反应和增加炎性细胞的凋亡来发挥抗纤维化作用；丹参能扩张血管，诱导病变区毛细血管增生，抑制 FB 增生和胶原合成，促进 FB 凋亡和胶原降解。可使用黏膜下注射糖皮质激素加丹参注射液。

（四）中药治疗

活血化瘀，主药为丹参、玄参、当归、生地黄、黄芪、红花等。

（五）透明质酸酶

通过降解透明质酸基质来溶解纤维团块，从而减轻张口受限，可局部注射透明质酸酶。若将透明质酸酶与曲安奈德等中长效糖皮质激素联合局部注射，疗效更快、更好。

（六）高压氧治疗

高压氧能提高血氧含量，促进病损区新生血管形成和侧支循环建立。

（七）干扰素治疗

干扰素-γ 能抑制 FB 增生和胶原合成。可使用黏膜下注射干扰素-γ。

（八）手术治疗

适应于严重张口受限者。手术切除纤维条索，创面用带蒂颊脂垫、前臂游离皮瓣或人工生物膜修复，可取得较好疗效。

（九）其他

口服维生素 A、B 族维生素、维生素 C、维生素 E、铁剂、锌剂、叶酸等。

（刘　峰）

第十八节　韦格纳肉芽肿病

一、定义

韦格纳肉芽肿病(Wegener granulomatosis, WG)由 Wegener 1936 年首先报道,是一种坏死性肉芽肿性血管炎,病因不明。病变累及小动脉、静脉及毛细血管,偶尔累及大动脉,主要侵犯上、下呼吸道和肾。

开始为局限于上、下呼吸道黏膜的肉芽肿性炎症,但往往发展成全身坏死性肉芽肿性炎症、恶性脉管炎,最后导致肾衰竭而死亡。

二、病因

病因不明,可能与下列因素有关。

(一)免疫介导损伤机制

患者产生自身抗中性粒细胞胞质抗体(ANCA),作用于中性粒细胞嗜天青颗粒中蛋白酶3(PR3),两者结合后可能诱发血管炎的产生。

(二)遗传易感性

有研究表明,人类白细胞抗原基因与本病的发生有一定关联;转化生长因子 B1 基因上第 25 位密码子的多态性是具有遗传危害的一个因素。

(三)其他

有人认为,可能是链球菌伴过敏性紫癜导致脉管炎,也可能是药物过敏反应。也有报道,金黄色葡萄球菌是本病的促进因素。

三、病理

病理以血管壁的炎症为特征,表现为坏死性肉芽肿。病损由中性粒细胞、单核细胞、淋巴细胞及上皮样细胞组成;血管呈现以坏死为主的炎症,血管壁类纤维蛋白性变,基层及弹力纤维破坏,管腔中血栓形成,大片组织坏死。

直接免疫荧光检查可见补体和免疫球蛋白 IgG 散在沉积,电镜下可见上皮基底膜处有上皮下沉积物存在。

四、临床表现

本病男性患者略多于女性患者,发病年龄在 5~91 岁,40~50 岁是本病的高发年龄。典型的韦格纳肉芽肿病有三联征:上呼吸道、肺和肾病变。无肾受累者被称为局限性 WG。可以起病缓慢,也可表现为快速进展性发病。病初症状包括发热、疲劳、抑郁、食欲缺乏、体质量下降、关节痛、盗汗、尿色改变和虚弱,其中发热最常见。

临床常表现为鼻和鼻旁窦炎、肺病变和进行性肾衰竭等。还可累及关节、眼、耳、皮肤等。起初为呼吸道感染症状,出现鼻出血、脓性鼻涕、鼻孔痂皮与肉芽肿、鼻窦炎等症状,咳嗽、咯血等肺部感染症状,可因鼻中隔、咽喉和气管处病变而有呼吸困难。数周或数月后病损可发展到全身各个器官,肾发生肾小球肾炎,出现蛋白尿、血尿等。最后形成尿毒症、肾衰竭致死。

口腔黏膜出现坏死性肉芽肿性溃疡,好发于软腭及咽部,牙龈和其他部位也可发生。溃疡深大,扩展较快,有特异性口臭,无明显疼痛。溃疡坏死组织脱落后骨面暴露,并继续破坏骨组织使口鼻穿通,抵达颜面;破坏牙槽骨,使牙齿松动、拔牙创面不愈合。

皮肤可有淤点、红斑、坏死性结节、丘疹、浸润块及溃疡等。头部 X 线检查可见骨组织破坏;胸部 X 线检查可见双肺广泛浸润,有时有空洞形成。

五、诊断

目前 WG 的诊断标准采用 1990 年美国风湿病学会(ACR)分类标准,符合以下 2 条或 2 条以上时可诊断为 WG,诊断的敏感性和特异性分别为 88.2% 和 92.0%。

(一)鼻或口腔炎症

痛性或无痛性口腔溃疡,脓性或血性鼻腔分泌物。

(二)胸部 X 线片异常

胸部 X 线片示结节、固定浸润病灶或空洞。

(三)尿沉渣异常

镜下血尿(红细胞>5 个/高倍视野)或出现红细胞管型。

(四)病理性肉芽肿性炎性改变

动脉壁或动脉周围,或血管(动脉或微动脉)外区域有中性粒细胞浸润形成肉芽肿性炎性改变。

六、鉴别诊断

WG 主要与以下几种疾病鉴别:复发性坏死性黏膜腺周围炎、口腔结核性溃疡、结节病、恶性肉芽肿等。

七、治疗

WG 早期诊断和及时治疗至关重要。未经治疗的 WG 病死率可高达 90% 以上,经激素和免疫抑制药治疗后,WG 的预后明显改善。

(一)治疗可分为三期:诱导缓解、维持缓解、控制复发

目前循证医学显示,糖皮质激素与环磷酰胺联合治疗有显著疗效,特别是肾受累以及具有严重呼吸系统疾病的患者应作为首选治疗方案。此外,硫唑嘌呤、氨甲蝶呤、环孢素、霉酚酸酯等免疫抑制药也常与糖皮质激素联合应用。

(二)其他治疗

丙种球蛋白、生物制药利妥昔单抗、肿瘤坏死因子-α 受体阻滞药、抗 CD20 单克隆抗体均有治疗本病有效的报道。

局部治疗保持口腔卫生,用氯己定含漱液含漱以减轻和消除炎症。在局部抗菌治疗的基础上,可给予各种剂型的局部促愈合药物,例如,重组人表皮生长因子(金因肽)等均可。

(刘 峰)

第十九节 口角炎

口角炎（angular cheilitis）是发生于上、下唇两侧联合处口角区的炎症总称，又称口角唇炎、口角糜烂（perleche）。临床以皲裂、糜烂和结痂为主要表现。根据发病的原因可分为营养不良性口角炎、感染性口角炎、接触性口角炎和创伤性口角炎。

一、营养不良性口角炎

（一）病因

口角炎由营养不良、维生素缺乏引起，或继发于全身疾病引起的营养不良。

（二）临床表现

口角处水平状浅表皲裂，常呈底在外、尖在内的楔形损害。裂口由黏膜连至皮肤，大小、深浅、长短不等，多数为单条，亦可有 2 条或以上。如有渗出和渗血，结有黄色痂皮或血痂。张口稍大时皲裂受牵拉而疼痛加重。因维生素 B_2（核黄素）缺乏引起的口角炎还伴发唇炎、舌炎和脂溢性皮炎等。继发于全身疾病的口角炎还会有相应的全身症状。

（三）诊断

根据临床表现可做出临床诊断。但确诊需有维生素水平的实验室检查为依据。

（四）治疗

首先，祛除发病因素，例如，营养不良或维生素缺乏。对于由全身疾病引起的营养不良性口角炎，应强调治疗全身性疾病，以纠正病因为主。①局部治疗：口角区病损可用氯己定等含漱液湿敷，祛除痂皮。在渗出不多无结痂时，可用抗生素软膏局部涂抹。②全身治疗：补充维生素、叶酸等。

二、感染性口角炎

（一）病因

感染性口角炎由真菌、细菌、病毒等病原微生物引起，其中白念珠菌、链球菌和金黄色葡萄球菌最为常见。干冷的气候，颌间距离过短，舔唇、体质衰弱等为常见诱发因素。

（二）临床表现

急性期呈现口角区充血、红肿，有血性或脓性分泌物渗出，可见血痂或脓痂，疼痛明显。慢性期口角区皮肤黏膜增厚呈灰白色，伴细小横纹或放射状裂纹，唇红干裂，但痛不明显。

（三）诊断

根据口角区炎症的临床表现和微生物学检查结果可以明确诊断。

（四）治疗

消除诱因（如纠正过短的颌间距离，改正舔唇等不良习惯），注意口唇的保暖、保湿等。

针对不同病原微生物，局部或全身进行相应的抗炎治疗。例如，真菌感染性口角炎可用氟康唑或酮康唑口服。口角区渗出结痂可用 2% 的碳酸氢钠溶液和 $0.02\% \sim 0.2\%$ 的氯己定液湿敷，无渗出时用克霉唑软膏涂抹。对细菌感染性口角炎可用氯己定液湿敷或涂抹 0.5% 的氯霉素或金霉素软膏，或口服抗生素。对疱疹性口角炎局部可用氯己定液湿敷或涂抹阿昔洛韦软膏。

三、接触性口角炎

（一）病因

变态反应，常与变态反应性唇炎相伴发生。变应原可为唇膏、油膏、脸霜等。

（二）临床表现

接触变应原后迅速发作。口角区局部充血、水肿、糜烂、皲裂、渗出液明显增多、疼痛剧烈。往往伴有唇红部水肿、糜烂、皲裂和口腔黏膜广泛性糜烂等其他黏膜过敏反应症状。变态反应严重者，尚有其他过敏相关的全身症状。

（三）诊断

根据变态反应的临床特征以及明确既往过敏史和本次发病有可疑化妆品接触或食物、药品内服史，可以做出临床诊断。血常规检测见有白细胞数增高和嗜酸粒细胞增高，免疫球蛋白检测有 IgE、IgG 增高有助于确诊。

（四）治疗

首要措施是祛除过敏原，停止使用可疑药物或化妆品。其次应合理使用抗过敏药物。例如，氯苯那敏、氯雷他定等，口角炎渗出减少后，可用氟轻松软膏或地塞米松软膏等含有皮质类固醇的药膏局部涂抹。

四、创伤性口角炎

（一）病因

创伤性口角炎由口角区创伤、严重的物理刺激或某些不良习惯引起。

（二）临床表现

临床表现常为单侧性口角区损害，可见新鲜创口，裂口常有渗血、血痂，可伴局部组织水肿、皮下淤血等。

（三）诊断

有明确的创伤史，发病突然，常为单侧。

（四）治疗

治疗以局部处理为主。可用消炎溶液局部冲洗或湿敷后局部涂抹抗生素软膏。因外伤而致创口过大、过深不易愈合者，可于清创后行手术缝合。

（刘　峰）

第七章　口腔种植

第一节　种植外科手术的基本程序

种植外科需在严格的无菌条件下进行,操作需轻柔、准确与精细,手术应避免损伤鼻底、上颌窦黏膜及下牙槽神经管等重要结构,而且必须保证种植体安放的位置与方向正确。为此,手术前要在排除 X 线放大率的前提下对颌骨的高度、宽度进行精确的测量。目前国际上有专为种植修复设计的头颅 CT 软件,可精确测量上、下颌骨每一部位的颌骨高度与宽度,可以用于复杂牙列缺损、缺失的诊断测量。临床上大多采用全口牙位曲面体层 X 线片来测量,但需排除 X 线片的放大率。具体做法是在每一种需作种植的缺失牙部位用蜡片黏固一直径大小确定的钢球(有些医师使用 5 mm 直径钢球),然后拍片,再测量 X 线片上钢球的垂直向、水平向高度与宽度,以及该部位颌骨 X 线片上的高度与宽度,使用计算公式,计算颌骨该部位的实际高度与宽度。这一测量对在靠近鼻底、上颌窦以及可能累及下牙槽神经管的部位十分重要。精确测量可精确选用适当长度的种植体,合理利用颌骨高度,同时可为避免这些重要结构损伤提供精确数据。在多个牙缺失的情况下,特别是上前牙缺失需进行种植修复的情况下,为保证种植体植入的位置与方向准确,应事先由修复医师设计制作种植引导模板。手术时,外科医师严格按照模板确定的位置与方向植入种植体。此类模板可分为用透明塑料压制的简单模板,用原可摘式义齿改制的模板,或用专用金属套筒制作的精确模板。

种植外科采用 2 期手术完成。Ⅰ期手术为植入种植体后,用黏骨膜瓣完全覆盖种植创面,并使种植体在无负重条件下于颌骨内顺利产生骨结合(上颌一般需 5~6 个月,下颌需 3~4 个月),然后行Ⅱ期手术,暴露种植体顶端,并安装愈合基台。

种植手术的基本操作程序因不同种植体系统而不同,大体上可因冷却系统设计的不同分为内冷却系统和外冷却系统,冷却的目的是保证种植外科手术操作中的钻孔、扩洞、预备螺纹、旋入种植钉等过程中局部温度不超过 42 ℃,从而保证骨细胞的活性不受损伤,有利于骨结合。内冷却系统即喷水装置与各种种植床预备钻头中心部位相通,操作过程中冷却水流可从钻头中心喷出,冷却效果好,可提高钻速,节省时间。目前的种植系统多采用内冷却系统。现将常规种植外科的基本程序介绍如下。

一、第一次手术(种植体植入术)

(一)手术步骤与方法

1. 切口

局麻下,于两侧尖牙区剩余牙槽嵴高度一半处唇侧做一横切口,切开黏骨膜。

2. 翻瓣

用骨膜剥离子紧贴骨面小心翻起黏骨膜瓣,注意避免损伤黏骨膜造成穿孔,充分暴露牙槽嵴顶,外侧达颏孔(或上颌窦前部),用咬骨钳修整骨面,去除锐利的骨嵴。注意不要过多暴露牙槽骨,以免因过分剥离黏骨膜而破坏血运,同时要保护颏神经血管束。

3. 预备种植窝

按预先设计(一般下颌双侧颏孔之间、上颌双侧上颌窦前壁之间的牙槽突可种植 4~6 个种植体),根据牙槽骨的骨量选择适宜的种植体及相应的系列钻头。使用种植用的高速钻(每分钟最大转速 3 000 r)以及用大量生理盐水冲洗,先用圆钻定位钻孔,再用导航钻、裂钻逐步扩孔,而后预备洞口处肩台。

4. 预备螺纹

改用慢速钻(每分钟转速 15~20 r),用大量生理盐水冲洗,用丝锥预备螺纹。

5. 植入种植体

将种植体缓缓植入并小心加力旋紧,避免用力过度造成骨折或破坏螺纹。用金属剥离子叩击种植体,发出清脆声响,表示种植体与其周围骨床紧密相连。确认种植体固位良好后,拧入顶部的覆盖螺帽,彻底冲洗术区,间断缝合黏骨膜,缝合时务必使骨膜层包括在内,并在无张力情况下,将种植体顶部完全覆盖。

(二)术中注意事项

种植体之间要尽量保持相互平行,尽量避免向唇、舌侧偏斜。可用方向指示器置入已备好的种植窝内,作为定向标志杆。

减少组织损伤至关重要。根据有关研究,骨组织在 47 ℃时仅 1 min 即可造成坏死,因此术中要用大量生理盐水冲洗降温。在预备种植窝时,应使用专用系列钻,不要过度用力下压钻头,以减少骨组织的热损伤。术中要注意保护颏神经血管束,勿穿入上颌窦、鼻底。分离黏骨膜时要适度,以免破坏血运。

预备好螺纹后,种植窝底的血块不要去除,待植入种植体后再用生理盐水冲洗手术区域,以免生理盐水被压入骨髓腔内。

(三)术后处理

术后嘱患者咬纱布卷至少 1 h,使用抗生素 10 d,给予漱口水含漱,保持口腔卫生,2 周内暂不戴义齿,术后 7 d 拆除缝线,定期复查。2 周后重新戴入义齿,相应种植骨床部位应作适当磨改缓冲,以免使种植体过早负重。

二、第二次手术(种植基台连接术)

手术步骤与方法:根据第一次手术记录、X 线片及触诊,用探针探得覆盖螺丝帽的部位。

1. 切口

局麻下,在螺帽上方近远中向切开牙龈,切口应尽可能位于螺帽中心。切口要小,长度不要超过螺帽区。用旋转切孔刀(punch)多次旋转,环形切除螺帽表面的软硬组织。用螺丝刀小心旋拧,卸下覆盖螺帽。在覆盖螺丝与种植体之间常有薄层结缔组织长入,应予以彻底清除,以免影响种植基台固位。依黏骨膜的厚度,选择适宜长度的种植基台,在固位钳的配合下,拧入种植基台,种植基台顶部应高出其周围牙龈 1~2 mm,以利于保持口腔卫生。旋紧种植基台,以金属剥离子叩击种植基台,听到清脆的声响,表示种植体与其周围骨床已紧密结合为一体。

2. 缝合

严密缝合种植基台之间的切口。

三、种植外科的植骨技术

实际上,在临床种植中近 50% 的患者需采用多种植骨技术,进行骨增量术同期或二期种植手术。在许多上颌后牙区牙齿缺失的患者,因上颌窦的存在加之牙槽骨的吸收,使牙槽嵴顶距上颌窦底的距离小于 10 mm,加之上颌后区骨质较疏松,更为种植带来不利,远期的成功率一直较低。近年来,上颌窦底提升技术的成功应用解决了这一临床难题,使这一部位种植修复的成功率大大提高。

(一)植骨类型

种植骨可分为 3 种不同类型,即外置法植骨(onlay bone graft)、夹心面包式植骨(sandwich bone graft)和碎骨块植骨(particulate bone graft)。外置法植骨用于较大骨缺损部位;碎骨块植骨则用于范围较小的骨缺损区,或种植过程中种植体穿出等情况;夹心面包式植骨常与骨劈开技术(bone splitting)同时应用。根据大量临床研究,对种植骨床的基本要求是:牙槽嵴顶的宽度至少要大于 5 mm,种植体唇腭(舌)侧至少要保留 1.5 mm 以上的骨壁厚度,才能保证种植体长期的成功率。当牙槽嵴顶的宽度小于 5 mm,大于 3 mm 时,可采用骨劈开技术在牙槽嵴顶中央将其裂开(保证唇侧骨板不完全断裂),然后于中央裂隙处植入种植体,并在种植体周围间隙内植入碎骨块。无论是碎骨块移植,还是夹心面包式植骨,移植骨表面都应覆盖固定防止结缔组织长入移植骨块之间的生物屏障膜。生物屏障膜可分为可吸收性生物膜及不可吸收性生物膜,其作用是阻止快速生成的纤维结缔组织长入移植骨块而对成骨质量产生不良影响,因为骨细胞的生成速度远较纤维结缔组织细胞慢,生物膜的覆盖可为缓慢生成的骨细胞的生长提供良好条件。

(二)骨移植成功的基本条件

移植骨块的稳定与植骨床密切贴合是移植骨块愈合的基本条件,因此,外置法植骨必须使用螺钉坚固内固定,以保证其稳定并与植骨床密切贴合。软组织黏骨膜瓣的充分覆盖并在无张力条件下缝合是保证骨移植成功的另一重要条件,因此在植骨病例中,合理设计黏骨膜切口、缝合时松解软组织瓣等都是必要的。

(三)供骨源的选择

大的骨缺损常需切取自体髂骨以供移植,例如严重吸收萎缩的牙槽嵴的重建等。

大多数情况下,自体下颌骨常常是种植骨移植最为方便的供骨区,即使是双侧上颌窦底提升、多个牙缺失的局部块状植骨,下颌骨都可提供足量的供骨,且膜内成骨的下颌骨易成活、不易吸收、骨密度高等都利于种植修复。因此,种植骨移植最好的供骨区是下颌骨。

下颌骨供骨区通常为颏部及升支外斜线部位。颏部因预备方便、视野好,更为大多数学者所首选。切取颏部骨块可使用微型骨锯、骨钻或直径为 1 cm 左右的空心钻。一般仅切取骨皮质及部分骨松质。但应注意:①保留正中联合部的完整性不被破坏,否则将影响患者的颏部外形;②保证取骨部位位于下前牙根下方 5 mm 之下,不损伤颏神经血管;③遗留骨缺损部位植入羟基磷灰石(HA)或其他人工骨,以避免术后愈合过程中粗大的局部瘢痕给患者带来不适的感觉。

(四)上颌窦底提升植骨技术

在上颌后部牙槽嵴顶与上颌窦底距离小于 10 mm 的情况下,需行上颌窦底提升植骨技术。也就是使用一系列特殊手术器械,遵照上颌窦底提升植骨技术手术操作程序,首先用圆钻在上颌窦外侧骨壁开窗,暴露其深面的黏骨膜,然后将上颌窦底的黏骨膜连同开窗面上的骨壁完整地向上颌窦顶方向掀起,以开窗面上的骨壁作为新的上颌窦底,在新的上颌窦底与原窦底之间的间隙内植骨,从而增加上颌后区牙槽骨高度。

上颌窦底植骨材料最好选用自体骨。如果混合人工骨移植,人工骨的比例也不宜过大(一般不超过 50%),以免影响成骨质量。在上颌后部骨高度大于 5 mm,小于 10 mm 的情况下,可同期行种植体植入;在其高度不足 5 mm 时,可先期行上颌窦底提升,Ⅱ期行种植手术。

上颌窦底提升植骨手术成功的保证是不损伤上颌窦黏膜。上颌窦黏膜任何小的破损都将导致这一手术的失败,因此操作需精确仔细,术者应具有较多经验及良好外科操作技巧。如果出现上颌窦黏膜破损或撕裂,应采用生物胶粘堵或停止植骨。植骨后的创面最好覆盖生物屏障膜,以保证成骨质量。

(李　阳)

第二节　上颌骨重建术

一、上颌骨缺损重建的历史沿革

几十年来,大型上颌骨缺损的修复均通过赝复体的阻塞作用完成。在复杂的重建技术发展以前,赝复装置是恢复复杂缺损上颌骨功能和美观的唯一手段。赝复体是一种中空的阻塞器,利用上颌残留牙齿的固位,充填上颌骨切除后形成的创腔,同时能一定程度恢复患者的咀嚼功能和外形。赝复体要求剩余上颌骨有足够的软硬组织支持,对于超过中线或双侧的大型上颌骨缺损往往显得无能为力。随着种植技术的发展,应用颧骨种植体和磁性固位体制做全上颌赝复体来修复上颌骨缺损已经成为现实,但仍存在一些不可避免的缺陷,如需要经常清洁、不能完全封闭口鼻腔瘘、不能完成吸吮功能、无法在柔软的组织面戴用、固位不佳和口腔卫生维持困难等。

自体组织移植是上颌骨缺损修复的合理选择,可以避免赝复体修复的各种缺陷,并且是永久性的。自体组织移植修复上颌骨缺损经历了从简单到复杂,从应用局部组织瓣、带蒂皮瓣和肌皮瓣到游离复合组织瓣,从修复小型缺损到修复大型缺损,从单纯消除创腔到功能性修复的发展阶段。早期的额瓣、上唇瓣、咽部瓣及舌瓣等局部组织瓣只能局部转位,受其旋转弧度及组织量的限制只能修复小型缺损。后来随着带蒂组织瓣的出现和应用,胸三角皮瓣、胸大肌皮瓣、颞肌瓣、背阔肌皮瓣、胸锁乳突肌皮瓣及斜方肌皮瓣等均应用于上颌骨缺损的修复。虽然它们能满足大型上颌骨缺损修复的要求,但是移植组织过于臃肿,不易塑形,若要完成骨性重建尚需结合颅骨、肋骨及髂骨等非血管化骨移植,很难达到预期的修复效果。

近 20 年来,显微外科技术的发展为上颌骨及面中份缺损的修复带来了一场革命。各种游离组织瓣,例如前臂皮瓣、肩胛瓣、腹直肌皮瓣、腓骨瓣及髂骨瓣等,尤其是游离复合骨瓣的应用,使上颌骨缺损的修复从单纯的创腔充填进入到功能性修复阶段。而且随着坚固内固定技术、牙种植体技术及骨牵引技术的发展和应用,上颌骨缺损的功能性修复日趋成熟。

二、上颌骨缺损修复的目标及上颌骨缺损的分类

由于上颌骨特殊复杂的解剖结构和生理功能,理想的上颌骨重建应达到以下要求:①消灭无效腔和口鼻瘘,达到封闭性修复;②恢复咀嚼、语言等面中份基本功能,能完成功能性义齿修复;③为面中份诸多重要结构提供足够支持;④恢复外形。简而言之,上颌骨缺损的修复要完成功能和外形的恢复,但实际上这是一项富有挑战性的临床工作。

不同程度的上颌骨缺损需要不同组织量的组织瓣进行修复,因而有必要对上颌骨的缺损进行分类,以指导临床治疗。Corderio 等依据切除范围将上颌骨缺损分为四类:Ⅰ类缺损为上颌骨部分切除后的缺损,仅波及上颌窦的一或两个壁;Ⅱ类缺损为上颌骨次全切除后的缺损,包括上颌窦两个壁以上的缺损,但眶底完整;Ⅲ类缺损为包括眶底在内上颌骨全切除后的缺损,根据眼球是否保留又分为Ⅲa(保留眼球)和Ⅲb(不保留眼球)两个亚类;Ⅳ类缺损为上颌骨及眼眶切除后的缺损。

Brown 等对上颌骨缺损提出了改良分类,它包含了垂直和水平两个方向缺损的情况。垂直方向分为四类:Ⅰ类为上颌骨低位切除,无口腔上颌窦瘘;Ⅱ类为上颌骨次全切除,保留眶底;Ⅲ类为上颌骨全部切除,不保留眶底;Ⅳ类为上颌骨扩大切除,不保留眶内容物。在水平方向附加缺损亚分类:a.单侧上颌骨牙槽突和硬腭缺损($a \leqslant 1/2$);b.双侧上颌骨牙槽突和硬腭缺损($1/2 < b < 1$);c.全上颌骨牙槽突和硬腭缺损($c = 1$)。

三、用于上颌骨缺损修复的常用游离组织瓣

1.游离前臂皮瓣

前臂皮瓣由我国杨果凡于 1978 年发明,最早应用于四肢瘢痕挛缩的治疗,但很快就被应用到头颈缺损的修复与重建。前臂皮瓣具有很多优点:解剖恒定,制备简单;血管口径粗大,血管吻合容易成功;血管蒂长,避免了静脉移植;供区远离头颈部术区,允许实施"双组手术";皮瓣组织菲薄而质地优良,适于口腔内组织修复;通过吻合皮瓣与受区的感觉神经,可恢复皮瓣感觉功能;可以携带一片桡骨,用于颌骨重建。其缺点为切取皮瓣要牺牲前臂一条主要供血动脉,而且前臂创面需植皮,留有明显瘢痕,影响美观。

小型上颌骨缺损,如果腭部缺损,可应用前臂皮瓣来修复,其组织菲薄及良好顺应性,允许日后成为义齿的承托区。"三明治"式前臂桡骨瓣修复次全切除术后的上颌骨缺损,即桡骨重建上颌牙槽突,皮瓣折叠后分别修复口腔面和鼻腔面黏膜,但桡骨骨量过小,难以满足牙种植的要求。折叠前臂皮瓣还可用于封闭上颌骨缺损后的口鼻腔瘘,能较好地恢复语言及进食功能,但由于未行骨性修复,无法行义齿修复,且外形稍差。对于无残余上颌牙的高龄患者,由于术后无法戴用腭托,折叠前臂皮瓣修复不失为一种合理的选择。

2.游离大腿前外侧皮瓣

游离大腿前外侧皮瓣最早由我国的宋业光于 1984 年介绍,其后国内外学者对该皮瓣做了详细的解剖学和临床应用研究,并使其成为常用的游离皮瓣供区之一。皮瓣的制备简单,血管蒂长,可开展"双组手术",供区的病变较小,对于宽度为 8 cm 以下的皮瓣,供区可以直接拉拢缝合,所遗留的疤痕相对较为隐蔽。由于其皮肤穿支血管解剖变异较大,这也是影响该皮瓣广泛应用的主要原因。

3.游离腹直肌皮瓣

以腹壁下动、静脉为蒂的腹直肌皮瓣在头颈部大型缺损修复中占据十分重要的地位。该

组织瓣的血管蒂可靠,解剖恒定,制备时无须改变患者体位,允许实施"双组手术"。其组织量丰富,适于大型缺损,例如全舌、上颌骨及颅底缺损等修复。其潜在的供区并发症切口疝可以通过聚丙烯酸膜片修复腹直肌前鞘而得以解决。腹直肌皮瓣适用于大型上颌骨缺损的修复,应用腹直肌皮瓣修复上颌骨眶区大型缺损,不仅能充分充填无效腔,而且术后获得良好的语音及吞咽功能,部分患者还能完成传统义齿的修复。但是,对于肥胖患者,腹直肌皮瓣修复上颌骨缺损仍略显臃肿,在一定程度上影响外形和功能的恢复。

4.游离背阔肌皮瓣

以胸背动、静脉为蒂的背阔肌皮瓣是可用于头颈重建的面积最大的游离组织瓣。与腹直肌皮瓣一样,其解剖恒定,制备简便,血管口径大,组织量丰富,非常适于头颈部大型缺损的修复。相对腹直肌皮瓣而言,肥胖对背阔肌皮瓣的影响更小,不会过于臃肿。背阔肌皮瓣在上颌骨缺损修复中用途广泛,不仅能完全充填无效腔,而且能非常好地恢复面颊部的外形。但是,背阔肌皮瓣制备时需要侧卧位,头颈重建手术中无法实施"双组手术",因此,限制了该皮瓣在头颈重建中的广泛应用。

5.游离肩胛骨皮瓣

以旋肩胛动、静脉为血管蒂的肩胛骨皮瓣也是头颈重建常用的皮瓣,其优点是:血管蒂长,血管口径大,皮岛与骨块间有很大旋转度,特别适用于颧弓眶底和腭部的同时重建。由于肩胛骨皮瓣制备时必须采用侧卧位,在头颈重建手术中无法实施"双组手术",这也限制了该皮瓣的广泛应用。由于肩胛骨的形态和厚度,不易塑形和难以满足种植体要求是其缺点,现在已较少应用于颌骨重建。

6.游离髂骨瓣

以旋髂深动、静脉为血管蒂的游离髂骨瓣常用于下颌骨缺损的重建,它具有血管解剖恒定,血管口径大,骨量充足,适于种植体植入,可开展"双组手术"等优点,游离髂骨瓣修复上颌骨缺损可以得到良好的功能恢复。但是毫无疑问,髂骨瓣也存在许多无法避免的缺点,髂骨对于上颌骨修复显得组织量过多,不易塑形,皮岛臃肿,活动度差,不易修复口内黏膜缺损,而且其血管蒂过短,很难充分达到上颈部进行血管吻合。随着游离腓骨瓣的进一步推广,游离髂骨瓣的应用已经越来越少。

7.游离腓骨瓣

游离腓骨瓣最早由 Taylor 于 1975 年报告,随后应用于长骨缺损的修复。直到 1989 年,Hidalgo 才首次报告利用游离腓骨瓣修复下颌骨缺损。目前,游离腓骨瓣已广泛用于下颌骨重建,并被认为是下颌骨重建的最佳选择,近年来,其还被用来修复上颌骨缺损。其优点主要包括:①血管蒂长,通过切取较为远端的腓骨,可以达到延长血管蒂的目的,使其很容易通过口内隧道到达上颈部。②血管口径大,腓骨瓣是所有游离组织瓣中血管口径最大者,游离移植非常容易吻合成功。③腓骨瓣可以根据需要制备成各种形式的复合瓣,其中腓骨可用来修复骨缺损,皮岛用来修复黏膜缺损,肌肉用来填塞无效腔。④腓骨瓣制备简单,供区并发症少。⑤腓骨瓣供区远离头颈部,可以实施"双组手术"。⑥腓骨可以根据需要做多处截骨后行三维塑形,恢复牙槽突的形态。

腓骨复合组织瓣上颌骨重建术的注意事项如下所示。

(1)供区的选择应为同侧小腿,只有这样才能保证腓骨就位后,皮岛下垂于腓骨骨段下方,有足够的自由动度来修复腭部软组织缺损。

（2）腓骨皮岛对于同期完成上颌骨软硬组织的缺损修复非常重要，而皮岛的血供来自腓动脉穿支。术前可通过多普勒超声血流探测仪测定皮岛的腓动脉穿支，以此来确定切口线的位置，避免损伤穿支血管。

（3）术前按照手术设计，完成模型外科，制作手术模板，为术中腓骨就位与固定的位置提供明确的参照依据。

（4）由于腓骨瓣血管蒂是从上颌经下颌骨内侧至上颈部进行血管吻合，要求血管蒂长，其长度要明显长于腓骨瓣下颌骨重建。因此，要求腓骨瓣上端截骨线尽量靠上，通过去除尽量多的上端骨段以获得尽可能长的血管蒂。

（5）手术操作顺序：先腓骨瓣就位固定，后血管吻合，避免在腓骨瓣就位时过度牵拉已经完成的血管吻合口。

（6）避免血管蒂局部受压：下颌骨内侧的血管蒂隧道至少达两指；术区放置引流管时与血管蒂应有一定距离，并进行固定，保证不因体位改变而出现引流管位置改变；术中充分止血，避免出现血肿而压迫血管蒂。

（7）术后严格头部制动，避免颈部过度运动，影响血管蒂。

（8）术后对腓骨瓣进行严密观察，一旦发生血管危象，应立即抢救探查。

由于游离腓骨复合瓣修复上颌骨缺损技术难度较大，手术创伤也较大，种植义齿修复治疗周期长，因此，应严格掌握适应证。目前手术适应证主要包括：①良性肿物或创伤导致的上颌骨缺损。②上颌骨恶性肿瘤病变比较局限，手术可以达到根治者。③双侧全上颌骨缺损，如果不做骨性修复，将遗留十分严重的面部畸形和功能障碍者。④肿瘤切除术后 2 年以上无复发拟行二期修复者。⑤Ⅰ类和Ⅱ类的上颌骨缺损。⑥年轻患者，有修复上颌骨缺损要求者。

8. 双游离瓣移植

对于某些复杂的上颌骨缺损，单一的游离组织瓣往往无法同时满足恢复功能和外形的要求，可以采用双游离瓣进行修复。同时应用游离腓骨瓣和前臂皮瓣可进行面中份大型软硬组织缺损的重建，用游离腓骨瓣重建牙槽突，用前臂皮瓣修复较大范围的黏膜和皮肤缺损。有时游离腓骨复合瓣在行上颌骨重建时，若无法制备皮岛而口内黏膜缺损必须修复时，也可再加用前臂皮瓣。一般而言，如果能用一个游离组织瓣完成修复要求，应尽量避免采用两个游离瓣。

与传统赝复体修复方法相比，应用自体游离组织瓣修复上颌骨缺损有其很大的优越性。无论是哪种组织瓣，其均能完好地封闭口、鼻腔瘘和口腔上颌窦瘘，使得患者能恢复正常的吞咽和进食功能，解除了患者在吞咽、进食和语言方面的问题，提高了患者的生活质量，这与赝复体相比，是巨大的进步。对于无牙𬌗和双侧上颌骨缺损的患者，赝复体由于难以固位而无法对此类缺损进行修复。游离组织瓣则不受此限制，借助于血管吻合技术，远离受区的游离组织瓣可以良好的修复上颌骨缺损。腓骨复合组织瓣上颌骨重建的患者由于上颌骨缺损得到了三维骨性重建，不仅可以进行传统义齿修复，而且结合牙种植技术可以进一步达到上颌骨功能性重建的最终目的。即便是软组织皮瓣只要上颌余留牙条件允许，依然可以进行传统义齿修复。

目前，我们选择头颈修复重建最常用的四种皮瓣：前臂皮瓣、大腿前外侧皮瓣、腓骨瓣和腹直肌皮瓣来进行上颌骨重建，主要原因是其具有很高的可靠性。此外这四种组织瓣还具有以下共同优点：①血管蒂长，很容易通过口内隧道到达上颈部而无须血管移植。②血管口径大，游离移植时很容易吻合成功，并且吻合口不易发生血栓。③供区远离头颈部，可在仰卧位完成制备，开展"双组手术"。④制备简单快速，手术创伤小，术后供区并发症小。

至于选择何种游离组织瓣来进行上颌骨缺损的修复,这要根据上颌骨缺损的具体情况和患者的全身状态来决定。高龄患者通常全身情况不佳,耐受手术的抵抗力弱,而前臂皮瓣相对手术创伤小,手术时间短,适于高龄患者。前臂皮瓣和腓骨瓣多用于Ⅰ类和Ⅱ类的上颌骨缺损,大腿前外侧皮瓣和腹直肌皮瓣则更多用于Ⅲ类和Ⅳ类缺损。

(许建波)

第三节 上颌窦底提升植骨牙种植技术

一、概述

上颌磨牙区由于各种生理、病理性原因,常导致牙槽突高度不足,缺乏足够的骨组织支持,在行牙种植时,上颌窦底至牙槽嵴顶之间骨量不足 10 mm 而需在该区植入种植体,一般采用上颌窦底提升植骨牙种植技术来解决骨量不足的问题。

二、诊断

(一)临床表现

上颌后牙区牙槽突低平,后牙区颌间距离过长。

(二)体格检查

1. 一般情况

发育、营养、体重、精神。

2. 局部检查

上颌后部牙槽突高度、丰满度、黏膜软组织厚度。颌间距离,对侧、对颌牙列以及牙槽突情况。全口牙咬𬌗关系。

3. 全身检查

(1)血常规、出凝血时间、血型。

(2)血压。

(3)心电图。

(4)胸部透视。

(5)肝、肾功能检查。

(三)辅助检查

拍摄 X 线曲面断层片,按其放大率计算上颌窦底至牙槽嵴的距离。如果有条件,可采用三维 CT 行上颌牙槽突断层。这种方法不仅可以准确地测量出上颌窦底至牙槽嵴的实际距离,而且可以显示牙槽嵴的形态。

三、治疗

(一)治疗原则

上颌窦底牙槽突高度不足的治疗方法是行上颌窦底提升牙种植技术。

（二）术前准备

全面检查患者全身情况，如血常规、出凝血时间、血型、血压、心电图、胸透、肝肾功能等。

上颌后部牙槽突高度、丰满度、黏膜软组织厚度，颌间距离，对侧、对颌牙列以及牙槽突情况，全口牙咬𬌗关系。

取上、下颌石膏模型，将患者𬌗关系转移到𬌗架，在石膏模型上设计确定种植体植入的方向、位置、数目，确定种植义齿修复后应达到的效果。制作种植定位定向导板。

全口洁治，口内用 0.2%碘伏消毒。

（三）治疗方案

上颌窦底提升、植骨牙种植，手术是一次完成，还是两次完成，是根据上颌窦底牙槽骨厚度来决定一次手术法，即在行上颌窦底提升植骨或者不植骨时，同期植入种植体。一般认为，牙槽骨高度至少 5 mm 适应于一次手术法。而牙槽骨高度少于 5 mm 采取两次法，第一次行上颌窦底提升植骨，6 个月后行种植体植入。

（四）手术方式

有冲顶式、上颌窦开窗法。

1.冲顶式

该种手术方式最早由 Summers 提出和发展起来，手术器械是一种特殊的 Summers 骨凿，形状为圆柱形，顶端呈凹状，直径由小到大分成 6 号。

麻醉：上牙槽后神经、腭大孔、眶下孔阻滞，上颌结节到中线浸润麻醉。

切口：在上颌后牙牙槽嵴顶顺牙弓方向及颊侧做垂直切口，翻瓣。

先用小直径骨钻备洞，再逐号插入 Summers 骨凿，锤轻敲骨凿，逐渐将骨洞扩张、提升上颌窦底。如需植骨，可用 Summers 骨凿将颗粒状移植骨放入种植窝洞顶，最后安放种植体，缝合牙槽嵴顶及颊侧做切口，1 周后拆线。

2.上颌窦开窗法

麻醉方法同冲顶式。

切口：从上颌尖牙到第一磨牙龈颊沟横行切口，切开黏膜、骨膜，分离翻起黏骨膜瓣。显露上颌窦外侧壁骨面，注意勿损伤到眶下神经。在骨面上用高速水冷手机圆钻磨出开窗进入上颌窦的骨线。形状似长方形，下界位于上颌窦底平面，上界位于眶下孔下 4～5 mm，前后垂直线分别位于拟种植区稍前方及后方，在充分水冷下以点磨式逐渐磨除骨皮质，直到所有切开线口能见到上颌窦淡蓝色的透明窦黏膜。用钝性器械轻敲将开窗部位之上颌窦侧壁推起，同时使用骨膜剥离器剥离窦底黏膜，窦内黏膜剥离也可用 Tatum's 骨膜玻璃器剥离。黏膜从窦底和窦内侧壁剥离后，将活动骨块进一步推向内并将其向上旋转成水平位，利用鼻黏膜剥离子贴骨壁仔细分离、上推窦黏膜直至植骨高度。切记勿穿通上颌窦黏膜。修整骨壁下方组织，以备植骨块就位贴附。

取自体髂骨或异体骨，修整后使其与植骨床一致，植入上颌窦底，应使其紧密无明显间隙。沿着颊沟切口向腭侧分离翻转黏骨膜瓣，显露牙槽突骨面，在设计的位置上逐级钻孔，同时用手指抵住植骨块，使其同时钻通，最后将种植体旋入就位并起到固定骨块作用。如果为延期种植，则用医用不锈钢细丝缝合固定，或用细钛螺钉在非种植区固定该植骨块，1 年后再从牙槽突钻孔，植入种植体。

（五）临床常用的骨移植方式

（1）单纯自体骨移植：是最好的骨移植材料，常作为评价骨移植的金标准。所以临床只要有可能，应尽量采用自体骨移植。但临床上采取髂骨或肋骨需第二术区病员常难以接受，如果所需骨量少，则可以采取口内取骨方式，口内取骨部位：下颌升枝，颏部，上颌结节，下颌正中联合。

（2）单纯骨代用品移植：只有少数具有骨诱导特性，多数仅具备骨引导特性，所以单纯骨代用品移植仅限于骨缺损较小者。

（3）骨代用品＋自体血或血小板富集凝胶。

（许建波）

第四节 颅面部缺损的种植修复

一、概述

由于外伤、肿瘤切除导致颅颌面组织缺损，其缺损畸形将给患者带来的不良影响远较一般牙列缺损和缺失为大，它不仅可以造成咀嚼、言语、吞咽、呼吸等功能障碍，而且由于残缺的面部器官、不对称的颜面畸形会影响患者的心理健康。所以，临床上认识和分析颅颌面缺损畸形的原因及其不良影响，充分理解这类患者积极要求恢复颅颌面正常形态和功能的迫切心情十分重要。长期以来，诸如颌骨、耳、鼻、眶等颅颌面缺损的修复，一般是通过采用组织瓣、骨、软骨、骨肌瓣的移植，或应用赝复体通过黏膜皮肤负压吸合、胶黏剂黏合、软硬组织倒凹等方法进行塑形固位来完成。不少患者因缺乏上述固位条件，而成为临床上的困难病例。尽管采用的补救方法有从力学及解剖因素方面考虑的眼睛式、眼镜框架式固位体或应用各种黏合剂等，但其功能、美观及固位效果均不甚理想。

以骨内种植体为基础的现代颅颌面种植学是在近代牙种植技术日益成熟之后发展起来的一门新兴医学工程。20余年来，随着新型材料、生物力学、生物技术以及细胞、分子水平的基础与临床研究的推动，牙种植体及其相应种植系统的研制开发和种植义齿的临床研究，特别是自引进牙种植体作为颜面赝复体的固位装置之后，颅颌面重建的概念发生了巨大变化，以恢复功能与形态为目的的颅颌面修复重建外科领域在其基础与临床方面获得了重大进展。

骨内种植体分类及特点：骨内种植体是种植修复体的基础部件，为颅颌面缺损后赝复体的固位与支持装置。骨内种植体可从多方面特征来进行分类。比如，根据所用材料可分为金属类种植体、陶瓷类种植体、碳素类种植体、高分子聚合物种植体和复合材料种植体等。根据作用和目的可分为牙种植体、赝复体固位支持种植体、耳助听器固位种植体等。按其所需种植手术次数分为一期完成式种植体（single stage implant），又称为一段式种植体和二期完成式种植体（two stage implant），即二段式种植体。不同部位、不同外形的种植体需采用不同的手术器具和植入术式，这些均可从相应的种植系统获得配置与方法指导。

目前用于颅面骨内的种植体多为纯钛螺旋形种植体（screw root form implants），其形状酷似螺丝钉。与口内应用情况类似，即利用螺旋原理，在术中借助扭力手机将其旋入就位。不过颅面骨内种植的植入体形态与口腔内螺旋形植入体有所不同,虽然都是螺旋形,但该种植体有两个特点:一是较短,长仅为 3 mm 或 4 mm;二是在其冠部有一宽大多孔的帽檐样扩展区。这一独特设计的目的是防止种植体偶然受意外的外力作用而嵌入骨内或颅内,帽檐上的簧孔区有利于骨的内生长,借此增加种植体的固位力。

颅面部骨内种植系统的整套部件包括种植体、基台、中央螺栓及赝复体固位装置(杆状固位或磁性固位)。目前,在临床上应用的颅面种植系统主要有 Branemark 种植系统、ITI 种植系统、Entific 种植系统等。

二、诊断

对于颅颌面缺损的患者,根据其病史及外形畸形表现不难诊断。基于颅颌面缺损的原因,实际上符合解剖学原则及力学原理的赝复体、移植骨依靠其骨内种植体及微夹板的良好固位,或结合磁性固位体等方法的种植修复重建技术适应于各类缺损畸形的形态与功能恢复。临床上包括先天性因素,发育性因素,手术性、外伤性或感染性等后天性因素所致的外耳、鼻、颌骨或眼眶缺损、缺失畸形者。

三、治疗

术前检查与治疗计划:一是通过病史的详细询问、局部及全身系统周密的检查、结合影像学观察,确认颅颌面缺损患者是否属于骨内种植修复重建的适应证。二是在适应证确立之后,须对受植部位做进一步详细检查,尤其是通过复制的模型分析以及颌面曲面体层片、头颅正侧位定位片、螺旋 CT 等影像学观察,为治疗方案的确立提供有价值的信息。颅颌面种植医师在治疗计划制订前后与患者交谈沟通十分重要。交谈内容除介绍种植赝复体、种植义齿重建修复特点、效果及手术修复基本过程与周期外,还须告知和说明可能出现的问题、并发症及与术后随访、保健等有关注意事项,目的在于实施种植修复的过程中能取得患者的充分理解和积极配合。

总体治疗方案的正确性与种植手术的合理性是最终种植重建修复体在其功能与形态方面成功的重要条件。在确定手术计划时须从以下 6 个方面入手加以考虑:①患者颅颌面缺损骨的质与量;②受植部位的选择与外科模板;③种植体数量的确定;④种植体上部结构的设计;⑤种植系统及种植体的选择;⑥种植术式与种植时机的确定等。

(一)骨内种植体植入术

骨内种植体植入术可从以下 3 个方面特征进行分类:一是根据不同种植手术时相分为即刻种植、半即刻种植和延期种植;二是按种植使命分为一期完成植入术(即植入体与基台一体植入并同时完成穿皮过程,又称二段式种植体植入术)和二期完成植入术(即植入体和基台分两次植入,又称两段式种植体植入术);三是依据口腔内外解剖区域及修复的目的分为口腔内种植术和口腔外颅面赝复体种植术及口腔内外赝复体联合种植术。虽然临床上许多商品化种植系统及相应的不同种类的骨内种植体都有其特定的外科种植程序和要求,而且口内穿龈种植与口外穿皮种植的操作要领有所不同,但其骨内种植的基本步骤与方法大致相仿。

1.一期手术

(1)术前用药与麻醉:术前可静脉给予 10~20 mg 地西泮(安定),一般选用局部浸润麻醉法;采用 2%的利多卡因肾上腺素局麻药液 10~20 mL 做受植部位骨膜上、下浸润即可。

（2）切口设计与翻瓣：用美兰在受植区皮肤上标记出需种植的部位，植入位点须与骨面垂直，切开皮肤，待分离翻瓣后显露骨面。

（3）种植窝制备：先用球钻在受植部位的骨面上轻触做一标记，再用裂钻逐级置备相应深度和直径的种植窝，最后在种植体冠部骨边缘成型，以适应种植体冠部的帽檐形状。钻孔同期始终维持适量的水冷却。

（4）植入种植体：在慢速状态下用力扭动手机，以慢速旋入骨孔内，手机自动停止后，若植入体尚未到位，可用手动扳手夹持后逐步旋紧，此过程仍需用生理盐水冷却，然后将覆盖螺帽旋入种植体的内螺孔。随后依次间断缝合骨膜及皮肤，创面常规放置油纱及无菌纱布。

术后注意事项：术后常规给予抗炎及对症治疗，以预防感染和过度水肿。1 周内注意保持口腔的清洁，术后 7～10 d 拆线。

2.二期手术

一期术后 3～4 个月即可进行第二期穿皮基台连接。

（1）术前准备与麻醉：基本与第一期手术相同。术前根据前次手术记录及局部检查结果，明确第一期植入种植体的确切位置后，术区常规消毒铺巾，局部皮下及骨膜上浸润 2% 的利多卡因肾上腺素 5～10 mL。

（2）切口设计与组织切除：依据穿皮种植体所在的不同部位，采取相应的手术切口设计，一般沿原切口切开。切除种植体周围皮肤及皮下组织，仅保留骨膜，同时将周边皮肤下方皮下组织做楔形切除，使其周边皮肤变薄，以便能与骨膜接触，达到愈合后皮肤制动的目的。

（3）穿皮环切与基台连接：在皮肤上方触摸到种植体后，用皮肤环形切取器在其上方中点垂直定位，围绕种植体一并环切皮肤及骨膜，使下方种植体冠部外露。卸下覆盖螺帽，将基台连接于植入体上。最后旋入直径为 10～20 mm 的愈合帽，在其愈合帽与种植体周围植皮区之间环绕填塞含有抗生素的油纱布，其上覆盖无菌纱布保护。

3.术后注意事项

（1）术后 1～2 d 去除覆盖的无菌纱布。

（2）术后第 3 天卸下愈合帽及中间缠绕的抗生素的油纱布，清洗基台及周围皮肤，重新缠绕更换的抗生素油纱布。

（3）术后第 10 天去除环绕之油纱布，让其开放。

种植体周围组织的卫生保健十分重要。种植体周围的上皮碎屑一般可由患者家属清洁或复诊时由专科医师清除。

（4）修复体的连接。基台连接术后 3～5 周，在种植体穿皮周缘伤口愈合良好条件下，可考虑上部修复体的安装与连接。

（二）颅颌面种植赝复体修复与重建

1.眶部缺损种植修复与重建

术前、术中注意事项如下所示。

对于眼球和眶部肿瘤患者，术前的治疗设计若考虑术后将应用种植赝复体修复时，须注意以下问题。

（1）如果因结膜缺损、瘢痕等因素导致上、下睑穹隆消失，眼窝缩小及眼睑凹陷者，种植前应行眼窝眼睑成形术。

（2）手术切除眶部肿瘤的同时，如果有可能，尽量保留眉毛，这一解剖结构的保存特别有助于整个眼眶赝复体的真实和美观效果。

（3）眼窝创面的覆盖所选用的皮片不宜过厚,否则眼窝过浅不利在缺损边缘眶骨上植入种植体及其上部支架的连接;也不利于赝复体设计及就位后的稳定性。

（4）植入部位的选择:无骨质缺损的患者植入部位为眼眶的外半侧壁。右眼植入部位多在1点、4点和5点方向。左眼植入部位多见于11点、7点和8点方向。

2.眼眶种植赝复体附着固位方式的选择

赝复体固位方式的选择主要是根据缺损的大小,种植体的位置、方向及种植体的数目而定。眶部种植赝复体固位附着方式主要有以下3种。

（1）杆卡式附着固位。

（2）磁性体附着固位。

（3）球槽附着固位。

3.眼眶种植赝复体（义眼、义眶）的制作

（1）取印模:根据缺损情况和拟修复范围确定取印模的范围。

（2）修整模型及赝复体制作:①在模型上标记出修复体边缘。②根据测量数据初雕修复体蜡形。③常规装盒冲蜡。④配色:根据不同部位的颜色再分别加入内染色剂。⑤种植体上方安放磁块,特殊处理磁体表面。⑥装胶:装胶时注意按照调色时不同的区域分别填胶。⑦烘烤成型,修整赝复体。⑧试戴:外染色,制作人工睫毛和眉毛,完成赝复体制作。

4.耳缺失种植修复与重建

（1）适应证:耳郭先天性、后天发育性畸形,肿瘤术后,外伤或感染等因素所致部分或全外耳缺失者。部分耳缺损或全耳缺失经整形重建外科手术效果不佳或失败者。

（2）手术步骤与方法:手术分两期完成,一期手术及二期手术步骤如前所述。

作为耳赝复体的支持固位需用2~4个种植体,在右耳区植入2枚种植体时,理想的种植部位应在8点和11点;左耳时应在1点和4点。植入4枚种植体时,适宜的种植体部位右耳区可在7点、9点、11点和12点;左耳区相对在12点、1点、3点和5点。种植体相距以最小不能短于1 cm,通常大于2 cm为宜。

（3）术后注意事项:除每周更换愈合帽下方油纱布2次,连续2周后让其开放外,其余术后护理同前述。

（4）并发症及其防治:术中并发症主要表现为穿透颞骨骨内板,因此在备置种植窝时,深度应严格控制在4 mm以内。另外,术前CT检查也有助于避免术中并发症的发生。

术后常见的并发症常见为种植体周围炎,通常将种植体周缘皮肤反应分为0~4级:0级为无炎症反应;1级指轻微发红;2级指皮肤充血伴渗出;3级有炎性肉芽组织;4级为严重感染而必须取出种植体。种植体周附着皮肤的不稳定、频繁移动是引起皮缘炎症或感染的主要因素。此外,两种植体相距过近（<1 cm）或基台松动的刺激、皮肤疾病如皮脂溢性皮炎或局部卫生不良、过多清洁刺激均会导致种植体周围炎。为提高成功率,术中要尽量去除种植体周围足量的皮下组织,移植皮片削薄有利移植成活,同时加强患者卫生习惯和对种植体及周围皮缘的精心护理。

5.义耳赝复体的制作

义耳赝复体的制作基本同义眼制作相似,包括取模、蜡型的制作、配色、硅橡胶充填、外染色等。

6.鼻缺损种植修复与重建

(1)适应证:因鼻部或面中1/3区恶性肿瘤切除后缺损者。面中份外伤或烧伤等所致鼻部缺损者。鼻部缺损经皮瓣修复失败者。

(2)术前及术中注意事项:计划行全鼻切除时,鼻骨不宜保留。全鼻切除后须修整鼻中隔基底部。有条件时尽量保留前鼻嵴。采用薄断层皮片移植覆盖手术切除后遗留的受植区创面。

(3)手术步骤及方法:手术分两期完成,具体步骤和方法如前所述。

根据缺损的形态和范围,最常见的植入部位为额骨、颧骨、残留的上颌骨和上颌结节。

7.术后面部缺损区临时修复体

对于面中份恶性肿瘤患者,手术切除的洞穿性缺损畸形的遗留会造成其心理上的严重创伤。为此,在手术前先取面部模型,肿瘤切净后即刻取制面部印模,记录缺损部位及相邻结构的三维形态。再根据石膏模型,参照术前面部模型制作符合患者面部形态的鼻部临时假体,并在术后24 h内放置于患者面中份缺损区。

8.上颌骨缺损的颧骨种植修复与重建

(1)适应证:肿瘤及外伤造成的上颌骨和腭骨缺损。上颌骨牙槽骨严重吸收的无牙颌患者或上颌游离端缺失患者。

(2)颧骨种植体的形态及规格:颧骨种植体由螺纹状的种植体根部和光滑的头部组成,长度为30～52.5 mm。头部与根部成45°或55°角,以弥补种植方向与颌平面的交角。

(3)手术方法:手术通常于全麻下进行。在上颌牙槽嵴顶做切口,翻瓣暴露眶下神经。在上颌窦靠近颧骨的部位开窗。翻开窦黏膜,使操作可以在直视下进行。开窗的同时也有利于备洞时的散热,逐级备洞,低速自攻植入颧骨种植体,其长度用特殊的测量仪确定。种植体植入后,顶部放入覆盖螺帽,关闭窗口。

手术钻孔时要注意:①必须用大量的水冲洗,防止骨坏死。②不要将软组织吸入种植窝,妨碍骨结合,导致种植失败。③植入颧骨部分不可以太靠近眶侧壁,防止损伤眶内容物。

术后6个月放置基台并制作临时义齿。

(4)修复方法:通常采用螺丝固位的固定式修复,可以更好地调整咬𬌗。但由于种植体头部偏腭侧,容易产生较大的悬臂作用,故也可采用杆卡式固位的义齿修复。

(三)术后观察及处理

1.一般处理

术后常规全身用药,抗炎及对症治疗。

颅面部种植手术应保持术区皮肤清洁,颧骨种植手术应保持口腔清洁。

家庭护理:每天一次用普通清洁剂及清水清洗假体,桥基和接触支架用湿盐水纱布每日擦洗干净,清除桥基周围的所有废屑。

2.并发症的观察及处理

(1)种植体松动或脱落:由于种植体没有达到完整的骨结合可以导致种植体松动或脱落。因此,对于种植体的植入应有一套完整的方案,包括术前定位设计、术中精确植入及术后护理。当种植体发生松动或脱落时,可将种植体取出,局部严密缝合,待骨愈合后行二次手术。

(2)种植体周围皮肤炎:由于种植体周围皮肤与基台之间存在微小间隙,不易清洁,容易发生慢性炎症。所以,对于种植体基台及赝复体应每日清洗,定期随访观察。

（3）赝复体变色及破裂：引起赝复体变色及脆性加大导致的破裂因素主要有紫外线照射、空气污染、湿度和温度的改变、清洗赝复体的操作，以及使用化妆品等。因此，赝复体在1～3年一般需要重新制作。

（许建波）

第五节 种植体周围病

种植体周围病（peri-implant disease）为种植体周围组织的病理改变的统称。它包括种植体周围黏膜炎（peri-implant mucositis）：炎症仅累及种植体周围软组织；种植体周围炎（peri-implantitis）：除软组织炎症外尚有深袋形成及牙槽骨丧失。如果不及时治疗，就会导致种植失败。

一、种植体与周围组织的界面结构特点

（一）黏骨膜-种植体界面

黏骨膜的成功愈合是种植成功的关键因素之一。与其他种植体不同，牙种植体需要穿透上皮组织，建立一个良好的结缔组织封闭，为种植体提供防止口腔细菌及其毒素进入内环境的一道屏障。

种植体周围的上皮组织类似于自然牙周围的龈组织，也有口腔上皮、沟内上皮和结合上皮，无角化的沟内上皮与角化的口腔上皮相连续，与种植体之间形成种植体龈沟，在健康的位点，龈沟深一般为3～4 mm。种植体的沟内上皮和结合上皮的细胞层次较真牙少，沟内上皮没有角化，由5～15层基底细胞和基底上细胞组成，结合上皮有2～5层细胞，与种植体表面黏附。对这一附着的超微结构研究显示，结合上皮细胞与种植体表面的附着为基底板和半桥粒，类似自然牙。基底板-半桥粒复合体与种植体表面是化学结合，二者间有10～20 mm无定形糖蛋白层。

种植牙周围结缔组织的排列方向与自然牙不同。由于种植体表面无牙骨质，因此，胶原纤维平行于种植体表一面。对牙和种植体结缔组织成分的分析结果表明，种植体周围结缔组织较牙龈组织的胶原纤维多（85%：60%），成纤维细胞少（1%：5%）。换言之，种植体牙槽嵴上部分的钛表面的结缔组织是一种瘢痕组织，胶原丰富，血管很少。沟内上皮与牙槽嵴顶之间是由基本无血管的致密的环形纤维包绕种植体，宽为50～100 μm，高约为1 mm，这些胶原纤维与种植体之间经超微结构研究发现，约20 nm厚的无定形层将种植体表面与胶原纤维和细胞突起分隔开。结缔组织似乎是粘在种植体表面，这种黏附可能阻挡结合上皮向牙槽嵴顶的根向增殖。但是，与牙齿相比，这层相对无血管的软组织防御机制很弱。

（二）骨-种植体界面

对界面区的超微结构研究有许多技术难点，界面的本质仍不完全明确。超微研究发现，在骨整合区域，骨与种植体之间有一层无定形物质，用组织化学染色发现这一物质由蛋白多糖（proteoglycans）和糖胺多糖（glycosamin-oglycan，GAG）组成，它们的厚度因种植材料的不同为100～3 000 μm。这一无定形层与金属种植体表面的连结仍不清楚，可能是直接的化学连

结(direct chemical bonding，如离子键 ionic covalent)，也可能是弱范德华连结(weak van der waals bonding)或二者的结合，种植材料是决定这一界面性质的最重要因素，这一无定形层将牙槽骨中突出的胶原和细胞与种植体表面分隔。

(三)种植体周围组织的生物学宽度

种植体周围黏膜的生物学宽度：临床健康的种植体周围黏膜颜色粉红、致密。显微镜下可见角化良好的口腔上皮与长约为 2 mm 的结合上皮相延续，结合上皮与骨之间有一层高约为 1 mm 的结缔组织相隔，不论是一阶段式还是二阶段种植体，与真牙一样有一恒定的生物学宽度，即包括长为 2 mm 的结合上皮和高为 1 mm 的结缔组织。这种附着保护了骨结合种植体免受菌斑及其他刺激因素的损害作用。

Beerglundh 和 Lindhe(1996)为了进一步证实黏膜、种植体附着宽度，在狗的模型上进行研究，拔除所有下颌前磨牙，并植入骨结合种植体。一侧保持原有牙槽嵴黏膜高度，另一侧降低其高度约 2 mm，经 6 个月的菌斑控制后，双侧临床健康的种植体周围均有长为 2 mm 的结合上皮和高为 1 mm 的结缔组织。这样，尽管在基台两侧黏膜高度不一致，但最终形成的黏膜、种植体附着是相同的，即生物学宽度是恒定的。

(四)种植体周围黏膜的血液供给

牙龈的血供有两个不同来源：首先来源于大的牙槽嵴骨膜上血管，它的分支形成：①口腔上皮下结缔组织乳头的毛细血管。②结合上皮旁的血管丛。第二个来源是牙周膜血管丛，由此分支向冠方，经过牙槽骨嵴，终止于牙槽嵴上方的游离龈。种植体周围无牙周膜，也因而没有牙周膜血管丛。其血供来源于牙槽嵴外侧的大的骨膜上血管，它发出分支形成口腔上皮下结缔组织乳头的毛细血管和结合上皮下方的毛细血管丛及小静脉。由于没有牙周膜血管丛，结合上皮的根方至牙槽嵴上方的结缔组织几乎没有血液供应。

二、病因

(一)种植体表面菌斑中细菌及其产物

虽然菌斑附着于钛表面的速率小于自然牙，但一旦开始堆积，其菌群的致病性是一样的，牙种植体和自然牙一样需要良好的黏膜封闭以保护无细菌的种植体根面。如果这一封闭被破坏，致病菌便获得到达种植体根面的通道，造成牙槽骨吸收，种植体松动以致失败。通过对一系列种植体的口腔微生物的研究得出以下结论。①健康种植体周围的菌群与健康自然牙相似。②因感染而失败或患病的种植体周围的菌群与患牙周病的自然牙相似。③部分缺牙患者的种植体周围的菌群与余留牙相似。④全口无牙患者种植体周围菌群与部分无牙患者的种植体周围的菌群大不相同。⑤种植体周围组织对菌斑引起的炎症防御能力及修复作用较真牙弱。⑥牙列缺损患者种植体周围的牙周致病菌比例明显高于无牙颌患者。

1.细菌的黏附

在自然的生态系统中，细菌通过短链弱键，主要是疏水作用黏附到物体表面。种植体及其修复体与自然牙一样，表面都覆盖着一层源于唾液糖蛋白的获得性膜，获得性膜上的受体就是细菌细胞黏附的特异结合位点。首先移居在获得性膜上的是血链球菌(strepto-coccus sanguis)，并与获得性膜形成复合体。细菌的移居受黏附素介导，并能被细菌细胞表面的蛋白酶所阻断，或被直接抗黏附素蛋白的抗体与细菌细胞共孵而抑制细菌的移居。

影响细菌在种植体表面黏附的因素包括：①获得性膜表面受体与细菌表面黏附之间的特

异反应。②非特异反应包括疏水性（hydrophobicity）、Zeta 电位（potential）、表面粗糙度（surface roughness）及表面自由能（surface free energy）。后两者对种植体的细菌黏附的影响更为重要。粗糙面则有利于细菌的黏附，粗糙面的菌斑堆积是光滑面的 $2 \sim 4$ 倍。上部结构修复体粗糙度（Ra）可有 $0.1 \sim 2.0 \mu m$ 的不同。表面粗糙度比表面自由能对菌斑形成的影响更大，因此，应避免对种植体进行刮、擦、磨。

2. 种植体基台的菌斑堆积

动物模型研究及种植体患者的观察都表明，种植体基台的菌斑堆积，会使结合上皮的半桥粒和细胞间桥粒减少，黏膜封闭遭到破坏，上皮的结缔组织有炎性细胞浸润，上皮细胞层附着松散出现溃疡，与牙相比菌斑导致的病损在种植体周围更为明显，累及的组织更广泛。如果菌斑向根方迁移，炎症浸润层可扩散至骨膜上的结缔组织层，并可达骨髓腔。炎症细胞的产物可以导致破骨作用，形成临床及 X 线片上可见的支持骨丧失。如果仔细、经常地去除基台表面菌斑能显著减少袋内细菌总数，增加革兰氏阳性菌的比例，减少螺旋体、牙龈卟啉单胞菌（P. gingivalis，Pg）、中间型普氏菌（P. intermedia，Pi）的比例。因此，种植体基台是种植体周围细菌的来源，应强调菌斑控制和口腔卫生对种植体患者的重要性。

3. 牙种植体的龈下微生物

与自然牙一样，健康位点主要为革兰氏阳性球菌和杆菌，优势菌多为链球菌和放线菌。炎症位点以革兰阴性厌氧菌为主，如牙龈卟啉单胞菌（Porphyromonas gingivalis，Pg）、中间型普氏菌（P. intermedia，Pi）、直肠韦荣菌（W. recta）、微小消化链球菌（peptostreptococcus micros）核梭杆菌属（fuso bacterium species），螺旋体也能发现少量的伴放线共生放线杆菌（actionbacillus actinomycetem-comitans，Aa）。失败种植体龈下有大量螺旋体、丝状菌、能动菌、弯曲菌、核梭杆菌属和产黑色素普雷沃菌属（black pigmented bacteroides，BPB），螺旋体在活动病损中占较高的比例（可达 50% 以上）。总之，感染失败种植体的龈下细菌与成人牙周炎相似。

4. 无牙颌种植体与部分无牙颌种植体

通过相差显微镜、暗视野显微镜及厌氧培养，对无牙颌和部分无牙颌种植体龈下菌斑的研究已确认：部分无牙颌的种植牙和自然牙的龈下细菌种类几乎无差异，但与无牙颌患者种植体的龈下细菌却明显不同，产黑色素普雷沃菌和嗜二氧化碳嗜细胞菌占较高比例，球菌较少，能动杆菌较多，余留牙上的菌落可作为种植体接种或移居细菌的来源。所以要反复强调严格的口腔卫生的重要性，尤其是对部分无牙患者。

5. 菌斑导致种植体失败的可能机制

导致种植体失败的机制仍未明确。由于失败种植体的龈下菌群与牙周炎相似，因此认为种植体周围组织的破坏亦是内毒素（endotoxin）、细胞因子、周围组织内各种细胞相互作用的结果。内毒素是革兰阴性菌细胞壁普遍具有的成分，与种植体失败有关的革兰氏阴性菌包括 Aa、Bf（B. forsythus，福赛类杆菌）、Pg、Pi、Wvecta 和口腔螺旋体（oral spirochetes）。内毒素首先激活巨噬细胞（macrophage）产生蛋白酶，降解胶原和蛋白多糖（proteoglycans），最终降解细胞外基质。进而，被激活的巨噬细胞产生白细胞介素-1（interleukin-1，IL-1）和地诺前列酮（prostaglandin E2，PGE2）。

IL-1 有两类靶细胞：巨噬细胞和成纤维细胞。1L-1 刺激巨噬细胞产生更多的 1L-1。IL-1 又用两种方式激活成纤维细胞：一种是激活成纤维细胞产生能降解胶原和蛋白多糖的蛋白酶；

另一种是被激活的成纤维细胞产生 PGE2。

被内毒素激活的巨噬细胞和被 1L-1 激活的成纤维细胞产生的 PGE2 的靶细胞是破骨细胞。PGE2 激活破骨细胞,而导致牙槽骨吸收和支持组织丧失。这一完整的循环反应使种植体周围软硬组织遭到破坏。

(二)吸烟在种植体周围病中的作用

长期的纵向研究已证明,吸烟是种植体周围骨丧失有关因素中最为重要的因素之一。其主要依据是:吸烟者每年种植体边缘骨丧失为非吸烟者的 2 倍;如果吸烟者同时伴有口腔卫生不良,其骨丧失量是不吸烟者的 3 倍;吸烟量与骨吸收的高度呈正相关关系;种植术前后戒烟者可减少牙槽骨的吸收。

吸烟危害的可能机制:大多数的研究资料证实,吸烟者与非吸烟者的龈下致病菌(Aa,Pg,Pi)的水平无显著差异,但为什么吸烟者中种植体失败率明显高于非吸烟者?最一致的观点是吸烟对免疫系统的作用。关于吸烟降低免疫功能的机制,可能是尼古丁(nicotine)及其代谢产物-cotinine,能使中性核白细胞氧化破裂(oxidative burst),抑制原发性中性脱颗粒(primary neutrophil cdegranulation)和增加继发性中性脱颗粒(secondary neutrophil degranulation)。无烟性烟草能刺激单核细胞分泌 PGF 和 IL-1 β,PGE2 和 1L-1β 与破骨及骨吸收有关。

体外研究发现,尼古丁能改变成纤维细胞的排列,细胞内空泡随尼古丁水平增加而增加,核仁的数目亦增加,以致影响胶原的合成和伤口的愈合。尼古丁还可降低血浆中维生素 C 的水平,维生素 C 是牙周组织更新和愈合过程中的重要营养物质。另外,吸烟者组织中毛细血管直径变小,形状不规则,血流量有可能减少,不利于伤口的愈合。

总之,吸烟是种植体周围病的主要危险因素,随烟草用量增加,发病的相对危险性增加。当同时有菌斑、牙石存在时,更加重了对种植体周围组织的损害。无烟性烟草能引起与种植体周围组织破坏有关的炎症介质水平升高。对早期种植体周围炎进行治疗并配合戒烟能明显改善预后,曾吸烟者比继续吸烟者的种植体周围组织破坏减轻,继续吸烟者尽管接受治疗,仍可能会有进一步的周围组织被破坏。

(三)𬌗力因素

1.负载过早

负载过早是造成种植体松动的早期因素。手术创伤所造成的骨坏死区必须被吸收和被新骨取代之,才能形成骨结合。如果负载过早,种植体松动就会导致纤维包裹种植体,抑制新骨形成,血管长入坏死区,种植体的松动又刺激了巨噬细胞释放细胞因子和金属蛋白酶。松动又促使种植材料磨损,产生颗粒状的碎屑和金属离子,又进一步刺激炎症细胞释放其他细胞因子和酶,改变间质细胞的分化,导致骨吸收和纤维包裹。愈合期的骨改建速度决定于骨局部坏死的量、骨局部的生理状态及患者的全身状况。因此,推荐种植体维持无负载状态 2～8 个月,具体时间应根据种植材料、种植部位及是否植骨等而定。

2.过大的𬌗力

种植体骨结合后,过大的𬌗力是失败的原因之一。过大的𬌗力常见于以下情况:①种植体的位置或数量不利于𬌗力通过种植体表面合理地分布到牙槽骨。②上部修复体未与种植体精确就位。③修复体的外形设计不良增加了负荷。④种植体植入区骨量不足。⑤由于患者功能异常而有严重的咬合问题。

不伴感染的𬌗力因素引起的种植体周围病,其临床症状主要是咬合疼、骨丧失及种植体松动,龈下菌斑为球菌和非能动杆菌,以链球菌和放线菌为主。但是随着骨丧失的进展,所形成的深袋易堆积菌斑,出现菌斑和𬌗力共同导致的骨吸收,所以𬌗力过大同时伴感染者,形成继发性的微生物相关的炎症反应而导致骨丧失。此时,除了有咬合疼及松动外,还有探诊出血、溢脓等临床症状,龈下菌斑与种植体周围炎的龈下菌群基本相同。

(四)余牙的牙周状况

牙列缺损患者的余留牙的龈下菌斑中细菌可移居到种植体,引起种植体周围炎。正在患牙周炎的患者种植体的失败率高,因此,种植前须先行牙周状况检查及牙周炎治疗,待病情稳定后再决定可否行牙种植修复。

(五)其他因素

某些全身因素不利于种植后的组织愈合,如骨质疏松症、糖尿病、口服避孕药,长期使用皮质激素、抗肿瘤药物,酗酒、精神压力等。手术时创伤过大,植入手术时温度过高(>47 ℃)亦不利于种植体早期愈合。附着龈的宽度对种植体成功亦有直接影响。

三、临床检查

(一)改良菌斑指数(mPLI)

菌斑是种植体周围组织炎症的主要致病因素,所以几乎对所有的种植体都需进行菌斑指数评价。

Mobelli 等将常用的菌斑指数略做改动,提出了改良菌斑指数:0,无菌斑;1,探针尖轻划种植体表面可发现菌斑;2,肉眼可见菌斑;3,大量软垢。

Lindquist 将口腔卫生分 3 度:0 度,无菌斑;1 度,局部菌斑堆积(小于基台暴露面积的25%);2 度,普遍菌斑堆积(大于基台暴露面积的 25%)。

(二)改良出血指数(mSBI)

多数种植体可获得良好的周围组织状况,很少有牙龈炎症及探诊出血。种植体组织炎症与牙周炎一样,也有组织充血、水肿、探诊出血等典型的临床表现。一些常用的牙周指数,如龈沟出血指数、出血指数、牙龈指数等,也常被用来评价种植体周围组织状况。在上述这些指数中,牙龈的外形和颜色会影响其分值,而在种植体周围,软组织多为未角化黏膜,要比角化龈明显的红,而且种植体周围软组织的外形和色泽受术前植入区的软组织状况及种植体表面性质的影响,有些学者将充血和水肿单独记录。Mobelli 等提出改良龈沟出血指数(modifcation sulcus bleeding index,mSBI):0:沿种植体龈缘探诊无出血;①分散的点状出血;②出血在龈沟内呈线状;③重度或自发出血。

(三)牙间乳头指数(GPI)

本指数可用来评价单个种植体周围的龈乳头位置,由 Jemt(1997)提出。牙间乳头指数(gingival papilla index)分 5 级表示龈乳头的大小,以通过冠修复体和相邻恒牙唇侧牙龈缘曲度最高点的连线为参考进行测量,测定从该参考线到自然牙、冠的接触点之间的距离:0,为无龈乳头;1,龈乳头高度不足一半;2,龈乳头高度超过二分之一,但未达两牙的接触点;3,龈乳头完全充满邻间隙并与相邻牙的乳头一致,软组织外形恰当;4,龈乳头增生,覆盖单个种植修复体和(或)相邻牙面过多。

(四)探诊

多数有关种植体周围组织的研究都将探诊作为重要的检查手段。成功种植体的平均探诊深度(probing depth,PD)小于 3～4 mm,故有学者将 PD＝5 mm 作为种植体周围组织健康与炎症的阈值。失败种植体的 PD 值增大,但 PD 大的并不一定都是失败种植体,因为植入时黏膜骨膜厚度对植入后的袋深有影响。

附着水平(attachment level,AL)能准确地反映组织破坏情况。种植钉与基台连接处可用作参考点。探诊力量的大小、组织的炎症状况对探诊结果有影响,在健康或仅有黏膜炎的种植体,探针尖止于结合上皮的基底,即反映了结缔组织附着水平。

种植体周围炎时,探针尖止于炎症细胞浸润的基底,接近骨面。动物实验表明,当使用 0.5 N 力进行探诊时,探针尖接近或达到骨面,而使用与牙周探针相似的 0.2 N 力时,可获得与牙周探诊意义相似的结果。

探诊检查时应注意:①为减少对钛种植体基台表面的摩擦,推荐用带刻度的塑料或尼龙探针,而不用金属探针;②由于钛种植体周围的界面结构较薄弱,探诊的力量应控制在 0.2 N 力,探针的直径≤0.5 mm;③必要时进行探诊检查,切忌反复多次探查。

(五)溢脓

与牙周炎一样,种植体周围组织炎症时,龈沟中白细胞数目增多,约为健康种植体的 5 倍,当种植体周围有溢脓时,表明已有大量中性粒细胞浸润,炎症已到晚期。溢脓不能作为种植体周围炎症的早期诊断指标。

(六)松动度

与自然牙不同,即使种植体周围组织的炎症很重,但只要有部分骨结合存在,种植体也可无松动,因而种植体的临床动度不能用于检测早期病变。近年来牙周动度仪(periotest)被用于种植体动度的检测,以读数(periotest value,PTV)表示,动度越大,读数越高,成功种植体的 PTV 多在－8～＋5 之间,失败种植体的 PTV 可达＋50。

(七)X 线检查

成功的种植体周围无 X 线透影区,承受骀力后第一年的骨丧失不大于 2 mm,以后每年的骨丧失不大于 0.2 mm。由于种植体有明显的肩台、螺纹等外形特征,为骨高度的测量提供了一定的参考依据。用平行定位投照根尖 X 线片及计算机数字减影技术对骨高度进行纵向测量,提高了检测的灵敏度。

种植体周围骨质情况可分 3 度:①松质骨包绕整个种植体;②边缘有致密的皮质骨包绕;③皮质骨包绕整个种植体,该指标不能定量。用平行定位投照根尖 X 线片及计算机图像密度分析仪可进行精确的定量分析。

(八)龈沟液及其成分的检测

与自然牙一样,种植体周围龈沟中也有龈沟液,其生物特性与真牙极相似。因而,龈沟液(GCF)的量及其成分进行监测亦是有价值的生化指标。对 GCF 量的检测结论不尽相同:①临床健康的种植体与自然牙的 GCF 量无明显差异,但另外的学者研究结论是真牙的 CCF 量为上部结构修复后种植体的 2 倍,因为种植体无牙周膜。②种植体的愈合期和功能改建期(大约种植体植入后一年至一年半)GCF 量增加。③种植体周围炎的 GCF 量高于健康种植体。④在有 Aa、Pg、Pi 聚集位点的 GCF 量明显升高。

GCF 中多种酶可作为监测种植体健康状况的生化指标。总的酶活性和浓度均与各临床指标和骨吸收程度呈正相关关系。种植体周围黏膜炎的 GCF 中胶原酶(collage-nase)和弹性蛋白酶(elastase)的活性都较健康种植体高。种植体周围炎 GCF 中的弹性蛋白酶、髓过氧化物酶(myeloperoxidase,MPO)和 β-葡萄糖醛酸酶(β-lucu-ronidase,BG)水平明显高于成功种植体。天门冬氨酸氨基转移酶(aspartate aminotransferase,AST)和碱性磷酸酶(alkaline phosphatase,ALP)在螺旋体阳性位点明显高于阴性位点。因此,这些 GCF 酶水平可作为种植体失败的检测指标。另外,和真牙一样,种植体 CCF 中的糖胺多糖(glycosaminoglycan,GAG,一种组织降解产物)的两种主要成分,即透明质酸(hyaluronic acid)和硫酸软骨素 4(chondroitin 4 sulphate,C4S)与炎症状况有关,失败种植体的 C4S 及透明质酸明显高于成功种植体,它能反映骨吸收的程度。

四、临床分型及临床表现

(一)种植体周围黏膜炎

种植体周围黏膜炎仅局限于种植体周围的软组织,牙龈充血发红,水肿光亮,质地松软,龈乳头圆钝或肥大。刷牙、咬物或碰触牙龈时出血,探诊有出血。种植体与基台接缝处堆积菌斑或牙石,由于牙龈的炎症肿胀,龈沟深度超过 3 mm,可达 4~5 mm。X 线片检查种植体与牙槽骨结合良好,无任何透影区及牙槽骨的吸收。种植体不松动,炎症的晚期可有溢脓,并会出现疼痛。GCF 量增加,渗出增加,主要病因是菌斑,应着重强调控制菌斑。

(二)种植体周围炎

除了种植体周围黏膜炎的症状外,临床检查附着丧失,探诊深度增加,X 线检查出现透影区,牙槽骨吸收,种植体松动,早期骨吸收仅累及牙槽嵴顶,根方仍保持骨结合状态,种植体可以无松动。龈黏膜可能出现瘘管。单纯因创伤引起的种植体周围炎,如外科创伤、义齿设计不良、负荷过重等,可以只有咬合疼痛,没有感染的相关症状,而且龈下微生物与牙周健康者相似,主要为球菌和非能动杆菌,培养的菌落主要为链球菌属和放线菌属。相反,由于感染而失败者,显微镜下可见螺旋体、能动杆菌及非能动杆菌和球菌,培养的龈下细菌包括:牙龈卟啉单胞菌(Pg)、中间型普氏菌(Pi)、福赛类杆菌(B forsythus)、直肠韦荣菌(W. recta)、微小消化链球菌(peptostreptococcus mlcros),也能发现较少的放线共生放线杆菌(Aa)及较高比例的核梭杆菌属(fuso bacterium species)和产黑色素类杆菌属(black pigmented bacteroides)。因此,感染和失败的种植体的龈下细菌与成人牙周炎的龈下菌斑相似。螺旋体在失败种植体的龈下菌斑中占很高比例,推测螺旋体是继发入侵者而不是原发致病菌,因为龈下菌斑中有 Pg 并不一定有牙密螺旋体,但有牙密螺旋体则总是有 Pg,认为 Pg 分泌某些物质刺激牙密螺旋体的生长。

五、种植体周围病的预防

(一)严格选择种植牙的适应证

已决定牙种植的患者必须建立良好的口腔卫生习惯,种植前牙菌斑指数应控制到 0。患边缘性龈炎者已治愈;早期牙周炎者经过系统治疗后病情稳定,牙周组织健康状况已得到恢复;吸烟者同意戒烟;患者有良好的依从性。

(二)定期复查

目前普遍认为种植体的长期成功在很大程度上取决于种植体周围软硬组织的健康和适当的咬合力分布。术后至少应每 3 个月复查一次,并参照种植体成功的标准:①种植体无临床动度及 X 线片所示的透射区。②手术后第一年骨吸收不超过 2 mm,行使功能 1 年后,每年的垂直骨丧失不大于 0.2 mm。③无持久的疼痛、软组织炎症、溢脓及不适。每次复查的内容应包括:①菌斑控制状况。②用手工或自动探针细致地检查 PD 和 AL 随时间的变化。③拍摄标准根尖 X 线片进行数字减影分析,以了解种植体行使功能期的骨变化。④牙龈的颜色变化、外形及肿胀情况。⑤探诊出血及溢脓等。⑥监测种植体周围细菌成分的变化,对于评价种植体周围组织的健康状况、评价致病的病因和选择抗生素等治疗方案均有利。

(三)种植体周围菌斑的清除

1. 自身维护

患者自我维护的方法有局部用 0.12%~2% 的氯己定等含漱剂含漱或擦洗,含漱可以每天 2 次,每次 30 s 至 1 min。自我用的清洁种植体的工具有间隙刷、单束牙刷、牙线、橡皮头等。

2. 定期的专业去除牙石及菌斑

应定期到医院请专业医师去除种植体的菌斑及牙石,一般间隔三个月至半年需取下种植体上部结构,使用碳纤维洁牙头的超声洁治既省时,又对钛种植体表面无损伤。塑料洁治器对钛种植体表面亦无损伤,但效率低。橡皮杯和磨光糊剂可用来去除菌斑和抛光。

六、种植体周围病的治疗

种植体周围病的治疗应包括以下步骤:首先要找出原因,如果是菌斑所致,应取下上部结构,清除基台及种植体表面菌斑;如因上部结构的不恰当修复所致,应重新制作上部结构,进行咬合调整,在此同时进行口腔卫生指导。如果已有附着丧失,应进入第二步,拍定位平行投照 X 线片了解牙槽骨吸收的情况。经过治疗后骨丧失仍持续增加,应进入第三步,即手术治疗,包括翻瓣术、引导组织再生术、骨移植术等。

去除种植体的参考指征:①快速进展的骨破坏。②一壁骨缺损。③非手术或手术治疗无效。④种植体周围骨丧失超过种植体长度二分之一以上,且种植体松动。

(一)种植体周围黏膜炎的治疗

种植体周围黏膜炎主要表现为软组织的炎症和水肿,种植体基台周围有菌斑的堆积,探诊有出血,X 线片显示,种植体有稳固的骨支持。主要病因可能是菌斑,治疗也应着重清除菌斑。一般采取非手术治疗。

和牙龈炎的治疗一样,对种植体周围黏膜炎的患者应进行口腔卫生指导,教育患者如果不清除菌斑会导致种植体周围组织病的进展,甚至种植失败。如果牙石存在于种植体—基台表面(应取下基台和修复体进行检查),用碳纤维器械、塑料器械进行清洁,并用橡皮杯加磨光糊剂进行磨光,但不能用不锈钢器械和钛头器械,以防损伤种植体表面。检查软组织情况,看是否有足够的角化附着龈维持种植体周围封闭,如果需增加附着龈的宽度,可行膜龈手术。

(二)种植体周围炎的治疗

种植体周围炎常因骨丧失和黏膜炎症而有进行性的深袋形成,除了有种植体周围黏膜炎的表现外,X 线片上有明显的骨丧失,探诊深度大于 5 mm,常有探诊出血和溢脓。如果此时伴有种植体周围组织的增生,应先取下基台和修复体,可全身用抗生素一周,在不做药敏试验的情况下,常用的抗生素为多西环素和甲硝唑。如有条件做药敏试验,则可根据其结果选用适应的抗生素。当软组织的炎症得到控制后,探诊深度能在早期较准确地反映骨丧失的情况。

此时，再拍根尖平行投照 X 线片，检查骨丧失情况。

由于过大的咬合力可造成骨的改变而导致种植体颈部骨的丧失。应全面地检查种植修复体，减少咬合干扰。如果有功能异常性的咬合力存在，应当用适当的咬合夹板或夜间导板。

在纠正咬合关系以及软组织炎症得到控制后 1～2 个月，应对患者进行复查，检查组织对治疗的反应和口腔卫生。如果黏膜表现已属正常范围，出血和渗出已消退，骨水平稳定，那么可以让患者每 3 个月复查一次，每 6 个月拍一次 X 线片检查骨水平。如果探诊深度和 X 线片上的骨丧失进一步增加，应当采取手术疗法来阻止或修复丧失的牙槽骨。如果骨丧失很严重且已扩散到根尖三分之一的种植体松动，那么就应当去除种植体，因为此时种植体几乎不可能行使正常的功能。

手术治疗目前提倡用羟基磷灰石（HA）、同种异体的脱矿冻干骨、自体骨加 GTR 技术来治疗种植体周围的骨缺损。其他一些被推荐使用的方法包括翻瓣术后清创、牙槽骨外形修整、附着龈加宽术。研究表明种植体周围骨组织有较强的再生能力。

（许建波）

第六节　牙列缺损的种植义齿修复

一、概述

以牙种植方式行义齿修复牙列缺损，通常的种植义齿修复方式是固定局部种植修复。较之传统的基托义齿修复和以自然牙为基牙的固定桥修复，它具有能有效地保护口腔软硬组织及减少损伤的特点，是在有经济条件和患者能承受外科种植手术情况下首选的义齿修复方法。

二、诊断

按临床位置分型，可分为上颌前牙区、上颌后牙区、下颌前牙区、下颌后牙区和全口牙列缺失。诊断简单明确，当两个或多个相邻牙缺失称为牙列缺损。全口无牙颌称为牙列缺失。

三、治疗

（一）治疗原则

用牙种植义齿修复的方法恢复牙列形态和功能，尽可能减少软硬组织的损伤。

（二）术前准备

(1)同单牙缺失种植修复术术前准备。

(2)牙列缺损的种植手术之前，最好制作牙颌石膏模型，准备外科模板。

（三）治疗方案

1. 手术指征

(1)患者要求牙种植修复。

(2)全身情况无明显的手术禁忌证。

(3)牙列缺损部位邻牙健康无根尖周炎、牙周炎及活动性龋病，口腔清洁卫生情况良好，无口腔黏膜疾病。

(4)影像学辅助检查确定种植区骨量(长度及宽度)足够,或通过植骨、引导骨再生、上颌窦提升等方法可以获得足够骨量。

(5)龈颌高度在 5 mm 以上。

2.手术时机

(1)牙缺失后经 3～6 个月的伤口愈合和骨形成改建期,然后行牙种植是通常的手术时机选择。

(2)在条件许可的情况下,如骨量充足的情况下可以行拔牙后即刻种植。

3.前牙区牙列缺损的种植修复

(1)影响前牙区种植修复牙列缺损的因素:上、下颌关系;覆盖和覆𬒗;清洁间隙;牙齿修复状态。而解剖因素有一定的临床性特点:可植入长种植体提供足够稳定的义齿修复,两个种植体即可支持 4 个牙齿的功能。

(2)近远中距离:当 2 个牙齿缺失不能采用 2 个种植体修复时,可考虑用正畸的方法缩小缺牙区近远中距离,再改用一个种植体修复。

(3)垂直高度骨量不足:用两个种植体修复 4 个下颌切牙缺失时,取决于垂直高度骨量。如果垂直骨丧失小于 5 mm 时,应使种植体与尖牙的距离为 2 mm 以上。如果垂直骨丧失大于 5 mm 时,应使种植体位于尖牙与侧切牙之间的位置,避免损伤尖牙近中牙槽骨及留有清洁空隙,同时义齿的修复应考虑义龈联合修复。

(4)垂直高度骨量足够时,可考虑行即刻种植,选用两个或三个种植体植入的设计。

(5)需要的垂直高度骨量不足时可选用引导骨再生术、三文治骨增高术、自体骨块上置术、牵引成骨术等加以解决。

(6)颊舌向宽度不足时,简单的处理方法是磨除尖锐的牙槽骨嵴突,形成有一定宽度的平整的牙槽嵴顶部,也可采用骨劈开术或自体骨移植增宽牙槽骨。

(7)对于双颌前牙前倾的患者,下颌前牙牙列缺损,可采用种植方法修复,但种植体植入的位置和方向不同于自然牙的排列。

4.后牙区牙列缺损的种植修复

下颌后牙区缺损种植修复主要问题是避免下牙槽神经损伤。其解决方法有如下几点。

(1)X 光全景片测量下牙槽神经管与牙槽骨嵴顶之间的可用骨高度。注意 X 光全景片的放大效应,应为实际测量的骨高度减去放大率(10%～15%)。

(2)CT 扫描测量。可从下颌骨多平面图像,尤其是下颌骨横断面测量可用骨量的高度。

(3)种植体植入应在下牙槽神经管上方 2 mm。

(4)局部麻醉为浸润麻醉。

(5)可采用种植体颊舌向或舌颊向植入,避开下牙槽神经,以获得足够的可用骨量支持较长的种植体。

(6)可采用下颌神经移位术。

(7)避开颏孔区下牙槽神经直接可靠的方法是同时暴露颏孔,于颏孔上方植入种植体。

5.牙槽骨的形状与体积

尖削及狭窄的牙槽骨或舌向倾斜的牙槽骨常存在,可选用自体骨骨块贴附增宽牙槽骨,改善形态。

(许建波)

第七节 牙体缺损的种植义齿修复

一、牙体缺损修复概述

（一）牙体缺损的病因及临床表现

1. 牙体缺损的病因

牙体缺损最常见的原因是龋病、外伤、磨损、楔状缺损、酸蚀和发育畸形等。

2. 牙体缺损的临床表现

牙体缺损主要表现为牙体组织有不同程度的损坏、缺损，甚至伴有牙髓、根尖等病变。

（1）龋病：龋病表现为牙体硬组织的变色、脱钙软化和形成龋洞，龋坏严重者，可造成牙冠部分或全部破坏，形成残冠、残根。

（2）牙外伤：主要为牙折，当牙冠受到意外撞击或咬硬物，隐裂牙、牙尖磨损不均所致的高尖陡坡、龋坏造成的薄壁弱尖、死髓牙、牙质强度下降等，均可导致牙折。表现为切角或牙尖嵴局部折裂，重者可出现整个牙冠折裂或冠根折断。

（3）磨损：磨损可导致牙冠釉面降低，重度磨损可导致牙髓暴露和面形改变。

（4）楔状缺损：表现为唇颊面的牙颈部楔形凹陷缺损。多为咬合创伤、刷牙方法不当等与酸共同作用的结果。常伴有牙本质过敏、牙龈退缩，严重者可出现牙髓暴露甚至出现牙折。

（5）酸蚀症：是牙长期受到酸雾作用而脱钙，造成牙外形损害。

（6）发育畸形与异常：在牙齿的发育和形成过程中出现形态、结构或颜色异常。常见的发育畸形是釉质发育不全、氟牙症、四环素牙及过小牙、锥形牙等。

（二）牙体缺损的影响

牙体缺损不仅可影响到牙体本身，还可影响到牙周、咬合等。

1. 对牙体和牙髓的影响

牙体表浅缺损可无明显症状。缺损累及牙本质层或牙髓，可出现牙髓刺激症状甚至出现牙髓炎症、坏死及根尖周病变。

2. 对牙周的影响

发生在邻面的牙体缺损，会破坏正常邻接关系，造成食物嵌塞，引起局部牙周组织炎症，缺损较大，长期未修复，发生邻牙倾斜移位，影响正常的咬合关系，形成创伤𬌗。若牙体缺损发生在轴面，破坏了正常轴面外形，则可引起牙龈损伤及炎症。

3. 对咬合的影响

大范围及严重的牙体𬌗面缺损不但影响到咀嚼效率，还会形成偏侧咀嚼习惯，严重者会影响垂直距离及出现口颌系统的功能紊乱。

4. 其他不良影响

缺损的牙体组织的尖锐边缘可擦伤舌及口腔黏膜。缺损发生在前牙可直接影响美观、发音。全牙列残冠残根会降低垂直距离，影响到患者的面容及心理状态。残冠残根常成为感染病灶而影响全身健康。

（三）牙体缺损的修复方法

根据修复体的结构特点、修复用的材料类型、修复体的制造工艺，牙体缺损修复方法包括以下几点。

1.嵌体

嵌体为嵌入牙冠内的修复体,包括单面嵌体、双面嵌体、多面嵌体和高嵌体。

2.部分冠

部分冠是指覆盖部分牙冠表面的修复体。

(1)3/4冠:覆盖牙冠的三个轴面和𬌗面(切端)。通常暴露前牙唇面或后牙颊面。

(2)贴面:以树脂或瓷制作的覆盖牙冠唇颊侧的部分冠。

3.全冠

全冠是指覆盖全部牙冠表面的修复体。

(1)金属全冠:以金属材料制作的全冠修复体。①铸造金属全冠:以铸造工艺过程制作的金属全冠修复体;②锤造冠:以冷加工方式,如锻压、冲压或锤打制成的金属全冠修复体。

(2)非金属全冠:以树脂、瓷等修复材料制作的全冠修复体。①塑料全冠:以各种树脂材料制作的全冠修复体;②瓷全冠:以烤瓷或铸造玻璃陶瓷材料制作的全冠修复体。

(3)复合全冠:以金属与瓷或金属与树脂材料制成的复合结构的全冠修复体。①烤瓷熔附金属全冠:又称金属烤瓷全冠,真空高温条件下在金属基底上制作的金瓷复合结构的全冠;②金属-树脂混合全冠:在金属基底上覆盖树脂牙面的混合全冠。

4.核冠

核冠是在残冠或残根上先形成金属桩核或非金属桩核,然后再制作全冠修复体的总称。

二、牙体缺损修复设计原则和固位原理

(一)修复治疗原则

1.保存、保护牙体组织

牙体预备时尽可能多地保留牙体组织,保持牙髓健康,是获得牙体足够的抗力、固位,防止患牙损伤,获得修复体远期疗效的重要原则。

(1)祛除病变组织,阻止病变发展。应祛除龋病腐败的釉质和软化的牙本质,直到暴露健康的牙本质,以防止继发龋坏。磨改高尖陡坡以获得合理的力学外形和预防牙折。

(2)消除轴壁倒凹,获得良好的就位道,将轴面上最大周径降到所设计的人造冠龈边缘区。

(3)在患牙的、轴面磨除一定厚度的牙体组织,开辟修复体所占空间,保证修复体一定的强度、厚度和美观。

(4)牙体预备成一定的形态,提供良好的固位形和抗力形。例如,在牙体预备箱形窝洞或鸠尾形、钉洞、沟等固位形。有些薄弱的尖嵴及无牙本质支持的釉质必须磨除,以防折断。从修复体边缘界面封闭性考虑,应去除一部分洞缘釉质。为防止应力集中,应将边缘嵴、轴面角及洞的线角处修整圆钝。

(5)磨改伸长牙或错位患牙,以建立和谐的咬合关系和外观。

(6)磨改异常对颌牙及邻牙,预防紊乱、邻接不良和人造冠戴入困难。

(7)牙体预备的预防性扩展,有利于自洁和防止继发龋。修复体𬌗面应覆盖牙体的点隙裂沟,邻面应扩展到自洁区。

不同的修复体类型和修复材料,有相应的牙体预备要求。牙体预备过程中应防止两种倾向:①不必要地过量磨切而影响牙体牙髓健康与固位;②过分强调少磨牙而影响到修复体质量与就位。

2.修复体应保证组织健康

一个良好的修复体应在具备良好的形态和功能的基础上,长期维持、增进其周围组织健康及整个口颌系统乃至全身的健康。保护组织健康的原则应贯彻到修复体的设计、牙体预备、修复体制作、戴入、粘固等过程中去。

(1)修复体的设计与组织健康:修复体类型、材料选择、外形和边缘位置等的设计,应根据患牙的牙体、牙周、颌位关系和患者的基本条件来考虑。修复体设计脱离患者的个体条件可能会损害牙体、牙髓和牙周健康。年轻恒牙设计金属烤瓷冠可能损害牙髓。对颌牙、邻牙的修复体采用异种金属修复,可能产生微电流刺激牙髓或电化学腐蚀。

(2)牙体预备与牙髓组织健康:活髓牙牙体的机械强度明显大于死髓牙。因此,保持牙髓健康对减少修复后的并发症,减少牙折,延长修复体使用寿命有重要意义。

牙体预备时产生的热量对牙髓有损害,所以牙体预备时必须采用水雾冷却,并采取间歇、短时、轻压磨切手法,以避免或减少对牙髓的损害。牙体预备应一次完成。预备完成后的牙面上避免使用有强烈刺激的消毒剂和苛性脱水药物。牙体预备后至修复体粘固前的一段时间内,为了避免温度、机械与化学刺激对牙髓的影响,应为患牙制作暂时修复体或在预备牙面粘固暂封材料。

(3)修复体与牙龈组织的健康:修复过程中保持牙龈组织健康,正确处理修复体与龈组织的关系,对保证修复治疗的成功有非常重要的临床意义。

修复体龈边缘的位置:修复体龈边缘的位置关系到固位和牙龈健康,它和龈组织的位置关系可能有三种情况,即:①修复体的龈边缘位于龈缘之上;②和龈缘平齐;③位于龈沟内。其中龈上边缘最有利于牙龈的健康。与修复体边缘位置相比,其外形和边缘密合性具有更重要的意义。

修复体龈边缘处的牙体预备有多种形式:①刃状或羽状;②90°肩台;③带斜面的直角肩台;④135°肩台;⑤凹形;⑥带斜面的凹形等形式。其中直角肩台修复体边缘的密合性较差。

牙体预备中损伤牙龈,破坏结合上皮,边缘位置过深,边缘形成悬突,铸件抛光不良,边缘不密合等会造成对牙龈的机械刺激,还会造成菌斑聚集,损害牙龈健康,影响修复的长期效果。

3.修复体应合乎抗力形与固位形的要求

(1)抗力形:抗力形是指在完成修复后要求修复体和患牙均能抵抗力而不致破坏或折裂。①增加患牙抗力的措施:修复体类型的选择设计应考虑到患牙组织结构和缺损情况,避免牙体预备后形成薄壁弱尖。修复体应尽可能覆盖保护薄弱部位,防止力作用在牙体薄弱部位以及牙体与修复体的界面上。牙体预备时去除易折断的薄壁,降低高尖陡坡,修整尖锐的边缘嵴及轴面角。做洞固位形预备时,不要过宽过深。鸠尾峡部不能超过两牙尖间距的1/2,根管内径不能超过根径的1/2。牙体缺损大者,应采用辅助增强措施,例如,采用钉、桩加固后充填,或采用金属或非金属形成桩核后,再行冠修复。②增加修复体抗力的措施:根据患牙条件和设计要求,选择理化性能优良的修复材料。保证修复体适当的体积和厚度。合理控制修复体的外形,其内外表面应避免尖、薄、锐的结构形式,防止因应力集中而出现折裂。保证修复体制作质量,避免出现制作缺陷。控制牙合面形态及受牙合力方向,避免力集中,金瓷及金塑结合区应避免直接受力。

(2)固位形:固位力是指修复体在行使功能时,能抵御各种作用力而不发生移位或脱落的能力。要获得这种固位力,常根据患者的牙体缺损情况和口颌系统情况,在患牙上预备成一定的面、洞、沟等几何形态,这种具有增强修复体固位力的几何形态称为固位形。

4.正确地恢复形态与功能

牙正常的解剖学外形对维持完整的牙列,准确的𬌗与颌位关系、牙周组织的健康、正常的颞下颌关节、神经肌肉系统功能起着重要作用。牙体缺损、牙冠形态的改变,意味着其功能的丧失或降低。修复时应根据患者的年龄、性别、生活习惯、体质、性格特点及职业来决定修复体的形态、大小、颜色、排列和𬌗关系等,特别应注意个体口颌系统的生理特点。

(1)恢复轴面形态:正常牙冠的轴面有一定的突度,其生理意义是:①维持牙颈部龈组织的张力和正常接触关系:牙颈1/3突度,起到扩展牙龈,维持正常龈隙的作用。②保证食物正常排溢道及食物流对牙龈的生理刺激作用。牙冠轴面突度过小,易导致龈炎和菌斑附着,不利于牙周健康。牙冠轴面突度过大,倒凹区易食物滞留、菌斑附着,龈缘得不到生理性按摩而萎缩。③利于修复体的自洁。轴面突度过大或过小均不符合美观要求。

(2)恢复邻接关系:牙冠修复体邻面与邻牙紧密接触,以防止食物嵌塞,维持牙位、牙弓形态的稳定,分散𬌗力,同时有利于每个牙在咀嚼时保持各自的生理运动。接触区形态以点状接触为宜。修复体与邻牙接触过紧可导致牙周膜损伤,引起疼痛。过松则可引起食物嵌塞。

(3)恢复外展隙和邻间隙:修复体的外展隙和邻间隙过大或过小会引起并发症。正确恢复人造冠的外展隙,可有利于咀嚼时的食物排溢,增加机械便利,减轻牙周负担。正确恢复邻间隙,可避免食物嵌塞或刺激牙龈。

(4)恢复𬌗面形态与咬合关系:正确地恢复𬌗面形态和咬合关系是恢复咀嚼功能的基本条件。修复体恢复患牙咬合的标准包括:①𬌗面形态的恢复应与患牙的固位形、抗力形,以及与邻牙和对颌牙的𬌗面形态相协调。②𬌗力方向应接近于牙的长轴,𬌗面尖嵴的斜度及𬌗面大小应有利于控制𬌗力,避免高尖陡坡。对于倾斜牙、错位牙,应注意调整冠修复体的长轴方向。③𬌗力的大小应与牙周支持组织相适应。应根据牙周膜的状况、牙根的数目、大小、方向,牙槽骨的骨质状况和吸收情况,冠根比例等因素设计修复体的𬌗力大小。必要时可适当减少人造冠𬌗面面积,减小颊舌径,加深窝沟,增加机械便利。④具有稳定而协调的𬌗关系。在正中𬌗位或是前伸、侧方𬌗等,都不能有早接触。在正中𬌗时,上、下颌牙尖窝相对,𬌗面有广泛的接触,从正中𬌗位到正中关系位的过程中无障碍点。前伸及侧方𬌗时无𬌗干扰。

(二)固位原理

修复体固位力的大小主要是由静态的机械摩擦力、动态的约束力以及化学性黏着力所决定的。

1.摩擦力

摩擦力是两个相互接触而又相对运动的物体间所产生的作用力。物体在滑动过程中产生的摩擦力叫作滑动摩擦力。当外力不大,两个相互接触的物体有相对滑动趋势时所产生的摩擦力称为静摩擦力。静摩擦力的大小对修复体的固位有重要的临床意义。

(1)摩擦力的大小:与两个物体接触面所受正压力和接触面积成正比。人造冠与预备后的患牙表面越密合,接触面积越大,摩擦力也越大。接触面适当的粗糙度有助于增加摩擦力。

(2)摩擦角和自锁现象的利用:利用自锁现象保持被固定物体的稳定,设计螺纹钉来体现自锁作用。对于残根、残冠或牙折的修复,利用螺纹钉或非平行钉来增加充填材料或修复体的稳定性。

2. 黏结力

黏固剂位于修复体与预备后的患牙之间,黏固剂的微突进入修复体黏结面不规则的微小孔隙内和不规则釉质表面或牙本质小管内,起到黏固和边缘封闭作用。常用黏固材料有无机类黏固剂(如磷酸锌水门汀、玻璃离子水门汀和聚羧酸锌水门汀等)和树脂类黏结剂。树脂类黏结剂与被黏结物体界面的机械结合力更强,且有一定的化学结合力,其边缘封闭作用也更好。影响黏结力的因素如下。

(1)黏结材料种类:树脂类黏结剂对釉质、牙本质及金属表面的黏结力大于无机盐类的黏固剂。

(2)黏结面积:修复体的黏结固位力与黏结面积成正比,应争取扩大黏结面积,例如,增加冠的龈距离等。

(3)黏结剂的厚度:黏结力与黏结剂的厚度成反比。黏结剂被膜增厚会导致黏结强度下降。因此,修复体与牙面应尽量密合。

(4)黏结剂的调和比例:黏结剂的调和比例对材料自身强度及黏结强度有显著影响。调拌过稀会降低材料自身强度及黏结强度。调拌过稠则凝固过快,黏结剂被膜过厚,修复体不易就位。

(5)被黏结面的状况:修复体和预备牙面有水分、油污、残屑时会影响黏结力。因此,被黏结面应彻底清洁和干燥。必要时黏结面应做酸蚀、超声清洗处理,修复体的组织面即黏固面可进行喷砂及粗化等特殊处理,以增加黏结剂与金属表面的结合强度。

(6)界面封闭:因修复体边缘不密合,黏固剂溶解或水分从边缘渗漏,使结合面吸水,解除吸附而使黏结力下降。

3. 约束和约束反力

物体位移时受到一定条件限制的现象称为约束。约束加给被约束物体的力称为约束力或约束反力。约束力是通过约束与被约束物体之间的相互接触而产生的,这种接触力的特征与接触面的物理性能和约束的结构形式有关。为了增加修复体的固位力,常将患牙预备成一定的几何形状,限制修复体的运动方向。例如,设计沟、洞、鸠尾等辅助固位形,以增大牙体组织对修复体的刚性约束力。

4. 患牙预备体的固位形

(1)环抱固位形:环抱固位形是冠修复最基本的固位形式,其特点是固位力强,牙体切割表浅,对牙髓影响小,提供的黏结面积大。在环抱固位形中,修复体与牙面的密合度,患牙的𬌗龈高度,轴壁的平行度或聚合度是影响其固位力的重要因素。①修复体的密合度修复体与牙体表面紧密接触是产生摩擦力的先决条件,修复体黏固面与牙体组织越密合,固位力越好;②𬌗龈高度:𬌗龈高度大者,不但提供的固位面积大,修复体对牙体的约束力也大,抗轴向脱位力相应加强,并且增加了摩擦力及对抗侧向旋转力的作用。𬌗龈高度过低者,如果铸造全冠轴壁不够密合,或者是锤造冠等修复体,𬌗面的一侧受力时,以一侧冠边缘为支点旋转,因对侧无牙体组织阻挡而容易脱位。若要减小旋转半径,如增加颈部肩台,减小轴壁聚合度,增加辅助固位沟、洞,尽可能保存牙尖、𬌗缘嵴等,可增加冠修复体抗旋转脱位力;③轴壁聚合度:轴壁相互平行可增加修复体对牙体的约束力和摩擦力,有利于冠固位。临床上为了使冠容易就位,常常在轴壁预备出 2°~5°的𬌗向聚合角。但这种𬌗向会聚越大,摩擦力、约束力、黏结面积均明显下降,固位力越差,当聚合角超过 5°时,固位力急骤下降。

(2)钉洞固位形:钉洞固位(针道固位)形的特点是牙体磨除少,固位力较强,应用灵活,常和其他固位形合用。目前常用的固位钉按使用方式分为三种:黏固式固位钉、螺纹式固位钉和楔入式固位钉。粘固式固位钉用于铸造冠、嵌体等修复体的辅助固位以及桩冠的固位。螺纹式固位钉是以特殊攻丝钻预备针道,再将螺纹钉旋入,如自攻螺纹钉等。常用于残冠、残根,做核结构的加强或切角缺损修复的加固等。楔入式固位钉是以钢丝弯成"U"形,嵌入牙冠断缝两侧的钉洞中,用以固定牙折的断片。

固位钉的钉洞预备要求:①钉固位力的大小主要取决于钉洞的深度。作为辅助固位钉的钉洞,深度应穿过釉质牙本质界到达牙本质内,一般为 2 mm;②辅助固位钉的直径一般为 1 mm 左右;③钉洞的位置一般应避开髓角或易损伤牙髓的部位。前牙置于舌面窝近舌隆突处及舌面切嵴与近远中边缘嵴交界处,数目通常为 1~3 个。后牙则置于牙尖间的沟窝处,一般设计 2~4 个钉洞;④为保证修复体的顺利就位,钉洞之间应相互平行,并与修复体的就位道一致。多个钉洞预备时,其轴壁稍向切端、殆面敞开,以便于修复体就位。

(3)沟固位形:沟固位形是凹入牙体表面的半圆形固位形式,它具有较强的抗殆水平移位及抗向脱位的作用。常作为 3/4 冠的邻轴沟。其优点是牙体磨除少,切割表浅,可根据需要改变沟的方向和长度。对沟固位形的预备要求如下。①深度:固位沟一般深度为 1 mm;②长度:一般不应超过邻面的片切面,牙冠短、修复体固位形差者,可适当延长;③方向:2 条以上的沟预备方向应相互平行,而且应和修复体就位道一致;④外形:沟的外形为近似的半圆形,沟的止端有两种类型即有肩台式和无肩台式。前者固位力强,但易损伤牙髓,适用于牙冠短者,后者不易损伤牙髓,固位力稍差一些,适用于牙冠较长者。

(4)洞固位形:洞固位形又称箱状固位形,其固位力主要取决于洞的深度和形状。洞形预备的基本要求如下。①深度:这是洞形固位的主要因素,应该大于 2 mm。洞越深,固位力越强,但如果洞太深,缺损范围一般也较大,余留牙体组织的抗力形相应较差。在做洞固位形预备时,避免形成薄壁、弱尖,尤其是死髓牙,更应注意抗力形和预防性保护措施。②洞壁:洞形所有轴壁应与就位道一致,无倒凹,2°~5°外展,以利修复体就位。点角、线角要清楚。③洞底:为了修复体的稳固和牙体受力更合理,应将洞底预备成平面,特别是洞形较浅者。如果缺损深度不一,可将洞底预备成不同水平的平面。洞形深者则不必强调底平,以防损伤牙髓。④鸠尾固位形:鸠尾固位形用于邻面或邻殆牙体缺损时,可防止修复体水平脱位。鸠尾的形状、大小应根据缺损情况而定。它既要起到防止修复体水平移位作用,而又不影响患牙牙体组织的抗力形。在殆面发育沟处适当扩展,尽量保留牙尖的三角嵴,自然形成鸠尾状洞形。其峡部小于鸠尾末端处,宽度一般为殆面宽度的 1/2 左右,峡部狭窄的修复体容易折断,过宽则易引起牙折。⑤洞缘斜面及预防性保护:洞缘斜面用于箱状洞洞面角处,借此可以避免形成无基釉,防止洞缘釉质折裂,同时也有助于修复体边缘的密合和界面封闭,使粘固剂不易被唾液所溶解。预备一般是沿洞缘斜面做成 45°的斜面,其宽度一般为 1~2 mm。如果牙冠缺损大,余留牙体组织抗力形差,为避免殆力直接作用到修复体与牙体的界面上,修复体殆面应尽量做保护性覆盖。

三、牙体缺损修复后可能出现的问题及处理

(一)疼痛

1.过敏性疼痛

(1)修复体黏固后过敏性疼痛。患牙为活髓牙,在经过牙体磨切后,暴露的牙本质遇冷、热

刺激会出现牙本质过敏现象。若牙体预备时损伤大,术后未采取保护措施,牙髓常常充血,处于激惹状态。戴冠时的机械刺激和冷刺激,粘固时消毒药物刺激,以及粘固剂中的游离酸刺激,都会引起患牙短时疼痛。待粘固剂充分结固后,由于粘固剂为热、电的不良导体,在口内对患牙起到保护作用,疼痛一般可自行消失。若粘固后牙长时间持续疼痛,说明牙髓受激惹严重,或可发展为牙髓炎,则需要做牙髓治疗,往往要破坏修复体。因此,在粘固前,应仔细对患牙牙髓状态有准确的了解,过敏性疼痛严重者应先做脱敏或安抚治疗。

(2)修复体使用一段时间之后出现过敏性疼痛。这类疼痛出现的主要原因有:①继发龋;②牙龈退缩;③粘固剂脱落或溶解。多由于牙体预备时龋坏组织未去尽,或未做预防性扩展;修复体不密合、松动;粘固剂质量差或粘固操作不良,粘固剂溶解、脱落,失去封闭作用;修复时牙龈有炎症、水肿或粘固后牙龈萎缩等,均造成牙本质暴露,引起过敏性疼痛。边缘粘固剂溶解者可添加粘固材料重新封闭修复体边缘,其他情况一般要将修复体拆除重做。

2. 自发性疼痛

修复体粘固后出现自发性疼痛,其常见原因为牙髓炎、金属微电流刺激和根尖炎或牙周炎。粘固后出现的自发性疼痛,多是由于牙体切割过多,粘固前未戴暂时冠,未作牙髓安抚治疗,牙髓受刺激由充血发展为牙髓炎。修复体戴用一段时间后出现的自发性疼痛,多见于继发龋引起的牙髓炎;或由于修复前根管治疗不完善,根尖周炎未完全控制,或根管侧穿未完全消除炎症;或咬合创伤引起的牙周炎。

牙髓炎引起的自发性疼痛因修复体覆盖不易定位,应仔细检查修复体有无松动、破损、缝隙及𬌗障碍等。再做牙髓温度测试和活力试验,明确诊断后,再决定是拆除修复体还是局部打孔开髓,做牙髓治疗。如果有创伤𬌗,应仔细调𬌗观察。对于牙周炎或尖周炎,应做X线牙片检查,确诊后再根据病因做相应治疗。桩冠修复后出现的尖周感染,如果固位良好,铸造冠桩不易拆除者,可先做理疗,或根据病情做尖周刮治或根尖切除等手术治疗。

金属修复体与邻牙、对𬌗牙的银汞合金充填物和异种金属修复体之间可产生微电流,对一部分敏感的患者,可产生瞬间触电样疼痛,这是由于修复材料选用不当,造成修复体与异种金属直接接触产生微电流刺激牙髓所致。一般应拆冠重做。

3. 咬合痛

修复体粘固后短期内出现咬合痛,多是由创伤𬌗引起。患者有咀嚼痛伴有叩痛,发病病程不长,创伤性牙周炎不严重,通过调𬌗,症状就会很快消失。调𬌗时,根据正中𬌗及非正中𬌗的早接触仔细调整,磨改不合理的陡坡和过锐尖嵴。如果调𬌗在修复体上进行,应注意磨光。如果咬合过高而调𬌗有困难时,或是因粘固时修复体未就位者,应拆除修复体重做。

在修复体戴用一段时间之后出现咬合痛,应结合触诊、叩诊和X线牙片检查,确定是否有创伤性牙周炎、尖周炎、根管侧穿,外伤性或病理性根折。然后再做针对病因的治疗,如调𬌗、牙周治疗或拆除重做和拔牙等。

(二)食物嵌塞

食物嵌塞是食物嵌入或滞留在牙或修复体邻接面的现象。引起食物嵌塞的原因有:①修复体与邻牙或修复体与修复体之间无接触或接触不良;②修复体轴面外形不良,如果𬌗外展隙过大,龈外展隙过于敞开;③𬌗面形态不良,𬌗边缘嵴过锐,颊舌沟不明显,食物排溢不畅;④𬌗平面与邻牙不一致;⑤虽然邻面接触良好,但修复体有悬突或龈边缘不密合;⑥对𬌗牙有充填式牙尖(杵臼式牙尖)等。

食物嵌塞是修复体常见的问题之一,患者可以感到胀痛不适,嵌入或滞留的食物可以直接压迫牙龈引起疼痛,滞留食物发酵、腐败,发生口臭,分解产物和细菌性代谢产物的刺激可引起龈炎,导致疼痛、龋病和牙周炎。食物嵌塞的治疗应针对其原因进行。属邻接不良、外展隙过大者,一般需拆除修复体重做。𬌗面形态不良者,在不影响修复体质量的前提下,可适当做少许磨改,修去过锐边缘嵴,加深颊舌沟,磨出食物排溢沟,调磨对𬌗充填式牙尖,修改修复体的悬突,用树脂材料充填不密合缝隙等。所有上述措施均属不得已而为之,修改过的修复体应仔细磨光,最好的办法是试冠时仔细消除上述引起食物嵌塞的因素再粘固。修复体不易拆除,而邻牙有牙体缺损者,可利用邻牙充填治疗或做修复体恢复正常邻接关系。

此外,对上颌磨牙,与缺隙相邻的患牙及𬌗平面受力不平衡的患牙做修复体时,粘固时邻接正常,使用一段时间之后,由于患牙移位而出现邻接异常和食物嵌塞。克服办法如下:①修复时注意𬌗力、牙尖斜面在牙移位中的导向作用,针对骨质疏松处牙容易移位的特点,控制𬌗力大小及方向;②应用联冠修复;③及时修复失牙等。

(三)龈缘炎

修复体粘固后也可出现龈缘炎,表现为修复体龈边缘处的龈组织充血、水肿、易出血、疼痛等。其原因可能是:①修复体轴壁突度不良,例如,短冠修复体轴壁突度不足,食物冲击牙龈;②冠边缘过长,边缘抛光不良、悬突;③试冠、戴冠时对牙龈损伤;④嵌塞食物压迫;⑤倾斜牙、异位牙修复体未能恢复正常排列和外形。

治疗时,可局部用消炎镇痛药消除炎症;调𬌗,尽可能消除或减少致病因素;保守治疗后者症状不缓解,应拆除修复体重做。

(四)修复体松动、脱落

修复体松动、脱落是牙体缺损修复失败的主要表现之一,修复体永久粘固一段时间后出现修复体对牙体的相对运动,对修复体𬌗面加压时边缘有液体溢出,或患者可自行取下等。其主要原因是:①修复体固位不足,例如,轴壁聚合度过大,𬌗龈距过短,修复体不密合,冠桩过短,固位型不良;②创伤𬌗,𬌗力过大,𬌗力集中,侧向力过大;③粘固失败,例如,粘固剂选用不当,粘固剂失效,牙面及修复体粘固面未清洗干净,干燥不彻底,油剂、唾液污染,粘固剂尚未完全结固时,患者咀嚼破坏了结固等。

修复体一旦松动,应尽早取下,仔细分析松动、脱落的原因。如果是设计、制作的原因,应重做。如果是因创伤𬌗所致,应调𬌗抛光后重新粘固。如果因粘固失败,可去除残留粘固剂,粘固面做常规处理,选用优质粘固材料重新粘固。如果根管呈喇叭口状,或修复体与牙体不密合,可在清除陈旧黏固剂、清洗干燥后,酸蚀牙体表面,以树脂类黏结剂粘固。

(五)修复体损坏

修复体戴用过程中可能出现破裂、折断及磨损穿孔等现象。其原因是多方面的:①外伤,例如,受外力、咬硬物后,以瓷修复体和前牙多见;②材料因素,例如,瓷的脆性较大,树脂强度较低,特别是在薄弱处;③制作因素,例如,局部棱角锐边,应力集中处易折断以及铸造修复体表面砂眼等;④𬌗力过大,在深覆𬌗、咬合紧,存在创伤𬌗时,容易出现折断;⑤调𬌗磨改过多,由于牙体预备不足,或患牙预备后伸长,戴牙时已经将𬌗面磨得过薄;⑥磨耗过多,例如,咀嚼硬物,磨牙症等。

前牙全瓷冠或 PFM 冠局部破裂、折断,可用氢氟酸溶液酸蚀断面 1~2 min,冲洗吹干后,在口内添加光固化复合树脂恢复外形,也可在瓷层做小的固位洞形,以增加树脂材料的固位。

树脂全冠折断的处理可用氯仿溶胀后，添加复合树脂修理，仔细调𬌗。大范围破损，应将修复体拆下重做。对于穿孔的金属修复体原则上应重做。对于折断牙冠部分的桩冠，如果冠桩固位良好不易拆除，可将残留树脂牙冠预备成核，然后做全冠修复。

（六）塑料冠变色、磨损

塑料修复体因材料本身的老化，表面发生细小裂纹，色素的渗入和污染，本身颜色变成灰黄、灰褐色。若修复体边缘不密合，还可因色素渗入而加重变色。另外，因塑料耐磨性能低，冠表面可出现凹陷性横纹，也可表现为低平、切端磨损等。塑料颜色改变和磨损因材料质量、力大小、生活习惯不同而出现的时间不等。一般数年后不同程度地出现上述问题。复合树脂类修复体，如果因抛光不良或磨损，表面粗糙也会使食物色素沾染而染色。

塑料或复合树脂与金属结合强度有限，若二者界面处理不好，容易在金-塑界面处剥离、脱落。塑料修复体出现上述现象时，应拆下重做。如果桩冠的冠桩或烤塑冠金属部分取下困难，也可清除残留塑料后，以盐酸或硝酸糊剂处理金属表面，冲洗干燥后，重新用光固化树脂恢复牙冠外形，也可用成品牙面，以优质自凝树脂成型，口内磨光完成。但需注意龈边缘的密合性，并应仔细抛光。可在磨损的牙面上磨除一层树脂，以单体或氯仿溶胀，以黏结剂黏结一个薄的成品牙面，也可用光固化复合树脂覆盖一薄层，口内抛光完成。

（七）修复体的拆除

一旦修复体出现松动或不可补救的破损，应拆除重做。拆除修复体的方法如下。

1. 用去冠器卸下

适合于松动修复体的拆除。利用去冠器上的钩缘钩住修复体的边缘，沿就位道相反方向用去冠器柄上的滑动锤冲击修复体末端，依靠冲击力将残留粘固剂震碎，破坏其密封，使修复体脱位。使用时应注意用力的大小及方向，观察患者的反应，切忌用力过猛，防止牙尖折裂或损伤牙周膜。修复体快脱位时，以左手手指夹持修复体，防止冠飞落或患者的误吞。

2. 冠的破除

冠的破除属破坏性拆冠方法，适合于固位较牢的冠的去除。锤造冠去除时可用破冠钳，将锐缘对准冠边缘，用力将冠切破，然后以小骨凿沿破损处撬动，破坏粘固剂的封闭作用，然后以去冠器轻轻震松取下。其他修复体可在冠的颊舌侧，用细金刚砂车针沿修复体近中轴面角处，从颈缘至𬌗面做一切口，然后用小凿撬动，将切口扩开，再用去冠器取下。嵌体的拆除较困难，通常用磨切和撬松相结合的方法进行。先用细车针在𬌗缘处或嵌体峡部切断，以小凿分段取出。或用车针沿嵌体边缘磨去一周，再以小凿撬松取下。注意不要切割过多或造成牙折。冠桩折断经常见于成品冠桩的桩冠。若牙根条件较好，可以将残留冠桩取出，重做桩冠。取冠桩的方法是，先将桩的根外段或核部磨小，再用特制的去桩器的喙支在根面上，旋紧夹持螺丝夹紧桩的根外段，徐徐转动挺出螺丝将桩挺出。或者用小号球钻或细裂钻，在桩四周紧贴冠桩向根尖方向磨出一小缝隙，到达一定深度后，以止血钳或持针器夹住冠桩，慢慢旋转和撬动，或以小根尖挺或小骨凿等小器械插入预备的缝隙内，从不同方向慢慢撬松后取出。

目前关于桩冠重做，拔冠桩问题越来越倾向于保存冠桩，在根管、冠桩固位、根外段长度允许时，尽可能保留，把残余树脂当作核预备，或在冠桩根外段上做复合树脂核，然后做核冠，方法简便，修复效果好。

（杨利利）

第八节 单牙缺失的口腔种植治疗

单牙缺失是最常见的牙列缺损类型,在口腔种植治疗中所占的比例也最高。单牙种植修复具备高咀嚼效能、美观舒适、保护邻牙的优点,逐渐成为单牙缺失的首选修复方案。

一、单牙缺失种植治疗的设计

(一)支持力的设计

单牙缺失种植修复常规采用 1 颗种植体修复一个缺失牙,对于个别磨牙区缺牙间隙过宽的病例可以考虑 2 颗种植体共同修复一个缺失牙。

(二)固位形式的设计

单牙缺失上部结构的固位形式可以选择螺丝固位或黏结固位,在修复空间合适、种植体植入位置深度理想的情况下,两种固位方式可以自由选择。

1.螺丝固位

利用固位螺丝将修复体固定在与种植体连接的基台上。

(1)螺丝固位的优点:修复体可拆卸,便于种植义齿的清洁与维护;不需要使用黏结剂,避免了黏结剂残留可能影响种植体周软、硬组织的健康;咬合负荷出现问题时,早期可发现螺丝松动,便于及早发现处理问题。

(2)螺丝固位的缺点:修复体不易获得被动就位;螺丝开口破坏了瓷层的连续性,较易发生崩瓷且影响美观;增加了螺丝折断等机械并发症的可能性。

2.黏结固位

利用黏结剂将修复体黏结在与种植体连接的基台上。

(1)黏结固位的优点:修复操作较简单,与常规固定修复相似;咬合面无螺丝开孔,便于咬合调整也保证了美观;修复体较易获得被动就位。

(2)黏结固位的缺点:黏结剂不易彻底清洁,残留黏结剂可影响种植体周软、硬组织健康;不可拆卸,不利于种植义齿的检查与维护。

(三)抗旋转设计

单牙缺失的种植修复,基台应该具备抗旋转结构,防止牙冠受力后旋转松动。

二、单牙缺失种植治疗的外科要点

(一)颌骨骨量与骨质

1.颌骨骨量

牙齿缺失后,牙槽嵴失去功能性刺激,会有不同程度的吸收,易导致种植区骨量的不足。对于颌骨骨量,应该从植入种植体的三维方向进行评估,当存在水平向或垂直向骨量不足时,应行相关骨增量手术。

(1)水平向近远中骨宽度:受植区水平向近远中骨宽度应大于种植体直径 2～3 mm。应注意在邻牙的颈缘水平,种植体与邻牙之间存有 1.5 mm 以上的骨量,以维持邻牙龈乳头的稳定。

(2)水平向颊舌侧骨宽度:受植区颊舌侧骨宽度应大于种植体直径 2～3 mm,以保证在种植体颊舌侧至少 1 mm 的骨质包绕。1 mm 以上的颊舌侧骨板才有可能保持种植体周软、硬组织的稳定，促进骨结合成功。

（3）垂直向骨高度：对于常规的种植系统，单牙缺失种植修复种植体长度应尽量在 8～10 mm 或 10 mm 以上，因此垂直向可利用的骨高度也应在 8～10 mm 或 10 mm 以上。

2.颌骨骨质

颌骨骨质情况影响到口腔种植的骨结合成功率，过硬或过疏松的骨质都不利于骨结合的成功。上前牙区常为Ⅲ类骨，上后牙区常为Ⅲ类或Ⅳ类骨，骨质疏松，种植窝预备过程中可能需要利用骨扩张器对局部牙槽骨进行挤压以增加种植窝周围的骨密度。下前牙区常为Ⅰ类骨，下后牙区常为Ⅱ类骨，骨密度高且骨质硬，种植窝预备过程应充分冷却防止产热过多，最后应进行攻丝，以避免种植体植入扭矩过大，产热过多，影响骨结合。

（二）解剖结构风险

种植相关的解剖结构风险主要涉及鼻腔和上颌窦、邻近的神经血管束、邻牙牙根、颊（唇）舌侧皮质骨板等。

（1）上前牙区的种植，应注意鼻底的位置、鼻腭神经管的范围和唇侧骨板的倒凹。鼻底位置较低，垂直向骨高度不足时，应先行恢复可用骨高度后再行种植。鼻腭神经管的范围较大时，应适当调整种植体植入的方向，防止损伤鼻腭神经。上前牙区唇侧骨板常出现倒凹，前牙区种植应控制好种植体的植入方向，防止唇侧骨板的侧穿；当唇侧骨板可能发生侧穿时，应再翻瓣充分暴露种植体根方的唇侧骨质，有缺损时及时同期行引导骨再生术。

（2）上后牙区的种植，应注意上颌窦底的位置。当骨高度不足时，应结合𬌗龈距离的大小，进行相关的骨增量手术。当𬌗龈距离大致正常时，可行上颌窦提升术，增加可用骨的高度；当𬌗龈距离过大，导致修复后冠根比例大于 2：1 时，则应采用上颌窦提升术及上置法植骨术增加可用骨高度。

（3）下前牙区的种植，特别是下颌中切牙和侧切牙的种植，常出现缺牙间隙过窄的问题。应注意种植体植入三维方向的准确性，防止损伤邻牙牙根；缺牙间隙过窄或邻牙牙根有向缺牙间隙倾斜的情况时，可考虑应先行正畸治疗拉开间隙，再行种植修复。

（4）下后牙区的种植，应注意下牙槽神经管的位置和颏孔的位置。可用骨高度不足时，采用上置法植骨术、下牙槽神经移位术、牵张成骨术等恢复足够骨高度再行种植修复。在单颗牙缺失的情况下，如果种植区伴有严重的骨量不足，尤其是垂直向骨缺损，其种植治疗的复杂性及失败风险将显著增加。因此，不建议盲目采用各种骨增量手术以图对单牙缺失进行种植修复。

（三）种植体的选择

种植体的直径和长度应根据受植区的骨量、缺牙区的位置和缺牙间隙大小的情况进行选择。

1.种植体直径选择

上颌中切牙和尖牙缺失，常选择标准直径种植体；上颌侧切牙和下颌切牙缺失，常选择窄直径种植体；后牙区种植，常选择标准直径或宽直径种植体。需要注意，窄直径的种植体不适用于单个后牙缺失，特别是磨牙缺失病例的种植修复。

2.种植体长度选择

单牙缺失的种植，受植区骨高度充足时，也无须选择过长的种植体，通常 10 mm 的种植体骨结合长度已足够保证种植体正常行驶功能。

3.种植体数目选择

单牙缺失的种植修复,常规采用一颗种植体修复一颗缺失牙。对于个别后牙区,缺牙间隙较宽的,可以选择两颗种植体修复一颗磨牙。

三、单牙缺失种植治疗的修复要点

(一)修复空间

单牙缺失后的修复空间,主要包括垂直向的**𬌗龈距离**和水平向的缺牙间隙宽度。

1.**𬌗龈距离**

𬌗龈距离是指从缺牙区牙龈到对颌牙咬合面的垂直高度,理想的**𬌗龈距离**应和缺失牙的牙冠解剖学高度相一致。**𬌗龈距离**过大,修复后种植义齿的冠根比例不协调,咬合时容易对种植体产生非轴向的作用力,出现机械并发症的可能性较高。**𬌗龈距离**过小,会对基台的高度与牙冠的瓷层厚度造成限制,严重的**𬌗龈距离**不足会导致无法完成修复。解决**𬌗龈距离**过小常用的解决方法如下。

(1)轻度的**𬌗龈距离**不足,可以增加种植体植入深度增加垂直向修复空间。

(2)轻度的**𬌗龈距离**不足,直接少量调磨对颌牙尖。

(3)中度以上的**𬌗龈距离**不足,对颌牙行根管治疗截短牙冠后行冠修复。

(4)中度以上的**𬌗龈距离**不足,正畸压低对颌牙后再行种植修复。

2.缺牙间隙宽度

缺牙区近远中间隙的宽度也影响到修复的最终效果,特别是在涉及美学区种植修复时,缺牙间隙宽度直接影响到美学修复的效果。美学区的种植修复,缺牙间隙宽度与对侧同名牙宽度不对称,修复美学效果较差。必要时,应采用正畸的方法调整好缺牙间隙的宽度后再行种植修复。缺牙间隙的大小与邻牙不协调时,邻牙若为修复体,可以考虑与邻牙一并修复以保证修复后的美观。上颌侧切牙、下颌切牙、部分前磨牙区的单牙缺失,缺牙间隙的宽度不足常给种植体的选择带来困难。缺牙间隙的宽度应大于所选种植体直径 2 mm,小于 2 mm 时无法直接种植修复,需采用其他方法恢复足够缺牙间隙宽度后再行种植修复。

(二)基台的选择

单牙缺失的种植修复,基台应选择有抗旋转结构的单牙基台,防止牙冠承受颌力后发生旋转松动。不同种植系统的单牙基台都具有抗旋转的结构。例如:Straumann SLA 种植体的内六角连接与摩氏锥度连接;Replace 种植体的内三角连接等。

种植体植入三维位置理想时,选择长轴方向与种植体长轴方向在同一直线的直基台。当种植体植入的三维位置不佳时,可以选用角度基台来调整修复体的长轴方向。角度基台角度范围一般在 15°~25°,可以在一定范围内调整种植体植入位置的偏移。

对于上颌中切牙和单个磨牙的修复,由于所选种植体直径常较天然牙牙根直径小,为了获得良好的种植体穿龈形态,可选用基底部较宽的基台,以使修复体的牙龈更接近邻牙牙龈的形态,获得理想的美学修复效果。

(三)固位方式的选择

基台和牙冠之间的固位方式可以分为螺丝固位和黏结固位,理想的条件下单牙缺失的种植修复优先选择黏结固位。以下情况选择螺丝固位的方式为宜。

1.殆龈距离不足时

黏结固位要求基台轴面 4 mm 以上高度才能提供足够的固位力,因而对殆龈距离提出了较高要求,选择黏结固位时,殆龈距离应在 7 mm 以上,殆龈距离不足时,应选择螺丝固位。

2.基台肩台位置过深

理想的基台与修复体连接部位即肩台位置位于龈下 0.5~2 mm 为宜,既保证修复体的美学效果,也符合软组织保健的要求。当基台肩台位于龈下 0.5~2 mm 时,可以选择黏结固位;基台肩台位于龈下超过 2 mm 深度时,不宜选择黏结固位,应选择螺丝固位。因为黏结固位龈下容易残留黏结剂,影响软、硬组织的健康。

(四)咬合设计

种植修复的咬合设计基本原则是与天然牙咬合协调,颌力应沿种植体长轴方向传导,避免修复体非轴向受力。

单牙缺失的种植修复位于前牙区时,前伸颌应无接触,由天然牙引导;尖牙区种植应设计为组牙功能殆,后牙区种植的咬合设计应为尖牙保护殆。

(五)负荷方案

按照种植体植入后种植体负荷的时间分类,负荷方式可以分为种植体植入 1 周内修复的即刻负荷、1~8 周修复的早期负荷和 8 周后修复的常规负荷。常规负荷和早期负荷远期成功率较高,目前已经得到大量文献的支持。即刻负荷对医师修复技术的要求较高,相对常规负荷和早期负荷而言,更应重视避免种植体受到非轴向力。即刻负荷出现并发症的风险较大,且直接影响种植体骨结合过程,导致种植修复失败。即刻负荷临床应用成功的病例报道很多,但其长期成功率还缺乏足够的文献支持。

(杨利利)

第九节 多牙缺失的口腔种植治疗

本节中多牙缺失的种植修复是指连续的缺失牙数量在两颗以上的牙列缺损的修复方式。多牙缺失的种植修复常规采用两颗以上的种植体修复缺失牙。对于连续的多牙缺失,特别是游离端缺失,给常规固定修复带来困难,而种植体的应用则为多牙缺失的固定修复带来了便利。

一、多牙缺失种植治疗的方案

多牙缺失种植治疗方案分为种植体支持的联冠修复、种植体支持的固定桥修复、种植体与天然牙支持的联合固定修复三个类型。

(一)种植体支持的联冠修复

种植体支持的联冠修复是指缺失牙数量在 2 颗以上,每颗牙缺失的位置都植入种植体,上部结构采用联冠的形式连接为整体的修复方案。

(二)种植体支持的固定桥修复

种植体支持的固定桥修复指缺失牙数量在 3 颗以上,减数使用种植体的修复方案。上部的固定桥结构中,植入种植体的牙位为固位体,未植入种植体的牙位为桥体。

(三)种植体与天然牙联合支持的固定修复

这是以种植体和天然牙联合作为固位体的固定修复方案。

二、多牙缺失种植治疗的设计

多牙缺失的种植修复设计可以参照常规固定修复的设计原则,根据缺牙区的部位、缺牙的数量、颌骨的情况等因素综合考虑设计方案。

(一)种植修复方案的选择

一般情况下,多牙缺失的种植修复首选种植体支持的联冠修复方案或固定桥修复方案。

种植体与天然牙根不同,不存在牙周膜、牙周韧带,不具有生理动度,临床应用中应尽量避免种植体与天然牙的联合修复。

(二)支持力的设计

多牙缺失种植修复的支持力来源于种植体,在种植体规格一致的前提下,支持力的大小取决于种植体数目的多少。

虽然每个缺牙位点都植入种植体的联冠修复可以为修复体提供最大的支持力,缺牙数目在 3 颗以上且咀嚼力不大时,可以选择减少种植体的数量,在部分缺牙区设置桥体,以固定桥的方式修复,此时需注意桥体应设置在咬合力较小的区域。

(三)固位形式的设计

与单牙缺失一致,多牙缺失上部结构的固位形式可以选择螺丝固位或黏结固位。多牙缺失的修复,每个种植体之间的上部结构固位形式必须一致,统一选择黏结固位或螺丝固位。

(四)稳定性设计

种植体之间避免排列在同一直线上,种植体连线尽量形成三角形或多边形。除个别咬合力小的缺失牙区外,应避免使用单端桥的修复形式。

三、多牙缺失种植治疗的外科要点

(一)颌骨骨量与骨质

1.颌骨骨量

对于每个种植位点,水平方向颊舌侧骨宽度和垂直方向骨高度的要求与单牙缺失的骨量要求相同。两颗相邻种植体边缘的距离应该在 3 mm 以上,以保证种植体之间骨组织的充分血供,促进骨结合及有利于维持种植体间骨组织的稳定。

2.颌骨骨质

对于不同区域的种植,颌骨的骨质密度不同。对于多牙缺失,当缺失牙数目较多,间隙跨度较大时,各个种植位点的骨质密度可能不相同,手术过程中,医师应根据临床经验,及时调整种植窝预备方案。

(二)解剖结构风险

多牙缺失种植相关的解剖结构风险与单牙缺失修复一致,主要涉及鼻腔和上颌窦、邻近的神经血管束、邻牙牙根、颊(唇)舌侧皮质骨板等。多牙缺失的病例,由于多颗种植体植入既要保证种植体长轴的平行,又要保证颊舌侧位置与牙弓曲线协调,因此,当牙槽骨宽度不足时,要特别注意避免颊舌侧皮质骨板侧穿。

（三）种植体的选择

解剖因素和修复因素共同决定种植体的规格和数量。种植体的直径选择和长度选择同样主要参考牙槽嵴可用骨的宽度和高度。对于部分牙位牙槽嵴可用骨垂直高度不足的，可以选择较短长度的种植体，与其他种植体联合完成修复，可以避免垂直向骨增量手术。多牙缺失的情况下，可考虑以下种植体数量的选择方案。

（1）2 颗牙缺失的种植修复使用 2 颗种植体支持的联冠修复。

（2）3 颗牙缺失，骨量充足且咬合正常，选择 2 颗种植体支持的种植桥修复。

（3）3 颗牙缺失，咬合较紧，咬合力大的患者，修复空间允许的情况下选择 3 颗种植体联冠修复，有利于减少机械并发症。

（4）4 颗切牙的缺失，2 颗种植体支持的种植桥可以获得高成功率和较好的美学效果。

（5）4 颗以上牙缺失，根据实际情况减少种植体的数量，桥体的位置应尽量设置在咬合力小的区域。

（四）外科模板的使用

多牙缺失的种植手术对种植体植入的三维位置方向有较高要求，可使用外科模板作引导进行种植手术。使用 3 颗以上种植体时，种植体中心连线应该与牙弓曲线协调，尽量避免形成直线；手术过程中，还可以利用平行杆指导种植体的植入方向以保证多颗种植体长轴的平行。

四、多牙缺失种植治疗的修复要点

（一）修复空间

多牙缺失后的修复空间，主要是指垂直向的𬌗龈距离和水平向的缺牙间隙宽度。

1.𬌗龈距离

多牙修复的𬌗龈距离要求与单牙修复一致，𬌗龈距离过大或不足时，解决方法如前所述。

2.缺牙间隙宽度

缺牙间隙的近远中向宽度影响种植体的数目和最终修复牙的数量，轻度缺牙间隙不足可以通过义齿近远中减径解决。如果缺牙间隙减少接近一个牙单位时考虑减数修复缺失牙，然而，减径和减数修复可能影响最终修复的美学效果。因此，缺牙间隙宽度的改变会给美学区种植带来较大困难。

（二）基台的选择

联冠或种植桥的基台既可以选择常规的有抗旋转的单牙基台，也可以选择没有抗旋转结构的桥基台。多个种植体的联冠或桥修复时，若种植体之间难以获得共同就位道时，可以在某一个或几个种植体上部选择角度基台，调整种植体上部结构的轴向而获取共同就位道。

（三）固位方式的选择

联冠或种植桥每一个种植体上部结构的固位方式选择原则与单牙缺失的种植修复原则相同，应注意多牙缺失的种植修复、每个种植体之间的上部结构固位方式应该一致，统一选择黏结固位或者统一选择螺丝固位。

（四）咬合设计

多牙缺失的种植修复咬合设计应当注意分散𬌗力，避免前伸𬌗和侧方𬌗的早接触，尽量利用剩余的天然牙形成尖牙保护𬌗或组牙功能𬌗，保护种植义齿。

（杨利利）

第十节 无牙颌的种植与修复

一、上颌无牙颌

（一）牙缺失特征

（1）上颌牙列缺失后多因慢性牙周炎晚期、老年人、全身系统性疾病所致，长期拖延无修复或采用传统半口义齿修复等导致上颌骨不同程度的软硬组织萎缩。

（2）前颌骨的特殊解剖结构及上颌窦的存在更加速了上颌骨的吸收与萎缩。

（3）鉴于上颌无牙颌的存在，骨丧失的情况更趋严重，表现在骨的高度和宽度不足，尤其是上颌前牙区部位的唇侧骨吸收，与下颌牙弓可形成对刃合或反合，使得上前牙区的种植修复保持正常的覆盖复合关系变得困难。在磨牙区，通常牙槽嵴顶与上颌窦底骨高度有限，种植体植入时应在上颌窦内提升或外提升以及牙槽嵴增高的基础上进行，避免种植体进入窦内导致感染或种植失败。

（二）诊断方法与要点

（1）临床检查可见上颌牙列缺失，遗留无牙颌牙弓凸显的牙槽骨、附着龈及黏膜。

（2）除临床检查外，影像学的分析与判断十分重要，应依据全景 X 线片和/或 CBCT 影像全方位从近远中向、颊腭向评估受植的上颌骨及其相邻结构，重点观察分析上颌窦底与上颌牙槽嵴顶以及鼻腭管、鼻底与前牙槽骨的关系。

（3）采用三维 CT 影像手段分析时，可应用多平面观察方法，分析观察上颌无牙颌牙弓的形态、对称性等要素。

（4）通过制取模型、上颌架进行体外观察、颌距测量、蜡型仿真和分析。

（三）修复治疗原则

（1）上颌无牙颌的种植修复重在恢复咀嚼功能与重建咬合，种植义齿在前牙区的处理与美学效果息息相关。

（2）上颌无牙颌的种植修复方法有多种，应根据剩余牙槽骨的形态、吸收程度、骨质量、骨密度及与下颌的关系以及患者的经济支付能力确立合理方案。

（3）上颌无牙颌种植义齿设计有全颌固定式种植义齿和全颌覆盖式种植义齿。

（4）在骨量不足及附着龈阙如时，则应在种植体植入的前期、同期、基台连接术（Ⅱ期术）时选择相应的骨移植材料和/或附着龈等软组织移植物进行修复。

（四）治疗流程

上颌全牙列缺失后口腔种植修复流程可以采取延期种植或延期即刻种植模式，拔牙后即刻种植的风险相对较大，需慎重选择。根据患者的无牙颌状态，可采用的处理和修复方法主要有置入穿龈愈合基台或因种植体初期稳定性差而仅做种植体埋置法。

二、下颌无牙颌

（一）牙缺失特征

（1）下颌牙列完全缺失同样多因慢性牙周炎晚期、老年人、全身系统性疾病所致，长期拖延无修复或采用传统下半口义齿修复等导致下颌骨不同程度的软硬组织萎缩，部分患者的下颌骨终因不良修复体的损伤造成严重低平而无法采用传统义齿进行修复。

（2）下颌骨的特殊解剖结构，尤其是严重萎缩的下颌骨以及下颌神经管的相对上移更增添了萎缩下颌骨种植修复的难度。

（3）在临床上，由于下颌无牙颌的存在，骨丧失的情况更趋严重，表现在骨的高度和宽度不足，尤其是下颌前牙区部位的唇侧骨吸收，与上颌牙弓可形成过大覆盖关系，使得下前牙区的种植修复与上颌保持正常的覆盖复合关系变得困难。在磨牙区，通常牙槽嵴顶与下牙槽神经管距离相近，种植体植入时，例如，无足够的骨增量手术，则易于导致下牙槽神经的损伤。

（二）诊断方法与要点

（1）临床检查口内可见下颌牙列完全缺失，遗留无牙颌牙弓凸显的牙槽骨、附着龈及黏膜。

（2）影像学的分析与判断对于萎缩的下颌骨种植设计十分重要，应依据全景 X 线片和/或 CBCT 影像全方位从下颌骨的近远中向、颊腭向评估受植骨及其相邻结构，重点观察分析下牙槽嵴顶与下牙槽神经管、颏孔、颏管的关系以及前牙槽骨宽度与骨密度。

（3）采用三维 CT 影像手段分析时，可应用侧断层及多平面观察方法，分析观察下颌无牙颌牙弓的形态、对称性等要素。

（4）通过制取模型、上颌架进行体外观察、颌距测量、蜡型仿真和分析。

（三）修复治疗原则

（1）下颌无牙颌的种植修复重在恢复咀嚼功能与咬合重建。

（2）下颌无牙颌的种植修复方法应根据剩余牙槽骨的形态、吸收程度、骨质量、骨密度及与下颌的关系以及患者的经济支付能力确立合理方案，其下颌无牙颌种植义齿设计包括全颌固定式种植义齿和全颌覆盖式种植义齿，其中即刻负重的 All on Four，即用 4 枚种植体在下颌前牙区至两侧颏孔内植入支持的义齿修复方式已成功应用于临床。

（3）同样在骨量不足及附着龈缺如时，则应在种植体植入的前期、同期、基台连接术（Ⅱ期术）时选择相应的骨移植材料和/或附着龈等软组织移植物进行修复。

（四）治疗流程

下颌全牙列缺失后口腔种植修复流程可以采取延期种植或延期即刻种植模式，拔牙后即刻种植、即刻修复、即刻负重的风险相对较大，需慎重选择。根据患者的无牙颌状态，可采用的处理和修复方法主要有在种植体植入后置入穿龈愈合基台，或因种植体初期稳定性差而仅做种植体埋置法。

三、全口无牙颌

（一）牙缺失特征

（1）全口牙列完全缺失大多因慢性牙周炎晚期、老年人、全身系统性疾病所致，长期拖延无修复或采用传统全口义齿修复等导致上、下颌骨不同程度的软硬组织萎缩，部分患者的颌骨终因不良修复体的损伤造成严重低平而无法采用传统义齿进行修复。

（2）上、下颌骨的特殊解剖结构，尤其是严重萎缩的上、下颌骨以及上颌窦底相对下移、下颌神经管的相对上移等更增添了萎缩颌骨种植修复的难度。

（3）在临床上由于无牙颌的存在，骨丧失的情况更趋严重，表现在骨的高度和宽度不足，尤其是上、下颌前牙区部位的唇侧骨吸收，上颌牙弓可形成过大覆盖关系，使得上、下前牙区的种植修复保持正常的覆盖复合关系变得困难。

(二)诊断方法与要点

(1)临床检查口内可见上、下颌牙列完全缺失,遗留无牙颌牙弓凸显的牙槽骨、附着龈及黏膜。

(2)影像学的分析与判断对于萎缩的颌骨种植设计十分重要,应依据全景 X 线片和/或 CBCT 影像全方位从上、下颌骨的近远中向、颊腭向评估受植骨及其相邻结构,在上颌重点观察分析上颌窦底与上颌牙槽嵴顶,以及鼻腭管、鼻底与前牙槽骨的关系;在下颌重点观察分析下牙槽嵴顶与下牙槽神经管、颏孔、颏管的关系,以及前牙槽骨宽度与骨密度。

(3)采用三维 CT 影像手段分析时,可应用侧断层及多平面观察方法,分析观察无牙颌牙弓的形态、对称性等要素。

(三)修复治疗原则

(1)无牙颌的种植修复重在恢复咀嚼功能与咬合重建。

(2)上颌无牙颌的种植修复方法有多种,应根据剩余牙槽骨的形态、吸收程度、骨质量、骨密度及与下颌的关系,以及患者的经济支付能力确立合理方案。上颌无牙颌种植义齿设计有:全颌固定式种植义齿和全颌覆盖式种植义齿。

(3)下颌无牙颌的种植修复方法应根据剩余牙槽骨的形态、吸收程度、骨质量、骨密度及与下颌的关系以及患者的经济支付能力确立合理方案,其下颌无牙颌种植义齿设计包括全颌固定式种植义齿和全颌覆盖式种植义齿,其中即刻负重的 All on Four 即用 4 枚种植体在下颌前牙区至两侧颏孔内植人支持的义齿修复方式已成功应用于临床。

(4)同样是在骨量不足及附着龈缺如时,应在种植体植入的前期、同期、基台连接术(Ⅱ期术)时选择相应的骨移植材料和/或附着龈等软组织移植物进行修复。

(四)治疗流程

全口牙列缺失后口腔种植修复流程可以采取延期种植或延期即刻种植模式,拔牙后即刻种植、即刻修复、即刻负重的风险相对较大,需慎重选择。根据患者的无牙颌状态,可采用的处理和修复方法主要有在种植体植入后置入穿龈愈合基台或因种植体初期稳定性差而仅做种植体埋置法。

(杨利利)

第十一节　缺牙间隙过宽的种植与修复

一、牙缺失特征

(1)通常在一颗牙齿缺失后遗留近远中距大于原天然牙近远中距,可出现在上颌或下颌的一侧和/或两侧,常见于磨牙区及前磨牙区。

(2)由于长期缺牙后,对合牙列的咬合因素、邻牙的牙周因素等使得缺失牙间隙过宽即近远中距大于原天然牙距。缺失区牙槽骨通常菲薄,甚或对颌牙伸长。

二、诊断要点

(1)临床检查可见上、下牙列中牙有一单牙缺失存在,但缺失间隙即近远中距大于该天然牙牙位近远中距。

（2）依据根尖 X 线片、全景 X 线片和/或 CBCT 影像可从近远中向、颊舌向、颊腭向评估受植骨及其邻牙状态，重点观察分析缺失牙区近远中距离，以此得出量化指标。

三、修复治疗原则

（1）牙间隙过宽的种植修复重在恢复咀嚼功能与咬合重建。

（2）根据受植骨形态结构、骨质量、骨密度及邻牙、对合牙位置和健康状态选择相应的种植修复方法。通常是在过宽的间隙内设计两枚种植体，原则是确保种植体之间及种植体与邻牙之间的间隙需保持 3 mm，且应保持种植体长轴的平行或相应倾斜角度不影响种植印模的制取为度。

（3）在骨量不足及附着龈缺如时，则应在种植体植入的前期、同期、基台连接术（Ⅱ期术）时选择相应的骨移植材料和/或角化龈等软组织移植物进行修复。

四、治疗流程

牙间隙过宽的口腔种植修复流程主要采取延期种植或延期即刻种植模式，拔牙后即刻种植的风险和难度相对较大，选择需慎重。根据患者情况，可采用的处理和修复方法主要有置入穿龈愈合基台或因种植体初期稳定性差而仅做种植体埋置法，由于咬合力大，自我控制保护困难，即刻修复或即刻负重的选择风险大，成功的概率较小。

（刘　峰）

第十二节　缺牙间隙过窄的种植与修复

一、牙缺失特征

（1）通常是指在一颗牙齿缺失后遗留近远中距小于原天然牙近远中距，可出现在上颌或下颌的一侧和/或两侧，常见上颌前牙区。

（2）由于乳牙滞留拔除后、正畸矫正治疗间隙关闭遗留及牙周状态因素导致牙移位等因素，可导致缺失牙间隙过小即近远中距小于原天然牙距。

二、诊断要点

（1）临床检查可见上、下牙列中牙有一单牙缺失存在，但缺失间隙即近远中距小于该天然牙牙位近远中距。

（2）依据根尖 X 线片、全景 X 线片和/或 CBCT 影像可从近远中向、颊舌向、颊腭向评估受植骨及其邻牙状态，重点观察分析缺失牙区近远中距离，邻牙长轴方向等，以此得出量化指标。

三、修复治疗原则

（1）牙间隙过窄的种植修复既要恢复咀嚼功能，又要强调美学效果。

（2）根据受植骨形态结构、骨质量、骨密度及邻牙、对合牙位置和健康状态选择相应的种植修复方法。一般是在过窄的间隙内设计一枚直径为 3 mm 或 <3 mm 的根形种植体，原则是确

保种植体与邻牙之间的间隙需保持 2 mm,牙根间至少 1 mm,并且应注意种植外科植入时的正确方向和精确控制。

(3)在骨量不足及附着龈缺如时,则应在种植体植入的前期、同期、基台连接术(Ⅱ期术)时选择相应的骨移植材料和/或角化龈等软组织移植物进行修复。

四、治疗流程

牙间隙过窄的口腔种植修复流程通常采取延期种植或延期即刻种植模式,拔牙后即刻种植也是方案选择之一。根据患者情况,可采用的处理和修复方法主要有置入穿龈愈合基台或因种植体初期稳定性差而仅做种植体埋置法。

(刘 峰)

第十三节 下颌无牙颌种植

下颌无牙颌的种植修复设计愈来愈多地采用种植体支持的覆盖义齿修复,而其上部结构多见杆式结构、切削杆结构、球帽式结构、双套冠结构、按扣式以及磁性上部结构。无论其上部结构如何,种植体植入理想的位置与轴向并获得良好的骨结合是其前提。另外,下颌无牙颌种植修复还要注意黏膜厚度、附着龈宽度、牙槽骨厚度,必要时须行软组织成形术。

一、手术切口

下颌无牙颌种植体植入的外科入路一般多采用牙槽嵴顶正中切口,至牙槽嵴顶骨面。其优点是暴露容易且充分,颊舌侧均可保留一定的附着龈,有利于种植体颈部的清洁与维护。

二、种植体植入的部位

下颌无牙颌种植的部位多选择下颌颏孔区,该区域一般在无牙颌状态时仍有足够的骨量以植入种植体,且骨质较好,这对于无牙颌的老年人而言极其重要,因老年人骨质质地均较疏松。该区域植入种植体的修复宽容度大,修复方式多为种植体支持的可摘修复。由于下颌在功能运动,特别是在功能性负重时,下颌骨体部会有一定程度的弹性运动,而非刚性结构。故有学者认为下颌无牙颌行种植体支持的固定修复时,建议进行分段固定修复。

三、种植体数目

下颌无牙颌种植时,植入颏孔区的种植体数目。

1.2 个种植体/3 个种植体

种植体主要用于固位及部分支持义齿作用,适应于患者年龄较高,希望易于清洁。两个种植体支持的义齿一般为覆盖义齿,其固位效果较好,但受力不够理想。可行球帽式覆盖义齿、锁扣式覆盖义齿、磁性固位覆盖义齿、杆卡式覆盖义齿等修复方式。种植体位置在下颌中线两侧各 10 mm 处,即种植体中心间距离 20 mm 为宜,过大则影响舌运动,过小则固位不良。如果解剖条件和患者经济条件允许,也可在下颌颏孔区植入 3 个种植体,远中的 2 个种植体位于颏孔近中 5 mm 处,中央的种植体位于下颌中线处。3 个种植体支持的修复体仍以活动修复为主,类似于2个种植体的修复方式,但其固位力较2个种植体好且在前后向抗旋转的性能较2个种植体好。

2.4个种植体

较为常用,修复的宽容度较大,可选择多种上部结构修复。种植体位置一般是远中的2个种植体应位于颏孔近中5 mm处。中线两侧的2个种植体距各自远中的种植体间至少应有7 mm的距离。

3.5个种植体

如设计行切削杆上部结构,亦可植入5个种植体,即在中线处再植入一个种植体。但5个种植体既不适合球帽式上部结构,也不适合杆卡式结构。

四、下颌无牙颌种植固定修复

若下颌无牙颌的解剖条件允许,即在前后牙区均有足够的水平和垂直骨量,同时上、下颌骨位置关系正常,也可植入6~8颗种植体,支持一个固定修复体,远中的种植体至少要位于第一磨牙位置。固定修复体可以是分段式金瓷桥体修复,也可以是一体式整体修复(钛支架或氧化锆支架)。

(刘　峰)

第十四节　下颌后牙区种植

下颌后牙区特别是游离端缺失的种植义齿修复被认为是疗效显著的修复方法。但也是种植风险较大的区域之一。首先是下颌后牙区𬌗力负重较大,种植体负担重;其二,下齿槽神经在该区域骨内穿过,要避免损伤之风险。

一、手术切口

下颌后牙区种植手术切口一般采用牙槽嵴顶正中切口,其近远中方向绕邻牙颈部分别向近远中作延伸切口,以充分暴露术野。其优点是术野暴露充分,根据植入种植体的需求,既可选择完全关闭伤口,也可选择连接愈合基台后修整软组织并关闭剩余伤口,术后组织肿胀轻。若缺牙部位是游离端,可向近远中颊侧作适当附加切口,以暴露术野。

二、种植体的三维空间位置

下颌后牙区种植体植入必须位于下齿槽神经之上至少1 mm,以确保下齿槽神经不受损,这是该区域种植手术的基本原则。有报道称,根据下齿槽神经在下颌骨体的走向,可避开下齿槽神经植入足够长度的种植体。但多数报告认为该方法因过多考虑下齿槽神经管的位置,往往导致种植体植入的轴向不理想,后期修复困难,故较少采用。当下齿槽神经位置距牙槽嵴顶小于7 mm,可以考虑下齿槽神经解剖术,游离下齿槽神经,植入足够长度的种植体。该方法手术风险大,不作为常规方法。由于正常生理牙列的覆𬌗覆盖关系,正常情况下,下颌后牙区植入种植体的轴向在冠状面上应正对于上颌后牙的舌尖颊斜面,以保证修复后种植体的轴向受力及长期效果。有报道认为,植入3个以上种植体,则尽可能使种植体不要排列在一条直线上,以更有效地拮抗侧向受力,但临床实践中往往由于牙槽嵴顶宽度所限,难以实现。

三、种植体数目

(1)下颌后牙区种植修复时植入种植体的数目一般等同于缺牙数目,如果当下颌第一、第二磨牙均缺失,形成游离端缺失时,一般植入 2 个种植体修复。

(2)当下颌第一、第二磨牙缺失,但对𬌗仅有第一磨牙时,可只修复到下颌第一磨牙,即植入 1 个种植体,支持游离缺失状态下的第一磨牙。

(3)当仅为下颌第一磨牙缺失种植时,因其间隙较大,生理受力也大,植入种植体的直径、长度也有所要求。一般情况下若其近远中间隙小于 13 mm,且骨量高度>10 mm,植入 1 个常规直径与长度的种植体,例如,直径≥4 mm,长度≥9 mm 的种植体,则可满足修复及受力需求。反之,有报道认为需考虑增加骨量或正畸缩小间隙后植入种植体。

(刘　峰)

第十五节　上颌前牙区单牙种植

口腔种植修复在早期成功地用于下颌无牙颌修复以后,其经验亦被用来进行上颌前牙区单牙种植修复。然而,上颌前牙区单牙种植修复的要求很高,难度远远大于无牙颌种植。

一、上颌前牙区单牙种植的问题

上颌前牙区因其特殊的位置和解剖结构,种植修复通常会面临更多的问题。

(1)骨量不足:上颌前牙缺失后,由于生理性吸收,患者就诊时常常伴有缺牙部位骨量的不足。据统计,60%~80%的上前牙缺失患者在种植时需行不同程度与方法的植骨术。

(2)种植体位置要求高:上前牙种植时,对种植体的位置与轴向要求极高,因其直接影响修复的美学效果。

(3)解剖条件要求高:要求间隙与对侧同名牙类似,要求正常覆𬌗覆盖关系,正常龈𬌗距离。

(4)美学要求高:如微笑曲线高,则美学效果不但涉及单纯修复体的美学问题,而且涉及修复体根方牙龈美学效果,包括颜色、质地、轮廓、膜龈连合线。所以,微笑曲线位于牙齿高度以内,修复难度小;若微笑曲线位于牙龈上,则修复难度大。总之,上颌前牙区种植修复是牙种植修复里难度较大的一种类型。现分步讨论。

二、临床检查

1.缺牙原因

缺牙原因直接关系到缺牙区牙槽嵴的解剖形态。一个因长期牙周病或根尖周病缺失的牙齿,其唇侧骨板大都因炎症吸收而缺失。而一个外伤根折的患牙则可能伴有唇侧骨板的骨折,若外伤直接造成牙因缺失或已急诊拔除患牙,则可能存在其唇侧骨板外伤性缺失,要预计其植骨的量与方式。因不能治疗的龋坏牙根或外伤尚待拔除的根折牙,则有可能是即刻种植的适应证。

2.缺牙区的解剖形态

有无明显的软硬组织缺损,硬组织厚度可通过专用测量针探知,亦可通过CT确定。附着牙龈是否充分,膜龈联合线位置是否与邻牙区一致,若上述解剖条件不理想,则可预见其种植修复的美学效果会严重受限,此时要计划是先行该区域软、硬组织重建后再行二期种植,还是种植时同期行软、硬组织重建。

3.微笑曲线与牙列状态

微笑曲线过高,牙列不齐都会加大美学难度,应建议患者正畸排齐牙列,并及时向患者解释修复后的美学问题。

4.咬合关系

龈𬌗距离过小,深复𬌗、对刃𬌗及各种错𬌗等不利种植修复或修复后的长期效果。应在纠正不良的咬𬌗关系之后,再行种植修复。切忌简单种植。

5.X线检查

种植体植入术前,X线检查均应行曲面体层片检查。即是单牙缺失亦应如此。需判断,相邻的颌骨主要解剖结构、缺牙间隙有无异常、邻牙位置等。在怀疑邻牙根尖有病征时,需加拍小牙片以确诊。若有条件时,应加拍缺牙区矢状CT片,其能提供牙槽突骨量的准确信息以及应患者要求解释手术设计植骨的必要性等。但X线检查无法对软组织状态提供足够的帮助信息。通过上述临床及X线检查,一般则可对是否种植修复的适应证、手术的难易程度、修复的效果包括美学效果作出初步判断。对非适应证的患者则可提供其他修复建议。

三、手术切口

上颌前牙区单牙种植体植入的手术切口,在不存在嵴顶或颊侧骨缺损的情况下,一般只做牙槽嵴顶正中切口则可;若存在骨量不足需作骨增量时,则需做颊侧黏膜附加松弛切口,以充分暴露术野行骨增量术。

四、位置与轴向

1.种植体植入深度

上颌前牙区种植体植入的深度与骨结合、良好的牙龈外形及理想的修复美学效果有直接关系。有研究认为,当缺牙后,牙槽嵴顶垂直向至少有1 mm骨质发生吸收,所以,在上前牙区域种植体植入时其肩台应低于邻牙的釉牙本质界2~4 mm,才能给种植体基台留出足够的垂直空间进行修复,并使修复体具有从龈下向龈上自然过渡的美学效果。当种植体肩台与邻牙釉牙本质界的距离小于2 mm时,即种植体的植入深度不足时,则修复体与邻牙的形态不易协调。当种植体肩台在根方低于邻牙釉牙本质界大于4 mm时,为补偿其位置过深造成的美学效果的不协调,常常需要较深的上部结构位于龈下和增加较多的软组织来覆盖修复体,其长期效果不佳,且易发生种植体周围炎症。故上颌前牙区种植体在垂直方向的植入深度不应大于邻牙釉牙本质界4 mm,而应恰好在3~4 mm。

2.种植体的轴向

在上颌前牙区种植修复的功能及美学效果取决于种植体的位置与轴向。特别是种植体轴向的轻微偏差,可能引起其美学效果较大的区别。为取得成功的种植修复,上颌前牙区的种植体植入必须根据上部结构修复要求确定种植体的前后轴向。从侧面观,理想的种植体的轴向延长线应位于邻牙切缘以内。从𬌗面观,其位于原缺牙的舌隆突的位置。如果过于唇倾,则修复困难。如果过于腭倾,则美学效果亦不佳。

3.种植体的选择

为保证种植修复后牙尖乳头和其他软组织形态的美学效果,有研究认为,种植体距天然牙至少有 1.5 mm 距离,同时认为颈部膨大的种植体易造成嵴顶部的软硬组织退缩,导致修复后的美学效果受限,而平台转移的种植体更加有利于软组织的丰满度。

(刘 峰)

第十六节 上前牙多牙缺失的种植修复

一、上前牙多牙缺失种植修复的问题

上前牙多牙缺失的种植修复,必须特殊考虑的有两个问题。其一,多个种植体必须均在三维方向上位于理想的位置与轴向;其二,种植体之间的牙龈乳头重建。前牙多牙种植修复不仅要求恢复其生理功能,同时还要求恢复其美观功能。如前所述,这就需要种植体在三维方向上位于理想的位置与轴向,但多牙缺失种植时,缺乏参照物,定位效果困难,故建议尽可能应用外科引导模板,确定多个种植体在三维方向上的准确位置。重建种植体之间的牙龈乳头是上前牙多牙种植修复体重点。

由于缺牙区牙槽间隙骨组织吸收,牙间乳头发生退缩,种植修复后该区域极易出现黑三角,直接影响美学效果。一般要求在种植手术或Ⅱ期手术时进行纠正。

二、局部解剖条件

上颌前牙多牙缺失时对局部解剖条件有一定的要求,若局部解剖条件不能满足时,则种植修复的美学效果严重受限,须在配合检查之后,种植计划之前就向患者解释清楚。若近远中距离小于理想距离时,可考虑减少种植体数量以达到较理想的软组织美学效果。两个相邻的种植体间至少有大于 3 mm 的间隔,才有可能维持种植体间的软硬组织形态,避免黑三角。如果存在近远中距离过大、过小和/或龈殆距离过大过小时,须取研究模型,进行试排牙,与患者沟通后确认通过正畸方法或后期修复方法进行纠正或弥补。

当存在骨量不足,软组织缺损时,也应在种植手术时或二期手术时通过各种软组织成形技术重建缺牙区正常软、硬组织量和解剖形态,以利于种植体长期稳定及最大程度重建缺牙区美学效果。

三、其他影响美学效果的因素

(1)患者对种植修复美学效果的期望值过高:患者、特别是年轻患者,往往在上颌缺牙后对修复的美观效果要求高于功能效果。也往往对种植修复的期望值高于其现实性。如果在治疗前没有对患者的期望了解清楚,没有及时详细地给患者做一合乎实际情况的咨询和解释,则有可能在修复后未能达到患者的期望值。

(2)微笑曲线过高,位于牙龈之上方:此时,上前牙多牙种植修复要达到理想的美学效果,则难度增大,且软组织的生理学改建机制及结果难于精确地通过手术方法预测和控制,须将其难度向患者解释清楚。

（3）种植区域骨组织有垂直方向上的骨吸收：垂直方向上的骨吸收在种植手术时较难以矫正，而其恰恰对美学效果有影响。修复后牙冠长度较长与邻牙不协调；若仅行软组织成形来掩饰垂直向骨高度不足，则上部结构及烤瓷冠过多位于龈下，易形成种植体周围炎症及唇侧牙龈退缩。

（4）牙龈厚度：若多牙种植时其区域牙龈厚度小于 3 mm 时，则很难形成龈乳头（牙间乳头），软组织移植是增加牙龈厚度、改善牙周生物型的可行方法。

（5）牙槽突唇侧凹陷：当牙齿缺失后，生理性骨吸收往往使上颌牙槽突唇侧出现凹陷。尽管其厚度仍可顺利植入种植体，但该凹陷会影响修复的美学效果。

（6）邻牙的牙周状态：研究认为，上颌前牙种植修复体周的牙尖乳头取决于邻牙的牙周状态。正常生理状态下，相邻两牙间的牙槽间隔会支持牙尖乳头的丰满度即充满牙间隙，该间隔顶点距两牙冠邻面接触点之间距离≤5 mm，则两牙间隙会被牙尖乳头充满；当种植体相邻天然牙时，其宽容度变小，种植体和天然牙尖的牙槽间隔距两牙冠邻面接触点不能大于4.5 mm，否则会出现牙龈乳头不能充满其间隙，即黑三角。如果种植体相邻天然牙周有病变，则会导致骨吸收，必然发生牙槽间隔顶点的高度降低，继而种植修复体与邻牙间隙出现黑三角。

（刘　峰）

第十七节　种植义齿修复治疗的牙周维护

大多数接受种植义齿的患者失去天然牙的原因都与龋坏和牙周病有关，因此其口腔卫生习惯、牙周维护状况直接关系到种植义齿在口腔内存留的时间。牙周维护应终身坚持并定期进行，临床医师应给予指导和监督，包括采集最新的全身及口腔病史，X 线摄影检查，口内外软组织检查，牙周及种植体周检查，评价患者自身菌斑控制效果，清除龈沟或种植体周袋内的菌斑、结石，对需要的部位进行洁治、抛光。应选择一定的间隔时间进行上述复查，使之有助于种植体的牙周维护及口腔健康。

一、种植体上牙菌斑的集聚

（一）天然牙周生态区的划分

1.牙侧区

牙侧区包括釉质区，暴露的病变牙骨质区，上皮附着区，结缔组织附着区。

2.牙周侧区

牙周侧区包括边缘上皮区，牙龈结缔组织区，骨缺损区。

3.龈沟液

龈沟液是指通过沟内上皮和结合上皮从牙龈结缔组织渗入龈沟内的液体。龈沟液能提供龈下细菌丰富的营养成分。

4.唾液

唾液是一种维持口腔健康的重要液体，由三对大涎腺和许多小涎腺分泌，也有龈沟液的掺入。唾液具有润滑、保护、缓冲、机械清洁作用,以及抗溶解性、抗微生物因素,同时又是细菌的培养基,使口腔聚集有大量的细菌。

(二)牙菌斑生物膜

1.概念

牙菌斑(denal plaquve)是一种细菌性生物膜,为基质包裹的互相黏附或黏附于牙面、牙间或修复体表面的软而未矿化的细菌性群体,不能被水冲去或漱掉。

2.牙菌斑生物膜的形成

(1)获得性薄膜(aequired plicle)的形成。涎蛋白或糖蛋白首先吸附在牙表面上,形成一层无结构、无细胞的薄膜。这层薄膜可被机械作用清除,但数分钟后又可形成、增厚,具有选择性吸附细菌的作用,可促进早期细菌的黏附、聚集。

(2)细菌的黏附(adhesion)与共聚(oaggregation)。口腔内只有少数细菌具有直接黏附于薄膜的能力。最初附着的是一些革兰氏阳性球菌,不同细菌的附着机制不同。如果某些链球菌、乳杆菌和放线菌能将食物中的糖类化合物转化为细胞外多糖,包裹在细菌表面,形成黏性糖液,构成菌斑的基质,将细菌黏合在一起。另一些细菌可通过综合识别系统与获得性膜上相应的受体糖蛋白或糖脂结合,从而达到黏附的目的。这些早期的细菌定植后,又为后期细菌的附着提供了表面。不同类型细菌表面的相应分子间的互相识别黏附称为共聚。

(3)菌斑成熟。细菌通过黏附和共聚相互连接、增生,导致菌斑内细菌数量和种类增多,形成复杂菌群。在菌斑成熟的过程中,细菌的定植有一定的顺序,首先吸附到牙面的是革兰阳性球菌,以链球菌为主,然后是丝状菌、放线菌,随着细菌的种类增多,菌斑的大小和厚度增加,各种厌氧菌、能动菌的比例上升。一般12 h的菌斑便可被菌斑显示液显示,9 d后便形成多种细菌的复杂生态群体,10～30 d的菌斑发展成熟并达高峰。

3.种植体周牙菌斑形成的影响因素

(1)种植体表面的光洁度。种植体表面粗糙无疑会增加细菌的附着,例如,粗糙的烤瓷冠、种植体基桩、义齿基托等都能导致菌斑的集聚,如果没有良好的口腔卫生措施,菌斑将不断聚集、增厚,并且能动菌如螺旋体的比例增加,但过度光滑的表面又会影响上皮的附着。

(2)天然牙及其牙周状况。口腔内的细菌可以在不同环境间发生位移,余留牙周袋是种植体周定居细菌的库源。一些研究表明,破坏性牙周炎的患者,在拔除了所有患牙后,大多数牙周致病菌从口腔环境中消失。

(3)种植体周袋的深度。种植体周袋的深度与龈下菌群中厌氧菌、螺旋体的比例高度相关。在不影响美观的前提下,种植体周袋的深度不能超过3 mm。

(4)种植体暴露于口腔内的时间。种植体植入口腔,随着其存留时间的延长,种植体周围菌斑的构成有所改变,但这种改变在无牙颌及有部分牙列的患者中又有所不同。部分牙列患者,种植体植入后1周(二期手术后),菌斑的组成以球菌为主,基本查不到能动菌;半年以后,球菌的比例下降,革兰阴性厌氧杆菌的比例增加。而在无牙颌患者,这种改变不明显。

(5)种植体材料。生物材料作为一种异体物质植入口内,使局部微生态环境发生改变,从而影响菌斑的集聚和构成。不同的生物材料,其表面的光洁度、电位、抗腐蚀性、抗溶解性均不同。一般来讲,质软、粗糙的材料表面易于菌斑聚集;材料表面的电位高,易于需氧菌的定殖,电位低,则利于厌氧菌的定殖;材料的腐蚀、溶解可影响菌斑的定殖,并使附着在材料表面的菌斑随材料的腐蚀、溶解而脱离。

(三)牙菌斑与种植体周病

1.成功种植体周的牙菌斑

成功种植体周的微生物与健康牙周的龈下微生物相似,种植体周健康部位的菌斑主要为革兰阳性需氧或兼性厌氧球菌及非能动菌。1988 年 Mombelli 等对 18 名无咬合患者植入种植体 2 年后全部成功的骨整合种植体周菌斑的组成进行观察,发现菌斑中 50％的细菌是兼性厌氧球菌,17％是兼性厌氧杆菌,且同一患者于不同部位的菌斑的细菌组成相似。这证实了种植体周龈下菌群来自口腔正常菌群。

2.种植体黏膜炎的牙菌斑

龈炎与种植体周黏膜炎,牙周炎与种植体周炎的菌斑组成相似。1992 年,Berglundh 等建立了狗的天然牙牙龈炎和种植体周黏膜炎(Branemake 系统、Ⅲ系统、AstraTeah 系统)的实验模型,在 3 周和 3 个月后,对其周围菌斑进行分析、比较,发现无论是菌斑的量,还是菌斑组成都有其相似性,随着菌斑聚集的时间增长,龈下菌斑中能动菌的数量明显增加;活体组织检查证实,与结缔组织中炎症细胞的浸润类似,并有向根尖方向扩展的倾向。1994 年,Pontoriero 等对 20 名成人志愿者的天然牙和种植牙的观察发现,在停止口腔卫生 3 个月后,天然牙周和种植牙周均出现软组织水肿,且探诊深度增加了 1 mm。

3.种植体周炎的牙菌斑

1997 年,Hanish 和 Eke 等进行的动物实验研究表明,在种植体周炎患者的种植体周可检测到与牙周炎有关的牙周致病菌,如牙龈卟啉单胞菌、伴放线聚集杆菌等。通过暗视野显微镜观察发现,牙龈卟啉单胞菌、中间普罗威登斯菌由丝线结扎前的 1％上升到 10％,链球菌由 40％～60％减少到 0.2％～0.5％,球菌减少,革兰阴性厌氧杆菌的比例增加,能动菌的数量增加。国内学者的观察结果也显示,种植体周炎及牙周炎龈下菌群以革兰阴性厌氧菌为主,占 89.7％,并随探诊深度的增加,可培养菌的总量及革兰阴性厌氧杆菌所占比例增高。以上的一系列研究提示,种植体周炎的发生和发展与牙周炎的形成机制相似。

4.失败种植体周的牙菌斑

Mombelli 通过比较研究同一患者口内失败与成功种植体周龈下微生物的构成,发现失败种植体周织下微生物 41％以上为革兰阴性厌氧杆菌,兼性厌氧杆菌和梭杆菌明显升高,并存在能动菌。Lundovico 对 13 名患者 19 个失败种植体周龈下菌斑进行培养,发现革兰阴性杆菌占 50％,其中具核梭杆菌占 10.4％、牙龈卟啉单胞菌占 6.5％、中间普罗威登斯菌占 8.5％、螺旋体占 5.6％。1999 年,Lohardnt 等发现失败种植体周更常检出伴放线聚集杆菌、牙龈卟啉单胞菌、中间普罗威登斯菌,且部分无牙颌患者种植体周这些细菌的检出率明显高于全口无牙颌患者。

5.牙周病对种植体周微生物的影响

有牙周病史的部分无牙颌患者种植体周的牙周致病菌数高于全口无牙颌患者,前者主要为牙龈卟啉单胞菌和螺旋体(能动菌的比例为 11.4％,螺旋体占 2.7％),后者主要为中间普罗威登斯菌、具核梭杆菌等机会致病菌(能动菌的比例为 3％,螺旋体占 0.9％)。1996 年,Quirynen 等对 31 名部分无牙颌患者进行检测,发现从牙龈健康到慢性牙周炎、难治性牙周炎,其球菌的比例明显减少,能动菌的比例逐渐增加,用 DNA 探针检测,在天然牙和种植体周围均检测到牙龈卟啉单胞菌和牙密螺旋体。此外,牙周病的严重程度对种植体周微生物也有影响,慢性牙周炎患者,若种植体袋中间普罗威登斯菌 PD 小于 4 mm,则能动菌低于 20％,当中间普罗威登斯菌 PD 大于 4 mm,则能动菌达到 20%;重度牙周炎患者,无论中间普罗威登斯菌 PD 深浅,牙与种植体周两种菌的比例均大于 20%。

(五)种植体上的其他软沉积物

1.白垢

白垢(materia alba)也称软垢,为疏松地附着在牙面、修复体和种植体表面、牙石和龈缘处的软而粘的沉积物。白垢常在菌斑的表面形成,由活或死的微生物团块、脱落的上皮细胞、白细胞、唾液的黏液素、涎蛋白、脂质及少量食物碎屑的混合物不规则地堆集而成。白垢缺乏菌斑规则的内部结构,比菌斑易于去除,有力的漱口或用水即能祛除。白垢引起种植体周软组织的炎症一般较轻,其致病能力主要来源于其内的细菌。

2.食物碎屑

进食后口腔内常残存大量的食物碎屑,由于口腔的自洁作用,数分钟内大部分食物碎屑可被自行清除,残留部分松散地堆积在牙颈部和两牙间的楔状隙中。食物碎屑可被有力的水冲洗去除,牙签、牙线也能将其去除。如果长时间不去除食物碎屑,则会对牙周组织造成损害。

二、种植体上牙石的形成

(一)牙石的形成

1.概念

牙石(denal clulus)是一种沉积于牙面、修复体或种植体表面的钙化或正在钙化的菌斑,由唾液或龈沟液中的钙盐沉积而成,形成后不易被除去。在失败而拔除的种植体上可见牙石的附着。牙石根据沉积部位,以龈缘为界,可分为龈上牙石和龈下牙石。

(1)龈上牙石。位于龈缘以上的牙面的牙石称为龈上牙石,其钙化来源于唾液。龈上牙石一般为黄色,也可能由食物、烟、茶等着色成褐色。龈上牙石有中等硬度,与龈下牙石相比,其质地较松软,易沉积在主要的唾液腺开口附近的牙面上,如颌下腺、舌下腺开口处,腮腺导管开口处次之。

(2)龈下牙石。沉积于龈缘之下的龈沟内或牙周袋内的根面的牙石称为龈下牙石,其钙化来源于龈沟液。龈下牙石呈深褐色或黑色。由于位于龈缘的根方,一般肉眼不能看到,用探针可探查到,较大者有时可在 X 线片上显示。龈下牙石质地比龈上牙石坚硬得多,体积较小,牢固地附着在牙面上。根据牙石在种植体上的附着部位,种植体上的牙石也分为种植体龈上牙石和种植体龈下牙石。与天然牙相比,种植体上牙石附着的紧密程度相对较低,易于清除。

2.形成过程

牙石的形成包括 3 个基本步骤:获得性膜的形成、菌斑成熟和矿物化。菌斑形成后,菌斑的矿化可能通过在降解的细菌中形成结晶,以及通过来自唾液和龈沟液中的成分使细胞外基质矿化。在菌斑形成的 2~4 d 中都可矿化,从开始矿化到牙石形成,一般需要 10~20 d。由于菌斑和获得性膜均钙化,牙石能紧密地附着在牙面或种植体颈缘表面。

3.牙石与菌斑的关系

菌斑是牙石形成的基础,没有菌斑就不会有牙石。但是,并不是所有的菌斑都会钙化成牙石。牙石表面粗糙,是菌斑附着的有利场所。牙石的存在能加快菌斑形成的速度。

(二)牙石的成分与矿化的机制

牙石中 70%~80% 是无机盐,其中主要的是钙和磷,钙占无机物重量的 40%,磷占 20%,

其余还有镁、钠、碳酸盐、氟化物，以及微量的钾、锌、锶。牙石中的有机物占干重的15％～20％，主要是来自组成菌斑的微生物和唾液的蛋白质、糖类化合物，以及来自牙龈组织结构的蛋白质多糖复合体。根据牙石的部位（龈上或龈下）和沉积时间，牙石中存在4种磷酸盐晶体结构：磷酸氢钙、八钙磷酸盐、羟基磷灰石和磷酸钙。最早出现的是磷酸氢钙，接着是八钙磷酸盐，随着时间的推移，形成磷酸钙和羟基磷灰石。在龈上牙石中发现较多的磷酸氢钙，在龈下牙石中较多的是镁-磷酸钙。在6个月以上的沉积物中，主要的晶体是羟基磷灰石。

菌斑的矿化成分是来自唾液和龈沟液中的矿物质。对牙石的矿化机制尚不完全清楚，可能的机制如下。

（1）在适宜的 pH 条件下，钙离子或磷酸根离子在唾液中呈饱和状态，钙盐沉积出来。

（2）在非饱和状态下，来自细菌等的某些分子，如一些胶原、蛋白多糖，以及钙-磷脂-磷酸盐复合体可能成为晶体的核心，矿物质以此为中心沉积。

（3）在没有矿化核心时，羟基磷灰石也能形成。最早形成无形的非晶体沉淀和磷酸氢钙，然后转变成八钙磷酸盐，最后变成羟基磷灰石。

（三）牙石的致病作用

牙石并不是造成种植体周炎的主要原因，其致病作用主要表现为以下几点。

（1）粗糙的牙石表面为菌斑的滞留提供了有利的条件，从而促进了菌斑对种植体周组织的致病作用。

（2）牙石的存在可能妨碍口腔卫生措施的实施。

（3）牙石可能使其上的菌斑与周围软组织直接接触，影响细菌微生态和组织反应，放大菌斑的致病作用。

（四）影响牙石形成的因素

牙石的形成速度存在很大的个体差异，有的个体可以在2周之内即形成钙化完全的牙石，有的个体却需要数月、甚至数年的时间。影响牙石形成的因素包括以下方面。

1.口腔卫生状况

口腔卫生良好时，牙菌斑及时被清除，可以减少牙石形成的可能。

2.唾液中的矿物质含量

钙、磷酸根离子是牙石的主要组成成分，唾液中二者的含量越高，越有利于牙石的形成。

3.口腔中的 pH

口腔中的 pH 升高时，酸性的磷酸钙将沉淀下来。

4.种植体的表面粗糙度

种植体表面越粗糙，微生物越易在表面定植，从而形成菌斑，再矿化成牙石。

5.种植体表面的化学组成

不同材料的电势电位、抗腐蚀性不同，微生物对种植体表面的黏附能力不同，这些因素均影响微生物在种植体上的定植、菌斑和牙石的形成。例如，有研究表明，在表面粗糙度无差别的情况下，纯钛表面涂层 TiN 或 ZrN 后，细菌的附着量比纯钛表面有显著减少。

三、口腔卫生的维护

种植义齿的成功有赖于良好的口腔卫生，由于细菌是引起种植体周组织炎症的始动因素，因此在种植体植入后，所有的患者都必须遵循口腔卫生维护的原则。值得提出的是，家庭护理和维持期复诊是非常重要的,通过追踪观察,医师可以督促、指导患者进行有效的口腔卫生,针对问题及时处理,确保种植体能够长期、稳定地发挥作用。

(一)口腔卫生状况的随访

1.天然牙卫生状况的检查

口腔内的细菌可以在不同环境间发生位移,天然牙的卫生状况直接影响到周围的种植义齿。天然牙的检查应包括菌斑、白垢、牙石和色素的沉积情况,软组织是否红肿、是否探诊出血,有无食物嵌塞、龋坏等易于菌斑聚集的因素,有无口臭等。

2.种植义齿的卫生检查

种植义齿的卫生检查与天然牙类似,种植义齿的检查包括菌斑、牙石、种植体颈部软组织健康情况、种植体的松动度、种植义齿的形态设计是否合理。一般来说,对口腔软组织健康影响较大的菌斑和牙石位于种植体颈部、基桩、连接杆及上部结构的组织面,其中种植体颈部的菌斑和牙石极为有害。

菌斑、牙石的检查包括菌斑指数和牙石分度;软组织健康情况包括牙龈探诊出血指数、龈沟液流量、种植体周袋探诊深度;种植体的松动度的检查可使用松动度指数或 periotest 松动度测量仪;对种植义齿的形态设计的检查主要包括种植体上部的牙冠是否密合,连接杆的设计不良是否造成了食物滞留,咬合创伤致种植体松动造成触点不良从而引起食物嵌塞等。每隔6～12个月对全口牙或个别重点牙拍摄 X 线片监测牙槽骨的变化,对有明显炎症或症状加重的种植体还可进行特殊检查,如微生物学检查、龈沟液的量及生化指标检查等,从而指导用药。

3.口腔卫生档案的建立

建立口腔卫生档案,可对不同患者的情况进行分析,指导患者正确进行口腔卫生维护,提高种植成功率,并为将来的种植义齿保洁提供理论依据。要达到上述目的,应忠实地收集、记录患者的每次检查结果和平时口腔保洁情况。

(1)使用项目设计合理的口腔卫生调查表,记录患者的口腔卫生情况及与之相关的其他信息。

(2)询问患者的口腔卫生习惯,包括口腔清洁是否有规律,刷牙的时间、次数,使用的清洁工具等。同时了解患者有无不良嗜好和习惯,如抽烟、饮酒、睡前进食等。

(3)若患者有不良的卫生习惯,或口腔卫生清洁(特别是种植体的清洁)不够理想,医师应指出不良卫生习惯的危害性,并指导患者正确使用牙签、牙线。

(二)自身菌斑控制和家庭护理

1.自身菌斑控制

控制菌斑的方法较多,有机械的方法和化学的方法。自我控制菌斑最主要的手段是刷牙及饭后漱口,这两种方法患者均可在家中完成。漱口能除去附着疏松的软垢、食物碎屑,能减少口腔中微生物的数量,但不能有效清除菌斑,不足以维持良好的口腔卫生,因此漱口与刷牙应配合进行。刷牙是口腔卫生维护措施中最有效的方法,设计合理的牙刷和正确的刷牙方法,不仅能及时刷除软垢、部分菌斑和色素,还能对牙龈进行按摩,增进牙龈组织健康并提高防御能力。有规律的清刷比随意的效果好,饭后和睡前的清刷是很有必要的,尤其是对种植体颈部及其周围的牙龈组织。一般主张每天早、晚各刷牙一次,也可午饭后增加一次,但主要强调刷得彻底,不过分强调次数。由于钛种植体表面易形成划痕,应选用刷毛较柔软,末端为圆头的牙刷,并使用含软性摩擦剂的牙膏。清刷种植体的基桩周围和上部结构近基桩处时,动作应轻柔,避免牙刷直接刺激、损伤其周围软组织。具体方法可采用改良的 Bass 刷牙法,即将刷毛以45°指向种植体根尖方向,按压在种植体牙龈交界处,使一半刷毛接触基桩,一半刷毛进入龈沟,使用轻柔压力,做圆形或椭圆形运动,也可选用电动牙刷清洁牙面或种植体。

2. 特殊器具的使用

一般的刷牙方法只能清除 70% 左右的菌斑,在牙和种植体的邻面常余留菌斑,需要特殊器具来辅助清除菌斑。特殊清洁器包括牙签、牙线、牙间清洁器、纱布条等。医师最好对每一种特殊清洁器具的使用都在模型上进行演示,嘱患者当面反复训练,直到掌握为止。应当注意的是,医师应向患者提供最简单、有效的口腔卫生保护方法。

(1)牙签、牙线。牙线常用于清洁天然牙邻面和基桩间的空间,用一塑料针穿过基桩之间,并绕基桩一圈,手握其两端来回抽动,清洁基桩上的菌斑,也可用于清洁上部结构的龈面。当天然牙和种植体周围牙槽骨吸收致牙根或种植体基桩暴露,在牙间隙增大的情况下,可用牙签来清洁邻面菌斑和根分叉区,应选用硬质木制或塑料制、光滑无毛刺的牙签,将邻间隙两侧的根面或基桩上的菌斑刮净。每清完一个区域后用清水漱口,漱净被刮下的菌斑。

(2)牙间清洁器。例如,牙间隙刷为单束毛刷、锥形橡皮头、尖或牙线夹等,牙间清洁器具有各种不同的形态,用以清除难以自洁的邻间隙、暴露的根分叉以及基桩近远中邻面的菌斑。

(3)纱布条。当上部结构的悬臂端与牙槽嵴有间隙时,可用纱布条去除悬臂端组织面的食物残渣、软垢,并对其有抛光作用,还可清洁钛种植体表面。如果间隙较小,可用柔软、较薄的尼龙纱代替。

3. 化学药物控制菌斑

应用有效的化学药物来抑制菌斑的形成或杀灭菌斑中的细菌是控制菌斑的一条途径。需要强调的是,尽管化学药物能一定程度地控制菌斑,但它仍然只能作为辅助性措施,因为药物的作用只限于一定的时间和部位需持续使用,而且不易到达牙周袋或种植体周袋内。只有在用机械方法去除了菌斑和牙石后,再辅以化学药物,才能彻底有效地控制菌斑。近年来,国内外比较重视研制的化学控制菌斑剂主要是含某些抗菌药物的漱口液,含漱药物仅进入龈袋或牙周袋 2~3 mm,不影响深袋细菌,但能清除舌背、扁桃体、颊黏膜等处的微生物,有利于阻止病菌重新定植和复发。目前比较成熟的有氯己定溶液(洗必泰溶液)、过氧化氢溶液、碘附溶液、甲硝唑溶液等。

(1)0.12%~0.2%的氯己定溶液。氯己定(chlorhexdine)是双胍类化合物,为广谱抗菌剂,对革兰氏阳性菌及阴性菌都有较强的抗菌作用,能有效防止菌斑形成,其毒性小、安全,细菌不易对其产生耐药性,但味苦,易使牙着色和导致味觉改变。

(2)氯化十六烷基吡啶。氯化十六烷基吡啶(cetylpyridinium chloride,CPC)属于季铵盐类复合物,对革兰氏阳性菌的抑制力强;对革兰氏阴性菌也有一定的抑制力,能抑制早期菌斑的形成和种植体黏膜炎的发生。

(3)甲硝唑含漱液。甲硝唑为抗厌氧菌感染药,有明显的抑菌和杀菌作用。当甲硝唑在口腔中的浓度达到 0.025% 时,即能抑制牙周常见厌氧菌,是控制菌斑的有效药物。

(4)其他漱口液。其他漱口液还有 2% 的盐水、1% 的过氧化氢液、硼酸等。

(刘　峰)

第八章 口腔修复

第一节 暂时固定修复体

对于固定修复（包括冠、桥等）来说，使用暂时性修复体（provisional restoration/temporary restoration）是十分必要的。

一、暂时修复体的功能

1.恢复功能

修复体可以恢复缺损、缺失牙和基牙的美观、发音和一定的咀嚼功能。

2.评估牙体预备质量

可以评估牙体预备的量是否足够，必要的时候作为牙体预备引导，再行预备。

3.保护牙髓

暂时修复体可以保护活髓牙牙髓不受刺激。牙体预备过程的冷热及机械刺激可能对牙髓造成激惹，暂时黏固剂中的丁香油或氢氧化钙成分可以对牙髓起到安抚作用。

4.维持牙位及牙周组织形态

维持邻牙、对颌牙、牙龈牙周软组织的稳定性。对于牙周软组织手术，如切龈的病例，暂时修复体可以引导软组织的恢复，形成预期的良好形态。而对于边缘线位于龈缘线下较深的病例，修复体可以阻挡牙龈的增生覆盖预备体边缘。

5.医患交流的工具

暂时修复体还可以作为医患沟通交流的媒介，患者可以从暂时修复体的形态及颜色提出最终修复体的改进意见。

6.暂时修复体可以帮助患者完成从牙体缺损到最终修复的心理及生理过渡

正因为暂时修复体的功能不仅仅是保护牙髓和维持牙位稳定，因此部分医师只为活髓牙作暂时修复的观念是不正确的。暂时修复体应该是牙体缺损修复，特别是冠修复的常规和必要的步骤。良好的暂时修复因为在最终修复体制作期间为患者提供功能和舒适，可以增强患者对治疗的信心和治疗措施的接受程度，对最终修复体的治疗效果也有明显的影响。

二、暂时修复体的要求

作为暂时修复体，应该满足以下的基本要求。

1.能有效保护牙髓

要求修复体具备良好的边缘封闭性，以避免微漏，形成微生物的附着，隔绝唾液及口腔内各种液体的化学及微生物刺激。因为要隔绝对牙髓的机械物理刺激，因此制作修复体的材料具备良好的绝热性，因此导热性较低的树脂类材料最常采用。

2.足够的强度

暂时修复体必须能够承受一定的咬合力而不发生破损，对于需要长时间戴用的暂时修复体,最好采用强度较高的材料制作。一般复合树脂类材料制作的修复体耐磨性好,但脆性较大,在取出的时候较易破损;丙烯酸树脂类材料则具有较好的韧性,但耐磨性较差;金属类材料强度较好,但因为颜色的问题只能用于后牙。暂时修复体在取出的时候最好能够完整无损,因为最终修复体经常会出现形态和颜色不满意需要重新制作的情况,暂时修复体还可以继续使用,无须花费时间和精力重新制作一个新修复体。

3.足够的固位力

暂时修复体具有足够的固位力的同时在功能状况下不脱位。临床上一旦暂时修复体脱出没有再行黏固,在最终修复体试戴的时候会出现明显的过敏现象,影响试戴操作。严重的情况下还会导致牙髓的不可复性炎症而影响修复治疗的进度。

4.边缘的密合性

临床上不能够因为暂时修复体戴用时间短而降低对边缘适合性的要求,相反,暂时修复体边缘对修复效果的影响是极为明显的。临床上也经常发现,如果暂时修复体戴用期间牙龈能保持健康和良好的反应,最终修复体出现问题的概率也会很低,反之,最终修复体出现问题的概率也会很高,因此对暂时修复体边缘的处理应该按照对最终修复体的要求进行。边缘过长、过厚会导致龈缘炎、出血水肿、龈缘的退缩、牙龈的增生等问题,有些问题如龈缘退缩可能会是永久性的,将会导致最终修复体美学性能受影响;相反,如果边缘过薄、过短或存在间隙,则在短时间(1周之内)就会导致非常明显的牙龈组织增生,也严重影响最终修复体的戴入和修复效果。为保证暂时修复体边缘的密合性,最好是在排龈以后,边缘完全显露的状况下再进行暂时修复体印模的制取或口内直接法修复体的制作,这样可以很清楚、精细地处理修复体的边缘。

5.咬合关系

暂时修复体应该恢复与对殆牙良好的咬合关系,良好的咬合关系不仅利于患者的功能和舒适感,还对修复效果产生影响。如果咬合出现高点或殆干扰,会对患者造成不适,形成基牙牙周损伤甚至肌肉和关节功能的紊乱;反之,如果与对殆牙没有良好的接触或没有咬合接触,则会导致牙位的不稳定或伸长,影响最终修复体的戴入。

6.恢复适当的功能

一般情况下,我们要求暂时修复体恢复适当的咀嚼发音功能,这样可以评估修复体功能状况下的反应以及修复体对发音等功能的影响;对于特定的病例,则需要暂时修复体行使咀嚼功能。对于前牙缺损的患者,必须恢复正常的形态和颜色达到一定的美学效果,避免对日常生活的影响,增强患者对治疗的信心和对治疗的依从性。

三、暂时修复体的类型

暂时修复体的制作技术多样,可以从氧化锌丁香油暂时黏固剂或牙胶封闭小的嵌体洞到暂时全冠甚至固定桥。按照制作时采用预成修复体还是个别制作修复体,暂时修复体可以分为预成法(prefabricated)及个别制作法(custom made)两类;按照是在口内实际预备体上制作还是在口外模型上制作的修复体,又可以分为直接法(direct technique)和间接法(indirect technique)两类。

(一)预成法

预成法是采用各种预成的冠套来制作暂时修复体的方法,一般可在口内直接完成,简便、省时。预成法技术包括成品铝套(银锡冠套)、解剖型金属冠(如不锈钢冠、铝冠)等用于后牙的成品冠套，以及牙色聚碳酸酯冠套、赛璐珞透明冠套等用于前牙的成品冠套。预成法技术所采用的是单个的成品，因此只适用于单个牙冠修复体的制作，对于暂时性的桥体，则一般采用个别制作的方法。

使用时挑选合适大小的成品，经过适当的修改调磨，口内直接黏固并咬合成型；或口内直接组织面内衬树脂或塑胶，固化后取出调磨抛光后直接黏固。

1. 解剖型金属冠

口内直接法制作后牙暂冠的方法之一。采用大小合适的软质的成品铝冠或银锡冠，经边缘修剪打磨后，直接黏固于口内，咬合面的最终形态通过患者紧咬合后自动塑形。此种暂时修复，如果𬌗面暂时黏固材料过厚，在经过一段时间咀嚼后，咬合面下陷，可能会与对𬌗牙脱离接触形成咬合间隙。

这类暂时修复体的边缘不易达到良好的密合，故不宜长期戴用。此外，也不适合作固定桥的暂时修复体。

2. 牙色聚碳酸酯冠套

采用牙色的树脂成品冠套，在口内直接或模型上内衬树脂或塑胶形成的暂时冠修复体，因为是牙色材料，一般用于前牙以获得较好的美学效果。冠套内衬以后，修复体的边缘和形态可以进行精细修磨和抛光，因此可以获得良好的边缘密合性，修复体可以较长时间戴用而不对牙周造成刺激。

制作时应注意，在完全固化之前最好取下修复体再复位，以防止预备体存在倒凹导致材料完全固化后暂冠无法取下。

3. 赛璐珞透明冠套

采用透明的赛璐珞成品冠套，同前牙色树脂冠套一样内衬牙色树脂或塑胶制作暂冠。其临床操作过程与前述牙色树脂冠套的方法相同。

(二)个性制作法

个性制作法是按照患者的口内情况，个别制作的暂时修复体。包括透明压膜内衬法、印模法、个别制作法等。按照材料不同，可采用口内直接制作和取模以后在模型上间接制作技术。

1. 透明压膜内衬法

在牙体预备前制备印模，牙体缺损处可以先用黏蜡在口内恢复外形，然后再取模，灌注模型，然后采用真空压膜的方法形成类似于成品冠套的透明牙套。牙体预备后同样取模灌注模型，将制备好的牙套内衬牙色塑料或树脂，复位于预备后模型上，固化以后形成暂时修复体。可用于简单的单冠及复杂的暂时修复体制作。调拌自凝塑料(口内直接法制作的情况下采用树脂或不产热塑胶)，然后填充到压膜组织面预备体相应部位，就位到模型上或口内。预备体部位预涂分离剂。口内直接法制作时，在材料完全固化前最好反复取戴一次以防止固化后无法取下。

2. 印模法

该法较适合制作暂时性固定桥，在牙体预备前制备印模，牙体缺损处可以先用黏蜡在口内恢复外形，然后再取模。牙体预备后将暂冠材料注入印模内，然后直接复位到口腔内，固化以后则形成暂时修复体。这种技术制作的修复体可以保持患者原有牙体的形态和位置特征，患者易于接受，但对于需要改变原有牙齿状况的患者以及长桥等复杂情况，则操作会显得比较复杂。采用不产热的化学固化复合树脂(Bis-Acryliccomposite)口内直接制作暂时修复体。这类材料对组织的刺激性小,加上固化时材料产热很少,不会对预备牙体产生热刺激。但材料较脆,打磨和取戴时易破损。在口内直接制作暂时修复体应注意邻牙倒凹过大时,可能导致修复体取下困难。制作前可以适当填除过大的倒凹以避免。

3.个别制作法

牙体预备后制取印模并灌注模型,由技师采用成品塑料或树脂贴面,用自凝牙色塑料或树脂徒手形成修复体的技术。因为需要的步骤较多,因此比较费时。由于是徒手制作,可以较大幅度地改变原来牙齿的排列和形态以接近最终修复体的状况,适用于比较复杂的修复病例,特别是桥体修复的患者。但对于不需要改形改位的情况,可能跟患者原有的牙齿形态差别较大。

四、暂时修复体的黏固

暂时修复体的黏固一般采用丁香油暂时黏固剂,一般可以获得 1～2 周短期的稳固黏固;对于需要较长时间使用的暂时或过渡性的修复体,则可以采用磷酸锌、羧酸锌或玻璃离子黏固剂等进行黏固。但后期暂冠取下时相对比较困难,并且预备体表面可能残留黏固剂,去除比较困难。

全瓷类修复体或最终修复体需要用树脂黏固或预备体有大面积树脂材料的情况下,应该避免使用含有丁香油材料的暂时黏固剂,因为丁香油是树脂的阻聚剂,会导致黏结界面树脂层不固化,导致黏结强度下降甚至失败。因此树脂黏结界面应该杜绝丁香油污染,如果不慎使用其作暂时黏结或黏结面受到污染,应充分用牙粉和乙醇清洁后再进行黏结操作。目前市场上已出现了不含丁香油的聚羧酸基类和氢氧化钙类暂时黏固剂材料,专门用于树脂黏结类修复体的暂时修复体的黏固。

(王红霞)

第二节 全瓷固定桥

一、全瓷固定桥的特点和适用范围

随着高强度陶瓷研究的不断开展,全瓷修复技术的临床应用日趋广泛。目前国内外的临床应用已从前后牙单冠发展到了前牙固定桥,乃至后牙的固定桥修复,展示出全瓷固定桥修复在口腔修复领域广泛的应用前景。

全瓷固定桥没有金属基底,无须遮色,具有独特的通透质感,其形态、色调和折光率等都与天然牙相似。长期以来一直因陶瓷的脆性而限制了其临床应用。随着材料学的发展,现已研制出多种机械性能、生物相容性、美观性都非常好的材料,推动了全瓷固定桥的应用。目前在临床上常用的有 In-Ceram Alumina、IPS-Empress Ⅱ、氧化锆材料等多种材料可用于制作全瓷固定桥。

全瓷固定桥为无金属修复,具有良好的生物相容性,美观逼真,不同的全瓷修复系统具有不同的强度。目前全瓷固定桥不仅可以用于前牙,一些高强度的全瓷材料还可用于后牙四单位的固定桥修复。但由于全瓷修复需要磨除较多的牙体组织,因此更适用于无髓牙的修复,而髓腔较大的年轻恒牙做基牙时,为了不损伤牙髓,建议不采用全瓷固定桥修复。此外,咬合紧的深覆𬌗患者,特别是内倾性深覆𬌗,不易预备出修复体舌侧的空间,也不宜采用全瓷固定桥修复。

二、临床技术要点

全瓷固定桥的临床技术与全瓷冠修复相同,主要包括比配色、牙体预备、排龈、制取印模、暂时修复、黏结修复体等步骤。

(一)牙体预备

牙体预备应遵从以下原则。

1. 保护牙体组织

牙体预备应在局麻下进行,牙体预备应避免两种倾向,不能一味强调修复体的美学和强度而过量磨除牙体导致牙体的抗力降低;也不能够过于强调少磨牙而导致修复体外形、美观和强度不足。

2. 获得足够的抗力和固位形

满足一定的轴面聚合度和高度,必要时预备辅助固位形以保证固位;后牙咬合面应均匀磨除,避免磨成平面,应保留咬合面的轮廓外形。同时功能尖的功能斜面应适当磨除,保证在正中和侧方咬合时均有足够的修复体间隙。

3. 边缘的完整性

颈缘应该清晰、连续光滑、并预备成相应的形态。目前包括烤瓷修复体均主张 360°肩台预备,主要是保证预备体边缘的清晰度使制作时边缘精度得以保证。舌腭侧的边缘可采用较窄的肩台或凹形等预备方式。

4. 保护牙周的健康

主要涉及颈缘位置的确定,包括龈上、平龈和龈下边缘。以前认为边缘不同位置与基牙继发龋及牙龈的刺激的严重程度有关,但目前的共识是,边缘的适合性相比于边缘的位置而言才是最主要的因素。因此,不论采用何种位置,保证最终修复体边缘的适合性才是问题的关键。对于美学可见区,如前牙和前磨牙唇面、部分第一磨牙的近中颊侧等,为保证美观,一般采用龈下 0.5 mm 的边缘位置;而对于美学不可见区,如前牙邻面片舌腭侧 1/2 及所有牙的舌腭面,则可以采用平龈或龈上边缘设计。龈上边缘的优点包括牙体预备量少、预备及检查维护容易、容易显露(甚至印模前可以不进行排龈处理)、刺激性小、容易抛光等。因此,对于后牙和前牙舌侧、邻面偏舌侧 1/2 的边缘,推荐龈上边缘设计。对于牙冠过短,需延长预备以增加固位者,可采用龈下边缘,但须排龈保证精度。

(二)比色

全瓷固定桥多用于前牙修复,比色、配色是十分重要的工作。比色有视觉比色和仪器比色两种方法,视觉比色简单易行,是目前临床最常采用的技术,但影响因素较多,准确性受到一定的影响;仪器比色法不受主观及环境因素的影响,准确度高,重复性好,但操作复杂,相应临床成本较高,普及性不高。

视觉比色法采用比色板进行。经典的 16 色比色板因本身设计存在的不足,据研究其临床颜色匹配率还不到 30%。新型的 Vita 3D Master 和 Shofii Halo 比色板等基于牙色空间及颜色理论设计,比色的准确度较经典比色板大幅提高,临床颜色匹配度可以达到 70%～80%。

在有条件的情况下,最好采用新型比色板及配套的瓷粉,以提高临床颜色及美学效果。比色时可采用"三区比色"及"九区记录法",配合使用特殊比色板进行切端、颈部、牙龈、不同层次分别比色,最大限度地将颜色及个性化信息传递给技师。最好连同比色片一起进行口内数码摄像,将数码照片通过网络传递给技师作仿真化再现参考。因为比色片只能传递颜色信息,其他更重要的信息如个性化特征、半透明度、表面特征等可以通过照片的方式得以传递。

比色最好是在牙体预备之前进行,以避免牙体预备后牙齿失水及操作者视觉疲劳影响比色的准确性。

(王红霞)

第三节　固定桥修复的常见问题及对策

一、固定义齿修复中的常见问题

目前,固定义齿修复应用日益广泛,但同时也有一些问题显现出来。首先是在适应证的把握上不够严格,修复设计不合理,治疗过程不规范,最后造成患者心理和生理上的双重损害,也危害了医患关系的和谐。

1.修复设计不合理

在口腔修复治疗过程中,患者的参与程度很高,医患沟通显得尤为重要。有不少设计不合理的固定修复,在于医师没有坚持原则,屈从于患者不切实际的要求,最终导致修复的失败。

2.修复治疗过程不规范

修复治疗前没有进行认真仔细的检查,必要的修复前治疗没有完成,致使在修复过程中或治疗后出现问题;另一方面,操作的不规范也会严重影响最终的修复质量和效果。

3.缺乏系统的修复治疗

对于失败病例的总结和分析,部分修复医师的治疗是只管中间、不管头尾,既不重视修复前的基础治疗,也忽略了修复后的相应维护,为修复失败埋下了隐患。

二、固定义齿修复后的常见问题及处理

固定桥的修复效果受到多方面因素的影响,与对患者的检查、诊断是否正确,适应证的选择是否恰当,固定桥的设计是否合理,制作中的各个环节是否准确无误,材料性能是否良好等有着密切的关系。一般来说,只要合乎上述要求,固定桥的寿命是较长的。固定桥是以天然牙为支持的一种人工修复体,随着患者的年龄增长,局部或全身健康的变化,基牙的代偿功能会有所降低,若超出代偿的生理限度将导致牙周组织发生病变,影响固定桥的使用。固定桥一旦出现问题,轻者可在口内作适当处理,严重者往往需拆除固定桥重做,甚至拔除基牙。

(一)基牙疼痛

1.过敏性疼痛

(1)固定桥在戴入和黏固过程中出现疼痛:多由于活髓牙切磨后牙本质暴露,固定桥就位时的机械摩擦、黏固时消毒药物刺激、冷热刺激、黏固剂中游离酸刺激等,都会引起过敏性疼

痛。待黏固剂凝固后,疼痛一般可自行消失。

(2)固定桥黏固后近期内遇冷热刺激疼痛:多系牙体组织切割过多已接近牙髓,或因基牙预备后未戴用暂时桥所致。可先将固定桥作暂时性黏固,观察一段时间,待症状消失后,再作恒久性黏固。

(3)固定桥使用一段时期后出现遇冷热刺激疼痛:可能由于:①基牙产生继发龋;②牙周创伤或牙龈退缩;③固位体适合性差,固位不良,桥松动;④黏固剂质量差或黏固剂溶解等原因。除因黏固的问题,在无损固定桥的情况下摘除重新黏固外,一般需要拆除固定桥,治疗患牙后重新制作。

2.咬合痛

(1)固定桥黏固后短期内出现咬合痛:多为早接触点引起创伤性牙周膜炎,经过调𬌗处理后,疼痛会很快消失。若未及时调𬌗,有时会因创伤而引起急性牙周膜炎,疼痛加剧,必要时需在局麻下拆除固定桥,待痊愈后重做。

(2)固定桥使用一段时期后出现咬合痛:检查叩痛和牙松动度,并用 X 线片参考,确定是否为创伤性牙周炎或根尖周炎等。处理为调𬌗,牙周治疗,固位体上钻孔或拆除固定桥作根管治疗,甚至需拔除患牙,重新设计修复失牙。

3.自发性疼痛

固定桥黏固后若出现自发性疼痛,应根据疼痛特征,口腔检查并结合 X 线片,确诊其引起自发痛的原因。

(1)牙髓炎:可发生在修复后的近期或远期,初期可为冷、热、酸、甜等的刺激性疼痛,逐步发展为自发痛,根据其牙髓炎的特殊症状不难做出诊断。一旦牙髓炎发生,应该在确定患牙后从固位体的舌面(前牙)或𬌗面(后牙)立即开髓,缓解症状。在根管治疗期间可以保留修复体,以维护美观和功能,根管治疗后可根据情况将开髓孔充填,或重新制作固定桥修复体。

(2)根尖周炎:可表现为自发痛、叩痛或咬合痛,一旦确诊,通常需要作根管治疗,部分已作过根管治疗的患牙,可采用作根尖切除和倒充填术。

(3)嵌塞性疼痛:首先明确食物嵌塞的原因,触点接触不良可导致食物嵌塞,进而引起牙龈牙周组织的炎症,需要拆除修复体重新制作,恢复良好的邻接关系。此外,对颌牙的楔状牙尖也可导致食物嵌塞,可通过调磨对颌牙缓解症状。对于触点接触良好的水平型食物嵌塞,则需要考虑其他的方法来解决食物嵌塞的问题。

偶尔可见由于异种金属修复体之间产生的微电流引起自发痛,需要改用相同的金属材料修复,或用非金属材料修复。

(二)龈缘炎、牙槽嵴黏膜炎

固定桥戴用后出现龈缘炎或桥体下牙槽嵴黏膜发炎的情况较为多见,可能由于以下几种原因。

(1)龈缘下溢出的多余黏固剂未去除干净。

(2)固位体边缘过长刺激或边缘不密合,有悬突、食物残渣和菌斑集聚。

(3)固位体和桥体的轴面外形恢复不良,不利于自洁和对牙龈的按摩作用。

(4)与邻牙的接触点恢复不良,食物嵌塞会压迫刺激牙龈。

(5)桥体龈端与牙槽嵴黏膜间存在间隙,或因压迫牙槽嵴过紧,加速牙槽嵴吸收而出现间隙,以及龈端抛光不足,食物残渣停滞和菌斑附着。桥体龈面或此处残留的黏结剂对牙槽嵴黏膜的压迫,可导致黏膜发炎,出现红肿、疼痛等症状。

(6)口腔卫生习惯较差。

治疗时可去净多余的黏固剂,局部用药消除炎症,通过调磨修改,尽可能消除或减少致病原因。若效果不佳者,应拆除固定桥重做。

(三)基牙松动

固定桥基牙松动可能有局部和全身的原因。

(1)基牙本身的条件差,或桥体跨度过大,设计的基牙数量不足。

(2)桥体𬌗面恢复过宽或牙尖过陡,恢复的𬌗力过大。

(3)咬合不良,使基牙遭受𬌗创伤。

(4)局部或全身健康下降,机体的代偿功能失调,基牙牙周组织的耐受力降低。对松动的基牙可先采取保守治疗,调𬌗以减轻负担。如果牙周组织损伤严重,且经常引起炎症而产生疼痛,一般应拆除固定桥,治疗患牙,重新修复失牙。

(四)固定桥松动、脱落

固定桥松动、脱落涉及设计、材料、口腔卫生情况及多个技术操作的环节。

(1)两端固位体的固位力相差悬殊,受到两端基牙运动的相互影响。

(2)基牙牙体预备不当,使其固位体固位力不足。如轴面聚合度过大,𬌗龈距太短,或3/4冠固位体的邻面轴沟的长度、深度不足等。

(3)桥架变形或就位道路有差异,使其固位体和基牙不密合降低了固位体的固位力,试戴时,有轻微翘动又未被察觉。

(4)金属材料机械强度不足,耐磨性差,固位体穿孔,使得黏固剂溶解,或桥架设计不当,引起桥体弯曲变形。

(5)基牙产生了继发龋。

(6)黏固剂质量差或黏固操作不当等。固定桥出现松动、脱落,在仔细检查并找出原因后,针对原因作相应处理。若系桥基预备体固位力不足或两端固位力相差大,应重新预备牙体。若因金属桥架制作中的缺陷或材料问题,应重做或更换材料重做。若基牙产生继发龋,应拆除固定桥,治疗充填患牙后重新设计制作。若因黏固剂质量差或黏固操作有误,需选用合格材料重新黏固。

(五)固定桥破损

固定桥戴用一段时间后,可能出现破损的现象有以下几种。

1. 金属固位体磨损穿孔

金属固位体磨损穿孔可能由于牙体𬌗面预备的空间不足,材料的耐磨性差或易腐蚀。

2. 桥体弯曲下沉

桥体弯曲下沉多因金属桥架材料机械强度差,或桥架设计不当,如桥体跨度长,𬌗力大,未采用增强桥架强度的措施。

3. 连接体脱焊或折断脱焊

连接体脱焊或折断脱焊多因焊接技术或焊料有问题。若为整铸桥架,多因连接体的设计不当,如厚度不足或连接处形成狭缝等。

4. 树脂磨损、变色、脱落

目前多采用金属与硬质复合树脂光固化或热压固化法联合制作固定桥,树脂易磨损,时久会失去咬合接触；前牙切缘若舌侧无金属背板支持，易折断；树脂易变色和体积的不稳定性，边缘常出现微漏，色素沉着影响美观；金属桥架的固位形不良或表面处理欠佳，而使金属树脂间结合力下降，出现树脂牙面与金属脱落等不良后果。

5.瓷折裂与剥脱

瓷的最大缺点是脆性较大。这种缺陷最易引发瓷裂或瓷剥脱。

（1）金属桥架设计制作不当，使其强度不足而引起桥架变形；或桥架表面存在锐角、尖嵴或连接体处呈现 V 形狭缝；或金瓷交界处位于𬌗力集中部位；或承受最大𬌗力处无金属基底支持等。

（2）瓷层过厚、气孔率增高或瓷层过薄，都会降低瓷的强度。

（3）金属桥架表面处理不当（包括打磨、粗化、清洁、除气和预氧化），降低了金瓷结合强度。

（4）塑瓷或烧结中的问题，如瓷浆瓷粒缩聚不够，入炉或出炉过快，或反复烧结等。

（5）咬合不平衡，有𬌗干扰，导致应力集中。此外，受创伤或咬硬物时𬌗力过大都有可能引起瓷裂、瓷剥脱。

固定桥破损后，应分析原因，一般都需拆除后重做。对于树脂变色、磨损或烤瓷局部折裂等，在完整摘除固定桥有一定难度时，可在口内用光固化复合树脂直接修补或更换桥体树脂牙面。

对于瓷折断而未暴露金属基底，可采用瓷修补的专用光固化复合树脂材料直接在口内修补；若瓷折片小而完整者，可用树脂黏结材料，直接黏固复位；若瓷折脱而暴露金属者，还要在口内粗化金属表面，涂遮色树脂后，用光固化复合树脂修补。用树脂修补瓷缺损的使用寿命有限，一般为 2～3 年。若涉及咬合功能面时，则效果更差。因此，对于瓷裂、瓷剥脱的问题，重在预防其发生。

三、基牙牙周健康的维护

固定桥的固位体唇颊侧边缘的位置关系到固位体的固位和基牙牙周的健康。出于美观的原因，固位体唇颊侧边缘一般位于龈沟内 0.5 mm 处，而正常的龈沟深度约 2 mm，固位体唇颊侧边缘进入龈沟内后，可能会改变龈沟内的菌群，影响牙周的微生态环境，一般说来，机体有一定的调整能力，不会引起病理性改变。

某些机体在此环境条件下，则可能引发牙周问题。在临床上，因修复原因造成的牙周问题的发生，值得高度重视。

固位体边缘进入龈沟对龈组织是有刺激的，故应检查固位体边缘与基牙是否密合；固位体边缘是否粗糙，有无悬突；牙体预备前，有深的龈袋或牙周袋，而未作相应牙周治疗或盲袋切除术；牙体预备过程中，因未作排龈或磨头选择不当伤及上皮附着，使龈沟底受到创伤破坏；固位体唇颊侧边缘是否过长，深达龈沟底，甚至损伤上皮附着。

总之，避免固位体设计和制作中任何的医源性影响，保持龈沟底上皮附着的完整性和生物性封闭的功能，并调动患者的积极性，维护好基牙牙周组织的健康。

（王红霞）

第四节 口腔黏接修复技术

一、黏接修复中的问题及避免

(一)桥体与基牙黏接面折裂

首先应查明折裂原因和折裂界面,凡折裂松动者原则上应拆除重做,但有些前牙直接黏接桥,基牙既稳固又不承受殆力,偶然咬硬物致一侧黏接面折裂,可进行局部修理。

(二)基牙冷热过敏

这种情况多发生在牙龈退缩、牙根颈暴露的患者,由于牙体在酸蚀处理时酸液流浸根颈部所致,因此在酸蚀处理时应避免酸液流向根颈部。一旦发生过敏,可在根颈部涂一薄层釉质或牙本质黏合剂,或给予脱敏漱口液;若不处理,轻者1～2周,重者1～2个月症状可自行消失。

(三)龈炎

引起龈炎的原因可能是黏合剂覆盖于牙龈上或进入龈沟内,或者因设计不当致桥体龈底部压迫牙龈或不密合。对于前者应认真检查,去除覆盖于龈上的多余复合树脂,并局部用药,对于不密合的要重做。

(四)基牙继发性龋

引起基牙继发性龋的原因多系黏接桥局部折裂但未脱落,尤其是复合树脂置于基牙倒凹区牙颈部或采用基牙邻面制洞用钢丝加强者;凡发现继发龋者,应拆除黏接桥进行治疗。

(五)桥体唇面磨损或缺损

桥体唇面磨损多因采用硬毛牙刷刷牙所致。预防办法是采用软毛牙刷和正确的刷牙方法,一旦发生磨损,可按贴面修复方法处理。至于桥体局部缺损,往往由于金属翼板黏接桥的桥体的金属舌面背较短,殆力直接作用于切端的复合树脂或塑料所致。

(六)金属翼板脱黏

金属翼板脱粘的主要原因为金属翼板无固位形,黏接材料黏接力不足,被黏接物黏接面处理未达到要求,因黏接材料黏接不足以支持黏接桥,所以要设计一定的固位形;其次要选择刚性好的金属材料,一旦发生脱粘,多数应予重做。

二、瓷贴面临床应用现状

(一)瓷贴面的适应证

(1)变色牙、氟斑牙、轻度四环素牙、死髓牙等。

(2)修复中轻度釉质缺损。

(3)修复前牙间隙。

(4)修复轻度错位、异位、发育畸形的牙。

(5)修复前牙牙体缺损。

(二)瓷贴面的优点

(1)修复备牙少,对牙髓刺激性小。

(2)颜色稳定、美观,具有良好生物相容性,耐磨损。

(3)不易于着色和附着菌斑。

（4）尤其是对年轻和牙髓腔较大的牙修复时更有利于保存活髓。

长石质陶瓷是唯一一种看上去自然逼真的材料。热压陶瓷看上去透明度稍差些，介于烤瓷和天然牙之间。如果患者希望他的牙变得雪白，那么可以用上述材料。长石质瓷一般都被看作是白色基调，医师可以通过改变瓷贴面下方的黏接树脂颜色来达到改色的目的。通常，热压陶瓷的颜色调整范围较小。流体树脂的工作性能极佳，由于具有多种颜色，因此在改色方面非常方便。在牙体预备上，如果可能的话，只需要磨除稍多于 0.5 mm 的釉质，不要磨到牙本质。因为釉质层的黏接效果最佳。在备牙时，还要求唇面磨除的厚度应当均等。可以先确认出 3~4 条 0.5 mm 的定位深沟，然后再将釉质磨到定位深沟的位置。

对于一些之后需要行正畸治疗的患者，医师在进行贴面预备时应当准确判断哪些牙需要多磨，哪些不用磨。然后从龈缘到切端进行邻面预备，使边缘隐蔽，但是不要破坏邻接触。

预备体的颈缘应当备至齐龈，或者略在龈下。肩台应当备成圆钝的斜面，便于制作，也可以防止颈缘处崩瓷。由于颈缘处的釉质较薄，因此备牙后，颈部可能会有牙本质暴露。如果龈沟较深，可以放一根细的排龈线，在取模时也可以把它留在龈沟里。切端应当磨除约 1 mm，终止线位于舌侧，切端和唇面转角要圆钝，防止应力集中。

三、怎样进行瓷贴面修复操作

（1）用氢氟酸凝胶至少酸蚀贴面 3 min，然后彻底冲洗，并用碱性液中和残余氢氟酸，之后再次彻底冲洗。

（2）用干燥的空气将贴面的内表面吹干至白垩色。随后用瓷底涂剂处理贴面 1 min。

（3）把它吹至白垩色，再涂一次底涂剂。

（4）让底涂剂停留在贴面上，此时你可以用磷酸酸蚀牙齿 30 s。

（5）彻底冲洗并吹干牙体和贴面，直至均出现白垩色。

（6）关闭牙椅的照明灯，将黏合剂涂抹至牙体和贴面上。

（7）将流体树脂打入到贴面内，每打一个，就戴一个。将所有的贴面戴入后，检查是否都已就位。

（8）两个贴面为一组，由左及右，依次光照。用两只手稳住其中第一组贴面，保证其就位，同时留出足够的空间以供光照。

（9）用手遮住剩余的贴面，保证除了第一组贴面相邻接处能够被光照到外，其余贴面都不会被照到。先光照 2 s，然后光照牙齿的远中面 2 s。随后将手移到第二组两牙之间，保证其就位，遮住剩余的贴面，留出足够的空间将它们间的邻接面光固化 2 s。

（10）重复上述步骤将剩余的贴面，包括最后一个贴面的远中面全部光固化 2 s。

（11）然后将每个贴面的正中面及切端的舌侧各光固化 2 s。光固化时间不要太长，否则会很难清除多余的树脂，而且浪费时间。

（12）在清除树脂阶段，首先应当使用 Bard-Parker 12 号手术刀。握紧刀柄，将拇指放在牙的切缘，使刀背靠近切缘，然后将手术刀用力往龈方推，去除邻面的树脂。

（13）继续上述操作直到大部分树脂都被清除。然后用柳叶刀去除龈缘处的树脂。用带锯齿的成形片以拉锯式通过邻面。然后再用 Bard-Parker 12 号手术刀进一步将邻面清干净。用蓝色的车针磨除残余的树脂，用黄色车针使贴面平滑。最后，调整咬合、抛光、完成。

（达　阳）

第五节 嵌 体

一、基本要求

(1)嵌体窝洞不能有倒凹,洞壁可稍外展,但不超过 6°。

(2)嵌体窝洞边缘要制备洞斜面,保护洞缘薄弱的釉质,增加边缘密合度,与洞壁呈 45°。

(3)剩余牙体组织较薄弱,特别是后牙近中-𬌗-远中嵌体,嵌体要覆盖整个𬌗面,称为高嵌体。

(4)嵌体窝洞的𬌗面洞缘线要离开𬌗接触区 1 mm,邻面洞缘线要离开接触点,位于自洁区内。

(5)颊、𬌗、舌面的沟、裂、点隙处可做预防性扩展。洞的外形应成为圆钝的曲线形。

(6)如果邻𬌗嵌体邻面需做片切形,片切面的颊舌边缘应达到自洁区,应避免破坏邻牙接触点。

(7)根据需要可在片切面制备箱状洞型、邻沟或小肩台。可加用𬌗面鸠尾固位形(鸠尾颊部宽度不大于𬌗面的 1/2),或轴壁上加钉、沟固位形。也可采取钉、面固位形相结合的方式。

二、操作程序和方法

(一)牙体预备

以邻𬌗嵌体的牙体制备为例。

1. 𬌗面洞型的制备

用锥型裂钻制备𬌗面鸠尾洞型。洞深一般为 2~3 mm,轴壁平行或外展不超过 6°,鸠尾峡宽一般为𬌗面宽度的 1/3。制备洞斜面,与洞壁呈 45°。

2. 邻面盒状洞型的制备

用锥形裂钻与牙长轴平行切入邻面,龈端位于接触点以下,接近龈嵴顶。将车针向颊舌向扩展,使颊舌边缘位于自洁区。邻面盒状窝洞的颊舌轴壁与牙长轴平行或稍向外扩展,龈壁与牙体长轴垂直。

3. 精修完成

修整洞壁及洞斜面,清除牙体组织碎屑。

(二)嵌体蜡型制作

1. 直接法

(1)清洁牙面及窝洞,隔湿、干燥,在牙面及窝洞内均匀涂一薄层液状石蜡。

(2)将嵌体蜡用微火烤软,取适量的蜡置入洞内,压紧,使其充满洞内各处。

(3)在蜡未硬固前,嘱患者做正中及非正中咬合运动。

(4)用蜡刀按照牙齿解剖形态雕出正确和合适的解剖外形。检查蜡型与洞缘之间是否完整密合。邻𬌗洞者还应注意检查和清除邻面悬突,注意恢复与邻牙的接触关系。

(5)用探针插入并取出蜡型,蜡型组织面应清晰、完整。

(6)安插铸道,用直径为 1.2~1.5 mm 的钢丝或蜡线插入或固定在蜡型适当部位。单面嵌体铸道安置在蜡型中央。双面嵌体安置在边缘嵴处,三面嵌体安置在对称的边缘处。

(7)再一次检查嵌体是否完整,将蜡型固定在蜡型座上,写明患者姓名及日期,送交技术室制作。

2.间接法

(1)选择大小合适的局部义齿托盘。

(2)对基牙进行排龈,止血,清洁预备体表面。

(3)选择专用的精细印模材(如硅橡胶类等),制取工作及对𬌗印模。

(4)用硬质石膏灌注模型。模型应完整,龈缘清晰,无气泡和瘤体。除包含患牙以外,还应至少包括患牙近远中各一个邻牙,方可交技术室制作。

(5)蜡型或印模制作完成后,应清洗和消毒牙面和窝洞内部,并以牙胶或适合的暂封剂暂封,以保护窝洞。

(三)试戴、粘固及完成

1.试戴

(1)检查制作完成后的嵌体外形是否有缺陷或瘤体。

(2)在工作模型上检查嵌体的就位、密合、邻接、咬合等情况。

(3)取出窝洞内的暂封物,清洁窝洞。

(4)将嵌体清洁后,在口内试戴。嵌体应就位顺利且无明显松动感。嵌体与牙体之间光滑过渡,无台阶感,边缘密合良好,无明显缝隙;邻𬌗嵌体与邻牙接触合适。如果有问题应做相应调整和修改,必要时应返工重做。

(5)切除铸道,在口内调整咬合接触,合适后,将嵌体打磨、抛光、消毒、干燥(陶瓷嵌体通常还要求喷砂,超声清洗,氢氟酸制剂酸蚀黏结面,具体方法按生产厂家要求)。

2.黏固

(1)口内隔湿,将嵌体及窝洞清洁、消毒、干燥。

(2)选用适当的粘固剂,调拌后均匀涂抹在窝洞内及嵌体粘固面。将嵌体正确就位于洞内,初步去除过多的粘固剂,在嵌体咬合面上放一纱团,嘱患者咬紧。

(3)待粘固剂固化以后,仔细去除多余的黏固剂,用抛光轮将嵌体表面抛光。

(4)再次检查咬合及与邻牙的接触点。如果需调磨,磨改处应重新进行磨光、抛光处理。

3.完成

(1)如果在试戴、粘固及清除过程中刺激了牙龈组织,可局部使用碘甘油制剂以预防龈缘炎。

(2)书写病历及医嘱(包括嵌体的使用和卫生指导)。

(达　阳)

第六节　铸造金属全冠

一、适应证和禁忌证

(一)适应证

(1)后牙牙冠缺损较严重,采用其他修复体难以获得足够固位力。

（2）后牙大面积充填的死髓牙，防止牙冠劈裂。

（3）重建良好的𬌗关系。

（4）支持可摘局部义齿的卡环和支托等。

（5）用做固定义齿的固位体以及牙周病矫形治疗的固定夹板。

（6）牙齿敏感症，用一般治疗难以见效者。

（7）龋患率较高的患者，全冠修复有利于防龋。

（二）禁忌证

（1）对合金中金属过敏者。

（2）未完成牙体或牙髓治疗的患牙不宜使用。

（3）对于美学要求高的患者不宜使用。

（4）牙冠过短，无法为制作修复体提供足够修复空间和固位者。

二、基本要求

（1）全冠𬌗面金属的厚度在非功能尖最小为 1.0 mm，在功能尖最小为 1.5 mm。

（2）全冠各相应轴壁应相互平行，或𬌗向聚合度为 5°～6°。

（3）全冠边缘的最佳选择为宽 0.5 mm 的无角肩台，最好位于龈上。

三、操作程序和方法

（一）牙体预备

1.𬌗面磨除

预备深度指示沟：用锥形裂钻沿𬌗面沟嵴形成一定深度的指示沟，指示沟的深度在功能尖为 1.5 mm，在非功能尖为 1.0 mm。指示沟保证𬌗面磨除能够依照其解剖外形均匀磨除足够厚度的牙体组织。

𬌗面牙体组织的磨除：用锥形裂钻磨除指示沟间的牙体组织。磨除分两步进行：首先磨除𬌗面的近中或远中一半，保留另一半作为对照，然后再磨另一半牙体组织。

制备功能尖斜面：用锥形裂钻沿功能尖的外斜面磨除一定厚度的牙体组织，形成一 45°宽斜面。

2.轴面磨除

预备轴面定位沟：用圆头锥形金刚石针分别在颊、舌面的中央及近中轴线角处各制备三条定位沟。定位沟与设计的全冠就位道平行，通常与牙体长轴平行。

定位沟的深度为金刚石针圆头的一半进入牙体组织，其龈端恰好形成无角肩台的形状，以定位沟确定全冠的就位道和各轴壁的方向。

颊舌面的磨除：用同一 TR 圆头锥形金刚石针磨除定位沟之间的牙体组织，同时在龈端形成深为 0.5 mm 无角肩台。𬌗面磨除的步骤类似，先磨除颊舌面的一半，然后再磨除另一半。

邻面的磨除：首先选用一细针状金刚石针置于邻面接触点以内，用上下拉锯动作沿颊舌方向慢慢通过邻面，在磨取足够的空间后，再用前面所用的圆头锥形金刚石针修整邻面，形成深为 0.5 mm 的邻面无角肩台边缘。

3.精修完成

用一细粒度的圆头锥形金刚石针，修整预备体的边缘，形成宽为 0.5 mm、清晰光滑的无角肩台,用探针尖端探查可以感到明显的防止龈向下滑的阻力。修整各线角使之圆钝。

(二)印模制取

1.普通托盘

两步法印模,或一步法印模。

2.个别托盘

两步法印模,或一步法印模。

3.取模方法

(1)两步法取印模:开始用油泥状印模膏取初印模,添加少量硅胶印模到修剪过的患牙印模区,重新在牙列上就位,印模料结固后取出即获更精细的终印模。

(2)一步法取印模:先将初印模材放在托盘里,然后将少量精细印模材料放在牙列上,将托盘就位,两种印模料结固后取出即获得牙列印模。然后灌注模型。

(三)试戴粘固及完成

1.试戴

金属全冠完成后,必要时可放回模型上检查咬合及邻接。如果有需要做适当调磨。在口内试戴前将修复体清洗、消毒,然后按照就位方向戴入,检查并磨除阻力点,达到完全就位。进一步检查、调磨金属全冠的咬合及邻接,最后把金属抛光部分磨光、抛光。

2.黏固

(1)口内除湿,将金属全冠及患牙牙体表面清洁、消毒、干燥。

(2)选用适当的黏固剂,调拌后均匀涂抹在金属全冠粘固面,待全冠正确就位后,初步去除过多的粘固剂,在咬合面上放一纱团,嘱患者咬紧。

(3)待粘固剂结固后,仔细去除多余的粘固剂,仔细清理龈沟。

(4)再次检查咬合及邻牙接触点。

3.完成

(1)如果在试戴、粘固及清除过程中刺激了牙龈组织,可局部使用碘甘油制剂以预防龈缘炎。

(2)书写病历及医嘱(包括修复体的使用和卫生指导)。

四、注意事项

(1)争取以生物学性能较好的金合金作修复材料,可适当减少牙体切割量。

(2)对于殆龈距离短、牙体小、轴壁缺损大、对殆牙为天然牙、患者殆力大、牙支持组织差者多种情况,应将全冠的边缘设计到龈缘以上,适当减小殆面面积,适当加深食物排溢沟,并注意殆力的平衡,防止侧向力。

(3)老年患者牙冠长、冠根比例大者,应将冠边缘设计在龈缘以上,适当增加全冠轴面突度,并增加与邻牙的接触面积。

(4)对于牙冠一侧缺损、殆面牙尖一侧磨损成高尖陡坡,或牙冠短小、有旋转脱位倾向者,应增加轴沟、小箱形或钉洞固位形,减小其旋转半径。修平过大牙尖斜面或预备出平面,以减小侧向力。

(5)牙冠严重缺损者应考虑以桩、钉加固,形成银汞合金核或树脂核后再做牙体预备。

(6)患牙原有水平性、垂直性食物嵌塞者,在全冠的外形设计上应考虑到食物流向的控制。

(7)铸造全冠固位力差、殆力大者，宜用高强度的树脂类粘固剂，粘固面在粘固前做喷砂、电解蚀刻，粗化处理及应用活化剂等处理。

(8)根据患牙的位置、方向及邻牙情况设计就位道。

（刘丹丹）

第七节　金属烤瓷冠

一、适应证与禁忌证

（一）适应证

(1)美观要求较高的需全冠修复者，前后牙均可采用。

(2)变色牙的美观修复（如死髓牙、四环素牙和氟斑牙等）。

(3)畸形牙、扭转错位牙等，改善牙冠的形态及牙齿的排列。

(4)根管治疗后经桩核修复的残根残冠的修复。

(5)既可用于单个牙牙体缺损的修复，也可作为固定义齿的固位体。

(6)牙周病矫形治疗的固定夹板。

（二）禁忌证

(1)对前牙美学要求极高者。

(2)对金属过敏者。

(3)尚未发育完成的年轻恒牙。

(4)牙髓腔宽大，髓角高耸等容易发生意外露髓，但未进行根管治疗的牙齿。

(5)无法提供足够抗力形和固位形的患牙。

(6)深覆殆、咬合紧，在没有矫正情况下无法获得足够修复空间的患牙。

(7)有夜磨牙症患者或有其他不良咬合习惯者。

二、基本结构

金瓷冠是由金属内冠和熔附于其上的烤瓷面构成。烤瓷面又可分为不透明层和体瓷。

（一）金属内冠

金属内冠也称基底冠，是金瓷冠的重要组成部分，由烤瓷合金铸造而成。其基本功能包括以下几点。

(1)金属内冠的表面形成氧化膜，与烤瓷面形成牢固的化学结合。

(2)为金瓷冠提供强度，为烤瓷面提供支持。

(3)恢复牙冠正确的解剖形态。

(4)铸造成的金属内冠与预备体紧密贴合，可为金瓷冠提供良好的固位和边缘密合度。

（二）不透明层

不透明层直接附于金属内冠的表面。不透明层的瓷粉中含有反光性很强的金属氧化物（如氧化锡、二氧化钛等）。其基本功能如下。

(1)与金属内冠表面的金属氧化层形成牢固的化学结合。

(2)遮盖金属内冠的颜色。

(3)构成金瓷冠的基础色调。

(三)体瓷

体瓷是不透明层之外,代替天然牙的釉质和牙本质,重建天然牙的外形和颜色。体瓷又细分为牙本质瓷、釉质瓷、透明瓷、表面的釉层及表面上色剂等。

1.牙本质瓷

相当于天然牙的牙本质,是体瓷中的主要部分。模拟天然牙的颜色,是金瓷冠颜色的主要来源。牙本质瓷可具有不同的色调。

2.釉质瓷

相当于天然牙的釉质,多位于切端及邻面,半透明性较强。

3.透明瓷

透明度更高,用于金瓷冠中特殊需要的透明度较高的部位。

4.表面釉层

无色、熔点低、流动性强,为最后金瓷冠表面上釉时使用,以产生需要的表面光泽等特性。

5.表面上色剂

含有不同颜色的金属氧化物,涂抹于金瓷冠表面经烧结完成,以满足不同的美观要求。

三、基本要求

(一)金属内冠的要求

(1)要恢复牙冠正确的解剖形态。

(2)有足够的厚度以满足强度要求,承托瓷部位的金属内冠厚度,镍铬合金者至少为0.3 mm,金合金等贵合金者,厚度还要适当增加。

(3)为瓷面提供足够的空间,唇颊面至少为1.0 mm,切端为1.5~2.0 mm。

(4)金属内冠表面形态光滑、圆突,避免深凹及锐角。

(5)金瓷结合线应尽可能远离咬合接触区,金瓷结合面呈直角式连接,内线角圆钝。

(6)无任何铸造缺陷。

(二)不透明层的要求

不透明层应均匀地覆盖在金属内冠的表面。其厚度因选用金属的不同及使用不同的商品瓷粉可略有差异,通常为0.2~0.3 mm。厚的不透明层既可较好地遮盖金属内冠的颜色,同时构成金瓷冠的基础色调。

(三)体瓷的要求

(1)体瓷的厚度一般在唇面不小于1.0 mm,在切端不小于1.5 mm。

(2)体瓷的厚度要均匀,厚度不应大于2.0 mm。过厚的瓷层在烧结时易产生内部气泡,影响瓷层的强度和美观。

(3)精确地比色,选择最适合的瓷粉。

(4)牙本质瓷、釉质瓷和透明瓷的厚度和分布要根据所修复牙齿的具体情况进行设计。

(5)瓷面表面抛光方法的选择要根据所修复牙齿的表面质地具体设计。

四、金瓷冠的选色

(一)比色板

1.比色板的分组

比色板是由能基本代表天然牙的颜色色调、饱和度和亮度的标准烤瓷牙面组成。根据色调的不同分成 A、B、C、D 四组。A 组的色调与自然牙正常色调吻合度较高,色调偏橙黄、棕黄,常用于青年人。B 组的色调接近纯黄色,天然牙中并不多见。A/B 组合常用于中年人,用来表达介于 A 和 B 之间的色调。C 组可看作是 B 组的一个补充色调,与 B 组色调相似,但亮度较低、偏灰,常用于中、老年人或四环素牙。D 组可看作是 A 组的补充,色调与 A 组相近,亮度较低,牙色偏红。

2.比色板的缺点

(1)比色板所包括的颜色范围过窄,不能完全表达天然牙色。

(2)比色板的制作与金瓷冠相差甚远,无金属基底,且瓷层厚度为 2~3 mm。

(3)比色板中橙色缺乏,仅仅表现黄色,而天然牙的颜色位于黄橙色区域。

(二)选色方法

1.色调的选择

首先选择色调。在 A、B、C、D 四组牙面中选择最接近的色调。选择色调时要根据天然牙中饱和度较高的区域(如尖牙、牙颈部等)来选择。

2.饱和度的选择

在已决定的色调组中选择与天然牙最接近的饱和度。

3.亮度选择

全瓷冠的亮度可通过瓷粉中白粉的添加或表面上色等方法进行小范围的增高或降低。在金瓷冠的制作中最容易出现的一个错误就是亮度大于相邻的天然牙,而使金瓷冠看起来很不自然。

4.其他

由于即使是在同一牙面中天然牙的颜色也存在部位的差异性,因此选色时需将牙色分区进行,特别要注意龈 1/3、切 1/3 及邻间隙颜色的变化。

(三)选色中的注意事项

(1)选色光源最好为自然光。

(2)选色的时间应在就诊的开始时,医师的眼睛尚未疲劳时。

(3)选色时医师的眼睛应与所比较的牙齿在同一水平位置。

(4)牙齿应清洁,避免无菌斑、色素的污染。

(5)去除干扰物(如化妆品、鲜艳的衣物等)。

(6)选色时间要短,第一印象很重要。

(7)选色时医师的眼睛可先注视蓝色背景,以增强视细胞对黄色的敏感性。

(8)采用尖牙为选择色调的参照牙,因为尖牙的饱和度较高。

(9)在不同的光源下比较所选牙色的差异,以避免同色异谱现象。

(10)如果难以选到相似的牙色时,可选择最接近的低饱和度、高亮度的牙色。这样可以采用上色的方法来弥补。

(11)选择亮度时,环境光线不要过强,可半闭眼睛,这样可使视杆细胞活跃。

五、金瓷冠边缘的设计

金瓷冠唇颊侧的边缘是金瓷冠制作中的重点和难点。

(一)边缘易出现的问题

与全金属冠的边缘相比,金瓷冠唇颊侧边缘的结构和操作都比较复杂。

1.边缘密合度

边缘密合是所有全冠的基本要求,金瓷冠唇颊边缘良好密合度的获得有以下难点。

(1)如果是全瓷边缘,瓷在烧制过程中收缩较大,不易达到良好的边缘密合度。

(2)金瓷冠唇颊边缘处金属内冠的厚度往往较薄,而在金瓷冠的制作过程中金属内冠要经过铸造、磨光、高温烧烤等过程。这些操作都增加了金属内冠边缘部位变形的可能,造成边缘密合度的不良。

2.边缘的强度

金瓷冠的边缘部位是应力比较集中的区域,而金瓷冠唇颊侧边缘的瓷层比较脆弱,容易产生崩瓷等问题。

3.边缘的牙龈保健

金瓷冠唇边缘由三种不同材料组成:金属、不透明层和体瓷。其中不透明层粗糙度大、无法上釉和抛光,边缘不透明层的显露容易造成牙龈的损害。

4.边缘的美观

金瓷冠的预备体在龈边缘处能为金瓷冠提供的空间很有限,一般仅为 1.0 mm 或更少,在这有限的空间内要容纳金属内冠、不透明层和体瓷三种材料。因此金瓷冠的龈缘部位容易出现金属内冠暴露牙龈透黑,以及不透明层暴露等缺点,影响金瓷冠的美观。

(二)边缘的类型

常用的金瓷冠唇颊侧边缘有三种:①有金属颈环的边缘;②全瓷边缘;③带有刃状金属边缘的无角肩台或有角肩台。

1.有金属颈环的边缘

与预备体龈边缘接触的全部为金属内冠,形成宽约为 0.8 mm 的金属颈环。优点是强度好,边缘密合度好,可高度抛光,不易变形弯曲。缺点是美观性较差,暴露金属。一般用于后牙或前牙患者笑线低、不露边缘的情况。

2.全瓷边缘

金属内冠的边缘仅覆盖预备体龈边缘内侧的一小部分,约为 0.3 mm。其余部分全部为瓷覆盖。优点是美观性好,不易露金属和不透明层。缺点是强度差,边缘密合度差,操作较复杂,肩台部分需使用特殊的肩台瓷,其强度、熔点都较一般的体瓷为高。

3.带有刃状边缘的无角肩台或有角肩台

带有刃状边缘的无角肩台或有角肩台与预备体龈边缘接触的全部是金属内冠,但无金属颈环,边缘逐渐变薄,在牙表面处形成刃状,这样就可以弥补金属颈环暴露的缺点,且可以保留其边缘密合性好、强度好等优点。但是这种边缘的制作要求很严格,制作不好常易出现边缘弯曲变形或不透明层暴露金属等缺点。采用这种边缘时预备体的龈边缘宜做成较宽的直角肩台,以增加金属边缘的强度和为瓷提供较多的空间。

六、牙体制备

牙体制备以上前牙金瓷冠的牙体制备为例。

(一)切端磨除

切端磨除可选用平头锥形金刚石针在切端先磨出三条深度指示沟,深度为 2.0 mm,然后磨除沟间的牙体组织。

(二)唇面磨除

首先用平头锥形金刚石针在唇面近中、中央、远中制备三条深度指示沟。指示沟要依照唇面外形凸度分成两个平面:龈 1/3 与牙体长轴平行,切 2/3 顺沿唇面弧度。指示沟的深度一般为 1.2~1.5 mm。用平头锥形金刚石针磨除指示沟之间的牙体组织,同时注意形成唇面龈边缘的形态,边缘一般选用有角肩台式,宽约为 1.0 mm,位于龈下 0.75~1.0 mm。但要根据龈沟的深浅变化来变化,边缘一般位于龈沟的中下 1/3 之间,不要伤及结合上皮。唇面磨除向近远中邻面延伸,视金属内冠邻面金瓷结合线位置的设计而终止。金瓷结合线要离开邻面接触区,对于年轻人,邻面半透明度较高者,金属内冠的邻面瓷金结合线一般设计在邻面接触区的舌侧。

(三)邻面及舌面磨除

(1)舌面舌窝部分的磨除。用轮状或球形金刚石针,磨除厚度在仅有金属的部分约 0.7 mm,在有瓷面覆盖的部位要适当增加。舌面磨除时不仅要注意正中𬌗时与对𬌗牙之间的间隙,还要检查前伸𬌗时与对𬌗牙的间隙是否足够。

(2)邻面及舌隆突部分的磨除。用圆头锥形金刚石针,钻针的方向与金瓷冠的就位道方向一致,在龈端形成 0.5 mm 的无角肩台,位置可位于龈上。

(四)精修完成

用粒度较细的金刚石针修整外形、边缘。圆钝各线角,清除无基釉,形成清晰的边缘形态。

后牙金瓷冠牙体制备的方法与前牙类似。𬌗面的磨除要依照正常的𬌗面解剖形态进行,根据金属内冠𬌗面金瓷结合线位置的设计,𬌗面磨除分为两个部分,有瓷覆盖的部分,磨除厚度约为 2 mm,无瓷覆盖的部分磨除厚度约为 1 mm。后牙金瓷冠颊侧的龈边缘一般可设计在龈上,为宽 1.0 mm 的有角肩台或深的无角肩台。

七、排龈

排龈的目的是在取印模时,预备体的龈边缘与牙龈间保留间隙,以使印模材进入其间隙而形成清晰、明确的边缘形态和减少代型修整时的错误。排龈还为了减少龈沟内血液、龈沟液的分泌,保证印模的清晰、准确。

1. 排龈的方法

临床上一般采用不同粗细的排龈线,上面一般浸有明矾或肾上腺素等药物,通过机械、化学的双重作用达到排龈的目的。

2. 应注意的问题

(1)选择与龈沟相适应的排龈线,过粗、过细者均不易成功。

(2)将排龈线压入龈沟的操作要轻柔,施力的方向不要直接指向龈沟底,防止撕伤上皮附着。

(3)排龈的时间不宜过长,一般 5~10 min 即可,时间越长对牙龈的损害越大。

(4)对高血压、心脏病的患者,排龈线中不宜含有肾上腺素。

(5)对于龈沟较深的牙齿,排龈时可采用双线法,即压入一较细的排龈线后再加一较粗的排龈线。取印模时将较细的排龈线暂时保留在龈沟内。

八、试戴与粘固

(一)金属内冠的试戴

临床上常在金属内冠制作完成后,先在患者口内进行试戴。金属内冠试戴时主要的检查内容如下。

1. 就位

金属内冠应能顺利就位,影响就位的原因主要有以下四种。

(1)金属内冠内表面有铸造时产生的金属小瘤或残留的包埋材等杂质,可用钻针加以清除。

(2)预备体上有倒凹,较易出现倒凹的部位是预备体唇面切1/3与中1/3交界处。原因是在牙体制备时未按唇面的弧面分为两个平面磨除或此处磨除量不足。轻度的可少量修改预备体的相应部位。

(3)预备体边缘处出现支点:常见于预备体切端过薄,在印模、代型、包埋时出现误差。轻度的可稍稍修改预备体的边缘。预防的方法是:预备体切缘不要过薄、灌工作模型时石膏不要过稀等。

(4)软组织障碍:牙龈阻碍金属内冠的边缘,常因为牙龈过长或金属内冠边缘过宽。

2. 固位

金属内冠应具备良好的固位力。影响固位力的因素主要有预备体外形不良、内冠铸造变形、代型表面分离剂过厚及内冠内面磨改过多等。

3. 金属内冠的外形

要符合前面所讲的金属内冠应达到的基本要求。

4. 咬合

在正中𬌗、前伸𬌗、侧方𬌗时不应有咬合障碍点,并且要为瓷面留有足够的空间。

5. 边缘

边缘密合度良好,边缘外型与预备体龈边缘一致,无悬突、台阶等。

(二)金瓷冠的戴入

(1)金属内冠试戴合格后则开始选色,进入下一制作程序。一般金瓷冠的边缘密合度、就位、固位等方面一般不会产生什么问题。这时要检查的主要是颜色、外形、咬合等。唇面龈1/3常易出现外形过凸的缺点,要注意修改。少量的颜色改变可通过表面上色的方法完成。

(2)检查合格,经过上釉、抛光后即可粘固。常用的粘固剂有磷酸锌水门汀、玻璃离子水门汀、聚羧酸水门汀等。活髓牙可选用对牙髓刺激较小的玻璃离子和聚羧酸水门汀。

(三)金瓷冠的完成

(1)如果在试戴、粘固及清除过程中刺激了牙龈组织,可局部使用碘甘油制剂以预防龈缘炎。

(2)书写病历及医嘱(包括修复体的使用和卫生指导)。

(刘丹丹)

第八节　桩核冠

桩核冠是残根残冠修复时的一种常用修复体。它是由插入根管内的桩核和外冠两个独立的结构组成。桩核的固位是由插入根管内的桩获得，而与桩一体的核则形成外冠的预备体大部分外形。桩核冠与传统桩相比，可以较方便地更新外冠，当用作固定义齿的固位体时，易于与其他基牙取得共同就位道。

一、适应证和禁忌证

（一）适应证

（1）牙冠大部缺损无法充填治疗或做全冠修复固位不良者。

（2）牙冠缺损至龈下，但牙周健康，牙根有足够的长度，经牙龈切除术后能暴露出缺损面者。

（3）前牙横行冠折，断面在牙槽嵴以上者，或斜折到牙槽嵴以下，行牙槽突切除术，且残根尚有足够的长度和牙槽骨支持者。

（4）错位牙、扭转牙及没有条件做正畸治疗者。

（5）牙冠短小的变色牙、畸形牙不能做全冠修复者。

（二）禁忌证

（1）18岁以下的青少年，一般不宜做桩核冠修复。这类患者的严重龋坏或缺损的前牙，应尽可能保留活髓，必要时在根管治疗后，可做暂时性的桩核冠以维持缺隙，待成年后再做恒久桩核冠修复。

（2）患牙有明显尖周感染和临床症状，根管感染未能有效控制，瘘管口未闭，且有分泌物者不得做桩核冠修复。

（3）根尖严重吸收，牙槽骨吸收超过根长的1/3以上，或者根管弯曲而且细小，无法取得足够的长度和直径者。

（4）根管壁已有侧穿，且伴有牙根、牙槽骨吸收和根管内感染者。

（5）牙槽骨以下的斜行根折，伴牙根松动者。

（6）原有桩核冠发生冠钉折断，断钉无法取出，或虽取出但根管壁过薄，无法提供足够的抗力形、固位形者。

（7）深覆𬌗、咬合紧，牙根长度不足，无法获得足够的固位形、抗力形者。

二、基本要求

（1）桩的长度为根长的2/3～3/4且不小于临床冠的高度。

（2）桩的直径为根管截面直径的1/3。

（3）桩的形态可适应根管形态为锥形，在根管壁较厚的情况下可以为圆柱形。

（4）核的形态应与牙冠保留的牙体组织共同形成外冠预备体形态。

（5）根尖部要保留4 mm的根尖封闭。

（6）骨内桩长要大于骨内根长的1/2。

三、桩核冠的设计

1. 剩余牙体硬组织的设计

（1）尽量保存剩余牙体组织：根据所选择的最终全冠修复体的要求对剩余牙体组织进行预备，去除龋坏、薄壁等，其余的则为要求保护的部分。

（2）牙本质肩领：最终全冠修复体的边缘至少要包过剩余牙体组织断面高度的1.5～2.0 mm，且相对轴面平行。牙本质肩领可以提高牙齿的完整性，增强患牙的抗折强度，防止冠根折裂。这部分牙体组织被最终全冠的颈部360°包绕，这种包绕可以形成对剩余牙体组织类似箍效应，以提高所修复牙齿的抗力。

（3）生物学宽度：要求牙周组织的龈沟底至牙槽嵴顶之间至少保留2 mm的距离。包括0.97 mm左右的结合上皮和1.07 mm左右的牙周纤维结缔组织。因此，为了达到牙本质肩领和生物学宽度的理想要求，牙槽嵴顶以上要保留至少4 mm的牙体组织。包括2 mm的生物学宽度和1.5～2.0 mm的牙本质肩领和0.5 mm的冠边缘与龈沟底之间的距离。

2. 桩的设计

（1）桩的使用时机：桩的主要功能是为核提供固位，当剩余牙体不足以为核提供足够的固位时，则需要在根管内插入桩。桩的另一个功能是传导来自冠、核和牙冠剩余硬组织所承受的外力，理想的桩应具有和牙本质相同的弹性模量，使作用力可以沿整个桩长均匀分布，并有利于应力向牙根表面传导，减少应力集中。

（2）桩的长度：桩的长度为根长的2/3～3/4且不小于临床冠的高度。根尖部要保留4 mm的根尖封闭。骨内桩长要大于骨内根长的1/2。

（3）桩的直径：桩周围的根管壁要求至少有1 mm的厚度。所以桩的直径取决于根管直径和根径的大小，理想的桩的直径为根径的1/3。

（4）桩的形态：理想桩的形态应与根的形态一致，根据根管壁的厚度桩的末端不要过于强调平行柱状，以避免磨除过多的根管壁，导致根管侧穿或根折。

（5）桩的材料：为了防止根折，可以选用弹性模量与牙本质近似的桩材料。但这类桩自身强度较低，且在手里是变形较大，当牙冠剩余牙体不足时容易引起全冠边缘封闭的破坏，甚至桩核的折断。

四、牙体预备

（1）根据所选用外冠材料对预备体的要求，制备残留牙冠组织，然后磨除薄壁弱尖及无基釉。

（2）根管预备：参考X线片，了解牙根的长短、粗细及形态。用根管预备钻慢速提拉根充材料，深度为根长的2/3～3/4，在根尖区至少保留4 mm的根充物以保证良好的根尖封闭。修整根管壁并稍扩大。

（3）精修完成。

五、桩核的印模与制作

桩核的制作方法可以分为直接法和间接法。

1. 直接法桩核的制作

根管预备完成后选择与最后的根管预备钻直径相应的预成桩，调改预成桩的长度，使用水门汀粘结在根管内。

然后使用核材料完成核的制作,临床最常用的核材料是复合树脂类。完成的核与保留的剩余牙体组织形成最终全冠的预备体外形。

2.间接法桩核的制作

(1)印模的制取:最好选用硅橡胶或聚醚橡胶等强度较高的印模材料。将根管干燥后,用螺旋输送器将印模材导入根管内,然后根管内插入加强钉,将注满印模材料的托盘就位于口内,完全凝固后取出,灌注工作模型。

(2)铸型的制作:使用嵌体蜡或铸型树脂在模型上制作桩核的铸型。后牙就位道不一致的多根管可以采用分裂桩的方法制作桩核。铸型完成后常规包埋、铸造、打磨、抛光,口内试戴、粘结。

3.最终全冠的制作

桩核口内粘结完成后,进行全冠牙体预备,这时可最后确定边缘的位置。常规取印模,灌注工作模型,全冠技工制作,临床试戴完成后粘结。

六、试戴、粘固及完成

不论哪一类桩冠,在粘固之前,应在口内试戴,调合,做到正中、前伸、侧合时均无早接触,最好形成组牙功能合或尖牙保护合。桩冠粘固前,还应对根管做严格消毒处理。特别是牙根短、冠桩占根管的比例大、根管充填材料保留少或疑有侧穿的病例更应严格消毒。根管预备完毕,完成蜡型,或试完冠钉至最后粘固之前,患者的根管应处于封闭、消毒状态。通常是放75%的乙醇棉球,以牙胶暂封。遇有根管侧穿时,应封抗生素小棉球或抗生素糊剂,观察1～2周,根管内无渗出物时,再粘固桩冠。根管粘固前的消毒通常是用75%的乙醇消毒,以无水乙醇干燥,热风吹干,桩冠仔细消毒后进行粘固。若铸造冠钉与根管壁十分密合,为防止根折或将牙胶尖推出根尖孔,或造成就位不良,可沿冠钉长轴方向磨一窄槽,以利粘固剂溢出,保证颈缘更密合。

(刘丹丹)

第九节 贴 面

一、适应证和禁忌证

(一)适应证

(1)釉质发育不良、轻度龋损、外伤等其他因素导致的唇面、切端或牙尖釉质缺损。

(2)变色牙的美学性修复。

(3)改善前牙外观形态。

(4)轻度错位牙,患者不愿接受正畸治疗。

(5)牙间隙:关闭间隙和其他多个不美观的间隙。

(6)过短牙或磨耗牙加长切端且釉质量足够者。

（二）禁忌证

（1）上颌牙严重唇向错位或唇向移位、反𬌗牙不宜使用。

（2）牙列拥挤时不宜采用。

（3）牙间隙较大且患者不接受正畸治疗。

（4）下颌严重深覆𬌗。

（5）下颌唇面严重磨损无间隙者。

（6）夜磨牙、咬异物等习惯的患者不建议使用。

（7）预备牙缺损较大使全瓷修复体局部厚度大于 2 mm 时应小心或避免使用。

（8）当重度釉质发育不全等造成釉质黏结面不足时，贴面的黏结力下降，与牙表面的封闭作用也下降，容易发生微漏或染色。

二、基本要求

（1）尽量减少牙体预备量，若釉质黏结面足够，可考虑采用更微创的改良贴面预备类型。

（2）牙体预备均匀、适量，并且应保证足够的空间来形成修复体的正确形态。

（3）应有足够的釉质黏结面以提供有效地黏结。

（4）边缘应光滑连续，边缘线应位于釉质层以利于边缘封闭，并尽量设计于易清洁区。

（5）龈边缘最理想的是无角肩台，位置可以齐龈或者稍微位于龈下。

（6）预备体无尖锐内线角。

（7）预备体无倒凹影响贴面就位。

三、牙体预备

1. 唇面预备

分两个平面进行，龈端 1/3～1/2 部分的牙体预备量为 0.3～0.5 mm。切端 1/2～2/3 和切嵴部分最理想的预备量是 0.5～0.8 mm。预备时先用专用金刚砂刻度指示车针在牙颈部形成 0.3 mm 或 0.5 mm 的指示沟，在切端形成 0.5 mm 或 0.8 mm 的指示沟，然后利用圆头锥形车针去除深度指示沟之间的剩余牙体组织。进一步形成龈缘的初步形态，刚好在平齐龈或龈上 0.5 mm 的位置形成小的无角肩台。

2. 邻面预备

邻面预备是唇面预备的延续，用圆头锥形车针继续原来的预备直达邻面，保证足够的预备量。邻面的预备要扩展到接触区，但不应该破坏接触区，最大程度可进入接触区 1 mm。当用瓷贴面恢复邻面间隙时，邻面预备可适当向舌侧延伸甚至包绕整个邻面。

3. 切断预备

切断终止线或边缘的预备方法有 3 种，开窗型不需要磨短切端，可在唇面原切端预备面的基础上用圆头锥形车针在切端顺牙体长轴方向形成无角肩台。对接型和包绕型需要根据切断是否加长决定切端磨除量。当切端不加长时，需先磨除 1 mm；当切端需加长时，需根据加长量的多少适当减少切端磨除量，使修复体最终切端全瓷长度达到 1 mm 但小于 2 mm。

4. 切端舌侧预备

包绕型瓷贴面的预备涉及切端舌侧的预备。切端舌侧边缘线在舌面切端向下 1～3 mm 的位置，并且距离正中接触区至少 1 mm 的距离，并与两边邻面边缘线连接。预备时保持车针与舌面平行,利用车针末端形成深为 0.5 mm 的无角肩台。舌面边缘线常在近中切角和远中切角处形成切迹。包绕切端的设计使磨牙量相对增加。当咬合过紧时,舌侧边缘线无法让开正中接触点 1 mm 时,舌侧边缘线可放在切缘上形成对接型。如果不需要加长切端,还可采用开窗型。如果牙体组织极薄,舌侧边缘线也应当放在切端上形成对接型;若放在舌面,可能会暴露牙本质和使预备体变得过短。

5.龈缘预备

针对不同美学需求可设计成龈下 0.5 mm 或齐龈两种位置。龈缘预备一般使用圆头锥形车针形成宽为 0.3 或 0.5 mm 的无角肩台,要求光滑连续。

6.预备体精修

去除有可能导致贴面应力集中的尖锐点线角,尤其是在切角和舌面的交界处。舌侧预备完后,用圆头锥形车针去除唇面、邻面及舌面预备交界处有可能形成尖锐的地方。精修完成后的预备体应该没有尖锐的点线角,龈边缘光滑连续。

四、直接贴面修复和间接贴面修复

(一)直接贴面修复

直接贴面修复是在口内一次直接完成贴面制作、黏结的修复方法。

1.比色

通常要选三种颜色的树脂,一种为修复牙齿龈端的颜色,一种为修复中部的牙本质颜色,另一种为切端的透明色。选择颜色时注意合理使用光源。

2.预备牙齿唇侧面

首先在唇面的切端、龈端 1/2 分别磨出 0.3 mm 和 0.5 mm 的指示沟,唇侧面分切端、龈端两部分进行预备,龈端磨除应达到龈下少许,形成 0.3 mm 无角肩台,近远中邻面的磨除在不破坏接触点的情况下应尽量向舌侧伸展,切端磨除至切缘顶。

3.酸蚀釉质面

用 37% 的磷酸酸蚀釉质预备面,蒸馏水喷雾彻底冲洗 20 s,再用无水无油气枪干燥釉质面,处理后的牙齿黏结面呈现为无光泽的白垩色。

4.涂釉质黏结剂或遮色剂

在酸蚀釉质面上均匀涂上一层釉质黏结剂,并用无水无油气枪吹至均匀,光照固化 20 s。对于染色牙需要使用适量遮色剂,越薄越好,但是要注意不能涂至预备面的边缘,光固化 20 s。

5.堆塑复合树脂

对每个修复牙的近远中进行隔离,将选好的颜色合适的复合树脂进行堆塑。通常分三步进行,分别光固化。

6.修整,抛光

完成。

(二)间接贴面修复

间接贴面修复的适应证、禁忌证、牙体预备以及黏结与瓷贴面修复基本相似,区别只是在于材料和加工工艺的不同。目前国际上有多种间接复合树脂系统可专门用于间接贴面修复。每个系统都有其本身的固化设备及相关程序,但是基本固化方式是一样的,多数均采用光、热双重固化的方式,使得间接贴面的抗折强度、耐磨性明显提高。

五、注意事项

(1)修复后的牙齿应注意清洁,除注意刷牙外,每天饭后均应使用牙线清洁邻面,因为邻面是贴面的边缘线位置。

(2)避免过大的咬合力和咬合习惯,避免咬硬物。

(3)运动时应注意保护。

(4)定期口腔复查、保健。

(刘丹丹)

第十节　全口义齿

牙列缺失是指上颌、下颌或上下颌天然牙的全部缺失。其病因除龋病及牙周病之外,还可由老年人的生理退行性改变所致。有时也可由全身疾病、外伤或不良修复体等引起。由于在颌骨上没有天然牙存在,亦无咬合关系,牙列缺失在形态或功能上的改变和紊乱,均比牙列缺损严重。也妨碍患者的社交,使身心健康严重受损。

一、临床表现

1. 口腔功能下降

牙列缺失使咀嚼功能遭到严重破坏,患者一般仅能进软食、流食。牙列缺失能影响发音功能,尤其是影响唇齿音。

2. 颌骨形态改变

当牙缺失后,上下颌骨的改变主要是牙槽嵴的萎缩。随着牙槽嵴的吸收,上下颌骨亦逐渐失去原有形状和大小。牙槽嵴的吸收速度与缺牙原因、缺牙时间以及骨质致密程度有关。

上颌牙槽嵴吸收的方向,呈向上向内的趋势,使上颌骨的外形逐渐缩小。

下颌牙槽嵴吸收的方向是向下前和向外,与上颌骨相反,结果使下颌弓逐渐变大。上下颌骨间的关系亦失去协调,甚至可表现出下颌前突、下颌角变大、髁突变位以及颞下颌关节骨质吸收和功能紊乱。

由于缺乏咀嚼功能,上下颌骨得不到足够的功能刺激,因而破骨细胞与成骨细胞的活动失去平衡,从而导致骨吸收不断持续。

3. 面部形态改变

唇颊部因失去硬组织的支持,向内凹陷,上唇丰满度消失,面部皱褶增加,鼻唇沟加深,口角下陷,面下 1/3 距离变短,面容明显呈衰老状。

由于肌肉张力平衡遭到破坏,失去正常的张力和弹性,亦由于组织的萎缩,黏膜有时变薄变干,失去正常的湿润和光泽。

二、诊断要点

牙列缺失的诊断容易确定,但需通过详细检查,明确患者牙槽嵴萎缩的严重程度、颌弓形态大小等解剖学特征,以便选择合适的修复方法。

1.牙槽嵴萎缩的程度

牙槽嵴萎缩的程度通常分为轻、中、重 3 种。轻度和中度萎缩,对义齿的固位影响不大,而重度萎缩者则需要通过人工牙减径和选择非解剖式牙来减小𬌗力。在可能的情况下建议患者选择种植全口义齿。

2.颌弓形态和大小

颌弓形态一般分为方形、卵圆形和三角形 3 种和大、中、小 3 类,义齿修复要按其种类排列。检查时尤其要注意上下颌弓形态是否协调,两侧吸收是否一致。

3.上、下颌弓的位置关系

一般有 3 种情况:正常的位置关系,下颌前突的位置关系,上颌前突的位置关系。

4.上、下颌间距

颌间距是指上、下颌弓嵴顶间的垂直距离,由于牙槽嵴吸收的程度不同,因而颌间距也由大小不同可分为 3 类:颌间距较大,颌间距适中,颌间距较小。

5.腭的形状

腭的形状亦可分为高、中、低 3 类:高腭形,腭高低适中,腭顶低平形。

6.软硬腭的连接关系

软硬腭的连接情况与后堤区大小有关,一般水平连接者,后堤区较大;成垂直向连接者,后堤区较小。后堤区较大者边缘封闭作用好,后堤区小者则较差。

7.黏膜

黏膜适中,则与义齿基托能密切吻合;黏膜过薄,与义齿基托不易吻合得好,常产生疼痛。

8.唾液

唾液分泌量过少,不利于义齿固位;分泌量过多,有时也影响下颌义齿固位。

9.原有义齿情况

对曾使用过旧义齿者,需详细了解使用情况及目前义齿情况,以便制作新义齿时改进。

三、治疗

牙列缺失的修复原则为恢复咀嚼功能,改善发音,恢复颞颌关节的正常功能,恢复正常面容,对相关颌面组织起保健作用。修复体应坚固,戴用舒适等。此外,尤其要注意根据组织缺损情况、患者自身的特点及对修复体的要求,设计符合个体需要的修复形式。

全口义齿基本有 2 种类型,即传统全口义齿和种植全口义齿。选择时主要考虑以下问题。

1.患者的要求

由于种植义齿价格贵、制作过程复杂、戴用义齿后的随访要求也高,因此必须在患者通晓种植义齿的基本情况后提出种植义齿修复的要求。这是保证患者有良好的合作态度、最终效果令人满意的基本条件。

2.患者的口腔条件

对下颌牙槽嵴低平、用普通全口义齿难以满足患者对咀嚼食物的要求者,口腔黏膜对义齿基托材料过敏者,可优先推荐选择种植义齿。但要求患者的上下颌弓关系及颌间距离基本正常。

3.患者的全身状况

患者的年龄及全身状况能满足种植手术及反复多次就诊的需要。

(龚杭华)

第九章 口腔正畸

第一节 牙列拥挤

牙列拥挤是错𬌗畸形中最常见的,60%～70%的错𬌗畸形患者中可见到拥挤的存在。可表现为牙齿拥挤错位排列不齐;而拥挤牙齿的龋病及牙周病发生率均较正常排列牙齿为高。严重者可造成口唇闭合困难,形成开唇露齿。

一、疾病特征

(1)个别牙齿或多个牙齿在某个方向上出现错位,如唇舌向错位、近远中向错位或垂直向错位(高位或低位)或倾斜扭转等。

(2)牙齿错位导致牙弓形态不规则、不对称。

(3)可伴有前牙覆𬌗覆盖异常。

(4)可伴有后牙反𬌗或锁𬌗。

(5)牙列拥挤部位好发龋齿、牙周炎症。

二、诊断要点

(一)牙列拥挤度测量

牙弓拥挤度对于单纯拥挤主要通过测量石膏模型,拥挤量等于牙弓现有长度与牙弓应有长度的差值。注意:常用的牙弓测量分析一般针对牙弓前段及中段的间隙分析,对于后段牙弓常因间隙不足出现第二磨牙错位、后牙宽度不调(反𬌗或锁𬌗)、第三磨牙阻生等情况,需注意牙弓后段的间隙分析。

(二)牙列拥挤度分级

1.轻度拥挤

Ⅰ度拥挤,拥挤量<4 mm。

2.中度拥挤

Ⅱ度拥挤,拥挤量 4～8 mm。

3.重度拥挤

Ⅲ度拥挤,拥挤量>8 mm。

三、治疗原则

增大骨量或减小牙量。增大骨量:可采用扩弓、推磨牙向远中及促进颌骨生长发育的方法;减小牙量:可采用邻面片切、减数拔牙的方法。

(一)轻度拥挤的矫治

临床上的轻度拥挤常表现为上下切牙的扭转错位或尖牙轻度唇向错位,一般采用扩大牙弓的矫正方法。

1.口外弓推磨牙向远中

利用口外弓推上颌第一恒磨牙向远中而取得间隙,排齐前牙,是临床上常用的矫治轻度拥挤的方法。

这种方法采用时机在第二恒磨牙尚未萌出以前,特别适用于磨牙前移成远中关系的病例。矫正器必须保证每天戴用不少于 12 h,睡眠时仍需戴用。

2.局部间隙开展

主要用于个别牙齿拥挤错位间隙不足。局部牙弓间隙开展主要是通过增大前部牙弓弧度获得间隙,因而使用时应注意其前牙覆盖情况,不应使前牙覆盖增加太多而致深覆盖。在开展获得充足间隙后,再将错位牙矫正至正常位置。

3.扩弓

可采用固定矫治或分裂簧可摘矫正器扩宽牙弓,注意不能无限度扩大牙弓,以免后牙呈深覆盖或锁𬌗关系,造成𬌗干扰。此外,过度扩宽牙弓可能造成牙弓颊侧牙槽骨裂,影响牙周健康及治疗稳定性。

(二)中度和重度拥挤的矫治

一般采用减数拔牙矫治。

1.尖牙唇向错位的矫治

尖牙唇向错位间隙不足俗称"虎牙",是临床上常见的错𬌗。减数拔牙矫治一般不考虑拔除错位的尖牙本身,因为尖牙对维持牙弓形态及面形丰满具有重要意义,若拔除尖牙可导致面部不对称;同时尖牙又是牙列中牙根最粗壮者,有利于缺牙义齿修复做基牙用。尖牙唇向错位减数拔牙矫治首选拔除第一双尖牙,因为第一双尖牙对咀嚼功能影响不大。但在第一双尖牙正常,而第二双尖牙或第一恒磨牙有严重龋坏缺损或发育异常时,则应减数患牙而不拔第一双尖牙,这样虽然增加了矫治难度,但保存了健康的第一双尖牙。

此外,在确定减数拔牙牙位前,若第二乳磨牙尚存,则需要先照 X 线片检查牙胚情况,若第二双尖牙牙胚先天缺失或牙脱位或发育异常,则未替换之乳磨牙应为拔牙牙位。

2.减数拔牙的原则

(1)拔牙原则:尽量不拔牙;尽量拔患牙(如龋齿、松动牙、变异牙);拔牙时左右对称、上下协调;拔牙时考虑中线;尽量拔功能小的牙,最常见在双尖牙中选择性拔除。

(2)确定减数拔牙前应该进行牙模型的测量分析,对牙弓 spee 曲线曲度、切牙突度、上下牙量大小比例 Bolton 指数、上下牙弓宽度与基骨弓宽度、支抗磨牙前移程度及唇齿关系测量等综合分析。

(杨 进)

第二节 双颌前突

双颌前突是指上下颌骨都向前突出。临床上并不多见,双颌前突病例牙齿排列一般比较整齐。本病多由遗传因素引起。此外,口腔不良习惯、异常唇舌肌动力平衡等疾病也可致本病发生。

一、疾病特征

(1)侧貌呈现凸面型。

(2)上、下颌骨呈矢状向生长发育过度。

(3)上、下切牙位置随颌骨前移,前牙覆𬌗浅。

(4)上、下唇可能出现唇闭合不全,开唇露齿。

(5)常常伴有颏部发育不足。

二、诊断要点

(1)临床检查磨牙中性关系,前牙覆𬌗覆盖基本正常。

(2)X线头影测量 SNA 角,SNB 角大于正常,表现为 ANB 角正常或略偏大,骨性Ⅰ类或轻度Ⅱ类。

(3)X线头影测量上下切牙角较大。

(4)上下唇位于 E 线前。

三、鉴别诊断

(1)双牙弓前突。

(2)临床检查上下切牙明显唇倾。

(3)X线头影测量 SNA 角,SNB 角正常,表现为 ANB 基本正常,骨性Ⅰ类;下颌平面角较大的患者可表现出 ANB 角增大,骨性Ⅱ类或Ⅱ类倾向。

(4)X线头影测量上下切牙角较小。

四、治疗原则

(1)生长期儿童或生长发育高峰期青少年,轻度的双颌前突可单纯正畸治疗或矫形治疗。

(2)生长发育高峰期后青少年及成年人,轻度或中度双颌前突或双牙弓前突者,可拔除4个,内收上下前牙,减小突度。重度双颌前突者成年后正畸＋正颌外科联合治疗。

(3)双颌前突伴口呼吸习惯者,应及早治疗,以制止口呼吸。

(4)矫治双颌前突注意事项,单纯正畸治疗双颌前突患者较双牙弓前突患者在内收前牙时需注意前牙的转矩控制和牙根吸收。

(杨　进)

第三节　前牙反𬌗

前牙反𬌗是指上、下牙弓近远中关系异常,可表现为下颌前突,近中错𬌗及前牙反𬌗。多由于不良哺乳姿势,乳前牙滞留或早失,上颌恒切牙先天性缺失,不良习惯、乳尖牙磨耗不足,全身性疾病以及遗传性下颌前突所致。

一、疾病特征

(1)前牙反𬌗,一般涉及多数前牙。

（2）分为牙性、骨性和功能性前牙反𬌗。

牙性前牙反𬌗：多由于牙齿萌出或替换过程中的局部障碍所致，常表现为单纯的前牙反𬌗。反覆盖较小，磨牙关系为中性或接近中性关系。上下颌骨的形态、大小基本正常。

骨性前牙反𬌗：颜面可表现为上颌发育不足，下颌前突的凹面型。多由于遗传和疾病等因素所致。骨性前牙反𬌗磨牙为近中错𬌗，下颌常不能自行后退，伴有颌骨畸形。可表现为下颌角钝，下颌体长，下颌升支短或上颌发育不足，颏部明显前突，有时还伴有开𬌗畸形。这类前牙反𬌗又可分为 3 型：①上颌发育不足，下颌发育正常；②上颌发育正常，下颌发育过度；③上颌发育不足伴下颌发育过度。

C.功能性前牙反𬌗：由于不良哺乳姿势等而引起下颌功能性过度前伸造成下颌前突和前牙反𬌗，但其下颌骨形态和大小基本正常，下颌可后退至前牙对刃关系，可称为假性下颌前突。如果不及早矫治，日久可能发展成真性下颌前突。

二、诊断要点

前牙反𬌗可表现为个别前牙反𬌗，也可为多个前牙反𬌗；确诊除根据临床表现外，可通过 X 线头影测量协助诊断。

（一）牙性前牙反𬌗

上前牙通常表现拥挤，下前牙较少拥挤。反𬌗部位上前牙舌倾；磨牙可中性或近中关系。ANB 角大于 0°，Ⅰ类骨面型。不伴有颌骨大小、位置或形态异常。下颌能后退至切对切。

（二）功能性前牙反𬌗

（1）牙位与肌位不一致，下颌闭合道可能有𬌗干扰或早接触。

（2）下颌可以后退至切对切。

（三）骨性前牙反𬌗

骨性反𬌗确诊除根据临床表现外，可通过 X 线头影测量协助诊断。前牙代偿明显，上前牙唇倾，下前牙舌倾；磨牙近中关系。骨性反𬌗常常表现为下颌骨生长过度，ANB 角小于 0°，Ⅲ类骨面型，常见凹面型。可伴有上下颌骨大小、位置或形态异常。下颌不能后退至切对切，或即使后退仍表现 ANB 角小于 0°。

三、治疗原则

（一）生长期儿童

乳牙期前牙反𬌗以牙性及功能性为主，最佳治疗时间为 3～5 岁，牙性反𬌗采用上颌𬌗垫式活动矫治器唇向开展反𬌗的牙齿。

（二）生长发育期青少年

早期骨性前牙反𬌗和功能性前牙反𬌗，可在替牙期特别是替牙晚期使用功能性矫正器诱导下颌位移，通过下颌骨后下旋转和调整前牙倾斜度改正反𬌗。早期骨性反𬌗上颌骨发育不足的患者，可在替牙期或恒牙列初期使用前方牵引矫正装置利用生长发育潜力行前方牵引促进上颌骨生长。下颌发育过度者视下颌严重程度，轻、中度可牙齿代偿掩饰性治疗，重度建议成年后正畸-正颌外科联合治疗。

（三）生长发育高峰期后青少年及成年人

牙性反𬌗或轻度的骨性前牙反𬌗采用正畸治疗效果及预后均较好，正畸解除前牙反𬌗关系,正畸治疗中可配合Ⅲ类牵引调整近中颌间关系。如果合并严重骨骼畸形的前牙反𬌗,则需要进行正畸-正颌外科的联合治疗。

(四)矫治前牙反𬌗注意事项

早期矫治十分必要,因为前牙反𬌗不经矫治有随生长逐渐加重的趋势。注意乳尖牙磨耗不足而引起的前牙反𬌗,可通过调磨过高的𬌗干扰,而使下颌自行复位。伴有口腔不良习惯者,应及早纠正不良习惯。

(邢 瑾)

第四节 前牙深覆盖

前牙深覆盖是指自上前牙切端至下前牙唇面的最大水平距离>3 mm 者,这是临床上较常见的错𬌗畸形,常伴有前牙深覆𬌗。

一、疾病特征

(1)牙齿表现为上下颌前牙间前后向的水平距离>3 mm,磨牙多为远中关系,也可以是中性关系。

(2)颌骨可表现为上颌骨前突,或者下颌骨后缩,或者上颌骨前突合并下颌骨后缩。

(3)除矢状向不调外,可伴有横向及垂直向不调。

二、诊断要点

(一)前牙深覆盖的分度

1. Ⅰ度

上切牙切端至下前牙唇面的最大水平距离<5 mm。

2. Ⅱ度

上切牙切端至下前牙唇面的最大水平距离为5~8 mm。

3. Ⅲ度

上切牙切端至下前牙唇面的最大水平距离>8 mm。

(二)病因机制

前牙深覆盖按病因机制分为牙性、功能性和骨性。

1. 牙性

牙齿位置异常(如上前牙唇向、下前牙舌向);牙齿数目异常,例如,上颌前部多生牙或下切牙先天缺失;或口腔不良习惯的局部原因造成。

2. 功能性

由于神经肌肉因素或𬌗因素导致下颌功能性后缩。例如,当上牙弓宽度不足时,下颌功能性后缩导致前牙深覆盖。

3. 骨性

由于颌骨发育异常导致上下颌处于远中错𬌗关系。通常 ANB 角>5°,牙齿表现出安氏

Ⅱ类1分类错**殆**。骨骼类型可分为 3 型。

(1)上颌正常,下颌后缩。

(2)上颌前突,下颌正常。

(3)上颌前突,下颌后缩。

三、治疗原则

(一)生长期儿童及生长发育期青少年

(1)尽早去除病因,例如,破除各种口腔不良习惯,治疗鼻咽部疾病,去除咽部增生腺等。

(2)处理导致前牙深覆盖的牙问题,例如,拔除上颌多生牙,纠正上前牙前突并关闭牙间隙,开展下前牙排齐纠正牙的舌向倾斜和拥挤,上牙弓宽度不足时加以开展等。

(3)功能性深覆盖通过正畸手段去除不良**殆**因素,促使下颌恢复到正常位置。

(4)骨性深覆盖以下颌后缩最常见,早期矫治采用功能矫治器,例如,肌激动器、Herbst、Twin-block 及 FR-Ⅱ等刺激、促进下颌生长,严重下颌发育不足者成年后正颌手术治疗。上颌前突者轻中度拔牙代偿治疗,严重者成年后正颌手术治疗。

(二)生长发育高峰期后青少年及成年人

(1)解除牙列拥挤和排列不齐:可采用扩弓、唇向开展、推磨牙向后、邻面去釉或拔牙提供间隙。上牙弓拔牙间隙主要用于前牙后移、减小覆盖;下牙弓拔牙间隙部分用于后牙前移、矫正磨牙关系,部分用于下前牙的内收。

(2)纠正前牙的深覆**殆**:减小前牙深覆**殆**是纠正深覆盖的早期任务之一,通过压低前牙升高后牙实现,为达到这一目标可采用上前牙平面导板、片段弓、固定矫治器及种植支抗等方法。

(3)减小前牙覆盖:可通过改变上下颌骨矢状向关系和上前牙位置及角度变化来实现。

对于轻、中度上下颌骨关系不调者,依据问题的重点分别采用不同的矫治策略。对于严重颌骨不调者考虑成年后正畸正颌外科联合治疗。

上颌正常,下颌后缩的治疗原则:促进下颌向前生长。

下颌正常,上颌前突的矫治原则:抑制上颌向前生长。

上颌前突下颌后缩的矫治原则:后移上颌牙弓,适当前移下颌牙弓,使二者矢状关系比较协调一致。

(4)矫正磨牙远中关系:最常用的方法是口外弓矫治器、功能矫治器、Ⅱ类牵引及种植支抗牵引。

(5)改善患者的侧貌外形。

(三)矫治前牙深覆盖注意事项

应用功能性矫治器应在混合牙列期和恒牙列早期进行,年龄因素和适应证的正确选择是成功矫治的关键。这类的患者常需要进行两期矫治,故疗程有时较长。

(1)虽然前牙深覆盖表现的矛盾重点在牙弓的矢状方向上,但也应重视垂直方面的问题。例如,高角的Ⅱ类1分类患者的磨牙控制,如何打开咬合的问题等。

(2)极其严重的成人上颌前突和下颌后缩仍需正颌外科,并结合正畸治疗,才能获得满意的疗效。

(3)深覆盖患者的拔牙模式是多种多样的,应根据具体情况选择适宜的拔牙模式。

(邢　瑾)

第五节 后牙反𬌗

后牙反𬌗是指上颌后牙咬合在下颌后牙颊面舌侧的咬合异常,可见于乳牙列、替牙列和恒牙列。

后牙反𬌗往往因上颌牙弓狭窄或上颌后牙舌侧倾斜所造成,少部分的患者是由下颌牙弓过宽或下颌后牙颊侧倾斜引起。常由于上颌牙弓狭窄或上颌后牙舌侧倾斜所造成,少部分的患者是由下颌牙弓过宽或下颌后牙颊侧倾斜引起。

临床上,后牙反𬌗可发生在单侧,也可以发生在双侧;可以表现为个别后牙反𬌗,也可以是多数后牙反𬌗。发生后牙反𬌗可能对咀嚼功能、牙周健康、颞下颌关节、面容以及生长发育造成影响。

一、疾病特征

(1)后牙反牙𬌗多表现为上颌牙弓狭窄或个别上后牙舌向或个别下后牙颊向错位,少数表现为下颌牙弓过宽或下颌后牙颊倾。

(2)个别后牙反𬌗对咀嚼功能及颅骨的发育影响较小,但对颞下颌关节可有不良影响。多数后牙反𬌗对功能、颌面部发育及颞下颌关节均有不良影响。

(3)单侧多数后牙反𬌗常合并前牙反𬌗,其下中切牙中线、颏部及下颌多偏向反𬌗侧,导致颜面左右不对称。后牙反𬌗牙数越多,反𬌗的程度越严重,对咬合的锁结作用及对咀嚼功能的影响也越大,对颌骨的发育及关节的影响也越大。

(4)多数后牙反𬌗合并前牙反𬌗,其前颌骨发育不足,颜面的侧面会呈现凹面型。双侧多数后牙反𬌗,上牙弓及上颌骨的宽度发育不足,上颌牙弓狭窄,患者表现为长面型。

二、诊断要点

(1)后牙反𬌗根据反𬌗牙的数目和部位不同可分为:个别后牙反𬌗、一侧后牙反𬌗及双侧后牙反𬌗。

(2)后牙反𬌗根据发病机制可分为牙性和骨性。

牙性:上颌后牙舌向倾斜,下颌后牙颊向倾斜。

骨性:上颌骨发育宽度不足,下颌骨宽度过大,常合并上颌骨发育不足和/或下颌骨发育过度等颌骨矢状向问题,多见于骨性反𬌗病例。

三、鉴别诊断

(一)深覆𬌗

临床上可表现为上前牙牙冠覆盖下前牙牙冠唇面 1/3 以上;或下前牙切缘咬合于上前牙牙冠舌面 1/3 以上。是上下牙弓和/或上下颌骨垂直向发育异常所致的错𬌗畸形,即前牙区牙及牙槽高度发育相对或绝对过度,或(和)后牙区牙及牙槽高度发育相对或绝对不足。

(二)开𬌗

开𬌗是指在正中𬌗位时,上下颌部分牙在垂直方向无𬌗接触的现象。开𬌗可发生在乳牙期、替牙期和恒牙期。临床以恒牙列期最为常见,主要机制是上下牙弓及颌骨垂直向发育异常所致。

(三)前牙反𬌗

上下前牙切端间无正常覆𬌗覆盖关系,若垂直向呈现间隙者为前牙开𬌗。可有个别前牙反𬌗及多数前牙反𬌗。

四、治疗原则

(一)牙性后牙反𬌗的矫治

1.上牙弓狭窄引起的后牙反𬌗

采用上颌扩弓矫治器,颊向移动上颌后牙,纠正牙颊舌向的倾斜度,使后牙反𬌗得以矫正。常见的上颌扩弓器为分裂基托扩弓器、四圈扩弓簧、"W"形扩弓器、上颌螺旋扩弓器等。

2.上后牙舌向倾斜引起的后牙反𬌗

可使用单侧放置双曲舌簧的上颌单侧𬌗垫式矫治器、单侧翼上颌活动扩弓矫治器等,注意在健侧增强支抗,防止健侧牙过多颊向移动。采用固定矫治器,利用上下颌后牙间交互牵引或种植支抗牵引来矫正舌侧倾斜的上颌后牙。需要注意的是,在进行交互牵引时,正常的下颌牙弓应换用较粗的弓丝,以避免上下颌交互牵引时的反作用力破坏下颌后牙正常的颊舌向倾斜度。

3.下后牙颊向倾斜引起的后牙反𬌗

多采用上下后牙间交互牵引或种植支抗牵引来矫正。此时,正常的上颌牙弓应换用较粗的弓丝,以避免交互牵引时的反作用力破坏上颌后牙正常的颊舌向倾斜度。

4.后牙拥挤导致的个别牙反𬌗

多通过减数或其他方法创造间隙,利用固定矫治器的弓丝作用,或配合上下颌后牙的交互牵引使其得到矫正。

(二)骨性后牙反𬌗的矫治

1.上牙弓狭窄引起的后牙反𬌗

腭中缝闭合前,多采用上颌扩弓矫治器;腭中缝闭合后,对于轻度上牙弓狭窄的患者,仍可使用上颌扩弓矫治器,多为慢速扩弓治疗,通过上颌后牙的代偿性颊向移动矫正后牙反𬌗;严重上牙弓狭窄引起的后牙反𬌗,只能通过手术辅助的上颌快速腭开展或正颌外科手术来矫正。

2.下牙弓过宽引起的后牙反𬌗

对于轻中度下牙弓过宽引起的后牙反𬌗,可以通过上下后牙间交互牵引,或通过扩大上颌牙弓,达到矫正后牙反𬌗的目的;对于重度下牙弓过宽引起的后牙反𬌗,通常只能采用正颌外科手术,缩窄过宽的下牙弓,矫正后牙反𬌗。

(三)矫治后牙反𬌗的注意事项

(1)在后牙反𬌗的矫治过程中,可以配合牙尖的调磨,以利建𬌗。

(2)骨性后牙反𬌗,在生长发育期间矫治效果较好,反𬌗矫正后可配合咬肌、颞肌的功能训练,以巩固矫治效果及建立𬌗平衡。

(3)后牙反𬌗的患者常伴有牙弓矢状关系的不调,矢状关系不调的矫正可以改善横向关系的不调,也可加重横向关系不调的程度,在制订治疗计划时应充分考虑这一点。

(邢 瑾)

第六节 后牙锁𬌗

根据上下后牙的颊舌位置关系,锁𬌗在临床上可分为正锁𬌗和反锁𬌗。正锁𬌗是指上颌后牙舌尖的舌斜面位于下颌后牙颊尖的颊斜面的颊侧,𬌗面无咬合接触,临床较为多见;反锁𬌗是指上后牙颊尖的颊斜面位于下后牙舌尖舌斜面的舌侧,𬌗面多无咬合接触,临床上较少见。

正反锁𬌗可发生于单侧或者双侧,最常见于上下颌第二磨牙,前磨牙区的锁𬌗也较常发生。

一、疾病特征

(一)后牙锁𬌗

在临床上可分为正锁𬌗和反锁𬌗。

(二)正锁𬌗

正锁𬌗是指上颌后牙舌尖的舌斜面位于下颌后牙颊尖的颊斜面的颊侧,𬌗面无咬合接触,临床较为多见;多由于上颌后牙颊向错位、倾斜,或下后牙舌向错位、倾斜造成。

(三)反锁𬌗

反锁𬌗是指上后牙颊尖的颊斜面位于下后牙舌尖舌斜面的舌侧,𬌗面多无咬合接触,临床上较少见。

(四)正反锁𬌗

正反锁𬌗可发生于单侧或者双侧,最常见于上下颌第二磨牙,前磨牙区的锁𬌗也常发生。

二、诊断要点

(一)咬合关系的检查

要同时观察正中牙𬌗位和正中关系位。特别注意下颌关闭过程中是否有功能性下颌移位,或存在咬合干扰。由于𬌗干扰引起的下颌功能性移位常见于单侧后牙反𬌗和锁𬌗的患者。

(二)面中线检查

面中线是否经过鼻、唇、颏的中点。可以借助一根牙线从患者的前额拉至颏部来检查。观察患者的颜面对称情况时最好让患者坐直,进行正面的目测观察;也可以让患者仰头,由颏下部向上观察其下颌偏斜情况。另外,还需注意上下牙齿中线是否与面中线一致。

(三)颞下颌关节的检查

常规检查时要包括下颌最大开口度,开闭口型,以及咀嚼肌、关节区有无压痛,关节有无弹响。

(四)病史

对于表现为后牙锁𬌗的横向不调的患者,特别是有颜面偏斜等生长发育问题的患者,要详细询问有无遗传史、唇腭裂病史、外伤史、慢性鼻咽部疾病,以及张口呼吸、偏侧咀嚼、一侧托腮、长期吮指等不良习惯。

三、治疗原则

矫治原则是在升高咬合的前提下移动上下后牙向颊侧或舌侧解除锁𬌗关系,达到正常的咬合。

(一)正锁𬌗的矫治

1.个别牙正锁𬌗

多见于上颌后牙颊向错位,同时伴有或不伴有下颌牙舌向错位。

(1)由上后牙颊向错位或倾斜引起的锁𬌗,合并下颌后牙舌向错位或倾斜引起的锁𬌗,矫治时通过交互支抗使上下后牙移动,达到矫正后牙锁𬌗的目的。如果下颌牙位置正常,交互牵引时应加强下牙列的支抗。

(2)如果患者锁𬌗较为严重,交互牵引时容易引起咬合创伤而导致牙松动,矫治时可使用平面导板或𬌗垫,使锁𬌗牙脱离牙尖锁结,当锁𬌗矫正后,再逐渐磨去后牙𬌗垫,以调整牙由于交互牵引所致垂直向的位置异常。

2.单侧上下第二磨牙正锁𬌗

临床上较多见,且以上磨牙颊向错位为主,下磨牙位置大体正常或轻微舌向错位。治疗前可拍摄曲面断层片观察第三磨牙的形态、位置及其萌出情况。如果同侧的第三磨牙尚未萌出或即将萌出且形态正常,且确认能自行调整至正常位置,可将该侧第二磨牙拔除,以便第三磨牙自行调位于已拔除的第二磨牙位置萌出,与下颌第二磨牙建立正常𬌗关系。如果第三磨牙形态异常或位置不正,通常需要拔除第二磨牙,以便为第二磨牙的矫正创造间隙,矫正方法同个别牙正锁𬌗。

(1)一侧多数后牙正锁𬌗:常见于下牙弓狭窄者,锁𬌗侧下颌后牙舌向错位严重,但上颌后牙颊侧错位不明显。

矫治时戴用平面导板使锁𬌗牙脱离牙尖锁结关系,矫治器可设计四角圈簧扩弓矫治器,使锁𬌗侧的下颌后牙向颊侧移动。另外,也可以设计患侧上下后牙进行多组牙的颌间交互牵引,从而达到预期的疗效。

(2)双侧多数后牙正锁𬌗:此类患者较少见。矫治时可以先纠正一侧锁𬌗,达到正常的咬合后,再纠正另一侧,也可以双侧同时矫正。成人患者,如果上牙弓过宽或下牙弓过窄引起锁𬌗,难以通过单纯正畸的方法矫正者,可以配合正颌外科手术,缩窄过宽的上颌牙弓或扩宽缩窄的下牙弓,使后牙锁𬌗得到矫正。

(二)反锁𬌗的矫治

(1)单个后牙反锁𬌗的矫治原则与正锁𬌗恰好相反,即可达到矫治效果。

(2)多数后牙反锁𬌗,临床上较罕见,最有效的方法是扩大上颌牙弓。需要注意的是,扩弓时双侧后牙为交互支抗,两侧后牙均向颊侧移动,最适用于双侧后牙反锁𬌗的矫治。如果为单侧多数后牙反锁𬌗,为防止双侧同时移动,可以在放置扩弓簧的时候,将其偏向移动侧一些,这样锁𬌗侧牙移动多一些,而非锁𬌗侧牙移动少一些。另外,也可进行上下后牙的交互牵引。

(3)近年来,微钛钉种植体支抗的应用为后牙锁𬌗的矫正提供了一种新的方法。种植体支抗的应用,一方面可以有效地矫正锁𬌗,另一方面也可以防止矫正后锁𬌗牙的伸长。

(三)矫治锁𬌗注意事项

(1)由于锁𬌗牙无𬌗面接触关系,牙尖缺乏生理性磨耗,矫正后通常会出现个别牙的早接触。随着生理性磨耗的进行,早接触通常会自动消失。如果早接触在矫治结束后一段时间内持续存在,则需要进行少量的调𬌗。

(2)矫正个别后牙正锁𬌗或多数后牙锁𬌗,都要注意间隙问题。如果间隙不足,需先开拓间隙;如果严重拥挤,则需配合减数治疗。

(邢 瑾)

第七节 深覆𬌗

上前牙牙冠覆盖下前牙牙冠唇面>1/3,或下前牙切缘咬合于上前牙牙冠舌面切1/3以上者,称为深覆𬌗。深覆𬌗是上下牙弓和/或上下颌骨垂直向发育异常所致的错𬌗畸形,即前牙区牙及牙槽高度发育相对或绝对过度,或(和)后牙区牙及牙槽高度发育相对或绝对不足。

一、疾病特征

(一)牙齿

前牙区表现为上切牙牙轴直立甚至舌倾,磨牙关系多为远中关系。

(二)牙弓

下颌 Spee 曲线过大。安氏Ⅱ类1分类者常见上下牙弓呈尖圆形,安氏Ⅱ类2分类者上下牙弓呈方形。

(三)面型

一般呈短方面型,面下1/3高度较短,下颌角小,咬肌发育好,下颌角区丰满。

(四)颌骨

安氏Ⅱ类1分类患者一般上颌发育较好,由于下颌后缩或顺时针旋转而表现为下颌发育不足;安氏Ⅱ类2分类患者上、下颌骨一般发育较好,由于上前牙内倾,下颌处于功能性远中合位或远中合位,下颌前伸及侧向运动受阻,只能做开、闭口运动。下颌角小,或下颌支过长,下颌平面角小。

(五)牙周

深覆𬌗严重的患者由于下前牙长期咬合于上前牙腭侧牙龈处,可能引起创伤性龈炎,急性或慢性牙周炎,严重的成人患者可有牙槽骨吸收、牙松动现象。

二、诊断要点

(一)临床上将深覆𬌗分为以下三度

1.Ⅰ度

上前牙牙冠覆盖下前牙牙冠的1/3~1/2处;或下前牙咬合在上前牙舌侧切1/3~1/2处。

2.Ⅱ度

上前牙覆盖下前牙冠长的1/2~2/3处;或下前牙咬合在上前牙舌侧切1/2~2/3处(如舌隆突)者。

3.Ⅲ度

上前牙牙冠覆盖下前牙牙冠>2/3者,甚至咬在下前牙唇侧龈组织上;或下前牙咬合在上前牙腭侧龈组织或硬腭黏膜上,常会造成创伤性牙龈炎、牙周炎等。

（二）深覆𬌗的分型

根据错𬌗畸形的形成机制将其分为牙性和骨性。

1. 牙性

该型主要由牙或牙槽骨垂直向发育异常引起，常表现为上下颌前牙及牙槽骨过高，后牙及后牙牙槽骨高度发育不足。

上前牙牙轴垂直或内倾，下前牙有先天缺牙或下牙弓前端牙列拥挤致下牙弓前段缩短；磨牙关系多数为中性𬌗，也有少数为轻度远中𬌗或远中𬌗；面下 1/3 短。X 线头影测量显示主要是牙轴及牙槽骨的问题。上下颌骨的形态、大小及在矢状方向上的相互关系基本正常，面部畸形不明显。

2. 骨性

不仅有上下前牙内倾、前牙及前牙区牙槽骨发育过度，后牙及后牙牙槽骨高度发育不足的牙及牙槽骨问题，同时伴有上、下颌骨间位置的失调，磨牙关系多呈远中关系。X 线头影测量显示 ANB 角大，后、前面高的比例（S-Go/N-Me）＞65％，上、下颌骨向着相对的方向旋转，PP、OP、MP3 个平面离散度明显变小，甚至接近平行，腭平面向前下旋转，下颌骨向前上旋转，下颌平面角及腭平面与下颌平面的夹角明显降低，下颌角呈方形，面下 1/3 高度明显降低，面部呈短方面型，严重者可表现为"短面综合征"。

（三）根据颌骨垂直向关系将其分为低角型、均角型和高角型

1. 低角型

前牙深覆𬌗，下颌平面平坦，下颌平面角小于正常。下颌呈逆时针旋转生长。

2. 均角型

前牙深覆𬌗，下颌平面角正常。

3. 高角型

前牙深覆𬌗，下颌平面较陡，下颌平面角大于正常。下颌呈顺时针旋转生长。

三、鉴别诊断

（一）深覆盖

前牙深覆盖是指上前牙切缘至下前牙唇面的水平距离≥3 mm 者。前牙深覆盖是一种常见的错𬌗症状。

（二）锁𬌗

锁𬌗是后牙的一种错𬌗畸形。根据上下后牙的颊舌位置关系，锁𬌗在临床上可分为正锁𬌗和反锁𬌗。

正锁𬌗是指上颌后牙舌尖的舌斜面位于下颌后牙颊尖颊斜面的颊侧，𬌗面无咬合接触，临床较为多见。

反锁𬌗是指上后牙颊尖的颊斜面与下后牙舌尖的舌斜面相咬合，𬌗面无咬合接触，临床较为少见。

锁𬌗可发生在牙弓的一侧，也可发生在牙弓的两侧；发生在牙弓一侧者多见，而发生在牙弓两侧者较少见；恒牙𬌗多见而乳牙𬌗较少。常见于上下颌第 2 磨牙，前磨牙区的锁𬌗也较常发生。

四、治疗原则

深覆𬌗矫治的原则是通过调整前后段牙及牙槽的垂直高度打开咬合,纠正前后牙的轴倾度,协调上、下颌骨之间的矢状位置关系,矫治深覆𬌗、深覆盖。对于安氏Ⅱ类2分类病例,首先改变上、下前牙长轴,将安氏Ⅱ类2分类矫治为Ⅱ类1分类,再根据具体情况考虑是否采取拔牙矫治。深覆𬌗矫治后,复发趋势较明显,常需要过矫正。

(一)生长期儿童

1.牙性深覆𬌗

矫治原则是改正切牙长轴,抑制上、下切牙的生长,促进后牙及后牙牙槽的生长。

(1)对于替牙期或恒牙初期的患者,首先使用上颌附舌簧的平面导板矫治器,在内倾的上前牙舌侧设计双曲舌簧,推内倾的切牙向唇侧,以纠正切牙长轴,用平面导板压低下前牙,打开后牙区咬合,使后牙升高,从而改善下牙弓 Spee 曲线;或采用"2×4"矫治器改变上前牙的唇倾度,视情况考虑是否使用上颌平面导板矫治器或 FrankelⅡ型矫治器、Twin-block 等功能性矫治器进行矫治。

对先天缺失下切牙的患者视下切牙长轴矫正后间隙的情况酌情处理,必要时做义齿修复以保持上、下切牙正常的覆𬌗、覆盖关系,同时应改正不良习惯。

(2)对于恒牙期的患者,一开始就使用固定矫治器。先唇向开展上前牙,纠正上颌切牙长轴,待形成一定程度的覆盖后再在下颌粘接托槽,排齐下切牙并整平下牙弓 Spee 曲线,最后建立良好的前牙覆𬌗覆盖关系。

2.骨性深覆𬌗

矫治原则为唇向开展上前牙,解除闭锁合,消除下颌骨向前发育的障碍,协调上下颌骨间关系,并抑制前牙及前牙槽高度的生长,刺激后牙及后牙牙槽骨高度的生长。

(1)对于替牙期或恒牙初期的患者;可先用上述附舌簧的平面导板矫治器,纠正上颌切牙长轴,升高后牙区高度,改善下颌 Spee 曲线。

对于上、下颌骨矢状向严重不调的患者,可采用导下颌向前生长,待上下颌骨关系基本纠正后,再用固定矫治器行二期矫治。

(2)对于恒牙期的患者,先用固定矫治器纠正上颌切牙轴倾度,此时可考虑同时配合使用前牙区平面导板以压低下前牙,升高后牙。

上前牙牙轴纠正后,如果覆盖较大、磨牙关系呈明显远中关系,可使用导下颌向前的功能性矫治器或 Forsus 进行下颌位置的调整;如果覆盖较浅,且磨牙关系已自行调整至中性,则直接用固定矫治器进一步排齐、整平。

(二)生长后期及成年人

生长发育已基本结束,应重点矫治牙及牙槽骨的异常,例如,用固定矫治器打开咬合,整平 Spee 曲线,必要时可以运用微种植体支抗帮助压低前牙,矫治深覆𬌗。对于Ⅲ度深覆𬌗并咬伤牙龈的成年患者,必要时可行正颌外科手术治疗,以降低前牙牙槽骨高度,矫治深覆𬌗。

1.牙性深覆𬌗

(1)前牙牙槽骨高度过高导致的深覆𬌗。矫治原则是压低上下前牙,整平 Spee 曲线。可采用固定矫治器,先矫正内倾的上颌切牙以解除其对下颌的锁结,然后使用多用途弓压低上下前牙,整平 Spee 曲线,矫正深覆𬌗。

(2)由于后牙牙槽骨高度过低导致的深覆𬌗,或前牙牙槽高度过高、后牙牙槽高度过低导致的深覆𬌗。矫治原则是压低上下前牙,升高后牙,整平 Spee 曲线。可采用固定矫治器,先矫正内倾的上颌切牙以解除对下颌的锁结,然后使用摇椅形弓丝(尤其是摇椅形方弓丝)配合Ⅱ类颌间牵引,必要时加前牙区的小平面导板,以压低上、下前牙,升高后牙,整平 Spee 曲线,矫正深覆𬌗。

2.骨性深覆𬌗

矫治原则为纠正上前牙牙轴,整平 Spee 曲线,协调上下颌骨关系。成人骨性深覆𬌗,特别是对于后、前面高比例过大,下颌支过长,下颌平面角小的患者,治疗十分困难。

(1)轻度骨性畸形:患者可采用正畸治疗。一般用固定矫治器,先矫治上颌以矫正内倾的切牙长轴,并附上颌舌侧小平面导板打开后牙咬合,使后牙伸长以改正深覆𬌗。待上切牙向唇侧移动后再矫治下颌,排齐下牙列并改正𬌗曲线,必要时上颌可用"J"形钩高位牵引以压低上切牙,后牙垂直牵引以刺激后牙槽骨生长。

随着微种植体支抗的发展,对于成人骨性深覆𬌗的患者,可以在上、下颌种植微种植体支抗以压低上、下前牙,打开咬合。

(2)严重的骨性深覆𬌗:患者打开咬合、改正深覆𬌗难度很大,必要时可以采用正颌外科治疗,即先正畸治疗改正上、下切牙长轴,排齐上、下牙列,再酌情采用外科手术行前牙区根尖截骨术,压入前段牙及牙槽以矫正过长的上或下前牙及牙槽骨。

对一些年龄较大、后牙磨耗过多、垂直高度不足的患者,如果上下牙列排齐后覆𬌗仍深,无法用正畸方法矫正时,可配合修复治疗,必要时后牙做𬌗垫或高嵌体升高咬合,以便使上下切牙获得正常的覆𬌗、覆盖关系,并修复面部下 1/3 的高度。

(邢　瑾)

第八节　开　𬌗

开𬌗是一种严重影响美观及𬌗功能的错𬌗畸形。以牙颌面部垂直向发育异常为主要表现,但常包含长、宽、高三维方向的不调。开𬌗的形成主要与异常的人体姿势、舌习惯(如伸舌吞咽、吐舌习惯等)、口颊肌群功能异常等密切相关,少数与局部𬌗干扰、佝偻病、遗传等有关。

一、疾病特征

开𬌗患者的共同表现为上下颌牙在正中𬌗位,切缘或𬌗面间垂直向有距离,无𬌗接触。

(一)𬌗表现

前部牙齿或后部牙齿咬合部位在垂直向没有咬合接触。常表现为上下前牙唇倾,后部牙槽骨高度过大、前部牙槽骨高度不足,上颌𬌗平面向上倾斜、下颌𬌗平面向下倾斜。后牙相对于𬌗平面近中倾斜,没有明显的 spee 曲线等。

(二)颌骨

以高角、长面型最为多见。上颌骨形态可能正常或宽度发育不足,腭穹高拱,其位置向前上旋转;下颌骨发育不足,下颌支短、下颌角大、角前切迹深,下颌体向前,下颌骨向下后旋转。

（三）软组织

上下唇闭合不全，颏后缩或前突，面下 1/3 过长，前面高增加，颏部紧张，颏唇沟不明显，有不同程度的开唇露齿。常伴相应的舌或其他软组织的异常结构和功能活动，如伸舌吞咽、吮颊习惯、吐舌习惯等。

（四）口颌功能表现

咀嚼功能及语音功能明显受到影响，表现为发音不清，尤其是齿音，前牙开𬌗而无法切断食物，后牙咀嚼效率降低，且随着开𬌗程度及范围的增大，功能降低加重，咀嚼肌张力不足。

二、诊断要点

通过临床检查、功能分析、模型分析及 X 线头影测量分析，可判断开𬌗形成的病因和机制。单纯的牙性开𬌗较少，早期的牙性开𬌗可随着儿童的生长发育发展为骨性，因此开𬌗的矫治应尽早开始。

（一）按上下切牙切缘间垂直距离大小作为标准将开𬌗分为以下 3 度

(1) Ⅰ度：上下切牙垂直分开＜3 mm。

(2) Ⅱ度：上下切牙垂直分开 3～5 mm。

(3) Ⅲ度：上下切牙垂直分开＞5 mm。

（二）开𬌗分类

(1) 按开𬌗的发生部位可分为，前牙开𬌗及后牙开𬌗。

(2) 按开𬌗的发生范围可分为，广泛性开𬌗及局部性开𬌗。

(3) 按开𬌗的发生机制可分为，牙性开𬌗及骨性开𬌗。

牙性开𬌗：主要为牙及牙槽骨的问题，即前牙萌出不足，前牙牙槽骨发育不足或（和）后牙萌出过长、后牙牙槽骨发育过度。后牙或末端磨牙倾斜，扭转等位置异常也常见于开𬌗病例。面部无明显畸形，颌骨发育基本正常。

骨性开𬌗：骨性开𬌗的患者除牙及牙槽骨的问题外，主要表现为下颌骨发育异常，下颌支短、下颌角大、角前切迹深、下颌平面陡、下颌平面角大，下颌呈顺时针旋转生长型，后、前面高比减小，面下 1/3 过长，严重者呈"长面综合征"表现，同时可能伴有上下前牙及牙槽骨的代偿性增长。

三、治疗原则

开𬌗矫治的总体原则是祛除病因，根据开𬌗形成的机制、患者的生理年龄，采用合适的矫治方法，通过对前段及后段牙、牙槽骨垂直向及水平向位置的调整，达到解除或改善开𬌗的目的。必须注意，如果口腔不良习惯不祛除，畸形无法纠正，即使暂时纠正也易复发。

对于严重的骨性开𬌗的患者，需要用传统的正畸手段和正颌外科相结合的方法才能得以矫治。对于牙性及轻、中度骨性开𬌗的患者，则尽可能通过单纯正畸治疗的方法进行矫治。

如果开𬌗患者存在面型突、前部牙齿拥挤或前突明显、第 3 磨牙阻生、骨量不足等情形，一般需要考虑拔牙矫治。

如果确定为拔牙矫治，牙位的选择需要依据具体情况而定。如果上下前牙较唇倾、前牙区有明显拥挤、面型较突等，建议拔除前磨牙。如果存在后部拥挤，希望维持原有面型等可考虑拔除磨牙。

(一)生长期儿童

1. 牙性开𬌗

牙性开𬌗多为早期开𬌗，且多由口腔不良习惯引起。混合牙列期可用活动矫治器加舌屏、腭刺改正不良习惯，后牙萌出过多可在对颌后牙区加垫以压低后牙；年幼儿童一般是在破除不良习惯后，上下切牙可以自行生长建立覆𬌗；如果患者的年龄较大，切牙不能自行调整时，根据面部突度、唇齿关系、下颌角大小，可在开𬌗的上下切牙上黏托槽进行垂直牵引。但如果恒牙列期伴有牙列拥挤等其他畸形时，可用固定矫治器在矫治拥挤等畸形的同时纠正开𬌗，必要时也可同时戴后牙𬌗垫装置，并加强咀嚼肌的功能训练。

2. 骨性开𬌗

分析病因是否为缺钙所致的佝偻病，如果是由全身因素引起的畸形，则应配合补钙及全身治疗。在祛除病因的同时，积极开展生长改良治疗，生长早期的患者除用前述矫治器外，应配合颏兜进行口外垂直牵引，口内矫治器的𬌗垫应做得较高，以便高效传递垂直牵引力，刺激下颌髁突的生长和下颌支的增长，引导下颌骨正常生长。

(二)生长后期及成年人

1. 牙性开𬌗

(1)一般用固定矫治器矫治，例如，Tweed 技术及多曲方丝弓技术(multi-loop edgewise arch wire，MEAW)等，必要时配合后牙的𬌗垫以压低后牙。应用多曲方丝弓技术纠正成人开𬌗病例，临床效果较为肯定。

MEAW 技术为 20 世纪 70 年代美籍韩国正畸专家 Kim 医师设计的，其基本原理是利用多个垂直、水平复合曲，从而增加了弓丝长度及弹性。由于每个后牙均附有一小复合曲，其在三维空间的位置调整更有效率。

(2)随着微种植支抗的应用，正畸医师垂直向移动牙的手段越来越多，固定矫治器配合微种植体支抗压低后牙，疗效肯定。

(3)如果是伴有前牙前突、拥挤的患者，可采用拔牙矫治法，可选择拔除牙弓中、后段的牙，例如，拔除 4 个第二前磨牙或 4 个第一磨牙，让后牙前移、前牙向后移，下颌 Spee 曲线的曲度加深。后牙向前移动，颌间距离降低，下颌可能向上、前旋转，同时上前牙向后、下移动可减少前牙的开𬌗度。

(4)应注意破除不良因素，如果为第三磨牙阻生，其萌出力使第 2 磨牙𬌗高，形成全口多数牙开𬌗时，应及时拔除阻生的第三磨牙并压入第二磨牙使之回到正常位置，同时应加强咀嚼肌的肌力训练以矫治开𬌗。

(5)外伤患者，进行手术处理，同时配合固定矫治器矫治，恢复患者的原有𬌗关系。

2. 骨性开𬌗

由于生长发育已基本完成，较难采用引导生长的方法矫治开𬌗。对轻度骨性开𬌗的患者除了采用前述矫治方法或拔牙矫治方法外，还可采用增加牙代偿的掩饰矫治法将开𬌗区的上下颌牙适当代偿性伸长，尽可能地改善面部形态，恢复功能。对严重的骨性开𬌗、长面综合征的患者则应进行正畸-外科联合治疗，可与颌面外科医师会诊后确定术式，用外科手术来矫治骨性开𬌗。

(邢　瑾)

第九节　牙颌畸形的功能性矫治

一、机能训练对牙颌畸形的矫正

对于牙颌畸形的防治,通常采用生理矫正法,即:教育儿童正确使用器官的功能;改正不良习惯矫正法(如吐舌、吮指等),以利于牙、颌、面的正常发育;用矫正器矫正法,是临床上最常用的治疗手段;正畸外科矫正法,即用外科手术与矫正器相结合的方法;还有机能训练法;等等。机能训练矫正法具体如下。

(一)机能训练矫正法

机能训练矫正法是一位正畸学者早在1906年就提出来的。他认为,面颌部的肌肉之间功能平衡与否影响对牙颌的发育。研究发现,牙颌畸形的患者肌肉功能比正常人弱,所以通过训练面、颌、唇、舌各部的肌肉,使其建立正常功能,达到防治牙颌畸形的作用,这就称之为机能训练矫正法。它包括:翼外肌的训练,嚼肌、颞肌的训练、舌肌训练、口轮匝肌、颊肌的训练。

(二)机能训练内容

1.翼外肌训练

翼外肌是拉下颌向前移动的肌肉,如果它的功能不足,可造成下颌向后缩,适当训练或配合矫正器使下颌能向前移到正常的位置。其方法是首先定好中性关系位,使下颌缓慢前伸至下前牙切缘或超过上颌前牙切缘,尽量伸至上切牙唇侧前方,稍停后又缓慢地将下颌退回至中性处,每日早、晚各练习20~30次,感到肌肉疲乏为止,在进行翼外肌训练前必须检查𬌗关系,有无影响或妨碍下颌前伸的因素,如果个别上前牙舌向错位或上牙弓狭窄,不利于下颌前伸及建立中性关系,须先予以纠正。如果上颌前突严重,只能在生理限度内适当前伸即可,且不可强制过度前伸,以免关节受损。

2.嚼肌、颞肌训练

这两块肌肉是闭口肌,对于各种牙颌畸形都可以配合使用,经过训练可以促进上下颌骨的发育、牙弓增长;也可以与翼外肌训练结合起来矫正下颌远中移位。针对嚼肌、颞肌训练增强牙颌全面发育方法是:牙齿闭合后,舌尖抵住下前牙舌侧牙颈部,舌体部即向两侧膨胀压迫牙弓,同时嚼肌颞肌收缩,咬紧牙齿,继而放松,以后再咬紧。如此收缩与松弛肌肉,反复练习,每日早、晚各练习20~30次,至肌肉疲劳为止,久之牙弓扩大。面部肌肉全面发育的训练:口含温水将牙咬后用舌将水自口腔本部经由牙间隙压迫至口腔前庭,然后口颊肌肉用力,将水挤回口腔本部,如此早、晚各练习20~30次,久之面部诸肌肉的力量自然会增强,颌骨发育增大。

3.舌肌训练

由于一些不良习惯引起的开𬌗,若在早期通过肌肉训练及时纠正,则可自然消失,其方法是对舌肌的训练:取一块口香糖,嚼出其糖分,用舌将其塑成圆球形,置于上腭部,用舌尖将其逐渐压扁(如纸薄),再重新塑成圆球形,压扁,反复多次这种训练,既可促进下颌牙弓的扩大,又能使舌头习惯于正常的位置,并可借助矫正舌的不良习惯。

4.口轮匝肌、颊肌训练

这种训练可用于早期的口呼吸和上颌前突畸形。患者表现为口唇外翻,唇功能不足,闭口稍有困难。如果不及时矫正,日久会发展成为开唇露齿。及早采用该机能训练法会有效果。

其方法是患儿练习吹笛子或者将一小块干净的纸放在上、下唇之间，使两唇闭合夹住纸片不让掉下来，这就是最简单的办法。同时父母经常提醒其子女合唇闭口，经过一段时间的训练，慢慢养成闭唇的良好习惯，则口周部的骨肌功能达到平衡，而颌部就显得协调美观。

机能训练的适应证及采用什么训练法，应在口腔正畸医师指导下，根据每个患者的错𬌗情况来确定，只有这样，才能取得效果。

二、预防性矫治的注意要点

儿童生长发育很容易受到外界环境及机体本身的影响。例如，张口呼吸的小孩牙齿就容易形成Ⅱ类面型，有吮指坏习惯的小孩容易形成开𬌗和上颌前突。早期预防性矫治是通过定期检查，对影响牙、牙槽骨、颌骨等正常生长发育变化中的全身及局部不良因素及时发现并去除，或对已有轻微异常趋向者从速纠正，或以各种方法诱导其趋于正常，从而使牙列顺利建𬌗，颌骨协调发育，颜面和谐生长、功能健全形成及儿童心理发育·健康。

（一）预防性矫治的重要性

首先，应将查出的不良习惯及其危害性向患儿及其家长详细讲解，若不良习惯是由于相关系统的功能障碍所致，必须先治疗原发病，对于顽固性不良习惯，或已导致牙颌畸形者，必须采用适宜矫治器治疗。对单纯的牙源性畸形一般采用机械性活动矫治器，针对患儿的不良习惯及牙颌畸形情况选用合适的辅助装置。例如，用腭刺破除吐舌、伸舌吞咽、咬下唇、吮下唇等不良习惯。用前庭盾破除口呼吸习惯，同时可进行唇肌功能训练，𬌗垫式矫治器配合乳尖牙调𬌗矫正反𬌗及改下颌前伸习惯。对于由不良习惯引起的骨发育不调所致的牙颌畸形，可采用FR功能矫治器治疗。如果因上颌前份发育不足所致的反𬌗，可采用FR-Ⅲ型矫治器治疗；因异常唇颊颏肌张力所致的下颌发育不足或口呼吸所致的牙弓狭窄，可采用FR-Ⅱ型矫治器治疗。在改正不良习惯的同时矫正牙颌畸形，阻断其向严重错颌方向发展。无论采用哪种矫治器治疗，都应考虑到乳牙𬌗期及混合牙列期颌面骨骼生长迅速的特点，矫治器的设计力求简单、实用，不妨碍颌、𬌗、面正常生长发育，并且应定期更换。

（二）矫治方法

1. 破除口腔不良习惯是诱导少儿颌𬌗面正常生长发育的重要手段之一

正常𬌗的建立，不仅有赖于牙齿的正常发育、正常萌出及正常功能，还有赖于颌骨及其牙槽骨，以及整个面部及颅部的正常发育，而作用于牙弓上前后向及内外向的肌肉力量平衡是建立正常𬌗的前提和保证。口腔不良习惯通过对颌骨产生不平衡压力，使少儿尚未成熟的且具有高度可塑性的牙槽突和颌骨结构发生改变，形成畸形。例如，口呼吸患者，下颌及舌下降，面颊部分肌肉张力增加，唇肌松弛，使牙弓内外肌力失衡，致后牙弓缩窄，上前牙前突，形成开唇露齿及长面畸形。吮下唇习惯增加了上前牙向唇侧的压力及下前牙向舌侧的压力，破坏了牙弓的前后向动力平衡，致使上前牙向唇侧倾斜并伴牙间隙，而下前牙向舌侧倾斜并伴拥挤，下颌后缩，前牙深覆盖。早期破除不良习惯，可阻断牙颌畸形的发生与发展，诱导少儿的颌𬌗面朝正常的生长发育方向进行。

2. 消除产生不良习惯的有关因素是预防不良习惯产生的重要前提

每一种不良习惯的产生都有诱因，如果哺乳未能满足幼儿精神上的需要，或奶量过少使其处于饥饿状态，或断奶过早等常会使幼儿在睡觉时或哺乳以外的时间吮指。鼻疾病常导致口呼吸习惯。因此，正确的哺乳方式可以减少不良习惯的发生，及时治疗相关系统的疾病也能有效地防止不良习惯的产生。只有将这些诱因彻底祛除，才能预防和治疗不良习惯。

3.适宜矫治器的选择是治疗成功的关键

对年龄较小、不良习惯史较短、畸形不明显的患者，一般采用说服教育及家长监督自觉改正的方法；用此法无效或有明显畸形的患者就需佩戴矫治器。矫治器要求设计简单。不影响正常发育和正常功能。采用 FR 功能矫治器治疗由不良习惯导致的骨性畸形有很好疗效，一方面可刺激牙槽骨与基骨的生长，另一方面可使紧张的肌肉放松，松弛的肌肉张力增加，使颌𬌗面关系趋于协调和平衡。

4.配合肌功能训练可以加速治疗进程

针对不同不良习惯进行适宜的肌功能训练，可以加速肌肉动力平衡的建立。例如，对下颌后缩畸形的患者配合翼外肌功能训练，对口呼吸的患者配合唇肌功能训练，在消除异常肌力的同时尽快使口颌系统肌力趋于平衡，颌、𬌗、面各部分趋于协调。

三、开𬌗早期治疗的注意要点

(一)何谓"早期治疗"

早期治疗：乳牙列或混合牙列期即开始的治疗，它在恒牙列萌出之前促进牙及颌骨的发育。它的目的是矫正错𬌗畸形或阻断错𬌗的形成，也是为了减少恒牙列矫正的需要或是缩短恒牙列矫正的周期。

(二)牙性开𬌗与骨性开𬌗的不同

牙性开𬌗多与吐舌吞咽、吮指、咬唇等不良习惯有关，而且年龄是牙性开𬌗的一个重要的相关因素。Worms 等报道，年龄介于 7～12 岁的前牙开𬌗的患者有 80％会自行矫正，当患者破除不良习惯后，牙性开𬌗就能够得到矫正。而骨性开𬌗常常表现为上前牙代偿性过度萌出，牙槽高度过大。

(三)牙萌出程度与骨性开𬌗之间的关系

根据 Cangialosi 的研究，牙性开𬌗常伴有前牙的萌出不足，这是由于某些原因阻碍了切牙的正常萌出，一旦像吮指等不良习惯破除以后，牙性开𬌗就趋向自我矫正。Cangialosi 还报道，磨牙和切牙的过度萌出在骨性开𬌗比牙性开𬌗更为严重。

(四)骨性开𬌗有什么常见的表型特征

骨性开𬌗的患者常有以下特征：后下面高短，前下面高长，下颌平面角和下颌角都较大，上颌骨后下倾斜。患者的牙槽高度通常发育过度，也可伴有上牙弓狭窄和后牙反𬌗。下颌骨后缩伴前牙开𬌗的患者常有不良舌习惯。

(五)骨性开𬌗早期治疗的优点

对于具有骨性开𬌗表征的患者，必须早期治疗才能矫正成功。患者直到恒牙列期还没有接受治疗，那就丧失了改变其生长型的机会，此时，进行正颌外科手术治疗是唯一的选择。此外，早期治疗改善面形，有利于促进孩子的身心健康。

(六)哪种方法最适用于骨性开𬌗的治疗

控制好垂直高度是成功治疗骨性开𬌗的关键。治疗应增加后、前面高比，促进下颌骨向前上旋转和髁状突的垂直方向生长。通过压低磨牙使下颌骨发生逆时针旋转是治疗中决定性的一步。在 Tran 的研究中，治疗的方法是：使用大于息止间隙 2～3 mm 的垫式快速扩弓器

（RPE），扩弓的速度为每日 0.25 mm，直到上颌磨牙达到后牙正锁，用 RPE 保持 3 个月后去除，再改用横腭弓（TPA）来维持两侧磨牙间的宽度。在横腭弓中央距离腭黏膜约 3 mm 的地方放置一个直径为 15 mm 的腭托，患者须每日戴用高位头帽牵引（HPHG）12 h，力量为每侧 500 g。在治疗的过程中，下颌要以舌弓来维持牙弓长度，抑制磨牙过度萌出。

（七）骨性开𬌗的患者开始治疗的时间

儿童时期比青春期有更大的生长潜能和组织改建的可能性。此外，儿童比青少年更容易配合复杂的治疗。因此，患者的年龄在 7～8 岁，懂得合作时就应开始进行治疗。

（八）进行肌功能训练能否通过增强肌力来改善骨性开𬌗儿童的骨骼形态

目前，还没有一种单一的治疗模式能有效地满足骨性开𬌗治疗的需要，因此，还要考虑到咀嚼肌及其功能对口颌系统发育的影响。骨性开𬌗患者的咀嚼肌常不发达，咬力也较小。Tran 等的研究结果显示，只用高位牵引而不进行肌功能训练对牙槽高度没有影响，即保持了上磨牙的位置不变而加大覆𬌗；高位牵引配合肌功能训练有利于下颌骨的前上旋转，减小 ANB 角和下颌角的角度，以达到下颌骨矫形的目的。虽然肌功能训练不能增加咀嚼肌力，但它对面形的改善有利于代偿垂直生长型的异常。

（九）骨性开𬌗经治疗后应达到怎样的效果

早期治疗最基本的治疗效果，有赖于正畸医师对错𬌗病因的诊断以及矫治错𬌗的能力。生长发育期是治疗成功的关键所在，一个非手术治疗要取得成功，必须在早期进行功能矫形治疗以改善其垂直生长型。

四、肌激动器的使用要点

安氏Ⅱ类错𬌗（下颌后缩），常用功能性矫治器——肌激动器进行矫治，需要在快速生长发育期前进行干预矫治。

肌激动器是一种活动矫治器，本身不产生任何机械力，而是通过调整口面肌肉功能或通过咬合力引导、刺激下颌骨矢状向生长、刺激下颌骨垂直向生长、抑制上颌骨矢状向生长，使异常的上、下颌骨矢状向，骨垂直向关系得到矫正。

（一）适应证

患者均应是生长期的患者，最好的矫形时期是刚进入青春生长高峰期的患者。

（1）Ⅱ类 1 分类，下颌后缩，发育不足。面下 1/3 短或基本正常，临床观察下颌前伸后面形显著改善的患者。

（2）Ⅱ类 2 分类，伴有下颌后缩，面下 1/3 短的患者，可先改正上切牙长轴后，再换为肌激动器矫正上下颌骨的矢状关系不调。

（3）Ⅱ类患者伴有上牙弓中段狭窄，下牙弓宽度正常，下颌前伸时形成𬌗干扰，妨碍下颌前伸者，可先扩大上牙弓后，再换为肌激动器矫正上下颌骨的矢状关系不调。

（二）肌激动器治疗安氏Ⅱ类 1 分类牙颌畸形的临床应用及体会

1. 肌激动器主要靠大气压力和肌肉作用时对颌骨产生功能性刺激

因矫治器是在颌重建基础上制作的，有强迫下颌处于正中位置的作用。当前伸肌肉疲劳时，下𬌗倾向于回到休息位，此时矫治器下部抵挡住下颌骨，迫使下颌维持在前伸位。这种被动前伸使下颌将一个方向朝后的力通过矫治器传递到上颌牙弓，从而抑制了上颌骨矢状方向的生长。

矫治器对下牙弓施以向前的推力,刺激下颌骨的生长。这时,作为对下颌移位的反应,髁状突远中缘有沉积,近中缘有骨吸收。最终导致髁状突位置的改变。由于改善了口颌系统肌群的功能状况,由异常的肌肉收缩功能型恢复到正常功能型,从而达到矫治目的。

2.肌激动器主要适宜于生长发育高峰期,从年龄上以 9～10 岁为宜。

牙齿不拥挤或轻度拥挤,侧貌以下颌后缩为主要特征的安氏Ⅱ类 1 分类。X 线头影显示于上颌骨轻度前突或正常,下颌骨后缩呈水平生长型,对伴有牙列不齐、拥挤或上颌前突的患者需用固定矫治器进行二期矫治。

3.肌激动器是否能矫治成功的决定性因素

首先因素是患者的合作,嘱患者每天不少于 12 h 戴用,戴的时间越长,疗效越快。

其次是颌重建记录及合适的病例选择。这些应通过 X 线头影测量分析,有年龄的限制,对生长发育已完成的患者禁用。

4.每次复诊应特别注意牙导面的"光亮区"

如果未见"光亮区"说明牙导面未起作用,应对矫治器进行重衬。对于安氏Ⅱ类 1 分类错颌,应缓冲上颌牙导面的远中塑料和下颌牙导面的近中塑料,引导上后牙向远中萌出,下后牙超近中向萌出,对矫治不利的"光亮区"应当磨去,对妨碍恒牙萌出的基托应及时调磨。

5.下颌后缩安氏Ⅱ类 1 分类错𬌗畸形

对处于生长发育高峰期有下颌后缩安氏Ⅱ类 1 分类错𬌗畸形,利用肌激动器矫治有效,这一点已得到许多专家的肯定。本组临床效果支持这一观点,它能有效地促进下颌骨发育,使下颌前移,同时抑制上颌骨水平向生长,软组织侧貌改善明显。

6.其矫治后复发的可能性和程度比固定矫治器小

矫治器制作简单,易于掌握,材料经济,仅在夜间戴用不影响口腔功能及美观。若病例选择恰当,则是一种很实用、疗效显著的矫治方法。

五、Frankel Ⅲ型功能矫治器

功能矫正器日益受到重视并成为正畸医师手中很有价值的矫治器之一。虽然功能矫治器和固定矫治器一样,并不是解决各种正畸治疗问题的全能工具,但它能实现一些其他矫治器无法实现的治疗效果,因而是重要的矫治装置。

(一)Frankel(FR)矫治器原理

与传统的肌激动器功能矫治器不同,Frankel 矫治器的大部分都位于口腔前庭。它的主要作用部位在口腔前庭区。它用唇挡、颊屏挡住唇颊肌,使发育中的牙列免受异常口周肌功能的影响,创造一个新环境,使牙弓、颌骨在长、宽、高三方位上能最大限度地发育。在治疗安氏Ⅰ类错𬌗时,因下舌托使下颌前伸,主要的支抗位于上磨牙;同时用𬌗支托阻止上颌磨牙垂直萌出,下磨牙则可自由地向上向前移动,使深覆𬌗改善的同时,也利于建立Ⅰ类磨牙关系。尖牙曲可引导尖牙萌出,扩展尖牙区。

Frankel 认为,口周肌肉对于牙弓的发育,特别是横向发育有限制作用。不正常的肌肉功能会影响生长潜力的发挥。

传统的活动矫治器是从牙弓内部施力来扩弓,Frankel 矫治器则是通过人为建立一个具有正常功能的口周人造功能基质,让牙弓正常发育进行扩弓,即通过解除口周肌力对牙弓发育的限制来扩弓,长时间持续解除口周肌力。

如果颊肌压力解除,尖牙间的宽度会显著增加。这将会解除牙弓前段的拥挤,这在应用固定矫治器时通常需要拔除 4 个第一前磨牙。

Frankel 矫治器成功的关键原因在于它是一种训练装置,刺激正常功能的产生。这些刺激是通过唇挡解除了颏颊肌的异常肌力以及颊屏对颊肌、口周肌肉对牙弓发育的限制。为了达到矫治目的,必须全天戴用矫治器,而不是仅仅晚上戴用。白天口腔的功能活动甚至比晚上更为重要。

(二)FRⅢ功能矫治器的适应证

FRⅢ型矫治器用于治疗安氏Ⅲ类错𬌗,所以唇挡放于上颌前庭沟处,唇弓则与下切牙接触。前腭弓仍与上前牙腭侧相接触,用以防止上前牙的舌倾,并有助于使上前牙唇向倾斜。不使用下舌托和尖牙曲,因为安氏Ⅲ类错𬌗,无须刺激下颌前部的生长。

FRⅢ型矫治器适用于替牙期或恒牙初期的功能性反𬌗,最好不伴有拥挤、切牙反覆𬌗深、反覆盖浅、磨牙为近中或近中尖对尖关系的病例。

(三)FRⅢ临床使用及注意事项

初戴时勿过多调整矫治器,给矫治器以足够的时间定位,并等待组织反应。复诊时要仔细观察组织反应,进行相应的修改、调磨。最初的 2 周,每日戴 2 h,以后逐渐增加戴用时间,至第 4 周末,全天戴用。每 4～6 周复诊 1 次,一般 3 个月后出现疗效,6～9 个月磨牙关系得到矫治。

在第一印象中,无论是患者还是医师,都觉得 Frankel 矫治器比较复杂和容易损坏。Frankel 矫治器的制作要求更加准确和恰当,这对于一些临床医师来说是困难的。但是这种制作的准确性是非常重要的,它使日后矫治器的戴用非常简单和舒适,治疗期间几乎不需要调整。Frankel 矫治器的制作是否准确和恰当是治疗成功与否的关键。

(杨　进)

第十节　牙弓关系不调的矫治

在乳牙𬌗与替牙𬌗时期,一些影响患者功能和颅面正常生长发育的错𬌗,需要进行治疗。

一、前牙反𬌗

在乳牙与替牙期常可见前牙反𬌗的存在,牙源性者较多见,也有由于前牙错𬌗阶段所致的𬌗干扰而造成下颌功能性前伸,如果不及时矫治,以引导下颌的正常生长发育,易形成骨性Ⅲ类错𬌗。

1.调𬌗法

一些患者由于正中𬌗位时的早接触、𬌗干扰(最常见是乳尖牙的干扰),导致下颌前伸。这类患者在正中关系位时,前牙呈对刃或浅覆盖关系(下颌可以后退)。正中𬌗位时反覆盖,反覆𬌗较小,可以采用调𬌗法进行矫治。用咬合纸检查患者从正中关系至习惯𬌗位运动时的干扰点,分次调磨早接触的点,直至正中关系位时前牙建立正常的覆𬌗、覆盖关系;闭口时闭口道正常,后牙建立正常咬合关系。

2.下颌连冠斜面导板

该矫治器适用于功能性乳前牙反𬌗,反覆𬌗深,反覆盖小的患者。连冠斜导包括下颌 6 个乳前牙,斜面导板的角度约为 45°,用氧化锌糊剂粘于患儿下前牙上。斜面导板的斜面与上切牙舌面接触,引导患儿放弃原来的习惯性𬌗位而至正中关系位。一般戴用 2 周左右,上前牙即可发生唇向移动,下颌可以回到正中关系位,恢复正常的闭合道。若超过 1 个月后,患者仍未发生相应的改变,则应考虑改换矫治器。因戴此矫治器时,患儿只能进食软质食物。

3.上颌𬌗垫矫治器

对于由于上前牙舌向错位造成的前牙反𬌗,可使用上颌𬌗垫矫治器。后牙需要有足够的固位牙,可于矫治器前部每个舌向错位的牙上做一个双曲舌簧,通过调整舌簧加力,而矫治前牙反𬌗。

4.下颌后退位𬌗垫

对于因干扰等原因造成的下颌功能性前伸与下颌前部间隙的患者,可用此矫治器。𬌗垫在患者下颌后退至正中关系的位置上制作,前部加唇弓,通过双曲唇弓加力内收下前牙而达到矫治反𬌗的目的。

二、后牙反𬌗与下颌偏斜

上颌牙弓的狭窄或不良口腔习惯(如吐舌、吮指等)均可能造成单侧或双侧后牙反𬌗。同时,由于早接触的存在常会使患者闭口时产生偏斜,而造成单侧后牙的反𬌗,下牙弓中线偏向反𬌗侧。少数乳牙或混合牙列期患儿的单侧后牙反𬌗是由乳尖牙的𬌗干扰造成的,仅通过调𬌗消除干扰,即可使下颌恢复正常的闭口道而矫治单侧后牙的反𬌗。在早期后牙反𬌗的矫治中,常用以下 2 种矫治器。

(1)有扩弓簧和分裂基托的上颌扩弓矫治器。这种矫治器应设计足够的固位装置,否则加力后易脱离牙弓。同时,该矫治器的矫治效果依赖于患儿的合作。

(2)可调式舌弓矫治器中有"W"形弓与四角腭弓矫治器。通过磨牙带环与牙弓相连(可焊接或穿过带环腭侧圆管),加力后可进行扩弓治疗。四角腭弓比"W"形弓更富有弹性。在矫治器调整使用时,应注意不要压迫腭黏膜和牙龈组织。

三、上前牙前突

在乳牙或替牙早期的上前牙前突问题,多数是牙性的,且多因吮指与咬下唇等不良习惯造成。当上前牙前突严重影响美观或易使前牙受伤时,即需矫正。当上颌牙弓中存在间隙且覆盖较大时,即可使用活动或固定矫治器进行治疗,但应注意,要用口外弓加强支抗。

1.活动矫治器

用哈莱矫治器的双曲唇弓,每月调整 1.5～2.0 mm,可使牙齿移动 1 mm。应注意,加力同时需缓冲腭侧基托 1～1.5 mm。每次复诊时均需对唇弓和基托进行调整。对于覆𬌗较深的患者,应首先戴用平面导板矫治器,待覆𬌗问题解决之后,再内收上前牙。

2.固定矫治器

一般在磨牙上粘带环,前牙粘托槽,利用弓丝的关闭曲或弹力链内收前牙。关闭曲每月每侧打开 1 mm。注意增强支抗。如果不是每个牙齿均粘着托槽,在矫治过程中应注意调整力的大小,不要将未粘托槽的牙齿挤出牙列。

四、前牙开𬌗

乳牙与磨牙早期的前牙开𬌗,多数是由不良口腔习惯(如吮指、咬唇等)造成的。早期时,如果颌骨关系正常,随着口腔不良习惯的纠正,恒牙前牙的开𬌗情况也会得到改善。治疗一般是针对牙弓狭窄的扩弓治疗与上前牙唇倾的内收。前牙的开𬌗一般不做特殊治疗,但如果口腔不良习惯得不到控制,会造成骨性的开𬌗。

五、前牙深覆𬌗

乳牙与替牙早期的深覆𬌗,应分析其原因——是由于后牙萌出不足还是前牙萌出过度造成的。除较深的覆𬌗龈组织造成创伤外,一般情况下前牙的深覆𬌗均推迟到恒牙期矫治。

1. 后牙萌出不足

后牙萌出不足可用带平面导板的上颌活动矫治器。前部平面导板使磨牙脱离咬合接触从而促进磨牙的萌出,但是磨牙的萌出是难以控制的因素。矫治器需全天戴用几个月,建立了正常的垂直向关系后,仍需戴用几个月,以防复发。

2. 前牙萌出过度

前牙萌出过度治疗有一定的难度,需要控制上、下前牙的萌出或压低这些牙齿。这种牙齿运动需要温和而持续的力量,力的大小应精确控制且需增加支抗。治疗可用多用途唇弓,通过相对压低前牙而达到矫治的目的。治疗中应注意磨牙的旋转和唇弓对龈组织的损伤。一般情况下,这种治疗要推迟至恒牙初期。

(孙慧芳)

第十章 儿童口腔

第一节 牙周炎

牙周炎是指涉及整个牙周支持组织的慢性炎症,它是在牙龈炎的基础上,炎症进一步向深层牙周组织(牙周膜、牙槽骨和牙骨质)扩展而形成的。一般认为儿童易患牙龈炎,但很少患牙周炎。虽然牙龈炎症较重,软垢菌斑很多,但很少发生牙槽骨丧失、附着丧失,对牙周组织破坏较小。有人认为,儿童可能有防御因素,或许是免疫因子阻止牙龈炎发展成为牙周炎,这方面还需要进一步研究。儿童牙龈慢性炎症没有及时治疗,炎症侵及牙周膜及深层牙周组织就会发展成牙周炎。

另外,软垢、牙石、食物嵌塞及不良修复体、正畸矫治器等局部刺激因素也可加重牙龈炎症使牙槽骨破坏。乳牙列由于牙槽骨丧失引起牙齿早失往往有全身性疾病(如低磷酸酯酶血症、掌-跖角化牙周破坏综合征等)。

一、侵袭性牙周炎

侵袭性牙周炎(aggressive periodontitis,AgP)以往称早发性牙周炎(early onset periodontiti,EOP),主要包括以往分类中的青少年牙周炎、快速进展性牙周炎及青春前期牙周炎等一组疾病。

一般认为侵袭性牙周炎为多因素疾病,某些具有特殊致病毒力的细菌感染是必要的致病因子,而宿主对细菌缺乏防御能力以致不能阻止炎症组织的破坏,则是易感因素。两方面相互作用,使该型牙周炎发生早且破坏迅速,从而决定了其特殊的临床表现。

(一)病因

病因尚不完全明了,但大量研究已表明,某些特定微生物的感染和机体免疫功能的缺陷与本病的发生有密切关系。研究发现,伴放线杆菌(Aa)是 AgP 的主要致病菌。有大量研究证明本病患者多有白细胞功能缺陷且这种缺陷带有家族性,患者的同胞中有的也可患 AgP,或虽未患牙周炎,却也有白细胞功能缺陷。本病也可能有遗传背景,有研究表明,FerRII 基因多态性、维生素 D 受体基因多态性等可能为本病的易感因素。另外,不同种族对本病的易感性也有差异。

(二)临床表现

本病可分为局限型和广泛型。前者病变局限于第一磨牙和切牙;后者病变则易波及口内大多数牙齿。一般认为,患者早期多为局限型,而随着年龄和患病时间的增加、病变发展而成为广泛型。局限型侵袭性牙周炎的主要临床表现如下。

1.年龄、性别

本病主要发生于青春期至 25 岁以前的年轻人,有些患者早在 11~13 岁即开始发病,但因早期无症状,就诊时常已 20 岁左右。也可发生于 35~40 岁的成年人,女性患者多于男性患者,但也有报道无性别差异。

2. 牙龈炎症和口腔卫生情况

患者的牙周破坏程度与口腔卫生情况不成比例,即患者的口腔卫生较好,牙龈炎症较轻,但已有深牙周袋和骨吸收。

3. 好发牙位

局限型侵袭性牙周炎的典型特征为局限于第一恒磨牙或切牙的邻面有附着丧失,至少波及两个恒牙,其中一个为第一磨牙。其他患牙(非第一磨牙和切牙)不超过两个。且发病多为左右对称。早期的患者不一定波及所有的切牙和第一磨牙。

4. 早期牙齿松动移位

在牙龈炎症不明显的情况下,切牙和第一磨牙可出现松动,咀嚼无力,同时伴有牙齿移位,多见于上前牙向前方呈扇形散开排列,后牙移位较轻,易造成食物嵌塞。

5. 牙周袋和牙槽骨变化

该型牙周炎所形成的牙周袋窄而深,X线片显示第一磨牙近远中牙槽骨多为垂直型吸收或与水平型吸收并存而呈弧形,前牙牙槽骨则多为水平型吸收。

6. 病程进展快

有人统计,本病的发展速度比慢性牙周炎快 3～4 倍,患者常在 20～30 岁即需拔牙或牙齿自行脱落。

7. 家族聚集倾向

家族中常有多人患本病,患者同胞有 50% 的患病机会,以母系遗传为多。有人认为可能与白细胞功能缺陷有关,也可能是 X 连锁性遗传或常染色体显性遗传等。

对于广泛型侵袭性牙周炎,相当于过去的广泛型青少年牙周炎和快速进展性牙周炎。有学者认为,广泛型青少年牙周炎和快速进展性牙周炎是同一疾病。而关于广泛型和局限型究竟是两个独立的类型,抑或前者是后者发展和加重的结果,尚不能肯定,但有不少研究结果支持二者为同一疾病的观点。

(三)诊断

根据以上临床特点和发病年龄可做出诊断。本病尤应抓住早期诊断这一环节,因初起时无明显症状,待就诊时多已为晚期。如果年轻患者的牙石等刺激物不多,炎症不明显,但发现有少数牙松动、移位或邻面深袋,局部刺激因子与病变程度不一致,则应引起重视。重点检查切牙及第一磨牙邻面,并拍摄 X 线片,有助于发现早期病变。有条件时,可做微生物学检查发现伴放线杆菌,或检查白细胞有无趋化和吞噬功能的异常。若为阳性,对诊断本病十分有利。

早期诊断及治疗对保留患牙极为重要。对于 AgP 患者的同胞进行牙周检查,有助于早期发现其他病例。在患者症状尚不明显时,早期诊治,往往可取得较好疗效。

(四)治疗

本病的治疗特别强调早期、彻底的治疗,主要是彻底消除感染。其措施如下。

1. 基础治疗

龈上洁治术、龈下刮治及根面平整术、咬合调整等方法祛除局部因素。

2. 药物治疗

全身服用抗生素可作为本病的辅助治疗,首选药物为四环素,但由于其不良作用较大,已较少使用。目前国外常使用的合成长效四环素"米诺环素"和"多西环素",已成为药物治疗牙周病尤其是侵袭性牙周炎的主要趋势。该药除普通的广谱抗菌作用外,还有阻止胶原破坏、抑制骨吸收及促进细胞附着和克隆化等作用,有利于牙周组织的再生。此外还可同时使用甲硝唑、螺旋霉素等药物。

如果发现有免疫功能异常者,可酌情给予免疫调节剂,并可结合中医辨证施治,增强机体抗病力。国内有学者报道,用六味地黄丸为基础的固齿丸(膏),在牙周基础治疗后服用数月,可明显减少复发率,且服药后患者的白细胞趋化和吞噬功能以及免疫功能也有所改善。

3.采取适当手术

根据病情,可酌情行牙周手术、松动牙固定术等。

4.维护治疗

由于本病治疗后较易复发且患者年龄较轻,因此更应加强维护期的复查和治疗,一般每2~3个月1次,至少持续2~3年,以后仍需每年复查,以便及时发现病变并予以治疗。

二、急性创伤性牙周炎

(一)病因

混合牙列期恒切牙萌出时牙冠向远中倾斜,其中间产生间隙,此间隙随侧切牙和尖牙的萌出而关闭。个别家长和医务人员不了解此生理现象,擅自用橡皮圈直接套在牙齿上进行矫治。橡皮圈滑入牙龈内,留在根尖区,不及时取出,可以引起急性创伤性牙周炎。

(二)临床表现

病变仅局限于两中切牙,呈急性炎症过程。牙龈红肿,常伴有凸向根尖方向的弧形线条,此线条在黏膜表面呈弧形切迹状,为橡皮圈切割牙龈所致。牙周袋深,可伴有溢脓。患牙松动,甚至伸长。X线根尖片显示两中切牙根尖靠拢(正常为平行状),两牙冠向远中倾斜。中切牙牙槽骨广泛吸收。

(三)治疗

(1)首先要去除埋入牙龈中的橡皮圈,才能控制牙周破坏。陷入较深时,可行牙龈翻瓣术。

(2)术后固定患牙很重要,可以应用全列拾垫,应用正畸贴片固定法效果也较好。

(3)抗菌消炎,局部涂1%的碘酊或2%的碘甘油,有全身症状时可服用抗生素等消炎药物(如阿莫西林等)。

(四)预后

牙槽骨吸收,与病程长短有关。若及时治疗,可保留患牙。一般认为恒牙牙根未完全形成,牙齿松动伸长,多数情况下无法保留患牙。

三、反映全身疾病的牙周病

儿童出现早期的附着丧失往往是全身系统疾病的一个表现。牙周炎可以发生于有免疫系统缺陷,例如,白细胞黏附障碍或中性粒细胞减少症的儿童,这些儿童对感染易感。早期附着丧失也可出现在附着器官发育缺陷疾病(如低磷酸酯酶血症患者)中,牙周缺陷和牙龈病损也可以由于肿瘤细胞浸润产生(如白血病患者)。

(一)糖尿病

糖尿病增加了牙周炎发生的危险性并可能导致牙周炎早发,这可能是免疫功能受损造成的。10%~15%的胰岛素依赖型糖尿病患儿患有牙周炎。糖尿病控制不好会增加牙周炎发生的风险;不治疗牙周炎也会影响糖尿病的病情控制。有效预防,早期诊断和治疗牙周炎对糖尿病患者的全身健康很重要。

(二)Down's 综合征

Down's 综合征也称为先天愚型,是由于存在 3 条 21 号染色体导致的智障性疾病。患者易患牙周炎。大多数患者在 30 岁之前即可患牙周炎,最早可发生于乳牙列。这些患者菌斑较多,牙周破坏的严重程度超过单纯局部因素引起的牙周炎。Down's 综合征患者常有不同程度的免疫缺陷,尤其是中性粒细胞功能缺陷与牙周炎易感性有关。由于系带附着过高造成的下前牙牙龈退缩在 Down's 综合征患者中也较常见。

(三)低磷酸酯酶血症

低磷酸酯酶血症是一种由于碱性磷酸酶不足或缺陷导致的遗传性疾病。轻型表现为乳牙早失,重型表现为严重的骨骼发育异常,造成新生儿死亡。一般而言,症状出现得越早,疾病越严重。在轻型患者,乳牙早失可能是最早出现和唯一的临床指征。牙齿早失的原因为牙骨质发育缺陷导致牙齿与骨的连接削弱。牙齿受累和形成顺序有关,也就是说,越早形成的牙齿越易受累而且症状越重。该病目前没有治疗方法,但是恒牙预后较好。典型的表现为乳切牙在 4 岁以前就过早脱落,其他乳牙受累程度不同,恒牙表现正常。此病可以通过血清中碱性磷酸酶水平降低进行诊断。

(四)掌跖角化牙周破坏综合征

掌跖角化牙周破坏综合征是罕见的,首发于乳牙列或混合牙列,以严重的牙周炎为症状的遗传性疾病,可以通过临床检查明确诊断。临床表现为手掌、足皮肤过度角化,口内牙周炎表现为严重的炎症感染和快速的牙槽骨丧失。治疗方法包括彻底的局部牙周治疗以控制菌斑。

有报道称全身应用抗生素治疗有一定疗效。

(五)白血病

白血病是儿童时期常见的癌症,急性淋巴细胞白血病最常见,预后最好。急性髓细胞性白血病占儿童白血病的 20%,长期存活率较低。急性髓细胞性白血病由于肿瘤细胞的浸润使牙龈肿大,病变呈紫红色,有时侵犯骨组织。除了牙龈表现,患者可能发烧,不适,牙龈出血或其他部位出血和骨及关节痛。急性髓细胞性白血病可由血细胞计数诊断。贫血、不正常的白细胞和分类计数、血小板减少也经常出现。

(六)艾滋病

艾滋病的全称为获得性免疫缺陷综合征,人在受到人类免疫缺陷病毒感染后,血清可以呈现对 HIV 的抗体阳性,但临床上尚无症状。此阶段为 HIV 携带者,从感染到发病的潜伏期可持续数年乃至 10 年。约有 30% 的艾滋病患者首先在口腔出现症状,其中不少病损位于牙周组织。

目前认为与 HIV 有关的牙周病损有三种:线形牙龈红斑、坏死性溃疡性牙龈炎和坏死性溃疡性牙周炎。

(黄何栋)

第二节 白念珠菌病

白念珠菌病或鹅口疮是由白念珠菌引起的口腔黏膜组织的炎症性疾病。由于它在炎症的黏膜表面可形成乳白色绒状斑膜，故又称雪口。本病多见于婴幼儿和营养不良儿童。

一、病因

病原菌为白念珠菌，属真菌或霉菌。该菌分孢子和菌丝两部分，孢子的直径约为 4 μm，椭圆形、壁厚，有清楚的荚膜，革兰氏染色为阳性，常聚成团。菌丝为细长杆形，呈串珠状或分节状，是由孢子生芽延长而成。

白念珠菌广泛存在于自然界，也常寄生在正常人的口腔、肠道、阴道和皮肤等部位，与人体处于共生状态，并不致病。营养不良、身体衰弱、长期使用抗生素后，使白念珠菌和某些微生物之间原有的拮抗关系失去平衡，利于白念珠菌的活动和繁殖，从而引起口腔甚至人体其他内脏的真菌感染。新生儿和 6 个月以内的婴儿多由母体产道感染，或由哺乳时奶头不洁或由喂养者手指皮肤传播感染。脊髓过氧化酶可以维持真菌生态平衡，在出生后 6～12 个月时达到成人水平。婴儿缺乏脊髓过氧化酶，口腔唾液分泌少较干燥，所以容易感染。

二、临床表现

婴幼儿鹅口疮好发于唇、颊、舌、软腭等部位的黏膜，伪膜性为主。通常患部黏膜先有充血、水肿，过 1～2 d，在充血的黏膜上出现白色斑点，似凝乳状，高于黏膜面，白色斑点可逐渐扩大，且融合成片，边缘清楚，但不整齐。严重者整个口腔黏膜均覆盖白色假膜。早期凝乳状假膜不易擦去，如果强行擦去，则可见出血面，不久再度形成凝乳状斑片。日久，假膜可由白色变为灰黄色，且易于去除或自行脱落，但脱落后，亦还可重新形成。伪膜由纤维蛋白脱落的上皮细胞、内含菌丝的炎症细胞组成。患部周围的组织较正常，局部疼痛不明显。小儿有时低烧、哭闹、拒食，有的患儿口内有酸腐味。婴幼儿患鹅口疮时需注意病变是否蔓延至咽喉部，小儿哭声是否嘶哑，吞咽和呼吸是否困难等，应警惕引起窒息。如果患儿出现顽固性腹泻，则可能发生了肠道感染。体弱者还可引起白念珠菌（霉菌）败血症，偶尔亦可引起心内膜炎、脑膜炎等，危害严重。

三、诊断

根据病史、发病年龄和临床症状可以进行诊断。还可以进行涂片检查。取伪膜置于载玻片上再加一滴 10％的氢氧化钾，镜下观察，如果见到菌丝及孢子就可确诊。

白念珠菌病需与白喉鉴别。白喉患者的全身中毒症状明显，高烧、萎靡、乏力、恶心、呕吐、面色苍白、呼吸急促、脉数等，且采用涂片和培养可查到白喉杆菌。

四、治疗

首先祛除可能的诱发因素（如停用抗生素等）；其次要防止复发，注意清洗日常用品，煮沸餐具等。治疗以局部用药为主。严重者可辅以全身治疗。

(1)局部用药：碱性环境不利于真菌生长。可用 1％～2％的碳酸氢钠溶液擦洗口腔，每日 5～6 次。制霉菌素混悬液 10 万单位/mL，每日 5～6 次。1％的克霉唑溶液或 1％的酮康唑溶液口腔涂抹。

(2)全身用药:重症患儿口服克霉唑每日每千克体重 20～60 mg,分 3 次服用。

(3)所有用具都要消毒,母亲乳头也应擦洗、消毒。

(黄何栋)

第三节　疱疹性口炎

疱疹性口炎是由单纯疱疹病毒引起的原发急性感染性疾病。多发生于 6 岁前的儿童,出生后 6 个月至 3 岁的婴幼儿更为多见。

一、病因

(一)病原微生物

病原菌为单纯疱疹病毒,它分为两型:单纯疱疹病毒Ⅰ型主要引起口腔与咽喉部黏膜,口腔周围与颜面皮肤,及腰以上皮肤和脑部感染;单纯疱疹病毒Ⅱ型主要引起生殖器和腰以下皮肤感染。据分析,口腔单纯疱疹病毒感染中,90%～95% 由Ⅰ型病毒引起。

(二)发病诱因

当机体感染单纯疱疹病毒后,可产生少量抗体,但不足以产生免疫力。若机体上呼吸道感染、发烧、消化功能紊乱、疲劳、免疫功能降低或局部受到刺激等引起机体、组织抵抗力下降时,即可使潜伏在细胞内的病毒活跃、繁殖而发病为复发性疱疹性口炎。

(三)传播途径

传播途径为飞沫和接触传染。婴幼儿易感,尤其是高级神经系统尚未稳定的婴幼儿,主要是以唾液途径受到感染。

二、临床表现

疱疹性口炎多见于 6 个月以后的婴幼儿,由于此时从母体带来的抗体大部消失,病毒侵入黏膜而发病,多为原发性。患者常有与疱疹患者接触史,潜伏期约 1 周。本病病程 7～10 d,有自限性和复发性。

(一)全身症状

儿童发病急,唾液增多而流涎。患者可有发热、烦躁、拒食,有时颌下淋巴结肿大、压痛、咽喉部轻度疼痛等前驱症状。发病后的 3～5 d 症状最重,口腔症状出现后,全身症状逐渐消失。

(二)口腔体征

口腔黏膜任何部位都可发生。唇、舌、颊、牙、眼黏膜与上腭等处黏膜充血水肿,出现平伏而不隆起和界限清楚的红斑,红斑上出现针头大小、直径约 2 mm 数量不等的圆形小水疱,水疱成簇,少数单个散在。疱破溃形成溃疡。初裂时水疱周围留有隆起的灰白色疱壁。儿童常伴有急性龈炎,舌背部有明显的舌苔。

(三)皮肤损害

唇、口角、鼻颏等区域可发生皮肤损害。先有瘙痒灼热与肿胀感,随即出现针头大小或直径为 2～3 mm 成簇若干小水疱,疱液初为透明,后浑浊,干燥后结痂。痂皮脱落后可留有暂时性浅黑色素沉着,无继发感染,不留瘢痕。

三、诊断与鉴别诊断

(一)诊断

根据在充血的口腔黏膜上出现数目众多、丛集成簇并融合的小溃疡,以及小儿哭闹、拒食、流涎等症状不难做出诊断。可疑时可检查病毒包涵体、脱落细胞或血清抗体以协助诊断。近年来,由于细胞学、免疫学的迅猛发展,已能将单纯疱疹病毒进行型的鉴别。

(二)鉴别诊断

1.疱疹性咽峡炎

柯萨奇病毒 A4 感染。软腭悬雍垂、扁桃体等口咽部好发。初为簇集小水疱,破溃后形成溃疡。前庭部位少发病程 1 周。全身前驱症状轻。

2.手-足-口病

柯萨奇病毒 A16 感染。秋季好发。前驱症状:低热、困倦、淋巴结肿大等。手掌足底及口腔黏膜发生散在的水疱、丘疹或斑疹,直径为 2～10 mm,数量不等。四周红晕,无明显压痛,中间有小水疱,数日后干燥结痂。唇、舌、腭等口腔黏膜出现小水疱后迅速变为溃疡。口腔损害较皮肤严重。经 5～10 d 可愈合。

3.疱疹样口炎

该病是复发性口疮的一种类型,多见于成年人,溃疡只发生在颊、舌、口底等非角化黏膜,少有全身症状。

4.带状疱疹

该病为水痘-带状疱疹病毒引起,好发于成年人,发生于三叉神经分布区域时,可引起口腔黏膜及面部皮肤病损。其特点为单侧性(不过中线)口腔黏膜密集小溃疡,疼痛极为剧烈。

四、治疗

目前尚无理想的抗病毒药物,特别是在防止复发方面,临床主要以促进愈合和减轻疼痛、缩短病程为主。

1.全身治疗

充分休息,给予丰富含维生素 B、C 及营养价值高的饮食。进食困难者,可通过静脉补液、补充葡萄糖及维生素等。为防止细菌继发感染,可适当给予口服或输注抗生素。

2.局部治疗

患儿疼痛不能进食时,可用 1%～2% 的普鲁卡因溶液含漱止痛。局部用消炎防腐止痛剂涂抹。皮肤保持洁净,防止感染,促使干燥结痂。疱破可用复方硼酸液湿敷。无渗出时,可涂抹碘苷(疱疹净)软膏或抗生素软膏。

3.预防

由于儿童初发者症状比较严重,因此在托儿所及幼儿园等儿童聚集的场所,一旦出现本病,应立即做好消毒隔离工作。除隔离患儿外,尚需做到以下各点:衣服被褥暴晒,食具、玩具消毒,房间经良好通风换气后用陈醋蒸熏,以及集体服板蓝根汤。

(黄何栋)

第四节　地图舌

地图舌又名游走性舌炎,是主要发生在舌背上的浅层慢性剥脱性炎症,其特征是由白色环状角化圈围绕着发炎的红色乳头剥脱区,形似地图的边界线,构成一块块区域局限的病变。好发于儿童,通常无明显自觉症状,多在无意中发现,引起家长紧张而就诊。本病对身体健康无明显影响。

一、病因

其发病病因至今尚不清楚,可能与胃肠功能紊乱、肠道寄生虫、神经营养障碍、家族遗传等有关。对于自主神经尚不稳定的幼儿,其舌背黏膜营养紊乱或神经营养障碍可能是重要因素。

二、临床表现

病损多发生于舌尖、舌背和舌侧缘,也有发生在舌腹部的报道,但多数见于舌前区,一般不超过人字沟。

主要表现为丝状乳头剥脱。舌尖、舌缘、舌背丝状乳头剥脱区出现红色斑块,红斑的外围丝状乳头增殖形成白色或黄白色的微微隆起的弧形边界,此边界宽度为 2～3 mm。病变区红白相间,剥脱区范围不断扩大,向周围蔓延,与邻近剥脱区融合。病损区呈椭圆形、圆形或不规则形。红斑和边缘可不断变化形态和部位,故称游走性。多个红斑扩大,融合呈地图状。

病变位置经常移动为本病的特征,其移动或变化的速度不一,有的病变在同一部位可停留数日,有的经过数日即发生移行。

由于角化过度,剥脱和恢复在交替出现,此起彼伏,顽固复发,故本病病程较长,有的可延续数日或数年,但不少患儿在幼儿期后其病变可渐渐消失。

患儿一般无明显自觉症状,有时遇辛辣、咸、热等刺激性食物会有烧灼样感,或伴有疼痛。

三、诊断

根据舌背出现形状各异、形似地图、红白相间的病变,以及病变区的丝状乳头边剥脱边修复,位置经常移动的特点,不难做出诊断。

四、治疗

(1)游走性舌炎是一种良性病变,无自觉症状,可予以观察。

(2)分析发病因素,针对可能的病因加以检查和调整,例如,可检查肠道寄生虫和进行驱虫治疗。

(3)避免刺激性食物,保持口腔清洁。

(4)局部用药:一般可给予消毒防腐剂含漱,症状明显时用1‰的金霉素软膏涂抹。

(5)全身用药:复合维生素 B、维生素 C 等口服。

(黄何栋)

第五节　儿童牙病

一、儿童龋病

儿童龋病在临床上患病率较高,是最常见的儿童口腔疾病。其病因和组织病理的改变与成人恒牙龋无显著差异,但儿童处于生长发育阶段,乳牙和恒牙的牙体硬组织结构疏松,致使儿童龋病波及范围更广泛,所以儿童龋病的危害更大。有时儿童深龋伴牙髓炎或根尖周炎,但并无明显的临床症状,医师临床诊治时应特别注意。

(一)乳牙龋病的发病特点和类型

1.乳牙龋病的好发因素

(1)乳牙牙体硬组织薄、矿化度差、硬度低,羟基磷灰石晶体小,化学反应活跃,抗酸力弱。

(2)乳牙牙颈部缩窄明显,邻牙为面接触,自洁作用差。大多数乳牙列有生理间隙,细小间隙易嵌塞食物。

(3)儿童进食的食物软、黏稠、含糖量高,易滞留牙面发酵产酸。儿童睡眠时间长,口腔活动少,唾液分泌少,自洁作用差。少数婴儿有夜间就寝前哺乳和衔乳头睡觉的不良习惯,易致奶瓶龋。

2.乳牙龋蚀在临床的发病特点

(1)发病年龄早,患龋率高,7 岁左右达高峰。

(2)龋齿多发,龋蚀范围广。牙面多、程度重、残冠残根多。

(3)多为急性龋,进展快,短期内继发牙髓炎、尖周炎,牙冠变成残根、残冠。

(4)继发龋多,龋损不易去净,隔湿困难,洞缘密合度不好。

(5)自觉症状不明显,易延误早期诊治。

3.乳牙龋病的特殊临床类型

(1)环状龋:是指围绕上颌乳前牙牙冠中 1/3 至颈 1/3 处环形一圈的特定龋,有时切缘残留少许正常的釉质、牙本质。本病可能与局部釉质钙化低致龋物易停留、自洁作用差等因素有关(如含奶瓶睡觉,喂夜奶,延长母乳或奶瓶喂养时间,过多喂养含糖饮料等)。环状龋又被称为奶瓶龋。

(2)猛性龋:猛性龋又叫猖獗龋,是指短期内发生在同一个体多数乳牙,甚至全部乳牙的急性进展型重度龋病。其特点为突然发生、涉及牙位广泛、迅速形成龋洞、早期波及牙髓,且常常发生在不易患龋的牙位和牙面上。本病多发生于喜好食用含糖量高的、糖果、糕点或饮料而又不注意口腔卫生的幼儿。

(二)年轻恒牙龋病的发病特点和影响

1.矿化程度低,易患龋

年轻恒牙牙体硬组织矿化程度较成人恒牙釉质差萌出约 2 年才能完成矿化。另外,年轻恒牙自萌出至达咬合平面前,在牙列上高低不齐,自洁作用差,加上进餐次数多,儿童喜甜食,所以年轻恒牙易患龋。

2.发病时间早

第一恒磨牙 6 岁就萌出,在口腔中存在的时间最长,年轻恒牙中以第一恒磨牙龋病发生最早,患龋率最高,危害最大。在混合牙列期第一恒磨牙易被误认为乳磨牙而延误治疗。

3.乳牙龋对年轻恒牙的影响

如果第二乳磨牙远中面龋未及时得到治疗,会导致第一恒磨牙的近中面龋坏。

4.第一恒磨牙多为隐匿性龋

由于发育时形成的特殊结构如釉板结构,该部位矿化程度低,致龋细菌直接在牙体内部形成龋洞,而牙齿表面完整。

5.龋坏发展快,很快继发牙髓炎尖周炎

由于年轻恒牙的髓腔大、髓角高,牙本质小管粗大,牙体硬组织薄,髓腔离牙面近,矿化程度差,所以龋患很快到达髓腔,继而发展到根尖组织。本病最终导致残冠、残根,对咀嚼功能、颌面骨、软组织的生长发育,正常恒牙咬合建立都造成危害。

(三)儿童龋病的治疗

儿童龋病的诊断方法和诊断要点类似于成人龋病,成人龋病的治疗技术原则上也适用于儿童龋病的治疗,但由于儿童组织结构和解剖生理特点,在具体应用中有一定差异。下面讲述儿童龋病的治疗特点。

1.乳牙龋病的治疗

(1)乳牙龋病治疗的目的和意义:终止龋病发展,保持牙髓的正常活力,避免因龋而引起的并发症,利于乳恒牙的正常交替和正常恒牙咬合的形成,恢复咀嚼功能,促进颌面部和全身的生长发育。

(2)乳牙龋病治疗的特点:①患者年龄小,配合性差,操作难度大。②受乳牙解剖形态的限制,在预备洞型时,不易达到抗力形和固位形应有的要求,无基釉或充填体易折裂,有可能引起继发龋。③乳牙颈部明显收缩,成形片与木楔的使用难以达到理想的要求,影响充填体恢复牙冠的外形。临床牙冠过短,使用成形夹困难,容易形成悬突。④牙龈乳头位置较高,操作时局部易出血,易造成充填材料或冠黏接材料不密合。⑤生理间隙特点决定不必勉强恢复接触点。⑥乳牙充填后充填体悬突可引起咀嚼疼痛及牙龈和牙周炎。乳牙因髓腔大、髓角高,制洞时易发生意外露髓。⑦牙冠小,高度低,牙体硬组织薄,易折裂而导致充填体脱落。

(3)治疗方法如下。

药物疗法:是以药物处理龋坏部位,使病变终止的方法,适用于龋易感儿童治疗后的预防和正常儿童龋病的预防。

操作步骤:去龋、修整外形,干燥隔湿,最后涂药。涂药要有足够的时间,使药液浸润牙面。操作时应反复涂擦2～3 min,每周涂1～2 次,3 周为1 个疗程。药过多,结束时应拭去过多的药液,以免损伤黏膜组织。涂药30 min 内不饮食、不漱口。常见药物有2％的氟化钠液,8％的氟化亚锡液,1.23％的酸性氟磷酸盐,10％的氨硝酸银,38％的氟化氨银等溶液。

磨除法:用牙钻或砂石磨除表层龋坏组织及锐尖、锐缘并磨光表面,修整外形、预备自洁区,以消除菌斑滞留的环境,终止龋病的发生。该法多与药物疗法联用,适用于大面积广泛的浅龋或不合作的婴幼儿,多用于上颌乳前牙邻面和唇面龋坏。

充填术:是指采用手术切割、去净龋损组织,并制成一定的洞形,在保护牙髓的措施下,用材料修复窝洞,以恢复牙冠形态和功能的方法。①在预备洞形时应考虑到乳牙牙体解剖结构的特点(如釉牙本质薄、牙髓腔大、髓角高、牙颈部缩窄等),操作时应注意防止意外穿髓;②祛除感染的软化牙本质;③窝洞的消毒一般选用樟脑酚液、麝香草酚酒精和75％的酒精等药物;

④乳牙的釉质和牙本质薄,即使已接近牙髓的窝洞也不如恒牙深,因此一般都选用对牙髓无刺激的氧化锌丁香油黏固粉做单层垫底;⑤临床上常选用对牙髓刺激小、易于操作,具有释氟作用的修复材料(如玻璃离子黏固粉等)进行充填。

2.年轻恒牙龋病的治疗

保护与及时治疗年轻恒牙,形成健全的恒牙列是儿童牙科的主要任务之一。第一恒磨牙萌出最早,又常被家长误认为乳牙而不被重视,所以在临床上治疗乳牙的同时,应习惯于检查年轻恒牙有无患龋,并积极治疗。

(1)治疗原则。

年轻恒牙牙根尖或根尖孔发育尚未完成,而正常生活牙髓是牙根发育完成的根本保证,因此保护牙髓尤为重要。治疗时应熟悉髓腔解剖,防止意外露髓;去净龋蚀后近髓做间接盖髓术;去除深部感染牙本质时,应用挖匙挖除或用球钻在喷水下慢速去除;选用对牙髓无刺激或刺激小的修复材料。牙体硬组织硬度比成熟恒牙差,弹性较低,预备洞形时用不易产生龟裂的金刚砂钻针,减少釉质的裂纹。

对覆盖于牙面上的龈瓣,患龋时处理的方案为:①若龋患波及龈瓣下,需切除龈瓣,便于预备洞形,进行充填;②若龋患边缘平齐龈瓣边缘,可以先用玻璃离子水门汀暂时充填,待完全萌出后,再永久充填。年轻恒牙邻接点未固定,存在垂直向和水平向的移动,修复时不强调恢复邻接关系,而应注意以恢复牙冠的解剖形态为目的。

(2)治疗方法。

再矿化法:适用于早期脱矿但无缺损的釉质龋,治疗方法步骤同恒牙。

窝沟封闭术:适用于牙釉质龋,是在点隙窝沟处涂上一层黏结性高分子材料,进而防治龋病。该法操作步骤同恒牙窝沟封闭术。

预防性树脂充填术:①该法适用于胎面窝沟多处散在小而不连的中龋。如果采用银汞合金修复,则需要切割大量正常牙体硬组织,因此临床提倡采用微创的预防性树脂充填术进行治疗;②方法:去净龋损组织,用复合树脂充填后,其余相邻的深窝沟用封闭剂封闭,这种修复技术称为预防性树脂充填术。

在去除窝沟点隙龋的腐质时,先用小球钻钻到龋患的窝沟底部,然后沿窝沟壁进行提拉以去除腐质,洞底覆盖氢氧化钙或玻璃离子水门汀,最后用复合树脂充填并用窝沟封闭剂封闭其余相邻窝沟。这种技术保留了更多的健康牙体组织,是一种治疗年轻恒牙龋效果良好的微创技术。

二次去腐修复:①该法适用于年轻恒牙深龋;②方法:治疗分两次完成,首次用挖匙或球钻轻轻将深层感染牙本质大部分去除,保留极近髓的少量感染牙本质,该层细菌侵入少,有再矿化可能。干燥窝洞后,于洞底覆盖氢氧化钙糊剂氧化锌丁香油水门汀垫底,磷酸锌水门汀暂补,经 10~12 周再次复诊。如果复诊时患牙无症状,检查无异常,X 线片可见软化牙本质透射区密度加大或近髓处有修复性牙本质形成,此时可去除暂时封固物,用挖匙挖去感染牙本质,确认无露髓后,再行间接盖髓术、垫底及永久充填等操作和治疗。

(四)儿童龋病的预防

1. 口腔卫生宣教

医师进行临床宣教,家长了解有关龋病的知识,督促儿童积极和医务人员配合,定期进行口腔保健,及时防治。

2.菌斑控制

(1)漱口:儿童要养成进食后即漱口的习惯。

(2)刷牙:家长应为儿童选择合适的儿童保健牙刷、牙膏,培养刷牙习惯。

3.控制糖的摄入

(1)定量:一般 1～2 岁每日 30 g,3～5 岁每日 40 g,6～8 岁每日 50 g 为宜。

(2)定餐:同量的糖,进食次数越多危害越大。让儿童尽量餐时吃糖,两餐之间和晚间不要吃糖,尤其是不要持续含糖于口内。吃后立即漱口刷牙,不使牙齿长期处于酸性环境中。

(3)代用糖制品:大力推广使用变形链球菌均不能分解产酸的代用糖制品,如木醇糖、甘露糖、山梨醇糖、甜菊糖等。

4.增加牙齿抗龋力

可用氟化物处理龋坏部位使病变终止。该法适用于尚未形成缺损的浅龋,龋损面广泛的浅龋或环状龋,不易预备洞形的乳牙龋。

5.窝沟封闭

适用于萌出途中的恒磨牙、萌出后可疑或已患无缺损的釉质龋的恒磨牙。常用的窝沟封闭剂为树脂封闭剂及玻璃离子水门汀。

二、儿童牙髓病和根尖周病

(一)检查和诊断方法

乳牙牙髓病和根尖周病的诊断主要根据患者病史、临床检查、X 射线检查,并结合临床症状综合判断牙髓病和根尖周病的性质和程度。临床诊断时主要依据以下特点。

1.疼痛

(1)通常有疼痛病史、表明牙髓已有炎症或已经坏死,但由于乳牙牙髓感染症状常常不明显,牙髓已有病变或坏死者不一定都有症状。临床上常见到患牙深龋伴牙龈瘘管,患儿却没有疼痛的病史。因此,有无疼痛史不能作为诊断乳牙牙髓病、根尖周病的绝对标准。

(2)对有疼痛史者,疼痛发作的方式,疼痛持续时间、发作时能否定位等有助于临床医师对牙髓感染程度、炎症范围进行判断。

2.叩痛和松动

(1)叩诊检查用力要轻,当患儿分不清是叩诊的震动感还是疼痛感时,可先叩正常牙,在患儿未注意时叩患牙,这样才可得到较确切的反应。当幼小患儿对叩痛不能确切回答或诉说不清时,可观察患儿眼神或表情的改变。

(2)检查牙齿松动度,不要用力过大、过猛。临床上应注意鉴别生理性松动和病理性松动,当乳牙处于生理性根吸收过程或根已大半吸收时,牙齿则可松动。

3.肿胀

(1)由于乳牙牙髓组织疏松,血运丰富,以及乳磨牙髓室底解剖结构特点,乳牙牙髓感染都有可能影响到根尖周组织或根分支部位的牙周组织,从而引起牙龈局部肿胀或相应部位的颌面部肿胀。

(2)慢性根尖周炎或牙槽脓肿常常在患牙附近留有瘘管孔,由于颊侧骨壁薄,因此瘘管孔多出现在患牙颊侧牙龈黏膜上,检查时需注意。牙龈出现肿胀或瘘管是诊断根尖周病的可靠指标。

4. 牙髓活力测试

牙髓活力测试是判断牙髓状况的测试方法，乳牙和年轻恒牙很难得到确切反应，所以乳牙不宜进行牙髓活力测试。

5. X 射线检查

(1)X 射线检查对牙髓病和根尖周病的诊断和疗效的判断有重要意义，若临床上需评估乳牙牙髓状态，可拍根尖片及骀翼片。

(2)从乳牙的 X 射线片中可观察，乳牙牙根是否出现生理性或病理性吸收，恒牙牙胚发育状况，根尖周围组织病变的状况和程度，髓腔内钙化，牙体有无吸收，龋病的深度与髓腔的关系。

(二)临床特征

1. 早期症状

多数患牙早期症状轻微，甚至无明显症状。另外，儿童叙述不清楚病情，就诊时病变发展较严重。

2. 多为慢性

乳牙龋病发展快，早期就可破坏至髓腔，炎症分泌物能够引流，髓腔压力减小，疼痛不明显。另外，乳牙髓腔较大，血运丰富，抗感染能力和防御能力较强，所以表现的炎症过程多为慢性。

3. 乳牙慢性牙髓炎可伴根尖周炎

由于根分支处硬组织薄，侧支根管多，牙髓感染易通过这些途径扩散到根分支下方的组织，引起根尖周炎。

4. 乳牙根尖周感染扩散迅速

由于牙槽骨疏松，血供丰富，骨皮质薄，根尖感染可迅速达骨膜下，穿破骨膜和黏膜，形成骨膜下和黏膜下脓肿。炎症不易局限化，若持续时间长，又未及时处理，可迅速发展为间隙感染。此外，由于乳牙牙周膜结构疏松，牙周纤维多未成束，根尖周感染还易从龈沟内排脓。

5. 牙髓炎易导致牙根吸收

牙髓炎易刺激破骨细胞，使其活性增强，加之乳牙牙根钙化度低，常易引起牙根吸收，给临床治疗带来困难。

(三)治疗

1. 治疗目的

消除感染和慢性炎症，减轻疼痛；恢复牙齿功能，保持乳牙列的完整性，以利颌骨和牙弓的发育；延长患牙的保存时间，以发挥乳牙对继承恒牙的引导作用和减少对继承恒牙胚的影响；维持良好的咀嚼功能，提高消化和吸收能力，促进儿童的健康成长。

2. 治疗原则

有保存生活牙髓的治疗和不能保存生活牙髓只保存患牙的治疗；乳牙牙髓治疗应力求简便有效，以达到消除感染和炎症的目的，扩大乳牙保留范围，尽力将患牙保存到替换时期。

3. 治疗方法

间接牙髓治疗：适用于深龋近髓患牙，没有不可逆性牙髓炎症状或体征，X线检查无病理性改变。具体治疗方法步骤同恒牙。

直接盖髓术：直接盖髓术在乳牙中的应用十分有限，一般不推荐用于乳牙。具体操作方法步骤同恒牙。

活髓切断术：乳牙的切髓术，依据所用的药物分为两种类型：一种是切除冠髓后在牙髓断面上覆盖盖髓药物保存根髓的活性，并在创面上形成一层硬组织屏障，此类治疗称为活髓切髓术；另一种是在局麻下切除冠髓之后，用甲醛甲酚合剂或戊二醛处理牙髓创面并覆盖其糊剂，因断髓后根尖部分牙髓仍有活力，故又称为半失活牙髓切断术。

乳牙根管治疗术：适用于牙髓坏死或根尖周炎症应保留的乳牙，其方法同恒牙根管治疗术。在治疗时应注意以下几点。

(1)根管预备时勿将根管器械超出根尖孔，以免将感染物质推出根尖孔或损伤恒牙胚。

由于乳牙根管壁薄，其根管预备不强调根管扩大和成形，去除根管内的感染物质，重点放在根管冲洗和根管消毒。

(2)在乳牙的替换中，由于乳牙根的生理性吸收，继承恒牙方可萌出于正常位置上，因此乳牙的根管充填材料仅可采用可吸收的糊剂充填，不影响乳恒牙交替。常用的充填材料包括氧化锌丁香油糊剂、碘仿制剂、氢氧化钙制剂，这些材料均为易被吸收的材料。

(3)术前须摄 X 线片，了解根尖周病变和牙根吸收情况。

(4)为了避免损伤乳磨牙根分支下方的继承恒牙胚，不宜对乳磨牙牙龈瘘管进行深度搔刮，可通过根管治疗消除炎症，达到治愈瘘管的目的。

4.年轻恒牙牙髓病、根尖周病的治疗方法

(1)治疗原则：尽力保存活髓组织。如果不能保存全部活髓，也应保存根部活髓；如果不能保存根部活髓，也应保存牙齿，因而要尽可能采用盖髓术或切髓术。恒牙萌出后 2～3 年牙根才达到应有长度，经 3～5 年根尖才能发育完成。一旦年轻恒牙牙髓坏死，牙根则停止发育，牙根短，其末端敞开。因此，对根尖敞开，牙根未发育完全的死髓牙应采用促使根尖继续形成的治疗方法，即根尖诱导成形术。

(2)活髓保存治疗：主要指间接牙髓治疗、直接盖髓术牙髓切断术。适应证的确定和理想盖髓剂的选择仍是活髓保存治疗存在的主要问题。对年轻恒牙，如果症状轻微，损伤小，去龋露髓后可以试行直接盖髓术。

(3)根尖诱导成形术：见成人恒牙牙髓病和根尖周病治疗术。

（黄何栋）

第十一章　口腔颌面外科疾病

第一节　颌骨骨髓炎

一、病因

（一）牙源性感染

牙源性感染临床上最多见，约占这类骨髓炎的 90%，常见在机体抵抗力下降和细菌毒力强时由急性根尖周炎、牙周炎、智齿冠周炎等牙源性感染直接扩散引起。

（二）损伤性感染

因口腔颌面部皮肤和黏膜的损伤，与口内相通的开放性颌骨粉碎性骨折或火器伤伴异物存留，均有利于细菌侵入颌骨内，从而引起颌骨损伤性颌骨骨髓炎。

（三）血源性感染

该类感染多见于儿童，感染经血扩散至颌骨发生的骨髓炎，一般有颌面部或全身其他部位的化脓性病变或败血症史，但有时也可无明显全身病灶史。

二、临床表现

临床上可见 4 种类型的颌骨骨髓炎症状：急性化脓性、由急性转为慢性、起始即为慢性、非化脓性。下颌骨急性骨髓炎早期通常有下列 4 个特点：①深部剧烈疼痛；②间歇性高热；③颏神经分布区感觉异常或麻木；④有明显病因。

在开始阶段，牙齿不松动，肿胀也不明显，皮肤无瘘管形成，颌骨骨髓炎是真正的骨髓内的骨髓炎。积极的抗生素治疗在此阶段可防止炎症扩散至骨膜。化验检查仅有白细胞轻度增多，X 线检查基本为正常。由于此时很难取得标本培养及做药物敏感试验，可根据经验选择抗生素。

发病后 10～14 d，患区牙齿开始松动，叩痛，脓自龈沟向外排出或形成黏膜。口腔常有臭味。颊部可有蜂窝织炎或有脓肿形成，颏神经分布区感觉异常。不一定有开口困难，但区域淋巴结有肿大及压痛，患者多有脱水现象。如果急性期治疗效果欠佳，则转为慢性。临床可见瘘形成、软组织硬结、压痛。如果起始即为慢性，则发病隐匿，仅有轻微疼痛，下颌稍肿大，渐有死骨形成，常无瘘。

三、诊断

(1)详细询问患者的发病经过及治疗情况，注意与牙齿的关系，查明病原牙。

(2)有无积脓波动感，可疑时可做穿刺证实。

(3)脓液做细菌培养和抗生素敏感度测定。

(4)有无瘘管，用探针等器械探查有无死骨及死骨分离。

(5)利用 X 线检查，查明慢性期骨质破坏情况，有无死骨形成。

四、治疗

(一)急性颌骨骨髓炎的治疗

在炎症初期,应采取积极有效的治疗,控制感染的发展。如果延误治疗,则常形成广泛的死骨,造成颌骨骨质缺损。治疗原则与一般急性炎症相同,但急性化脓性颌骨骨髓炎一般来势迅猛,病情重,并常有引起血行感染的可能。因此,在治疗过程中应首先注意全身支持及药物治疗,同时应配合必要的外科手术治疗。

1.药物治疗

颌骨骨髓炎的急性期,尤其是中央性颌骨骨髓炎,应根据临床反应、细菌培养及药物敏感试验的结果,给予足量、有效的抗生素,以控制炎症的发展,同时注意全身必要的支持疗法。在急性炎症初期,物理疗法可有一定效果。

2.外科疗法

目的是达到引流排脓及去除病灶。急性中央性颌骨骨髓炎,一旦判定骨髓腔内有化脓性病灶时,应及早拔除病灶牙及相邻的松动牙,使脓液从拔牙窝内排出,既可以防止脓液向骨髓腔内扩散,又能通过减压缓解剧烈的疼痛。如果经拔牙未能达到引流目的,症状也不减轻时,则应考虑凿去部分骨外板,以达到敞开髓腔充分排脓,迅速解除疼痛的效果。如果颌骨内炎症自行穿破骨板,形成骨膜下脓肿或颌周间隙蜂窝织炎时,单纯拔牙引流已无效,此时可根据脓肿的部位从低位切开引流。

(二)慢性颌骨骨髓炎的治疗

颌骨骨髓炎进入慢性期有死骨形成时,必须手术去除死骨颌病灶后方能痊愈。慢性中央性颌骨骨髓炎,常常病变范围广泛并形成较大死骨块,可能一侧颌骨或全下颌骨均变成死骨。病灶清除应以摘除死骨为主,如果死骨完全分离,则手术较易进行。慢性边缘性颌骨骨髓炎,受累区骨质变软,仅有散在的浅表性死骨形成,故常用刮除方法去除。感染侵入松质骨时,骨外板可呈腔洞状损害,有的呈单独病灶,有的呈数个病灶相互连通,病灶腔洞内充满着大量炎性肉芽组织,此时手术应以刮除病理性肉芽组织为主。

(刘　峰)

第二节　智齿冠周炎

一、病因

阻生智齿及智齿在萌出过程中,牙冠可部分或全部被龈瓣覆盖,龈瓣与牙冠之间形成较深的盲袋,食物及细菌极易嵌塞于盲袋内;加上冠部牙龈常因咀嚼食物而损伤,形成溃疡。当全身抵抗力下降,局部细菌毒性增强时可引起冠周炎的急性发作。

二、临床表现

(一)慢性冠周炎

慢性冠周炎因症状轻微,患者的就诊数不多。盲袋虽有食物残渣积存及细菌滋生,但引流通畅,若无全身因素、咬伤等影响,常不会突然发作。在急性发作时,症状即与急性冠周炎相同。如果慢性者反复发作,症状可逐渐加重,故应早期拔除阻生牙,以防止发生严重炎症及扩散。

(二)急性局限型冠周炎

阻生牙牙冠上覆盖的龈瓣红肿、压痛。挤压龈瓣时,常有食物残渣或脓性物溢出。龈瓣表面常可见到咬痕。反复发作者,龈瓣可有增生。

(三)急性扩展型冠周炎

局部症状同上,但更严重和明显。有颊部肿胀、开口困难及咽下疼痛的临床表现。Winter认为,由于龈瓣中含有颊肌及咽上缩肌纤维,可导致开口困难及吞咽疼痛。Kay认为,开口困难的原因可能是:①因局部疼痛而不愿张口;②因炎症致使咀嚼肌组织张力增大,上颌牙尖在咬合时直接刺激磨牙后区的颞肌腱,引起反射性痉挛而致;③炎症时组织水肿的机械阻力致使张口受限。耿温琦认为,如果炎症向磨牙后区扩散,可侵犯颞肌腱或翼内肌前缘,引起开口困难。

阻生的下颌第三磨牙多位于升支的前内侧,在升支前下缘与牙之间形成一骨性颊沟,其前下方即为外斜嵴,有颊肌附着。炎症常可沿此向前下方扩散,形成前颊部肿胀(以第一磨牙、第二磨牙为中心)。扩散型冠周炎多有明显的全身症状,包括全身不适、畏寒、发热、头痛、食欲缺乏、便秘,还可有白细胞计数及体温升高。颌下及颈上淋巴结肿大、压痛。

(四)扩散途径及并发症

炎症可直接蔓延或经由淋巴管扩散。由于炎症中心位于几个间隙的交界处,可引起多个间隙感染。一般先向磨牙后区扩散,再从该处向各间隙扩散。最易向嚼肌下间隙、翼下颌间隙、颌下间隙扩散;其次是向咽旁间隙、颊间隙、颞间隙、舌下间隙扩散。严重者可沿血循环引起全身他处的化脓性感染,甚至发生败血症等。磨牙后区的炎症(骨膜炎、骨膜下脓肿)可从嚼肌前缘与颊肌后缘之间的薄弱处,向前方扩散,引起颊间隙感染。嚼肌下间隙的感染可发生于沿淋巴管扩散或直接蔓延。嚼肌内侧面无筋膜覆盖,感染与嚼肌直接接触,引起严重肌痉挛,发生深度张口困难。如果嚼肌下间隙感染未及时治疗或成为慢性,可引起下颌升支的边缘性骨炎。炎症向升支内侧扩散,可引起翼下颌间隙感染,也可产生严重的开口困难,但程度不及嚼肌下感染引起者。如果炎症向内侧扩散,可引起咽旁间隙感染或扁桃体周围感染。如果炎症向下扩散,可形成颌下间隙或舌下间隙感染。如果炎症沿舌侧向后,可形成咽峡前间隙感染。

三、诊断

智齿冠周炎多发生于青年人,尤其是以18～30岁多见。有全身诱发因素或反复发作史,重者有发热、周身不适、血中白细胞计数增多的表现。第三磨牙萌出不全,冠周软组织红、肿、痛,盲袋溢脓或分泌物,具有不同程度的张口受限或吞咽困难,面颊部肿胀、患侧颌下淋巴结肿痛。慢性者可有龈瘘或面颊瘘,X线检查见下颌骨外侧骨膜增厚,有牙周骨质的炎性阴影。下颌智齿冠周炎合并面颊瘘或下颌第一磨牙颊侧瘘时,易误诊为下颌第一磨牙的炎症。此外不可将下颌第二磨牙远中颈部龋引起的牙髓炎误诊为冠周炎。

四、治疗

对于慢性冠周炎,应及时拔除阻生牙,不可姑息迁延。因反复多次发作,易形成急性扩展型而带来更多痛苦。对急性冠周炎，应根据患者的身体情况、炎症情况、牙位情况和医师的经验，进行适当治疗。

（一）保守疗法

1. 盲袋冲洗、涂药

可以用2%的过氧化氢溶液或温热生理盐水，并最好用一弯针头（可将尖部磨去，使之圆钝）深入至盲袋底部，彻底冲洗盲袋。若仅在盲袋浅部冲洗，则作用甚小。冲洗后用碘甘油或50%的三氯醋酸涂入，后二者有烧灼性，效果更好。涂药时用探针或弯镊导入盲袋底部。

2. 温热液含漱

温热液含漱能改善局部血循环，缓解肌肉痉挛，促使炎症消散，使患者感到舒适。用盐水或普通水均可，温度应稍高，每1～2 h含漱1次，每次含4～5 min。含漱时头应稍向后仰并偏患侧，使液体作用于患区，但在急性炎症扩散期时，不宜用热含漱。

3. 抗生素

根据细菌学研究，细菌以绿色链球菌（甲型溶血性链球菌）为主，该菌对青霉素高度敏感，但使用24 h后即可能产生耐药性，故使用青霉素时，初次剂量应较大。由于厌氧菌在感染中也起重要作用，故在严重感染时，应考虑使用克林霉素（亦称氯洁霉素），也可考虑青霉素类药物与硝基咪唑类药物（甲硝唑或替硝唑）同时应用。

4. 中药、针刺治疗

可根据辨证施治原则用药，也可用成药（如牛黄解毒丸之类）进行治疗。面颊部有炎性浸润但未形成脓肿时，可外敷如意金黄散，有安抚、止痛、消炎作用。针刺合谷、下关、颊车等穴位有助于止痛、消炎和开口。

5. 支持疗法

因常有上呼吸道感染、疲劳、失眠、精神抑郁等诱因，故应重视全身支持疗法（如适当休息、注意饮食、增加营养等）。应注意口腔卫生。应视情况给予镇痛剂、镇静剂等。

（二）盲袋切开

如果阻生牙牙冠已大部分露出，则不需切开盲袋，只做彻底冲洗上药即可，因此，若盲袋引流通畅，保守疗法即可治愈冠周炎症。

如果盲袋引流不畅，则必须切开盲袋。在牙冠露出不多或完全未露出、盲袋紧裹牙冠、疼痛严重或有跳痛者，盲袋多引流不畅，切开盲袋再彻底冲洗上药，能迅速消炎止痛并有利于防止炎症扩散。

切开盲袋时应充分麻醉。可将麻药缓慢注入磨牙后三角区深部及颊舌侧黏膜下，用尖刀片（11号刀片）从近中颊侧起，刀刃向上、向后，将盲袋挑开。同时应将盲袋底部的残余牙囊组织切开，使盲袋彻底松弛、减压。但勿剥离冠周的黏骨膜，以免引起颊部肿胀。然后用前法彻底冲洗盲袋后上药。

（三）拔牙

如果临床及X线检查，发现为下颌第三磨牙阻生，不能正常萌出，应及早拔除阻生牙，可预防冠周炎发生。如果已发生冠周炎，何时拔除阻生牙，意见不一，特别是在急性期时。不少学者主张应待急性期消退后再拔牙，认为急性期拔牙有引起炎症扩散的可能。

近年来主张在急性期拔牙者颇多，认为此法可迅速消炎止痛，如果适应证选择得当，拔牙可顺利进行，效果良好，不会使炎症扩散。如果冠周炎为急性局限型，根据临床及X线检查判断,阻生牙可用简单方法顺利拔除时,应为拔牙的适应证。如果冠周炎为急性扩散型,或判断拔除困难(如需翻瓣、去骨等),或患者的全身情况差,或医者本身的经验不足,则应待急性期后拔牙。

急性期拔牙时,如果患者开口困难,可采用高位翼下颌阻滞麻醉,同时在磨牙后稍上方用局部麻醉药行颞肌肌腱处封闭,并在翼内肌前缘处封闭,可增加开口度。如果拔牙时有断根,可不必取出,留待急性期过后再取出。很小的断根可不必挖取。总之,创伤越小越好。急性期拔牙时,应在术前、术后应用抗生素,术后严密观察。

(四)龈瓣切除

如果牙位正常,与对颌牙可形成正常的**殆**关系,**殆**面仅为龈瓣覆盖,则可行龈瓣切除。龈瓣切除后,应暴露牙的远中面,但阻生牙因萌出间隙不足,很难露出冠部的远中面,故龈瓣切除术的适应证很少。最好用圈形电灼器术切除,此法简便,易操作,出血少,同时封闭了血管及淋巴管,有利于防止炎症扩散。用刀切除时,宜用小圆刀片,尽量切除远中及颊舌侧,将牙冠全部暴露。远中部可缝合1~2针。

(五)拔除上颌第三磨牙

如果下颌阻生牙龈瓣对颌牙有创伤(多可见到牙咬痕),同时上颌第三磨牙也无保留价值(或有错位,或已下垂等),应在治疗冠周炎时同时拔除。但如果上颌第三磨牙有保留价值,可调**殆**,使之与下颌阻生牙覆盖的龈瓣脱离接触。

(刘　峰)

第三节　颌面部疖痈

颌面部疖痈是一种常见病,它是皮肤毛囊及皮脂腺周围组织的一种急性化脓性感染。发生在一个毛囊及所属皮脂腺者称为疖。相邻多个毛囊及皮脂腺累及者称为痈。颌面部局部组织松软,血运丰富,静脉缺少瓣膜且与海绵窦相通,如果感染处理不当,易扩散逆流入颅内,引起海绵窦血栓性静脉炎、脑膜炎、脑脓肿等并发症。尤其是发生在颌面部的"危险三角区"内更应注意。

一、病因

绝大多数的病原菌为金黄色葡萄球菌,少数为白色葡萄球菌。在通常情况下,人体表面皮肤及毛囊皮脂腺有细菌污染但不致病。当皮肤不洁,抵抗力降低,尤其是有某些代谢障碍的疾病的患者(如糖尿病患者),当细菌侵入时易引起感染。

二、临床表现

疖是毛囊及其附件的化脓性炎症,病变局限在皮肤的浅层组织。初期为圆锥形毛囊性炎性皮疹,基底有明显炎性浸润,形成皮肤红、肿、痛的硬结,自觉灼痛和触痛,数天后硬结顶部出现黄白色脓点,周围为红色硬性肿块,患者自觉局部发痒、灼烧感及跳痛,以后发展为坏死性脓栓,脓栓脱去后排出血性脓液,炎症渐渐消退,创口自行愈合。轻微者一般无明显全身症状,重者可出现发热，全身不适及区域性淋巴结肿大。如果处理不当，例如，随意搔抓或挤压排脓以及不适当地切开等外科操作，都可促进炎症的扩散，甚至引起败血症。有些菌株在皮肤疖肿消退后还可诱发肾炎。因鼻翼两旁和上颌为血管及淋巴管丰富的危险三角区，如果搔抓、挤捏或加压，感染可骤然恶化，红肿热痛范围扩大，伴发蜂窝织炎或演变成痈。因危险三角区的静脉直接与颅内海绵窦相通，细菌可沿血行进入海绵窦形成含菌血栓，并发海绵窦血栓性静脉炎，进而引起颅内感染、败血症或脓毒血症，常可危及生命。

疖通常为单个或数个，若病菌在皮肤扩散或经血行转移，便可陆续发生多数疖肿，如果反复出现，经久不愈者，则称为疖病。

痈是多个相邻的毛囊及其所属的皮脂腺或汗腺的急性化脓性感染，由多个疖融合而成，其病变波及皮肤深层毛囊间组织时，可顺筋膜浅面扩散至皮下脂肪层，造成较大范围的炎性浸润或组织坏死。

痈多发生于成年人，男性多于女性，好发于上唇部（唇痈）、项部（对口疮）及背部（搭背）。感染的范围和组织坏死的深度均较疖重。当多数毛囊、皮脂腺、汗腺及其周围组织发生急性炎症与坏死时，可形成迅速扩大的紫红色炎性浸润块。感染可波及皮下筋膜层及肌组织。初期肿胀的唇部皮肤与黏膜上出现多数的黄白色脓点，破溃后呈蜂窝状，溢出脓血样分泌物，脓头周围组织可出现坏死，坏死组织溶解排出后可形成多数蜂窝状洞腔，严重者中央部坏死、溶解、塌陷，似火山口状，内含有脓液或大量坏死组织。痈向周围和深层组织发展，可形成广泛的浸润性水肿。

唇痈除了剧烈的疼痛外，还可引起区域淋巴结的肿大和触痛，全身症状明显（如发热，畏寒，头痛及食欲缺乏，白细胞计数增多，核左移等）。唇痈不仅局部症状比疖重，而且容易引起颅内海绵状血栓性静脉炎、败血症、脓毒血症及中毒性休克等，危险性很大。

三、诊断

有全身及局部呈现急性炎症症状，体温升高、白细胞计数增多、多核白细胞计数增多、左移。单发性毛囊炎为"疖"，多发性为"痈"。注意疖肿的部位是否位于危险三角区，有无挤压、搔抓等有关病史，有无头痛、头晕、眼球突出等海绵窦血栓性静脉炎等征象败血症表现。

四、治疗

（一）局部治疗

尽量保持局部安静，减少表情运动，尽量少说话等，以减少肌肉运动时对疖肿的挤压刺激，严禁挤压、搔抓、挑刺，忌用热敷、石炭酸或硝酸银烧灼，以防感染扩散。

1. 毛囊炎的局部治疗

止痒杀菌，保持局部清洁干燥。可涂 2%～2.5% 的碘酊，每天数次。毛囊内脓肿成熟后，毛发可自然脱出，少量脓血分泌物溢出或吸收便可痊愈。

2. 疖的局部治疗

杀菌消炎，早期促进吸收。早期可外涂 2%～2.5% 的碘酊，20%～30% 的鱼石脂软膏或纯鱼石脂厚敷；也可用 2% 的鱼石脂酊涂布；也可外敷中药（如二味地黄散、玉露散等）。如果炎症不能自行消退，一般可自行穿孔溢脓。如果表面脓栓不能自行脱落，可用镊子轻轻夹除，然后脓液流出，涂碘酊即可。

3.痈的治疗

促使病变局限,防止扩散。用药物控制急性炎症的同时,局部宜用 4% 的高渗盐水或含抗菌药物的盐水行局部湿敷,以促使痈早期局限、软化及穿破,对已有破溃者有良好的提脓效果;在溃孔处可加用少量化腐丹,以促进坏死组织溶解,脓栓液化脱出。对脓栓浓稠,一时难以吸取者,可试用镊子轻轻钳出,但对坏死组织未分离彻底者,不可勉强牵拉,以防感染扩散;此时应继续湿敷至脓液消失,直到创面平复为止。过早停止湿敷,可因阻塞脓道造成肿胀再次加剧。面部疖痈严禁早期使用热敷和按一般原则进行切开引流,以防止感染扩散,引起严重的并发症。对已形成明显的皮下脓肿而又久不破溃者,可考虑在脓肿表面中心皮肤变薄或变软的区域,做保守性切开,引出脓液,但严禁分离脓腔。

(二)全身治疗

一般单纯的毛囊炎和疖无并发症时,全身症状较轻,可口服磺胺和青霉素等抗菌药物,患者应适当休息和加强营养。

面部疖合并蜂窝织炎或面痈应全身给予足量的抗菌药物,防止炎症的进一步扩散。有条件者最好从脓头处取脓液进行细菌培养及药物敏感试验,疑有败血症及脓毒血症者应进行血培养。无论是脓液培养还是血培养,若患者已用过抗菌药物,或受取材时间和培养技术的影响,培养结果可能为假阴性,药物敏感试验也可能出现偏差。为提高培养结果的阳性率和药物敏感试验的准确性,应连续 3～5 d 抽血培养,根据结果用药。如果一时难以确定,可先使用对金黄色葡萄球菌敏感的药物(如青霉素、头孢菌素及红霉素等),待细菌培养和药物敏感试验有确定结果时,再做必要的调整。虽然细菌药物敏感试验结果是抗菌药物选择的重要依据,但由于受体内、体外环境因素的影响,体外药物敏感试验的结果不能完全反映致病菌对药物的敏感程度。

另一个给药的重要依据是在用药后症状的好转程度。如果症状有明显好转,说明用药方案正确;如果症状没有好转,或进一步恶化,应及时调整用药方案。此外,在病情的发展过程中,可能出现耐药菌株或新的耐药菌株的参与,所以也应根据药物敏感试验的结果和观察脓液性质及时调整用药方案。败血症和脓毒血症常给予2～3种抗菌药物联合应用,局部和全身症状完全消失后,再维持用药5～7 d,以防病情的复发。唇痈伴有败血症和脓毒血症时,可能出现中毒性休克,或出现海绵窦血栓性静脉炎和脑脓肿等严重并发症,应针对具体情况予以积极的全身治疗。

(刘 峰)

第四节 面神经麻痹

面神经麻痹是以颜面表情肌群的运动功能障碍为主要特征的一种常见病,也称为面瘫。

根据引起面神经麻痹的损害部位不同,分为中枢性面神经麻痹和周围性面神经麻痹两种。病损位于面神经核以上至大脑皮质中枢之间,即一侧皮质脑干束受损,称为中枢性或核上性面神经麻痹。贝尔麻痹(贝尔面瘫)是指临床上不能确定病因的、不伴有其他体征或症状的单纯性周围面神经麻痹,一般认为是经过面神经管的面神经部分发生急性非化脓性炎症所致。

一、临床表现

贝尔面瘫起病急剧，且少自觉症状，不少患者主诉临睡时毫无异常，但晨起盥洗时，忽感觉不能喝水与含漱，或者自己并无感觉而被其他人首先察觉。这种不伴其他症状或体征的突发性单侧面瘫，常是贝尔面瘫的特殊表现。

面瘫的典型症状有患侧口角下垂，健侧向上歪斜，上、下唇因口轮匝肌瘫痪而不能紧闭，故出现饮水漏水、不能鼓腮、不能吹气等功能障碍。上、下眼睑不能闭合的原因是眼轮匝肌瘫痪后，失去了受动眼神经支配的上睑提肌保持平衡协调的随意动作，致睑裂扩大、闭合不全、露出结膜，用力紧闭时，则眼球转向外上方，此称为贝尔征。由于不能闭眼，故易患结膜炎。在下结膜囊内，常有泪液积滞或溢出，这种泪液运行障碍，一般是由泪囊肌瘫痪与结膜炎等原因所引起。前额皱纹消失和不能蹙眉是贝尔面瘫或周围性面瘫的重要临床表现，也是与中枢性面瘫鉴别的主要依据。

表情肌的瘫痪症状，在功能状态时会显得更为突出，因此，评价治疗效果恢复程度的标准，必须在功能状态下进行。

面瘫的症状还取决于损害的部位。如果发生在茎乳孔外，一般都不发生味觉、泪液、唾液、听觉等方面的变化；但如果同时出现感觉功能与副交感功能障碍时，则所出现的症状对损害的发生部位具有定位意义。因此，临床上在必要时，应进行下列各种检查。

(一)味觉检查

伸舌用纱布固定，擦干唾液后，以棉签蘸糖水或盐水涂于患侧舌前 2/3，嘱患者对有无味觉以手示意，但不要用语言回答，以免糖(盐)水沾至健侧而影响检查结果。因为舌背边缘区域的几个部位对不同的味觉具有相对的敏感性。例如，用甜味检查可涂于舌尖，稍偏后对咸味敏感，依次向后为酸味与苦味。虽然味觉的敏感性有个体差异，但左右两侧一般相同。

(二)听觉检查

听觉检查主要是检查镫骨肌的功能状态，以听音叉(256 Hz)、马表音等方法，分别对患侧与健侧进行由远至近的比较，以了解患侧听觉有无改变。听觉的改变是由于镫骨肌神经麻痹后，失去了与鼓膜张肌神经(由三叉神经支配)的协调平衡，于是镫骨对前庭窗的振幅减小，造成低音性过敏或听觉增强。

(三)泪液检查

泪液检查亦称 Schirmer 试验，目的在于观察膝状神经节是否受损。用滤纸两条(每条为0.5 cm×5 cm)，一端在 2 mm 处弯折，将两张纸条分别安置在两侧下睑结膜囊内做泪量测定。正常时，在 5 min 末的滤纸沾泪长度(湿长度)约为 2 cm。由于个体差异，湿长度可以变动，但左右两眼基本相等。如果膝状神经节以上岩浅大神经受损害，则患侧泪量显著减少。但是，在患侧溢泪运动障碍时，积累于结膜囊内的泪液会增加，为防止出现可能的湿长度增加的偏差，在放置滤纸条的同时，必须迅速将两眼所积滞的泪液吸干。

贝尔面瘫多数在 1~4 个月恢复。有的可彻底治愈，有的为不全恢复，个别的可完全不能恢复。恢复不全者，常可产生瘫痪肌的挛缩，面肌挛缩或联带运动，称为面神经麻痹的后遗症。瘫痪肌的挛缩表现为患侧鼻唇沟加深，睑裂缩小，口角反向患侧牵引，使健侧面肌出现假性瘫痪现象，此时切不可将健侧误认为患侧。

二、诊断

本病具有突然发作的病史与典型的周围性面瘫症状,诊断并不困难。根据味觉、听觉及泪液检查结果,可以明确面神经损害部位,从而作出相应的损害定位诊断。

三、治疗

贝尔面瘫的治疗可从急性期、恢复期、后遗症期 3 个阶段来考虑。

(一)急性期

起病 1～2 周可视为急性期。此阶段主要是控制炎症水肿,改善局部血液循环,减少神经受压,可给阿司匹林 0.5～1.0 g,每天 3 次。如果无禁忌,大多数患者主张进行 1 个疗程的激素治疗,可采用地塞米松 5～10 mg 静脉滴注,每天 1 次。或口服泼尼松 30～60 mg/d。口服激素应在起病后立即给予,连续服用 2～3 d,较大剂量后即逐渐减量,一般连续使用激素不超过 10 d。此外,给予维生素 B_1 100 mg 肌内注射,每天 1 次,维生素 B_{12} 100 μg 肌内注射,每天 2 次。可做理疗,但不宜给予强的刺激疗法,可给短波透热或红外线照射。此时期也不宜应用强烈针刺、电针等治疗,以免导致继发面肌痉挛,可给予局部热敷、肌按摩。第 1 周后,可以 B 族维生素行穴位注射,穴位可选颊车、四白、听会、耳门、下关等。应嘱患者注意保护眼睛,以防引起暴露性结膜炎,特别要防止角膜损害;入睡后应以眼罩掩盖患侧眼睛,不宜吹风,减少户外活动。

(二)恢复期

第 2 周末至 2 年为恢复期。此期的治疗主要是尽快使神经传导功能恢复和加强肌收缩。除可继续给予维生素 B_1、维生素 B_{12} 肌内注射外,可给予口服维生素 B_1、烟酸、地巴唑等;也可加用加兰他敏 2.5 mg,肌内注射,每天 1 次;还可给予面部肌电刺激、电按摩等。针刺可取较多穴位,例如,加取地仓、翳风、太阳、风池、合谷、足三里等穴,强刺激、留针时间延长,并可加用电针。此时期患者应继续注意保护眼睛,并对着镜子练习各种瘫痪肌的随意运动。大多数患者在起病后 1～3 个月可完全恢复。药物治疗在 6 个月后已很少有效,但 1～2 年仍有自行恢复的可能。2 年后有 10%～15% 的患者仍留有程度不等的各种后遗症。同时有人主张对病损部位在面神经管内的患者,如果在面瘫发生后 1 个月仍无恢复迹象时,可请耳鼻喉科医师考虑行面神经管减压术。

(三)后遗症期

2 年后面瘫仍不能恢复者,可按永久性面神经麻痹处理。

(刘　峰)

第五节　三叉神经痛

三叉神经痛是指在三叉神经分布区域内出现阵发性电击样剧烈疼痛,历时数秒或数分钟,间歇期无症状。疼痛可由口腔或颜面的任何刺激引起。以中老年人多见,多数为单侧性。

一、临床表现

本病的主要表现是在三叉神经某分支区域内,骤然发生闪电式的极为剧烈的疼痛。疼痛可自发,也可由轻微的刺激"扳机点"引起。所谓"扳机点"是指在三叉神经分支区域内某个固定的局限的小块皮肤或黏膜特别敏感,对此点稍加触碰,立即引起疼痛发作。"扳机点"可能是一个,但也可能为两个以上,一般取决于罹患分支的数目。为避免刺激,患者常不敢洗脸、刷牙、剃须、微笑等,致面部表情呆滞、木僵,颜面及口腔卫生不良,常患湿疹、口炎,伴有牙石堆积、舌苔增厚和身体消瘦。

疼痛(如电击、针刺、刀割或撕裂样剧痛)发作时患者为了减轻疼痛而做出各种特殊动作,有时还可出现痛区潮红、结膜充血,或流泪、出汗、流涎以及患侧鼻腔黏液增多等症状。发作多在白天,每次发作时间一般持续数秒、数十秒或经 1～2 min 又骤然停止。两次发作之间的时间间隙称为间歇期,无任何疼痛症状。只有少数患者在间歇期时面部相应部位有轻微钝痛。疾病早期发作次数较少,持续时间较短,间歇期较长,但随着疾病的发展,发作越来越频繁,间歇期也缩短。

病程可呈周期性发作,每次发作期可持续数周或数月,然后有一段自动的暂时缓解期。缓解期可为数天或几年。三叉神经痛很少有自愈者。部分患者的发作期与气候有关,一般在春季及冬季容易发作。

有的患者由于疼痛发作时用力揉搓面部皮肤,可发生皮肤粗糙、增厚、色素沉着、脱发、脱眉,有时甚至引起局部擦伤并继发感染。

在有些患者中疼痛牵涉到牙时,常因怀疑为牙痛而坚持要拔牙,故不少三叉神经痛患者都有拔牙史。

原发性三叉神经痛患者无论病程长短,只要神经系统检查无阳性体征发现,就仍保持罹患分支区域内的痛觉、触觉、温觉的感觉功能和运动支的咀嚼肌功能。只有在个别患者中有某个部位皮肤的敏感性增加。

继发性三叉神经痛可因引起部位的不同,伴有面部皮肤感觉减退、角膜反射减退、听力降低等阳性体征。

二、检查

检查的目的是明确罹患的分支,即查明发生疼痛症状的分支。为了进一步明确是原发性还是继发性三叉神经痛,必须同时检查伴随的其他症状和体征(如感觉、运动和反射的改变)。

定分支首先要寻找"扳机点"。各分支的常见"扳机点"部位如下。①眼支:眶上孔、上眼睑、眉、前额及颞部等部位。②上颌支:眶下孔、下眼睑、鼻翼、上唇、鼻孔下方或口角区、上颌结节或腭大孔等部位。③下颌支:颏孔、下唇、口角区、耳屏部、颊黏膜、颊脂垫尖、舌颌沟等处,并需要观察在开闭口及舌运动时有无疼痛发作。

对上述各分支的常见"扳机点"按顺序进行检查。由于各"扳机点"痛阈高低不同,检查时的刺激强度也应由轻至重做适当改变。①拂诊:以棉签或示指轻拂可疑的"扳机点"。②触诊:用示指触摸"扳机点"。③压诊:用较大的压力进行触诊。④揉诊:对可能的"扳机点"用手指进行连续回旋或重揉动作,每一回旋需稍作刹那停顿。这种检查方法往往能使高痛阈的"扳机点"出现阳性体征,多用作眶下孔和颏孔区的检查。

三、诊断

依据病史和疼痛的部位、性质、发作表现及神经系统极少有阳性体征,一般诊断原发性三叉神经痛并不困难,但重要的是如何排除继发性三叉神经痛。为了准确无误地判断疼痛的分支及疼痛涉及的范围,查找"扳机点"是具有重要意义的方法。在初步确定疼痛的分支后,用$1\%\sim2\%$的普鲁卡因溶液在神经孔处行阻滞麻醉,以阻断相应的神经干,这属于诊断性质的封闭。第一支疼痛时,应封闭眶上孔及其周围。第二支疼痛时,可根据疼痛部位将麻药有选择性地注入眶下孔、切牙孔、腭大孔、上颌结节部或圆孔。第三支疼痛时则应麻醉颏孔、下牙槽神经孔或卵圆孔。当"扳机点"位于颊神经或舌神经分布区域时,还应做此两种神经的封闭。麻醉时应先由末梢支开始,无效时再向近中枢端注射。例如,第三支疼痛时,可先做颏孔麻醉;不能制止发作时,再做下牙槽神经麻醉;仍无效时,再最后做卵圆孔封闭。

在封闭上述各神经干后,如果疼痛停止,1 h内不发作(可通过刺激"扳机点"试之),则可确定是相应分支的疼痛。最好是经$1\sim2$ d再重复进行一次诊断性封闭,则更能准确地确定患支。

继发性三叉神经痛的疼痛不典型,常呈持续性,一般发病年龄较小。检查时,在三叉神经分布区域内出现病理症状(如角膜反射的减低或丧失)。角膜反射的变化是有意义的体征,常提示为症状性或器质性三叉神经痛。此外,也常伴有三叉神经分布区的痛觉、温觉与触觉障碍,还可出现咀嚼肌力减弱与萎缩。

怀疑为继发性三叉神经痛时,应进一步做详细的临床检查,按需要拍摄颅骨 X 线片(特别是颅底和岩骨),并做腰椎穿刺及脑超声检查等。有时甚至要做特殊造影、计算机体层显像、磁共振成像检查等才能明确诊断。

四、治疗

三叉神经痛如果属继发性者,应针对病因治疗,如果为肿瘤应做肿瘤切除。对原发性三叉神经痛可采取以下几种方法治疗。

(一)药物治疗

(1)卡马西平(或称痛痉宁)是目前治疗三叉神经痛的首选药物,该药作用于网状结构——丘脑系统,可抑制三叉神经脊束核——丘脑的病理性多神经元反射。

(2)苯妥英钠也是一种常用的药物,对多数患者有一定疗效。

(3)维生素 B_{12}有一定疗效。

(二)封闭疗法

封闭疗法用$1\%\sim2\%$的普鲁卡因溶液行疼痛神经支的阻滞麻醉,也可加入维生素 B_{12},做神经干或穴位封闭,每天 1 次,10 次为 1 个疗程。

(三)理疗

理疗可用维生素 B_1 或维生素 B_{12}和普鲁卡因溶液以离子导入法或采用穴位导入法,将药物导入疼痛部位,可获得一定疗效。

(四)组织疗法

1.肠线埋藏

取长约 1 cm 的缝合肠线,埋入罹患分支的神经孔附近或做穴位埋藏(如采用膈俞穴位埋藏)。

2.组织浆注射

取冷藏的组织浆 2～3 mL,注射于腹部皮下组织或肌肉,每周 1 次。

(五)注射疗法

95％的乙醇准确地注射于罹患部位的周围神经干或三叉神经半月节,目的在于产生局部神经纤维变性,从而阻断神经的传导,以达到止痛效果。在行眶下孔、眶上孔及颏孔等封闭时,一般剂量为 0.5 mL,同时应注意要注入孔内,进孔深度以 2～3 mm 为好,不宜过深或过浅。行半月节注射时,可使三支同时变性,但会造成角膜反射消失,导致角膜炎等并发症。

(六)半月神经节射频控温热凝术

用射频电流经皮肤选择性控温热凝半月神经节治疗三叉神经痛,取得了良好的治疗效果。本方法的优点是止痛效果好,复发率较低(在 20％左右),且可重复应用;在解除疼痛的同时能保持大部分触觉。对已做过乙醇封闭或手术后复发的患者也有效。

本法也可能发生一定的并发症。如果操作不当,部位不准确,会损伤附近的颅神经或血管而产生并发症,偶尔发生颞肌萎缩、角膜薄翳、视物模糊等。操作时应注意全面消毒,否则会导致颅内感染。

(七)手术疗法

目前手术治疗方法主要有以下几种。

1.病变性骨腔清除术

根据病史、症状和所累及的三叉神经分支,在"扳机点"部位相应区域及已往拔牙部位的口内行 X 线检查,如果是在 X 线片上显示有病变骨腔,表现为界限清楚的散在透光区或界限不清的骨质疏松脱钙区时,按口腔外科手术常规,从口内途径行颌骨内病变骨腔清除术。

2.三叉神经周围支切断撕脱术

三叉神经周围支切断撕脱术主要适用于下牙槽神经和眶下神经。

(刘　峰)

第六节　原发性舌咽神经痛

原发性舌咽神经痛是一种出现于舌咽神经分布区的阵发性剧烈疼痛,疼痛的性质与三叉神经痛相似,多位于咽壁、扁桃体窝、软腭及舌后 1/3,可放射到耳部。其发病率为(0.5～2)/10 万人。男、女性患者的发病率无差异,多于 40 岁以上发病。舌咽神经的脱髓鞘变性、血管压迫、蛛网膜的粘连以及慢性炎症刺激与原发性舌咽神经痛的发病有关。

一、临床表现

(一)疼痛的部位

最常见疼痛始于咽壁、扁桃体窝、软腭及舌后 1/3,然后向耳部放射;也可疼痛始于外耳、耳道深部及腮腺区,或介于下颌角与乳突之间,很少放射到咽侧;偶尔疼痛仅局限在外耳道深部。双侧舌咽神经痛者极为罕见。

(二)诱发因素

吞咽、讲话、咳嗽、打呵欠、打喷嚏、压迫耳屏、转动头部或舌运动等可诱发疼痛发作。

(三)疼痛的性质

本病呈阵发性电击、刀割、针刺、烧灼、撕裂样的剧烈疼痛，难以忍受。

(四)疼痛的发作形式

疼痛多骤然发生，发作短暂，一般持续数秒至数分钟，每天发作从几次到几十次不等，尤其是在急躁、紧张时，发作频繁。随着病程的进展，疼痛发作越来越频，持续时间越来越长，常有历时不等的间歇期，间歇期间，患者可如同常人。

(五)扳机点

在外耳、舌根、咽后及扁桃体窝等处可有"扳机点"，以致患者不敢吞咽、咀嚼、说话和做头颈部转动等。

(六)伴发症状

在疼痛发作时，有时伴大量唾液分泌或连续的咳嗽。另外，发作时可伴有面红、出汗、耳鸣、耳聋、流泪、血压升高、喉部痉挛、眩晕等，偶尔有心动过速、过缓，甚至短暂停搏，以及低血压性昏厥、癫痫发作等症状。因饮食受到影响，患者可有脱水、消瘦等表现。

(七)神经系统查体

神经系统查体常无阳性体征发现。

二、诊断

根据疼痛的部位、性质、发作形式、持续时间、诱发因素和"扳机点"等，基本可以作出初步诊断。

为进一步明确诊断，可刺激扁桃体窝等处的"扳机点"，看是否能诱发疼痛，或用1%的丁卡因溶液喷雾咽后壁、扁桃体窝等处，是否能遏止发作，则可以证实诊断。对呈持续性疼痛或有阳性神经体征的患者，应当考虑为继发性舌咽神经痛，应进一步做辅助检查明确病因。

三、鉴别诊断

(一)三叉神经痛

二者的疼痛性质与发作形式十分相似。二者的鉴别要点为：①三叉神经痛位于三叉神经分布区，疼痛较浅表，"扳机点"在睑、唇或鼻翼，说话、洗脸、刮须可诱发疼痛发作。②舌咽神经痛位于舌咽神经分布区，疼痛较深在，"扳机点"多在咽后、扁桃体窝、舌根，咀嚼、吞咽常诱发疼痛发作。

(二)继发性舌咽神经痛

继发性舌咽神经痛多呈持续性疼痛，伴有其他颅神经障碍或神经系统体征。颅底X线拍片、颅脑计算机体层显像及磁共振成像等检查可发现颅底、鼻咽部及脑桥小脑角肿物或炎症等病变，即可确诊。

(三)喉上神经痛

疼痛的位置在喉深部、舌根及喉上区，可放射到耳区和牙龈，说话和吞咽可以诱发，在舌骨大角间有压痛点。用1%的丁卡因溶液涂抹梨状窝区及舌骨大角处，或用2%的普鲁卡因封闭神经，均能完全制止疼痛，以此可以鉴别。

（四）蝶腭神经节痛

蝶腭神经节痛表现为鼻根、眶周、牙齿、颜面下部及颞部阵发性剧烈疼痛，其性质似刀割、烧灼及针刺样，并向颌、枕及耳部等放射。发作次数为每天数次至数十次，每次持续数分钟至数小时不等。

疼痛发作时多伴有流泪、流涕、畏光、眩晕和鼻塞等，有时舌前 1/3 味觉减退，上肢运动无力。一般无诱因和"扳机点"。用 1% 的丁卡因表面麻醉中鼻甲后上蝶腭神经节处，经 5～10 min疼痛即可消失。

（五）膝状神经节痛

膝状神经节痛表现为耳和乳突区深部的持续性疼痛，常伴有同侧面瘫、耳鸣、耳聋和眩晕。发作后耳屏前、乳突区等处可出现疱疹。一般无诱因和"扳机点"，但在叩击面神经时可诱发疼痛发作。

（六）颈肌部炎性疼痛

发病前有感冒发热史，表现为单个或多块颈肌发炎，伴颈部或咽部疼痛，同时肌肉运动受限，局部压痛。用丁卡因溶液喷雾咽部黏膜不能止痛，但解热止痛药对疼痛有效。

四、治疗

（一）药物治疗

原发性舌咽神经痛的药物治疗与原发性三叉神经痛的药物治疗一样，即凡是能用于治疗三叉神经痛的药物均可用于治疗舌咽神经痛，剂量与方法基本一样。

（二）射频热电凝术

即穿刺颈静脉孔射频热凝舌咽神经治疗舌咽神经痛。一般是在 X 线监视下进行，术中行生命体征监护。穿刺过程中，一般出现血压下降和心率下降，表明迷走神经受累，应调整穿刺或暂停。穿刺的进针点在口角外侧 35 mm，下方 0.5 mm。在电视下纠正穿刺方向，使电极尖到达颈静脉孔神经部。先用 0.1～0.3V 低电压刺激，若出现半侧咽、扁桃体和外耳道感觉异常，且无副神经反应和血压与心电图改变，表明穿刺部位正确。缓慢持续升温，若无迷走神经反应出现，升温至 65 ℃～70 ℃，电凝 60 s 即可造成孤立的舌咽毁损灶。若在升温过程中出现迷走神经反应，应立即停止电凝，并给阿托品 0.5～1 mL，数分钟内可恢复。若复发，可以重复电凝。

（三）手术治疗

1. 延髓束切断术

现在已经很少采用延髓束切断术治疗舌咽神经痛了。

2. 舌咽神经根切断术

舌咽神经根切断术即乙状窦后入路开颅。寻找到舌咽神经后，用钩刀或微型剪刀将神经切断；若疼痛部位涉及外耳深部，为迷走神经耳支影响所致，应同时切断迷走神经前方1～2 根根丝；切断舌咽神经时少数可有血压上升，切断迷走神经时有时可发生心律失常、血压下降、心跳停止等不良反应，手术时应密切观察。

术后，患者可出现同侧舌后 1/8 味觉丧失，软腭、扁桃体区及舌根部麻木，咽部干燥不适，轻度软腭下垂及短暂性吞咽困难等。目前，只有在术中未发现有血管压迫时，才采用该手术方式。

3.微血管减压术

微血管减压术是目前治疗舌咽神经痛首选手术方式。操作与三叉神经微血管减压术类似，只是切口要比三叉神经微血管减压术小。在显微镜下仔细分离压迫舌咽神经的血管，并在神经与血管间填入适当大小的减压材料，例如，涤纶片或特氟隆。有蛛网膜粘连、增厚时，也应同时予以松解、切除。

（刘　峰）

第七节　流行性腮腺炎

流行性腮腺炎（以下简称流腮）是由腮腺炎病毒引起的急性、全身性感染，多见于儿童及青少年。以腮腺肿大、疼痛为主要临床特征，有时其他唾液腺也可累及。脑膜脑炎、睾丸炎为常见并发症，偶尔也可无腮腺肿大。

一、病因

腮腺炎病毒属副黏病毒科，病毒呈球形，直径为 $100\sim200$ nm，包膜上有神经氨酸酶、血凝素及具有细胞融合作用的 F 蛋白。该病毒仅有一个血清型，因与副流感病毒有共同抗原，故有轻度交叉反应。从患儿的唾液、脑脊液、血、尿、脑中均可分离出病毒，在猴肾、人羊膜和Hela细胞中均可增殖。本病病毒通过直接接触、飞沫、唾液污染食具和玩具等途径传播，四季都可流行，以晚冬、早春时节多见。目前国内尚未开展预防接种，所以每年的发病率很高，以年长儿和青少年发病为多，2 岁以内的婴幼儿少见，通常潜伏期为 $12\sim22$ d。在腮腺肿大前 6 d 至肿后 9 d 从唾液腺中可分离出病毒，其传染期则约为腮腺肿大前 24 h 至消肿后 3 d。$20\%\sim40\%$的腮腺炎患者无腮腺肿大，这种亚临床型的存在，造成诊断、预防和隔离方面的困难。孕妇的抗体可以通过胎盘，使婴儿在出生后 $6\sim8$ 个月不患病；如果母亲在分娩前 1 周患腮腺炎，其婴儿在出生时可有明显腮腺炎症状，或在新生儿期发病。感染本病后可获得终身免疫。

二、临床表现

临床上通常有流腮接触史，在接触后 2 周左右发病，潜伏期 $2\sim3$ 周，也有 1 周及 1 个月者，好发于儿童，以 $2\sim14$ 岁最常见。1 周岁内的婴儿从母体胎盘及乳汁中获得抗体，具有免疫力，极少发生。患儿在感染流腮病毒后约一半不出现临床症状，或轻微乏力、头胀等，而不发生唾液腺肿大，常被家长及患者忽视。另有一半患儿出现耳下腮腺区肿痛，皮肤不红，周围副性水肿明显，累及颊、颈部，体温上升，伴明显全身乏力、头痛、厌食等。腮腺肿胀 $1\sim2$ d 达高峰，多为双腮腺肿胀，肿大的腺体稍硬，有弹性，以耳垂为中心，边缘不清，轻度压痛，腮腺皮肤不红，表面发热。腮腺导管口不红，挤压腮腺分泌液清亮。少数患者可伴下颌下腺肿大或仅下颌下腺受累，而无腮腺肿大。临床症状持续 $1\sim2$ 周，然后自行消退，消退后血中可查到流腮病毒抗体，一般感染 1 次即可获终身免疫，最多可发生两次。白细胞计数正常或稍低，后期淋巴细胞相对增多，有并发症时白细胞计数可增多。90%的患者的血清淀粉酶有轻度和中度升高，有助于诊断。淀粉酶升高程度往往与腮腺肿胀程度成正比。早期患者可在唾液、尿、血、脑脊液中分离到病毒。尿肾脏受累时可出现尿蛋白、红白细胞等，甚至类似肾炎尿的改变。

三、诊断

根据流行情况及接触史以及腮腺肿大的特征,诊断并不困难,患者的血清淀粉酶有轻度和中度升高,有助于诊断。

四、鉴别诊断

(一)化脓性腮腺炎

常为一侧性局部红肿,压痛明显,晚期有波动感,挤压时有脓液自腮腺管流出,血象中白细胞计数和中性粒细胞明显增多。

(二)颈部及耳前淋巴结炎

肿大不以耳垂为中心,局限于颈部或耳前区,为核状体,较坚硬边缘清楚,压痛明显,浅表者活动可发现与颈部或耳前区淋巴结相关的组织有炎症(如咽喉炎、耳部疮疖等),白细胞计数及中性粒细胞增多。

(三)症状性腮腺肿大

在糖尿病营养不良、慢性肝病中,或应用某些药物(如碘化物羟保泰松、异丙肾上腺素等)可引起腮腺肿大,为对称性无肿痛感,触之较软,组织检查主要为脂肪变性。

(四)其他病毒所引起的腮腺炎

已知 13 型副流感病毒、甲型流感病毒、A 型柯萨奇病毒、单纯疱疹病毒、淋巴脉络膜丛脑膜炎病毒、巨细胞病毒,均可引起腮腺肿大和中枢神经系统症状,需做病原学诊断。

(五)其他原因所致的腮腺肿大

过敏性腮腺炎、腮腺导管阻塞,均有反复发作史,且肿大突然、消肿迅速。单纯性腮腺肿大多见于青春期男性,是因功能性分泌增多导致代偿性腮腺肿大,无其他症状。

(六)其他病毒所致的脑膜脑炎

腮腺炎脑膜脑炎可发生在腮腺肿大之前(有的始终无腮腺肿大),难与其他病毒所致者相鉴别,可借助于上述血清学检查、病毒分离以及流行病学调查来确诊。

五、治疗

(一)一般治疗

隔离患者,使之卧床休息直至腮腺肿胀完全消退。注意口腔清洁,饮食以流质或软食为宜,避免酸性食物,保证液体摄入量。

(二)对症治疗

散风解表,清热解毒。必要时内服索米痛片、阿司匹林等解热镇痛药。重症并发脑膜脑炎、严重睾丸炎、心肌炎时,可短期使用肾上腺皮质激素。

(1)睾丸炎治疗:成人患者在本病早期应用己烯雌酚,每次 1 mg,每天 3 次,有减轻肿痛的作用。

(2)脑膜脑炎治疗:可按乙型脑炎疗法处理。高热、头痛、呕吐时给予适量利尿剂脱水。

(3)胰腺炎治疗:禁饮食、输液、反复注射阿托品或山莨菪碱,早期应用皮质激素。

(刘　峰)

第八节 急性化脓性腮腺炎

一、病因

急性化脓性腮腺炎的病原菌是葡萄球菌,主要是金黄色葡萄球菌,其次为链球菌,患者的机体抵抗力及口腔生物学免疫力降低,且因高热、脱水、进食及咀嚼运动减少,唾液分泌也相应减少,机械性冲洗作用降低,口腔内致病菌经导管口逆行侵入腮腺。严重的代谢紊乱,如果腹部大手术后,由于禁食、反射性唾液腺功能降低或停止,唾液分泌明显减少,易发生逆行性感染。腮腺区损伤及邻近组织急性炎症扩散,也可引起急性腮腺炎。腮腺淋巴结的急性化脓性炎症,破溃扩散后波及腺实质,引起继发性急性腮腺炎,但其病情较上述原发性急性腮腺炎轻。

二、临床表现

急性化脓性腮腺炎的临床表现多为单侧受累,双侧同时发生者少见。早期症状轻微,尤其是并发于全身疾病或胃肠道大手术后,常被全身的严重疾病掩盖而被忽视。腮腺还有轻微疼痛、肿大、压痛,导管口轻微红肿。若处理及时,可使炎症消散;若未能及时控制,炎症进一步发展,腺体由浆液性炎症向化脓性炎症阶段发展,腺组织出现坏死、化脓。此期疼痛加剧,肿胀更加明显,导管口可有脓性分泌。由于大量坏死组织及导管上皮水肿,导管腔往往被阻塞,腺内的炎性分泌及化脓性坏死常贮留在腺体内。腮腺解剖特点是纤维结缔组织将腺体分离成许多小叶,从而形成多个散在的小脓肿,分散在各个小叶内。腮腺浅面的腮腺嚼肌筋膜非常致密,脓肿未穿破前呈硬的浸润块,不易扪及波动。脓液在腺体内聚积增多时,压力增大,疼痛也加剧,呈持续性疼痛或跳痛。穿破腮腺包膜后,脓液进入邻近组织或间隙,引起其他间隙的蜂窝织炎或脓肿,也可能经外耳道的软骨与骨交界处进入外耳道。经翼上颌裂进入翼腭窝,腮腺深面的包膜薄弱,脓肿穿破后可进入咽旁或咽后间隙,或沿着颈部间隙向下扩散到纵隔,向上可扩散到头颅内,虽然通过这些途径扩散的机会小,但一旦发生,则病情严重而危险。

患者全身中毒症状明显,体温可高达 40 ℃以上,脉搏、呼吸加快,白细胞计数增多,中性粒细胞比例明显上升,核左移,可出现中毒颗粒。

三、诊断

可有腮腺区肿痛史或全身性严重疾病、胸腹部大手术等病史;发病急,全身中毒症状重,血白细胞总数及中性粒细胞比例升高;以耳垂为中心腮腺区红、肿、痛;腮腺导管口红肿,有脓性分泌物自导管口溢出,依靠病史及临床检查,诊断并不困难。急性化脓性腮腺炎不宜行腮腺造影。本病主要是脱水及逆行感染所致,故对接受腹部大手术及患严重全身性疾病的患者,应加强护理,保持体液平衡,加强营养及抗感染,同时应加强口腔卫生,食后漱口、刷牙,并可用过氧化氢或氯己定溶液清洗口腔。

四、鉴别诊断

(一)流行性腮腺炎

流行性腮腺炎多发生于儿童,有流行病接触史,多为双侧腮腺受累,腮腺腺体肿大,但疼痛较轻,导管口无红肿,唾液分泌清亮无脓液,外周血白细胞计数不增多,但淋巴细胞比例增大。

腮腺不形成脓肿,常经 7～10 d 而痊愈。

(二)嚼肌间隙感染

嚼肌间隙感染主要为牙源性感染,表现为以下颌角为中心的肿胀、压痛,张口受限明显,但腮腺导管口无红肿,唾液分泌清亮,脓肿形成可扪及液动感。

(三)腮腺区淋巴结炎

腮腺区淋巴结炎又称假性腮腺炎,表现为区域性腮腺肿痛,病变与腮腺解剖形态不一致,腮腺导管口无红肿,唾液分泌清亮。

五、治疗

(一)针对发病原因

纠正机体脱水及电解质紊乱,维持体液平衡。必要时输复方氨基酸等溶液以提高机体免疫力。

(二)选用有效抗生素

急性化脓性腮腺炎的致病菌主要为金黄色葡萄球菌,因而可及早应用大剂量青霉素或头孢菌素等抗革兰氏阳性球菌抗生素。同时并从腮腺导管口取脓性分泌物作细菌培养及药物敏感试验,选用最敏感的抗生素。

(三)其他保守治疗

炎症早期可用热敷、理疗、外敷如意金黄散,均有助于炎症的消退。饮用酸性饮料或口含维生素 C 片,或口服 1‰的毛果芸香碱 2～4 滴(2～3 mg),每天 2～3 次,可增加唾液分泌。温热的硼酸、苏打溶液等消毒漱口剂也有助于炎症的控制。

(四)切开引流

急性化脓性腮腺炎已发展至化脓时,必须切开引流。腮腺的包膜致密,脓肿形成后不易扪及波动感,因此不能以扪及波动感作为切开引流的指征。当出现下列征象可进行切开引流:①局部有明显的凹陷性水肿;②局部跳痛并有局限性压痛点,穿刺抽出脓液;③腮腺导管口有脓液排出,全身感染中毒症状明显。

切开引流方法:局部浸润麻醉,在耳前及下颌支后缘处从耳屏往下至下颌角做切口,切开皮肤、皮下组织及腮腺嚼肌筋膜。脓液积聚在筋膜下者即可得到引流。如果无脓液溢出,可用血管钳插入腮腺实质的脓腔中引流脓液。因常为多发性脓肿,应注意向不同方向分离,分开各个腺小叶的脓腔。冲洗后放置橡皮引流条,以后每天用生理盐水冲洗,交换引流条。如果脓液已穿破腮腺嚼肌筋膜达皮下时,可在波动明显处切开。如果脓肿扩散至其他间隙,应补做附加切口引流。

(刘 峰)

第九节 颞下颌关节脱位

下颌髁突滑出关节窝以外,超越了关节运动正常限度,脱出关节凹以至于不能自行复回原位,称为颞下颌关节脱位。按部位可以分为单侧脱位和双侧脱位;按性质可以分急性脱位、复发性脱位和陈旧性脱位;按髁突脱出的方向、位置,可以分前方脱位、后方脱位、上方脱位以及侧方脱位。后三者主要见于外力创伤时。临床上以急性和复发性前脱位较常见,陈旧性脱位也时常见到,至于后方脱位、上方脱位和侧方脱位等比较少见,常伴有下颌骨骨折或颅脑损伤症状。

一、急性前脱位

(一)病因

当张口大时,如打哈欠、唱歌、咬大块食物等,下颌髁突过度地超越关节结节,脱位于关节结节的前上方而不能自行复回原位,这是在没有外力创伤时发生的急性前脱位。在张口状态下,颏部受到外力作用,或使用开口器,全身麻醉经口腔插管使用直接喉镜时,也可发生急性前脱位。这是在外力创伤时发生的急性前脱位。

(二)临床表现

急性前脱位可为单侧,也可为双侧。双侧脱位的临床表现如下。①下颌运动异常,患者不能闭口,涎液外流,语言不清,咀嚼和吞咽均有困难。前牙呈开殆、反殆,仅在磨牙区有部分牙接触。②下颌前伸,两颊扁平,脸形相应变长。③耳屏前方触诊原髁突处有凹陷,在颧弓下可触及脱位的下颌髁突。④X线片可证实髁突脱位于关节结节前上方。

单侧急性前脱位的临床表现与双侧急性前脱位相似,只是表现在单侧,患者开闭口困难,颏部中线及下前切牙中线偏向健侧,健侧后牙呈反殆。

(三)诊断

有大开口史或外力创伤史。患者开、闭口困难,下颌处于前伸位。髁突脱出关节窝,耳屏前凹陷,在颧弓下可触及髁突。X线证实髁突脱位于关节结节前上方。外力创伤所致的脱位,常伴有下颌骨骨折或颅脑损伤,应鉴别。

(四)治疗

脱位后应及时复位,术前让患者放松,必要时可给予镇静剂,如果脱位时间较长,手法复位困难,可局部浸润麻醉,并适当给予肌肉松弛药。

1. 口内法复位

让患者端坐位,头紧靠椅背上,下颌殆平面应低于术者的肘关节。术者站在患者的前方,两手拇指缠上纱布放入患者口内的下磨牙的殆面上,其余手指握住下颌骨下缘,将患者下颌后部下压并抬高颏部,使髁突到达关节结节下方,然后向后推,使髁突回到关节窝内,此时可听到弹响,双手拇指应立即滑向颊侧前庭沟,防止咬伤。

2. 口外复位法

体位同口内法。术者拇指放置到脱位髁状突的前缘,然后用力将髁状突向后下方挤压,同时示指和中指托住下颌角、无名指和小指托住下颌骨下缘,使下颌角和下颌体推向前上方。复位后限制下颌运动,用颅颌弹性绷带固定下颌 2~3 周,开口度不宜超过 1 cm。

二、复发性脱位

(一)病因

颞下颌关节前脱位反复频繁发作,常常发生在急性前脱位未予以适当治疗后或一些瘫痪的患者。慢性长期消耗性疾病、肌张力失常、韧带松弛者也可发生复发性脱位。

（二）临床表现

可为单侧，也可为双侧。在大哭、打哈欠、进食等张大口时，患者突然感到下颌骨不能活动，前牙不能闭合，其临床表现与急性前脱位相同。有时几个月发作 1 次，有时 1 个月发作几次。顽固性、复发性脱位患者，仅轻微的下颌运动即可发作，有时 1 d 数次。由于患者惧怕关节脱位，不敢说话，常用手托住颏部。关节造影可见关节囊扩大，关节盘附着松弛。X 线片可以证实髁突脱位于关节结节前上方。

（三）诊断

临床表现同颞下颌关节急性前脱位。反复频繁地发作，有时几周发作 1 次，有时 1 个月发作几次，甚至 1 d 发作数次，严重者不敢说话，否则就脱位。X 线片可以证实髁突脱位于关节结节前上方。

（四）治疗

立即手法复位，限制下颌运动。必要时可做颌间医用钢丝结扎固定下颌运动 3 周。在严格选择适应证后也可手术治疗。先保守治疗，保守治疗失败后，一般可注射硬化剂，如果无效，可选手术治疗。例如，关节结节增高术、关节囊紧缩术及关节结节凿平术等。虽然进行了手术治疗，但仍不能完全避免复发的可能性。

（刘　峰）

第十节　颞下颌关节强直

颞下颌关节强直是指由器质性病变导致的长期开口困难或完全不能开口。临床上可分为关节内强直和关节外强直。关节内强直又称为真性强直，关节外强直称为假性强直。

一、关节内强直

（一）病因与病理

关节内强直最常见的病因是关节损伤，多数在儿童期下颌遭受损伤，尤其是在颏部外伤时由对冲性损伤关节造成，使用产钳损伤了关节也可引起关节强直。另一常见的病因是感染，感染多数由邻近器官的化脓性炎症扩散而来，最常见的是化脓性中耳炎，也可见于因患猩红热、麻疹等引起的脓毒血症、败血症等所致的血源性化脓性关节炎。类风湿关节炎所致的关节强直比较少见，偶尔见有骨关节炎造成的关节强直。

关节内强直的病理变化有两种情况：纤维性强直和骨性强直。纤维性强直时，关节窝、关节结节和髁状突面的纤维软骨以及关节盘逐渐破坏，被有血管的纤维组织代替，最后完全被纤维结缔组织愈合。同时可见到关节骨面也有不同程度的吸收和破坏，纤维组织长入骨髓腔，有时关节周围还有大量结缔组织增生。

骨性强直是纤维性强直进一步骨化所致，关节窝、关节结节和髁状突之间发生骨性附着，髁状突变得粗大，关节附近也有骨质增生，以致关节窝、关节结节、髁状突的原有外形完全消失，融合成一致密骨痂。骨痂的范围可以各异，有的可波及下颌切迹，有的整个下颌升支与颧骨完全融合，甚至可波及颅底，给手术带来极大困难。

（二）临床表现

1. 进行性开口困难或完全不能开口

病史通常较长，一般在几年以上。开口困难的程度因强直的性质而有所不同，如果属纤维性强直一般可轻度开口，而完全骨性强直则完全不能开口。有时在骨性强直患者用力开口时，尤其是儿童，下颌骨仍可有数毫米的动度，但这并非关节的活动，而是下颌体的弹性以及颅颌连接处不全骨化的结果。开口困难造成进食困难，通常只能由磨牙后间隙处缓慢吸入流质或半流质饮食，或在牙间隙处用手指塞入小块软食。

2. 儿童患者多有面下部发育障碍和畸形

面下部发育障碍和畸形表现为面容两侧不对称，颏部偏向患侧。患侧下颌体、下颌升支短小，相应面部反而丰满。由于健侧下颌生长发育相对正常，相应面部反而扁平、狭长，因此常常容易将健侧误诊为强直侧。双侧强直者，由于整个下颌发育障碍，下颌内缩、后移，而正常上颌却显前突，形成特殊的小颌畸形面容。发病年龄越小，面下部发育畸形就越严重，有的还可伴发睡眠呼吸暂停综合征，以及由此所引起的心肺功能异常和全身发育不良。除了下颌发育障碍外，下颌角前切迹明显凹陷，下颌角显著向下突出。

3. 𬌗关系错乱

下颌磨牙常倾向舌侧，下颌牙的颊尖咬于上颌牙的舌尖，甚至无接触。上颌切牙向唇侧倾斜呈扇形排列。如果关节强直发病于成年人或青春发育期以后，因下颌骨已发育正常或基本正常，则面部和𬌗关系无明显畸形。

4. 髁状突活动减弱或消失

患侧没有动度或动度极小（纤维强直），而健侧则活动明显。

5. X 线表现

在许勒氏位片上，可见 3 种类型。第一种类型是正常解剖形态消失，关节间隙模糊，关节窝及髁状突骨密质有不规则破坏，临床上可有轻度开口运动，此种类型多属纤维性强直；第二种类型关节间隙消失，髁状突和关节窝融合成很大的致密团块，呈骨球状；第三种类型致密的骨性团块可波及下颌切迹，使正常喙突、颧弓、下颌切迹影像消失，在下颌升支侧位 X 线片上，下颌升支和颧弓甚至可完全融合呈"T"形。第二种类型和第三种类型在临床上完全不能张口。

（三）诊断

根据病史、临床表现及 X 线检查不难诊断。

（四）鉴别诊断

关节内强直和关节外强直的手术方式不同，故必须鉴别清楚。

（五）治疗

关节内强直都必须采用外科手术。术前须有正确的诊断，要确定是关节内强直、关节外强直还是混合型强直；确定强直的性质是纤维性还是骨性；病变是单侧还是双侧以及病变的部位和范围。术时切勿将健侧与患侧搞错。纤维性强直可选用髁状突切除术，骨性强直宜采用假关节成形术。

1. 手术原则

（1）截开的部位即假关节形成的位置，应尽可能在下颌升支的高位，越接近原来关节活动的部位,术后关节功能恢复得越好。

(2)截骨断面的处理:应将截开的、能活动的断面进行修整,使之形成一个体积较小的圆形骨突,有利于下颌运动,减少再次骨性附着的机会。

(3)保持截开的间隙在1cm左右,并在此间隙插入各种组织或代用品。

(4)双侧关节内强直最好做一次手术,以便术后能及时做开口练习。如果双侧同时手术,应先做较为复杂的一侧。如果必须分两次手术,相隔时间也不宜超过2周。

(5)早期手术,关节强直伴有阻塞性睡眠呼吸暂停综合征的患者更应及早手术。

(6)在做关节强直手术的同时,应用正颌外科方法一次矫正颌骨畸形和错殆畸形,以达到同时恢复开口功能和矫正面形的目的。对伴有阻塞性睡眠呼吸暂停综合征的患者,有的还需要做颏部水平截骨前徙术,以及低位舌骨上移悬吊术,以辅助扩大气道间隙。

(7)使用人工关节替代自体组织移植做关节重建。

(8)当年龄较小的儿童患颞下颌关节强直并伴有颌面畸形或阻塞性睡眠呼吸暂停综合征时,采用正颌外科或骨移植不合适,应采用牵引成骨的治疗方法。牵引成骨术是一种通过骨段间逐渐分离而形成新骨的技术,特别适用于下颌畸形的矫治,具有无须植骨且周围软组织能自然相应扩大等优点。

2.高位颞下颌关节成形术(耳前进路)

(1)切口和翻瓣:在耳屏前做改良手杖形切口,其垂直部切口在耳屏前皮肤转折处自耳轮脚经耳屏缘嵴到耳垂,切口下端以不超过耳垂平面为宜,其斜形部切口自耳轮脚弯向发际内,长约3cm,切口长短以暴露手术野为准,切开皮肤和皮下组织,在腮腺咬肌筋膜浅面锐剥离翻开皮瓣,注意应避免损伤颞浅动、静脉和耳颞神经,暴露后可将其拉向后方。此切口隐蔽,临床上基本上看不到切口瘢痕。

(2)暴露关节囊:在相当于颧弓根部的位置,水平切开腮腺嚼肌筋膜,沿此切口由浅入深,用弯蚊式止血钳做钝性剥离,解剖面神经,有的在切口的前方可找出1~2支,用橡皮条将神经向前方或后方保护好。有的颞支在切口的前方经过而不遇到,此时,可翻开腮腺组织瓣,显露关节外侧面的颞下颌韧带和关节囊,如果见面横动脉可切断结扎。有的术者不常规解剖面神经,而是在外耳道软骨和腮腺后缘之间钝性剥离,将腮腺组织向前方掀起,显露关节囊。面神经颞支因包含在腮腺组织瓣内而得以保护。

(3)切开关节囊、截骨:在关节囊处做"T"或"L"形切口,切到骨面,充分显露关节粘连部及周围正常结构,然后在相当于关节窝平面以下与下颌切迹之间切除一段髁状突病变骨质;切骨应在1cm左右,切除骨质的方法可用骨锯或涡轮钻的圆钻各钻上下两排小孔,再用裂钻截骨,最后用骨凿先凿断下切骨线,再断上切骨线。在接近内侧骨板,切骨线即将完全断开时,应先用骨膜分离器或压舌板,自髁状突颈后缘紧贴骨面分离内侧组织,并留置在骨内侧面,保护深部血管。凿骨时,骨凿方向禁忌垂直于颅底方向,而应平切骨线斜向前方,采取逐步深入骨凿,忌用暴力,以免骨凿失去控制滑入深部造成严重出血甚至伤及颅底。清除碎小的骨质后,检查有无异常出血,并查明原因,然后测试开口度直到满意的程度。

(4)处理骨断端及间隙:修整下颌升支断端,使之类似髁状突的弧形,冲洗创腔,清除碎骨片。如果有渗血,可填入吸收性明胶海绵止血。如果计划在骨间隙填入插补物,可将预先准备好的组织或代用品,按需要修整后固定在新形成的髁状突创面上。

(5)冲洗创面,放置引流条,分层缝合,加压包扎。术后进流质或半流质饮食,置有插补物者应限制下颌运动至拆线后。术后 24~48 h 抽出引流条,6~7 d 拆除皮肤缝线。早日进行开口练习。

3.低位颞下颌关节成形术(颌下进路)

(1)切口:弧形皮肤切口自耳垂下方 1 cm 处起,沿下颌升支后缘向下,绕下颌角在其下 1.5 cm 处与下颌下缘平行,向前止于咬肌附着前方约 2 cm 处。

(2)切开皮肤,皮下组织及颈阔肌:牵开创缘,在相当于角前切迹处,分离、显露、结扎、切断颌外动脉和面前静脉,注意保护面神经下颌缘支。沿下颌角及下颌角下缘切开骨膜和咬肌附着,用骨膜分离器自骨面将外侧软组织一并掀起,显露下颌升支外侧骨面,直到下颌切迹水平,这时可查出在关节处有致密骨痂,再分离下颌升支后缘和内侧面骨膜。注意防止在下颌升支前缘处穿破口腔黏膜。

(3)用骨锯或涡轮钻加骨凿截骨,截骨平面一般应选择在下颌切迹与下颌孔之间的正常骨质处。截开后,使用咬骨钳和骨凿,由浅入深去除骨痂 1~1.5 cm,并保持内侧面和外侧面同样宽度。在使用锯、钻或骨凿时应避免损伤深部血管及颅底组织。截骨后应测试开口度,直到达到满意的程度。

(4)处理骨断端及间隙与上述手术方法相同,如果拟用带软骨的肋骨移植做关节成形,则还应在下颌升支外侧面做相应骨创面,然后将肋骨嵌入,再用钢丝或微夹板固定。嵌入前应检查𬌗关系,使下颌升支恢复到移植带软骨的肋骨,固定原来高度。

(5)冲洗创面,检查无明显活动性出血,放置引流条,分层缝合,加压包扎。术后进流质或半流质饮食,置有插补物者应限制下颌运动至拆线后。术后 24~48 h 抽出引流条,6~7 d 拆除皮肤缝线。早日进行开口练习。

二、关节外强直

(一)病因

关节外强直常见的病因是损伤,例如,上颌结节部、下颌升支部的开放性骨折或火器伤,均可在上下颌间形成挛缩的瘢痕;火器伤、化学伤、手术后、放射治疗,也可造成颌间瘢痕挛缩。

(二)临床表现

1.开口困难或完全不能开口

开口困难的程度因关节外瘢痕粘连的程度而有所不同。因为病变发生在关节外部,不影响下颌骨的主要生长发育中心,所以一般患者面下部发育障碍、畸形和𬌗关系错乱均较关节内强直为轻。

2.口腔或颌面部瘢痕挛缩或缺损畸形

颌间挛缩常使患侧口腔颊沟变浅或消失,并可触到范围不等的索条状瘢痕区,但当瘢痕发生在下颌磨牙后区以后的部位时,则不易被查。由坏疽性口炎引起者,常伴有软组织缺损畸形。

3.髁状突活动减弱或消失

多数挛缩的瘢痕较关节内强直的骨性粘连有一定的伸缩性,开闭颌运动时,髁状突尚可有轻微动度,尤其是用小指置于两侧外耳道前壁,请患者做左右侧方运动时,可明显感到两侧髁状突的活动度,但如果颌间瘢痕已骨化,呈上下颌骨融合时,髁状突的活动则可以消失。

4.X 线表现

在关节侧位 X 线片上,髁状突、关节窝和关节间隙清楚可见。在下颌颌骨或颧骨后前位上,有些患者可见到上颌骨与下颌骨升支之间的颌间间隙变窄,密度升高;有时可见大小不等的骨化灶,甚至在上、下颌骨之间或在下颌与颧骨、颧弓之间形成骨性粘连,这可称为骨性颌间挛缩。

(三)诊断

根据病史、临床表现及 X 线检查不难诊断。

(四)治疗

关节外强直除了个别瘢痕范围小而早期的病变可以用开口练习的保守治疗外,一般都必须手术治疗。基本方法是切断和切除颌间挛缩的瘢痕,凿开颌间粘连的骨质,恢复开口度,用皮片或皮瓣消灭创面。如果有唇颊组织缺损畸形,还应采用额瓣或其他皮瓣移植修复。

根据颌间瘢痕的范围不同,一般采用两种手术方式:①颌间瘢痕区较局限,主要是在颊侧黏膜或上下牙槽骨间时,可采用口腔内切开和切除瘢痕,同时用开口器使口开到最大限度,然后取中厚皮片游离移植消灭创面,也可用其他组织瓣修复。术后应维持在开口位,直到拆线。②颌间瘢痕已波及上颌结节和喙突区或整个上、下颌骨之间时,若从口腔内进行手术,不仅不容易到达深部的瘢痕处,而且操作困难,如果遇到深部动脉出血,则更难以止血。因此对这种颌间挛缩,宜从下颌下缘切开,行口内外贯通手术,显露下颌升支和喙突外侧面,切除喙突和下颌升支前缘部分骨质,由此进入上颌骨与下颌骨之间的瘢痕粘连区,切开和切除深部瘢痕。同时用开口器使口开到最大限度,然后取中厚皮片游离移植。也可采用额瓣或游离皮瓣移植等消除因切开切除瘢痕而遗留的创面。术后也应维持在开口位,直到拆线为止。

对伴有轻度唇颊缺损者,可用局部皮瓣修复,而对大面积颊部缺损者,主要用游离皮瓣修复。由颌骨、颧弓和颧骨骨折错位愈合后造成的颌间挛缩,应切开复位或摘除不可能复位的骨折片,以达到开口的目的。

(五)预防复发

创口愈合后,应进行开口练习。开口练习的方向同上述。

三、混合性强直

混合性强直即同时存在关节内和关节外强直,在症状上表现为两者的综合,临床上少见。其治疗原则是关节内强直和关节外强直手术的综合应用。一般施以关节成形术,并凿开下颌骨与上颌骨间的骨性粘连,结合游离植皮或皮瓣移植修复缺损组织。

(刘　峰)

第十一节　颞下颌关节紊乱综合征

颞下颌关节紊乱综合征是口腔科常见病和多发病。流行病调查资料显示其发生率为20%~80%,多发于青壮年。颞下颌关节紊乱综合征的病因尚未完全阐明,是多因素疾病,常常有心理因素参与,是一组疾病的总称,一般认为属肌骨骼病性质,累及咀嚼肌群、关节或者二者。不包括病因清楚或有局部其他疾病累及咀嚼肌和关节的疾病,例如,化脓性颞下颌关节炎,创伤引起的急性创伤性关节炎,下颌髁突骨瘤等。也不包括全身性关节疾病在颞下颌关节的反应,例如,类风湿性关节炎等。虽然颞下颌关节紊乱综合征病期长,常常反复发作,但预后较好。另外,颞下颌关节紊乱综合征一般不发生关节强直,但是至今无根治和特效的疗法。

一、咀嚼肌紊乱疾病类

咀嚼肌紊乱疾病类包括肌筋膜痛、肌炎、肌痉挛、不能分类的局部肌痛以及肌纤维变性挛缩等,以肌筋膜痛多见。肌筋膜痛又称肌筋膜疼痛紊乱综合征,是指原发性咀嚼肌疼痛,以面部肌筋膜"扳机点"疼痛为主要特征,并有肌压痛、颞下颌关节运动受限等症状。

(一)临床表现

1.翼外肌功能亢进

开口过大,可呈半脱位,开口末常有弹响,开口型偏向健侧,发生在两侧者,开口型不偏斜或偏向翼外肌功能较弱侧。

2.翼外肌痉挛

开口痛,咀嚼痛,开口受限但被动开口时可增大。开口型偏向患侧,下颌切迹相应处有压痛或压诊敏感,急性期正中颌位下颌偏向健侧,不能自然到最大牙尖交错位。

3.咀嚼肌群痉挛

严重开口困难,几乎无被动开口度。开口痛,咀嚼痛,并有多个肌压痛点或"扳机点",也可出现压诊敏感及放射性痛。常有不自主肌收缩,有时可触到僵硬隆起的肌块。

4.肌筋膜疼痛功能紊乱综合征

开口痛,咀嚼痛,在相应的肌筋膜处有局限性压痛点或压诊敏感。用普鲁卡因封闭后,疼痛可消失或减轻,轻度开口受限。

(二)治疗

保守治疗为主。肌筋膜痛的早期或急性阶段,嘱患者进软食,下颌休息或减少活动。采用氯乙烷对受累咀嚼肌进行喷雾、热敷、理疗,服用抗感染药物。后期或慢性期要进行开口训练,并辅以封闭治疗、针灸、服用镇静药物、𬌗垫以及调𬌗治疗等。

二、关节结构紊乱疾病类

关节结构紊乱疾病类主要指颞下颌关节盘移位。颞下颌关节盘移位是指关节盘与关节窝、关节结节及髁突的相对位置发生改变,并影响下颌运动功能。颞下颌关节盘移位包括前移位、前内移位、前外移位、外侧移位、内侧移位及后移位。关节结构紊乱类疾病还包括关节盘附着松弛或撕脱,关节囊扩张以及颞下颌关节半脱位等。临床上常见的是可复性盘前移位和不可复性盘前移位。

(一)临床表现

1.可复性盘前移位

以关节弹响为主要症状。病变早期关节弹响发生在开口初、闭口末。关节无疼痛,也无张口受限、开口型异常。开口型异常表现为开口初期下颌偏向患侧,当髁突越过前移位的关节盘后带时,关节盘回到髁突后方出现关节弹响,下颌回到中线甚至超越中线,此时开口度可略大于正常。病变后期关节弹响次数增多,弹响加重,弹响可发生在开口中期或末期。部分患者可出现关节暂时性关节铰锁,这是由于关节盘移位时间过长,关节盘本体由双凹形变成双凸形,髁突在开口运动时更难越过变形的关节盘。患者必须做一个特殊的动作,即将下颌偏向健侧使双板区弹力纤维活动,才能使关节盘复位。关节软组织出现炎症或水肿时,关节可出现轻微疼痛,发生关节铰锁时疼痛加剧。

2.不可复性盘前移位

根据病程,6个月以内为急性,6个月以上为慢性。大多数患者有关节弹响的病史。由于持续使关节盘韧带拉长,后附着弹性消失,关节盘变形、前移并不能自动回位,使髁突的滑动运动受到限制,出现开口受限以及明显的关节疼痛,部分患者伴有头痛。

急性特征是开口受限,开口度为20～25 mm,开口末下颌中线偏向患侧,无关节弹响,关节疼痛明显。当急性转为慢性时,双板区以及关节韧带被拉长,撕裂更为明显,关节盘变形,开口度可逐渐增大。关节表面发生退行性变,在临床上可闻及摩擦音,关节区有压痛。

3.关节半脱位

关节半脱位主要表现为开口度过大,超过40 mm。在大张口过程中有一个越过关节结节的跳越,同时产生重击声的弹响或称为钝响,并出现短暂的下颌运动停顿。这种弹响是关节盘-髁突复合体越过关节结节,髁突横嵴越过关节盘前带所产生的。快速运动下颌时弹响明显,弹响多发生在开口末、闭口初。侧向与前伸运动时一般无弹响,当向上推下颌,令患者大张口时弹响可减弱,不做大张口运动时可不出现弹响。开口型可出现偏斜。患者一般无关节疼痛,但有不适感。

如果伴关节盘附着、关节囊及韧带撕脱、双板区受损时,可出现关节区疼痛及压痛。如果为关节炎所致的关节半脱位,可有相应的关节疼痛、肿胀以及咀嚼肌区疼痛。当髁突越过关节结节后,可在髁突后方扪及明显凹陷。如果为𬌗因素所致,可见明显的咬合紊乱、后牙缺失等。

(二)治疗

可复性盘前移位以保守治疗为主。𬌗垫治疗是减轻或消除弹响的一种较好的方法。但在症状好转的许多患者中,关节盘未能恢复正常位置。不可复性盘前移位早期可通过患者下颌运动使关节盘复位,如果不成功可用手法复位,复位后再进行𬌗垫治疗。对关节盘前移位伴关节疼痛的患者应给予抗生素、止痛药以及关节腔内冲洗、封闭。出现关节内粘连可行关节腔冲洗、关节内镜剥离及关节盘复位术。保守治疗无效者可行手术治疗,如关节切开术、关节盘复位术等。关节半脱位以保守治疗为主,限制大张口,使张口在正常范围内。可嘱患者自觉避免大张口,或使用张口训练仪器,即在上下颌4个前磨牙上做戴环,然后在4个环上穿一条尼龙线,控制在正常张口的范围内将尼龙线拴紧。该方法不影响正常的开口与咀嚼,只限制大张口,用几周习惯于小张口后拆除。也可进行加强升颌肌群的训练。如果张口训练失败,可进行硬化剂治疗。保守治疗无效时,可进行关节内镜直视下注射硬化剂、关节结节切除术、关节结节增高术以及关节囊及韧带加固术等关节手术。

三、炎性疾病类

炎性疾病类是指颞下颌关节滑膜以及关节囊出现炎症反应,主要包括急慢性滑膜炎、关节囊炎,通常伴有颞下颌关节盘移位、骨关节病以及关节炎,也可单独出现滑膜炎。关节囊炎与滑膜炎常同时出现,症状相似。

(一)临床表现

1.滑膜炎

开口痛,咀嚼痛,开口受限,开口型偏向患侧,髁突后区压痛,急性时可有轻度自发痛,压痛点更明显,咬合时后牙不敢接触。

2.关节囊炎

开口痛,咀嚼痛,开口受限,开口型偏向患侧,压痛点不仅在髁突后区,同时在关节外侧,髁突颈后区等均有压痛。急性时可有轻度自发痛,关节局部水肿。临床上,上述两种类型有时伴发。

(二)治疗

保守治疗为主。通过服药、休息、封闭以及关节腔冲洗,患者症状可得到缓解。对伴有关节盘移位或骨关节病等疾病的患者可行𬌗垫治疗,症状严重者可手术治疗。

四、骨关节病类

骨关节病类是指颞下颌关节组织发生磨损与变性,并在关节表面形成新骨的非炎症性病变。有原发性骨关节病和继发性骨关节病两种类型。

(一)临床表现

骨关节病多见于45岁左右的成年人,男、女性发病比例无明显差别,病程迁延,有急慢性阶段。急性期可出现关节疼痛,这种关节疼痛与退行性变和滑膜炎有关。关节疼痛在开、闭口及咀嚼时加重,部分患者下颌运动停止时也出现关节疼痛。咀嚼肌群出现疼痛,但有许多患者无关节及咀嚼肌疼痛,仅有关节的杂音。对于存在骨质增生、骨赘以及伴有关节盘穿孔或破裂的患者,可闻及关节多声弹响、摩擦音和破碎音。慢性期可无明显关节疼痛,由于关节骨质破坏明显,可出现下颌运动受限。晨起时开口受限明显,下颌运动后,开口度可增大,开闭口、前伸及侧向运动均可闻及关节杂音,开口型偏向患侧。少数患者由于关节骨质的明显破坏而出现面部畸形和下颌中线偏斜。病变多发生于一侧,无全身其他关节疾病。

(二)治疗

保守治疗为主。药物治疗包括服用地西泮、乙酰水杨酸钠、止痛药等,对骨关节病伴有咀嚼肌痉挛的患者可服用肌肉松弛药。理疗(如热敷、按摩以及开口训练)可减轻肌与关节疼痛。𬌗垫治疗应注意掌握时间,𬌗垫不要长时间戴用,一般2周后可改用夜间戴。透明质酸钠及醋酸泼尼松龙对关节组织有一定破坏作用,关节内注射治疗时应尽量控制药物的使用剂量和次数。保守治疗无效时可行手术治疗,包括髁突高位切除术、关节盘修补术、关节成形术等。

(刘　峰)

第十二章 眼科疾病

第一节 白内障概述

一、年龄相关性白内障

年龄相关性白内障又称老年性白内障,是指在中老年开始发生晶状体混浊,又无糖尿病、外伤、其他眼病、皮肤病、内分泌障碍、中毒等原因的后天性白内障,是白内障中最常见的一种,年龄越大发病率越高,其致盲率居老年眼病之首。常为双眼发病,但两眼的发病时间及进展程度常不相等。随着年龄的增长,晶状体混浊程度逐渐加重,视力呈进行性减退,晶状体完全混浊,视力仅存光感。

(一)病因病理

病理病因仍未完全明了。一般认为本病是在全身老化、晶状体代谢功能减退的基础上,加上多种因素的作用形成。近年来的研究表明,白内障的形成与氧化损伤有关。年龄、职业、性别、紫外线辐射以及糖尿病、高血压、阳性家族史和营养状况等,均是本病的危险因素。目前对紫外线辐射的研究较多。在我国,西藏地区的发病率最高。

(二)临床表现

1.症状

常双眼患病,但发病有先后,严重程度也不一致。主要症状为眼前阴影和渐进性、无痛性视力减退。晶状体吸收水分后体积增加,屈光力增强。由于晶状体纤维肿胀和断裂,晶状体内屈光度发生不一致的改变,会出现单眼复视或多视。随着病情的发展,晶状体混浊程度增加,视力障碍逐渐加重,最后可降至眼前手动或仅存光感。

2.体征

根据晶状体混浊部位的不同,老年性白内障可以分为皮质性、核性、后囊膜下白内障三类。

(1)皮质性白内障:最为常见,按其发展过程分为 4 期。①初发期:晶状体皮质内出现空泡、水裂和板层分离等晶状体吸水后的水化现象。逐渐发展为楔形混浊,位于前后皮质,尖端向着晶状体中心,基底位于赤道部。这些混浊在赤道部汇合,形成轮辐状,或在某一象限融合成片状混浊。散瞳后,应用检眼镜透照法或裂隙灯下检查,可在眼底红光反射中看到轮辐状混浊的阴影。此时瞳孔区的晶状体未累及,一般不影响视力。②膨胀期或未成熟期:晶状体混浊加重,皮质吸水肿胀,晶状体体积增大,前房变浅,有闭角型青光眼体质的患者此时可诱发青光眼急性发作。以斜照法检查时,投照侧虹膜在深层混浊皮质上形成新月形阴影,称为虹膜投影,为此期的特点。患眼视力明显下降,眼底难以看清。③成熟期:膨胀期之后,晶状体内水分和分解产物经囊膜逸出,晶状体又恢复到原来体积,前房深度恢复正常。晶状体混浊逐渐加重,直至全部混浊,虹膜投影消失。患者视力降至眼前手动或光感。眼底不能窥入。从初发期到成熟期可经十余月至数十年不等。④过熟期:如果成熟期持续时间过长,经数年后晶状体水分继续丢失,体积缩小,囊膜皱缩,出现不规则的白色斑点及胆固醇结晶,前房加深,虹膜震颤。晶状体纤维分解液化,呈乳白色,棕黄色的晶状体核沉于囊袋下方,可随体位变化而移动,上方前房进一步加深,称为 Morgagnian 白内障。当晶状体核下沉后,视力可突然提高。

(2)核性白内障:较皮质性白内障少见,发病年龄较早,进展缓慢。混浊开始于胎儿核或成人核,前者较多见,逐渐发展到成人核完全混浊。初起时核呈黄色混浊,随着病程进展逐渐加深而成为黄褐色、棕色、棕黑色,甚至黑色。由于核密度增加致屈光指数增强而产生核性近视,远视力下降缓慢,后期因为晶状体核的严重混浊,眼底无法看清,视力极度减退。

(3)后囊膜下白内障:晶状体后囊膜下浅层皮质出现棕黄色混浊,为许多致密小点组成,其中有小空泡和结晶样颗粒,外观似锅巴状。由于混浊位于视轴,所以早期出现明显视力障碍。后囊膜下白内障进展缓慢,后期合并晶状体皮质和核混浊,最后发展为成熟期白内障。

(三)辅助检查

对于需手术治疗的患者,术前需进行以下辅助检查。

(1)视功能检查:检查患者的远近裸眼视力和矫正视力、光感及光定位、红绿色觉等。

(2)测量眼压:了解是否合并青光眼。

(3)检查眼前段:应用裂隙灯活体显微镜检查角膜和虹膜。应用角膜曲率计检查角膜曲率。必要时(如曾做内眼手术者、角膜变性者和年龄大的患者)应当检查角膜内皮细胞数。

(4)检查晶状体混浊情况:散大瞳孔后应用裂隙灯显微镜检查晶状体混浊情况,特别注意晶状体核的颜色。

(5)了解眼后段的情况:尽可能地了解眼后段的情况,以便判断术后恢复情况。

(6)应用眼科 A 型超声扫描仪测量眼轴长度;应用 B 型超声扫描仪了解眼内情况。

(7)测算拟植入的人工晶状体屈光度。

(8)冲洗双眼泪道,检查是否通畅,有无黏液脓性分泌物溢出。

(9)全身辅助检查:血压检查;感染性疾病筛查(包括乙肝、丙肝、艾滋病、梅毒);心电图;血常规、尿常规、凝血功能、血生化(包括肝肾功能、血糖);胸透或胸部 X 线片。

(四)诊断及鉴别诊断

1.诊断要点

(1)多于 45 岁后发病,常为双侧性,但两眼的发病时间及进展速度可不相等。

(2)慢性进行性视力障碍,终至不辨人物,仅存光感。无眼红、眼痛、流泪等症。

(3)裂隙灯检查见晶状体混浊,皮质性白内障分为以下四期。①初发期:皮质中出现水隙、空泡和板层分离,周边部皮质首先可见楔状混浊,逐渐向中央进展;②膨胀期:晶状体混浊加重,饱满,前房变浅;③成熟期:晶状体全部混浊,虹膜投影阴性,前房恢复正常;④过熟期:晶状体皮质混浊呈液化状乳白色,核下沉,前房加深。核性白内障的晶状体混浊,从核开始,呈棕色,向周围发展,影响视力。后囊膜下白内障为晶状体后囊膜下盘状混浊,可逐渐发展为皮质性混浊,影响视力。

(4)晶状体混浊不是由糖尿病、外伤、其他眼病、皮肤病、内分泌障碍及中毒等明确的原因引起。

2.鉴别诊断

核硬化:需与核性白内障初期鉴别。核硬化是生理现象,是由于晶状体终身生长,晶状体核密度逐渐增加,颜色变深,透明度降低所造成的,但对视力无明显影响。散瞳后用彻照法检查,在周边部环状红色反光中,中央有一盘状暗影。

(五)治疗

1.治疗原则

对于本病的早、中期,宜用药物治疗,以缓解晶状体混浊的发展。若因白内障的影响,视力低于 0.1 者,宜行手术治疗。若设备良好,医生有把握提高视力者,视力低于 0.4 时也可以考虑手术。

2.全身治疗

主要是口服维生素类药物,大多数资料表明,长期服用多种维生素具有延缓白内障发展的作用。

例如,口服维生素 C,每次 100 mg,每天 3 次;维生素 B_2,每次 10 mg,每天 3 次;维生素 E,每次 5~10 mg,每天 2~3 次。

3.局部治疗

(1)局部滴用谷胱甘肽、吡诺克辛、法可林、牛磺酸、巯基丙酰甘氨酸、半胱氨酸等眼药水。

(2)可用八宝散,点内眦角或下睑缘内,每日点 3 次;或用珍珠明目液点眼,每日 3~4 次。

4.手术治疗

白内障影响工作和生活时,以手术治疗为主。手术方式有白内障囊外摘除术、白内障囊内摘除术、白内障囊外摘除及后房型人工晶状体植入术、超声乳化白内障吸除术、白内障针拨术等。要注意选择手术时机和做好术前检查。

二、先天性白内障

先天性白内障是一种在胎儿发育过程中,晶状体发育障碍的疾病。一般在出生前后即已存在,少数于出生后才逐渐形成。表现为双眼对称性晶状体混浊,其混浊的形态和部位各种各样,但都比较局限,一般不再发展,常伴有眼部和全身先天畸形。本病多不影响视力,少数晶状体混浊较重者可影响视觉发育,日久则发展为弱视。

(一)病因病理

各种影响胎儿晶状体发育的因素都可引起本病。

1.遗传因素

约 1/3 患者与遗传有关。常见为常染色体显性遗传。例如,伴有眼部其他先天异常,则常由主要异常的遗传方式所决定,通常是隐性遗传或伴性遗传。

2.病毒感染

母亲怀孕头 3 个月宫内病毒感染,例如,风疹、单纯疱疹病毒感染,腮腺炎、麻疹、水痘等,可引起胎儿的晶状体混浊。这是由于此时晶状体囊膜尚未发育完全,不能抵御病毒侵犯,而且晶状体蛋白合成活跃,对病毒感染敏感。

3.药物和放射线

母亲怀孕期,特别是怀孕头 3 个月内应用一些药物,例如,全身应用糖皮质激素、某些抗生素,特别是磺胺类药物或暴露于 X 线中。

4.全身疾病

母亲怀孕期患有代谢性疾病,例如,糖尿病、甲状腺功能减退,或营养和维生素极度缺乏等。

(二)临床表现

1.症状

本病一般很少影响视力,而全白内障、膜性白内障者视力明显障碍,后极性白内障、核性白内障等对视力有一定影响。

2.体征

可单眼或双眼发病。多数为静止性,少数出生后继续发展,也有直至儿童期才影响视力者。一般根据晶状体混浊部位、形态和程度进行分类。常见的有膜性、核性、绕核性、前极、后极、粉尘状、点状、盘状(Coppock 白内障)、缝状、珊瑚状、花冠状、硬核液化以及全白内障等。

3.并发症

许多先天性白内障患者常合并其他眼病或异常,例如,斜视、眼球震颤、先天性小眼球、视网膜和脉络膜病变、瞳孔扩大肌发育不良,以及晶状体脱位或缺损、先天性无虹膜、先天性虹膜缺损、先天性脉络膜缺损、永存瞳孔膜、大角膜、圆锥角膜、永存玻璃体动脉等。

(三)辅助检查

可针对不同情况进行实验室检查。例如:先天性白内障合并其他系统畸形时,可完成染色体核型分析和分带检查;糖尿病、新生儿低血糖症时,应进行血糖、尿糖和酮体检查;合并肾病时,可检查尿常规和尿氨基酸。怀疑合并代谢病时,进行血氨基酸水平测定。此外,还可选做尿苯丙酮酸测定、同型胱氨酸尿的定性检查、半乳糖尿的筛选等。

(四)诊断与鉴别诊断

1.诊断要点

(1)患儿出生后即存在不同程度的晶状体混浊。可与其他先天性眼病或全身先天畸形同时存在。

(2)双眼患病,多数静止不变。

(3)排除继发性和外伤性晶状体混浊。

2.鉴别诊断

(1)视网膜母细胞瘤:先天性白内障与视网膜母细胞瘤均有视力减退病史,均为儿童时期发病。视网膜母细胞瘤瞳孔呈黄白色反光,肿瘤表现有血管;眶 X 线片可见钙斑;B 超可见强回声占位性病变,可有钙斑声影。

(2)永存原始玻璃体增生症:见于足月顺产婴儿,单眼发病。患眼前房浅,眼轴短,晶状体后灰白色纤维膜,可伴永存玻璃体动脉。

(3)外层渗出性视网膜病变:多为单眼患病,男性多见。视网膜有白黄色病变,表面有微血管瘤,毛细血管扩张,严重者因视网膜广泛脱离而在瞳孔区出现黄白色反光,B 超检查时可以鉴别。

(4)早产儿视网膜病变综合征:低体重早产儿,有高浓度氧气吸入史。双眼发病。眼底检查:视网膜血管扩张、视网膜有新生血管和水肿、视网膜脱离等。

(五)治疗

1.治疗原则

对于本病的治疗目标是恢复视力,减少弱视和盲目的发生。对视力影响不大者,一般不须治疗。若明显影响视力者,可选择手术治疗。

2.全身治疗

目前没有对本病有效的全身应用的西药。

3.手术治疗

明显影响视力的全白内障、绕核性白内障,可选择晶状体切除术或晶状体吸出术。一般认为宜尽早手术,手术越早,获得良好视力的机会越大。但对因风疹病毒引起者不宜过早手术,这是因为在感染后早期,风疹病毒在晶状体内还存在,手术可使晶状体内潜伏的病毒释放而引起虹膜睫状体炎,有可能因炎症而引起眼球萎缩。

4.屈光矫正和视力训练

用于无晶状体眼,以防治弱视,促进融合功能的发育。常用的矫正方法如下。①眼镜矫正:简单易行,容易调整更换,适用于双眼患者;②角膜接触镜:适用于大多数单眼的无晶状体患儿,但经常取戴比较麻烦,容易发生角膜上皮损伤和感染;③人工晶状体植入:由于显微手术技术的发展和人工晶状体质量的提高,儿童施行人工晶状体植入术(IOL)已被接受,尤其是单眼患者。目前认为,一般最早是在 2 岁时进行手术。

三、外伤性白内障

外伤性白内障是指由眼球穿通伤、钝挫伤、辐射性损伤及电击伤等引起的晶状体混浊。多见于儿童及年轻人,常单眼发生。

(一)临床表现

1.钝挫伤白内障

眼部钝挫伤后,脱落的上皮细胞、纤维素性渗出等引起的晶状体前囊混浊及前皮质混浊,可伴有前房积血、前房角后退、晶状体脱位、继发性青光眼等。

2.贯通伤白内障

角膜或巩膜穿通伤直接损伤晶状体前囊膜,房水渗入晶状体引起局限性或全部晶状体混浊。

3.辐射性白内障

主要发生于从事野外作业、放射线工作、电焊工作或高原地区的人们,可分为红外线性白内障、紫外线性白内障、电离辐射性白内障等。

4.爆炸伤所致白内障

爆炸时气浪可引起类似钝挫伤所致的白内障损伤,爆炸物本身或掀起的杂物造成类似于穿通伤所致的白内障。

5.电击性白内障

由于触电或雷电伤所致引起晶状体局部或全部的混浊。

(二)诊断要点

根据受伤史及晶状体损伤的形态及程度即可诊断。

(三)治疗

(1)不明显影响视力的晶状体局限混浊可随诊观察。

(2)晶状体皮质进入前房,可选用糖皮质激素、非甾体抗炎药物、降眼压药物治疗,待前节炎症反应消退后行手术摘除白内障;若炎症反应迟迟不消退、眼压不可控或角膜失代偿,应及时摘除白内障。

（3）由于外伤性白内障多为单眼，应尽早植入人工晶状体，维持视觉平衡。

四、并发性白内障

并发性白内障是指由于眼部炎症或其他疾病引起的晶状体混浊，常见于葡萄膜炎、严重的角膜炎、视网膜色素变性、视网膜脱离、青光眼、高度近视、眼内肿瘤、视网膜血管性疾病、内眼手术、低眼压等。

（一）临床表现

晶状体混浊的发展变化在很大程度上取决于眼部病变的进展过程。

眼前节疾病所致的白内障多由前囊膜及前皮质开始，而眼后节疾病相反，高度近视眼所致者多为核性白内障。

（二）诊断要点

根据原发病及晶状体混浊的形态、位置即可诊断。

（三）治疗

（1）积极治疗原发病。

（2）根据眼部的实际情况，在病情许可的情况下可考虑白内障手术，但是否植入人工晶状体应慎重。

（3）不同类型的葡萄膜炎引起的白内障，对手术反应不同，术后可酌情局部应用阿托品散瞳或全身应用糖皮质激素治疗。

五、代谢性白内障

代谢性白内障是指由内分泌障碍性疾病所致的机体代谢改变、内环境生化而且异常而引起的白内障。

（一）临床表现

1.糖尿病性白内障

血糖升高使进入晶状体内葡萄糖增多，己糖激酶饱和，醛糖还原酶活化后使葡萄糖转化为山梨醇，山梨醇不能透过晶状体囊膜，蓄积于晶状体内，晶状体内渗透压升高吸水，纤维肿胀变性导致白内障。可分为两类。

（1）青少年型（胰岛素依赖）：双眼发病，晶状体前后囊皮质区出现雪花样混浊伴屈光改变。

（2）成年型（非胰岛素依赖）：类似老年性白内障，但发病早，进展快。

2.半乳糖性白内障

半乳糖代谢有关的酶缺乏所致，多见于儿童，多为绕核性白内障。

3.手足抽搐性白内障

手足抽搐性白内障又称低血钙性白内障，晶状体皮质可见细小的、白色珠光色混浊或板层混浊，患者常伴有手足抽搐、骨质软化。

4.肝豆状核变性

肝豆状核变性又称 Wilson 病，先天性铜代谢障碍所致的角膜色素（Kayer-Fleischer）为其特征性眼部改变。

（二）诊断要点

根据既往全身病史及晶状体混浊的形态、位置即可诊断。

（三）治疗

（1）积极治疗控制原发因素。

（2）当白内障影响视力时，在全身状况许可的情况下可考虑白内障手术。

六、药物与中毒性白内障

药物与中毒性白内障是指长期应用某些药物或接触某些化学物质引起的晶状体混浊。常见的药物有糖皮质激素、氯丙嗪、抗肿瘤药物、避孕药物、缩瞳剂等；常见的化学物质包括三硝基甲苯、铜、铁、汞、银等。治疗时首先应停用药物及中止与化学药品的接触，再根据病情选择合适的手术时机。

七、后发性白内障

白内障摘除术后或晶状体损伤后存留的皮质和上皮细胞增生而形成的混浊，多为膜状。治疗通常因人而异，对视力明显下降者可行后囊膜切开术，包括手术或者应用 ND：YAG 激光切开后囊膜。

（刘　敏）

第二节　白内障手术概述

白内障手术目的是祛除混浊的晶状体对视力的影响，同时通过植入人工晶状体（intraocular lens，IOL）或者佩戴眼镜帮助患者恢复视力。手术的成功可以通过良好的术前准备、合适的手术方式和规范的手术操作来实现。现代白内障手术主要分为白内障囊外摘除术和超声乳化白内障吸除术。白内障术后通常通过植入 IOL 来矫正无晶状体眼，选择合适的 IOL 度数、类型以及适当的植入时机是白内障手术获得良好效果的关键。在植入 IOL 后，后囊膜混浊是导致术后视力下降的重要原因，因此对后囊膜混浊的及时发现和处理也非常关键。

一、适应证

（1）晶状体混浊引起视功能下降，使得患者日常生活感到不便的各种类型白内障。

（2）显著的屈光参差合并晶状体混浊。

（3）晶状体混浊会影响眼后节疾病的诊断和治疗。

（4）存在晶状体源性炎症或继发性青光眼。

（5）晶状体膨胀导致房角关闭，或增加了房角关闭的风险。

（6）白内障会影响外观。

二、禁忌证

（1）患者不愿意手术，不能获得患者本人或其代理人的知情同意。

（2）患者通过眼镜或其他视觉辅助措施能够提高视力并满意。

（3）白内障没有影响患者的生活方式。

（4）患者全身情况导致的手术风险大于白内障手术可能的收益。

(5)眼部疾病:眼部有活动性炎症,如泪囊炎、急性结膜炎、葡萄膜炎急性期、活动性角膜炎等。

三、手术方式选择

绝大部分白内障患者可以行超声乳化白内障吸除术。对于合并其他情况的患者,有严重的角膜斑翳、晶状体核较硬、角膜内皮细胞数量少的患者,白内障囊外摘除术具有更好的安全性。

(刘　敏)

第三节　白内障囊外摘除术

白内障囊外摘除术(extracapsular cataract extraction,ECCE)是将晶状体前囊膜截开,通过一个弦长 6~7 mm 切口,娩出晶状体核,清除皮质而保留后囊膜的术式,是白内障手术最基本的技术。这种手术几乎适应所有的白内障患者,但由于手术切口较大,存在着术后散光大、恢复时间长、术后炎症反应重等问题,对于有出血疾病或体质的患者需慎重考虑。

一、术前准备

1.术前用药

术前充分散瞳,当患者术前有高眼压状况,或眼轴较短、前房浅者,可于术前应用碳酸酐酶抑制剂或高渗剂降低眼压,使术中眼压平稳,减少手术并发症。

2.麻醉方法

一般采用局部麻醉方法,主要是球后麻醉或球周麻醉。

3.软化眼球

注射麻药后嘱患者闭眼,垫 1~2 块纱布,用手指或手掌压迫眼球至麻醉满意为止,其间每 25 s 放松一下,充分软化眼球。

4.塑料贴膜

上下睑缘睫毛被塑料贴膜完全覆盖包裹,以减少感染风险。

5.消毒结膜囊

聚维酮碘消毒结膜囊可以减少感染风险。

二、手术过程

(1)上直肌固定缝线:开睑器开睑后,用 6-0 丝线进行上直肌固定缝线。

(2)结膜瓣:做以穹隆部为基底的结膜瓣,从 10:30 至 1:30,烧灼或电凝止血。

(3)切口:用 15°穿刺刀在角巩膜缘做一平行或反弧形隧道外切口,宽度为 6~7 mm,隧道刀制作隧道后,做宽为 2~3 mm 隧道内切口,完成截囊术后用隧道刀扩大隧道内切口,宽度等于隧道外切口。

(4)前房内注入黏弹剂。

(5)前囊膜切开。①开罐式截囊:用截囊针做约 6 mm 大小的前囊膜环形截开。方法是轻轻向下呈密集点状环形刺破前囊膜,连接刺破点后,轻轻划动前囊膜,将其完整撕下。②连续环形撕囊:方法同超声乳化术中的撕囊,撕囊口 6～7 mm。

(6)晶状体核娩出:①加压娩核法:术者一手用有齿镊夹住 12:00 切口后唇向眼球中心方向下轻压,同时另一手用显微持针器轻压 6:00 角膜缘后(晶状体赤道部位置),使晶状体核脱出切口;待晶状体核娩出后,应及时停止对眼球的施压。②圈匙娩核法:先做水分层,旋动晶状体核脱出囊袋口,用晶状体圈匙伸入晶状体核与后皮质之间,向上轻托起晶状体核,轻压切口后唇,使晶状体核随圈匙娩出。

(7)切口初步缝合:使用 10-0 尼龙线进行间断缝合。需预留一个 2.5 mm 的开口以备灌注抽吸器械通过。

(8)抽吸皮质:使用手动注吸器或超乳机的灌注和抽吸(irrigation and aspiration,I/A)头抽吸皮质。

(9)植入 IOL:前房及囊袋内注入黏弹剂后,植入 IOL。

(10)使用注吸头抽吸前房及囊袋内的黏弹剂。

(11)缝合切口:用 10-0 尼龙线间断缝合切口及形成前房。

(12)将结膜瓣覆盖于角巩膜外切口上。对合结膜切口可选择烧灼、电凝、机械镊夹固定或缝合均可。

三、术后处理及并发症及处理

术后使用糖皮质激素及抗生素滴眼液预防感染与减少炎症反应;角巩膜缝线一般不需拆除,但如果患者出现因切口缝合引起的大散光,可在术后 6 周左右视散光轴选择性拆线,包括手工或激光断线。

(一)术中并发症及处理

1.切口并发症

切口过小引起娩核不顺畅,易导致悬韧带离断,需及时扩大切口;切口不整齐:影响术后愈合,增加散光,因刀具不锋利时需及时更换器械。

2.虹膜并发症

(1)瞳孔过小:与术前散瞳不充分、患者对散瞳药物不敏感、术中器械刺激虹膜等有关。术中可以 1:1 000 的肾上腺素平衡盐溶液做前房灌注,使用黏弹剂进行瞳孔的顶压散大、使用虹膜拉钩或虹膜扩张器辅助,必要时先行虹膜切开,待手术完成后再予以缝合。

(2)虹膜根部离断:常发生于扩大切口或器械进出前房时,如果离断范围小于 1 钟点,可不予处理;若范围较大,需用 10-0 尼龙线或聚丙烯线穿过离断的虹膜根部,间断缝合在切口的后唇。

(3)虹膜脱出:多由于手术切口过短、切口内口太靠周边、虹膜松弛、前房内压力过高引起。如果是由切口隧道过短引起,应先将切口予以缝合,换一位置重新做切口。眼压过高时,应去除增加眼压的因素,必要时应用降眼压药物,或从侧切口放出前房内的部分黏弹剂,然后在虹膜脱出处注入少量黏弹剂,使虹膜回纳,植入 IOL 后也可应用缩瞳药帮助虹膜还纳。

3.截囊并发症

截囊不完全可增加娩核的困难,易导致悬韧带离断,特别是上方的截囊需彻底。处理:用囊膜剪将囊口做多点的放射状剪开 0.5～1.0 mm。

4.悬韧带离断

常见原因是:撕囊口过小,特别是连续环形撕囊采用压迫法娩核;游离核时对核的旋转或者牵拉力量过大;抽吸皮质时误吸前囊膜。处理方法是:用黏弹剂注入悬韧带离断区域阻止玻璃体脱出,用黏弹剂托起晶状体核,用圈匙娩出晶状体核,皮质处理同后囊膜破裂。

5.后囊膜破裂

常见的原因是:游离核块时动作粗暴;抽吸皮质或黏弹剂时对后囊膜的误吸;也可发生在植入 IOL 时,黏弹剂不够,或植入的力量与角度不合适,襻对后囊膜的损伤。处理:降低灌注瓶的高度,减少灌注压力,或使用手动注吸,避免皮质落入玻璃体腔;使用黏弹剂通过破裂口压住玻璃体;尽量抽吸残余的皮质,先清除远离破口的皮质,再清除破口附近的皮质;如果发生玻璃体溢出,应使用囊膜剪剪掉溢出到前房及手术切口的玻璃体,必要时使用前部玻璃体切除设备,切除玻璃体与抽吸皮质交替进行。

6.玻璃体脱出

发生于后囊膜破裂及悬韧带离断后。关键是对脱出的玻璃体进行分辨识别,判断的指征包括前房的突然加深、抽吸皮质阻力增大、皮质的自发移位、皮质的皱褶卷曲、后囊膜出现梨形反光环等异常反光带、虹膜成角畸形等。处理原则需要结合不同的手术阶段,灵活使用囊膜剪、前部玻璃体切除设备,避免玻璃体在前房和手术切口的嵌顿。

7.眼内出血

前房积血见于虹膜血管的损伤,使用含肾上腺素的灌注液进行前房冲洗,或者使用黏弹剂顶压出血点。暴发性脉络膜上腔出血多见于年龄大、高度近视、出血性疾病、眼压突然波动的患者。表现为后房压力升高、虹膜脱出不易还纳、眼底红光反射消失、眼底见后极部球形突起,患者多有烦躁情绪。应该尽快缝合切口;大量出血时,可采取后巩膜切开引流,同时提高眼压以止血和排除淤血;术后早期予以止血药物;对于大量残留的积血,可考虑行二期玻璃体手术,以防引起继发性视网膜脱离。

(二)术后并发症及处理

1.术后浅前房及低眼压

切口渗漏:可予加压包扎,观察 1~3 d,如果切口仍然渗漏,或眼内组织嵌顿者,需要重新手术。睫状体脱离或脉络膜脱离:一般因炎症反应严重导致。可先行保守治疗:局部或全身使用糖皮质激素,或给予睫状肌麻痹剂和高渗剂。保守治疗 1 周无效者,可考虑手术复位。

2.术后高眼压与继发性青光眼

(1)短暂性高眼压:多见于眼内黏弹剂残留过多、晶状体皮质残留、眼内注水过多等。可予降眼压药处理,如果眼压过高保守治疗效果不明显,可行前房穿刺术。

(2)恶性青光眼:由于大量房水进入玻璃体腔并囤积其内,引起眼压升高、前房变浅、房角关闭。可予阿托品散瞳,或行巩膜穿刺、前部玻璃体切割术。

3.角膜水肿及失代偿

可见于术前角膜内皮功能较差、术中角膜内皮受损明显、术后高眼压、角膜后弹力层脱离、严重炎症反应者。判断原因后予以局部使用高渗剂、降低眼压、后弹力层脱离复位、抗炎处理。对于发生角膜大泡性病变的患者需要行角膜内皮移植或穿透性角膜移植手术。

4.术后炎症反应

可由于手术的刺激、晶状体核与皮质的残留等引起。表现为房水混浊、IOL 表面有沉着物、瞳孔区渗出膜、虹膜后粘连等。需予局部或全身抗炎，必要时予散瞳药活动瞳孔，如果渗出膜厚而致密，待炎症稳定后可行手术或激光切除。

5.感染性眼内炎

多为细菌或真菌感染。表现为术后眼球疼痛、视力急剧下降、眼睑水肿、结膜充血水肿、角膜水肿、房水混浊、前房积脓、严重时伴玻璃体混浊。应立即予前房冲洗、前房或玻璃体腔取材送检并注药，全身使用抗生素有助于感染的控制。必要时予以玻璃体切除手术。

6.黄斑囊样水肿

可发生在术后 1 d 至数周。其原因不明。出现视力低于预期或者升高后又降低时应予以眼底检查，黄斑区反光减弱高度提示黄斑囊样水肿，典型体征为以黄斑中心凹为中心的花瓣状或者星芒状渗出，黄斑 OCT 或者 FFA 检查能够予以确诊。通过泼尼松 30 mg 每天晨服、非甾体抗炎药口服及局部滴眼液应用有助于水肿消退。

7.视网膜脱离

视网膜脱离多发生于囊袋不完整，或术前有潜在视网膜病变者。一旦发现视网膜脱离，应立即予手术处理。后发性白内障后囊膜出现混浊，当影响视力时可予手术或激光治疗。

（刘　敏）

第四节　超声乳化白内障吸除术

超声乳化白内障吸除术是一种改良的白内障囊外摘除术。应用超声波振动通过一个弦长为 1.8～3.0 mm 的切口将混浊的晶状体乳化，通过灌注抽吸系统，将乳化的物质从眼内吸出，达到白内障摘除的目的。与传统的白内障囊外摘除术相比，超声乳化白内障吸除术手术切口小，手术对角膜的损伤小，手术源性角膜散光大大降低，术后视力恢复加快，减少了术后相关的一系列切口并发症。

一、术前准备

1.术前用药
术前用药与 ECCE 基本相同，但应更注重术前的瞳孔散大。

2.麻醉方法
一般采用表面麻醉。若患者感觉眼球疼痛或转动频繁，可行局部浸润麻醉。

3.塑料贴膜及消毒
结膜囊同 ECCE。

二、手术过程

(1)切口：切口的宽度根据使用的 IOL 及超乳针头直径决定。切口类型根据外口位置分为：①巩膜隧道切口，长度为 2.5～3.0 mm；②透明角膜隧道切口，长度为 1.8～3.0 mm。根据切口的深度和构筑分为：单平面、双平面和三平面切口。

(2)前房内注入黏弹剂。

(3)撕囊：以做连续环形撕囊术为宜，直径为 5.0～5.5 mm。分为撕囊针头和撕囊镊撕囊。

①撕囊针头撕囊:将撕囊针头做 90°弯曲,针尖端长 1 mm。在距晶状体前囊膜中央旁 1～2 mm 的部位做一穿刺口,将前囊膜向外侧撕开 2～3 mm 的弧形囊膜瓣并翻转,用针头轻轻推拉此瓣膜,连续环形撕开囊膜;②撕囊镊撕囊:使用镊尖在前囊膜中央垂直划开3～4 mm,用撕囊镊尖抓住瓣膜根部,呈弧形向逆时针或顺时针方向撕开,直至完成撕囊。晶状体混浊重且缺乏眼底红光反射时,可借助染色剂(台盼蓝或吲哚菁绿等)染色前囊膜,增加前囊膜的可视性,助力前囊膜环形撕囊的顺利完成。

(4)水分离与水分层:用冲洗针头轻挑前囊膜,在其下方注入平衡盐溶液,使晶状体囊与皮质分离,形成在前囊下围着的一个流动的液体腔。然后向晶状体内推注平衡盐溶液,使晶状体核与核壳,核壳与皮质逐层分开。

(5)晶状体超声乳化:常用双手法,即一手控制通过旁切口进入的拨核针或钩,另一手控制超声头。对晶状体核进行雕刻分核或劈核、乳化和吸除,一般常用的方法有拦截劈核法和乳化劈核法。

(6)皮质抽吸及后囊膜抛光:用抽吸头吸取前皮质的最近端部分,随着真空负压的增加,使残留皮质与后囊膜剥离并吸除。吸除残留皮质后,可用抽吸头在低真空下对后囊膜抛光。

(7)植入人工晶状体。

(8)黏弹剂抽吸和切口检查:使用抽吸头清除前房和囊袋内残留的黏弹剂,棉棒检查切口的水密性,如果漏水,切口侧面角膜基质层注入少量灌注液,使其水肿密闭或缝线闭合。

三、并发症及处理

(一)术中并发症及处理

晶状体超声乳化吸除术术中并发症与 ECCE 基本相同,也有一些是超声乳化吸除术特有的。

1.与超声乳化仪相关的并发症

(1)能量设置不当:能量设置过低,乳化晶状体核过程困难;能量设置过高,易烧灼角膜切口,造成角膜内皮损伤。

(2)前房深度控制不良:前房过深,晶状体核下沉,增加操作难度;前房过浅或浪涌,易引起角膜、晶状体悬韧带和后囊膜损伤。处理:应适时调整相关参数。

2.与切口相关的并发症

(1)切口太小:导致乳化针头进入前房时造成角膜后弹力层撕脱;硅胶套管受压使灌注不足;伤口热灼伤,导致术后切口渗漏。处理:扩大切口至合适尺寸。

(2)切口太大:易引起术中浅前房。处理:可缝合切口至合适尺寸,或缝合后另做切口。

3.与撕囊相关的并发症

(1)环形撕囊过小:使针头活动范围受限,操作困难;易损伤前囊膜和引起悬韧带离断。处理方法:可进行二次撕囊。

(2)环形撕囊过大:易合并放射状撕裂,损伤悬韧带、后囊膜;易导致术后 IOL 位置发生改变,影响视觉质量,特别是植入散光矫正型 IOL 或多焦点 IOL 时。原因是填充黏弹剂不足、撕囊用力或方向不当。处理方法:停止该方向撕囊,在对侧重做囊瓣后行反向撕囊,再在放射状撕裂处汇合。

4.与超声乳化碎核相关的并发症

主要是后囊膜破裂、悬韧带离断和核下坠等。原因如下。

(1)前囊膜撕囊不完整,放射撕裂到后囊膜。

(2)超乳针头或辅助器械误伤后囊膜。

(3)雕刻、旋转、劈核技术不熟练,对囊袋施压过大,或尖锐核块划破后囊膜。处理方法如下。①后囊膜破裂:用黏弹剂托起核块,根据核块大小和囊膜破口情况选择安全方法清除核块;小核块可采用低负压手动抽吸,中等核块建议扩大切口后使用圈匙娩出,大核块需谨慎转为 ECCE(囊外摘除)术式。②悬韧带离断:可用虹膜拉钩或囊袋拉钩、张力环固定囊袋后完成超乳碎核,也可扩大切口改为囊外摘除术。③核下坠:位于前段玻璃体时可行前段玻璃体切除,用黏弹剂托起核块圈出;如果位于后段玻璃体,应关闭切口转后段医师处理。

5.与灌注抽吸有关的并发症

主要有皮质残留、后囊膜破裂伴或不伴有玻璃体脱出等。原因是:可因瞳孔过小、玻璃体压力过高、前房浪涌、器械误吸后囊膜引起。处理方法如下。

(1)术中应用散瞳药、黏弹剂、虹膜拉钩、虹膜扩张器或虹膜切开扩大瞳孔以便观察。

(2)若后囊膜破口较小,将黏弹剂注入破孔表面,尽可能把玻璃体压住,在低负压灌注下或应用手动注吸器,小心细致地吸出其他部位的皮质,最后再处理破损处的皮质。如果后囊膜破损较大,有较多玻璃体溢入前房,无法弥补,则必须行前段玻璃体切割术。

(二)术后并发症及处理

超声乳化白内障吸除术术后并发症基本与 ECCE 相同。

(刘　敏)

第五节　人工晶状体植入术

人工晶状体(intraocular lens,IOL)是目前无晶状体眼屈光矫正最有效的方法。IOL 按植入眼内的位置主要分为前房型和后房型两种,按制造材料及功能分为硬质和软性(可折叠)、亲水性丙烯酸酯或疏水性丙烯酸酯和硅凝胶、球面和非球面、单焦点和多焦点或三焦点或连续视程或可调节 IOL、有晶状体眼 IOL、散光矫正型 IOL 等。它在解剖上和光学上最大限度模拟了原来的晶状体,具有良好的光学物理性能和组织相容性,植入后可迅速恢复视力,易建立双眼单视和立体视觉。临床上常采用后房型 IOL 植入,它有原位植入和并发症少的特点。

一、术前准备

(1)常规术前准备:为保证 IOL 囊袋内植入,术前应充分散瞳。

(2)特殊术前准备:根据术前眼前节测量分析系统检查,屈光度计算,患者的年龄、职业,患者的需求等实际情况准备好合适的 IOL,并做好备用,以防术中 IOL 污染、损伤或固定方式改变而需更换。

(3)高端 IOL 植入的患者,术前需要和患者及其家属做好充分沟通。

二、手术步骤

(一)囊袋内植入术

1.非折叠 IOL 植入

(1)向前房和囊袋内注入黏弹剂。

(2)用植入镊将 IOL 前襻及光学部送入囊袋内。

(3)用植入镊或调位钩将 IOL 后襻顺时针旋入囊袋。

(4)调整 IOL 位置使其居中固定。

(5)清除黏弹剂。

(6)10-0 尼龙线间断缝合切口。

2.折叠式 IOL 植入

(1)向前房和囊袋内注入足量黏弹剂,使囊袋充分张开。

(2)将 IOL 放入专用推注器。

(3)将含此 IOL 的推注器斜面向下轻轻插入隧道切口,将 IOL 推进到前房内。

(4)以 45°角将 IOL 前襻和光学部送入囊袋内,退出推注器。后面步骤同非折叠 IOL 植入(3)~(5)。切口两侧注水密闭形成前房。

(二)睫状沟植入术

(1)紧贴虹膜后注入黏弹剂形成睫状沟空间。

(2)以晶状体镊或推助器将 IOL 前襻经切口进入前房,紧贴虹膜后面与晶状体前囊膜之间伸入,继续推送 IOL 使其光学部分达到瞳孔中央。

(3)植入 IOL 后襻,要求 IOL 后襻经过瞳孔后,准确插入虹膜与残留的晶状体前囊膜之间。后面步骤同囊袋内植入术。

三、并发症及处理

(一)术中并发症及处理

1.人工晶状体襻折断

(1)原因:当切口过小或 IOL 未被正确安装于推注器内,或用植入镊夹住 IOL 后襻欲强行将其植入时,往往会发生襻折断现象。

(2)处理:需扩大切口或将光学部剪开取出 IOL,再重新植入新的 IOL。

2.人工晶状体脱位

(1)原因:术中后囊膜出现破口,而残留囊膜不能支撑 IOL。

(2)处理:如果后囊膜破裂而前囊膜足够支撑时,可把囊袋内的 IOL 改做睫状沟固定。如果残留囊膜少,应根据其方位做 IOL 悬吊术。若 IOL 落入前、中部玻璃体腔,直接用镊子夹住 IOL 可视的襻将其取出,再选择固定方式。若 IOL 已落入后部玻璃体腔,宜改用平坦部玻璃体切割术取出。

3.人工晶状体反转

术中一旦发现 IOL 反转,可在注入足量黏弹剂后,以辅助器械下压一侧光学部,使其翘起反转。

必要时可扩大切口取出重新植入。

（二）术后并发症及处理

1.人工晶状体位置异常

(1)瞳孔夹持。原因:常发生在截囊、睫状沟固定 IOL 或环形撕囊过大者。在术后早期发生者多由于伤口渗漏、浅前房,玻璃体脱出导致瞳孔上移,过度散瞳或 IOL 位置异常所致。处理:早期发生者多不伴瞳孔粘连,可使患者仰卧,先散瞳,待 IOL 光学部恢复到正常位置后再缩瞳。如果不奏效,就需手术复位。

(2)人工晶状体偏心或偏位:包括日落综合征、日出综合征、刮雨刷综合征等。常见原因: IOL 襻不对称性植入;前囊膜瓣残留或玻璃体脱出牵拉 IOL;侧面的囊袋或悬韧带受损以及 IOL 襻未充分弹开。处理:轻度偏心,IOL 光学直径大,没有症状,不需处理;如果光学部偏离中心明显且视功能有障碍者,就需手术矫正,行复位或置换术。

2.人工晶状体屈光度误差

(1)原因:与术前测量误差及计算公式选择不当及术后近视或远视的漂移等有关。

(2)处理:可通过佩戴框架眼镜或角膜接触镜矫正;如果为术后屈光不正严重者,就需要更换正确度数的 IOL。

3.人工晶状体产生的眩光和混浊

(1)原因:术后眩光多由高阶像差的存在、IOL 位置异常、光学部边缘设计及材料等有关。而 IOL 混浊与 IOL 材料有关。

(2)处理:一旦发生 IOL 混浊,需行 IOL 置换术。

（刘　敏）

第六节　Nd∶YAG 激光后囊膜切开术

后发性白内障是指白内障囊外摘除(包括超声乳化摘除)术后或者晶状体外伤后,残留的皮质或晶状体上皮细胞增生形成混浊。白内障术后发生者又称后囊膜混浊(posterior capsular opacification,PCO)。临床症状是术后视力下降和视物变形,其程度与后囊膜混浊的程度和厚度有关。后囊膜混浊的形态有多种,包括 Soemmering 环、Elschnig 珠、后囊膜纤维化及混合型。当发生 PCO 时,可以用 Nd∶YAG 激光将瞳孔区的晶状体后囊膜切开。如果无激光设备或者后囊膜混浊较厚时,可以通过手术切开。

一、适应证

适用于导致患者视力下降或视觉减退的 PCO。

二、禁忌证

1.绝对禁忌证

角膜瘢痕、水肿、形状不规则,不能固视者。

2.相对禁忌证

有活动性眼部炎症,玻璃材料的 IOL,视网膜脱离高危人群,黄斑囊样水肿。

三、术前准备

(1)检查患者视力,行裂隙灯、眼底、眼压及全身情况检查。

(2)告知患者手术目的和程序,征得患者同意后签署手术同意书。告知患者术中会听到微小爆破声,但患者必须保持固视状态。

(3)散瞳:经验丰富者及虹膜夹型 IOL 排除者。散瞳后使后囊膜可见范围增大,利于操作。最好在散瞳前记录后囊膜的光学中心,以确保后囊切开的位置在视轴上。

(4)麻醉:一般不需要,使用接触镜可采用表面麻醉。儿童可采用全麻。

(5)调整好患者的座位、手术台、下颌托的高度和双脚的放置位置。可以使用头带将患者头部固定于头架。如果需患者非手术眼固视,应使用照明视标。

四、具体操作

1.人工晶状体眼激光后囊膜切开

(1)能量:尽量使用最小能量,一般 1~2 MJ 能量即可切开后囊膜。

(2)位置:一般从 12∶00 处开始,然后向鼻、颞侧方向切开方法,形成底在下方的三角形切口,可以避免损伤 IOL 的中央视轴区。

(3)大小:后囊膜切开口的大小应与正常状态的瞳孔等大,一般要求达到 4 mm 左右。

2.无晶状体眼激光后囊膜切开

(1)有张力的晶状体后囊膜激光切开:激光切开位置应与张力线垂直,切口在后囊膜张力作用下将会自行裂开。通常采用十字形切开,将 12∶00 处作为突破口,按 12∶00~6∶00 及 3∶00~9∶00 依次切开后囊膜。

(2)无明显张力的晶状体后囊膜激光切开:可以采用十字形切开,也可以采用三角形切开方法,即从 12∶00 开始分别向 4∶00 和 8∶00 方向做两条切开线,形成三角形晶状体后囊膜切开,使后囊膜残留片的基底部位于瞳孔下方周边部,以免产生游离囊膜碎片而影响视功能。

五、术后处理

术后常规局部使用糖皮质激素(或非甾体抗炎药),以减轻局部反应。部分病例术后可有一过性眼压升高,因此术后需要监测眼压。

六、并发症及处理

1.眼压升高

眼压升高通常为一过性,一般激光术后眼压即开始升高,3~4 h 达到最高峰,24 h 后开始下降。处理:大多数病例只需要局部应用降眼压滴眼液即可,少数病例,尤其是前房炎症重或者原来合并有青光眼的病例,除了应用糖皮质激素和降眼压滴眼液外,需要根据情况决定全身应用降眼压药物。

2.前房炎症反应

激光术后予以局部应用糖皮质激素或非甾体抗炎药类滴眼液,反应较重有渗出的病例应加用 1% 阿托品凝胶,或全身应用糖皮质激素。

3.人工晶状体损伤

原因是对焦不准或能量不当。处理:当 IOL 光学面严重激光损伤,尤其是在中心区时,会引起严重眩光和成像质量下降,可以考虑行 IOL 置换术。

4.视网膜脱离

其危险因素包括高度近视、对侧眼视网膜脱离病史和年轻男性等。处理同常规视网膜脱离处理原则。

5.黄斑囊样水肿

其发生率比较低,建议拉长白内障手术和激光后囊膜切开的间隔时间。

6.角膜内皮损伤

主要见于厚机化膜,尤其是无晶状体眼。严重的角膜内皮损伤常合并角膜后弹力层皱褶,一般 1~2 周即可恢复正常。

(刘 敏)

第七节 原发性闭角型青光眼

原发性闭角型青光眼是指没有其他眼病存在,由于患者的瞳孔阻滞,或患者虹膜根部肥厚、前移,导致前房角关闭、房水流出困难、眼压升高的一种情况。继发性闭角型青光眼则是由其他眼病引起房角关闭所导致的青光眼,例如白内障膨胀期继发性闭角型青光眼、虹膜睫状体炎瞳孔后粘连导致的继发性闭角型青光眼等。原发性闭角型青光眼的患病率有明显的种族差异,因纽特人和亚洲人的发病率较高,白种人的发病率较低。根据发病速度的快慢,闭角型青光眼分为急性闭角型青光眼和慢性闭角型青光眼。慢性闭角型青光眼在发病期通常没有任何症状或症状较轻;而急性闭角型青光眼发病时则有明显的眼红、眼痛,视物模糊或急剧下降,常伴有剧烈的头痛、恶心、呕吐,易被误诊为脑部疾病或急性胃肠炎,造成延误治疗或错误治疗。

一、急性闭角型青光眼

急性闭角型青光眼的特点是患者感觉剧烈眼痛及同侧头痛,常合并恶心、呕吐,有时可伴有发热寒战、便秘以及腹泻等症状。

(一)病因和发病机制

原发性急性闭角型青光眼的基本病因与眼前节的解剖结构尤其与房角状态有关。另外,情绪激动、长时间在暗环境工作及近距离阅读、气候变化、季节更替等,都可能导致急性发作。

正常情况下房水从后房经瞳孔流至前房时存在着一定的阻力,此为生理性瞳孔阻滞,它不会影响前后房的压力平衡。当生理性瞳孔散大或晶状体前移时,瞳孔阻滞力上升,它在一定程度上可以改变眼睛的屈光状态,以适应某些生理需要。随着年龄增长,晶状体逐渐增大并与虹膜靠近,生理性瞳孔阻滞力升高,若同时伴有先天性小眼球、小角膜、远视眼或浅前房等危险因素,则虹膜与晶状体之间缝隙变得更窄。当瞳孔阻力升高足以妨碍房水流动,使后房压力高于前房时,周边虹膜向前膨隆,并与小梁网贴附导致房角阻塞,此为病理性瞳孔阻滞。如果房角关闭是完全性的,则会引发青光眼急性发作。瞳孔阻滞是浅前房人群(包括闭角型青光眼及正常浅前房)中常见的现象。相同的眼前段解剖特征引起相同量的瞳孔阻滞力,但是同等量的瞳孔阻滞力在不同个体并不一定引起相同的效应,即不一定引起房角关闭。虽然生理性瞳孔阻滞只有在窄房角病人才有可能转变成病理性瞳孔阻滞,但是并非所有浅前房窄房角的人都会发生房角关闭,说明房角关闭的原因除已知的因素外,还有其他诱因和未知因素在起作用。

(二)临床表现

临床上多见于虹膜膨隆明显的窄房角眼,房角呈"全"或"无"的方式关闭,程度上可有不同。由于房角突然关闭且范围较大,一般眼压升高较明显。根据急性闭角型青光眼的临床经过及疾病转归可将其分为临床前期、先兆期(前驱期)、急性发作期、缓解期、慢性期、绝对期。

1.临床前期

从理论上讲临床前期指急性闭角型青光眼发作前,眼部尚未见任何病理损害的闭角型青光眼,但是在临床上则很难从窄房角的人群中区分出这类患者。所以临床上一般有两种情况:一种是指一眼发生了急性闭角型青光眼,对侧眼和患眼一样具备发生闭角型青光眼的解剖特征,有可能发生急性闭角型青光眼,但目前尚未发生闭角型青光眼的情况;另一种是没有闭角型青光眼发作史,但有明确的急性闭角型青光眼的家族史,眼部检查显示具备一定的急性闭角型青光眼的解剖特征,暗室激发试验呈阳性表现。这些眼均被称为临床前期,存在着急性发作的潜在危险。

2.先兆期(前驱期)

约 1/3 的急性闭角型青光眼在急性发作前往往可出现间歇性的小发作史,因此也称之为不典型发作或小发作。患者劳累或较长时间在暗环境中工作或近距离阅读后出现轻到中度眼球胀痛,一过性黑蒙,休息或睡眠后自行缓解。临床特点是症状轻微,仅有轻度眼部憋胀、头痛等。视力影响不明显,但有雾视、虹视现象。眼部无明显充血,角膜透明度稍减退。瞳孔形态正常,反应略迟钝,虹膜膨隆,前房较浅。眼底视盘正常,偶见视网膜中央动脉搏动。每次发作时眼压中度升高。开始时每次发作间隔时间较长,例如数周到数月,以后逐渐转向频繁,最后导致急性发作。

3.急性发作期

急性发作期是急性闭角型青光眼的危重阶段。多为一眼发作,也可双眼同时发作。由于房角突然大部分或全部关闭,眼压急剧升高,患者自觉剧烈眼痛伴同侧头痛,常合并恶心、呕吐,有时可伴有发热、寒战、便秘以及腹泻等症状。视力高度减退,可仅存光感。眼部检查可见球结膜水肿,睫状充血或混合充血,角膜水肿呈雾状混浊,瞳孔散大,多成竖椭圆形或偏向一侧,对光反应消失,前房极浅,及眼部刺激征等,眼底常因角膜水肿而窥视不清。眼压多在 50 mmHg 以上,可超过 80 mmHg。进一步裂隙灯检查可见角膜水肿,角膜后可有虹膜色素颗粒沉着(色素性 KP),房水闪烁,虹膜水肿,隐窝消失。病程较长的青光眼,可见虹膜色素脱落和/或扇形萎缩,晶状体前囊下可呈现灰白色斑点状、粥斑样混浊,称为青光眼斑。虹膜萎缩、瞳孔变形及青光眼斑这些征象一般出现在眼压急剧升高且持续时间较长的情况下,即使眼压下降也不会消失,作为急性大发作的标志而遗留下来。在控制眼压、角膜恢复透明后,应行房角检查。房角有可能重新开放或局部粘连,小梁网上有色素黏着甚至纤维素性渗出等。角膜水肿消退后行眼底检查,可见静脉轻度充盈,视网膜上偶见出血点。若高眼压持续时间较短,视盘可正常或略充血;若高眼压持续时间较长,则可见视盘充血、视网膜轻度水肿;若高眼压持续过久,则出现视盘苍白,甚至视网膜中央静脉阻塞性出血。若急性发作持续时间较短,眼压控制及时,一般视力可逐渐恢复,视野也可保持正常。如果眼压未能及时得到控制,可在短期甚至数日内完全失明。多数患者可得到不同程度的缓解,从而转入慢性期。

4.缓解期

急性闭角型青光眼经治疗或自然缓解后,眼压可恢复至正常范围。眼部充血,角膜水肿消退,中心视力恢复至发作前水平,或略有降低,房角重新开放。这些患者房角遗留不同程度粘连性关闭,小梁网遗留较大量色素,尤其以下方房角处为甚。这时有少部分患者由于瞳孔括约肌麻痹或虹膜节段性萎缩、穿孔而解除瞳孔阻滞。此外,大部分患者激发试验仍可激发眼压升高,急性闭角型青光眼缓解期是暂时的,例如,在此期及时行周边虹膜切除术,可解除瞳孔阻滞,达到预防再次急性发作的目的。

5.慢性期

急性发作期未经及时、恰当的治疗,或由于房角广泛粘连,则可迁延为慢性期。急性症状没有完全缓解,眼压中度升高,角膜基本恢复透明,房角检查发现广泛粘连关闭。如果在此期得不到恰当治疗,眼底和视野则会发生和慢性闭角型青光眼相似的损害。

6.绝对期

由于急性发作期治疗延误或其他期未能得到恰当治疗,眼失明后则称之为绝对期。绝对期的临床症状主要是高眼压,眼部检查除可见急性发作后的眼部体征外,晚期绝对期青光眼尚可合并角膜钙化、虹膜及小梁网纤维血管膜形成及白内障等。

(三)辅助检查

1.激发试验

由于闭角型青光眼的发病机制主要是瞳孔阻滞和虹膜根部阻塞房角,房水不能与小梁网相接触,因此可以针对性地利用这些原理人为造成眼压升高,对可疑青光眼提前做出诊断。虽然这样会造成患者一时的负担,但是,在医院内的青光眼发作可以及时控制,并及时开始治疗,比在院外发作、延误诊治要好得多。对可疑青光眼(如有眼胀、虹视、视力一过性下降以及青光眼家族史等)、前房浅而眼压正常者,可考虑做激发试验。应该明确,除非激发试验肯定阳性,可以诊断闭角型青光眼,但激发试验阴性不能保证将来不发作青光眼。激发试验的使用要根据青光眼的类型做选择。

应首先了解激发试验的原理,以便合理使用。对于闭角型青光眼,激发试验的主要机制有:①增大瞳孔阻滞力;②虹膜根部堆积阻塞房角。目前常用于闭角型青光眼的激发试验主要有暗室试验、俯卧试验、散瞳试验等。结果分析:试验前后眼压升高$\geqslant 1.07$ kPa(8 mmHg)或试验后眼压$\geqslant 4$ kPa(30 mmHg)为阳性,试验前后眼压升高< 0.8 kPa(6 mmHg)为阴性。试验前后配合眼压描记及房角镜检查,如果 C 值下降 25%～30%,房角关闭,即使眼压不高也是阳性。激发试验仅是人为诱发高眼压的手段,阴性并不能排除将来发生闭角型青光眼的可能性,阳性也不是都会自发产生急性房角关闭,但不能否认激发试验对诊断和治疗的意义,需结合临床及其他检查作综合考虑。

2.B超

B超可测定前房深度、晶状体厚度并明确晶状体位置。

3.其他检查

其他检查还包括 UBM 检查、房角检查等。

(四)诊断要点

患者具有发生原发性闭角型青光眼的眼部解剖特征;急性眼压升高,房角关闭;单眼发病患者作对侧眼检查发现同样具有发生原发性闭角型青光眼的眼部解剖特征;眼部检查可见上述各种急性高眼压造成的眼部损害体征。急性闭角型青光眼患者早期房角状态是可变的,当眼压正常时,房角可以开放,诊断较难确立。因此,对敏感人群应作彻底检查,必要时辅以激发实验,并结合病史,可提高早期诊断率。对本类青光眼进行早期干预,不但有可能阻断病情进展,有些甚至可以预防其发病。

(五)鉴别诊断

1.继发性青光眼

除急性闭角型青光眼外,血影细胞性青光眼,晶状体膨胀、晶状体溶解性、晶状体半脱位引起的青光眼,新生血管性青光眼,葡萄膜炎引起的继发性青光眼等,均可引起眼压急性升高,甚至遗留下高眼压造成的眼部损害体征。为了和上类情况进行鉴别,其中最重要的是作对侧眼的检查。对于原发性闭角型青光眼而言,双眼往往具有同样的解剖特征,如果发现对侧眼不具有同样特征,则应作进一步检查,做出鉴别诊断。

2.急性虹膜睫状体炎及急性结膜炎

鉴别诊断比较容易,但必须强调提出此3种病在治疗上有相互矛盾之处。因此,错误的诊断将导致病情恶化,甚至造成失明的可能。

3.恶性青光眼

原发性恶性青光眼临床表现及眼部解剖体征和本病有许多类似方面,很易造成误诊。另外,由于两病的处理原则不同,误诊可造成严重的损失,因此两者的鉴别诊断是非常重要的。恶性青光眼也具有眼前段狭小的特征,但往往和本病相比眼前段更为狭小,晶状体厚度更厚,眼轴更短,晶状体相对位置更靠前,前房变浅和本病不同,虹膜表现为和晶状体前面一致性向前隆起,最为重要的是当用缩瞳剂治疗后,病情恶化。

4.消化道疾病

由于急性闭角型青光眼急性发作期可出现剧烈头痛及消化道症状,所以可能掩盖眼部情况而被误诊为内科或其他科疾患而延误治疗。为了避免这一情况发生,对于非眼科医生而言,掌握急性闭角型青光眼的基础知识是十分重要的。

(六)治疗

急性闭角型青光眼的治疗目的是:①解除瞳孔阻滞;②重新开放房角;③降低眼压;④预防视神经进一步损害。

1.药物治疗

药物治疗的目的是迅速控制眼压,为激光或手术治疗创造条件。在高眼压状态下,瞳孔括约肌对缩瞳剂反应较差,频繁使用缩瞳剂不但达不到治疗目的,反而可带来严重的不良反应,所以应先选用高渗剂。例如,20%甘露醇静脉滴注,可同时口服碳酸酐酶抑制剂。眼局部使用缩瞳剂,例如,1%硝酸毛果芸香碱滴眼液,开始时间隔短些,可间隔5~15 min 1 次,连续用药4 次后改为间隔30 min 1 次,连续 2 次后减为每2~4 h 1 次。眼局部用药还可联合使用 β 肾上腺素能受体阻滞剂(如噻吗洛尔)、选择性 α_2 肾上腺素能受体激动剂(如溴莫尼定)、碳酸酐酶抑制剂(如布林佐胺)。

2.激光治疗

常用的激光为 Nd∶YAG 激光,可同时联合氩激光。当周边前房极浅,不易行激光周边虹膜切除术时,可先行氩激光虹膜成形加深周边虹膜,再行激光周边虹膜切除术;当行激光周边虹膜切除术后周边前房无加深,房角无增宽,可再行激光虹膜成形术,加深周边前房。

3.手术治疗

（1）周边虹膜切除术：急性闭角型青光眼的临床前期、先兆期及缓解期是行周边虹膜切除或激光虹膜切除术的适应证。

（2）小梁切除术：对于已形成广泛周边前粘连，房角粘连关闭超过1/2以上，特别是急性闭角型青光眼慢性期者应选择滤过性手术。

（3）白内障超声乳化人工晶状体植入术：原则上所有急性闭角型青光眼发作后房角关闭≤1/2，有晶状体混浊，视力<0.5者，均可行白内障超声乳化人工晶状体植入术；如果房角关闭达3/4者，则术中可联合行房角分离术，但术后要长期追踪，眼压升高者加用局部降眼压药物，必要时行滤过手术。

（4）小梁切除联合白内障超声乳化人工晶状体植入术：急性闭角型青光眼急性发作期眼压下降后房角关闭>1/2或慢性者，晶状体混浊明显，视力<0.5者，均可考虑选择小梁切除联合白内障超声乳化人工晶状体植入术。

二、慢性闭角型青光眼

慢性闭角型青光眼的特点是有不同程度的眼部不适、发作性视蒙与虹视。秋冬季发作比夏季多见，多数在傍晚或午后出现症状，经过睡眠或充分休息后眼压可恢复正常，症状消失。少数人无任何症状。

（一）病因和发病机制

原发性慢性闭角型青光眼的发病原因比较复杂。自 Schenborg 发现闭角型青光眼的发生和情绪剧烈变化有关以后，许多学者发表了这方面的报告。Shily 等采用心理学对照研究的方法证实，闭角型青光眼的发生和情绪有关。对于心身疾病而言，这类患者可能具有某种性格体质，他们对周围环境的急剧变化适应性差，往往引起剧烈的情绪改变，并可通过自主神经或可能通过神经体液途径引起生理性甚至病理性变化。有人调查发现，闭角型青光眼组强 A 及偏 A 性格构成比多于正常对照组，分析认为闭角型青光眼是眼科典型的心身疾病。闭角型青光眼患者自主神经功能不平衡，交感神经紧张性高，副交感神经紧张性低。闭角型青光眼组瞳孔周期时间和正常对照组相比明显延长，并和副交感神经病变有关。和前房深度超过 2.5 mm 的正常对照组相比，闭角型青光眼虹膜自主神经、特别是副交感神经功能明显减弱。而和前房深度低于 2.5 mm 以下的正常浅前房相比两组自主神经功能均下降。一些研究发现，在虹膜及睫状体还可能有前列腺素、缓激肽、血浆心钠素等受体，同时发现闭角型青光眼的发生可能和它们之间有一定的联系。闭角型青光眼患者发作期血浆心钠素受体的含量明显高于正常对照组，提示血浆心钠素水平的改变是眼局部对机体应激性保护反应的结果，这种现象与闭角型青光眼之间是否有某种联系还需进一步研究。

根据上述研究结果可以看出，无论上述哪种因素、哪种途径，最终都会影响眼前段血管舒缩功能障碍、毛细血管扩张、睫状体水肿、房水产生增加、后房压力增加、虹膜膨隆，结果势必在一个具有窄房角特点的眼引起房角关闭，触发闭角型青光眼的发生。晶状体相对位置前移达一定程度，使瞳孔括约肌所在区域晶状体前表面超过虹膜根部附着点位置后，则可造成瞳孔括约肌和瞳孔开大肌向晶状体方向的分力增加，则造成后房房水从瞳孔区排向前房的阻力增加，通常将这种情况称之为相对性瞳孔阻滞。当瞳孔阻滞发生后可导致后房房水经瞳孔区向前房排出阻力增加，结果可出现以下几种情况：①后房压力增加，克服了瞳孔阻滞力，房水通过瞳孔区进入前房；②后房压力增加但不能克服瞳孔阻滞，后房压力大于前房压力，导致周边虹膜向前膨隆但周边虹膜膨隆程度还未达到引起房角关闭的程度，房角仍开放；③周边虹膜膨隆已导致房角关闭，房水从前房角排出障碍。房角关闭也可表现为多种形式：①突然全部房角关闭导致眼压急骤升高；②突然但部分房角关闭，可导致眼压中度升高或间歇性升高；③房角缓慢逐渐关闭，导致慢性房角关闭，眼压逐渐升高。晶状体特征、悬韧带松弛度以及虹膜的组织特征可能和房角关闭的形式差异有密切关系。除此之外，可能还有尚不清楚的其他因素决定着闭角型青光眼房角关闭的形式。

（二）临床表现

1. 病史

约 2/3 以上的慢性闭角型青光眼者有反复发作的病史。发作时表现为或多或少的眼部不适发作性视蒙及虹视，部分病例兼有头晕或头痛。这种发作在冬季比夏季要多见一些。情绪紧张、过度疲劳、长时间阅读或近距离工作、看电影、失眠及下象棋等因素常常导致发作。有些妇女在月经期前后或月经期显示有规律性的发病。所有患者都认为经过睡眠和充分休息可以使眼压恢复正常，自觉症状消失甚至晚期病例也有同感，但症状不能完全缓解。病程越长，睡眠对治疗的作用越小。极少数患者主诉早晨出现症状。在病程的早期，发作性眼压升高及其伴随症状间隔数月才发作 1 次。若疾病继续进行，间隔时间越来越短，发作时间越来越长。有些病例，直至几乎每晚发作，需到医院就诊。不到 1/3 的慢性闭角型青光眼患者却无任何自觉症状，也像原发性开角型青光眼那样偶尔遮盖健眼始发现患眼已失明或视力有严重障碍。对于这类患者若不详细检查虹膜角，往往误诊为原发性开角型青光眼。

2. 眼前节及眼底改变

通常在高眼压状态下眼球局部并不充血，当眼压升高时，一般角膜是透明的表现为或多或少的上皮性水肿。这种情况取决于眼压的高低。高眼压状态下通常瞳孔轻度散大，瞳孔对光反射大部分正常，少数病例迟钝。眼底检查可见早期视盘完全正常，到了发展期或者晚期，则显示程度不等的视盘陷凹及视神经萎缩。视盘的变化取决于疾病发展的阶段。

3. 眼压变化

慢性闭角型青光眼的眼压升高是发作性的。开始的发作具有明显的时间间隔，一般是在晚上发作，持续数小时，睡前达高峰，充分睡眠或休息后可缓解。随着疾病的进展，高眼压持续时间延长，几天缓解或不用药不缓解。

（三）辅助检查

1. 房角检查及评价

对于原发性闭角型青光眼的诊断最为重要的是房角的检查及评价，包括对房角宽窄程度以及房角关闭程度的检查及评价。房角的检查既可采用房角镜进行检查，也可采用眼前段超声生物显微镜进行检查。

（1）房角镜检查：作为原发性闭角型青光眼，房角检查较为理想的房角镜为四面压陷式房角镜，例如 Zeiss 四面间接房角镜。检查应包括静态检查及动态检查两项内容。静态检查，即对自然状态下的房角宽窄程度进行评价，所以检查时应将人为干扰降低到最低程度；动态检查，采用房角镜压陷手法，通过对角膜的压陷迫使房水流向欲观察的房角处，使该区虹膜膨隆程度减轻，房角可见程度增加。对房角进行动态评价，内容包括房角的深度、宽度，虹膜根部附着点位置以及房角关闭范围以及其他病理改变，例如小梁网色素等级等。为了更好地判断房角是否功能关闭,需要进行暗室环境下房角镜检查。该项检查可结合暗室试验结果进行,也可单独去暗室内进行亮光下和暗光下房角比较。在作暗光下房角检查时一般将裂隙光改为最小方块光,避免对瞳孔区的照射,引起瞳孔收缩。由于这种检查很难避免人为的干扰因素,所以不能过分依赖检查结果,而应结合暗室试验前后眼压的变化做出较为合理的判断。对于房角的分级,目前较为接受并普遍应用的系统为 Shaffer 分类系统。Spaeth 分类对房角的描述及记录则更为详细,包括房角深度宽度、周边虹膜附着位置等。

(2)超声生物显微镜:采用高频超声生物显微镜可对自然状态以及暗室状态下的房角进行非侵入性检查,并可对房角结构作整体定量描述。该技术可使房角检查中的人为干扰因素大大降低对自然状态下的房角以及周边虹膜形态进行实时图像记录,并进行定量测量,也可在室内、在弱光下进行暗室房角检查,对评价房角功能关闭以及可关闭程度提供较为可靠的手段。另外,由于该项技术能同时对睫状体及后房形态进行实时图像记录,综合房角形态分析可对房角关闭的可能机制做出分析。

2.前房形态及眼前段解剖结构定量测量

采用裂隙灯显微镜摄影测量及裂隙灯显微镜眼前段图像处理方法可对前房形态做出整体定量测量,包括前房容积、瞳孔阻滞力、周边虹膜膨隆程度、不同部位前房深度等。采用超声生物显微镜技术则可对眼前段各项解剖特征做出定性及定量测量。除上述指标外,还可对后房容积、周边虹膜厚度、睫状体位置、房角入口、虹膜根部附着点等指标做出定量测量。

(四)诊断要点

具备发生闭角型青光眼的眼部解剖特征;有反复轻度或中度眼压升高的症状或无症状;房角狭窄,高眼压状态下房角关闭;进展期或晚期可见类似原发性开角型青光眼视盘及视野损害;眼前段不存在急性高眼压造成的缺血性损害体征。

(五)鉴别诊断

1.窄角性开角型青光眼

因其中央前房变浅,房角狭窄,易误诊为慢性闭角型青光眼。高眼压下房角检查对鉴别这两种疾病非常重要。若高眼压状态下检查证实房角是关闭的,则可诊断为慢性闭角型青光眼;若高眼压状态下房角虽然狭窄但完全开放,又有典型青光眼视神经损害、视野缺损,则可诊断为窄角性开角型青光眼。另外,还可采用缩瞳试验、明暗环境下房角检查、明暗环境下超声生物显微镜检查进行鉴别。

2.继发性闭角型青光眼

对于年轻的闭角型青光眼患者,应特别注意是否有眼部其他疾病继发青光眼(如周边部葡萄膜炎、脉络膜病变、黄斑部病变等),先明确病因后再选择治疗方法。

(六)治疗

1.药物治疗

对慢性闭角型青光眼患者来说,激光或手术治疗是首选。但术前应尽量将眼压降低到正常范围,因此也需要药物治疗。所选择的药物和急性闭角型青光眼相似。

2.手术治疗

(1)周边虹膜切除或激光虹膜切开术:早期瞳孔阻滞性慢性闭角型青光眼可行周边虹膜切除术或激光周边虹膜切开术。

(2)激光周边虹膜成形术:如果已诊断为非瞳孔阻滞性或混合机制所致慢性闭角型青光

眼,可同时行激光周边虹膜切开联合虹膜成形术;如果已行周边虹膜切除或激光周边虹膜切开术,术后周边前房变化不明显,房角仍较窄,应再行氩激光周边虹膜成形术。

(3)小梁切除术。①房角关闭在 1/2~3/4,眼压在 2.67~4.03 kPa(20~30 mmHg),眼局部加用抗青光眼药物后眼压可控制在正常范围,可选择施行周边虹膜切除术,并根据前述原则联合或不联合虹膜成形术,阻止房角进行性关闭,但可能遗留一定的永久性眼压水平偏高的残余青光眼。对于残余性青光眼可长期局部使用 β 受体阻滞药或碳酸酐酶抑制药等降眼压药物控制眼压,并作长期随访。如果用药后眼压仍不能完全控制,视功能进行性损害,可考虑施行滤过性手术。②房角关闭 1/2 以上,眼压在 4.01 kPa(30 mmHg)以上,眼局部加用各类抗青光眼药物后眼压不能控制在正常范围,则可选择滤过性手术治疗。晚期慢性闭角型青光眼房角完全关闭,用药后眼压不能控制,必须施行滤过性手术。

(刘　敏)

第八节　原发性开角型青光眼

原发性开角型青光眼(primary open-angle glaucoma)是指病理性高眼压引起视神经乳头损害和视野缺损,并且眼压升高时房角开放的一种青光眼。

一、病因和发病机制

在病因研究上,其确切病因尚不清楚。目前已知一些因素与原发性开角型青光眼的发病有密切的关系,并将其称为原发性开角型青光眼的危险因素。这些危险因素如下。

(1)年龄:随年龄的增大原发性开角型青光眼的患病率也逐渐增加,40 岁以上年龄段的人群原发性开角型青光眼的患病率明显增加。

(2)种族:原发性开角型青光眼的患病率有较明显的种族差异,其中以黑色人种原发性开角型青光眼的患病率最高。

(3)家族史:原发性开角型青光眼具有遗传倾向,但对其确切的遗传方式则还未有定论,一般认为属多基因遗传。

(4)近视:近视患者尤其是高度近视患者,其原发性开角型青光眼的发病率也高于正常人群,原因可能与高度近视患者眼轴拉长使巩膜和视神经的结构发生改变,导致其对眼压的耐受性和抵抗力降低有关。

(5)皮质类固醇敏感性:原发性开角型青光眼对皮质类固醇具有高度敏感性,与正常人群对皮质类固醇试验高敏感反应的发生率 4%~6% 相比,原发性开角型青光眼患者的高敏感反应率绝对升高,近达 100%。皮质类固醇与原发性开角型青光眼的发病机制的关系尚未完全清楚,但已知皮质类固醇可影响小梁细胞的功能和细胞外基质的代谢。

(6)心血管系统的异常:原发性开角型青光眼患者中血流动力学或血液流变学异常的发生率较高,常见的疾病有糖尿病、高血压、心或脑血管卒中病史、周围血管病、高黏血症、视网膜中央静脉阻塞等,原因可能与影响视盘的血液灌注有关。

在原发性开角型青光眼的发病机制研究中,导致眼压升高的原因是房水的流出阻力增加,但造成房水流出受阻的确切部位和机制则不完全清楚。近年来通过小梁细胞的体外培养，应用生物学、生物化学、药理学、分子生物学和分子免疫学等方法，对小梁细胞的结构和功能、小梁细胞的代谢、药物对小梁细胞功能的影响、小梁细胞外基质、细胞收缩骨架、细胞膜受体、皮质类固醇的代谢等多方面进行了广泛的研究，从而使我们对原发性开角型青光眼的发病机制有了更深入的了解。目前倾向于原发性开角型青光眼是小梁细胞的形态和功能异常，导致房水流出受阻，眼压升高所造成的。其机制是：①小梁细胞的细胞外基质成分和含量的改变（黏多糖、胶原蛋白、非胶原糖蛋白、弹性蛋白、生物素等），使小梁网网眼狭窄和塌陷；②小梁细胞内的细胞收缩骨架含量和成分的异常（微丝、微管和中等纤维，其中微丝的肌动蛋白丝明显减少），使小梁细胞的收缩性降低、小梁细胞间网眼变小或僵硬，从而使房水流出受阻，眼压升高；③其他的因素，如组织纤溶系统、前列腺素、皮质类固醇的代谢异常等，也可影响房水流出系统的功能。相信随着研究手段和研究方法的不断提高和深入，原发性开角型青光眼的病因和发病机制将会被逐渐认识和掌握。

二、临床表现

原发性开角型青光眼发病隐蔽，进展极为缓慢，故不易被察觉。早期一般无任何症状。当病变发展到一定程度时，可有轻度眼胀、视力疲劳和头痛等。有些年轻患者可有明显眼压升高而出现虹视、视物模糊等症状。中心视力一般不受影响，而视野逐渐缩小。晚期当视野缩小呈管状时，则出现行动不便和夜盲等症状。有些晚期病例有虹视或视物模糊，最后视力完全丧失。

1. 眼压升高

开角型青光眼的眼压波动幅度大，眼压水平升高，大多数病人眼压为 2.93～5.33 kPa（22～40 mmHg），有些病例可明显高于此值。波动幅度增大可能比眼压升高出现更早。正常眼压在 1 d 内有波动，不能仅凭少数几次测量来确定患者的眼压状况，应测量 24 h 眼压情况，即眼压日曲线。大多数正常人早晨眼压最高，以后逐渐下降，夜间眼压最低，午夜后逐渐升高；也有早晨眼压最低而下午眼压升高者。

眼压高不仅是一个发展为开角型青光眼的危险因素，而且是最重要的单一危险因素。发展为青光眼性损害的危险程度与眼压的水平有关。

2. 视盘损害和视网膜神经纤维层萎缩

视盘的青光眼性凹陷萎缩是诊断的可靠依据，视网膜神经纤维层萎缩可直接反映青光眼所致轴索的丢失，可发生在视野缺损以前，对于鉴别哪些高眼压症者容易发展为青光眼有重要参考价值。

（1）青光眼性视盘损害：青光眼对视神经的损害主要表现为视网膜神经节细胞凋亡和节细胞发出的轴索的萎缩和丢失，在视盘上表现为视盘陷凹扩大和盘沿组织的丢失。

（2）青光眼性视网膜神经纤维层萎缩：视网膜神经节细胞节后纤维的丢失，可表现为视网膜神经纤维层萎缩，可发生在视野缺损出现前 1.5 年，最早的可发生在 5 年以前。临床表现为两种：①局限性萎缩：首先发生在颞上或颞下弓形纤维，以颞下弓形纤维先受损更为常见。在上下弓形纤维区有暗淡的裂隙或沟，常位于距视盘 2 个视盘直径以内，或发梳样外观，随病情加重逐渐发展为楔形缺损。②弥漫性萎缩：视网膜神经纤维层弥漫性变薄，颜色变暗，萎缩程度重者视网膜表面呈颗粒状，视网膜血管因缺乏神经纤维层的覆盖而裸露在视网膜表面。

三、辅助检查

1. 视野

青光眼视野缺损是原发性开角型青光眼的重要诊断依据。现扼要概述如下。

（1）早期改变：①旁中心暗点：在自动视野阈值检查中，表现为局限性视网膜光敏感度下降，常在中心视野5°～30°范围内有一个或数个比较性或绝对性旁中心暗点。其典型分布区域是在 Bjerrum 区，鼻侧分布范围较宽，颞侧范围较窄。②鼻侧阶梯：为视网膜神经纤维束损害的特征性改变，表现为1条或多条等视线在鼻侧水平子午线处上下错位，形成鼻侧水平子午线处的阶梯状视野缺损。

（2）进展期改变：当病情进展，几个旁中心暗点可以融合或与生理盲点相连，形成典型的弓形暗点。弓形暗点是典型的神经纤维束型视野缺损。

（3）晚期改变：从中期到晚期没有明显界限，晚期视野大部分丧失，仅残存5°～10°中心小岛，即管状视野。此时还可能保留1.0的中心视力，当注视点受侵犯，则视力可突然丧失。

2. 眼压

进行24 h眼压测量，即描记眼压日曲线。

四、诊断要点

诊断要点如下：①眼压≥21 mmHg。②具有青光眼视盘改变和视网膜神经纤维层缺损。③具有青光眼型视野缺损。④前房角为开角。

五、鉴别诊断

原发性开角型青光眼需与本病的主要体征相似的情况相鉴别，包括眼压升高、视盘陷凹萎缩和视野缺损。还需要与各种继发性青光眼相鉴别，例如，剥脱综合征、色素播散综合征、外伤、眼前节炎症、亚急性或慢性房角关闭、上巩膜静脉压升高、Axenfeld 和 Rieger 综合征及激素性青光眼等。通过详细病史询问和眼部检查常可加以区别。视盘陷凹是青光眼的典型体征，但并不是用于诊断的病征。前部缺血性视神经病变和视神经受压性损害也可出现视盘凹陷。有时视盘缺损或视盘小凹可被误认为扩大的视盘凹陷。一般来讲，青光眼所致凹陷较苍白区大，而视神经疾病者视盘陷凹小于苍白区。有些疾病可致弓形或神经纤维性视野缺损，例如，脉络膜视网膜疾患，包括近视性退行性变、非典型的视网膜色素变性、光感受器退行性变、动静脉分支阻塞和近视盘的脉络膜视网膜炎等；视盘损害，包括视盘的玻璃疣、小凹、缺损、视盘炎、慢性视盘水肿等；视神经损害，包括缺血性视神经病变、球后视神经炎、脑垂体瘤、脑膜瘤和视交叉处蛛网膜炎等，应加以鉴别。

六、治疗

治疗原则以降低眼压为主。主要的治疗方法有药物、激光和手术治疗。原发性开角型青光眼治疗的目的是控制疾病的发展或尽可能延缓其进展，使病人在存活期间能保持好的视力，大多数病例可通过降低眼压达到此目的。因为病人的视神经对压力的耐受力不同，因而不可能规定一种眼压水平可保持病情稳定。

1. 开始治疗的时间

当眼压很高足以导致最后失明时，均应开始治疗。不能对所有患者均选一定的眼压水平，而是根据具体患者的情况决定。主要考虑其眼压高度、视盘和视野状况,其他危险因素也应考虑,例如,年龄、近视、青光眼家族史,全身情况,例如,高血压、糖尿病、心血管疾患等,均可增加发生青光眼性损害的危险性。眼压 4 kPa(30 mmHg)而无视盘损害及视野缺损或其他危险因素时,可密切观察而不予治疗,以避免心理压力、经济负担和治疗的不良反应,应向病人讲清随访的必要性。眼压高于 30 mmHg 应开始治疗。如果有视神经损害,尤其是当眼压升高、损害进展时,则应治疗。如果眼压升高,并有视盘损害和视野缺损,则明确需要治疗。

2.阈值眼压和靶眼压

正常人的视网膜神经节细胞随着年龄的增长每只眼睛每年将丢失 5 000 个。年龄及青光眼所致视网膜神经节细胞的丢失是由于凋亡。眼压升高将增加视网膜神经节细胞的丢失率。所谓阈值眼压即指不引起视网膜神经节细胞的丢失率大于年龄所致的丢失率的眼压。但是个体间阈值眼压不同且无法确定。临床上可根据病人情况确定靶眼压。靶眼压或称目标眼压是指达到该眼压后,青光眼的病情将不会继续进展。靶眼压可根据视神经损害情况及危险因素制定。对靶眼压不能确实知道,只是推测。在达到靶眼压后还要根据视神经及视野的进一步变化及病史中其他因素不断地调整改变靶眼压。临床工作中医生常注意稳定眼压而忽略一过性峰值眼压,而这种一过性高眼压可损害视网膜神经节细胞。增加房水排出的药物优于减少房水生成的药物。

3.眼压控制的参考指标

作为一般规律,视神经损害和视野缺损愈严重,为避免视功能进一步丢失,应将眼压降得愈低。当视盘和视野已严重受损,尤其是注视区受到威胁时,需要强有力的治疗使眼压降得很低。可对每一个患者制定理想的、可接受的及边缘的眼压水平比较困难。如果所制订的眼压水平正确,而且眼压可降至理想或可接受的水平,则有可能避免青光眼性损害进展。例如,视盘正常,未查出视野缺损,则理想的眼压为 2.8 kPa(21 mmHg)以下,可接受眼压为 3.47 kPa(26 mmHg)左右,4 kPa(30 mmHg)为边缘眼压,后者常需开始或增加治疗。当一个患者的视盘完全凹陷苍白,视野缺损侵及注视区,理想眼压为 1.07 kPa(8 mmHg),在此眼压水平,视功能进一步丢失的危险性很小;可接受的眼压可能是 1.6 kPa(12 mmHg),损害进展的危险也很低;边缘眼压为 2.13 kPa(16 mmHg),损害加重的危险将明显升高,需加强治疗甚至需要手术。这样规定的眼压水平是根据临床经验确定的,目前尚无方法确定多高的眼压对某一具体视神经可阻止其损害的发生或进展。

由于个体视神经对眼压耐受不同,故不易确定合适的眼压水平,但可以采用密切观察视盘和视野损害程度的方法确定。为便于临床工作,可参考以下原则:①轻度视盘和视野损害者,眼压应低于 2.67 kPa(20 mmHg);②进展期病例,眼压应低于 2.4 kPa(18 mmHg);③明显视盘和视野损害者,眼压应降至 2 kPa(15 mmHg)以下,有的需降至 1.33 kPa(10 mmHg)以下。如果用药物治疗可以容易地达到理想眼压,且仅有极少不良反应,则治疗效果是满意的。常是只达到可接受的眼压水平,而要追求理想眼压常会发生很多不良反应。确定理想眼压也可参考治疗前后眼压状况,如果眼压在 5.33 kPa(40 mmHg)发生了中等度视神经损害,则将眼压降低至 2.67 kPa(20 mmHg)的低值是可接受的。如果在治疗前眼压为 2.67 kPa(20 mmHg)以上发生了类似的视神经损害,则眼压降至 1.33 kPa(10 mmHg)才可能是恰当的。如果患者的预期寿命不长,而且青光眼性视神经损害在其有生之年不会有明显进展,则可不必开始或加强其治疗。

4.药物治疗

可供选择的药物有:局部应用β肾上腺素能神经阻滞药、肾上腺素能药物、前列腺素类药物、缩瞳剂、局部碳酸酐酶抑制剂及全身应用碳酸酐酶抑制剂,高渗剂对于暂时控制急性高眼压有效,不用于慢性高眼压的长期治疗。

(1)常用的抗青光眼药物。①β肾上腺素受体阻滞药:通过抑制房水生成从而降低眼压来治疗青光眼和高眼压症。目前常用的该类药物眼液有:噻吗洛尔、倍他洛尔、左布诺洛尔及卡替洛尔。初步的研究证明,倍他洛尔在降低视野平均缺损和增加平均敏感度方面优于噻吗洛尔,差异有显著性。该类药物在初用时,眼压控制良好,但在持续使用一段时间(约数周至数月)后,降压效果会减弱或消失,这种现象临床上称"长期漂移"现象(或称脱逸现象),定期随诊和必要调整很重要。②肾上腺素受体激动药:α_2受体激动药溴莫尼定是具有高度选择性的α_2肾上腺素受体激动药,降眼压机制是抑制房水的生成和增加葡萄膜巩膜外流,滴后4 h产生最大降眼压效果。③前列腺素:前列腺素对人眼具有较好的降眼压效果,局部滴用基本无全身不良反应。代表药物为:拉坦前列素,它的降眼压机制在于通过使睫状肌松弛、肌束间隙加大及改变睫状肌细胞外基质来增加葡萄膜外流,而不影响房水生成,对眼前段组织的营养有一定益处。④碳酸酐酶抑制剂:布林佐胺滴眼液是一种局部应用碳酸酐酶抑制剂,是磺胺药,虽然是眼部滴用,但仍能被全身吸收。因此磺胺药的不良反应在眼部滴用时仍然可能出现。如果出现严重的药物反应或者过敏,应立即停用眼药。其使用剂量是滴入1滴,每天两次。有些患者每天三次时效果更佳。

(2)注意事项:青光眼患者的药物治疗是一个长期过程,应以最小的剂量、最小的不良反应,达到最大的治疗效果。当调整药物后仍不能控制病情进展者,应及时改作 ALT 或作滤过性手术。

5.手术治疗

对于药物不能控制的青光眼,可选择行滤过性手术。手术方式以小梁切除术为主。

(刘 敏)

第九节 继发性青光眼

继发性青光眼是以眼压升高为特征的一种眼部病理状况,原因是某些眼部其他疾病、全身疾病或某些药物的应用,干扰了正常的房水循环,或阻碍了房水外流,或增加房水生成。继发性青光眼也可分为开角型和闭角型,但有些病例在病变过程中可以转变或两种机制共存。继发性青光眼的诊断和治疗,要同时考虑眼压和原发病变。

一、虹膜睫状体炎继发性青光眼

眼前段葡萄膜炎(虹膜睫状体炎)可导致严重的急、慢性青光眼发生,其眼压升高可继发于活动性炎症、炎症后遗症或过量的糖皮质激素治疗。急、慢性葡萄膜炎产生继发性青光眼的病理机制有多种。炎性细胞、纤维素、血清白蛋白及受损的组织细胞碎片等阻塞小梁网,炎性介质和毒性物质对小梁细胞损害等可导致开角型青光眼;周边虹膜前粘连,或瞳孔后粘连(瞳孔闭锁或瞳孔膜闭），阻断前后房的房水交通，可引起闭角型青光眼。此外，长期局部或全身使用糖皮质激素也可能引起糖皮质激素性青光眼。本病在临床上还有一些特殊类型，如青光眼睫状体炎综合征、虹膜异色性睫状体炎等。

（一)诊断要点

急性虹膜睫状体炎伴发青光眼时，前房的炎性渗出物多较浓厚，原有的急性炎症表现往往将继发性青光眼的症状和体征掩盖起来，或混杂在一起，易被忽略。如果角膜上皮出现水肿现象，应该做眼压测量。慢性或陈旧性虹膜睫状体炎所引起的继发性青光眼，如果有完全的瞳孔后粘连和虹膜膨隆现象，多不难识别。但如果不伴虹膜膨隆体征，应做细致的前房角检查，多可见到广泛的周边虹膜前粘连。慢性葡萄膜炎发生青光眼的可能性要比急性葡萄膜炎（<3 个月病程）至少高出 1 倍以上。

（二)治疗原则

对急性虹膜睫状体炎合并高眼压时，以控制急性炎症为主，充分扩瞳和足量的糖皮质激素应用，配合降眼压药治疗。慢性虹膜睫状体炎尤其需要系统、正规的抗感染治疗，同时注意继发性青光眼的随访。如果是早期的虹膜膨隆，及时做周边虹膜切除（切开）术可解除，陈旧性虹膜睫状体炎合并青光眼时，大多需施行眼外引流手术加用适量的抗代谢药，手术前后均应给予适量的皮质类固醇治疗减轻炎症反应。

（三)预防和预后

药物治疗或手术治疗可减轻炎症和降低升高的眼压，但不能消除葡萄膜炎的病因。因此，眼科医师在治疗此类青光眼时要考虑到其病因和治疗方式，应尽量减少房水流出结构的永久性改变，并防止青光眼对视神经的损伤。

二、眼球钝挫伤继发性青光眼

眼球钝挫伤可伴发眼压升高，这种继发性青光眼可在损伤后立即发生，也可迟至数月、数年才表现出，眼压的升高可是轻度的，也可是显著的；可以是暂时性的，也可以是持续性的。常见的有以下几种情况。

（一)眼内出血

钝挫伤伴发的眼内出血最常见的是前房出血，其次是玻璃体出血。前房积血引起眼压升高的直接原因是红细胞等血液成分机械性阻塞小梁网；玻璃体出血引起眼压升高的主要原因是红细胞变性形成血影细胞，不能通过小梁网，阻碍了房水外流，引起眼压升高。此外，含血红蛋白的巨噬细胞和红细胞碎片阻塞小梁网，或小梁细胞过多吞噬红细胞、血红蛋白后发生暂时功能障碍，或血红蛋白中的铁离子释出，过多的铁离子可造成小梁网组织的铁锈症，使小梁组织变性而失去房水引流作用，均可引起眼压升高。

1.诊断要点

(1)血影细胞性青光眼：多见于玻璃体出血后约 2 周，变性的红细胞通过破损的玻璃体前界面进入前房，前房内有许多小的土黄色的血影细胞在慢慢地循环，后期可沉积如同前房积脓，房角开放。

(2)溶血性青光眼：为大量眼内出血后数日至数周内发生的青光眼。前房内见红棕色的血细胞，房角检查见红棕色色素，房水细胞学检查含有棕色色素的巨噬细胞。

(3)含铁血黄素性青光眼：少见，发生在长期眼内出血眼，一旦发生这种青光眼，一般也可见到其他眼部组织存在的程度不同的铁锈症。

2. 治疗原则

前房积血继发性青光眼的处理主要是通过限制活动以减少再出血,药物治疗促进积血吸收以及降眼压治疗。伴全前房积血,可行前房穿刺放血冲洗。如果眼压仍不能被控制,则应施行滤过性手术。多数血影细胞性青光眼可通过前房冲洗手术解除,如果存在玻璃体积血,则需行玻璃体切割术。溶血性青光眼的高眼压多为自限性,主要用药物控制眼压和伴发的炎症,待小梁内皮细胞功能恢复后可逐渐清除这些阻塞物,使青光眼缓解。对于顽固性的病例,需手术前房冲洗以及滤过性手术降眼压。含铁血黄素性青光眼的小梁网功能已失代偿,需行滤过性手术治疗。

(二)房角后退

房角后退是外力导致睫状体环形肌与纵行肌之间的撕裂。眼压升高在钝挫伤后早期发生的原因是小梁组织水肿、炎症和组织细胞碎片阻塞等;伤后晚期数年到十数年发生者多认为是小梁组织损伤后瘢痕修复阻碍了房水外流所致。

1. 诊断要点

多见于房角后退范围≥180°的患眼。房角镜检查可见程度不同、宽窄不一的房角后退。

2. 治疗原则

通常较难用药物控制,激光小梁成形术的效果也欠佳,选择滤过性手术治疗,常需加用抗代谢药。

(三)其他

钝挫性眼外伤也可造成晶状体和玻璃体解剖位置异常,或葡萄膜炎症等引起继发性青光眼。往往是多种因素共同作用所致,应注意分析观察,抓住主要的病因,施行治疗时有所侧重,但又要全面。

三、青光眼睫状体炎综合征

青光眼睫状体炎综合征又称 Posner-Schlossman 综合征,是前部葡萄膜炎伴青光眼的一种特殊形式,以非肉芽肿性睫状体炎伴明显眼压升高为特征。发生机制尚不明,可能与劳累,尤其是脑力疲劳和精神压力大有关,有病毒感染、自身免疫异常等学说。发作期内房水中前列腺素,尤其是前列腺素 E 的浓度较高,间歇期时又恢复正常水平,认为是前列腺素介导的炎症反应。

(一)诊断要点

临床上见到不明原因的单眼发作性视物模糊伴眼压升高,起病甚急而前房又不浅时,应考虑青光眼睫状体炎综合征的可能。临床以青壮年患者为多,脑力劳动者为多,炎症表现轻微,局部充血很轻,眼压升高达 5.33~8 kPa(40~60 mmHg),房水闪辉轻微,一般在发作 3 d 内出现 KP,多为粗大的羊脂状 KP,通常 1~10 颗,大多沉积在角膜下方 1/3 区域。房角开放,从不发生瞳孔后粘连。炎症发作和眼压升高可持续 1~3 周,能自行缓解。如果持续眼压升高难以用药物控制,则青光眼的性质就发生了改变。

(二)治疗原则

青光眼睫状体炎综合征是一种自限性疾病。给予表面滴用糖皮质激素有利于控制炎症,但有升高眼压的可能,非甾体消炎药能阻断前列腺素 E 的合成并避免该并发症。高眼压时可用降眼压药物治疗。部分反复发作的病例可加用抗病毒或干扰素滴眼液治疗以控制可能的病毒感染,这些反复难以控制的病例可呈开角型青光眼的表现,视神经乳头出现凹陷性萎缩和视野损害时,应考虑施行眼外引流术治疗。

(三)预防和预后

与其他虹膜睫状体炎继发青光眼相似,本病药物或手术治疗仅能减轻炎症反应、控制眼压,但并不能防止其复发,应当严密追踪随访。

四、晶状体源性青光眼

与晶状体有关的青光眼包括晶状体自身物质诱导的青光眼(主要是开角型)和晶状体形态或位置异常所致的青光眼(主要是闭角型)。

(一)晶状体溶解性青光眼

本病为过熟或成熟的白内障中高分子量的可溶性晶状体蛋白自薄弱的晶状体囊膜大量溢出,以及巨噬细胞阻塞了小梁网房水外流通道所致的继发性开角型青光眼。

1.诊断要点

临床表现为急性眼压升高,类似急性闭角型青光眼发作,眼红、痛,角膜水肿,视力变化往往因原先的完全性白内障而不明显。前房房水明显闪辉,中等量的较大透明细胞,常见有小颗粒物在房水内循环,房水中有呈彩虹样或明显折射的胆固醇结晶颗粒。晶状体完全混浊,皮质液化,核飘浮,囊膜上有软性白色斑点。房角呈开角。

2.治疗原则

常难以用药物治疗控制,需摘除白内障。术前尽量用药物控制高眼压以及应用糖皮质激素减轻炎症反应。根据不同状况可选择白内障囊内摘除术、囊外摘除术及人工晶状体植入术。一般在白内障手术后青光眼可得到缓解和控制而不需施行抗青光眼手术。

(二)晶状体皮质残留性青光眼

大多数见于白内障手术后,由残留的晶状体皮质、囊膜碎片等阻塞房水外流通道所致。这种青光眼主要是由可以在房水中自由移动的颗粒状、碎屑状晶状体残留物质逐步阻塞小梁网引起,又称晶状体颗粒性青光眼。后发性膜性白内障 Nd:YAG 激光切开术后的眼压升高可能与晶状体囊膜碎片特别细小、易于完全填充阻塞小梁网间隙等相关。

1.诊断要点

常在白内障术后数日至数周发病。临床表现为房水中有白色晶状体皮质和/或透明、半透明的囊膜碎片循环,也可沉积在角膜内皮上,房水闪辉严重,细胞游动(巨噬细胞和白细胞)明显,严重的可伴前房积脓。房角开放,可见上述物质,炎症反应明显时有周边虹膜前粘连。

2.治疗原则

对高眼压的处理首先是应用降眼压药,同时给予睫状肌麻痹剂和皮质类固醇抗炎治疗。如果药物治疗不能很快控制,或存在多量的晶状体残留物质,则应及时手术灌注冲洗出,一般能较快控制高眼压而无需施行抗青光眼手术。

(三)晶状体过敏性青光眼

晶状体过敏性青光眼为晶状体损伤后对晶状体物质(蛋白)产生过敏性反应所致。可见于白内障手术(囊外或乳化术)后,晶状体外伤性或自发性囊膜破裂,成熟或过熟的白内障晶状体蛋白漏出等状况。

目前认为晶状体过敏性反应是一种免疫复合性疾病，组织病理上典型的带状、肉芽肿性炎症反应为其特征。这种青光眼的发生有多种机制：炎症反应累及小梁网；虹膜周边前粘连和瞳孔后粘连；晶状体颗粒性物质、晶状体蛋白阻塞小梁网等。

1.诊断要点

临床表现多样化，炎症反应可在数小时内或数日内发生，也可迟至数月，葡萄膜炎可以轻微，也可非常剧烈，大量前房积脓，前房内可见晶状体碎片。诊断性前房穿刺液可见到泡沫状的巨噬细胞，也可施行诊断性玻璃体晶状体切割术。

主要与下列病理状况鉴别，包括手术中带入眼内的或与人工晶状体相关的异物毒性反应，由低毒的细菌或真菌所致的感染性眼内炎，晶状体溶解性青光眼，交感性眼炎，伴存的葡萄膜炎加剧等。

2.治疗原则

通常对皮质类固醇治疗（局部或全身）的反应较差，需要手术清除残余的晶状体，以经睫状体扁平部玻璃体晶状体切割术为最佳。要彻底清除所有晶状体残余物包括囊膜，如果有人工晶状体也需取出。青光眼的处理依据正确诊断以及分不同原因针对治疗。

（四）晶状体位置异常所致青光眼

晶状体位置变化是指原本位于后房的晶状体偏离了中心位置，在临床上表现为晶状体半脱位或全脱位。临床常见晶状体脱位的原因有：外伤性、遗传性和自发性，其中外伤性晶状体脱位最为常见。晶状体脱位所致青光眼的发病机制较为复杂。晶状体脱位后，造成后房到前房的房水通道机械性阻塞；脱位的晶状体还可以对睫状体产生摩擦刺激，促使房水生成增多；脱入前房的晶状体可以直接接触、堵塞部分房角，位于前房的晶状体后囊与瞳孔紧密接触，发生瞳孔阻滞；晶状体向后脱位进入玻璃体腔，玻璃体疝入前房，堵塞小梁网。

1.诊断要点

外伤性晶状体脱位包括钝挫伤和手术伤。遗传性晶状体脱位的常见病因包括：马方综合征（Marfan'ssyndrome）、高胱氨酸尿症（homocystinuria）、Weill-Marchesani综合征等。自发性晶状体脱位可能与某些眼病有密切关系，如高度近视、先天性青光眼、剥脱综合征等。

眼压升高合并明显的晶状体脱位征象时，一般可明确诊断。但脱位范围较小时，应仔细行裂隙灯、房角镜及眼底检查，并与对侧眼进行对比。超声生物显微镜（UBM）对于诊断晶状体脱位有一定帮助。

2.治疗原则

应根据不同情况做不同的处理。

（1）晶状体脱位入前房，药物治疗一般无效，应尽快手术摘除晶状体。

（2）晶状体完全脱位进入玻璃体腔时，如果不发生任何不良反应可进行观察。如果合并眼压升高或引起炎症反应，则需要尽早摘出晶状体。

（3）晶状体半脱位伴有眼压升高时，其发病机制多为闭角型青光眼，可先保守治疗，此时应慎用缩瞳剂。存在明显瞳孔阻滞时可行激光虹膜周边切开术，如果不成功，应考虑摘出晶状体。

（五）晶状体形态异常所致青光眼

临床常见的晶状体形态异常导致青光眼的疾病有：皮质性白内障"膨胀期"、球形晶状体、视网膜色素变性等。此类疾病多导致闭角型青光眼。

1.诊断要点

皮质性白内障的病程中随着晶状体混浊加重,因渗透压的改变导致皮质吸水膨胀,晶状体体积增大,推挤虹膜前移,可使前房变浅,房角关闭。临床表现类似急性闭角型青光眼大发作,裂隙灯检查可以发现灰白色混浊膨胀的晶状体。

球形晶状体,又名小晶状体,多为双侧性。晶状体呈球形,直径小,但前后径较长。散大瞳孔可以看到晶状体赤道部和悬韧带。由于晶状体悬韧带松弛,晶状体易前移,可以导致瞳孔阻滞而发生闭角型青光眼。本病还经常发生晶状体半脱位或全脱位,阻塞房水流出道导致青光眼发作。

视网膜色素变性患者发生青光眼的概率比普通人群高 2 倍,多伴发闭角型青光眼。本病患者晶状体悬韧带多松弛,晶状体前移导致闭角型青光眼发生。

2.治疗原则

由晶状体形态异常所致青光眼一般需通过手术将异常晶状体摘出,根据房角粘连关闭的程度决定行单独白内障手术或青光眼白内障联合手术。

五、新生血管性青光眼

本病是一组以虹膜和房角新生血管为特征的难治性青光眼,曾有出血性青光眼、血栓性青光眼、红变性青光眼等名称。原发疾病达 40 余种,几乎都是广泛累及眼后节的缺血缺氧性病变。主要有视网膜中央静脉阻塞、糖尿病视网膜病变及其他疾病,各约占 1/3。与血管形成有关的因子众多。新生血管性青光眼的纤维血管膜由增生的肌纤维母细胞(成纤维细胞平滑肌分化)和新生血管内皮细胞组成。膜的纤维部分透明,平滑肌成分可收缩;血管内皮薄壁,易于漏出荧光素和其他物质是其特征。

(一)诊断要点

共同的临床特征有眼痛,畏光,视力常为指数～手动,眼压可达 8 kPa(60 mmHg)以上,中到重度充血,常伴角膜水肿,虹膜新生血管最初可见于瞳孔缘或房角,晚期可以完全遮盖整个虹膜表面;最终纤维血管膜收缩,形成瞳孔领色素外翻,房角形成程度不同的周边前粘连。

缺血型视网膜中央静脉阻塞中有 18%～60% 发生新生血管性青光眼,多在静脉阻塞后 2～3 个月时发现,80% 的病例在 6 个月内发生。增生型糖尿病视网膜病变中约 22% 发生新生血管性青光眼,白内障手术、玻璃体视网膜手术后更易发生新生血管性青光眼。

(二)治疗原则

发生虹膜新生血管化时,可采用全视网膜激光光凝术或全视网膜冷凝术,近年来有血管内皮细胞生长因子(vascular endothelial growth factor,VEGF)抗体类药物眼内注射治疗,可很快使新生血管消退,但容易反复,主要原因是产生 VEGF 的原发病因没有解除。还可用 1% 阿托品滴眼液和皮质类固醇滴眼液减少炎症反应。当发生新生血管性青光眼时,加用降眼压药治疗,手术需行滤过性手术加抗代谢药,青光眼减压阀手术疗效相对比较好,局部使用干扰素有助于虹膜新生血管的消退。

对于眼压不能控制且已无有用视力的终末期或绝对期新生血管性青光眼,减缓眼痛等症状为主要治疗目的,有泡性角膜病变时可选戴软性角膜接触镜治疗。手术方面可选用睫状体破坏性手术,如睫状体冷凝、热凝、光凝等,对不能或不愿接受这些手术的患者可行球后酒精注射解痛,最终可行眼球摘除术。

（三）预防和预后

目前，关于新生血管性青光眼的病理生理学原理虽然已经有所了解，但治疗能力却相对落后。总体来说，本病属于难治性青光眼的一类，通过治疗良好控制眼压的难度较大。再加上大多数患者同时患有缺血性眼后段病变，因此患者的视力预后往往较差。预防本病的发生可能比治疗更有意义，应积极治疗引起视网膜或眼部缺血的原发性病变，以防止病变进展到新生血管性青光眼。

六、白内障手术后继发性青光眼

在常规白内障手术后，多种原因可以导致眼内压升高，尤其在术中有并发症的白内障手术后更为常见。青光眼可以出现在白内障手术后任何时期，发病机制可以有一种或多种机制共同引起。所引起的青光眼，按照房角状态可分为：开角型青光眼和闭角型青光眼。开角型青光眼按发生时间的早晚可分为：术后早期（术后1周内）、术后中期（1周以后）和晚期（术后2个月后）；闭角型青光眼依照致病机理分为瞳孔阻滞型和非瞳孔阻滞型。

（一）诊断要点

1.开角型青光眼

（1）术后早期。①前房积血或碎屑：血液或其他物质（如色素、炎症物质、残留的晶状体皮质或囊膜等）堵塞小梁网。②黏弹剂：因术中残留于前房中的黏弹剂阻塞小梁网。③炎症反应：因术中损伤小梁网，小梁网水肿；术后血房水屏障破坏，浆液样房水形成等都可以导致眼内压升高。

（2）术后中期。①前房内玻璃体：术前就存在晶状体悬韧带断裂或手术操作引起悬韧带断裂，术中晶状体后囊破裂以及单纯行晶状体摘出而未放置人工晶状体的无晶状体眼，术后前房内常可出现玻璃体。②炎症：术后炎症可引起持续性眼内压升高。③晶状体颗粒性青光眼。④糖皮质激素性青光眼：术后数周出现眼内压升高应警惕糖皮质激素性青光眼。⑤血影细胞性青光眼：因玻璃体出血及玻璃体前界膜损伤，退行性变性的红细胞进入前房阻塞小梁网。

（3）晚期。①血影细胞性青光眼：术后中期、晚期均可出现。②Nd：YAG激光晶状体囊膜切开术后：表现同"晶状体颗粒性青光眼"。③前房内玻璃体：术后中期、晚期均可导致眼压升高。④色素性青光眼：某些患眼植入了虹膜夹持型或后房型人工晶状体，虹膜与人工晶状体间长期摩擦，易出现色素播散。

2.闭角型青光眼

（1）瞳孔阻滞型。①人工晶状体：不同设计的人工晶状体可引起瞳孔阻滞，尤其是前房型人工晶状体。②瞳孔后粘连：术后持续的炎症反应可引起瞳孔缘广泛后粘连，可以与人工晶状体、晶状体囊膜或玻璃体前界膜产生粘连，导致瞳孔阻滞。

（2）非瞳孔阻滞型。①炎症/前房出血：严重的术后炎症、出血或者二者同时存在，可引起进行性虹膜周边前粘连，导致房角关闭。②睫状环阻塞性青光眼：又称为恶性青光眼、房水迷流性青光眼等。睫状体可以与人工晶状体、晶状体囊袋或玻璃体前界膜之间形成阻滞，导致房水逆流入玻璃体。临床表现为普遍性浅前房合并眼压升高。如果患者没有做过周边虹膜切开，容易与瞳孔阻滞相混淆。UBM检查有助于本病的诊断。③新生血管性青光眼：原先患有糖尿病视网膜病变、视网膜中央静脉阻塞或颈动脉阻塞性疾病的患者在白内障术后，尤其是术中晶状体后囊破裂的患者，出现新生血管性青光眼的概率较大。④囊袋阻滞综合征：是一种与连续环形撕囊有关的特殊并发症。撕囊直径小于人工晶状体光学直径，人工晶状体阻塞前囊膜开口或与囊膜形成粘连，形成闭合的囊袋，致使液体在囊袋中积聚使囊袋膨大，推挤周边虹膜导致房角关闭。

（二）治疗原则

由于白内障术后导致青光眼的机制多种多样，在治疗时最重要的是判断引起青光眼的机制。针对不同的机制选择药物（糖皮质激素、降眼压药物、睫状肌麻痹剂等）、激光（激光虹膜切开术、氩激光虹膜周边成形术、激光囊膜切开术等）或手术（滤过性手术、青光眼引流物植入术、玻璃体切割术和睫状体破坏性手术等）等手段进行治疗。

（三）预防和预后

近年来随着白内障手术技术及设备的革新，术后青光眼的发生率显著降低。但对于一些原先就存在基础性疾病的患者，如外伤、缺血性视网膜病变、青光眼等，术后发生青光眼的概率显著高于正常人，应在临床工作中给予足够的重视，及时发现问题并进行有效治疗。

七、玻璃体视网膜手术后继发性青光眼

玻璃体视网膜手术后发生青光眼并不少见。患者本来就患有多种内眼疾病，手术操作复杂、时间长，对眼内组织结构、内环境的扰动剧烈，术中使用的重水、气体或硅油等填充物，术后患者常需保持俯卧体位等多种因素都可能干扰正常房水产生、流出途径，引起眼压升高导致青光眼。玻璃体视网膜手术后导致眼压升高的因素很多，许多患者患病是多种因素共同作用的结果，在临床工作中需要仔细分辨，针对不同致病因素给予相应处理。

（一）诊断要点

玻璃体视网膜手术后引起眼压升高的因素非常复杂，几乎包括了所有常见继发性青光眼的致病原因，以下将针对该手术后常见导致眼压升高的因素做简述。

1. 导致开角型青光眼的因素

（1）前房积血、玻璃体、晶状体碎屑或黏弹剂堵塞小梁网。

（2）前房炎症反应导致小梁网水肿。

（3）糖皮质激素性青光眼。

（4）Schwartz综合征，来自视网膜裂孔或锯齿缘解离处的光感受器外节阻塞了小梁网。

2. 导致闭角型青光眼的因素

（1）术后炎症反应引起周边虹膜前粘连。

（2）术后持续炎症反应引起瞳孔缘广泛后粘连，可以与人工晶状体、晶状体囊膜或玻璃体前界膜产生粘连，导致瞳孔阻滞。

（3）脉络膜水肿或脉络膜脱离引起浅前房，导致房角关闭。

（4）睫状环阻塞性青光眼（恶性青光眼）：睫状环可以与晶状体、人工晶状体、玻璃体前界膜、硅油界面等形成阻滞，房水迷流入玻璃体腔。

（5）新生血管性青光眼：各种缺血性眼后段病变因全视网膜光凝或冷凝不足，产生的新生血管因子进入前房导致虹膜、房角新生血管，无晶状体眼、人工晶状体眼后囊破裂或晶状体悬韧带部分断裂的患眼更容易发生。

（6）患者术后不适、长期保持俯卧体位，如果患者本身具有短眼轴、浅前房的眼部解剖特征，玻璃体手术的对侧眼可能发生急性闭角型青光眼急性发作，应予以重视。

3.眼内填充物质所导致的眼压升高

(1)术中眼内灌注压过高,压迫视神经。

(2)眼内注入气体或注入硅油量过多。

(3)膨胀性气体(如 SF6、C3Fs)稀释比例不当造成术后气体过度膨胀。

(4)硅油进入前房直接堵塞小梁网(如无晶状体眼下方虹膜周切孔过小或闭合)。

(5)硅油或气体形成瞳孔阻滞。

(6)患者术后采取仰卧位,气体或硅油推挤虹膜向前形成房角关闭。

(7)晚期乳化硅油堵塞小梁网。

4.眼外因素导致眼内压升高

(1)球后或球旁麻醉所导致的眼眶出血。

(2)巩膜外加压条带过宽、过大,压迫涡静脉,引起葡萄膜充血、晶状体-虹膜隔前移及房角关闭。

(3)环扎带过紧。

(二)治疗原则

由于玻璃体视网膜手术后继发性青光眼的致病机理复杂,需要根据不同原因选择合理的治疗方法。

(三)预防和预后

玻璃体视网膜手术后患者眼部常充血、不适、疼痛、视力较差,此时很容易掩盖患者眼压升高的症状及体征。手术后应特别留意患者眼压变化情况,给予及时诊断及治疗,保留患者视功能。

八、角膜炎及角膜移植术后继发性青光眼

在临床上角膜炎常合并继发性青光眼,穿透性角膜移植术后发生高眼压或青光眼的概率为 $11\%\sim50\%$。青光眼是角膜炎或角膜移植术后视力不可逆下降的首要原因,同时也是角膜移植失败的一个非常重要的原因。患者既往患有青光眼及无晶状体眼是角膜移植术后发生青光眼的高危因素。从手术术式来说,穿透性角膜移植较板层角膜移植更容易发生青光眼。

(一)诊断要点

1.角膜炎继发性青光眼

(1)感染性角膜炎:在任何严重的角膜感染中都可能发生眼内压升高。病原体侵犯角膜实质所产生的毒素,合并葡萄膜炎导致房水内前列腺素释放、浆液性房水产生,角膜缘组织的水肿,前房内的炎性渗出等都可以影响小梁网房水外流功能,造成眼压升高。若角膜溃疡穿孔,可引起虹膜前粘连于角膜穿孔处,使前房部分或全部变浅,房角随之发生部分或全部粘连,眼压升高。

(2)角膜基质炎:角膜基质炎一般伴有较强的局部免疫反应。在炎症早期,小梁网水肿、炎症渗出物质等引起继发性开角型青光眼。随着炎症反应的迁延,周边虹膜前粘连,房角关闭,引起继发性闭角型青光眼。

(3)角膜化学伤:一旦化学物质穿透角膜就会发生强烈的眼内炎症反应,葡萄膜炎的小梁网损伤可导致继发性开角型青光眼或闭角型青光眼。如果睫状体损伤严重,一些患者晚期会表现为低眼压。

2.角膜移植术后继发性青光眼

角膜移植术后常见的青光眼类型为：闭角型青光眼、糖皮质激素性青光眼、开角型青光眼、房角后退性青光眼、睫状环阻塞性青光眼等。其中周边虹膜前粘连所致的慢性闭角型青光眼最为常见。角膜移植术后发生开角型青光眼的原因尚不明确，可能的原因有：术后房角组织张力改变引起小梁网塌陷、术后炎症、短暂的虹膜小梁网接触所导致的小梁网功能下降、长期糖皮质激素使用等。

（二）治疗原则

由炎症反应所致的青光眼经积极抗感染治疗后大部分患者眼压可以恢复正常。一旦发生了闭角型青光眼就需要接受手术治疗，可选择的术式包括小梁切除术、Ex-PRES S 植入术、减压阀植入术以及睫状体破坏手术等。

（三）预防和预后

需要注意的是，常规眼内压测量工具都是通过角膜来进行测量，角膜炎或角膜移植术后患者的角膜水肿、形态改变等都可能影响眼内压的精确测量，临床工作中需要细心分辨。

九、虹膜角膜内皮综合征

虹膜角膜内皮综合征（iridocorneal endothelial syndrome，ICE 综合征）是一组伴有继发性青光眼的疾病，包括 Chandler 综合征、原发性虹膜萎缩或进行性虹膜萎缩和 Cogan-Reese 虹膜痣综合征。共同的特点是角膜内皮细胞的特征性异常，导致不同程度角膜水肿，前房角进行性粘连关闭伴青光眼，以及一系列虹膜改变。ICE 综合征的确切病因不明，多认为可能是获得性的炎症或病毒感染所致。其组织病理显示角膜内皮细胞异常是最根本的改变，房角内见到一层细胞样膜，延续到虹膜前表面。

（一）诊断要点

本病临床特征是中青年女性多见，最常见的主诉是虹膜异常、瞳孔形状和位置异常、视力减退和眼痛。ICE 综合征临床上大多数为单眼性表现，对侧眼通常有亚临床的角膜内皮异常。病程早期，晨起时视力模糊，过 1～2 h 改善，主要是角膜缺氧水肿的缘故。前房角见周边虹膜前粘连，常延伸至或超过 Schwalbe 线。虹膜则表现为不同程度的萎缩，伴瞳孔移位和色素外翻，并形成虹膜裂洞。后期发生青光眼，约见于一半的 ICE 综合征患眼，原发性虹膜萎缩和 Cogan-Reese 虹膜痣综合征伴发的青光眼程度较重。

ICE 综合征中各自的特征是：Chandler 综合征的角膜水肿发生早且重，而虹膜改变轻微或缺乏；原发性虹膜萎缩以虹膜异常为主，有明显的瞳孔移位、虹膜萎缩和裂洞形成，常进行性发展；Cogan-Reese 虹膜痣综合征以虹膜结节或较弥漫、平坦的虹膜痣为主，伴不同程度的虹膜萎缩和角膜水肿。在整个 ICE 综合征中，Chandler 综合征最多见，约占 1/2，原发性虹膜萎缩和 Cogan-Reese 虹膜痣综合征约各占 1/4。

（二）治疗原则

伴发青光眼的早期，可用药物控制，主要是抑制房水形成。如果药物不能控制，则需滤过性手术治疗，但往往容易产生滤过通道瘢痕，导致失败，青光眼减压阀手术疗效相对比较好。角膜水肿的治疗可应用高渗盐水滴眼，或戴软性角膜接触镜，最终需施行角膜移植手术。

（三）预防和预后

本病确切病因尚不明确，因此无有效预防手段。前房角内皮化和虹膜周边前粘连是眼压升高继发性青光眼的原因。多数患者需要手术治疗,滤过手术降眼压的成功率低于原发性青光眼患者。

十、糖皮质激素性青光眼

糖皮质激素性青光眼(corticosteroid-induced glaucoma)是糖皮质激素诱导的一种开角型青光眼,通常与眼局部表面滴用糖皮质激素制剂有关,也可见于全身应用糖皮质激素药物者。常见的病因主要是医源性的用药治疗,其途径有眼局部表面给药,眼周组织内、眼内注射给药和全身性应用(口服、肌内注射、吸入、静脉滴注及皮肤用药等),其中以眼表给药以及眼内注射最多。

糖皮质激素诱导的高眼压反应有易感人群:原发性开角型青光眼及其一级亲属,高度近视,糖尿病,结缔组织病尤其是类风湿关节炎等。病理生理学研究表明其眼压升高是小梁细胞功能和细胞外基质改变、房水外流通道阻力增加之故。

(一)诊断要点

多数易感者常在局部滴用糖皮质激素眼液后 2～6 周表现出眼压升高,大部分病例的眼压都是逐步上升的,临床表现过程类似于原发性开角型青光眼。其发生时间及程度与所用药物的剂量、用法、给药途径、用药时间长短以及药物导致眼压升高的潜在可能性等相关,也与个体反应、存在的其他眼病和全身性疾病有关。临床上这种青光眼多见于春季卡他性结膜炎、近视眼手术(PRK、LASIK、LASEK)后的糖皮质激素局部滴眼治疗和黄斑水肿的玻璃体腔注射糖皮质激素治疗,后者的眼压升高常常呈急性表现且很顽固。此外,本病也可见于因全身结缔组织疾病,例如,系统性红斑狼疮、类风湿关节炎等需要长期口服糖皮质激素药物的患者。此类患者用药时间更长,眼压升高更为缓慢而隐匿。

糖皮质激素性青光眼的诊断主要根据如下:①使用糖皮质激素药物的病史,如长期滴眼、近期眼周或眼内注射等。②排除其他继发性青光眼。③存在糖皮质激素性青光眼的高危因素。④特征性临床表现:眼压动态变化、晶状体后囊下混浊、视功能损害等。但病情后期难以与原发性开角型青光眼鉴别,如果伴有糖皮质激素性白内障则更有助于诊断。

(二)治疗原则

首先停用或去除糖皮质激素药物,多数病例眼压会逐步下降。如果小梁功能正常,则可完全恢复。如果小梁功能部分损害,则需加用降眼压药治疗,一些患者在足够长的药物治疗过程中可逐步恢复(修复)小梁网的房水引流功能。如果降眼压药物也难以控制高眼压,尤其是伴有严重视功能损害时,或原发疾病不能停用糖皮质激素药物治疗时,则可以考虑选择性激光小梁成形术(SLT)或施行其他手术治疗。

(三)预防和预后

对于这类青光眼,以预防为主。尽量少用糖皮质激素,如果必须使用,则选用低浓度和较少可能升高眼压的糖皮质激素,例如,氟甲松龙和氯替泼诺,加强随访,告知患者可能的并发症。

(刘 敏)

第十节 青光眼治疗常用手术

一、小梁切除术

巩膜板层下滤过手术的概念由 Sugar 于 1961 年提出，并由 Cairn 于 1969 年推广，称此技术为小梁切除术。

这种基本的小梁切除术及随后的许多改良方案是最有代表性的防护性造瘘手术，几乎适用于各种类型青光眼。

（一）适应证

（1）原发性开角型青光眼，药物治疗达不到目标眼压，视野和视神经呈进行性损害。

（2）原发性闭角型青光眼，房角粘连闭合≥180°。

（3）激光术后眼压仍不宜控制的原发性青光眼。

（4）小梁切开术或房角切开术后失败的先天性青光眼。

（5）与小梁切开术联合治疗先天性和发育性青光眼。

（6）部分继发性青光眼。

（7）滤过手术后无效者可再行小梁切除术。

（8）与其他手术联合治疗一些难治性青光眼。

（二）手术方法

（1）麻醉：全身麻醉适用于儿童期；局部麻醉包括眼球筋膜下浸润麻醉和表面麻醉。

（2）开睑器开睑：5-0 缝线作上直肌牵引缝线固定眼球，上直肌牵引固定缝线尽可能安置在肌腹处。

（3）作以角膜缘为基底或穹隆为基底的结膜瓣：应采取高位结膜切口，即距角膜缘 5~10 mm 处。

（4）在选定的手术区：通常在正上方（11：00—1：00 方位）或鼻上方作以角膜缘为基底的巩膜瓣，烧灼器烧灼 4 mm×4 mm 大小的方形巩膜瓣范围，从巩膜瓣后缘开始，用 15°角的显微手术刀或剃须刀改制成的尖刀片做深达 1/2 厚度与角膜缘平行的巩膜切口，其后在该切口的两端作两个平行的垂直角膜切口，深度同第一个切口，用无齿镊提起巩膜瓣向前进行层间剖切，刀刃需与巩膜床剖切面平行，刀尖必须自始至终可见，直至剖切到白色巩膜带和灰蓝色小梁带交界处前 2.0 mm，即透明角膜内 1 mm 处。

（5）于离巩膜瓣稍远位置的角膜缘或角膜缘血管前的透明角膜内 1~2 mm 处，用 15°角的显微手术刀或 25 号针头作前房穿刺。

（6）于巩膜床上用安全刀片划出待切除的小梁组织边界，巩膜瓣两侧与小梁切除区两侧边缘的覆盖范围分别为 0.5~1 mm。前切口位于灰蓝色小梁带和透明角膜带交界处或透明角膜内，小梁的后切口位于白色巩膜带和灰蓝色小梁带交界处。先从前切口或两侧放射状切口开始用刀逐渐划开并进入前房，让房水缓慢渗出，让眼球略变软而前房不消失。扩大前切口或放射状切口的全层穿刺口，直至切口能伸入小梁剪并完成前切口剪开；再向后沿每侧放射切口剪开直达小梁切除的后切口两端。反转此小梁组织，于色素小梁网后方沿巩膜嵴切除面积为 2 mm×2 mm 的该小梁组织块。操作期间，如果虹膜脱出，可轻压已脱出的虹膜表面，让房水进一步流出；或在脱出虹膜的基底部做一小切口，以降低前后房的压力差，促进虹膜复位。

（7）将虹膜恢复至正常位置后，轻轻提起切口中央颜色较浅的周边虹膜组织（或邻近先前切开的虹膜小口处），周边虹膜切除的范围不宜过小，基底宽度至少应有 2 mm。为了保证作如此宽度的基底切除，应提起虹膜组织并略移向术者左侧，虹膜剪在右侧先剪开 1/2 虹膜；其后将剩余的虹膜组织移向术者右侧并完成左侧 1/2 的虹膜剪除，在剪除过程中要注意瞳孔缘的形状与位置变化。

（8）在巩膜瓣和巩膜床的两个后角用 10-0 尼龙缝线各缝合一针，缝合的张力应适度。从前房穿刺口注入平衡盐溶液恢复前房，检查巩膜瓣边缘的渗漏功能，以确定是否需加做调整缝线。调整缝线应放在瓣两侧边缘的中央位置，所有线结均应埋藏在巩膜组织内。

（9）使用 10-0 尼龙线按照解剖层次逐层缝合，以期达到切口的水密闭合。

（10）于前房穿刺口再次注入平衡盐溶液或黏弹剂重建前房，如果无渗漏，随着前房形成，滤过区的球结膜应呈泡状隆起。

（11）结膜囊涂抗生素眼药膏，包扎术眼。

（三）注意事项

（1）精细操作和缝合结膜瓣，尽量减少组织损伤和出血，对术野内的出血灶需电凝止血，充分冲洗，防止血液流入前房。关闭巩膜瓣和结膜瓣之前，需仔细检查有无活动性出血点，以避免巩膜瓣或结膜瓣下的血凝块形成。

（2）巩膜瓣至少应剖入透明角膜内 1.0 mm 处，以避免切除小梁组织后睫状突阻塞瘘口。剪除小梁组织时，首先应部分切口穿透全层深达前房，让房水缓慢流出以逐渐降低眼压，避免虹膜突然膨出、前房消失及虹膜-晶状体隔前移。剩余的小梁切口应尽量靠前并与角巩膜面垂直，保证小梁切除的内外口一致，不遗留任何底层角巩膜组织。

（3）相应区域的周边虹膜切除口应宽于小梁切除口，避免因术后浅前房、使用强效散瞳剂或滤过泡按摩时，致虹膜挤入瘘口及虹膜切口粘连闭合。

（4）术中忌用任何器械进入前房，以免损伤眼内组织。

（5）手术滤过量的选择：前房极浅或疑有恶性青光眼倾向的原发性闭角型青光眼，疑有脉络膜渗漏或出血倾向的青光眼，术中发现老年人眼球筋膜较薄和视神经相对健全者，需较少的滤过量；难治性青光眼或低眼压性青光眼，视神经损害严重，眼球筋膜较厚的婴幼儿和年轻患者，需较多的滤过量。

（四）术后处理

1. 控制术后炎症反应

术后常规应用抗生素-皮质类固醇滴眼液，每天 4 次，2 周后逐渐减量。视前房和炎症情况可使用短效的散瞳-睫状体肌麻痹药。

2. 滤过泡的观察及处理

术后早期的理想状态是：滤过泡结膜呈相对贫血状态，无明显局限边界，轻-中度隆起；前房恢复到术前深度或略浅；眼压为 0.8～1.6 kPa（6～12 mmHg）。若前房变深、滤过泡平坦、眼压≥2.67 kPa（20 mmHg），应尽早拆除可调整巩膜瓣缝线。

若眼球筋膜组织较厚，结膜瓣或巩膜瓣下血肿形成，经缝线松解或按摩后，滤过泡仍局限或无滤过泡，术后前 2 周应尽早结膜下注射抗代谢药物。若前房浅或消失、滤过泡隆起、眼压＜0.8 kPa（6 mmHg），应加强局部散瞳和抗感染治疗。

3.术后疼痛

术后疼痛一般不明显。若出现剧烈疼痛,应注意是否出现眼压急剧升高,可能的原因包括滤口阻塞、恶性青光眼、脉络膜渗漏、出血、感染等。眼压升高可选用肾上腺素能β受体阻滞剂或碳酸酐酶抑制剂,术后早期尽量避免使用缩瞳剂。

(五)并发症及处理

1.出血

(1)前房积血:少量前房积血多可自行吸收,大量前房积血应作前房冲洗。

(2)脉络膜上腔出血或爆发性出血:需行手术治疗。

(3)眼底出血:未累及黄斑区的少量出血可自行吸收。

2.浅前房

Ⅰ°浅前房:可适当使用去氧肾上腺素、托吡卡胺或阿托品滴眼液散瞳麻痹睫状肌,甘露醇注射液浓缩玻璃体,加深前房;Ⅱ°浅前房:如果常规保守治疗5～7 d无效,伴有较重的葡萄膜炎并易引起早期房角广泛粘连,或继续进展至Ⅲ°浅前房时,需手术治疗。

3.术后高眼压

可能由瘘口内部阻塞、瘘口外部阻塞或早期滤过泡失败导致。瘘口内部阻塞时可采用低能量氩激光、脉冲式激光、高渗脱水剂、房水生成抑制剂、缩瞳剂及皮质类固醇等治疗,后期可采用抗青光眼药物甚至重做滤过性手术来治疗。早期滤过泡失败可采用早期拆除或激光松解巩膜瓣缝线、按摩、皮质类固醇局部滴眼或结膜下注射、抗代谢药物结膜下注射、滤过泡分离、滤过泡手术探查修复等方法,后期可采用抗青光眼药物甚至再次滤过性手术来治疗。

4.滤过泡渗漏

小的缺损可通过组织黏合剂、绷带加压包扎等方法使其自然愈合。若上述方法失败,需移植游离结膜或异体巩膜覆盖。

5.化脓性眼内炎

抽取房水和玻璃体行细菌培养和药敏实验,眼表面、结膜下、全身使用高剂量广谱抗生素,排除真菌感染后,局部或全身应用皮质类固醇药物,玻璃体受累者行玻璃体切割术。

二、复合式小梁切除术

复合式小梁切除术由下列2～3种技术联合组成,即标准小梁切除术＋巩膜瓣调整缝线＋抗代谢药物应用。

(一)适应证

小梁切除与缝线松解或拆除手术方法联合的适应证:前房较浅的原发性闭角型青光眼;具有恶性青光眼倾向的闭角型青光眼;晚期原发性开角型青光眼;青光眼手术中出现高眼压症的患者;青光眼、白内障或人工晶状体植入的联合手术。小梁切除术、缝线松解及拆除技术和/或抗代谢药物联合应用的适应证:无晶状体眼或人工晶状体植入术后的青光眼;眼球筋膜旺盛的年轻开角型或闭角型青光眼患者;炎症性青光眼;外伤性青光眼;既往滤过性手术失败(由于瘢痕形成)的再手术眼或2～3次小梁切开术失败的难治性青光眼。

(二)手术方法

1.小梁切除方法

同前所述,若只采用一根可拆除缝线,则该缝线应位于具有较宽覆盖区的一侧;若采用两根可拆除缝线,则具有最小覆盖区一侧的可拆除缝线是决定滤过量的关键缝线,应最后拆除。

2.可调整缝线的拆除

可采用激光缝线松解术或巩膜瓣缝线外露拆除术。

(1)激光缝线松解术(断线术):眼球筋膜较厚的患眼应作部分筋膜剪除,以便术后容易发现黑色的尼龙缝线。在术后 4~15 d 间,如果前房恢复到术前深度、滤过泡平坦和眼压≥2.31 kPa(17.3 mmHg)时,可在表面麻醉下应用尼龙缝线激光镜或房角镜行氩激光断线术。

(2)巩膜瓣缝线外露拆除术:在巩膜瓣两侧边缘(约在中央部)放置1~2根张力较大的可拆除缝线。

3.抗代谢药物在术中和术后的应用

抗代谢药物主要用于难治性青光眼,例如,新生血管性青光眼、外伤性青光眼、葡萄膜炎继发性青光眼、先天性或青少年性青光眼、角膜移植术后继发性青光眼、无晶状体眼或人工晶状体眼性青光眼、以往滤过手术失败的青光眼、虹膜角膜内皮综合征、继发于视网膜或玻璃体手术的青光眼。

(1)氟尿嘧啶:在术中应用时,在预先制备好的结膜瓣或巩膜瓣下,放置含有氟尿嘧啶的棉片 2~5 min,用平衡盐溶液反复冲洗角膜、结膜和滤过区的残留药液。在术后 2 周内结膜下(手术切口对侧 180°)共注射 5~7 次。

(2)丝裂霉素:术中使用方法同氟尿嘧啶。

(三)注意事项

(1)术中不慎撕裂球结膜或穿破巩膜时,原则上避免使用抗代谢药物。使用抗代谢药物时,棉片的大小应适度。

(2)采用经透明角膜作外露的巩膜瓣可拆除缝线时,需掌握好进针深度,进针过深会伤及虹膜和睫状体并引起出血或损伤晶状体,过浅会撕裂或穿破结膜。如果两侧缝线拆除后滤过泡仍未建立,可采用激光断线法松解。

(四)术后处理

与基本的小梁切除术相似。不同之处在于:①控制巩膜瓣缝线松解或拆除的时间和数目,根据术后眼压水平、滤过泡形态和前房恢复情况,通过控制缝线松解或拆除的时间(通常在术后 4~15 d)和数目,以产生理想的功能性滤过泡和控制术后眼压在正常范围;②术中或术后应用抗代谢药物时应密切观察是否有角膜上皮损害和结膜房水渗漏。如果巩膜瓣缝线松解或拆除与抗代谢药物联合应用,缝线松解或拆除时间可适当延长。

(刘 敏)

第十一节 泪腺疾病

泪腺炎是由于感染或特发性炎症使泪腺在短期内出现急性红肿、增大,多发于儿童或青年,可分为急性泪腺炎及慢性泪腺炎。

一、急性泪腺炎

急性泪腺炎临床上较少见,为泪腺的急性炎症起病,临床上单侧多见。

（一）病因

主要由继发感染所致，可由各种传染病引起，如腮腺炎、流行性感冒、伤寒、肺炎、急性咽喉炎等。

常见病原菌：金黄色葡萄球菌、淋病双球菌、肺炎链球菌等，少数为病毒引起。

（二）临床表现

病变限于睑部腺或眶部腺，甚至同时发炎，局部疼痛、流泪，有时出现复视。上睑颞侧睑缘处红肿，上睑下垂（炎症性），同时伴有眼睑高度水肿，呈 S 形弯曲变形，以颞侧明显，患侧面部肿胀。颞侧结膜充血水肿，有黏液性分泌物。泪腺区可扪及包块，压痛明显，若提起上睑、令眼球下转时，可见泪腺膨出部分，严重者可使眼球向下内侧移位，眼球活动受限。耳前淋巴结肿大压痛，外周血中性粒细胞数升高，可伴发热、头痛等全身不适，一般过 1~2 周炎症消退，化脓者可自行破溃，形成暂时性瘘管，亦可转变成亚急性或慢性泪腺炎。

（三）诊断要点

（1）发病急，多为单侧，泪腺区局部红肿，疼痛、压痛，伴有炎症性上睑下垂，邻近结膜充血水肿。眶部泪腺发炎时还可伴有眼球向下移位、运动受限、复视等症状。

（2）眶上缘外侧下方可触到肿胀的泪腺，将上睑提起眼向下转时，可见肿胀的泪腺自外上穹隆结膜下膨出。

（3）耳前淋巴结肿大，体温升高，全身不适。

（四）鉴别诊断

1.睑腺炎

位于上睑近颞侧睑腺炎易与局限发生急性泪腺炎相混淆，睑腺炎时触及眼睑皮下结节，有明显的局限性疼痛，一般无发热，外周血中性粒细胞计数不高。

2.急性结膜炎

腺病毒所致结膜炎时眼睑肿胀、发红，有黏稠的分泌物，耳前淋巴结肿大，典型表现为双侧下睑结膜滤泡。

3.眶隔前蜂窝织炎

眶周皮肤有裂伤或感染灶，眼睑及周围软组织红肿、发热。

4.眶蜂窝织炎

常有眼睑红肿，球结膜水肿，眼球突出，眼球运动障碍。

5.炎性假瘤所致的泪腺炎

无耳前淋巴结肿大。常有眼球突出、向下移位、运动受限等症状。一般无发热，外周血中性粒细胞数可正常，但嗜酸性粒细胞升高。对抗生素治疗不敏感，全身应用糖皮质激素后症状明显好转。

6.泪腺恶性肿瘤

眼球向前下方移位，眼球突出，部分患者可出现疼痛，眼球上转受限，于眶内泪腺窝部可触及质地中等硬度肿物，CT 扫描可显示肿物。

（五）治疗

1.细菌性急性泪腺炎

眼部和全身应用敏感抗生素；局部热敷；有脓肿形成的局部切开引流，眶部泪腺脓肿自皮肤切开,睑部泪腺脓肿自穹窿结膜切开。

2.病毒性急性泪腺炎

冷敷;给予镇痛等对症处理。

二、慢性泪腺炎

慢性泪腺炎在临床中较急性泪腺炎多见,临床上双侧多见,多为原发性,部分由急性转变而来(如沙眼等局部蔓延),常与全身感染有关(如梅毒、结核等)。

(一)临床表现

上睑颞侧无痛性隆起,多无压痛,但可有触痛,肿物还可触及分叶,眼球可伴有向内下移位,上转受限,眼球突出少见,出现复视或引起上睑下垂。CT 可见泪腺区钙化、液化的病变区。

(二)诊断要点

(1)病史,急性泪腺炎及全身疾病(结核、梅毒等)。

(2)泪腺区无痛性隆起,可触及包块,眼球移位,活动受限。

(3)CT 及活组织病理检查。

(三)鉴别诊断

1.米库利兹综合征

慢性泪腺炎伴有唾液腺炎症。

2.甲状腺相关性眼病

伴有甲状腺功能的改变,可伴有眼外肌的肥厚,泪腺区无法触及包块。

3.泪腺肿瘤

部分患者出现疼痛,泪腺窝可触及中等质地硬度肿物,CT 显示为肿物密度影。

(四)治疗

(1)局部及全身性抗感染治疗,糖皮质激素应用效果明显,有复发的可能。

(2)进行原发病对因治疗。

(刘 敏)

第十二节 泪道疾病

泪道包括泪小点、泪小管、泪囊及鼻泪管,具有排出泪液的功能。泪液排出系统任何环节的病变或功能异常都可引起溢泪。病因:①泪小点异常,泪小点外翻、狭窄、闭塞或无泪小点时,泪液不能流入泪道;②泪道异常,发育异常(如先天性闭锁)、外伤、异物、炎症、肿瘤、瘢痕收缩或鼻腔疾病等使泪道狭窄或阻塞,均能发生溢泪。

一、先天性泪器异常

先天性泪器异常主要是指胚胎发育过程中胎儿受某些因素影响致泪器发育和功能异常,包括先天性泪腺异常和先天性泪道异常。有些患者合并隐眼、上睑下垂、先天性无结膜等异常或合并全身其他器官的异常。

(一)临床表现

1.泪腺阙如

出生后无眼泪、畏光、结膜干燥、角膜混浊等。可见眶外侧缘外上方穹窿上皮轻度向内生长，病理检查为未分化的泪腺。

2.泪腺瘘管

常开口于上眼睑外上方皮肤凹孔，周围可有毛发，白天可见类似泪样液体自瘘孔溢出，活动时加重，静止时减轻，夜间睡眠时无溢出。部分患者瘘孔周围可以发生溃烂可形成脓瘘。

3.泪腺囊肿

由于慢性炎症使泪腺管壁变薄，炎症刺激泪液增加使腺管扩张形成囊肿，在眶外缘处可触及波动性肿物，长期引起上睑下垂、眼睑肿胀等。

4.泪小点和泪小管缺如闭锁

先天性无泪小点或外伤所致泪小点膜闭出现溢泪，自泪小点处切迹沿泪小管走行探查，未见泪小管结构。部分泪小点可以被结膜上皮遮盖。外伤所致泪小点闭锁泪道探查大部分可以探及泪小管结构。

5.多泪小点和泪小管

多泪小点和泪小管指泪小点的鼻侧有多个泪小点，部分患者共用一个泪小管，部分单独通一个泪小管，部分是个盲端。一般无流泪等症状。

6.新生儿泪囊炎

由于鼻泪管下端开口处胚胎残膜在发育过程中不退缩，或被上皮碎屑阻塞所致泪液和细菌潴留在泪囊，继发感染所致。

表现为溢泪、结膜囊脓性分泌物，内眦部皮肤可以出现皮疹，挤压泪囊区可有脓性分泌物溢出。

7.泪道瘘管

一般在泪囊区皮肤可见针尖大小瘘孔，大部分有液体溢出，冲洗泪道可见冲洗液自瘘管溢出。

(二)鉴别诊断

后天的泪小点、泪小管异常的泪道疾病及慢性泪囊炎、泪腺肿物等，根据发病时间可以鉴别。

(三)治疗

1.泪腺阙如

先天性无泪患者，轻度患者对症处理，给予人工泪液等药物滴眼，保持眼部湿润，重度患者可以考虑颌下腺移植手术。

2.泪腺瘘管

手术切除。

3.泪腺囊肿

症状严重者可考虑手术切除。

4.泪小点和泪小管缺如闭锁

泪小点和泪小管狭窄患者可以置入泪道引流管扩张泪小点或泪小管3～6个月；若无效，

可行泪小点或泪小管手术切开。先天无泪小管患者,可行结膜泪囊造口联合异管术。

5.多泪小点和泪小管

无症状患者无须治疗。

6.新生儿泪囊炎

3个月内患儿可以保守治疗,滴用抗生素滴眼液,每日多次向下按摩泪囊区。患儿3个月以上仍无效患者,可以行泪道探通;若是骨性鼻泪管狭窄或阻塞,可在3周岁后行鼻内镜下泪囊鼻腔吻合术。

7.泪道瘘管

影响生活或美观可行手术切除。

二、泪道阻塞

泪道阻塞是眼部常见病,可由外伤、肿物、瘢痕、异物、炎症、先天发育因素、医源性损伤因素等所致,发生在泪小点、泪小管、泪囊及鼻泪管。

(一)临床表现

(1)溢泪。

(2)眼睑周围皮肤发红、肿胀、湿疹等。

(3)泪道冲洗不通,冲洗液反流,无分泌物。

(4)伴下睑外翻、慢性结膜炎等。

(二)诊断要点

根据病史、临床表现及泪道冲洗结果可以诊断。

(三)鉴别诊断

1.泪小管炎

眼红、流泪,泪小点凸起充血,挤压泪小点可见颗粒状或乳糜状分泌物溢出,泪道冲洗通常通畅。

2.慢性泪囊炎

流泪,溢脓,挤压泪囊区或冲洗泪道可见脓性分泌物溢出。

3.泪囊肿物

泪囊区可触及实性肿物,泪道造影或CT可以鉴别。

(四)治疗

1.泪小点阻塞

探通后可以置入泪道引流管扩张泪小点3~6个月;若无效,可行泪小点切开。

2.泪小管阻塞

探通后可以置入泪道引流管扩张泪小管3~6个月;若无效,可行泪道内镜下泪道激光疏通泪小管联合置管术。

3.泪囊鼻泪管狭窄或阻塞

主要手术治疗,通过经皮肤或鼻内镜下泪囊鼻腔吻合术。

三、泪小管炎

一般感染性泪小管炎较少见。单独炎症者,多由于泪小管与泪囊接壤部分或泪总管阻塞,结膜囊细菌下行感染所致,为滤泡型炎症,上皮下淋巴细胞和浆细胞成团的浸润,形成滤泡。当泪小管部分阻塞时,症状多不明显,诊断较困难,常引起内眼手术后感染,这是值得注意的。有慢性泪囊炎者,常上行感染引起泪小管炎。即使已摘除泪囊,感染的可能仍然存在,压之可有少量分泌物溢出,内眼手术前不可不注意。泪小管内炎性物的集聚,可以使之扩张成黏液囊肿或脓肿,有波动,内侧睑缘肿胀,泪点突起,必须行泪点和泪小管切开术并滴用抗生素眼液治疗。泪小管周围组织的炎症,也常蔓延至泪小管,如睑腺炎、睑板腺囊肿、睑部丹毒、蜂窝织炎或脓肿等。

(一)临床表现

(1)溢泪,并有黏液或脓性分泌物自泪小点溢出。

(2)泪小点发红、突起,泪小管周围皮肤发红。

(3)泪小管扩张黏液囊肿或脓肿,有波动,内侧睑缘肿胀,挤压泪囊区或泪小管可见乳糜状分泌物或结石自泪小点溢出。

(4)冲洗泪道大多通畅,部分泪道不通畅或通而不畅,并有黏液或脓性分泌物原路反流,探针可触及凝结物。

(5)可发生于局限于鼻侧的复发性结膜炎。

(6)细菌培养可以明确病原体。

(二)诊断要点

根据病史、临床表现和泪道冲洗结果可以明确诊断,为确定致病菌需进行涂片或细菌培养。

(三)鉴别诊断

1.急性泪囊炎

鼻侧泪囊区有明显肿胀、触痛,疼痛和皮肤的肿胀表现比泪小管炎更明显。

2.慢性泪囊炎

主要表现为流泪,流脓。冲洗泪道时,上冲下返、下冲上返伴脓性分泌物溢出,一般无泪点处红肿,泪道冲洗时无豆渣样物溢出。

3.鼻泪管阻塞

溢泪明显,泪小管周围皮肤有轻度或没有红肿和触痛。

4.结膜炎

睑结膜有滤过泡和乳头,有分泌物。无泪小点隆起及分泌物溢出。

(四)治疗

抗生素滴眼液每日冲洗发炎的泪小管,炎症控制后,切开泪小管,刮出凝结物,泪道阻塞者行泪道引流管置入并保留 3～6 个月,复发者很少。根据细菌培养结果及药物敏感试验,眼部滴入敏感抗生素滴眼液,每日 4～6 次。

四、慢性泪囊炎

慢性泪囊炎是由于鼻泪管阻塞或狭窄而引起,这是一种比较常见的眼病,好发于中老年女性,农村及边远山区多见。

(一)病因

常由于外伤、沙眼、鼻炎、鼻中隔偏曲、鼻息肉、下鼻甲肥大等阻塞鼻泪道,导致泪液不能排出,滞留于泪囊内,伴发细菌感染所致。

常见细菌:葡萄球菌、肺炎球菌、链球菌等。

(二)临床表现

(1)流泪,溢脓,泪囊区囊性隆起,挤压泪囊区可见脓性分泌物溢出。

(2)冲洗泪道时,上冲下返、下冲上返伴脓性分泌物溢出。

(3)部分患者内眦部结膜充血,下睑皮肤湿疹。

(4)泪道造影可以了解泪囊大小及阻塞部位。

(三)诊断要点

根据病史及临床表现可以诊断。

(四)鉴别诊断

1.泪道阻塞

泪道阻塞表现为溢泪,但无脓性分泌物溢出。

2.急性泪囊炎

急性泪囊炎表现为结膜充血、流泪,泪囊区红肿、疼痛。

3.泪囊肿物

泪囊区可触及实性肿物,泪道造影或 CT 可以鉴别。

(五)治疗

(1)滴用抗生素滴眼液每日 4～6 次。

(2)通过经皮肤或鼻内镜下泪囊鼻腔吻合术,高龄患者或泪囊鼻腔吻合术禁忌证患者可行单纯泪囊切除术。

五、急性泪囊炎

急性泪囊炎多由慢性泪囊炎转变而来,多在机体抵抗力下降时发生。常见细菌:β-溶血性链球菌、肺炎双球菌、金黄色葡萄球菌等。

(一)临床表现

(1)泪囊区红、肿、热、痛等急性炎症改变。

(2)结膜充血、流泪,结膜囊内可见脓性分泌物。

(3)重症患者可以引起眶蜂窝织炎,甚至皮肤破溃形成瘘管。

(4)常伴有发热、寒战、耳前淋巴结肿大,血中白细胞计数升高。

(二)诊断要点

根据患者慢性泪囊炎病史,突然发病及急性炎症表现可以诊断。

(三)鉴别诊断

1.慢性泪囊炎

慢性泪囊炎表现为流泪、溢脓,但无急性炎症的改变。

2.内眦部外睑腺炎及皮脂腺囊肿继发感染

冲洗泪道通畅可以鉴别。

3.急性上筛窦炎

鼻骨表面疼痛、红肿可蔓延至内眦部,本病伴有鼻塞和前额部疼痛,常伴有发热。

(四)治疗

(1)局部及全身应用抗生素,及时进行细菌培养并指导用药。

(2)急性期可自泪小管抽吸脓液后并用抗生素冲洗泪道,若有泪囊区皮肤自行破溃者,可以安置引流条。

(3)炎症消退后可以按照慢性泪囊炎处理。目前国内有观点认为在炎症控制后,可以及早行经鼻内镜下泪囊鼻腔吻合术。

(刘 敏)

第十三节 细菌性结膜炎

细菌性结膜炎是结膜炎中最多见的。细菌性结膜炎有超急性、急性和慢性之分。超急性结膜炎以潜伏期短(数小时至3 d)、传染性极强、可严重危害视力为特点;急性或亚急性细菌性结膜炎是细菌感染引起的常见急性流行性眼病,虽然也有很强的传染性,但对视力影响不明显且有自限性;慢性细菌性结膜炎病程长而顽固,可由急性或亚急性细菌性结膜炎迁延不愈转化为慢性炎症,或直接感染而罹患,或因某些非感染因素致病,不影响视力。细菌性结膜炎最具代表性的临床表现就是结膜充血、脓性或黏液性分泌物。某些细菌性结膜炎具有较强的传染性。

一、超急性结膜炎

超急性细菌结膜炎包括淋菌性与奈瑟脑膜炎球菌性结膜炎。其中以淋菌性结膜炎多见,是一种传染性极强、破坏性很大的急性化脓性结膜炎,是急性传染性眼病中较严重的一种,发病急、进展快,眼睑高度水肿,结膜有大量脓性分泌物,治疗不及时可出现角膜溃疡、穿孔等多种并发症,造成严重视力损害。偶可由奈瑟脑膜炎球菌引起,称奈瑟脑膜炎球菌性结膜炎,处理不当可引起脑膜炎。

(一)病因病理

超急性结膜炎为淋球菌或奈瑟脑膜炎球菌感染所致。成人淋球菌直接来自性器官或通过感染的手、衣物等作为媒介间接传播到眼部,多为自身感染。新生儿感染多由患有淋球菌性阴道炎的母体产道感染,也有被污染淋球菌的纱布、棉花等感染。奈瑟脑膜炎球菌常由血源性播散感染途径感染,多见于儿童。

(二)临床表现

淋菌性结膜炎成人潜伏期为10 h至3 d,起病急,双眼同时受累,新生儿淋菌性结膜炎一般在出生后2~3 d发病,症状和成人相似而较重,发热明显。奈瑟脑膜炎球菌性结膜炎的潜伏期仅为数小时到1 d,症状与成人淋菌性结膜炎相似,严重者可发展成化脓性脑膜炎,危及生命。

1.症状

眼痛、畏光、流泪。

2.体征

初起眼睑和结膜轻度水肿,继而症状迅速加重。眼睑高度水肿,球结膜充血水肿,可有假膜形成,分泌物最初为浆液性,很快转为黄色脓液,量多,不断从睑裂流出,故又名为"脓漏眼"。常伴耳前淋巴结肿大压痛,是引起耳前淋巴结肿大的唯一细菌性结膜炎。

(三)辅助检查

分泌物涂片和结膜刮片检查可见多形核白细胞和淋球菌。

(四)诊断要点

(1)淋病史或接触史。

(2)眼部主要临床表现。

(3)结膜刮片或分泌物涂片见多形核白细胞和淋球菌。

(五)治疗

1.治疗原则

本病发病急,确诊即应中西医结合、内服与外用综合治疗。根据辨证给予重剂清热解毒中药,配合眼局部滴用广谱抗生素眼液频频滴眼,特别急重者,可给予抗生素静脉滴注。后期则应以明目退翳散邪为治疗原则,减少滴眼的频率。本病为急重眼病,极容易感染角膜引起穿孔,因此应积极综合治疗,防止向角膜传变。

2.全身治疗

①成人宜大剂量肌内注射青霉素钠盐 80 万～160 万 U,每日 3 次,连续用 5 d;②对青霉素过敏者,可用壮观霉素肌内注射,每日 2 g;或喹诺酮类药物口服,连续 5 d。有角膜病变者宜静脉滴注;③补充抗衣原体感染的药物。约有 30％的淋菌性结膜炎患者伴有衣原体感染,因此应补充对衣原体有效的抗生素(如红霉素、多西环霉素、阿奇霉素等);④新生儿可用青霉素 10 万 U/(kg·d),静脉滴注或分 4 次肌内注射,连用 7 d。

3.局部治疗

(1)结膜囊冲洗:用大量生理盐水或 1∶1 000 高锰酸钾或 3％硼酸溶液冲洗结膜囊,直至分泌物消失。

(2)眼局部滴用抗生素眼液:可用 5 000～10 000 U/mL 青霉素滴眼液,或用 15％磺胺醋酰钠、0.1％利福平、0.3％诺氟沙星、杆菌肽眼液等频繁点眼,10 min 1 次。同时应用 0.5％四环素或红霉素眼膏。

二、急性或亚急性细菌性结膜炎

由细菌感染引起的急性或亚急性细菌性结膜炎,又称急性卡他性结膜炎,俗称"红眼病",多见于春秋季节,可散发,也可流行于家庭、幼儿园、学校、工厂等集体场所。潜伏期短,发病急,双眼同时或相隔 1～2 d 发病。

(一)病因病理

致病菌常为肺炎双球菌、Koch-Weeks 杆菌、流感嗜血杆菌、金黄色葡萄球菌等。

(二)临床表现

1.症状

初起有干涩、异物感,继而自觉流泪、灼热、刺痛、异物感加重,由于分泌物多,常使上下睑毛粘在一起,晨起睁眼困难。视力一般不受影响,分泌物过多时,可有暂时性视物模糊和虹视。

2.体征

眼睑肿胀,结膜充血,以穹窿部和睑结膜最为显著。结膜表面有分泌物,分泌物先为黏液性,后呈脓性。若为肺炎球菌、Koch-Weeks 杆菌引起的严重结膜病,结膜表面可覆盖一层假膜。Koch-Weeks 杆菌或肺炎双球菌性结膜炎可发生结膜下出血斑点。

3.并发症

有时可并发卡他性边缘性角膜浸润或溃疡。婴幼儿有时可并发泡性结膜炎,一般见于葡萄球菌感染者。

(三)辅助检查

发病早期和高峰期,分泌物涂片或结膜刮片检查可见中性粒细胞和细菌。细菌培养可见肺炎双球菌、Koch-Weeks 杆菌、流感嗜血杆菌和葡萄球菌等。

(四)诊断要点

(1)起病急或有接触史。

(2)结膜充血,分泌物多。

(3)分泌物涂片或结膜刮片检查见中性粒细胞和细菌菌体。

(五)治疗

1.治疗原则

发病初期要内外兼治,内治以清热祛风为主,外治以清热祛风退赤的中药熏洗患眼、频滴抗生素眼液;后期辨证若余邪未清,可减少眼液滴用频率,内服以散邪扶正为原则。

2.全身治疗

病情急重,或伴全身症状者,可口服敏感抗生素。

3.局部治疗

(1)滴眼液:对革兰氏阳性菌所致者,常用的滴眼液有 0.25%～0.5%氯霉素、0.1%利福平、10%磺胺醋酰钠等。对革兰氏阴性菌所致者,可选用氨基糖苷类或喹诺酮类滴眼液,例如,0.4%庆大霉素、0.3%环丙沙星等。急性发作时,眼液要频滴,每 30 min 1 次,待病情得到控制,可改为每日 3 次,用药 2～3 周。

(2)涂眼膏:常用的有红霉素、杆菌肽-多黏菌素 B 等。

(3)中药制剂或滴眼液:可用 0.2% 鱼腥草滴眼液,急性期频点每 30 min 1 次,病情控制后可改为 2 h 1 次;或鱼腥草注射液患眼超声雾化,每日 2 次。

(4)中药外洗:可选用蒲公英、紫花地丁、野菊花、防风、黄连、黄芩等清热解毒药物熏洗患眼,每日 2～3 次。

4.综合治疗方案

西医治疗以局部应用敏感抗生素为主,中医治疗以局部外治加内治,内治法以祛风清热散邪为本。本病具有自限性,即使不给予治疗也可在 10～14 d 痊愈,但有时也能转为慢性结膜炎。用药后可在 1～3 d 恢复。

急性发作时可冷敷以减轻症状。可根据细菌培养和药敏试验结果选择最有效的抗生素滴眼液,睡前涂抗生素眼膏。在患眼分泌物较多时可用生理盐水冲洗结膜囊,并发角膜炎时按角膜炎治疗原则处理。

三、慢性结膜炎

慢性结膜炎为各种原因引起的结膜慢性炎症。多为双眼发病,以眼干涩,轻度结膜充血和少量黏液性分泌物为特征。

（一）病因病理

慢性结膜炎致病因素分两类：感染性者，包括急性结膜炎未愈而转变为慢性者，也可为其他毒力不强的细菌感染而表现为慢性炎症。常见的致病菌包括葡萄球菌、卡他球菌、链球菌、变形球菌和 M 双杆菌等。可同时存在内翻倒睫、睑缘炎、慢性泪囊炎、慢性鼻炎等周围组织炎症。非感染性者可因有毒气体的刺激、风沙或粉尘的刺激、眼部长期应用刺激性药物、强光、屈光不正、烟酒过度、睡眠不足等引起。

（二）临床表现

1.症状

临床症状轻微或无明显不适。主要有自觉眼痒、异物感、眼干涩或视疲劳。

2.体征

结膜充血，扩张的血管行径清楚。少量乳头增生和滤泡形成，以睑结膜为主。晨起内眦部有分泌物，白天内眦部可见白色泡沫状分泌物。炎症持续日久者可有结膜肥厚，但无瘢痕和角膜血管翳。Morax-Axenfeld 双杆菌可引起眦部结膜炎，伴外眦角皮肤结痂、溃疡形成及睑结膜乳头和滤泡增生。

（三）辅助检查

分泌物涂片或结膜刮片检查可见中性粒细胞和细菌。细菌培养可见葡萄球菌、卡他球菌、大肠埃希菌、链球菌、变形球菌和 Morax-Axenfeld 双杆菌等。

（四）诊断与鉴别诊断

1.诊断要点

(1)自觉眼痒、异物感、眼干涩，结膜充血等。

(2)分泌物涂片或结膜刮片检查见中性粒细胞和细菌。

2.鉴别诊断

干眼：本病与干眼自觉症状类似，而干眼的症状更重，干眼的泪液分泌试验（Schirmer）、泪膜破裂时间（break-up time，BUT）异常，眼表出现干燥斑。

（五）治疗

1.治疗原则

内治与外治相结合。外治尽量用无防腐剂的滴眼液，以免症状加重；内治根据辨证或散余邪，或清脾胃湿热，或滋肺阴；有屈光不正者要矫治。

2.局部治疗

针对不同致病原因进行治疗。

(1)细菌感染者局部使用抗生素，用药同急性细菌性（卡他性）结膜炎，用药频率可减少。

(2)如果用药效果不好，可经结膜刮片做细菌培养和药敏试验，根据结果调整用药。

(3)非感染因素引起者祛除病因，如矫治屈光不正、戒烟限酒、改善睡眠等。或局部用 0.25%～0.5%硫酸锌滴眼液滴眼。

（刘　敏）

第十四节 衣原体性结膜炎

衣原体属于立克次纲、衣原体目,体积介于细菌与病毒之间,兼有细菌和病毒的某些特征,可寄生于细菌内形成包涵体。因感染衣原体而引起的结膜炎称衣原体结膜炎。衣原体结膜炎包括沙眼、包涵体性结膜炎、性病淋巴肉芽肿性结膜炎等。在此仅介绍前两种。

一、沙眼

沙眼是一种由沙眼衣原体引起的慢性传染性结膜角膜炎,因睑表面粗糙不平形似沙粒,故称沙眼。目前在亚非很多发展中地区,此病仍是最主要的致盲眼病。20世纪50年代我国曾广泛流行,现已基本控制,发病率大大下降,重症病例少见。本病以结膜乳头增生和滤泡形成、逐渐形成线状、网状瘢痕及角膜血管翳为特征。

(一)病因病理

由 A、B、C 或 Ba 抗原型沙眼衣原体感染所致。

(二)临床表现

多发于儿童和少年时期,常双眼急性或亚急性发病,潜伏期为 5~14 d,平均为 7 d。

1. 急性期

(1)症状:畏光、流泪、异物感、眼痛。

(2)体征:睑球结膜充血显著及脓性分泌物,睑结膜乳头增生,上下穹窿结膜布满滤泡,急性期可不留瘢痕;耳前淋巴结肿大。

2. 慢性期

(1)症状:急性期经 1~2 个月进入慢性期。自觉症状一般轻微,常于体检时发现。少数病例有痒感、异物感、烧灼和干燥感等症状。当合并睑内翻、倒睫、角膜溃疡时,则出现明显刺激症状,同时出现视力减退。

(2)体征:结膜充血减轻,表现为弥漫性睑结膜及穹窿结膜充血,睑结膜肥厚、乳头增生,滤泡形成。滤泡大小不一,呈圆形、椭圆形或不规则隆起,可融合而成黄红或暗红色胶样颗粒,不透明。于上睑结膜和结膜上穹窿最为显著,下睑结膜则少而轻,严重者可侵及半月皱襞。经过数年至数十年,结膜的病变逐渐被结缔组织代替而形成瘢痕,初期为白色横纹,渐渐相连呈网状瘢痕,最后可发展成白色腱样。

沙眼衣原体感染的早期就有血管从角膜上方结膜侵入角膜缘内,且整齐地在同一水平上,重者如垂帘状,称为角膜血管翳。其末端常见浸润且形成溃疡。常发生于角膜上方 1/3,但可向中央瞳孔区发展,使角膜受损、混浊而影响视力。有时在角膜缘部尤其上部形成小的隆起滤泡,滤泡破溃形成浅的溃疡,当上皮修复后成小凹状,称 Herbert 小窝。

3. 并发症和后遗症

(1)睑内翻及倒睫:睑结膜逐渐因结缔组织肥厚变形,睑结膜瘢痕收缩形成睑内翻。或因睫毛根部附近瘢痕,改变睫毛方向,发生倒睫,睫毛触及眼球,摩擦角膜,使角膜浑浊。

(2)上睑下垂:沙眼衣原体感染致眼睑组织浸润、水肿、充血,使上睑重量增加,或使提上睑肌出现浸润、破坏或纤维化所致。上睑提举无力,睁眼困难,呈下垂状态。

(3)睑球粘连:结膜穹窿部因瘢痕而变浅变短,甚至完全消失,发生睑球粘连,下睑较多见。

(4)实质性结膜干燥症:结膜瘢痕使杯状细胞和副泪腺的分泌功能遭到破坏,同时泪腺排出口因瘢痕出现堵塞,使泪液减少,角结膜干燥,眼表上皮逐渐角化,角膜浑浊。

(5)慢性泪囊炎:病变累及泪道黏膜,使泪道狭窄或阻塞所致。

(6)角膜血管翳:沙眼衣原体可致上皮性角膜炎,角膜血管翳末端可发生角膜浸润,睑内翻、倒睫可擦伤角膜上皮,使角膜上皮点状浸润,甚至溃疡,影响视力。

(三)沙眼分期

1.国际上有多种分期法,常用 MacCallan 分期法(分为 4 期)

(1)Ⅰ期(浸润初期):上睑结膜与穹窿结膜呈现充血肥厚,上方比下方明显,且发生初期滤泡与早期沙眼血管翳。

(2)Ⅱ期(活动期):上睑结膜有明显的活动性病变,即乳头、滤泡,角膜有血管翳。

(3)Ⅲ期(瘢痕前期):同我国Ⅱ期。

(4)Ⅳ期(瘢痕期):同我国Ⅲ期。

2.1979 年 11 月中华医学会眼科分会指定的分期法(分为 3 期)

(1)Ⅰ期(进行活动期):上睑结膜乳头与滤泡并存,上穹窿结膜模糊不清,有角膜血管翳。

(2)Ⅱ期(退性期):上睑结膜自瘢痕出现至大部分变为瘢痕,仅留少许活动性病变。

(3)Ⅲ期(完全瘢痕期):上睑结膜活动性病变完全消失,代之以瘢痕,无传染性。

3.世界卫生组织于 1987 年颁布了一种新的沙眼分期标准

主要根据有无滤泡性结膜炎症、弥漫性结膜炎症、睑结膜瘢痕、倒睫或睑内翻、角膜混浊等5 个体征,来评价沙眼严重程度。TF:上睑结膜 5 个以上滤泡;TI:弥漫性浸润、乳头增生、血管模糊区大于 50%;TS:典型的睑结膜瘢痕;TT:倒睫或睑内翻;CO:角膜浑浊。其中,要给予治疗的 TF、TI 期是活动期沙眼;作为患过沙眼依据的是 TS 期;TT 期指有致盲的可能性,需要行睑内翻矫正术。终末期沙眼为 CO 期。

(四)辅助检查

(1)结膜刮片可查出沙眼包涵体。

(2)裂隙灯显微镜检查可见角膜血管翳。

(3)荧光抗体染色法或酶联免疫测定法等检测到沙眼衣原体抗体。

(五)诊断与鉴别诊断

1.诊断要点

沙眼的诊断至少需要符合下列项中的 2 项:①上穹窿部和上睑结膜乳头增生或滤泡形成;②角膜缘滤泡及后遗症;③上穹窿部和/或上眼睑出现典型瘢痕;④角膜缘上方血管翳。典型的沙眼根据睑结膜的乳头、滤泡、角膜血管翳和结膜瘢痕等临床表现较易诊断。因为乳头、滤泡不是沙眼的特异性改变,其他结膜病也可出现,所以早期轻型的诊断比较困难。实验室检查有助于确立沙眼的诊断,例如,结膜刮片后行 Giemsa 染色或 Diff-Quik 染色常见包含体。也可采用沙眼衣原体抗原检测法,例如,荧光抗体染色法或酶联免疫测定法。当上穹窿部及毗邻结膜充血,有少量乳头或滤泡,并已排除其他结膜炎者,称为疑似沙眼。

2.鉴别诊断

(1)结膜滤泡症:多发生于儿童,双眼发病。无自觉症状;滤泡较小且均匀,境界清楚,半透明,多见于下睑结膜与下穹窿。特点是结膜不充血、不形成瘢痕,不发生角膜血管翳,不需治疗。

（2）滤泡性结膜炎：多发生于青少年及儿童，病因不清，双眼发病。眼部不适，晨起有少量分泌物；滤泡大小均匀，排列整齐，多见于下睑结膜与下穹窿；结膜充血但不肥厚。特点是不形成瘢痕，无角膜血管翳。一般不须治疗，经 1～2 年可自愈，自觉症状明显时按慢性卡他性结膜炎治疗。

（3）巨乳头性结膜炎：结膜病变与沙眼相似，特点是有明确的角膜接触镜佩戴史。

（4）春季结膜炎：睑结膜增生的乳头如铺路石样，大小不等，扁平粗大。上穹窿部无病变，也无角膜血管翳。特点是结膜刮片涂片可见大量嗜酸性粒细胞。

（5）包涵体性结膜炎：滤泡发生于下睑结膜与下穹窿部结膜，极少形成瘢痕。特点是不发生角膜血管翳。可通过针对不同衣原体抗原的单克隆抗体进行免疫荧光检测，确定其抗原血清型，并进行鉴别。

（六）治疗

1.治疗原则

本病应强调局部用药和全身用药相结合。给药的原则：一方面要用衣原体敏感的药物，对衣原体敏感的药物如红霉素、四环素、磺胺嘧啶、利福平等；另一方面要保证用药的频率与足够的时间。沙眼眼局部用药每日应在 4～6 次，疗程要坚持 10 周以上。

2.全身治疗

急性期或严重的沙眼可选用全身应用抗生素治疗，3～4 周为一个疗程。以下药物任选一种。①四环素，每次 0.5 g，每日 4 次，儿童及孕妇忌用，连用 3 周；②多西环霉素，每次 0.1 g，每日 2 次；③口服红霉素或螺旋霉素，每次 0.5 g，每日 2 次。

3.局部治疗

应用衣原体敏感药物，滴眼液白天频繁滴眼，应在 4 次以上，眼膏睡前涂眼。常用药物有：①0.1%利福平眼液；②0.25%氯霉素滴眼液；③0.5%金霉素眼膏；④喹诺酮类眼液或眼膏：诺氟沙星、氧氟沙星、左氧氟沙星；⑤0.1%酞丁胺眼药水；⑥0.5%红霉素眼膏；⑦0.5%四环素眼膏等。

4.手术治疗

（1）适应证：沙眼滤泡较多，相互融合者。

（2）手术方法：海螵蛸棒摩擦法、滤泡压榨术等，术后坚持用药 1 周。

5.并发症治疗

手术矫正沙眼并发症，例如，睑内翻矫正术、慢性泪囊炎的泪囊鼻腔吻合术、角膜移植术等。

（1）睑内翻矫正术：沙眼并发睑内翻倒睫称为瘢痕性睑内翻，若睑板变形不甚严重，可行睑板切断术；若形成严重的瘢痕性睑内翻，行睑板楔状切除术。

（2）泪囊鼻腔吻合术：沙眼引起慢性泪囊炎，经泪道冲洗、探通均无效者，应行泪囊鼻腔吻合术。

（3）角膜移植术：CO 期角膜白斑导致失明，在无急性炎症、无新鲜病灶的前提下，可行角膜移植术，以求提高视力。

二、包涵体性结膜炎

包涵体性结膜炎是一种通过性接触或产道传播的急性或亚急性滤泡性结膜炎。传播途径主要是尿道和阴道的分泌物及游泳池间接接触，新生儿为产道感染。特点是下睑及下穹窿结膜有滤泡形成，几周后消退，不留瘢痕，无角膜血管翳。常双眼同时发生。

（一）病因病理

病原体为沙眼衣原体抗原型 D～K。传染途径主要是尿道、生殖道的分泌物感染，或游泳池间接感染，新生儿可通过产道感染。

（二）临床表现

1.新生儿包涵体性结膜炎

新生儿包涵体性结膜炎又称新生儿包涵体脓漏眼。潜伏期为出生后 5～12 d，急性或亚急性发病，同时累及双眼。

（1）症状：畏光，流泪。

（2）体征：眼睑轻度水肿，大量黏液脓性分泌物。睑结膜充血，浸润增厚，乳头增生，可出现假膜。由于新生儿结膜腺浅层尚未发育，故 2～3 个月间无滤泡形成，晚期可有滤泡。穹窿及球结膜水肿、充血。角膜上皮点状染色，近角膜缘处可有小的上皮下浸润，一般不发生溃疡。耳前淋巴结肿大。数周后转入慢性期，3～6 个月恢复正常。偶可同时引起新生儿其他部位的感染（如衣原体性呼吸道感染、肺炎、中耳炎等）。

2.成人包涵体性结膜炎

主要见于青年人，潜伏期为 3～4 d，双眼同时或先后发病。

（1）症状：初期同新生儿表现。

（2）体征：3～4 d 症状加重，大量黏液脓性分泌物尤以早晨明显。经 3～4 d 结膜高度充血水肿，粗糙不平，有黏液脓性分泌物。7～10 d 开始出现滤泡，以下睑及下穹窿部结膜明显。可有乳头增生，无炎性假膜形成，不发生瘢痕。2 个月后可出现角膜炎，或角膜边缘及中央浸润，一般不发展成溃疡。晚期有显著的滤泡形成，3 个月至 1 年后自行消退，不遗留痕迹，无角膜血管翳。2～3 周后急性炎症消退而转入慢性期。转归同新生儿包涵体结膜炎。

（三）辅助检查

（1）结膜刮片检查可见中性粒细胞，上皮细胞胞质内可见包涵体。

（2）结膜涂擦取材，接种鸡胚卵黄囊或细胞培养分离衣原体；单克隆抗体试剂盒免疫荧光染色，酶联免疫吸附试验，检测血清、泪液抗体等，均可做出诊断。

（四）诊断要点

（1）畏光，流泪。

（2）下睑及下穹窿结膜有滤泡形成。

（3）结膜刮片检查见中性粒细胞，上皮细胞胞质内见包涵体等可诊断。新生儿强调进行结膜刮片检查，可鉴别沙眼衣原体、淋球菌等不同病原体。

（五）治疗

1.治疗原则

成人应强调全身治疗，并对其性伙伴进行检查和治疗。新生儿在治疗眼部感染的同时，还要治疗其他器官的衣原体感染。首选磺胺类药物，成人还可以选择四环素类抗生素。

2.全身治疗

①磺胺类药物：磺胺甲基异恶唑（SMZ）口服，成人每次 1 g，每日 2 次，首剂加倍；小儿每日15～25 mg/kg，分 2 次，首剂加倍。连用 7 d；②四环素片：成人 0.25 g/次，每日 4 次，持续用药3～4 周，或口服 7～10 d 为一个疗程，停药 1 周后继续用药，坚持 2～4 个疗程；③红霉素片：每次

0.3 g/次,每日 4 次,连用 3 周;新生儿可用琥珀乙酰红霉素,40 mg/(kg·d),分 4 次服用,连用2 周;④多西环素:100 mg/次,每日 2 次。连续用药 3 周。

3. 局部治疗

局部应用衣原体敏感药物治疗。白天滴眼液频繁滴眼,晚上睡前涂眼膏,坚持用药 4 周以上。可选用 0.1%利福平眼药水、15%磺胺醋酰钠滴眼液、0.5%红霉素或四环素眼膏、0.5%熊胆滴眼液等。

(刘 敏)

第十五节 变应性结膜炎

一、春季结膜炎

春季结膜炎又称春季卡他性结膜炎或结角膜炎,是一种季节性、反复发作的免疫性结膜炎。多在春、夏季发作,秋冬缓解。好发于儿童、少年,男性多见,常侵犯双眼,每年复发。

(一)病因病理

病因尚未明确。一般认为是对外源性过敏原的高度过敏反应。过敏原通常是花粉及各种微生物的蛋白成分、动物皮屑、羽毛、紫外线等,目前尚未能鉴定出特异性反应原。

(二)临床表现

症状的出现和加重与季节有关。

1. 症状

奇痒难忍,有轻微畏光、灼热、流泪及异物感,侵犯角膜时刺激症状加重。

2. 体征与临床分型

临床按病变部位可分为三型,即睑结膜型、球结膜或角膜缘型及混合型。

(1)睑结膜型:病变位于上睑结膜,一般不侵犯穹窿结膜及下睑结膜。上睑结膜有大小不等、硬韧而扁平的淡红色粗大乳头,排列如铺路石样。表面似覆盖一层假膜,擦下时为透明絮状物。分泌物量少、色白、黏稠成丝状,内含大量嗜酸性粒细胞。愈后乳头完全消退,不遗留瘢痕。

(2)球结膜或角膜缘型:病变多发生在上方角膜缘附近,睑裂区角膜缘的球结膜呈黄褐色或污红色胶样增厚,病变可扩展波及上 1/2 周或整个角膜缘。

(3)混合型:同时兼有以上两种病变。

3. 并发症

本病临床各型偶尔都可发生角膜病变,常为弥漫性上皮型角膜炎,表现为角膜弥漫性上皮点状病变。偶见局部角膜炎,常为局限于上方和中央的椭圆形或三角形病灶,愈后遗留轻微的角膜瘢痕。部分患者在角膜缘病变区内出现小的灰白斑点,称为 Hornor-Trantas 点。

(三)辅助检查

(1)结膜刮片可找到较多嗜酸性粒细胞。

(2)过敏原筛选可筛选出特定过敏原。

(3)体液免疫与细胞免疫检查可见血清和泪液中 IgG 升高。

(四)诊断

(1)男性青少年好发,季节性反复发作。

(2)典型的临床表现,如奇痒、睑结膜乳头增生、呈扁平的铺路石样或结膜缘部胶样结节等。

(3)结膜分泌物中较多的嗜酸性粒细胞、血清和泪液中 IgG 升高等,可予以诊断。

(五)治疗

1.治疗原则

治疗以对症为主,包括抗组胺药物、血管收缩剂和糖皮质激素等。本病季节性强,一般不发生合并症,有自限性,预后较好。由于患眼奇痒难忍,治疗以减轻症状为主。避开可能的过敏原,避免阳光刺激。

2.全身治疗

①抗组胺药物:马来酸氯苯那敏(扑尔敏)4 mg,每日 3 次,口服,但从事驾驶、高空作业等职业者应注意其不良反应,建议最好睡前使用;②脱敏治疗:病情严重者予 10％葡萄糖酸钙 20 mL缓慢静脉注射。

3.局部治疗

(1)血管收缩剂:0.1％肾上腺素溶液、复方萘甲唑啉(消疲灵)、羟甲唑啉(欧斯林)滴眼,每日 3 次,每次 1 滴。血管收缩剂滴眼能抑制肥大细胞及嗜酸性粒细胞脱颗、靶细胞释放活性物质,从而改善眼部不适,减轻结膜充血。疗程不超过 7 d,若长期使用易引起干眼。此外,冷敷可减轻充血。

(2)抗组胺药物:特非那定、0.1％依美斯汀滴眼,每日 3 次,症状减轻后停药。

(3)细胞膜稳定剂:2％～4％色甘酸钠(宁敏)、洛度沙胺滴眼液(阿乐迈)、吡嘧司特钾(研立双)滴眼,每日 3～5 次。对消除瘙痒、流泪、畏光症状等有明显疗效。以上药物联合应用,可改善症状。

(4)糖皮质激素及非甾体消炎药:在症状加重时,间歇应用非甾体消炎眼液或眼膏。但长期用药会引起激素性青光眼、白内障、眼表感染等。非甾体消炎眼液也可减轻症状,且不良反应较小,吲哚美辛滴眼液、双氯芬酸钠滴眼液等。每日 2～3 次,症状减轻后停药,连续应用不超过 7～10 d。

(5)局部应用免疫抑制剂:对屡发不愈的病例,可用环孢霉素 A、FK-506 等,有较好效果。

(6)0.5％熊胆眼液,每日 3 次滴眼。

二、过敏性结膜炎

过敏性结膜炎是由接触药物或其他抗原过敏而引起的结膜炎。分迟发型和速发型两种。

(一)病因病理

(1)速发型过敏原有花粉、角膜接触镜、清洗液等。

(2)迟发型过敏原有药物(如阿托品、新霉素、广谱抗生素、毛果芸香碱等),也有因使用化妆品、染发剂等引起迟发型结膜变态反应者。

(二)临床表现

1.症状

双眼极度瘙痒,并有畏光、烧灼感等刺激症状。

2.体征

速发型眼睑皮肤红肿,并有小丘疹、渗出和睑缘炎等。睑球结膜充血,球结膜乳头增生、滤泡形成,以下睑为重,有少量浆液和黏液性分泌物。角膜炎不常见,极个别严重病例可出现角膜实质性损害及虹膜炎。停用致敏药物后,症状和体征可自行消失,不留瘢痕,若再次用药可复发。

(三)辅助检查

结膜囊分泌物涂片可见变性上皮细胞和少量多核和单核细胞。

(四)诊断要点

(1)有药物或其他过敏原接触史。

(2)双眼瘙痒,畏光、烧灼感;眼睑皮肤红肿,睑球结膜充血。

(3)脱离过敏原后,炎症迅速消退。

(4)结膜囊分泌物涂片见变性上皮细胞和少量多核和单核细胞。

(五)治疗

1.治疗原则

治疗以祛除过敏原、局部短期应用糖皮质激素为主。

2.全身治疗

①抗过敏药物:氯苯那敏 4 mg 或苯海拉明 25 mg,口服,每日 2 次;②口服钙剂或静脉注射葡萄糖酸钙。

3.局部治疗

(1)短期局部应用糖皮质激素滴眼液,例如,0.5%可的松眼液滴眼,每日 2~3 次。

(2)抗组胺药物(如 2%色甘酸钠滴眼液等),每日 2~3 次。

(3)抗生素滴眼液点眼,每日 2 次,预防并发感染。

(4)眼睑皮肤红肿、渗液严重,可用 3%硼酸溶液湿敷,每日 1~2 次。

(5)抗生素与激素混合眼液滴眼。

(6)局部用中药洗眼或湿敷。可用艾叶、苦参、蛇床子、地肤子各 15 g,煎水,过滤澄清,做湿冷敷或加冷开水至 1 000 mL 洗眼。

(宋卫民)

第十六节　巩膜炎

一、表层巩膜炎(巩膜外层炎)

表层巩膜炎是指巩膜和结膜之间的疏松结缔组织炎,是一种复发性、暂时性、自限性的非特异性炎症,比巩膜炎更为良性,好发于年轻人,30~40 岁起病,女性患病率是男性的 3 倍,2/3的患者单眼受累,容易复发。它通常不与任何系统性疾病相关,有 10%左右的患者可伴发结缔组织病。

(一)诊断要点

1.临床表现及辅助检查

表层巩膜炎患者通常感觉到眼部不适或刺激症状而不是疼痛感,炎症常累及巩膜赤道前,多见于角膜缘至直肌附着点的区域内,可在同一部位或其他部位复发。根据临床表现,表层巩膜炎可分为单纯性表层巩膜炎和结节性表层巩膜炎,单纯性炎症局限,约占70%,结节性病灶累及整个表层巩膜,约占30%。它是一种自限性疾病,若不经治疗,单纯性表层巩膜炎一般持续几天,结节性表层巩膜炎可能会持续数周,表层巩膜炎可反复发病,持续数年,但一般不会发生结构损害,裂隙灯检查通常为巩膜表面的局部水肿,巩膜本身不加厚,通常不伴随葡萄膜炎。

(1)单纯性表层巩膜炎:又称周期性表层巩膜炎,起病突然,常单眼发病,亦可双眼发病。发病时眼部轻度不适,有不同程度畏光、流泪,局部有轻微疼痛,眼球无触痛,有时可伴有眼睑神经血管性水肿,视力多不受影响。偶尔有患者出现瞳孔括约肌和睫状肌痉挛,引起瞳孔缩小和暂时性近视。眼部浅层巩膜呈扇形局限性或弥漫性充血、水肿,暗红色外观,滴局部血管收缩剂后变白(如10%的肾上腺素),结膜可以推动。病程常自限,过2~4周消退,可多次反复发病,复发部位不固定。好发于青年人,女性多见,妇女多于月经期发作。少数长期不愈者,多伴有相关系统性疾病。

(2)结节性表层巩膜炎:临床表现与单纯者相似,较单纯性表层巩膜炎症状更重,病程更长。13%的结节性表层巩膜炎为双眼起病。主要表现为急性发生的巩膜表面2~3 cm大小的局限性结节样隆起,最大可达6 cm,可单发或多发,呈暗红色,圆形或椭圆形,不与巩膜固定在一起,结节及其上方的结膜可推动,并有触痛。结节不会化脓,也不出现坏死。病程4~6周自限,紫红色结节变为灰白色,较为扁平,最后完全吸收。但可在其他处继发,可多次反复绵延数月甚至数年,视力一般不受影响。有时预后遗留青灰色斑,也可累及深层形成深层巩膜炎。约30%患者伴脊柱性关节炎、痛风或其他全身性疾病,故有条件时应进行相关免疫学的实验室检查。轻症一般不需要治疗,症状较重者可局部滴用皮质类固醇,但需防范不良作用。复发病例可口服非甾体消炎药(如吲哚美辛),并应治疗伴发的全身病。

2.诊断及鉴别诊断

(1)与结膜炎鉴别:结膜炎充血弥漫,由角膜缘向穹窿部逐渐明显,睑结膜也受累,且多伴有分泌物;而表层巩膜炎多局限在角膜缘至直肌附着点的区域内,不累及睑结膜,充血血管呈放射状,垂直从角膜缘向后延伸,这是结膜炎与表层巩膜炎的鉴别要点。泡性结膜炎易与结节性表层巩膜炎混淆,结节性表层巩膜炎的结膜可在结节上推动,而泡性结膜炎病变则发生在结膜本身,另外,泡性结膜炎可形成浅表溃疡。

(2)与巩膜炎鉴别:表层巩膜炎充血水肿仅局限在巩膜表层,不累及其下的巩膜,通过裂隙灯光束可清楚辨认。此外,表层巩膜炎充血的血管或结节可被推动,其充血多呈暗红色,滴肾上腺素后血管迅速变白,而更为深层的巩膜炎充血为紫红色,滴肾上腺素后不褪色。如果血管走行迂曲,应怀疑巩膜炎的可能。

(二)治疗原则

本病具有自限性,1~2周间自愈,一般无须特殊治疗。但局部或口服非甾体消炎药可减轻患者的疼痛症状。冷敷、血管收缩剂、人工泪液等可减轻眼红症状。在疾病初期或自限期内尽可能局部少用类固醇皮质激素,炎症严重或频发者可用0.5%可的松或0.1%地塞米松滴眼液短期点眼治疗,必要时可全身应用糖皮质激素,但需预防不良反应。伴发其他疾病者给予相应治疗。

二、前巩膜炎

前巩膜炎病变位于赤道前方的巩膜。常见于青年人,女性多于男性。双眼可先后发病,每次发作可持续数周,反复发作,病程迁延可达数月或数年。排除源性感染或由邻近组织炎症蔓延而来以外,一般认为巩膜炎为一种局部免疫反应,可见于痛风、风湿、结核病及体内病灶性感染的患者。自觉眼部疼痛十分剧烈,有刺激症状。如果病变发生在眼外肌附着处,眼球运动时疼痛更甚。

(一)诊断要点

1.临床表现

(1)疼痛:眼部疼痛、压痛,有刺激症状。部分病例夜间疼痛更明显,甚至使患者"痛醒"。病变位于直肌附着处时,眼球运动可使疼痛加剧。有时也可表现为同侧头痛。

(2)视力可轻度下降,眼压略有升高。

(3)巩膜病灶:充血的巩膜血管走行紊乱,不可推动。由于深部巩膜血管网扩张,病变部位可呈现紫罗兰色外观。裂隙灯下可见巩膜表层和巩膜本身均有水肿。若出现无血管区域,提示闭塞性脉管炎,预后不良。炎症消退后,病变区巩膜被瘢痕组织代替,巩膜变薄,葡萄膜颜色显露而呈蓝色。

(4)合并症:可并发葡萄膜炎、角膜炎、白内障等,因房角粘连可形成继发性青光眼。

2.类型

前巩膜炎可表现为结节性、弥漫性和坏死性三种类型。

(1)结节性前巩膜炎:占巩膜炎的44%。局部巩膜呈紫红色充血,炎症浸润与肿胀,形成结节样隆起。结节质硬,压痛,不能推动。40%病例可有数个结节,并可伴有表层巩膜炎。

(2)弥漫性前巩膜炎:本病相对良性,占40%。巩膜呈弥漫性充血,球结膜水肿。在60%的病例中,炎症累及部分巩膜,而40%的病变累及整个前巩膜。

(3)坏死性巩膜炎:另有一种炎性征象不明显,主要表现为进行性巩膜变薄、软化和坏死。虽然自发性穿孔较少见,但轻微外伤,或眼内压升高,即可能导致巩膜穿孔,因此本病又名串口性巩膜软化症,多数患者伴有长期的风湿性关节炎。

病程长短不一,部分患者伴有严重的自身免疫性疾病。60%的患者可发生眼部和全身并发症,40%导致视力丧失,29%在发病5年内多因血管炎而死亡。发病初期,表现为局部巩膜炎性斑块,病灶边缘炎性反应较中心重。

眼痛明显,与巩膜炎症的征象不成比例。病理改变为巩膜外层血管发生闭塞性脉管炎,病灶及其周围出现无血管区,受累巩膜可坏死变薄,透显出脉络膜色泽。如果未及时治疗,巩膜病变可迅速向后和向周围蔓延扩展。炎症消退后,巩膜可呈蓝灰色外观,且有粗大的吻合血管围绕病灶区。

(二)治疗方案

1.病因治疗

积极治疗原发病,如结核、风湿、病毒感染、结节病、麻风、梅毒及痛风等病。如果有感染存在,可应用抗生素。

2.抗感染治疗

(1)局部滴用糖皮质激素:可能减轻结节性或弥漫性前巩膜炎的炎性反应。

(2)非甾体消炎药:仅局部滴用不能控制巩膜炎,可根据病情选用,例如,吲哚美辛口服,25~50 mg,每日2~3次,常可迅速缓解炎症和疼痛。

(3)全身应用糖皮质激素:应适量口服,用于严重或巩膜出现无血管区病例。禁用结膜下注射,以防造成巩膜穿孔。

(4)免疫抑制剂:可考虑采用,如果巩膜有穿孔的危险,环磷酰胺有一定疗效。

(5)如果并发虹膜睫状体炎,应以阿托品散瞳。

3.异体巩膜移植术

用于坏死或穿孔的巩膜部位。

三、后巩膜炎

后巩膜炎为发生于赤道后方巩膜的一种肉芽肿性炎症。本病临床少见,仅占巩膜炎的2%,单眼发病为多,一般眼前部无明显改变,诊断较困难。女性多于男性,亦常和前巩膜炎联合发生。患者常有类风湿性关节炎。

(一)诊断要点

1.临床表现

(1)疼痛:有程度不同的眼痛和压痛,也可以表现为头痛。

(2)视力减退:一般视力尚好,如果合并脉络膜炎、玻璃体混浊、球后视神经炎及渗出性视网膜脱离,则视力减退。

(3)眼睑及球结膜水肿,充血部分不明显或无充血,眼球可轻度突出,因眼外肌受累可致眼球运动受限以及复视。

(4)若合并葡萄膜炎、玻璃体混浊、视盘水肿、渗出性视网膜脱离时,视力明显下降。脉络膜显著增厚,可有继发性闭角型青光眼。

(5)B超、CT扫描或MRI能显示后部巩膜增厚,有助于诊断。

2.鉴别诊断

本病应与眶蜂窝织炎、Graves眼病及眼球筋膜炎相鉴别。

(1)眶蜂窝织炎:表现是眼球突出明显,球结膜水肿比后巩膜炎轻,并伴有发热、血象异常等全身中毒症状。

(2)Graves眼病:B超、CT扫描检查可发现眼外肌不同程度增粗。

(3)眼球筋膜炎:本病与眼球筋膜炎的鉴别困难,两者可同时发生,称为巩膜筋膜炎。但眼球筋膜炎早期即出现眼外肌麻痹。

(二)治疗方案

1.病因治疗

积极治疗原发病,例如,结核、风湿、病毒感染、结节病、麻风、梅毒及痛风等病。如果有感染存在,可应用抗生素。

2.抗感染治疗

(1)局部滴用糖皮质激素:可减轻巩膜炎的炎性反应。

(2)非甾体消炎药:仅局部滴用不能控制巩膜炎,可根据病情选用,例如,吲哚美辛口服,25～50 mg,每日2～3次,常可迅速缓解炎症和疼痛。

(3)全身应用糖皮质激素:应适量口服,用于严重或巩膜出现无血管区病例。禁用结膜下注射,以防造成巩膜穿孔。

(4)免疫抑制剂:可考虑采用,如果巩膜有穿孔的危险,环磷酰胺有一定疗效。

(5)如果并发虹膜睫状体炎,应以阿托品散瞳。

3.异体巩膜移植术

用于坏死或穿孔的巩膜部位。

（宋卫民）

第十七节　前葡萄膜炎

前葡萄膜炎是一组累及虹膜和/或前部睫状体的炎症性眼病。临床上根据累及部位分为虹膜炎、虹膜睫状体炎。前葡萄膜炎是葡萄膜炎中最常见的类型，诊断基于炎症仅累及眼前段。据国外统计，其占葡萄膜炎总数的 3/4，每年 10 万人中约有 8 人发病。前葡萄膜炎的病因和类型有多种，例如，特发性前葡萄膜炎、HLA-B27 抗原相关的前葡萄膜炎、Fuchs 综合征、肾小管间质性肾炎葡萄膜炎综合征、Posner-Schlossman 综合征（青光眼睫状体炎综合征）、感染相关的前葡萄膜炎等。

一、诊断要点

1.症状

患者常主诉眼红、眼痛、畏光、流泪等，但无分泌物，少数患者症状较轻。严重患者会有视力下降。

2.体征

（1）睫状充血：急性前葡萄膜炎的重要体征，与病情严重程度相关。结膜受累时出现混合充血，有时伴有结膜水肿。

（2）角膜后沉着物（keratic precipitate，KP）：由房水中的白细胞沉积于角膜内皮而成，分为尘状、羊脂状、中等大小星状几种类型。非肉芽肿性葡萄膜炎多表现为尘状 KP，Fuchs 综合征多表现为中等大小的星状 KP，都是由中性粒细胞和淋巴细胞组成；肉芽肿性葡萄膜炎则多为羊脂状 KP，主要由单核巨噬细胞和类上皮细胞组成。带有色素的 KP 多见于疱疹病毒感染后的前葡萄膜炎和色素播散综合征。KP 多沉积在角膜下方，呈三角形分布（Arlt 三角），在Fuchs 综合征和疱疹病毒感染后的前葡萄膜炎中多呈弥漫性分布或分布于瞳孔区。

（3）房水闪辉和前房细胞：房水闪辉是指裂隙灯照射前房时，房水中灰白色的光带，或称为Tyndall 征，是由于血-房水屏障破坏引起房水中蛋白浓度升高所致。前房细胞是裂隙灯照射前房时光带内可见灰白色的尘状颗粒，一般为白细胞，有时混有红细胞、色素细胞等。前房中大量白细胞沉积于下方前房形成液平为前房积脓。前房细胞是眼前段有活动性炎症的表现。

（4）虹膜改变：虹膜血管扩张、水肿、纹理不清。虹膜片状萎缩可能是疱疹病毒感染引起。虹膜弥漫性萎缩、脱色素多见于 Fuchs 综合征。虹膜周边前粘连可引起眼压升高，继发青光眼。严重的虹膜后粘连引起瞳孔闭锁可形成瞳孔阻滞。虹膜的 Koeppe 结节和 Busacca 结节多见于肉芽肿性葡萄膜炎。

（5）晶状体改变：色素沉积于晶状体表面或晶状体混浊。

（6）玻璃体及眼底改变：前部玻璃体可见混浊，眼底可有反应性黄斑水肿、视盘水肿等表现。

3. 临床诊断

首先要进行分类，其次要明确病因。前葡萄膜炎的分类可以根据以下几个方面进行。

(1)病程。急性、复发性或慢性(前葡萄膜炎持续时间小于 3 个月为急性前葡萄膜炎，大于 3 个月为慢性前葡萄膜炎)。

(2)累及单眼或双眼。

(3)肉芽肿性或非肉芽肿性。

(4)特发性或继发于全身疾病。

4. 鉴别诊断

可以考虑以下几种情况以明确病因。

(1)可能与病毒感染有关的前葡萄膜炎：疱疹病毒性前葡萄膜炎、Fuchs 综合征、青光眼睫状体炎综合征等。

(2)由其他眼部疾病引发的前葡萄膜炎：眼缺血综合征、晶状体源性前葡萄膜炎、外伤性前葡萄膜炎等。

(3)由全身疾病引发的前葡萄膜炎：HLA-B27 抗原相关的前葡萄膜炎(包括强直性脊柱炎、Reiter 综合征、炎症性肠病、银屑病关节炎)、Behet 病相关的前葡萄膜炎、幼年型慢性关节炎、结节病、梅毒等。

(4)要排除伪装综合征。

5. 辅助检查

血常规和尿液分析检查、抗"O"、血沉、C 反应蛋白、类风湿因子、HLA-B27、快速血浆反应素试验、梅毒特异性抗体、PPD 试验、血和尿钙、血管紧张素转化酶、胸片、骶髂关节 X 线等。

6. 并发症

并发性白内障、继发性青光眼、带状角膜变性和眼球萎缩等。

二、治疗

1. 糖皮质激素

局部用 1% 泼尼松龙或 0.1% 地塞米松滴眼液点眼，严重炎症初始每 1～2 h 1 次，炎症控制后逐渐缓慢减量。

2. 睫状肌麻痹剂

1% 阿托品点眼，一日 1～2 次。对于轻度炎症，可选用 0.5% 托吡卡胺滴眼液治疗。

3. 非甾体消炎药

对抑制前房炎症有效，对慢性葡萄膜炎可能有一定效果。

4. 全身治疗

前葡萄膜炎反复发作或局部药物不能控制者考虑全身治疗，泼尼松初始剂量 0.5 mg/(kg·d)，晨起顿服，逐渐减量。可联合其他免疫抑制剂治疗。

5. 并发症治疗

一般情况下应在将炎症完全控制数月后进行白内障手术治疗。继发性青光眼应先给予降眼压药物治疗，虹膜完全后粘连造成瞳孔阻滞的病例尽快给予激光虹膜切开术，对房角完全关闭、眼压控制不佳者给予抗青光眼手术治疗。

三、预后

不同类型前葡萄膜炎预后差别很大，一般单纯前葡萄膜炎或伴有全身疾病的前葡萄膜炎的预后较好，视力恢复好，但会复发，有时需要用免疫抑制剂来预防复发；幼年型慢性关节炎伴发的前葡萄膜炎往往反复发作，预后较差。

（宋卫民）

第十八节　中间葡萄膜炎

中间葡萄膜炎是一组以玻璃体为主要炎症部位的葡萄膜炎，包括睫状体平坦部、玻璃体基底部、周边视网膜和脉络膜炎症性疾病。有些患者往往有黄斑囊样水肿和视网膜血管受累。中间葡萄膜炎在所有葡萄膜炎中所占比例为 0.1%～15.3%。此病可发生于任何年龄，但多发生于 20～40 岁，男女比例相似，无种族差异。

一、诊断要点

1. 症状

眼前黑影、视物模糊，一般无眼痛畏光等刺激症状。多为双侧，双眼受累者占63%～93%，单眼起病的病例约 1/3 最终发展成双眼。患者视力多在 0.5 以上，出现囊样黄斑水肿的病例可出现明显视力下降，出现葡萄膜炎继发性青光眼、白内障和玻璃体积血等少见。

2. 体征

大多数中间葡萄膜炎都是非肉芽肿性炎症。多数患者前房反应轻微，特征性的体征包括明显的玻璃体炎症细胞、炎症细胞聚集形成"雪球样混浊"、下方锯齿缘及睫状体平坦部伸向玻璃体腔的黄白色渗出物（"雪堤样改变"）。反复发作的患者，"雪堤样改变"可以对称性向上方延伸，少数可累及全周锯齿缘。此外，中间葡萄膜炎可引起多种视网膜病变（如囊样黄斑水肿发生率为 18.8%～83%，视网膜血管炎和血管周围炎发生率为 21%～80%）。此病常见的并发症还包括并发性白内障、视网膜视乳头新生血管膜、玻璃体积血、视乳头炎、视网膜脱离和黄斑前膜等。

3. 鉴别诊断及辅助检查

据国外统计，50% 中间葡萄膜炎病例为特发性，其余可由多种病因或全身性疾病所引起，应详细询问有关病史，做必要的实验室检查和相关检查，进一步明确病因。以下重点列举几种疾病的鉴别诊断：

（1）类肉瘤病性中间葡萄膜炎：类肉瘤病是一种病因尚不完全清楚的多系统慢性肉芽肿性疾病，可以引起多种眼部炎症性疾病。多见于黑色人种，在我国少见。眼部受累可以表现为急性或慢性，双侧肉芽肿或非肉芽肿性葡萄膜炎。注意观察患者有无皮肤病变和肺部受累对诊断有很大帮助。血管紧张素转化酶（angiotensin converting enzyme，ACE）水平升高以及胸片或肺 CT 显示肺门淋巴结病变对诊断有重要价值。

（2）多发性硬化伴发的中间葡萄膜炎：多发性硬化引起中间葡萄膜炎发生率为3.3%～26.9%，多出现于神经系统病变之后。患者曾有复视、视神经炎、肢体麻木、四肢无力、共济失调、括约肌功能失调等症状,可以行头颅及脊髓 MRI 检查,并请神经科医师检查以明确诊断。

(3)梅毒性葡萄膜炎:梅毒在眼部可以引起任何类型的葡萄膜炎(包括中间葡萄膜炎),单眼或双眼受累。此病有典型的皮肤改变,如果患者有相关病史或激素效果不佳均应考虑此病,通过快速血浆反应素试验和梅毒螺旋体抗原血清试验等检查可以明确诊断。

(4)结核性葡萄膜炎:结核分枝杆菌多引起慢性单侧肉芽肿性葡萄膜炎。全身症状包括咳嗽、夜间盗汗以及眼外结核的表现等。PPD 试验及 γ-干扰素释放试验阳性要怀疑是否有感染。诊断困难的病例可行眼内液 PCR 检测或试验性抗结核治疗以进一步明确。

(5)Lyme 病伴发的葡萄膜炎:Lyme 病是由蜱传播的疏螺旋体病,患者常处于林区或明确有蜱咬伤史,表现为数月前开始的游走性红斑或关节痛,可以伴有颅神经麻痹和周围神经病变、心肌炎、心律失常等。通过 Lyme 病螺旋体血清学检查特异性抗体有助于诊断。

(6)眼内淋巴瘤所致的伪装综合征:见于慢性单侧或双侧非肉芽肿性玻璃体炎的老年患者,视网膜脉络膜浸润灶、玻璃体出现较大的细胞团块,且对激素治疗不敏感,甚至出现神经系统症状等,通过脑脊液检查、头颅 MRI 检查和玻璃体活检等可进一步明确诊断。

二、治疗

(1)视力在 0.5 以上者可随访观察;但对光学相干断层扫描(optical coherence tomography,OCT)探及黄斑水肿或荧光素眼底血管造影(fundus fluorescein angiography,FFA)发现有视网膜血管炎的患者,应尽快给予治疗。

(2)对视力低于 0.5 的患者应积极治疗。

(3)糖皮质激素口服或眼周注射是治疗中间葡萄膜炎的最常用方法,对于初发病例和伴有囊样黄斑水肿的患者最合适。治疗用口服糖皮质激素,开始时给予口服泼尼松 1 mg/(kg·d),治疗后经 1~2 周减量,每周减量 5~10 mg,至 35~40 mg/d 时,每周减 5 mg,减至15~20 mg/d时,至少维持 3 个月以上。如果病变无好转,要考虑感染或肿瘤等原因。对于单侧病变,或不宜用全身激素的患者可考虑行糖皮质激素眼周注射,醋酸曲安奈德 40 mg/mL,每次 20~40 mg 后 Tenon 囊下注射或球旁注射。但不宜反复多次注射。

(4)有明确感染性病因的患者同时给予特异性抗感染治疗。

(5)对于绝大多数病例,治疗并不需要激素滴眼剂。

(6)对于某些视力好且无明显眼底病变,但不能忍受眼前漂浮黑影并强烈要求治疗的患者,应充分告知其激素可能引起的全身及局部不良反应,获得患者充分理解与同意后可予治疗。

(7)对于严重的黄斑水肿可行玻璃体腔内注射糖皮质激素(如曲安奈德 2 mg/0.05 mL),但是有引起眼压升高和白内障的风险。

(8)每周复查,每 3~6 周复查 OCT 和/或 FA。规范用药 2 周以上无改善应考虑其他感染或肿瘤病因。

(9)如果对糖皮质激素不敏感或停药后复发,可给予免疫抑制剂治疗。国内杨培增等使用激素联合苯丁酸氮芥口服治疗,苯丁酸氮芥初始剂量为 0.05~0.1 mg/(kg·d),待炎症控制后逐渐减量维持,至雪堤样改变、雪球样混浊和血管炎完全消失后再逐渐减量停药。甲氨蝶呤、环磷酰胺和环孢素等对中间葡萄膜炎也有效,可根据不良反应及患者情况选用。

(10)手术治疗包括治疗性玻璃体切割术、冷凝、睫状体平坦部光凝、眼内糖皮质激素注射。对于糖皮质激素和其他免疫抑制剂治疗无反应者可考虑用冷凝或光凝。睫状体平坦部冷凝或激光光凝病变部位,范围超出雪堤样改变及可疑炎症区以后一个探头直径的位置。对于药物治疗无效或伴有某些并发症的中间葡萄膜炎可行玻璃体切割术,其适应证包括:持续浓密的玻璃体混浊、玻璃体积血、牵拉性或裂孔性视网膜脱离、视网膜前膜以及用免疫抑制剂不能控制者。

三、预后

此病进展缓慢,视力预后较好,可持续数年甚至数十年,不足 20％的患者可自愈,30％～60％的患者病变处于静止状态,50％的患者出现病情缓解和复发,视力损害与有无严重并发症相关。

(张旭东)

第十九节　后葡萄膜炎及全葡萄膜炎

后葡萄膜炎是一组累及脉络膜、视网膜、玻璃体和视网膜血管等部位的葡萄膜炎,后段炎症可"溢出"至眼前段而引起前房细胞等体征,如果前房炎症严重,被称为全葡萄膜炎。根据炎症所在组织分类分为脉络膜炎、视网膜色素上皮炎、视网膜炎以及视网膜血管炎。后部葡萄膜炎和全葡萄膜炎往往与全身感染或免疫性疾病相关。根据病因和相关疾病分类,后葡萄膜炎分为感染性(如结核、梅毒、弓形虫感染)和非感染性(如全身疾病相关的后葡萄膜炎、单纯后葡萄膜炎和伪装综合征)。

一、诊断要点

1.症状

早期未明显累及黄斑时,多有视物模糊和眼前黑影或仅有闪光感,当炎症累及黄斑时可有视力下降、视物变形、视野暗点,多无眼红、眼痛等表现。

2.体征

包括玻璃体炎症细胞,局灶性、多灶性或弥漫性脉络膜或视网膜病变,视网膜血管炎症性改变,黄斑水肿或视网膜水肿,渗出性视网膜脱离,视网膜色素上皮改变和视盘水肿。晚期多有视网膜及脉络膜萎缩,甚至发生牵拉性视网膜脱离。

3.诊断及辅助检查

FFA、吲哚青绿血管造影(indocyanine green angiography,ICGA)、OCT、B超及超声生物显微镜(ultrasound biomicroscopy,UBM)的一些特征性的表现可以为诊断提供重要信息,特殊情况需要借助实验室检查,例如,眼内液抗体、培养和眼内组织活检、PPD、梅毒血清学试验、血管紧张素转化酶等,以及胸部 X 线、CT 和头颅 MRI 检查。

4.鉴别诊断

后葡萄膜炎和全葡萄膜炎可由多种病因或全身性疾病所引起,是否累及双眼以及眼底病变的形态有助于诊断,同时应详细询问有关病史,做必要的实验室检查和相关检查,进一步明确病因。

二、治疗

1.抗感染药物

针对特异性感染。

2.免疫抑制剂

(1)糖皮质激素。

(2)环孢素、甲氨蝶呤、环磷酰胺、苯丁酸氮芥等药物。

(3)抗肿瘤坏死因子抗体等生物制剂。

三、预后

后葡萄膜炎预后有很大差异。急性后极部多灶性鳞状色素上皮病变、多发性一过性白点综合征等为自限性炎症,患者视力可以恢复;还有一些类型,用药治疗可将其控制(如 Vogt-小柳原田综合征),但易复发;而恶性肿瘤或某些严重全身疾病引起的葡萄膜炎,则预后差。

(张旭东)

第二十节　眼干燥症

眼干燥症是指任何原因引起的泪液质或量异常,或动力学异常导致的泪膜稳定性下降,并伴有眼部不适,和/或眼表组织损害为特征的多种疾病的总称,是最常见的眼表疾病。我国临床出现的各种名称,干眼症、干眼病、结膜干燥症等均统一称为干眼。

一、病因和发病机制

引起眼干燥症的病因十分复杂多样,包括全身性疾病(如糖尿病)、眼部手术、长期应用眼药水、眼部外伤及炎症、泪腺功能异常、空气污染、使用视频终端、老龄等。其中由于环境或个人习惯(如长期使用视频终端、处于空调环境)引起的轻度眼干燥症,无明显眼表损害者,及时改善或祛除影响因素可使眼部不适感消失。对于局部或全身有明确病因(如眼表烧伤、过敏、睑缘炎、干燥综合征等)引起眼干燥症者,则其发病机制十分复杂。眼表和泪腺构成一个整体功能单位,共同发挥对泪液分泌和泪膜形成的调控作用,维护眼表健康,任一环节的损害均可导致泪膜完整性和功能的破坏,从而引起干眼不适症状,泪膜的持续异常可损伤眼表正常修复或防御机制,导致眼表和泪腺处于一种慢性炎症状态。尽管引起眼干燥症的起始病因不同,一旦进入进展阶段,炎症则成为眼干燥症发病机制中最重要的因素,另外还有细胞凋亡、神经调节及性激素等机制共同参与眼干燥症的发病过程,因此不同类型的眼干燥症表现出相似的病理改变。

二、临床表现

眼干燥症轻症患者可表现为眼部干涩、异物感、痒感、视疲劳等症状,病情加重者可出现眼部烧灼感、刺痛、畏光、视物模糊等症状。裂隙灯检查可有眼睑或睑缘位置异常、睑板腺开口阻塞、结膜充血、泪河变窄、泪膜破裂时间缩短、角结膜干燥等体征。依据维持泪膜稳定的要素可将眼干燥症分为以下五类。

1. 蒸发过强型眼干燥症

此类型眼干燥症由于脂质层质或量的异常引起,例如,睑板腺功能障碍、睑缘炎、视频终端综合征、眼睑缺损或异常引起蒸发增强等,患者瞬目次数减少,蒸发快。睑裂大、暴露多,也可归为此类。

2. 水液缺乏型眼干燥症

水液性泪液生产不足和/或质的异常引起,例如,干燥综合征和许多全身性因素引起的眼干燥症。

3. 黏蛋白缺乏型眼干燥症

主要是眼表上皮细胞受损引起,如药物毒性、化学伤、热烧伤、眼表手术对眼表的损害及角膜缘功能障碍等。

4. 泪液动力学异常型眼干燥症

有泪液的动力学异常引起,如瞬目异常、泪液排出延缓、结膜松弛等。

5. 混合型眼干燥症

以上两种或两种以上原因引起的眼干燥症,为临床最常见类型。

三、辅助检查

1. 泪河高度

正常值为 0.5~1.0 mm,≤0.35 mm 提示眼干燥症。

2. 泪液分泌试验(Schirmer's test)

泪液分泌试验分为 Schirmer Ⅰ 和 Schirmer Ⅱ 试验。Schirmer 试验又可分为是否使用表面麻醉剂。

表面麻醉下 Schirmer Ⅰ 试验正常 >5 mm/5 min,非表面麻醉下 Schirmer Ⅰ 试验正常 >10 mm/5 min;表面麻醉下 Schirmer Ⅱ 试验可帮助鉴别干燥综合征患者,其因鼻黏膜刺激引起的反射性泪液分泌显著减少。

3. 泪膜稳定性检查

最常用方法是泪膜破裂时间(BUT)测定,正常值为 10~45 s,<10 s 为泪膜不稳定。

4. 眼表上皮活性染色

染色剂滴入结膜囊内,裂隙灯下观察:①荧光素钠染色:正常角膜不着色,染色阳性提示角膜上皮完整性被破坏;②虎红或丽丝胺绿染色:阳性结果反应死亡或退化的角结膜上皮细胞,或没有被正常黏蛋白层覆盖的健康上皮细胞。

5. 其他辅助检查

其他辅助检查包括泪液渗透压测定、眼表印记细胞学检查、泪膜镜检查、角膜地形图检查、泪液乳铁蛋白含量测定、前节 OCT、睑板腺成像检查、泪液蕨类结晶试验等。

四、诊断要点

目前眼干燥症无国际公认的统一诊断标准,可根据有干燥感、异物感、灼烧感、视疲劳、不适感、视力波动等主观症状之一,同时有泪膜不稳定、泪液分泌减少以及眼表上皮细胞损害等方面的指标做出诊断。

五、治疗

1. 病因治疗

引起眼干燥症的病因复杂,包括全身性疾病、药物、环境污染、眼局部炎症、眼睑位置异常、年龄等因素,寻找病因并针对病因进行治疗是提高眼干燥症治疗效果的关键。

2. 药物治疗

(1)人工泪液:作为泪液替代药物,是治疗眼干燥症的首选药物,能润滑眼表面,同时可补充缺少的泪液,稀释眼表面可溶性炎症介质,降低泪液渗透压,但人工泪液中的防腐剂有一定的刺激性和毒副作用,需长期使用者应选择不含防腐剂的剂型。而一些凝胶或膏剂在眼表保持时间较长,可用于重度眼干燥症患者或夜间应用。

(2)抗感染及免疫抑制剂:炎症在眼干燥症中起着重要作用,而眼干燥症又可引起眼表面上皮细胞非感染性炎症反应,故对于有眼表炎症反应患者可给予抗感染及免疫抑制剂。常用药物有:①糖皮质激素滴眼液:可用于中、重度眼干燥症伴眼部炎症患者,原则为低浓度、短时间,炎症控制后即减量并停用,需注意其不良反应;②免疫抑制剂:环孢素A、他克莫司滴眼液均可改善干眼症状,用于中重度眼干燥症伴眼部炎症患者;③非甾体消炎药:可用于轻中度眼干燥症患者抗感染治疗及有激素并发症的高危眼干燥症患者;④自体血清:血清中含有大量抗感染因子,能抑制眼表炎症反应,明显改善干眼症状,可用于重度眼干燥症合并角膜并发症及人工泪液无效的患者。

(3)其他:雄激素可改善泪腺和睑板腺功能;促泪液分泌药物(如二尿嘧啶核苷、胆碱能拟似剂、CF101等)可促进泪液分泌,改善干眼症状;重组人表皮生长因子和维生素A棕榈酸酯可提高眼干燥症患者结膜杯状细胞数量。

3. 非药物治疗

(1)改善眼表环境以保存泪液:轻症患者可通过改善自身生活习惯和环境以减少泪液蒸发,例如,多休息、降低电脑屏幕使用率、应用保护眼镜、增加环境湿度等。

(2)湿房镜及眼罩:通过提供密闭环境,减少眼表面的空气流动及泪液蒸发,以保证眼表湿润。湿房镜适用于各种眼干燥症,硅胶眼罩适用于有角膜暴露的眼干燥症患者。

(3)软性角膜接触镜:适用于眼干燥症伴角膜损伤者,尤其角膜表面有丝状物者,但需注意选择高透氧的治疗性角膜接触镜。

(4)物理治疗:对于睑板腺功能障碍者,应行睑部清洁、按摩、热敷等。

4. 手术治疗

对于泪液分泌明显减少,常规治疗效果不佳且有可能导致视力受损者可给予手术治疗。

(1)泪点栓塞术:可减少泪液生理性流失,有效地保存泪液,尤其对于水性泪液缺乏者效果明显。

(2)睑缘融合术:减少泪液蒸发。

(3)自体颌下腺及唇腺移植术:适合治疗重症眼干燥症,但需保证颌下腺及唇腺功能正常。

(邢　瑾)

第二十一节　角膜炎

角膜炎(keratitis)是指角膜防御能力减弱,外界或内源性致病因素侵袭角膜组织引起的炎症,其患病率在角膜病中占首位。

一、感染性角膜炎

(一)细菌性角膜炎

细菌性角膜炎(bacterial keratitis)是由细菌侵入角膜引起感染导致的一种化脓性角膜炎症,因其起病急,进展较快,若感染不能控制,可出现角膜基质坏死、穿孔,甚至眼内炎。

1.病因和发病机制

正常情况下,借助眼睑和睫毛的保护作用、泪液的冲刷和稀释作用以及完整角膜上皮的屏障作用,角膜不易感染细菌。当角膜防御屏障被破坏或抵抗力降低时,细菌可突破角膜上皮侵入角膜基质引起感染。

引起角膜细菌感染的主要病因有以下几方面。

(1)角膜外伤:角膜上皮擦伤、角膜异物伤、佩戴角膜接触镜等。

(2)眼表疾患:睑内外翻、倒睫、眼睑闭合不全、睑缘炎、干眼等。

(3)继发因素:继发于病毒性角膜炎、神经麻痹性角膜炎、暴露性角膜炎、大泡性角膜病变等。

(4)局部用药:长期应用抗生素、糖皮质激素、抗病毒药物、防腐剂等滴眼液,可破坏结膜囊正常菌群结构、降低角膜抵抗力、损伤角膜上皮等。

(5)全身疾病:糖尿病、类风湿关节炎、获得性免疫缺陷性疾病、史-约综合征、维生素 A 缺乏、全身长期使用免疫抑制剂等。

2.临床表现

本病起病急,常有角膜外伤或戴角膜接触镜史,淋球菌感染多为经产道分娩的新生儿。表现为畏光、流泪、疼痛、视力障碍、眼睑痉挛等症状。眼部检查可见眼睑结膜水肿、球结膜充血(睫状充血或混合性充血)、大量脓性分泌物。病变早期可见角膜上皮缺损,对应角膜基质灰白色浸润,边界不清,周围组织水肿。随着病情进展,角膜浸润区基质层坏死脱落,形成溃疡灶,并向周围及深层进展,病情严重者可合并虹膜睫状体炎导致前房炎症反应,甚至形成积脓。病程较长者可出现角膜新生血管。

不同细菌感染角膜可有不同的角膜病变特征。革兰氏阳性球菌(如葡萄球菌所致的角膜溃疡)常表现为圆形或椭圆形,边界清,周围有灰白色浸润及基质水肿。肺炎链球菌、溶血性链球菌感染常出现匍行性角膜溃疡,溃疡常位于角膜中央,边缘向周边潜行进展,伴后弹力层放射状皱褶,严重者伴角膜后纤维素沉着及前房积脓,可发生角膜穿孔。革兰氏阴性杆菌引起的角膜感染无明显特征,一般前房炎症反应较轻,病程迁延,但铜绿假单胞菌感染则病情进展迅速。

3.实验室及辅助检查

(1)微生物学检查:角膜溃疡组织刮取或分泌物涂抹后行细菌涂片并应用 Gram 染色初步判断为革兰阳性或阴性菌;细菌培养及药敏试验有利于明确致病菌并指导临床用药。

(2)角膜共聚焦显微镜检查:可用以排除真菌或棘阿米巴感染。

4.诊断要点

(1)病史:角膜外伤史、角膜接触镜佩戴史、慢性角膜上皮病变或全身消耗性疾病史。

(2)症状:眼痛、畏光、流泪、眼睑痉挛等。

(3)体征:眼睑肿胀,球结膜睫状或混合性充血、水肿,大量脓性分泌物,角膜基质浸润,溃疡形成,前房可有积脓。

(4)细菌涂片或细菌培养:可见细菌。

5.鉴别诊断

(1)铜绿假单胞菌性角膜溃疡:起病急骤、进展迅速,角膜组织溶解、坏死,病变区附有大量略呈黄绿色脓性分泌物,细菌培养可见铜绿假单胞菌。

(2)真菌性角膜炎:起病较慢,病灶呈表面干燥、隆起、致密的灰白色混浊,边界不清,病灶周围可有伪足或卫星灶形成,伪足大小不一,角膜刮片可见真菌菌丝或孢子。

(2)单纯疱疹病毒性角膜炎:多有反复发作史,结膜反应较轻,溃疡灶呈地图或圆盘状,无角膜外伤史,抗病毒治疗有效。

6.治疗

(1)病因治疗:对于病因明确者,例如,角膜异物、慢性泪囊炎、睑内外翻、倒睫、全身疾病等需给予积极治疗,去除诱发因素。

(2)药物治疗:在细菌培养和药敏试验回报前根据患者病史、角膜病灶特点及临床经验选用广谱、高效抗生素。怀疑革兰氏阳性球菌者,头孢菌素为首选药物,通常用 50 mg/mL 头孢唑啉溶液滴眼;而怀疑革兰氏阴性杆菌者,氨基糖苷类为首选抗生素,妥布霉素滴眼液为常用药物。若病原菌不明,可联合应用上述两种药物。喹诺酮类抗生素因其杀菌力强、抗菌谱广、耐药率较低,与头孢菌素联合使用可加强抗菌效果,代表药物有左氧氟沙星、环丙沙星等。怀疑链球菌、淋球菌感染者首选青霉素 G。对于耐药的表皮葡萄球菌、金黄色葡萄球菌等革兰氏阳性球菌,万古霉素、夫西地酸可作为细菌性角膜炎的二线用药。通常细菌性角膜炎局部用药是最有效的治疗途径,一般不需全身应用抗生素,但若合并有角膜溃疡穿孔、眼内炎、巩膜化脓等需在局部用药同时全身给予抗生素。治疗过程中需根据病情和细菌药物敏感试验结果及时调整用药。合并有虹膜睫状体炎者可应用睫状肌麻痹剂,例如,1%阿托品或托吡卡胺滴眼液滴眼散瞳、减轻虹膜睫状体炎症反应,应注意避免使用糖皮质激素。口服维生素 C、B 族维生素有助于溃疡愈合。

(3)手术治疗:如果感染不能控制,且病灶仅累及角膜中浅层者,可行角膜病灶切除联合球结膜遮盖术治疗;若病灶累及角膜深层或角膜有穿孔危险,可进行治疗性角膜移植术;若诱发因素为神经麻痹或角膜暴露者,需联合球结膜遮盖术以避免术后感染复发,术后继续抗感染治疗;感染控制后,若角膜病灶位于角膜中央严重影响视力,可行板层角膜移植术或部分穿透性角膜移植术提高视力,术后可适当应用小剂量糖皮质激素抑制炎症反应。

(二)铜绿假单胞菌性角膜溃疡

铜绿假单胞菌性角膜溃疡是由铜绿假单胞菌感染引起的急性化脓性角膜感染,因其起病急、进展迅速、病情严重,可在 24~48 h 间毁坏全角膜甚至全眼球,预后较差,被列为眼科十大急症之一。遇此类病例应马上进行抢救,并严格做好隔离和消毒工作,以防细菌扩散。

1.病因和发病机制

铜绿假单胞菌可存在于正常人的皮肤、上呼吸道及健康结膜囊内,其毒性强而侵入力弱,只有在角膜外伤或营养不良抵抗力降低时，方可致病。该菌亦常存在于污染的眼药水、荧光素溶液内或附着于异物、污染的手术器械上，可通过外伤、异物取出、眼部手术等直接侵入角膜导致感染。此外，戴角膜接触镜亦是本病的常见致病因素，与戴镜时间过长或使用了污染的"清洁液"或"消毒液"有关。铜绿假单胞菌能产生弹性蛋白酶及碱性蛋白酶，其本身毒性可直接损伤角膜，还可分解角膜蛋白使角膜溶解。

2.临床表现

本病潜伏期短，常于感染后数小时至 1 d 突然发病。表现为剧烈眼痛、畏光、流泪、视力下降、眼睑痉挛红肿、球结膜高度充血水肿、大量脓性分泌物，偶可出现全身症状(如头痛、畏寒、发热等)。眼部检查可见损伤角膜灰白色点状浸润，周围可见免疫环。浸润灶迅速扩展，基质出现液化坏死，溃疡表面有大量黏稠脓性分泌物，略呈黄绿色，周围角膜组织明显水肿，呈毛玻璃状，前房常伴有大量积脓。感染严重者可导致角膜穿孔、眼内容物脱出甚至全眼球炎。

3.实验室及辅助检查

(1)微生物学检查：角膜溃疡组织刮取或分泌物涂抹后行细菌真菌涂片并应用 Gram 染色、Giemsa 染色，可见革兰氏阴性杆菌，并排除真菌感染；细菌培养结果可明确为铜绿假单胞菌。

(2)影像学检查：眼部 B 超检查有利于了解炎症是否波及全眼球及视网膜、脉络膜有无脱离。

4.诊断要点

(1)角膜外伤、异物取出、眼部手术或佩戴角膜接触镜病史。起病急，进展迅速。

(2)剧烈眼痛、畏光、流泪、大量脓性分泌物。

(3)眼睑肿胀，球结膜混合性充血水肿，角膜基质浸润、溶解坏死，溃疡形成，溃疡表面有大量略呈黄绿色坏死组织，前房可有积脓。

(4)细菌培养明确为铜绿假单胞菌。

5.鉴别诊断

(1)葡萄球菌感染的细菌性角膜炎：一般起病较铜绿假单胞菌感染缓慢，溃疡常呈圆形或椭圆形，边界较清，微生物学检查有利于鉴别。

(2)真菌性角膜炎：起病较慢，病灶呈表面干燥、隆起、致密的灰白色混浊，边界不清，病灶周围可有伪足或卫星灶形成，伪足大小不一，角膜刮片可见真菌菌丝或孢子。

(3)单纯疱疹病毒性角膜炎：多有反复发作史，结膜反应较轻，溃疡灶呈地图状或圆盘状，无角膜外伤史，抗病毒治疗有效。

6.治疗

在角膜组织尚未破坏之前采取紧急治疗措施。对可疑病例，不必等待细菌培养结果，可先按本病处理。

(1)抗生素：采用广谱高效抗生素(如氨基糖苷类、喹诺酮类滴眼液或多黏菌素等)频繁滴眼治疗，合并前房积脓者可联合全身使用三代头孢菌素或喹诺酮类抗生素(如头孢他啶、左氧氟沙星等)治疗。根据病情和细菌药物敏感试验结果及时调整用药。

(2)抗感染治疗：应用睫状肌麻痹剂(如 1%阿托品或托吡卡胺滴眼液)滴眼散瞳，减轻虹膜睫状体炎症反应，避免虹膜后粘连。

(3)对症治疗：眼痛明显者可给予局部或全身应用非甾体消炎药镇痛治疗；继发青光眼或角膜变薄有穿孔危险者，可给予马来酸噻吗洛尔滴眼液、醋甲唑胺、甘露醇等药物降眼压。

（4）手术治疗：如果感染不能控制，角膜有穿孔危险，进行治疗性角膜移植术，术后继续抗感染治疗；感染控制后，若角膜病灶位于角膜中央严重影响视力，可行板层角膜移植术或部分穿透性角膜移植术提高视力，术后继续应用敏感抗生素预防感染复发，并可适当应用小剂量糖皮质激素抑制炎症反应。

（5）住院患者必须严格隔离、消毒，避免交叉感染。

（三）真菌性角膜炎

真菌性角膜炎（fungal keratitis）是由致病真菌感染角膜引起的一种严重的角膜炎，其起病缓慢、病程长、致盲率高，多见于温热潮湿气候，在亚热带及热带地区，尤其是以农业为主的地区在夏秋农忙季节发病率高。

1.病因和发病机制

本病常有植物性外伤史或剔除泥土、砂石等异物史，因真菌存在于泥土和空气中，并寄生于植物和大多数动物上面，可随致伤物侵入角膜导致感染。真菌可与细菌共生，近年来，抗生素及激素的广泛应用可使菌群失调，破坏其共生环境，导致真菌感染发生率逐年升高。常见真菌有镰刀菌属、曲霉菌属，此两类真菌均属于丝状真菌。另外一类常见真菌为念珠菌属，白念珠菌为常见代表，此类真菌感染多继发于已有眼表疾病（如干眼、眼睑闭合不全、病毒性角膜炎等），或是患有糖尿病、免疫性疾病等患者易出现此类感染。真菌感染的发生取决于真菌毒力和宿主防御因素之间的相互作用。真菌毒力因素包括黏附力、侵袭力、形态改变、毒素和水解酶等；宿主防御因素包括解剖屏障和免疫防御机制。角膜上皮损伤后，真菌孢子通过黏附进入角膜基质，在毒素和水解酶作用下向角膜基质内侵袭。不同菌种的菌丝在角膜内生长方式不同：镰刀菌属的菌丝在角膜内主要呈水平生长，曲霉菌属和念珠菌属的菌丝在角膜内主要呈垂直生长，菌丝可穿透后弹力层进入眼内，并发真菌性眼内炎。

2.临床表现

多有植物性外伤史或长期使用抗生素和激素病史。起步缓慢，亚急性进展，有眼痛、畏光、流泪等眼部刺激症状，但症状较轻，伴视力障碍。检查可见球结膜充血，角膜浸润灶呈白色或灰白色，致密，表面干燥、粗糙不平，稍隆起，形状不规则。溃疡周围有基质溶解形成的浅沟或抗原抗体反应形成的免疫环。部分病灶周边可见毛刺状"伪足"或点状卫星灶，角膜后可有斑块状沉着物。感染向基质深层进展可穿透后弹力层导致虹膜睫状体炎，甚至出现前房积脓，呈灰白色、黏稠糊状，最终可导致角膜穿孔、真菌性眼内炎等严重后果。

3.实验室及辅助检查

（1）微生物学检查：角膜刮片 Gram 染色、Giemsa 染色、乳酚棉兰染色等可快速查找真菌菌丝，明确诊断；真菌培养联合药敏试验有利于明确致病菌并指导用药。

（2）角膜共聚焦显微镜检查：该项检查无创、可重复操作，且可在病变早期直接发现病灶内真菌菌丝，并可检测出深基质层菌丝，目前越来越广泛地应用于真菌性角膜炎的诊断中。

（3）病理检查：对多次角膜刮片及角膜共聚焦显微镜检查结果阴性又高度怀疑真菌性角膜炎患者，可行角膜组织活检；对于需手术者可将切除角膜组织送病理检查，也可发现真菌菌丝。

4.诊断要点

（1）角膜植物性外伤或泥土等异物史，长期局部或全身应用抗生素及糖皮质激素。起病缓慢，亚急性进展。

（2）眼痛、畏光、流泪等眼部刺激症状较轻。

（3）角膜浸润灶致密，病灶表面干燥、粗糙不平，稍隆起，可有伪足、卫星灶或免疫环，角膜内皮斑及前房积脓一般黏稠。

（4）角膜刮片行染色镜检可见真菌菌丝或真菌培养有真菌生长或角膜共聚焦显微镜检查可见真菌菌丝可确诊。

5.鉴别诊断

（1）细菌性角膜炎：发病急，病灶表面湿润，周围角膜组织反应较重，边界不清，角膜后沉着物及前房积脓一般较稀薄，抗生素治疗有效。

（2）单纯疱疹病毒性角膜炎：多有反复发作史，结膜反应较轻，溃疡灶呈地图状或圆盘状，无角膜外伤史，抗病毒治疗有效。

6.治疗

（1）药物治疗：在真菌菌种及药敏试验回报前可首选给予5％那他霉素滴眼液或两性霉素B滴眼液频繁滴眼，可联合0.5％氟康唑滴眼液，好转后降低滴眼频率。合并有内皮斑、前房积脓或可疑眼内炎等严重感染者可联合全身抗真菌药物，例如，口服伊曲康唑胶囊200 mg/d，持续用药不超过3周，注意复查肝肾功能；静脉滴注氟康唑氯化钠液200 mg/d，首次加倍；静脉滴注伏立康唑，第一个24 h每次6 mg/kg，每天2次，维持剂量，每次4 mg/kg，每天2次，或改为口服伏立康唑200 mg，每天2次。前房反应重者可给予1％硫酸阿托品眼膏或复方托吡卡胺滴眼液散瞳，联合应用非甾体类滴眼液抗感染，急性期禁用糖皮质激素。

（2）清创治疗：对于病灶范围较小，累及深度较浅者，可每日或隔日一次刮取溃疡区菌丝苔被并用4％碘酊烧灼溃疡区，可缩短病程。

（3）手术治疗：对于角膜感染累及深度小于1/2角膜厚度，病灶位于角膜中央或偏中央区，范围较局限且稳定者，可行角膜病灶切除联合球结膜遮盖术治疗以尽快控制感染、缩短病程。对于感染累及深度大于1/2且病程迁延或感染逐渐加重者，部分穿透性角膜移植术为首选术式。考虑真菌菌丝垂直生长特点，仅在感染控制良好且未累及深基质层时行板层角膜移植术，否则易出现术后复发情况。对于感染重、病灶累及全角膜及前房、晶状体者则需行眼前节重建术治疗。

三、非感染性角膜炎

（一）暴露性角膜炎

暴露性角膜炎（exposure keratitis）是由于眼睑闭合不全、使角膜暴露于空气中引起的角膜病变。

1.病因和发病机制

任何原因引起的眼睑不能正常闭合，使角膜暴露于空气中，缺乏泪液湿润，可出现干燥、上皮脱落继而发生感染。主要包括以下几种情况。

（1）眼睑缺损、眼睑畸形、睑外翻、面神经麻痹或脑血管疾病后遗症、上睑下垂术后等情况造成的眼睑闭合不全。

（2）眶内肿瘤、甲状腺相关眼病、眶蜂窝织炎等可导致眼球突出，眼睑不能完全遮盖角膜。

（3）全身麻醉、深度昏迷等情况会导致眼球不能转动、引起角膜干燥等症状。

2.临床表现

病变初期，可表现为眼痛、眼干、异物感，检查可见暴露区球结膜充血水肿、表面干燥，角膜病变多位于下 1/3 处,表面粗糙,角膜上皮点状糜烂,继而融合成片、上皮脱落,浅基质层呈灰白色混浊,由于长期炎症刺激且病变靠近角膜缘,常可见浅层新生血管自角膜下缘向病灶生长。长期角膜上皮缺损易继发感染,则表现为感染性角膜炎改变。

3.诊断要点

(1)病史:眼睑不能正常闭合的病史。

(2)症状:眼痛、畏光、眼干。

(3)体征:暴露区结膜及角膜表面干燥,角膜病灶常位于下方,上皮脱落,易继发感染出现感染性角膜炎特征改变。

4.鉴别诊断

神经麻痹性角膜炎是三叉神经眼支受损,角膜失去知觉和反射性瞬目的防御作用,以及角膜营养发生障碍,导致角膜上皮脱落并继发感染。角膜知觉是否存在是两者鉴别要点。

5.治疗

(1)病因治疗:祛除致病因素,如眼睑整形修复、矫正睑内翻,治疗眶内肿瘤或全身疾病,对于昏迷或全麻患者结膜囊内涂大量抗生素眼膏。

(2)药物治疗:症状较轻者可白天滴用人工泪液,睡前涂抗生素眼膏保持角膜湿润,重症患者可佩戴湿房镜。继发感染者按感染性角膜炎治疗。

(3)手术治疗:可行睑缘部分或全部融合术,待致病因素改善或去除后可分离融合的睑缘,对于致病因素持续存在,又对外观要求不高者可不分离。不能接受上述术式者可行球结膜遮盖术减少感染机会。对于已继发严重感染者,可行角膜移植联合球结膜遮盖术治疗。

(二)药物性角膜炎

药物性角膜炎是指由于长期或频繁应用滴眼剂导致角膜组织的病理性改变。

1.病因和发病机制

以往本病不常见,但近年来由于滴眼剂的滥用,尤其是长期应用,导致药物本身或防腐剂对角膜的毒性损害越来越普遍。所以针对性用药、适时停药或减量应用是预防本病的关键。临床上引起药物性角膜炎的药物主要包括以下几种。

(1)抗生素滴眼剂:氨基糖苷类、喹诺酮类等。

(2)抗病毒类滴眼液:利巴韦林、阿昔洛韦、更昔洛韦等。

(3)抗青光眼类药物:β受体阻滞剂、碳酸酐酶抑制剂、前列腺素类似物等,可降低患者泪膜稳定性、加重角膜刺激症状。

(4)非甾体消炎药:普拉洛芬、双氯芬酸钠。

(5)局部麻醉剂:奥布卡因、丁卡因、丙美卡因等。

(6)防腐剂:羟苯乙酯、苯甲醇、山梨酸、苯酚、苯扎溴铵等。临床应用的大部分滴眼液均含有防腐剂以保证药剂质量、防止药剂的微生物污染,但同时防腐剂可破坏角膜上皮微绒毛,降低泪膜与角膜的黏附性,高浓度时可损伤角膜内皮。

2.临床表现

患者眼部有刺激感,可表现为畏光、干燥感,病情加重后可表现为烧灼感、眼磨痛、流泪、视力下降。

检查可见早期出现角膜上皮粗糙、浅层点状混浊,随病情进展,结膜充血,角膜上皮可出现点状糜烂、水肿,继而表现为假树枝状角膜溃疡,此时常被误诊为病毒性角膜炎,但加用抗病毒药物往往使病情进一步加重,需注意结合病史以鉴别。本病若不能及时发现及正确治疗,病情严重者可出现角膜溶解、穿孔。

3.诊断要点

(1)有原发眼病史或眼部手术后需用药者,长期、频繁滴用多种药物,病情逐渐加重或减轻后又加重,眼表持续性炎症但前房炎症不明显。

(2)眼痛、畏光、流泪、烧灼感等眼部刺激症状,伴视力下降。

(3)角膜上皮点状糜烂、水肿,可出现假树枝状角膜溃疡。

(4)减少用药后症状减轻。

4.治疗

(1)药物治疗:停止或适当减少使用正在应用的滴眼液,仅保留必要的治疗药物。给予促进角膜上皮修复的药物,如小牛血去蛋白提取物眼用凝胶、重组人表皮生长因子滴眼液等,严重病例可给予自体血清滴眼。应用不含防腐剂的人工泪液缓解眼部不适。对于周围炎症反应较明显者,可适当应用糖皮质激素滴眼液减轻炎症反应。全身可补充维生素 B_2、维生素 C 增强营养。

(2)佩戴高透氧性软性亲水性角膜接触镜保护角膜、减少机械损伤。

(3)手术治疗:角膜溃疡长期不愈合者可行羊膜覆盖或球结膜遮盖术。

5.预后

对于原角膜无损伤患者,本病易早期发现,经停药或减少用药等治疗后预后较好,但对于一些病程长、诊断不明又长期大量应用滴眼液者,本病诊断较困难,可能造成误诊,不当用药又可加重病情,造成恶性循环,则预后较差,甚至可能导致角膜溃疡穿孔。

(邢　瑾)

第二十二节　免疫性角膜病变

一、边缘性角膜炎

边缘性角膜炎是一种由于自身免疫功能异常引起的周边部角膜病变。

(一)病因和发病机制

因为角膜缘血管及淋巴管丰富,可将某些自身免疫性抗原物质输送至角膜周边部,引起免疫反应。

本病常与金黄色葡萄球菌感染有关,感染后细菌性抗原引起体液免疫反应,在角膜缘血管末端以内 1~2 mm 处的角膜发生炎性浸润并形成溃疡。一些自身免疫性疾病(如类风湿关节炎、系统性红斑狼疮、Wegener 肉芽肿、结节性多动脉炎、复发性多软骨炎等)亦可并发角膜周边部溃疡。

(二)临床表现

1.症状

患者常自诉眼部疼痛、畏光、流泪及异物感等刺激症状,但程度较化脓性角膜炎轻。

2.体征

裂隙灯检查可见球结膜睫状充血,在角膜缘内 1~2 mm 处可见 1 个或数个小圆形、椭圆形或新月形黄白色浸润灶,周围基质水肿,好发部位为 2 点位、4 点位、8 点位、10 点位,这可能与此处常与易受葡萄球菌感染的睑缘接触有关,也可表现为粟粒样浸润点分布于全周角膜缘。

随病情进展,小浸润灶可逐渐融合并与角膜缘相连,形成溃疡,角膜沟形变薄,严重者可发生角膜穿孔。发病后角膜缘血管可伸向溃疡,促进溃疡愈合。溃疡持续 2~4 周,有自愈倾向,但易复发。

(三)实验室及辅助检查

1.角膜刮片

排除真菌感染。

2.细菌培养及药敏试验

明确有无金黄色葡萄球菌感染,了解有无合并其他细菌感染。

3.角膜共聚焦显微镜检查

排除真菌及阿米巴感染可能。

(四)诊断要点

(1)可有睑缘炎或自身免疫性疾病病史。

(2)眼部刺激症状,但较化脓性角膜炎程度轻。

(3)角膜缘内典型浸润灶,早期与角膜缘之间有 1~2 mm 透明带间隔。

(4)伴有睑缘炎患者,睑缘细菌培养为金黄色葡萄球菌。

(五)鉴别诊断

1.边缘性角膜变性

病变多位于角膜缘附近,但患眼一般无充血、疼痛等炎症表现。

2.蚕食性角膜溃疡

病变多位于睑裂区近角膜缘处,浸润缘呈特征性穿凿状改变。

3.泡性角膜炎

泡性角膜炎多发于儿童,与角膜缘之间无透明带间隔,病灶和血管与角膜缘直接相连。

(六)治疗

1.药物治疗

治疗原发病,有睑缘炎患者需首先治疗睑缘炎,选用敏感抗生素滴眼及口服;有自身免疫性疾病者需进行相应治疗。在应用有效抗生素同时局部及全身给予糖皮质激素,例如,地塞米松滴眼液、氟米龙滴眼液等滴眼,全身可应用地塞米松静脉滴注或醋酸泼尼松片口服,注意预防激素不良反应及逐渐减量。对于病情反复发作者,可给予 1% 环孢素滴眼液及非甾体类抗炎药物。

2.手术治疗

(1)结膜或羊膜遮盖术:对于溃疡长期不愈合者,可行羊膜或结膜遮盖术促进溃疡愈合。

(2)角膜移植术:对于角膜溃疡区基质明显变薄甚至穿孔者可行板层角膜移植术,必要时联合球结膜遮盖术避免术后复发。

二、角膜基质炎

角膜基质炎是一种角膜基质内非化脓性炎症,以细胞浸润和血管化为特点。

(一)病因和发病机制

本病可能与细菌、病毒或寄生虫等感染有关,常见致病性微生物有梅毒螺旋体、结核分枝杆菌、麻风杆菌、单纯疱疹病毒或带状疱疹病毒以及巨细胞病毒等。虽然这些致病性微生物可直接侵犯角膜基质,但大部分病变却是由于感染源所致的免疫反应性炎症,是一种迟发型超敏反应。当机体第 1 次接触致敏病原后,T 淋巴细胞致敏,当第 2 次感染本病原时,T 细胞迅速活化增生并产生毒素,使角膜基质层发生炎性浸润,随后在一些炎性因子及血管生成因子作用下,基质内出现新生血管生长。另外,某些全身疾病,例如,糖尿病、类风湿引起的巩膜炎亦可累及角膜。

(二)临床表现

1.症状

患者有眼部疼痛、畏光、流泪等刺激症状,可伴有水样分泌物、眼睑痉挛及视力下降,轻症患者亦可无明显临床症状。

2.体征

结膜睫状充血或混合充血,角膜上皮一般完整,基质层可见扇形或弥散性浸润,可伴有灰白色细小 KP,随着病情进展,基质内炎症加重,角膜上皮及基质层水肿加剧,角膜呈毛玻璃样外观。角膜缘新生血管长入基质深层,呈毛刷状,加重角膜混浊。病变可局限于角膜周边部,也可由周边向中央进展而波及整个角膜。合并有虹膜睫状体炎者,可见房水混浊,严重者可有前房积脓。

炎症退行期,角膜混浊由角膜边缘开始消退,血管变细甚至闭塞,最终遗留程度不同的角膜混浊。本病易复发,反复发作可致角膜病灶脂质样变性,呈不均匀黄白色改变。

3.因病因不同,本病可合并有各种全身病表现:

(1)梅毒性角膜基质炎:急性梅毒性角膜基质炎是先天性梅毒的晚期表现之一,好发于青少年时期,女性发病多于男性,常双眼先后发病。常合并有视网膜脉络膜炎,同时有鞍鼻、宽面、耳聋、Hutchinson 齿、口角皲裂、精神发育迟缓等先天性梅毒体征。

(2)结核性角膜基质炎:多单眼发病,侵犯部分角膜,在基质中、深层出现灰黄色斑块状或结节状浸润灶,有分支状新生血管侵入。结核菌素试验阳性,有全身结核感染体征。

(3)麻风性角膜基质炎:面部有典型的"狮样面容",眼睑皮肤增厚、秃睫、面神经麻痹、兔眼等。角膜神经可节段性增粗,虹膜表面可见乳白色结节,在睑裂处角巩膜缘的巩膜侧有黄色胶样结节及角膜颞侧浅层血管翳。

(三)实验室及辅助检查

1.病因检测

梅毒血清学检查、结核菌素试验、胸片等检测可能存在的病因。了解病变部位及病灶累及深度,对于稳定期需行角膜移植术患者选择术式有一定的指导作用。

2.角膜共聚焦显微镜检查

角膜共聚焦显微镜检查可见树突状细胞及朗格汉斯细胞等免疫细胞增多。

(四)诊断要点

(1)有梅毒、结核、麻风、莱姆病等病史,但多数找不到明确的病因。

(2)眼部刺激症状。

（3）自角膜周边向中央发展的基质层炎性浸润,少数可自中央向周边进展,病变区不形成溃疡,深基质层内毛刷状新生血管。

（五）鉴别诊断

1.边缘性角膜炎

由自身免疫功能异常导致的一种周边部角膜病变,病变局限于角膜周边部,除可见周边部角膜组织浸润、水肿外,病变区角膜可沟形变薄,严重时角膜穿孔。

2.蚕食性角膜溃疡

眼痛剧烈,病变多位于睑裂区近角膜缘处,浸润缘呈特征性穿凿状改变。

3.角膜挫伤

角膜外伤时因角膜急剧内陷、内皮和后弹力层破裂,导致角膜基质层水肿、增厚、混浊,病变形状常与致伤物相似,有明确的外伤史可鉴别。

（六）治疗

1.病因治疗

治疗原发病,如抗梅毒、抗结核等治疗。

2.药物治疗

局部应用糖皮质激素(如地塞米松滴眼液、泼尼松龙滴眼液、氟米龙滴眼液等)滴眼每日4～6次,病情较重者可给予结膜下注射。伴有虹膜睫状体炎时可给予散瞳药物。

3.手术治疗

对于角膜中央区遗留较致密混浊严重影响视力者,可根据 UBM 及 OCT 检查结果了解混浊累及深度,累及后弹力层者需行穿透性角膜移植术,未累及后弹力层者可行深板层角膜移植术以降低术后排斥反应发生概率。

（七）预后

病情反复发作可导致角膜明显混浊影响视力;部分患者角膜可变软,在眼球压力作用下发生角膜膨胀,引起不规则散光,严重影响视力;并发有虹膜睫状体炎者,可出现虹膜后粘连、瞳孔闭锁,严重者可致眼球萎缩;部分患者晚期出现继发性青光眼,可引起角膜扩张。

（邢　瑾）

第二十三节　圆锥角膜

圆锥角膜是一种以角膜扩张为特征,致角膜中央部向前凸出、变薄呈圆锥形并产生高度不规则散光的角膜病变。晚期会出现急性角膜水肿,形成瘢痕,视力显著减退。本病多发于青少年,常双眼先后进行性发病。本病最早由 Mauchart 报道,国内有学者首先报道。由于医疗条件的改善和就诊人数的增多,近年本病的发病率有逐年上升的趋势。由于病因尚不清楚,目前本病的治疗比较困难。

圆锥角膜的组织病理学特征是角膜上皮的基底膜水肿、破裂、变性,晚期成为1～2层扁平的上皮细胞。前弹力层肿胀、纤维变性,呈波浪状,早期就有多处断裂,并为下方基质胶原所填充,留下线状瘢痕,若在瞳孔区即可能影响视力。最明显的病理改变为中央部角膜基质变薄,锥顶部仅为正常角膜厚度的 $1/5\sim1/2$。浅层基质板层排列紊乱，基质细胞呈淀粉样变性，后弹力层及其附近的基质有大量皱褶。约 12% 的患者在病变后期可出现后弹力层破裂，形成急性圆锥。经 $1\sim2$ 个月，后弹力层增生修复形成瘢痕，将严重影响视力。

一、病因和发病机制

圆锥角膜可分为原发性圆锥和继发性圆锥两大类。

1. 原发性圆锥角膜

目前，原发性圆锥角膜的确切病因及发病机制仍不清楚，但有下述见解。

(1)胶原学说：胶原纤维具有韧性大、抗拉力强的特点，是维持角膜张力的决定因素。近年来，随着分子生物学及生物化学的发展，人们对胶原的认识与研究不断深入。正常角膜胶原占角膜干重的 71%，其中主要的有Ⅰ型(64%)、Ⅵ型(25%)及Ⅲ型、Ⅴ型、Ⅳ型、Ⅶ型胶原。具有不同结构特点的胶原存在于角膜各层，行使着不同的功能。Ⅳ型胶原存在于角膜上皮基底膜中，Ⅶ型胶原是锚状纤维的主要成分。角膜基质主要由Ⅰ、Ⅵ型胶原构成。生化分析结果显示，Ⅰ型胶原在角膜中分布最广、量最大，起支架作用。Ⅵ型胶原在角膜基质纤维之间起着连接作用。两者是保持角膜机械张力的重要因素。圆锥角膜的主要病理改变为角膜基质变薄、角膜前突，分析其原因可能与胶原纤维的数量减少或胶原纤维的结构变化造成的异常分布排列有关。胶原量的减少或异常的排列会导致角膜机械抵抗力的降低，从而导致相应处的角膜前突、变薄。

(2)遗传学说：既往认为圆锥角膜可能与遗传因素有关。因为许多遗传性疾病患者中都伴有圆锥角膜(如 Down 综合征、马方综合征、阿佩尔综合征、Liffle 病、特纳综合征、Thalasselis 综合征、特异性皮炎、视网膜色素变性、蓝色巩膜等)。曾有报道 6%~8% 的圆锥角膜患者有阳性家族史。多数研究认为圆锥角膜属常染色体显性遗传。目前，随着基因学与胶原学的发展，越来越多的学者注意到圆锥角膜的发生是否会与胶原遗传基因的变异或缺失有关。最近的研究认为圆锥角膜患者的胶原表达是异质性的，并通过细胞和分子水平表现出来，随着对胶原认识的加深，各种胶原的候选基因的不断扩大，为胶原的基因学研究提供了广阔的前景。

(3)上皮学说：Bechare 等认为蛋白水解性胶原的降解是圆锥角膜基质变薄的溶解机制，但酶的来源不明，胶原降解属表浅性。因此，上皮可能是蛋白水解物的来源。是否有物质自上皮细胞排出尚无超微结构的证据，超微结构显示表层角膜的物质分解也提示角膜上皮细胞是蛋白水解物的来源，但酶类的释放及溶解机制不明。这似乎提示我们要了解酶演变的根源，并需要对上皮及基质细胞的超微结构进行细致的研究。

(4)代谢与发育障碍学说：患者的血清和房水中 6-磷酸葡萄糖脱氢酶的活性明显降低，致谷胱甘肽氧化作用不全，使过氧化物过多堆积，进而损伤角膜。此外，圆锥角膜可能与脂代谢异常疾病、结缔组织疾病相关。本病不仅角膜中央弯曲度增加，巩膜亦有同样改变，认为疾病与间质发育不全有关。有些患者除患侧圆锥角膜外，还发生晶状体脱位或视网膜脱离，亦提示与胶原脆弱有关。有学者发现本病患者的基础代谢率明显降低，并与微量元素(如锌、镍等)下降，钛、铝等元素升高有关。

(5)变态反应学说及其他：曾有报道 35% 的圆锥角膜患者常与春季角结膜炎、湿疹、花粉症等变态反应性疾病相伴随，而对照组仅为 12%。研究发现圆锥角膜患者的 IgA 反应降低，IgG 反应增高。细胞免疫也存在缺陷，Ruedeman 报道 86% 的本病患者有过敏反应病史。最近的一项研究表明,经常擦眼的人群与对照组相比,圆锥角膜的发病率明显增高。此外,一些环境和生活因素(如佩戴接触镜等)似乎与圆锥角膜发病也有一定关系。

2.继发性圆锥角膜

继发性圆锥角膜的发病原因,主要是由于感染、外伤等原因造成角膜基质变薄,其生物力学强度变弱。眼压对角膜后表面的作用力与角膜的生物力学强度,是一对互为拮抗动态平衡的作用力,准分子激光角膜屈光手术破坏了角膜生物力学结构的完整性,术前存在隐匿性圆锥角膜或角膜过薄、过厚的角膜基质瓣等,由于过度或进一步降低术后角膜抗张强度,更容易造成角膜的前凸。准分子激光角膜屈光手术后继发圆锥角膜的发生率为 0.04%~0.6%。另外,我们也应高度重视在准分子激光完全正确计算的切削病例中,也有个别病例在术后若干年后发生继发性圆锥角膜,一种可能是圆锥角膜的潜伏人群,但这些患者常有 2~3 D 以上的角膜散光;另一种可能是有个别的患者,因为手术的原因,导致了角膜在术后若干年发生了生物力学的改变,这种病例常常在术后若干年内才出现近视回退,到底是否与手术有关,我们需要认真地、科学地随访和评估,提供循证医学的证据,才能得出结论。

二、临床表现

本病好发于 15~20 岁青年人,但在 9~40 岁均可发病,一般认为发病年龄越小,病程进展越快。有研究统计近 10 年圆锥角膜行角膜移植手术的比例,男性较多,男、女性之比为 3∶1。这与国外有的文献报道不一致。临床上常把圆锥角膜分成四期。

1.潜伏期

圆锥角膜不明显,角膜曲率<48 D,常为一眼已确诊为圆锥角膜,另一眼出现屈光不正时,考虑为此期。

2.初期

以屈光不正为主,角膜曲率一般 48~50 D,开始为近视,逐渐发展成为散光或不规则散光,一般可用框架眼镜矫正。散光大的还可用硬性角膜接触镜矫正。

3.完成期

出现典型的圆锥角膜症状,视力下降明显,角膜曲率>50 D,框架眼镜不能矫正视力,主要是中央角膜明显变薄,往往只有正常角膜的 1/3 厚。视力极差的主要原因是角膜明显前凸造成的不规则散光,有以下四个临床特征:①Munson 征:嘱患者眼往下看时,下眼睑缘的弯度同前凸角膜的异常支撑而变畸形;②Fleischer 环:在前凸的角膜锥底部的角膜上皮及基底内有铁质沉着,为一棕褐色环,在裂隙灯的钴蓝色光下更易发现,有些患者只能看到部分 F 氏环;③Vogt 线:在圆锥角膜的中央,见基质深板层皱褶增多而引起的数条混浊或半透明的白色细线,多见为垂直状,还有的为水平状,在对眼球加压后,此线可消失;④角膜呈锥状明显前凸,中央变薄。另外还有急性圆锥角膜(acute hydrops),其是圆锥角膜的一种特殊情况。有些患者在初期可突然出现急性圆锥角膜,并不一定要在完成期出现,表现为突然的视力下降、眼不适,角膜为中央明显水肿、混浊、上皮下大量水泡,水肿明显者表现为中央角膜为水滴状前凸。对于急性圆锥角膜的诊断,要注意询问病史,角膜曲率及地形图检查也十分重要。临床上把急性圆锥角膜误诊为单纯疱疹病毒角膜炎或其他感染性角膜病者并不少见。

4.瘢痕期

中央角膜,一般在圆锥顶部形成丝网状及片状混浊,白色瘢痕,视力下降明显,各种眼镜均不能矫正。另外还有角膜后圆锥，表现为中央后角膜基质明显变薄，视力差，但角前表面曲率可正常，仅表现后表面曲率异常。

三、实验室检查及辅助检查

（1）角膜曲率和验光矫正视力。

（2）角膜地形图检查：角膜地形图在诊断早期圆锥角膜方面具有重要的参考价值。早期圆锥角膜的地形图可表现为角膜后圆锥，即角膜前表面曲率正常，但后表面曲率增加；也有的表现为角膜下方，尤其是颞下方角膜变陡，曲率增加，角膜中央的屈光度也较正常增大，中央角膜曲率一般＞47 D，为不均匀对称分布，同一个体双眼角膜中央曲率的差值较大，角膜表面非对称指数（SAI）及角膜表面规则性指数（SRI）增大，角膜中央下方 3 mm 处，屈光力与中心上方 3 mm屈光力的差值＞3 D，大部分患者＞10 D。随着病情的发展，这些特点愈发明显。

分子激光治疗近视，已非常普及。在接受 PRK 或 LASIK 术后的患者，发生了圆锥角膜，对这些患者的诊断，常要考虑的问题是手术不当造成的继发性圆锥角膜，还是原发性圆锥角膜的潜伏期时做的手术，术后使症状表现出来，术前诊断不明确或没有考虑这方面的可能因素，往往酿成医疗纠纷。

学者建议：①病史采集还是非常重要的，特别是近视是否有异常进展和是否能够矫正的病史；②对可疑病例，角膜地形图的随访观察尤为重要，千万不要急于手术；③在进行角膜准分子激光手术前，与患者有关手术风险的交流是重要的，对有疑虑的患者应慎重对待。因此，术前进行充分的各项危险因素筛查与评估、术中个性化设计角膜瓣的制作方式、严格控制角膜基质的切削深度、控制眼压等，对于保护术后角膜生物力学的完整性、避免发生继发性圆锥角膜具有十分重要的意义。

（3）病理根据：角膜移植时切除的圆锥角膜组织，最明显的病理改变为中央部角膜基质层比周边部薄，圆锥顶最薄。早期便有上皮细胞受损，表现为水肿、核固缩，胞质内细胞器受到破坏。晚期基底细胞消失，只剩下 1～2 层扁平的上皮细胞。在圆锥底部周边，铁质可聚集在上皮细胞各层或前弹力膜中。前弹力膜增厚和纤维变性。在相差显微镜下可见此膜失去了正常的均质性。前弹力膜呈波浪状，并有断裂，裂口可由其下的基质胶原凸起或上皮细胞所填充。这种破裂在椭圆形圆锥比圆形圆锥更常见。基质层可发生纤维变性，最后遭破坏，由新生排列不规则的结缔组织所代替。在晚期，基质层明显变薄，以往认为是一些胶原板层变薄所致，现在却认为是一些胶原板层从其他板层或前弹力膜上分离、滑脱使角膜变薄，并非真正的胶原溶解。有人在电子显微镜下发现基质层的胶原小板数与正常角膜相近，认为胶原板本身改变不大，变薄的原因是小板间的间质减少。有 12.3％的病例发生后弹力膜破裂，破裂不久，破口缘向基质层前卷曲。然后邻近的内皮细胞通过扩大和移行覆盖破口区，新生的后弹力膜逐渐铺平。基质水肿消退，形成瘢痕组织。病变早期，内皮细胞尚正常，晚期可变扁平并发生核分离。

四、治疗

1.框架眼镜

对早期的规则散光或低度不规则散光可用框架眼镜矫正。

2.角膜接触镜

适用于无角膜瘢痕的中期患者，对散光较大的可选用硬性角膜接触镜。已有报道，硬性角膜接触镜可以延缓圆锥角膜的发展。

3.手术治疗

只有以下因素者可考虑手术治疗：①不能很好佩戴接触镜；②虽可佩戴接触镜，但不能长时间耐受者；③接触镜不能矫正视力者；④角膜中央已出现瘢痕者。

(1)角膜表层镜片术：手术适应证为：①圆锥角膜早期；②角膜混浊或角膜瘢痕很小且预计通过表面镜片加压瘢痕能离开视轴者；③角膜曲率≤55 D；④戴角膜接触镜的最佳矫正视力低于 0.5 者；⑤一眼因圆锥角膜行穿透性角膜移植术后发生免疫排斥致手术失败者；⑥一眼行穿透性角膜移植术后因使用糖皮质激素出现并发性白内障或眼压升高者。因 EP 术后几乎不存在排斥反应，而且对角膜供体材料的活性要求比较低，在我国仍不失为一种治疗早期、中期圆锥角膜的手术方法，但该手术的缺点是有的患者术后的增视效果在短期内不明显，有的在术后还需行 PRK 矫正散光和近视。

(2)深板层角膜移植术：过去几十年发达国家之所以将板层角膜移植舍弃用于治疗圆锥角膜，第一是因为对圆锥角膜施行常规性板层角膜移植术技术难度太高，剖切过程中有植床穿孔危险；第二是手术适应证狭窄，光学区有瘢痕的病例无实用价值；第三是增视效果远远低于穿透角膜移植术。近年来显微板层角膜刀在屈光性角膜手术中的出色技术被引用到深板层角膜移植术中，人们利用显微角膜刀完成可控深度的角膜移植床的制作，利用同样的技术完成板层移植片的制备，植床和植片两者的交界面同样光洁，术后散光小。这一新设备和技术的应用，赋予深板层角膜移植术既有很好的增视效果，又同时具备常规板层角膜移植术的低风险高透明率，适合对那些尚无瘢痕的早期病例使用。

(3)穿透性角膜移植术：手术适应证为：①圆锥角膜完成期；②角膜中央有明显瘢痕；③角膜曲率＞55 D；④圆锥角膜(急性期)。手术原则：环钻直径的选择，一般大于或等于 7.5 mm，切除应包括 Fleischer 环在内的范围，供体角膜应选择高内皮细胞活性密度者，供受体可选用同等大直径的环钻，或大于植床 0.25 mm 的供体；但不可选用小于植孔的供体植片来矫正散光或近视。可采用单纯间断缝合 16 针，也可用间断加连续缝合或采用双连续缝合。手术半年以后可根据角膜地形图及验光结果通过拆除部分缝线来调整散光。术后用1‰环孢素 A 滴眼液及联合少量皮质激素眼液防治排斥反应的发生。拆线时间一般在术后一年以上，如果患者术后为近视状态，可在 1 年半左右拆除间断缝合的尼龙线，如果为间断加连续缝合，而连续缝合用的是10-0聚丙烯缝线，此缝线可长期在角膜上不必拆除。

(邢　瑾)

第二十四节　角膜肿瘤

一、角膜皮样瘤

角膜皮样瘤是一种先天性遗传眼病，有报道为 X 性染色体的连锁遗传，异常基因位点在XP 22.1～P 22.2 区域，大约为十万分之一的发病率。

(一)病因和发病机制

本病是一种类似肿瘤的先天性异常，来自胚胎性皮肤，属典型的迷芽瘤，幼年即发生。肿瘤多发于颞下方角膜缘处,肿瘤随年龄增长,可侵犯瞳孔区影响视力。

(二)临床表现

皮样瘤为一圆形、扁平、黄色或粉红色、像小山丘状的肿瘤。表面可见有毛发,常发生在颞下及颞侧方。角巩缘常为肿瘤的中心,肿瘤一半在角膜上,另一半在巩膜表面,但肿瘤可发生在角膜上的任何部分。

肿瘤常造成的角膜的散光,随着肿瘤的生长、散光及逐渐增大,造成视力下降,还会由此造成弱视。若皮样瘤同时伴有一个三联征,即有上睑缺损,有副耳垂和腰椎的异常时称为Goldenhar 综合征。皮样瘤一般不会发生恶变。

(三)辅助检查

为角膜、角巩缘及巩膜上一种胚胎性皮肤样组织的错位生长,肿瘤内含纤维和脂肪组织,还有些可见汗腺和皮脂腺等组织及表面的结膜上皮组织,是一个实质性肿块并非囊肿。一般侵及角膜浅基质层。

(四)治疗

(1)治疗原则:应尽早手术切除。权衡利弊,在麻醉安全的情况下尽早手术切除。如果皮样瘤侵犯较深,应同时行部分板层角膜移植术,术后积极矫正由于肿瘤造成的角膜散光,以预防弱视的发生。本病手术治疗疗效较好,角膜可以留有轻度瘢痕,切除较彻底者,不会因复发而再次手术。

(2)手术时是单纯切除还是行板层角膜移植术,学者的经验是,如果瘤体在角膜缘部分很小,仅侵犯角膜内 2 mm 左右,可以单纯切除,结膜瓣部分遮盖创面,虽然留有轻度的角膜混浊,但不会影响美容。另外,板层角膜移植术后,婴幼儿的角膜常常愈合欠佳,术后难以护理,植片自溶脱落现象常有发生,即使植片愈合,也同样会留有轻度植床和植片混浊,因此多数患儿可以选择采取单纯的皮样瘤切除术。

二、角膜原位癌

角膜原位癌亦称角膜上皮内肿瘤,因早期由美国 Bowen 报告皮肤科病例,故本病也曾称为 Bowen 病。

(一)临床表现

病程进展缓慢,好发于角巩膜缘部,呈灰白色半透明隆起,常伴有一个伞缘状边缘浸润灶向角膜中央扩展,有血管时呈红色胶样扁平隆起,界限清楚,可局限生长。

(二)辅助检查

从组织病理学对角结膜上皮肿瘤的分期为:Ⅰ期,只有少量不典型增生的鳞状上皮细胞,未侵犯上皮基底膜;Ⅱ期,有部分不典型增生的鳞状上皮细胞,上皮基底膜完整,此期又称角膜原位癌;Ⅲ期,病变处的角结膜上皮内均为不典型增生的鳞状上皮细胞,突破上皮基底膜,为角膜鳞状细胞癌。

(三)治疗

本病的治疗主要是手术切除加冷冻治疗。如果病变侵犯范围较大,可在手术切除时联合部分板层角膜移植术,同时进行局部化疗,可单独应用或手术切除后辅助治疗,可应用 0.04%丝裂霉素 C(mitomycin C)或 1%氟尿嘧啶(5-FU)溶液滴眼。

三、角膜鳞状上皮细胞癌

角膜鳞状上皮癌（squamous cells carcinoma）是一种眼表的原发性恶性肿瘤，常发生在50～70岁年龄患者的睑裂处角膜缘，以颞侧较多见。

（一）病因和发病机制

病因不明，可能与长期紫外线照射、眼部的病毒感染或某些遗传性因素有关。

（二）临床表现

开始为角巩缘宽大的肿瘤，底部在角巩缘，尖端转向结膜面。早期有些像结膜斑或睑裂斑的形状。病灶发生在上皮基底膜，随着病程进展，肿瘤表面呈菜花状。血管丰富，触之易出血，有些肿瘤表面还有色素沉着，生长较快，往往可以穿透全层巩膜和角膜后弹力层。也有一开始在角膜中央部生长的病例，但与原位癌不同的是，肿瘤生长的同时有大量的新生血管长入肿瘤。

有报道把角膜鳞状上皮细胞癌归纳为三种蔓延形式：①向外生长，表现为眼表面突出明显，向下浸润浅；②向角膜及结膜蔓延，呈扁平生长，在角巩膜表面扩大为主；③向角膜及巩膜深层发展，早期即穿透深层全层巩膜或角膜。组织病理常见鳞状细胞呈乳头状增生，细胞大小不一，排列紊乱，可见核分裂象，癌细胞侵犯角膜基质层。

（三）实验室检查及辅助检查

1. 超声生物显微镜（UBM）

超声生物显微镜有助于了解肿瘤的侵犯深度。

2. 组织病理学检查

确切诊断需要依靠组织病理学检查，可见鳞状细胞呈乳头状增生，细胞大小不一，排列紊乱，可见核分裂象，癌细胞侵犯角膜基质层。晚期肿瘤可侵犯睫状体、虹膜和小梁网。

（四）治疗

早期诊断，尽早切除。建议在可见肿瘤边缘外2～3 mm切除，并结合冷冻治疗，在切除病变及其周边结膜、残留的角膜边缘及病变的基底给予冷冻治疗，效果较好。如果肿瘤侵犯小梁及深层巩膜可考虑在行冷冻治疗的同时，联合放射治疗和化疗，丝裂霉素C和5-FU都能选择性作用于生长迅速的肿瘤细胞。角膜鳞状细胞癌可能在切除数年后复发，长期随诊是必需的。术后复发率受手术边缘完整性的影响，因此强调切除肿瘤边缘的结膜要宽，并行组织病理学检查。

（邢　瑾）

第二十五节　眼睑疾病

一、睑腺炎

睑腺炎是常见的眼睑腺体的细菌性感染。外睑腺炎又称麦粒肿，为睫毛毛囊或其附属的皮脂腺或变态汗腺感染。内睑腺炎是睑板腺感染。

（一）病因

本病多为葡萄球菌感染，其中金黄色葡萄球菌感染最为常见。

（二）临床表现

患处急性炎症表现为红、肿、热、痛等。疼痛程度与水肿程度常成正比。外睑腺炎的炎症反应主要位于睫毛根部的睑缘处，红肿范围较弥散，有明显压痛的硬结，患者疼痛感较剧烈，可伴有同侧耳前淋巴结肿大和压痛。如果外睑腺炎邻近外眦角时，疼痛特别明显，还可引起反应性的球结膜水肿。内睑腺炎局限于睑板腺内，通常肿胀比较局限，患者疼痛明显，病变处有硬结及压痛，睑结膜面局限性的充血及肿胀。睑腺炎发生经 2～3 d，可形成黄色脓点，外睑腺炎向皮肤方向发展，局部皮肤出现脓点后硬结软化，可自行破溃。内睑腺炎在睑结膜面形成黄色脓点，向结膜囊内破溃，少数也可向皮肤面破溃。睑腺炎破溃后炎症明显减轻，1～2 d 逐渐消退。

在体弱、抵抗力差的患者中，睑腺炎可在眼睑皮下组织扩散，发展为眼睑蜂窝织炎，致整个眼睑红肿，亦可波及同侧颜面部。眼睑蜂窝织炎，眼睑不能睁开，压痛明显，触之坚硬，球结膜反应性水肿可暴露于睑裂之外，同时全身伴有发热、寒战、头痛等症状。

（三）诊断要点

根据临床表现易于诊断。很少需要进行细菌培养来确定致病细菌。

（四）鉴别诊断

眶隔前蜂窝织炎：眼睑潮红肿胀、皮温升高，常有眶周皮肤擦伤、裂伤或感染灶存在。患者可有发热。

（五）治疗

(1)初期局部冷敷，24 h 后热敷。

(2)理疗，可以促进炎症吸收。

(3)应用抗生素滴眼液，局部消炎。

(4)脓肿形成后，切开排脓。

(5)对于机体抵抗力差及局部炎症较重的患者，可全身应用抗生素治疗。

二、睑板腺囊肿

睑板腺囊肿，是睑板腺特发性无菌性慢性肉芽肿性炎症，又称霰粒肿。其有一纤维结缔组织包囊，包囊内含有睑板腺的分泌物以及包括巨细胞在内的慢性炎症细胞的浸润。

（一）病因

本病由于睑板腺出口阻塞，腺体的分泌物潴留在睑板内，对周围组织产生慢性刺激而引起。

（二）临床表现

多见于青少年和中年人，一般发生于上眼睑，也可以上、下眼睑或双眼同时发生，进展缓慢。表现为眼睑皮下大小不一的圆形肿块，小的囊肿经仔细触摸才能发现，较大者可使皮肤隆起，但与皮肤无粘连，可压迫眼球产生散光。与肿块对应的睑结膜面呈紫红色或灰红色的病灶，无疼痛及明显压痛。一些患者开始时可有轻度炎症表现和触痛，但没有睑腺炎的急性炎症表现。囊肿可自行破溃，排出胶样内容物，在睑结膜面形成肉芽肿，也可以在皮下形成暗紫红色的肉芽组织。如果有继发感染,形成急性化脓性炎症时,临床表现与内睑腺炎相同。

(三)诊断要点

根据患者无明显疼痛、眼睑硬结等,可以诊断。

(四)鉴别诊断

睑板腺癌:对于中老年患者,如果出现复发性睑板腺囊肿,上下睑同时增厚、单侧慢性睑缘炎,或睑板腺囊肿伴有睫毛脱失,病变表面形成溃疡或呈菜花状且颜色发黄时,应高度怀疑睑板腺癌的可能。病理检查可鉴别。

(五)治疗

(1)小的睑板腺囊肿无须治疗,有时可自行消散。

(2)大者可通过热敷或向囊肿内注射糖皮质激素促其吸收。

(3)如果不能消退,应在局部麻醉下行手术摘除,用睑板腺囊肿镊子夹住囊肿部位的眼睑后,在睑结膜面作垂直于睑缘的切口,切开睑结膜,刮除囊肿内容物,并向两侧分离和剥离囊膜壁,将囊肿完整摘除。

三、睑缘炎

睑缘炎是指睑缘表面、睫毛毛囊及其腺组织的亚急性慢性炎症。主要分为鳞屑性、溃疡性和眦部睑缘炎三种。现重点介绍鳞屑性睑缘炎。

(一)病因

本病是由于睑缘的皮脂溢出造成的慢性炎症。患者常可发现卵圆皮屑芽孢菌,它能把脂类物质分解为有刺激性的脂肪酸。

(二)临床表现

睑缘充血、潮红,睫毛和睑缘表面附着上皮鳞屑,睑缘表面有点状皮脂溢出,皮脂集于睫毛根部,形成黄色蜡样分泌物,干燥后结痂。去除鳞屑和痂皮后,暴露出充血的睑缘,但无溃疡或脓点。睫毛容易脱落,但可再生。

患者自觉眼部痒、刺痛和烧灼感。如果长期不愈,可使睑缘肥厚,后唇钝圆,使睑缘不能与眼球紧密接触,泪小点肿胀外翻而导致溢泪。

(三)诊断要点

根据症状和体征很容易做出诊断。

(四)鉴别诊断

与溃疡性睑缘炎及眦部睑缘炎鉴别。

(五)治疗

(1)祛除诱因,讲究用眼卫生。

(2)用生理盐水擦拭睑缘及鳞屑,局部应用抗生素滴眼液。

(邢　瑾)

第二十六节　玻璃体积血

眼外伤和眼底血管性疾病等致视网膜、葡萄膜血管或新生血管破裂,之后血液流出并积聚于玻璃体腔中,可形成玻璃体积血,包括眼球穿通伤、钝挫伤,糖尿病视网膜病变、视网膜静脉阻塞、视网膜静脉周围炎等视网膜血管病,视网膜裂孔,年龄相关性黄斑变性,脉络膜炎症、肿瘤,眼球手术后等。

其中糖尿病视网膜病变、视网膜静脉阻塞、视网膜裂孔等是最常见的原因。血液积聚在玻璃体腔中,可能破坏玻璃体凝胶结构,使胶原纤维凝聚分离,玻璃体液化,发生玻璃体后脱离或者玻璃体劈裂,同时发生胶质和纤维增生。另外,玻璃体的反应表现为以巨噬细胞为主的慢性炎症,红细胞变性、溶解,被吞噬、消化,在这一过程中,血液逐渐缓慢地被清除。

一、诊断要点

1.临床表现

少量的血液流出到玻璃体腔中,患者可能主诉眼前暗影飘动,血液量多时,患者可能感觉视物模糊,甚至完全视物不见。眼底检查早期可以发现玻璃体腔中弥散的红色血细胞,甚至是血凝块,以及可能发现的引起出血的视网膜病灶。局限的玻璃体积血,血液积聚在出血病灶附近,未弥散开;少量的弥散玻璃体积血,能透过玻璃体窥及视网膜;中量的弥散玻璃体积血,仍能透过玻璃体隐约窥及视网膜;大量的玻璃体积血,则完全不能直接观察到视网膜。随着时间推移,玻璃体腔中的血液逐渐弥散被吸收,颜色变淡,玻璃体渐渐恢复透明,因此少量的积血一般容易在短期内被自然吸收,而大量的浓厚积血一般无法完全被吸收,积存在玻璃体腔中,长期后形成灰白色的机化。

2.辅助检查

超声检查:早期积血在玻璃体腔中表现为细密的中等或弱回声点,不均匀分布,随眼球运动而运动。随着时间的推移,点状回声逐渐凝聚机化而显示为团絮状、条膜状回声。同时,玻璃体积血亦可伴有玻璃体后脱离或者玻璃体劈裂的存在,超声下观察到玻璃体后界膜的膜状回声,或者是玻璃体前后皮质的分离。另外,超声下有两种特殊的玻璃体积血表现,即玻璃体下积血和玻璃体后积血。玻璃体下积血为积血位于脱离的后界膜之后,视网膜表面之前,超声下可见增厚的玻璃体后界膜的连续回声条带,以及其后方的密集回声点,并且均不与眼球壁回声相连,随眼球转动而运动。玻璃体后积血为沉积在下方的陈旧积血与正常玻璃体之间形成显著的声学界面的状态,并且这样的积血沉积于视网膜前,活动度大,随患者体位的改变而明显改变位置。

3.鉴别诊断

(1)玻璃体炎症:可以在裂隙灯下检查发现玻璃体中的白点状炎症细胞及渗出等,也可能发现眼前节的反应和视网膜、血管的异常,以此相鉴别。

(2)玻璃体变性:在常规的眼部检查下可发现玻璃体中白色或闪亮的物质,超声下有均匀的斑片状强回声等典型的表现,可以鉴别。

(3)玻璃体积血还需要对出血原因进行鉴别诊断:对健眼眼底的详细检查有助于患眼的病因诊断。除了有明确外伤史的玻璃体积血,老年人可能以高血压、糖尿病引起的视网膜血管病变发生率为高,中青年可能以血管炎症为主要原因;如果没有全身基础疾病,五六十岁患者的出血需注意视网膜裂孔的可能;如果患眼有黄斑变性病史,或者超声下发现黄斑区的不规则隆起,则高度怀疑年龄相关性黄斑变性或息肉状脉络膜血管病变可能。

二、治疗

手术治疗:如果积血无法自行吸收并且严重影响视力,或者需要尽早治疗其原发疾病,则需要行玻璃体手术祛除积血,以提高视力,保留视功能。眼球穿通伤引起的玻璃体积血,在伤后2周手术较为合适。

积血消除之后,需针对原发疾病进行相应的治疗,视网膜静脉栓塞及炎症可能需要激光病灶区,糖尿病视网膜病变可能需要全视网膜光凝,视网膜裂孔需要激光孔边,黄斑病变可能需要激光或药物治疗。另外,当积血发生的同时发现视网膜脱离,则可能是视网膜裂孔引起的出血,应考虑立即予以玻璃体手术;或者明确由视网膜裂孔引起的大量玻璃体积血,也应考虑立即手术。

三、预防和预后

本病的预后与引起出血的原发疾病直接相关。如果患者有全身基础疾病且与玻璃体积血相关,则需要提醒患者至相应科室治疗。

(张　杰)

第二十七节　玻璃体先天异常

一、永存原始玻璃体增生症

(一)概述

永存原始玻璃体增生症(persistent hyperplasia of primary vitreous,PHPV)是由于原始玻璃体及玻璃体血管没有消退,继续增生所导致的玻璃体先天异常,与基因突变有关。多发生在足月产婴儿中,男性多见,90%为单眼发病,多伴发某些眼部的先天异常,包括小眼球、斜视、眼球震颤、视盘发育异常等。

晶体后纤维血管膜是前部PHPV的主要病理特征,不仅覆盖于晶状体后表面,有时亦可侵犯睫状突。晶体后纤维血管膜的增生与收缩可使眼前节的构型发生改变,它将睫状突拉向中心,于是散瞳下可见被拉长的睫状突。

随着增生膜的牵拉及张力的增加,大多数未及时治疗的PHPV发生晶状体后囊破裂,诱发急性白内障形成,晶状体的急剧膨胀,推挤晶状体虹膜膈向前,前房变浅,甚至消失,导致继发性青光眼;随着前房的变浅,可见广泛的虹膜后粘连及周边虹膜前粘连,亦可引起角膜水肿、混浊及变性。

70%的后部PHPV患者伴有玻璃体条索,推测其原因是少量纤维增生沿Cloquet管向后发展与视网膜相连,条索可导致牵拉性视网膜脱离,其他的一些异常也包括视网膜前膜,黄斑部发育异常及视盘发育不良。

(二)诊断要点

1.临床表现

白瞳症、小眼球、斜视、视力低下、眼球震颤等可能是家长带患儿就诊的主要原因,也是主要的临床表现。临床分类如下。

(1)单纯前部型 PHPV(约占 25%):包括晶体后纤维血管膜持续增生症及胎儿晶体后纤维膜鞘持续增生。临床表现为小眼球、白内障、拉长的睫状突、晶状体后的纤维血管膜以及青光眼。

(2)单纯后部型 PHPV(约占 12%):包括后部玻璃体纤维血管膜增生。临床表现为小眼球、先天性视网膜蒂状脱离等,后部 PHPV 常同时伴发一些眼后段的发育异常,例如,玻璃体蒂、黄斑部及视盘的发育异常。

(3)混合型 PHPV(约占 63%):是最常见的临床类型。

2.辅助检查

(1)超声:B 超示晶状体后部及玻璃体前部之间典型的伞状回声,晶状体后方致密的膜状回声紧贴后囊,柄部贯穿玻璃体腔与视盘相连,内反射不规则,无后运动。彩色多普勒超声显示玻璃体腔内呈条索状回声影内有连续的血流,由视盘向晶状体后延伸,频谱分析为动脉血流。

(2)CT:CT 显示晶状体后沿 Cloquet 管分布的三角形或圆锥形致密软组织影,基底部朝前,顶端向后;静脉碘造影显示晶状体后软组织影显影增强;无明显的眶内或眼部钙化点;眼部的构型异常。先天性视网膜脱离,CT 显影为致密的管状软组织影,前部与睫状突或晶状体后相连,后部与视盘前相连,局限性或广泛性的玻璃体密度的增高,视网膜下间隙可移动的层状高密度液体影。

(3)MRI:MRI 能显示玻璃体腔及视网膜下的高密度影,可显示晶状体后的三角形或圆锥形致密软组织影,基底部朝前,顶端向后。

3.鉴别诊断

根据典型的晶状体后部及玻璃体中与视盘相连的纤维条索,可以诊断。但是仍需与多种表现为白瞳症的眼病相鉴别。

(1)视网膜母细胞瘤:视网膜母细胞瘤是婴幼儿最常见的眼内恶性肿瘤,早期表现为视网膜下的圆形或椭圆形黄白色隆起,亦可表现为白瞳症。它与 PHPV 的不同点在于,通常无小眼球、浅前房,散瞳后无拉长的睫状突;只有当肿瘤进行性发展侵犯晶状体时,才可见晶状体后的纤维增生膜;通常无进行性晶状体改变;B 超无明显的眼轴缩短,CT 可显示肿瘤钙化点。

(2)外层渗出性视网膜病变:本病男性多见,通常也为单眼发病,不少儿童因瞳孔区出现猫眼症才来就诊。其典型的特征为,眼底有大量白色或黄白色渗出;眼底有成簇的胆固醇结晶沉着或出血;血管异常,成梭形、球形扩张或呈扭曲状花圈状弯曲;部分患者可发生渗出性视网膜脱离,脱离的近周边处常可发现粟粒状动脉瘤、微血管瘤及血管异常。

(3)早产儿视网膜病变(retinopathy of prematurity):本病见于早产儿,低体重且有吸氧史。常于出生后 3~5 个月被发现有白瞳症,亦可伴轻度小眼球、浅前房,散瞳查眼底时,可以看到晶状体后玻璃体内充满有不透明的纤维血管组织,增生膜为视网膜颞侧周边增生延至晶状体后。B 超示玻璃体内有纤维条索,晶状体后最密,局部或全部视网膜脱离。

(4)先天性白内障:为出生时或出生后第 1 年内发生的晶状体混浊,可有家族史或散发,通常与母亲怀孕期宫内病毒感染或患有某些代谢性疾病有关。临床检查仅见晶状体混浊，后囊清亮，玻璃体腔内无纤维增生条索，眼底大致正常。B 超探查玻璃体未见异常，亦可鉴别。

（5）家族性渗出性玻璃体视网膜病变（familial exudative vitreoretinopathy）：家族性渗出性玻璃体视网膜病变临床表现多样，一般同时侵犯双眼，眼底改变与早产儿视网膜病变相似，但发生于足月顺产新生儿，无吸氧史，无低体重，且绝大多数是常染色体显性遗传，偶尔有性连锁或常染色体隐性遗传，眼底特征表现为周边视网膜无灌注和新生血管生成。此病与单纯后部型 PHPV 有时难以鉴别，双眼发病、视网膜周边部无灌注的家族史有鉴别意义。

（三）治疗原则

1.手术

PHPV 目前治疗方法尚有争议，对于前部型 PHPV 患者，可以早期行晶状体及晶状体后纤维增生膜切除与前部玻璃体切割术，对于后部型或者合并视网膜脱离的患眼行玻璃体切割术，对于混合型的患眼行晶状体切割合并玻璃体切割术。

此外还有环扎、人工晶状体植入、虹膜切除等手术。或者黄斑区被牵引时可以切断牵引的条索。

2.弱视训练

弱视训练对于术后视功能的提高非常重要。

（四）预防和预后

病变的类型和增生膜的程度是影响预后的最重要因素，单纯前部型的术后预后将好于其他类型，病变显示得越早、手术得越早，术后视力发展得越好，而术前正常的眼压、灵敏的瞳孔对光反射及正常的视网膜电图是手术预后良好的标志。

缺乏及时治疗的 PHPV 常引起角膜混浊、快速进行性的前房变浅、自发性眼内出血、继发性青光眼等严重的并发症，预后极差。

二、永存玻璃体动脉

（一）概述

胚胎发育至 8 个月时，原始玻璃体的动脉仍不退化或退化不全则形成动脉残留。

（二）临床表现

1.玻璃体动脉完全残留

从视盘前一直延伸到晶状体后的玻璃体前界膜。多是条索状，有时条索内的动脉含血液。

2.玻璃体动脉不完全残留

依残留部位不同可有以下表现。

（1）Mittendorf 斑：晶状体后极偏鼻下方 1～3 mm 大小白斑。

（2）Bergmeister 视盘：视盘前下方伸向玻璃体动脉的纤维束，有时呈膜状。

（3）玻璃体囊肿：位于视盘前或玻璃体中央，1～8 PD，透明或表面有色素，固定或漂浮。

（三）治疗

若残留物遮挡视轴，可考虑玻璃体切割术。

（张　杰）

第二十八节 玻璃体变性

一、星状玻璃体变性

(一)概述

星状玻璃体变性(asteroid hyalosis)为一种良性的玻璃体变性。好发于中老年人,80%为单眼发病,可能是年龄相关性的玻璃体液化和后脱离的状态,也可能是玻璃体中的脂质沉积、纤维变性的结果。

(二)诊断要点

1.临床表现

患者一般主诉眼前有细小的颗粒状物体晃动。眼底检查可以发现玻璃体腔中大量乳白色的圆球形小体悬浮于玻璃体皮质中,随眼球运动而轻微晃动,大小不等,一般小于 0.1 mm,玻璃体大都无明显液化。组织染色和组织化学显示星状变性的球形小体含钙、磷的脂质,而不含蛋白质。

2.辅助检查

玻璃体腔中的星状小体在 B 超下表现为较为密集的斑片状的强回声,分布密度大都较为均匀,不带声影,无明显声衰减。其运动特点为随眼球转动的轻度抖动,一般不伴有明显的后运动度。此区域的后界明显,其与眼球壁回声间常存在带状正常的玻璃体无回声区。

3.鉴别诊断

(1)玻璃体积血:玻璃体积血时玻璃体中伴有血液、机化等,眼底检查和超声检查可以鉴别。

(2)闪辉性玻璃体变性:多见于严重眼外伤或其他原因所致的大量或反复出血的眼内,眼底检查时发现玻璃体腔中存在多量彩色结晶体,为胆固醇结晶,活动度很大,并且可能引起房角阻塞致青光眼,一般亦无须处理,若继发性青光眼,可考虑前房冲洗或者玻璃体切割术。

(三)治疗原则

本疾病属于良性的玻璃体变性,一般不影响视力,仅对视觉质量有影响,无须特殊治疗,亦无须定期随访。

二、原发性家族性玻璃体淀粉样变性

(一)概述

本病为常染色体显性遗传,偶尔有非家族性报道。

(二)临床表现

双眼发病,可程度不一。玻璃体混浊源于视网膜血管,早期视网膜血管(动脉或静脉)壁上呈现白色颗粒样,并有颗粒绒毛状的沉着物。沉着物逐步融合扩大成羽毛样外观,且沿玻璃体后浸润。

大部分玻璃体受累时,呈绒毛样外观。视网膜血管可有渗漏、带鞘、出血、新生血管形成等改变。多伴全身症状(如多发性神经炎、中枢系统异常等)。应与玻璃体炎、视网膜血管炎、陈旧性玻璃体出血等鉴别。

(三)治疗

严重影响视力者可考虑行玻璃体切割术。

三、玻璃体后脱离

(一)概述

玻璃体后脱离(posterior vitreous detachment,PVD)是玻璃体后皮质的Ⅱ型胶原与视网膜内界膜的Ⅳ型胶原之间的分离,即玻璃体基础部之后的后皮质膜与视网膜之间的分离。玻璃体的结构会随着年龄的变化发生相应的变化,60岁左右是玻璃体后脱离的高发年龄。玻璃体后脱离的发生主要有2个要素:玻璃体液化和后界膜与视网膜内界膜黏附力下降。年龄因素及多种病理因素皆可能成为导致其发生的原因。玻璃体后脱离先从其与视网膜粘连疏松的区域开始,随着眼球的运动而范围初步扩大,最后是粘连紧密的视盘、黄斑和大血管区。临床上最常见的玻璃体后脱离分类:分为完全、部分和无玻璃体后脱离3种。根据玻璃体后脱离原因分为2种:无细胞介导的源于年龄增大、老化的正常眼的玻璃体后脱离和病理状态下细胞参与介导的玻璃体后脱离,后者多见于近视度数增高和病理性近视的改变导致的液化程度增加,以及外伤、糖尿病、葡萄膜炎、玻璃体出血、手术(尤其是白内障手术)等。

(二)诊断要点

1.临床表现

玻璃体液化后患者即会感到有黑影飞舞(即飞蚊症),可以是点状的,也可能是条纹状的,或多或少。若玻璃体后脱离逐渐发生并扩展,黑影飘动会有所增加。当玻璃体后皮质膜突然从视神经乳头边缘上撕脱,少量的出血会使患者感到突发大量黑点、块、片于眼前飞舞,50%患者会因周边玻璃体对视网膜的牵检产生眼前的闪光感症状。

玻璃体液化在镜下表现为玻璃体腔中的半透明的可移动的点块、条索,也称为玻璃体混浊,而在后皮质中央会因视盘周围的撕裂而形成圆环形混浊,称为Weiss环,而其之后的玻璃体腔表现为透明区域,而且常可见视网膜上伴有散在的小点片出血,乳头周围的放射状出血以及黄斑周围的出血,13%~19%的患者还有玻璃体微小出血。而玻璃体后皮质膜的牵拉,也会造成周边部粘连紧密之处发生视网膜的破裂,形成视网膜裂孔。

2.辅助检查

(1)超声:后皮质膜在A型超声中表现为单一的中低回声波。与视网膜分离的玻璃体后皮质膜在B超大多表现为玻璃体后部纤细的连续中弱回声光带,柔软并具有明显的运动度和后运动度,有时可见后皮质膜中央部位的双条带状回声,为Weiss环所在部位。完全玻璃体后脱离的患眼超声下可见脱离的后皮质膜不与后部眼球壁回声相连,在各个方向的赤道区均可见两者分离的起始。不完全玻璃体后脱离的患眼超声下可见脱离的后皮质膜与视盘、黄斑,或其他赤道后区域的眼球壁回声相连,运动时此相连状况亦不变化。如果在周边部玻璃体与视网膜的粘连之处,观察发现存在短条状的中强回声,一端连于后皮质膜最周边处,一端连于周边部球壁,或者完全附着于周边部的后皮质膜上,则高度怀疑视网膜裂孔的存在。

(2)OCT:OCT可以观察后极部玻璃体皮质的状况,如果检查发现存在视网膜表面的后皮质或牵引,则不支持完全性玻璃体后脱离的诊断。

镜下检查、超声波、OCT检查结果结合将有助于更加准确地判断玻璃体的状况、后脱离的完整性。

3.鉴别诊断

(1)玻璃体积血、炎症:通过详细的眼底检查,镜下可以发现积聚在玻璃体中的异常状况的性质。玻璃体腔中发现的棕褐色颗粒,例如,脱落的簇状色素上皮细胞,意味着色素上皮病变或者视网膜裂孔、视网膜脱离的发生。玻璃体腔中的血细胞表现为鲜红或暗红色的细小颗粒,而大量的新鲜出血可见浓厚程度不一的红色积血。玻璃体腔中的炎性细胞表现为白色的大小不均的颗粒,较为均匀,甚至表现为团絮状样或脓样,提示葡萄膜的炎症类疾病。

(2)玻璃体劈裂:玻璃体劈裂为玻璃体皮质层间的大范围的分离,当玻璃体与视网膜内界膜之间的联接力量强于玻璃体各层之间的联接时,就可能发生玻璃体劈裂。一般情况下,由于玻璃体大范围液化时,残留的玻璃体后皮质与视网膜粘连紧密无法完全分离,形成玻璃体前后皮质(玻璃体后皮质层间前后)分离的状态。玻璃体劈裂常发生于高度近视眼、玻璃体出血、脉络膜炎症、糖尿病视网膜病变等患眼中。超声下可发现玻璃体腔中的皮质间有分离现象,前后皮质之间有长条形的无回声区间隔,没有明确的玻璃体后皮质膜发现。OCT 检查也有助于诊断。

(三)治疗原则

玻璃体后脱离无须治疗,但明显的玻璃体出血或明确的视网膜裂孔需要处理。出血可以给予药物治疗。一般急性玻璃体后脱离时最可能的并发症是视网膜裂孔,其发生率在约10%,发生时间多在出现症状后的 1 个月内,裂孔发生则需要及时激光治疗。

(四)预防和预后

急性玻璃体后脱离造成的飞蚊症不会完全消失,但会随时间而慢慢减轻,闪光感终会消失,1 个月内需减少剧烈运动及屏气,减少眼球刻意转动,减少玻璃体后皮质对视网膜的牵引,预防出血和视网膜裂孔发生。

(张 杰)

第二十九节 眼眶炎症

一、眼眶急性炎症

(一)急性眶骨膜炎

1.概述

急性眶骨膜炎(acute orbital periostitis)是发生于眶骨膜或眶缘的炎症。临床较少见,小儿相对多见。多继发于鼻旁窦炎,成人以筛窦炎多见,小儿以上颌窦炎多见。也可见于外伤因素、全身血液播散等导致的感染,多为细菌感染。

2.诊断要点

(1)临床表现:发生于眶缘者,局部红、肿、热、痛明显,球结膜充血水肿,可逐渐形成局限性的硬结,不可推动,压痛阳性。眼球向病灶对侧移位,并有向病灶侧转动时受限表现。硬结可形成脓肿,触之有波动感,当自行破溃后,疼痛缓解,少部分患者可形成经久不愈的瘘道。发生于眼眶中段骨膜者,因病灶挤压眼球,除眼眶胀痛外,常伴眼球突出,无搏动,眼球运动受限。发生于眶尖处骨膜者,因眶尖部拥挤,此时患者症状最重,球后剧烈疼痛、头痛,伴发眶尖综合征者,即有视力受累、眼外肌麻痹、眼部知觉减退、视神经受累表现。如果炎症形成脓肿,亦可沿骨膜向外自行破溃,形成瘘道或者排出死骨,极少数患者出现炎症向颅内扩散。

(2)辅助检查:形成脓肿者,眼 B 超可以发现骨膜下无回声的积液区。眼眶 CT 可见病灶部位呈现高密度影,眶骨边界模糊,常可见鼻旁窦炎症。

3.治疗原则

治疗同眼眶蜂窝织炎。早期经验治疗,全身应用抗菌药物,待脓液药敏结果出来后,改用敏感抗菌药。脓肿形成后,应及早行切口引流。同时,热敷能够促进血液循环,加速愈合。如果后期发现瘘道或者死骨排出,则应手术切除。

(二)眶蜂窝织炎

1.概述

眶蜂窝织炎是眶内软组织的急性炎症,发病急剧,严重者波及海绵窦而危及生命。临床上儿童多见,是儿童眼球突出的最常见原因,及时治疗非常关键。老人及免疫抑制的个人也可以发生。

眶蜂窝织炎是化脓性细菌感染的结果,常见的细菌有流感嗜血杆菌、肺炎链球菌、葡萄球菌等。多由于眶周邻近组织感染的眶内蔓延,最常见的来源于鼻窦、颜面、眼睑、牙齿和颅脑等部位,外伤可导致污染物由皮肤或鼻旁窦进入眼眶,常是本病的诱因。

2.诊断要点

(1)临床表现:眶隔前蜂窝织炎为最常见类型,主要表现为眼睑充血、水肿,疼痛,瞳孔及视力正常,眼球转动正常。

眶深部蜂窝织炎临床症状较严重,主要表现为组织高度水肿,球结膜充血、水肿,甚至突出睑裂之外,眼球突出,眼球运动障碍甚至固定,眼睑闭合不全,暴露性角膜炎、角膜溃疡。由于眶内软组织水肿和炎症细胞浸润,眶内压力增高,累及视神经,瞳孔对光反射减弱或消失,视力下降甚至丧失,可引起眼底视盘水肿,视网膜渗出、出血,视神经萎缩等。如果炎症扩散至海绵窦,可累及双侧 Ⅱ ～ Ⅵ 脑神经,引起严重的水肿或脓毒血症,例如,海绵窦栓塞或颅内脓肿形成,严重者甚至昏迷、死亡。病变后期炎症局限,形成脓肿,眶内组织间隙较多,可为单发也可为多发。在儿童中很少有眼眶疾病像眶蜂窝织炎一样发展迅速。

(2)辅助检查:影像学检查有助于进一步确诊。X 线检查能帮助确定鼻窦炎的存在与否。CT 扫描可以表现为眼球突出、眶内软组织肿胀、密度轻度增高、轮廓欠清晰;脓肿形成后则呈现局限的高密度影,内有高密度区为充血、细胞浸润区,低密度区为脓液形成区。MRI 检查显示眶内和鼻窦炎症,T_1WI 为中等信号,T_2WI 为高信号。超声检查可见眶内回声增强,眼外肌轻度增粗。实验室检查根据病原体的不同,有不同的表现,细菌感染者常伴有外周血白细胞增高,以中性粒细胞为主。

(3)鉴别诊断:根据典型的临床表现和影像学检查不难做出诊断。仍需与以下疾病相鉴别。

眶骨膜下脓肿:多发生在 15 岁以下的患者,鼻窦炎是主要致病因素。主要表现为患眼胀痛,局部压痛,有时可在眶缘扪及波动性肿块。眼睑红肿致上睑下垂,球结膜充血、水肿,眼球突出,向脓肿的对侧移位,脓肿靠后并较大时,可影响视神经。CT 检查有助于鉴别,主要表现为鼻窦病变,邻近病变区的眶内出现半球形肿物,其内部为低密度的脓液区。

海绵窦血栓形成:是一种严重的海绵窦内化脓性感染。主要表现为全身的中毒症状和眼部的炎症表现。患者可有发热、外周血白细胞升高、头晕,严重者可有恶心、呕吐,甚至昏迷,出现脑膜刺激症状。眼部起初仅单眼受累,后累及双眼,出现眼睑和内侧皮肤红肿热痛,累及三叉神经致皮肤、角膜知觉减退,结膜充血水肿,瞳孔散大,直接、间接对光反射障碍,眼球突出,视力下降或丧失。CT 检查见一侧或双侧海绵窦扩大,软组织密度增加。此病若治疗不及时,死亡率高。

(4)治疗原则:较轻的病例,可口服抗生素治疗,口服无效者,需静脉应用抗生素治疗。对于严重的病例,特别是儿童病例,需在致病菌确定以前就开始治疗,应尽快全身应用广谱抗生素,同时进行鼻窦、结膜囊及血培养,积极寻找感染源,根据药敏试验结果选择有效的抗生素治疗。热敷有利于炎症的局限。眼部应用抗生素眼液、眼膏,保护角膜及结膜。化脓性的眶隔前蜂窝织炎早期可行手术切口引流。眶深部炎症若局限,应尽早切开引流,MRI 有助于眶内脓肿的定位。对于并发海绵窦炎症的病例,需在内科及神经科医师的指导下,全身综合治疗,积极抢救。

(5)预防和预后:大多数患者对抗生素反应敏感,预后良好。严重病例可并发海绵窦炎症,危及生命,需积极抢救。

(三)眼球筋膜炎

1.概述

眼球筋膜炎(ocular tendonitis)为眼球筋膜囊的炎症,分为浆液性和化脓性两种。发病率低,在临床上较少见,易误诊。浆液性眼球筋膜炎具体病因不详,多伴有风湿或类风湿关节炎、结节性多动脉炎、红斑狼疮等全身免疫性疾病,故浆液性筋膜炎多为双眼发病且易复发。而化脓性眼球筋膜炎,可由于相邻结构化脓或外伤感染,蔓延至眼球筋膜所致,多为单眼发病。眼球筋膜囊,又称 Tenon 囊,是位于结膜下向后包绕眼球的纤维组织,前达角膜缘,后连视神经鞘。其后部有睫状血管和睫状神经穿过,赤道部有涡静脉穿过,而前部有眼外肌穿过。故眼球筋膜的炎症影响睫状神经可导致眼部疼痛,影响神经及眼外肌可导致眼球运动受限和运动时疼痛加剧,炎症加重压迫静脉回流可导致眼压升高。炎症向前蔓延可导致结膜充血水肿,畏光、流泪等症状,而炎症向后蔓延引起筋膜囊水肿,可导致眼球突出。炎症引起局部纤维结缔组织胶原纤维肿胀、溶解,局部发生坏死,病程较长的患者坏死区域可出现结缔组织增生,有形成肉芽肿的趋势。

2.诊断要点

(1)概况:目前眼球筋膜炎的诊断主要依赖本病典型的临床表现、明确的外伤史或自身免疫病史等。

(2)浆液性眼球筋膜炎:多合并有自身免疫病史,多为双眼发病,突然发病,进展较快。眼部疼痛,上睑轻度下垂,球结膜睫状充血、水肿,若累及眼外肌可导致眼球运动受限,运动时疼痛加重,眼球后部筋膜炎可伴有眼球轻度突出,眼球运动受限明显。一般视力和眼底不受影响,严重时可有视力下降,视神经水肿。

(3)化脓性眼球筋膜炎:多为单眼发病,有外伤史或邻近结构感染史,表现为眼部疼痛,球结膜水肿、充血,眼球轻度突出,眼球转动受限,转动时疼痛加重,严重时可影响视力,眼球化脓性筋膜炎中赤道前膜囊脓肿可向前蔓延至结膜下,表现为结膜下黄白色扁平隆起。

(4)眼球筋膜炎的影像学诊断:眼 B 超特点为眼球壁较宽的强回声光带外有细的弧形无回声区,与视神经的无回声区形成 T 字形。而化脓性筋膜炎的局限化脓病灶显示为无回声区。CT 扫描可见后部眼环增厚,后壁边界欠清,视神经前段增粗,眼外肌附着处密度增高。MRI 检查的特点则是 T_1WI 显示后部增厚的巩膜壁为中等信号,水肿期后巩膜壁在 T_2WI 为高信号。

(5)眼球筋膜炎的鉴别诊断

浆液性眼球筋膜炎的鉴别:多合并自身免疫病病史,多为双眼发病,进展较快,结膜充血水肿需与结膜炎相鉴别,但结膜炎不伴有眼球活动受限,运动时疼痛加重,眼球突出,当患者出现结膜睫状充血、水肿,眼压升高时需与青光眼相鉴别,合并眼球突出的患者需要与眼眶内占位性病变相鉴别,必要时需行影像学检查,根据临床表现及病史明确诊断。

化脓性眼球筋膜炎:多为单眼发病,有外伤史或邻近结构感染史,眼部疼痛,结膜水肿、眼球突出及运动受限均较浆液性严重,甚至眼球固定,严重时可有视力下降,化脓性炎症可形成眼内炎或眼眶内脓肿,需与眶蜂窝织炎鉴别,但症状较轻,一般没有全身症状,必要时可进行影像学检查加以鉴别。

3.治疗原则

眼球筋膜炎的治疗主要以药物治疗为主,根据分型的不同可给予局部和/或全身糖皮质激素、广谱抗生素等药物治疗。化脓性眼球筋膜炎形成眶内脓肿时可行手术治疗。

(1)药物治疗。①浆液性眼球筋膜炎:一般对糖皮质激素治疗敏感,重者可予地塞米松 10～20 mg 静脉滴注,1 周后改用泼尼松口服,后逐渐减量,维持 3 个月左右。轻者可予糖皮质激素局部注射。对激素治疗不敏感者可予环磷酰胺、环孢素等免疫抑制剂治疗。但此型易复发。②化脓性眼球筋膜炎:可全身应用广谱抗生素,局部结膜囊滴用或结膜下注射抗生素。同时需积极治疗邻近化脓性病灶。

(2)手术治疗:化脓性眼球筋膜炎形成眶内脓肿时应及时切开引流。

4.预防和预后

眼球筋膜炎预后较好,一般不影响视力,在治疗中应教育患者及早就诊、及早治疗,对于眼眶邻近结构化脓性炎症的患者应积极治疗原发病,防止炎症蔓延形成化脓性眼球筋膜炎,达到预防目的。

二、眼眶慢性炎症

眼眶慢性炎症(chronic inflammation of the orbit)是一组极其复杂的眼眶组织慢性炎性病变,大多数病变的发病机制不清,与全身性疾病关系密切。

(一)炎性假瘤

1.概述

炎性假瘤(inflammatory pseudotumor)是一种病因不明的非特异性炎症,是仅次于甲状腺相关性眼病的常见眼眶病,男女性患病率基本相等,好发于青壮年,也可发生于儿童,发病机制不明,可能是自身免疫性疾病。起病较急但发展缓慢,可反复发作。常为单眼发病,也可见双眼发病者。炎性假瘤可侵犯眼眶内各种软组织,最常见为眼眶脂肪纤维组织内肿块,可侵犯泪腺,也可见以眼外肌炎症为主的肌炎型,眶内多种组织也可同时受累。根据侵犯部位的不同可分为泪腺炎型、肌炎型、弥散型和肿块型。另有一种特殊的类型为炎性假瘤侵犯眶上裂或海绵窦,称为痛性眼肌麻痹,又称为 Tolosa-Hunt 综合征,炎症影响眶上裂的神经,引起眼眶周围疼痛,眼外肌麻痹,眼球活动受限,部分病例炎症累及眶尖,引起视力下降。根据临床表现可分为急性、亚急性、慢性和复发性 4 期。其病理特点早期主要表现为组织水肿,淋巴细胞、浆细胞、嗜酸性粒细胞浸润,当病情进展时,纤维结缔组织增多,淋巴细胞和浆细胞分散在纤维结缔组织中,眼外肌因纤维增粗而变粗,泪腺腺泡和腺管周围纤维结缔组织增多。病情逐渐延长的过程中眼外肌和其他组织逐渐纤维化,其中仍有少量的炎性细胞浸润,泪腺导管周围纤维增生,泪腺结构破坏,有时在纤维结缔组织中见淋巴滤泡形成,同时伴有生发中心。相应的临床表现为,急性炎性假瘤一般突然发作,患者眼周疼痛,眼球运动受限,眼球突出,球结膜或直肌止点处结膜充血、水肿,眼睑红肿,上睑下垂,睑裂变小,复视,视力下降等,而亚急性则在数月内缓慢出现症状,组织肿胀不明显,慢性炎症假瘤无急性发作史,病程长,进展慢,逐渐出现眼球突出、复视、眼球运动障碍等,眼睑和结膜几乎没有症状。复发型则是安静或者治愈的炎性假瘤因为患者的自身免疫力下降或紊乱而复发。

2.诊断要点

(1)概况:急性炎性假瘤可通过典型的临床症状诊断,但亚急性、慢性患者,症状不典型,需通过辅助检查,进一步明确诊断。

(2)肌炎型:可表现为眼眶急性疼痛,眼球运动受限、复视、眼球突出,受累眼外肌止端球结膜充血,急性单眼发病较常见,慢性和复发性患者可以累及双眼,眼眶 CT 示肌肉肿大,且表现为肌腹和肌腱的肿大,侵犯一条肌肉多见,也可侵犯多条肌肉,炎症还可以侵犯肌肉周围组织,使肿大肌肉边缘不规则。眼眶 MRI 可见肿大的眼外肌压迫视神经或将视神经推挤移位,T_1 略长 T_2,呈均等信号影,肌炎型的鉴别诊断首先需与甲状腺相关性眼病相鉴别,甲状腺相关性眼病肌肉很少有单一眼外肌肿大,且仅有肌腹肿大。除此之外,肌炎型炎性假瘤还应该与眼外肌淋巴样肿瘤、转移到眼外肌的肿瘤、寄生虫、颈动脉海绵窦瘘等疾病相鉴别。

(3)泪腺炎型:炎症可只累及泪腺,也可合并有眼眶内其他组织炎症。临床表现为上睑呈 S 形,上睑外侧皮肤肿胀,红斑形成。眼眶外上象限可触及硬性肿块。CT 检查特点为泪腺部弥散性肿大,呈椭圆形,杏仁状,泪腺窝骨质一般无增生及破坏。

(4)弥散型:炎症主要累及眶脂肪,也可累及眼外肌和视神经,常有痛感,眼睑和球结膜充血。水肿、眼球突出、眼球和眶壁之间可扪及一个或数个硬性肿物,呈结节状,炎症涉及视神经鞘及视神经纤维时,则表现为视力减退、视盘水肿。眼眶 CT 扫描可见眼眶内有条纹状阴影,形状不规则占位性病变,与眼球界限不清,呈铸造样外观,可有眼外肌肿大,视神经变粗。眼眶 MRI 可见眼眶充满肿块且呈铸造样生长,肿块呈长 T_1 略长 T_2 信号。

(5)肿块型:慢性炎性假瘤病程中,眼眶形成局限性纤维组织团块,可表现为眼球轻度突出。眼眶 CT 示眼眶内局限性软组织肿块影,边界不清,密度较均匀。眼眶 MRI 特征为椭圆形肿块多位于肌锥内,可包绕视神经,呈均匀低 T_1 较长 T_2 信号。

(6)痛性眼肌麻痹:近年来普遍认为此病属眼眶炎性假瘤范畴,单眼多见,眼眶周围和球后急性疼痛,多为钝痛,眼外肌麻痹、眼球运动障碍、复视、上睑下垂,严重者眼球固定、眼睑结膜肿胀,视盘水肿少见,炎症扩展到眶尖可引起视力下降。X 线检查显示眶上裂硬化狭窄,CT扫描可见蝶鞍旁海绵窦区密度增大加宽,眶尖部有软组织浸润。

3.治疗原则

炎性假瘤的治疗可根据患者不同情况制定治疗方案,主要治疗药物包括局部或全身应用糖皮质激素、免疫抑制剂、放射治疗等,药物治疗效果不佳,可联合手术治疗。

(1)药物治疗:急性期炎性假瘤首选糖皮质激素,全身应用糖皮质激素有效的患者,维持首周剂量数周后逐渐减量并维持 3～5 周。急性期可合理使用大剂量、长时间皮质激素,治疗中应合并用胃黏膜保护剂并监测眼压。有的炎性假瘤尽管已用足够剂量的激素,但效果不明显,可合并免疫抑制剂。痛性眼肌麻痹对激素治疗极其敏感。

(2)放射治疗:对于激素治疗不佳的患者,可予以低剂量放射治疗。

(3)手术治疗:眼眶炎性假瘤急性期一般不考虑手术治疗。对于诊断不明确、激素治疗效果不佳或不适于激素治疗的患者,可行眶内细针穿刺或切开活检,病理和免疫组化检查有诊断意义,也可指导治疗方案。而慢性期眶内静止的局限肿块可手术切除。

4.预防和预后

眼眶炎性假瘤可反复发作。在治疗中应针对患者情况合理用药,在急性期合理用药,可减少眶内瘢痕或纤维化。激素逐渐减量过程中监测病情,预防复发。

(二)特发性眼眶硬化性炎症

1.概述

特发性眼眶硬化性炎症(idiopathic orbital inflammation sclerosing),又称眼眶硬化症,是一种原因不清、可能与细胞介导免疫有关的大量胶原纤维增生伴少量炎症细胞浸润的眼眶病变。多发生于中青年,也可累及老年人和儿童,男性患者多见。特发性眼眶硬化性炎症不是从急性炎症发展而来,其纤维化出现较早,倾向于自身免疫性疾病。病理特征为病变部位密集的胶原纤维,其中少量的淋巴细胞、浆细胞、组织细胞浸润。而浆细胞的 IgG 含量较高。免疫组化显示 IgG4 阳性率很高。

2.诊断要点

(1)临床表现:单眼发病者多见,双眼发病常一眼较重,或一眼先发病,另一眼后发。部分病例发展快,病情重,眼睑红肿,眼球突出明显,活动受限。部分病例病程慢,表现为眶周钝痛,眼球前突,一般是轴性眼球前突,突出明显,眼球活动受限,部分病例眼球固定,视力受损常见。

(2)影像学特征:B 超探查可示眶内低回声病变,形状不规则。CT 检查示眶内弥散的软组织密度影,包绕视神经和眼外肌,轮廓不清,眼球前突,眶骨质无破坏。

(3)鉴别诊断:根据临床表现及影像学检查诊断,对于诊断困难的病例,应行病理活检明确诊断。需与甲状腺相关性眼病、淋巴瘤和眼眶转移癌等鉴别。

3.治疗原则

特发性眼眶硬化性炎症的主要治疗方法包括糖皮质激素、免疫抑制剂、放射治疗等;药物治疗效果不佳,可联合手术治疗。

(1)药物治疗:糖皮质激素为非特异性治疗,效果不佳,部分病例有效,但减量或停药后易复发。可合并免疫抑制剂,尽量减小视力和眼球活动的损害。

(2)放射治疗:效果不佳,部分有效。

(3)手术治疗:对于眼眶纤维化严重、对药物及放射治疗无效的患者,可手术切除部分眶内纤维组织,极少数无光感、严重突眼和眼眶疼痛的患者,可行眼眶内容物剜除。

4.预防和预后

预后不佳,因为病因不明,缺少特异性治疗方法。可及早发现,早期及时应用药物治疗,减缓眼眶纤维化,预防疾病发展。

(张　杰)

第三十节　眼眶血管异常

一、眼眶静脉曲张

(一)概述

眼眶静脉曲张(orbital varix)是发生于眼眶内的静脉错构瘤的一种,属于低流量、薄壁血管畸形,临床上以体位性眼球突出为特征性表现。本病散发,青年多见,无性别倾向。多为单侧发病且左眼好发,偶尔见双侧。可将其分为2种类型:①原发性,先天性或者出生后早期发病;②继发性,是由于创伤或者眶内(颅内)动静脉分流导致,它在初期往往无任何症状,直到数十年后才表现出来。

本病的发生应具备以下条件:①先天存在的畸形静脉床,未与眶内血液循环沟通时无症状和体征;②一些可使无血管的血管床与眼眶静脉沟通的因素;③血管畸形的扩张;④扩张的畸形静脉仅有一端与体静脉沟通。在具备上述条件的情况下,发生了畸形血管床与海绵窦静脉相沟通,静脉压力升高后可使眶内静脉畸形血管快速充盈而最终导致眼球突出。

(二)诊断要点

1.临床表现

(1)体位性眼球突出:是眼眶静脉曲张的特征性表现。当由各种原因,例如,头部下垂至胸部以下、压迫同侧颈内静脉、憋气(valsalva动作)、咳嗽、便秘等,使得颈内静脉压力升高后,眶内畸形血管出现充盈而发生眼球突出,甚至可导致眼球脱垂。严重时患者不能正常体位睡眠、书写和生活,当诱因去除及体位复原后眼球突出可消退。

(2)眼球内陷:是病程较长的一种体征。由于静脉长期反复充盈和扩张而压迫眶内组织,使眶脂肪组织吸收,眼球内陷从而影响外观。

(3)眶部疼痛及视力损害:由于眶压突然升高而产生,可伴有恶心、呕吐等。多是由于畸形静脉快速充盈或出血造成,同时可出现眼球运动障碍、上睑下垂、视力下降等表现。

(4)其他:结膜、口腔黏膜及皮肤处可见迂曲的畸形静脉。例如,在婴幼儿时期发病,由于眶上裂的扩大会出现眼球搏动表现。

2.辅助检查

(1)X线检查:大多数为正常表现,部分可见静脉石,偶尔可见眶腔扩大改变。当血管充盈时患侧密度较对侧升高。

(2)超声检查:平卧位时图像多无异常,当压迫颈内静脉使眶内血管充盈时可见球后出现边界清楚、形状不规则的无回声区。当压迫探头压力超过颈内静脉压力(40 mmHg)时无回声区可消失。彩色多普勒超声检查,当颈内静脉压力升高时显示为眶尖部红色血流信号。当压力减退时显示为蓝色信号。

(3)CT 扫描:CT 对静脉血管畸形有一定的诊断价值。血管未充盈时往往不能显示病变,增加颈内静脉压力使眶内畸形静脉充盈时可显示病变,由于部位不同而可表现为圆形、蜂窝状、分叶状高密度影,可伴有静脉石,偶尔可见粗大的眼上静脉。增强扫描时有明显的强化表现。

(4)MRI:可显示畸形血管的位置。根据血流速度不同而呈现不同的表现,当血流速度较慢时，T_1WI 为中等信号，T_2WI 为高信号；血流停滞时显示为软组织肿块者，当曲张静脉内伴有血栓形成或出血时，信号呈多样化改变，增强后病变明显强化。

（5）眼眶静脉造影：对本病有特殊的诊断价值，可显示病变部位、大小及形状。

3. 鉴别诊断

眼眶静脉血管瘤：多发生于幼年至青年时期，多表现为单侧慢性进展眼球突出，低头时眼球突出可加重但站立时眼球仍较健眼突出。本病可由于眶内反复出血而使眼球突出短时间内加重，出血逐渐吸收后眼球复位。触诊时眶部可扪及肿物，往往可见眼睑及结膜处血管瘤。彩色多普勒往往不能显示或显示较少血流图像，CT 在正常体位时可见眶内中等密度的不规则病变，也可见静脉石存在。MRI 检查可见 T_1WI 多为中等信号，T_2WI 为高信号。

（三）治疗原则

对眼眶静脉曲张的治疗没有明确的标准治疗方案。根据病情的不同可采用不同的方法，例如，定期观察、手术治疗、放射治疗等。对于病情比较稳定，对视力无明显危害的患者可采用定期观察的方案。注意避免低头、咳嗽、憋气以及各种会导致颈内静脉压力升高的诱因。定期随访，如果出现出血或血栓危及视功能时可考虑手术或放疗等其他方案。

1. 手术治疗

根据手术方式的不同分为以下 3 种方案。

（1）手术切除：根据瘤体的不同部位采用前路或外侧开眶进行手术治疗。为了更好地显示病变，术前在同侧颈部放置充气止血带，适当加压暴露畸形血管及导血管处，术中可使用生物胶等促使血管凝固后再给予切除。

（2）栓塞法治疗：开眶暴露病变部位后放置弹簧圈等栓塞物并保留在眶内，堵塞曲张静脉血管。

（3）介入治疗：通过下肢股静脉穿刺，在影像设备的辅助引导下进入眶内畸形血管后，通过栓塞材料进行填塞。该法的治疗效果较好，但费用较高。

2. 放射治疗

通过射线的作用使得血管内细胞增生促使血管闭锁。治疗时要求定位准确，注意因照射带来的各种并发症（如恶心、呕吐、结膜水肿等）。有报道称治疗后治愈率可达到 71.4%。

（四）预防和预后

眼眶静脉曲张是血管畸形的一种，除眶内自发出血、眼球严重突出外多无严重后果。日常生活中注意避免低头及各种促使颈内静脉压力升高的诱因可减缓病情的进展，预后较好。对于视力受损的患者可采用手术或放射治疗，但手术存在一定风险。

二、眼眶颈动脉-海绵窦瘘（搏动性突眼）

（一）概述

颈动脉海绵窦瘘（carotid cavernous fistula，CCF）是指海绵窦区颈内动脉或其分支与海绵窦形成的异常交通，其发病率近年来呈上升趋势。由于解剖原因，海绵窦区是全身发生动静脉瘘最多的部位。本病属于脑血管疾病，但 80% 以上的患者常以眼部病变为首发疾病，患者可能因眼红、眼突、运动受限等不适就诊于眼科，需与 TAO、炎性假瘤、结膜炎等疾病相鉴别。

本病按病因可分为外伤性及自发性 CCF，按瘘口血流量分为高流量瘘和低流量瘘，按供血来源可分为颈内动脉瘘和硬脑膜海绵窦瘘。可单眼发病，也可累及双眼。

（二）诊断要点

外伤病史及特征性体征可提示外伤性 CCF，结合眼科 B 超、CT、DSA 等影像学检查有助于确诊 CCF 疾病。患者可有车祸、坠落等外伤病史，初诊主诉头痛、眼痛、复视、耳鸣及视力下降。

1.临床表现

眼部主要表现为瘀血性改变，搏动性眼球突出及血管杂音。患侧眼球突出常为首发表现，多为低度或中度突出，并与脉搏同步搏动。眶前区可闻及吹风样血管杂音，压迫眼球可有搏动感。眼睑水肿，眼睑静脉回流受阻引起，在伤后初期最明显。眼球表面血管扩张、红眼及水肿，眼球表面血管扩张及红眼最常见，常为首发症状。早期血管呈高度迂曲扩张，螺旋状、色深红，常以角膜缘为中心呈放射性排列。

结膜水肿也较常见，轻者仅睑裂区结膜肥厚，重者可突出于睑裂。眼底改变为，眼底静脉迂曲扩张，压迫眼球可见视网膜中央静脉明显搏动，甚至可见视网膜中央动、静脉同时搏动；视网膜可小量出血，严重者全网膜浓厚出血；视盘水肿较少见。复视、眼球运动障碍，约 40% 的病例有复视表现，第 III、第 IV、第 VI 对脑神经受累。外展神经麻痹最常见。眼压升高，巩膜静脉窦充血，可继发开角型或闭角型青光眼，最终可能进展为绝对期青光眼。视力下降不常见，严重时可能导致永久性视力丧失。还有头痛及其他表现。

2.辅助检查

（1）超声检查：眼 B 超见扩张的眼上静脉，常与脉搏同步搏动，压迫眼球或同侧颈内动脉，搏动消失。重者继发脉络膜脱离。彩色多普勒超声表现为眼上静脉扩张，其内为红蓝混杂血流，血流频谱检测为高速低阻动脉频谱。并可根据血流速度鉴别高低流量瘘。

（2）CT 扫描：可全程清晰显示增粗扩张的眼上静脉，冠状位可显示增粗的眼下静脉。还可显示眼外肌增粗、海绵窦扩大及密度增高、颅脑外伤的其他表现（如骨折及硬膜下血肿等）。

（3）MRI 及 MRA：受流空效应影响，增粗的眼静脉及海绵窦在 T_1WI 及 T_2WI 均无信号显示。MRA 显示粗大的海绵窦及眼静脉。

（4）数字减影血管造影术（digital subtraction angiography，DSA）：为诊断 CCF 的金标准，可清晰显示各级血管并解释其相互联系，可显示瘘口发生的部位、静脉引流方向、脑循环代偿情况"盗血"程度、颈外动脉供血情况等。

（三）治疗原则

低流量 CCF 可自发痊愈，高流量 CCF 常需治疗，手术为主。

（1）颈动脉压迫：症状轻微者可使用，瘘口较大者可使用该方法为介入栓塞术做准备。

（2）介入栓塞法：症状严重、威胁视力或出现神经症状者需积极施行介入栓塞术治疗。可经动脉甚至静脉途径进行栓塞，栓塞剂包括球囊、微弹簧圈、支架及液体栓塞剂，可脱性球囊栓塞技术是 CCF 首选治疗方法。

（张　杰）

第三十一节 眼眶皮样囊肿

眼眶皮样囊肿是眼眶囊性病变中最常见的疾病。一项 1 264 例眼眶占位患者的研究中，有 70 例是眼眶囊肿，占全部眼眶疾病的 6％，其中皮样囊肿有 26 例，占全部眼眶囊性病变的 37％。眼眶是头颈部皮样囊肿最好发的部位，有研究显示约 61％ 的头颈部皮样囊肿发生在眶周区域。皮样囊肿是一种先天性疾病，来源于上皮细胞。这些上皮细胞在胚胎形成时被包埋在上皮下，常常位于骨缝附近。按发病部位分类，眼眶皮样囊肿分为平行于骨缝的、骨缝内的和软组织内的。相关研究报道 197 例临床诊断的眼眶皮样囊肿中，有 70％ 位于眼眶颞上方颧额缝内，20％ 位于眼眶鼻上方上颌额缝中，5％ 位于鼻侧软组织中，其他部位均不常见。组织病理学上，眼眶皮样囊肿内衬上皮细胞（表皮或结膜）。鼻侧眶软组织内的皮样囊肿囊腔内更常见是内衬结膜上皮细胞。囊壁包含皮肤附件（如皮脂腺和汗腺），这是皮样囊肿的诊断特征。囊腔内包含脱落的上皮细胞、脂质和毛发。

一、诊断要点

1.临床表现

眼眶皮样囊肿的典型表现是质硬的皮下肿块，好发于幼儿眶缘颞上方，不太见于眶缘鼻上方和眶腔软组织内。这些眼眶鼻侧软组织内的囊肿主要来源于结膜上皮，有时称作"结膜样囊肿"。在多数病例中，皮样囊肿是皮下可见可及的肿块。少数位于眶深部的囊肿可以导致眼球前突和/或眼球移位，有时被称为"巨大皮样囊肿"。有些前部的皮样囊肿可以自发破溃或在外伤后破溃，导致类似于蜂窝织炎和泪腺炎的亚急性炎症反应。这些病例会出现皮肤瘘管。

2.影像学检查

典型的皮样囊肿可以根据临床表现做出诊断。影像学显示眼眶内的囊样病变，常位于眶外上缘；囊壁可被强化而囊腔不能被强化，腔内组织信号强度、密度均较低，与眶脂类似；邻近骨的表现通常是平滑的骨凹，这在 85％ 的病例中都有；液平和钙化也很常见；在有些病例中，皮样囊肿有眶内和眶外两部分，中间通过骨缝相连（哑铃状），骨缝可以变宽，CT 显示为骨质缺损；眶腔可以扩大，眼球可能受压移位。然而，有些少见的良性或恶性肿瘤可以有类似表现，所以这些表现还不能确诊。最终确诊需要进行病理学检查。

3.病理学检查

（1）表皮来源型：绝大多数眼眶皮样囊肿位于眼眶颞上方颧额缝处，少数位于眼眶鼻上方上颌额缝处，复合典型皮样囊肿表现，发病较早，常常幼年发病。

（2）结膜来源型：内衬结膜上皮的皮样囊肿通常位于眼眶鼻侧的软组织内。它可能源于将要形成成人泪阜的原始上皮。与典型皮样囊肿相比，这一型的囊肿一般好发于较大的儿童和成人。虽然眼眶皮样囊肿是先天性疾病，但软组织内结膜来源的皮样囊肿可以潜伏很多年而没有临床表现。这类囊肿可见于超过 70 岁的患者。

（3）哑铃型：哑铃型皮样囊肿的特征是两个囊样结构通过相邻两骨的骨缝中的管道相连。和其他皮下的皮样囊肿一样，它们都可能破溃产生瘘管。

（4）眶深部型：眶深部巨大皮样囊肿导致诊断和治疗的挑战。这种囊肿在幼年即可缓慢长得很大并且在切除后会复发。

4.鉴别诊断

眼眶皮样囊肿需要与眼眶单纯上皮囊肿鉴别。眼眶单纯结膜上皮囊肿可以原发,无显著诱因,或继发于手术或非手术外伤。与结膜上皮来源的皮样囊肿相比,单纯结膜上皮囊肿的囊壁不包含真皮附件,患者常表现为眼眶鼻上方前部柔软、波动性好的肿块,无视力下降、眼球突出或眼球移位;囊肿增大时,可以导致疼痛、压痛、运动受限、眼球移位和屈光不正;继发性结膜囊肿的特征根据先前手术或外伤的类型不同而不同。多数情况下,眼眶单纯结膜来源囊肿可以直接根据在结膜区域透明的囊肿确诊。CT 和 MRI 一般表现为眼眶软组织内透明、无增强的囊肿,不引起骨质缺损。结膜上皮囊肿内衬细长的非角化复层扁平上皮细胞,囊壁缺乏真皮附件结构。

二、治疗

眼眶皮样囊肿根据病情可以观察随访也可以手术切除。多数需要手术切除病例是患者认为肿块影响外观或出现了因为囊肿破裂和继发性炎性反应导致的眼部病变。眶前部的皮样囊肿可以经皮或经结膜入路手术切除。双重睑皮肤入路可以提供较好的美容效果。眶深部的囊肿需要从眶外侧切开。如果眶深部囊肿不能完整取出,可以吸出部分囊内容后再取出。如果可能的话,尽可能避免手术中弄破囊肿。如果是在囊肿术中破裂,则需要充分冲洗,且术后需要给予抗生素和糖皮质激素抗炎。

(张　杰)

第三十二节　视网膜脱离

视网膜脱离(retinal detachment,RD)是视网膜神经上皮与视网膜色素上皮之间积聚着液体而发生分离。通常是由视网膜裂孔、牵拉、渗出等因素引起。临床上将视网膜脱离分为孔源性、渗出性和牵拉性视网膜脱离。

一、孔源性视网膜脱离

孔源性视网膜脱离(rhegmatogenous retinal detachment,RRD)是因为视网膜裂孔而后引发的视网膜脱离,RRD 是玻璃体和视网膜变性相互作用的结果,也可见于外伤、手术等。视网膜变性可使视网膜变薄,易形成裂孔,同时视网膜变性也易发生玻璃体与视网膜粘连。视网膜变性中格子样变性区是最好发视网膜裂孔的部位。玻璃体变性主要表现为玻璃体的液化和凝缩。

随着年龄增长,玻璃体凝胶状态逐渐发生液化和凝缩,高度近视眼也易发生玻璃体变性。玻璃体变性后脱离时对视网膜变性区粘连处产生牵拉,导致裂孔形成后,液化的玻璃体通过视网膜裂孔进入视网膜下,产生视网膜脱离。

(一)诊断要点

在视网膜裂孔的发生过程中常见的症状有闪光感、飞蚊症、视力及视野改变等。玻璃体后脱离发生后,在玻璃体与视网膜粘连处,可牵拉激惹视网膜,产生闪光感。飞蚊症可能是玻璃体后脱离时围绕视盘的神经胶质组织被撕下悬浮于玻璃体后皮质上而产生，也可能是后脱离时撕破了视网膜血管或与玻璃体有粘连的视网膜组织，发生出血所致。黄斑发生脱离时，中心视力明显减退，如果同时伴有玻璃体积血，即使黄斑未脱离，也表现为视力明显下降。与视网膜脱离范围相对应的部位还会出现视野缺损，视网膜脱离后有的患者察觉到黑影自某一方向如幕布状逐渐扩展。

眼底检查中，玻璃体呈后脱离、液化、浓缩，可见明显的光学间隙。若玻璃体后脱离时撕破视网膜血管，玻璃体中可见到悬浮的红细胞及出血混浊。多发性视网膜裂孔、巨大视网膜裂孔及长时间的视网膜脱离，玻璃体可见色素颗粒混浊。脱离的视网膜隆起的程度和范围有明显差别。浅脱离的视网膜色泽平淡，与正常的橘红色界限明显；局部高度脱离的视网膜颜色灰白，似球形突入玻璃体腔；广泛脱离的视网膜呈波浪状起伏不平，其上血管迂曲爬行，随眼球转动而飘动。陈旧脱离的视网膜上下可见增殖膜，视网膜下增殖膜呈不规则条索状，视网膜表面形成皱襞。大部分 RRD 可找到视网膜裂孔，少数裂孔位于视网膜锯齿缘前，常规三面镜、直接检眼镜检查不易发现。裂孔形态以周边马蹄孔和萎缩小圆孔为多见，另可有巨大孔、锯齿缘离断及黄斑裂孔。绝大多数裂孔分布在视网膜周边，以颞侧居多，其中颞上象限最多。

根据症状和体征可以基本诊断孔源性视网膜脱离，但有时视网膜脱离但未能发现裂孔时会增加诊断难度，此时首先要明确是孔源性视网膜脱离裂孔尚未发现，还是非孔源性视网膜脱离。当裂孔位于锯齿缘前，由于暴露不佳，使用间接检眼镜也难以发现裂孔，并非没有裂孔。

(二)鉴别诊断

1.牵拉性视网膜脱离

视网膜或玻璃体视网膜发生增殖性病变，视网膜活动受到影响。常见于增生型糖尿病视网膜病变、视网膜静脉周围炎及眼外伤等。B超检查一般可见增殖膜或机化组织，并与视网膜局部粘连。通过B超表现可鉴别。

2.渗出性视网膜脱离

视网膜脱离的部位随体位而改变，脱离的视网膜表面可以光滑，无牵拉皱褶。常有导致渗出性视网膜脱离的原发病（如视网膜或脉络膜肿瘤、后葡萄膜炎等）。B超检查可见视网膜下积液，脱离多可随体位改动而变化。通过B超检查可鉴别。

3.视网膜劈裂

常双眼发病，病变部位对称。由于视网膜外丛状层或神经纤维层分裂，视网膜劈裂的内层隆起菲薄、透明，一般视网膜劈裂周边部常局限于周边且边界清楚，内、外层上有时均可发生裂孔。而视网膜脱离呈灰白色较厚隆起，逐渐移行到正常未脱离的视网膜。

鉴于上述各种非孔源性视网膜脱离的固有体征，对未发现裂孔而眼底符合孔源性视网膜脱离的表现，排除其他类型的视网膜脱离后，也可考虑诊断孔源性视网膜脱离。

(三)治疗和预后

孔源性视网膜脱离开始只有裂孔而无视网膜脱离时，可予以激光或冷凝封闭视网膜裂孔或封闭脱离区域，以阻止脱离程度或范围进一步扩大。

已经发生视网膜脱离时则需行视网膜脱离复位手术。手术原则包括：①发现全部裂孔；②以冷凝或激光光凝的方式在裂孔部位促成脉络膜视网膜间机化粘连，以封闭裂孔；③促使视网膜神经上皮与色素上皮持久的粘连，消除视网膜下腔。根据疾病特点和患者自身情况，RRD手术主要分为巩膜手术和玻璃体视网膜手术两大类。

巩膜扣带术以硅胶在裂孔处的巩膜外垫压,使巩膜内陷,进一步消除视网膜与色素上皮间隙,减轻玻璃体内牵引,并可根据视网膜脱离范围与裂孔垫压情况决定是否需排出视网膜下积液;若为多发裂孔、大裂孔或已有增生性玻璃体视网膜病变(proliferative vitreoretinopathy,PVR)者需行巩膜环扎术。单纯充气性视网膜固定术常用于上方裂孔、裂孔周围无显著 PVR 的病例。巨大裂孔、黄斑裂孔、严重 PVR 估计巩膜扣带术无法完全解除牵引者需行玻璃体切割术,并根据病情严重程度联合眼内气体或硅油填充治疗。

孔源性视网膜脱离经治疗后总体解剖复位率为 80%～90%,锯齿缘离断、小裂孔,或视网膜脱离伴有分界线者解剖复位率高;巨大裂孔、外伤所致的较后极部裂孔,或伴有严重 PVR、葡萄膜炎、脉络膜脱离者最差。视力预后主要取决于术前视网膜脱离范围是否累及黄斑,一旦黄斑受累,视力预后往往不佳。

对于患眼的对侧眼的预防也尤为重要,如果发现格子样变性区和视网膜裂孔等一些视网膜脱离高度风险的情况也需实施光凝或冷冻治疗。

二、渗出性视网膜脱离

渗出性视网膜脱离(exudative retinal detachment,ERD)是一种继发性视网膜脱离,病因复杂,可继发于全身病(如高血压、肾炎、妊娠期高血压疾病等),也可继发眼干燥症,例如,视网膜或脉络膜肿瘤、葡萄膜炎、交感性眼炎等。其发病机制主要是视网膜毛细血管和色素上皮屏障功能受到破坏,导致血浆和脉络膜液体大量渗出和积聚在视网膜下形成渗出性视网膜脱离。

(一)诊断要点

在原发病的基础上,视网膜脱离累及后极部,临床则表现为自觉视力下降。眼底检查可见视网膜脱离并不合并裂孔;脱离的视网膜表面较光滑,无牵拉皱褶;视网膜下液较多时随体位或眼位移动。在一些眼内占位性病变所致视网膜脱离中,早期可见单个或数个肿瘤,瘤体表面的视网膜可有色素变动。

诊断渗出性视网膜脱离时,当视网膜脱离未发现裂孔时,应排除各种可能发生渗出性脱离的全身和眼部局部疾患。重要的是发现其原发病。经裂隙灯、间接检眼镜、B 超检查展开,必要时行荧光血管造影、CT、MRI 等检查有助于诊断和鉴别诊断。

(二)治疗和预后

渗出性视网膜脱离的治疗原则主要治疗原发病,长期不吸收的眼部炎症性视网膜脱离可以考虑手术治疗。一般在病情基本控制后,多主张外引流、外放液的手术治疗。

三、牵拉性视网膜脱离

牵拉性视网膜脱离(tractional retinal detachment,TRD)是由于玻璃体视网膜的增殖或机化组织收缩而牵拉视网膜所致,也可发生视网膜裂孔。牵拉性视网膜脱离常见于增生型糖尿病视网膜病变、视网膜静脉周围炎、早产儿视网膜病变、眼外伤、玻璃体积血、炎症、眼内多次手术后,长期视网膜脱离以及冷凝、激光后。

(一)诊断要点

临床表现上,患者一般具有原发眼病引起的症状,以及脱离区视野缺损或严重的视力障碍。眼底检查可见玻璃体腔内膜状物或条索状物,部分患者合并玻璃体积血,视网膜脱离呈帐篷形,帐篷的顶端有玻璃体腔的牵引物。小的局部粘连往往牵拉视网膜呈局部脱离,广泛粘连时见玻璃体视网膜前广泛增殖膜,牵拉视网膜广泛脱离甚至全脱离。部分牵拉性视网膜脱离也可合并裂孔,如果牵拉和孔源两种因素同时存在,视网膜脱离也可广泛。长期视网膜脱离和反复视网膜脱离手术未复位,视网膜下可见增殖膜生长,膜紧张收缩可牵拉视网膜脱离。

诊断及鉴别诊断主要通过 B 超检查,B 超下一般可见视网膜脱离呈帐篷形,表面可见增殖膜和机化条索与之粘连。有的牵拉性视网膜脱离也可以合并视网膜裂孔。

(二)治疗和预后

牵拉性视网膜脱离引起视力下降或脱离范围逐渐增大时需行手术治疗,手术主要是解除玻璃体视网膜增殖膜或机化组织对视网膜的牵拉。玻璃体切割术可切除或切断玻璃体视网膜前增殖膜,解除玻璃体视网膜的向心性牵拉和切线性牵拉。巩膜外环扎和局部加压术,通常用于松解玻璃体切割未能彻底解除增殖膜对视网膜的牵拉,并用以封闭视网膜裂孔。机化条索粗大或位于后极部者,预后不佳。

(刘　敏)

第三十三节　年龄相关性黄斑变性

年龄相关性黄斑变性(age-related macular degeneration,AMD),亦称老年性黄斑变性,是与年龄相关致盲的重要眼病之一,多见于 50 岁以上的老年人。世界卫生组织的研究报道表明,AMD 致盲者约占全球盲人的 8.7%,全球约有 3000 万 AMD 患者,每年约有 50 万人因AMD 而致盲。流行病学研究表明,年龄是 AMD 明确而独立的危险因素。同时,目前普遍认为,AMD 受多个基因、环境等因素的共同影响,ABCR 基因、CFH 基因以及 C2-FB 基因是目前公认的易感基因,而 ApoE 基因则被认为是 AMD 的保护因子。另外,吸烟、肥胖和高血脂也一定程度地增加了 AMD 的患病率。临床上,AMD 被笼统地分为“干性”和“湿性”两种类型。干性和湿性的区别在于眼底是否有出血、渗出和水肿,如果有则称为湿性 AMD,反之为干性。我国眼底病学组在 1986 年给 AMD 分型,分为萎缩型和渗出型。国际上,年龄相关性眼病研究(age-related eye disease study,AREDS)将 AMD 分为以下 4 类:①无 AMD(AREDS分类 1),无或仅有很小的玻璃膜疣(直径小于 63 μm);②早期 AMD(AREDS 分类 2),同时存在多个小的玻璃膜疣和少量中等大小的玻璃膜疣(直径为 63~124μm),或有 RPE 异常;③中期 AMD(AREDS 分类 3),广泛存在中等大小的玻璃膜疣,至少有 1 个大的玻璃膜疣(直径大于 125 μm),或有未涉及黄斑中心凹的地图样萎缩;④晚期 AMD(AREDS 分类 4),具有以下1 个或者几个特点(无其他原因),即累及黄斑中心凹的 RPE 和脉络膜毛细血管地图样萎缩或有下列表现的新生血管性黄斑病变,为脉络膜新生血管(choroidal neovascularization,CNV);视网膜神经上皮或 RPE 浆液性和/或出血性脱离;脂性渗出(由任何来源的慢性渗漏所导致的继发性现象);视网膜下和 RPE 下纤维血管性增殖;眼底见盘状瘢痕。

一、诊断要点

1. 萎缩型 AMD

萎缩型 AMD 又称干性或者非渗出性 AMD。病变特征为:硬性、软性玻璃膜疣,色素上皮色素脱失与增殖、色素紊乱,视网膜脉络膜地图样萎缩。地图样萎缩为边界清晰的脉络膜视网膜萎缩区,其中脉络膜组织的可见度增加,周围常见大小不等的玻璃膜疣。

荧光素眼底血管造影中,萎缩区内早期的荧光显示为弱荧光或者强荧光,取决于脉络膜毛细血管闭塞的程度,完全闭塞显示早期弱荧光,没有完全闭塞并伴有 RPE 改变时,可显示为强荧光改变,造影后期荧光素从没有闭塞的脉络膜毛细血管渗漏,通过破坏的 RPE 屏障使病灶着染。高荧光灶可见于 Drusen(荧光着染)、RPE 萎缩(窗样缺损)、浆液性 RPE 脱离(染料积存)等;而低荧光灶可见于视网膜内出血和色素增生(荧光遮蔽)。

OCT 特征:玻璃膜疣表现为多个小的色素上皮隆起,反射增强。软性玻璃膜疣为多个大小不等、驼峰状的色素上皮隆起(小的色素上皮脱离),较大的为融合病灶,脱离的色素上皮下方可见中等反射信号,并且可见纤细的连续的 Bruch 膜。萎缩病灶表现为视网膜外层结构萎缩,脉络膜毛细血管、色素上皮、椭圆体带、外核层等反射光带部分或者全部消失,视网膜变薄。

鉴别诊断:萎缩型 AMD 主要与某些遗传性的黄斑变性相鉴别,例如,视锥、视杆细胞营养不良,Stargardt 病,甚至某些药物(如氯喹所致的黄斑病变)。遗传性黄斑变性,发病年轻,眼底检查不会有玻璃膜疣。药物所致的黄斑病变,有明确的服药史,借此可以鉴别。但萎缩型 AMD 应与渗出型 AMD 相鉴别。

2.渗出型 AMD

渗出型 AMD 又称湿性或者新生血管性年龄相关性黄斑变性。本型特点为视网膜下或脉络膜新生血管膜形成,视网膜下新生血管膜是指新生血管生长在神经视网膜下,可能位于神经视网膜与 RPE 之间,或位于 RPE 与脉络膜之间。脉络膜新生血管包括脉络膜新生血管和脉络膜新生血管膜,强调新生血管来自脉络膜,从而引起一系列渗出、出血及瘢痕形成等改变。患者多在 45 岁以上,双眼先后发病,视力下降较急而显著。其病变包括渗出前、渗出与结瘢 3 个过程;病变特征为:脉络膜新生血管,视网膜水肿、出血、渗出,机化瘢痕,盘状变性。

早期主诉为视物模糊、视物扭曲变形。有患者自觉中心视力明显下降。Amsler 方格表检查(+)。当视网膜和/或色素上皮有浆液、出血时,中心视力可突然急剧下降。典型患者眼底表现为黄斑区中心凹或中心凹旁的象限内,有一不规则的类圆形病灶,呈灰白色或灰黄色,位于神经上皮下;病灶周围或表面有出血及反光晕。出血可位于视网膜色素上皮下、神经上皮下或神经上皮内,呈斑点状或片块状,位于灰白色病灶表面或围绕其周围。在出血水肿区的边缘或外围,常可见黄色硬性渗出,玻璃膜疣及色素上皮脱失及增生;视网膜下出血量大而急时,可突破视网膜内界膜进入玻璃体内,使眼底不入。久病者,黄斑病变瘢痕化。

荧光素血管造影中,以是否可以看到清晰的 CNV 轮廓又分为经典型、隐匿型、混合型(即病灶在荧光素眼底血管造影中部分经典部分隐匿)。经典型 CNV,新生的血管突破了色素上皮进入到视网膜下间隙的时候,因为视网膜神经上皮的透视性好,新生血管膜肉眼可见;在静脉后期显示膜样强荧光灶荧光增强渗漏;隐匿型 CNV,新生血管常位于 RPE 下方,色素上皮与视网膜相对正常。CNV 可以通过 Bruch 膜破口进入到色素上皮下。新生毛细血管及其表面色素上皮基底部粘连较紧密。因此,浆液型渗出或者出血更容易发生在新生血管膜边缘。FFA 无法清晰显示 CNV 轮廓,血管性浆液性视网膜色素上皮脱离中,可见到随时间延长表现为肾形色素上皮脱离的荧光积存改变,而在 ICGA 上则常常可以清晰呈现 CNV。

OCT 特征:脉络膜新生血管表现为色素上皮增厚、隆起、连续性破坏,反射增强。纤维血管性 PED。周围组织可以出现视网膜下或色素上皮下出血,视网膜层间或视网膜下积液。

渗出型老年性黄斑变性的诊断要点为年龄 45 岁以上,黄斑有视网膜下新生血管膜,由之引起的浆液性或出血性色素上皮或神经视网膜脱离。特别是眼底曾有玻璃膜疣或萎缩性黄斑变性,视力近期显著减退,易于确立诊断。但需与以下疾病鉴别。

(1)脉络膜恶性黑色素瘤:湿性 AMD 出血量大、范围较广时容易误诊为脉络膜黑色素瘤。黑色素瘤早期由于肿瘤遮蔽亦为弱荧光,但可因瘤体内血管的存在,迅速呈现斑驳状强荧光并有渗漏。眼部超声更有助于鉴别。

(2)黄斑分支静脉阻塞:本病患者有时在黄斑区附近有渗出、出血、水肿,有时可误诊为湿性 AMD,但本病患者一般见不到 CNV 的机化膜,出血更靠近血管弓,FFA 可明确诊断。

(3)视网膜大血管瘤:常见于高血压患者,可有大量的出血渗出,由于大量出血有时遮蔽血管瘤的病灶,FFA 难以鉴别,ICG 荧光可以穿透出血遮蔽发现视网膜动脉的大动脉瘤病灶。

二、治疗

目前对于萎缩型 AMD 除了一些支持疗法外,尚无特效的药物治疗和根本性的预防措施,但需定期随访眼底及荧光素眼底血管造影。AREDS 研究推荐使用抗氧化剂长期口服,有利于自由基的消除,从而延缓老年化病变进程。例如,叶黄素、玉米黄素、维生素 C、维生素 E 及锌、硒等。对于晚期地图样萎缩患者,目前视网膜移植、干细胞移植、RPE 细胞移植技术还在进一步研究中,有望在将来进一步改善黄斑地图状萎缩患者的生活质量。

不同于干性 AMD 的是,湿性 AMD 虽无完全根治病灶的办法,但目前国际上普遍采用抗新生血管疗法以及光动力疗法(PDT),并辅助一些支持治疗作为新生血管性 CNV 主要治疗手段。贝伐单抗(bevacizumab;avastin),哌加他尼钠(pegaptanib;macugen)以及雷珠单抗注射液(ranibizumab;lucentis),VEGF trap(Elyea)等,包括国产眼内注射新药康柏西普(朗沐)等药物,均有大量随机对照试验证明抗新生血管疗法具有较好的有效性和安全性。

根据 2013 年中华医学会眼科学分会眼底病学组中国老年性黄斑变性临床与临床路径制订委员会制订的《中国老年性黄斑变性临床诊断治疗路径》,先行每 1 个月 1 次连续 3 个月的初始抗 VEGF 治疗,再次治疗的方法依据每 1 个月随访临床结果按需选择。再次治疗见于下列情况:①活动性病变有改善但仍持续存在。②病变改善但又重新出现活动性病灶(活动性病灶是指 FFA 检查有新的 CNV 病灶、新的黄斑出血、OCT 显示视网膜内或下有积液、视网膜增厚、与病灶相关的视力下降、PED 范围增大)。③对于浆液性 PED 治疗前后无变化的可以考虑暂时中止治疗。④无应答的病变可以考虑其他治疗。

PDT 治疗:一般每 3 个月复诊 1 次直至病情稳定,观察单眼近视力变化(阅读或 Amsler 表),检查 FFA 和/或 OCT。如果前次 PDT 治疗后 3 个月±2 周,FFA 显示 CNV 病灶存在渗漏,可以考虑再次 PDT 治疗。如果前次 PDT 后患者主诉视力下降,并且 FFA 显示与最后 1 次治疗前相比 CNV 病灶扩大,则可以考虑提前 PDT 再治疗。行 PDT 的患者会有 $1\%\sim4\%$ 在治疗 1 周内发生严重的视力丧失,这种视力丧失可能是永久性的;$1\%\sim10\%$ 的患者注射部位出现药物外渗;$1\%\sim2\%$ 的患者在注药时出现特异性背痛;少于 3% 的患者可因直接阳光照射出现光敏感反应。患有卟啉症或已知对维替泊芬过敏(敏感)者,禁忌使用维替泊芬。因为没有对肝功能不全、妊娠、哺乳或儿童患者使用此药物的研究,所以对这些人用药要慎重。

三、预后

晚期萎缩型 AMD 患者中心视力丧失，一般周边视力尚可。如果无并发其他情况不致全盲。借助视镜还可自理生活。对于双眼晚期地图样萎缩中心视功能影响特别严重的患者，建议考虑使用助视装置，以提高生活质量。

脉络膜新生血管（CNV）是渗出型老年性黄斑变性（AMD）的重要病理特点，如果不及时干预，其自然病程预后较差，1 年内患者视力下降 3 行，2 年内可下降 4 行。

基线视力是得到公认的影响视力预后的重要因素。应用 ranibizumab 进行治疗的大规模临床试验表明，基线视力好则治疗后视力亦佳。然而，就视力提升程度而言，多项研究均发现基线视力差的患者治疗后的视力提升程度更大。其次，年龄较小的患者治疗预后更好。另外，首发 CNV 症状到开始治疗的时间越短，视力恢复程度越好。极早干预能够带来较好的预后。最后，患者对最初 3 次治疗的反应也是重要因素，初始 3 个月每 1 个月注射 1 次，称为负荷期，之后每 1 个月随访以决定是否再次注射（PRN）。多项研究发现负荷期后视力较好，则 1 年后视力预后也佳。

（刘　敏）

第三十四节　近视性黄斑变性

近视性黄斑变性，是指病理性近视的眼底改变。病理性近视，是指屈光球镜度数超过 -6.00 D 并伴有眼轴延长和眼底变性、萎缩改变的疾病，该特殊眼部结构可以引起诸多特殊的眼底病变，如后巩膜葡萄肿、脉络膜新生血管、Fuchs 斑、脉络膜视网膜萎缩、黄斑裂孔、黄斑劈裂、视网膜脱离等。

一、诊断要点

1. 黄斑出血

单纯性黄斑出血和新生血管性黄斑出血。单纯性黄斑出血好发年龄段为 20～30 岁，发病年龄较轻，在患者中约占 62％。眼底黄斑中心凹处有 1 个或几个出血斑，范围可达 0.25～1 个 PD 大小。多居于色素上皮层下，出血多时可达视网膜深层。血液来自脉络膜毛细血管，为眼球向后极部伸长，对脉络膜毛细血管过度牵引撕裂所致。FFA 检查可以鉴别单纯性黄斑出血和新生血管性黄斑出血，后者表现为早期开始充盈，晚期有荧光渗漏扩大，前者无渗漏扩大。OCT 特征为：视网膜内出现中高反射信号，但色素上皮反射带通常平滑无增厚，连续性不破坏。

2. 脉络膜新生血管

CNV 的形成是近视患者黄斑病变自然病程的转折点。出血和渗出可持续多年，通常伴有黄斑部黄色沉着物堆积。新生血管膜在活体显微镜下的特点是：灰色膜，有高色素边界。因病理性近视脉络膜变薄区血液供应减少，近视眼脉络膜新生血管膜复合体较小。累及中心凹时视力下降明显，中心暗影，视物变形明显。从解剖结构和荧光造影表现来看，绝大多数继发于病理性近视的 CNV 在自然病程上属于Ⅱ型、典型性 CNV。

OCT 表现为:①活动期图像,网膜下穹窿形圆顶状高回声反射,有时可在拱起的视网膜组织中区分出被不连续的视网膜色素上皮层间分隔成的上腔隙和下腔隙,伴邻近视网膜下积液,CNV 下方脉络膜巩膜信号减弱。②瘢痕期图像,因色素沉着引起的瘢痕表面高反射信号伴下方信号遮蔽。③萎缩期,CNV 扁平化发展,相对邻近视网膜组织而言病灶下方脉络膜信号甚至巩膜信号增强。与年龄相关性黄斑变性引起的 CNV 相比较而言,结合眼底照相与 OCT 成像,继发于病理性近视的 CNV 具有病灶相对较小、视网膜出血微薄、基本无硬性渗出、视网膜下和内积液量微薄、神经上皮层脱离局限并且多数为浅脱离、无色素上皮脱离、常伴有漆裂纹或片状萎缩等特点。

3. 漆裂纹样病变

眼底镜下常表现为白色或淡黄色、粗细不均匀、不规则、粗糙的单个或多发的条纹,呈线状、网状或分支状,主要发生在眼底的后极部或视乳头周围,总是累及双眼,对称。小的漆裂纹 FFA 显示条状透见荧光,大的漆裂纹 FFA 后期可染色,表明漆裂纹样改变时 Bruch 膜弹力层破裂、视网膜色素上皮细胞萎缩及纤维充填破裂处所致。ICGA 是诊断漆裂纹样病变的金标准,表现为弱荧光条索。单纯漆裂纹样病变对视功能影响较轻,但它常伴有局灶性视网膜脉络膜萎缩变性、出血及 CNV,后者对视功能影响较大。

4. 视网膜脉络膜萎缩

病程早期可表现为局灶性萎缩,多在 20 岁以后的年轻人群出现。最初因脉络膜毛细血管小叶闭塞所致,与晚期弥漫性萎缩存在接续关系,并在最终形成巩膜裸露状的地图样萎缩。局灶性视网膜脉络膜萎缩在眼底镜上表现为小而局限的孤立萎缩灶,圆形、白色或黄白色,在其边缘可见色素性斑块。晚期弥漫性视网膜脉络膜萎缩则表现为脉络膜大血管裸露,后极部大面积萎缩灶融合,部分可累及至中周部。40 岁以上及眼轴大于 30 mm 的患者易感。

5. 黄斑裂孔

黄斑裂孔是指黄斑部内界膜至感光细胞层发生的组织缺损,严重损害患者的中心视力。根据裂孔的形态可分为板层黄斑裂孔和全层黄斑裂孔。患者通常因视物模糊、中心暗点、视物变形等不适而就诊,视力可突降至 0.1 以下。在 OCT 中表现为黄斑中心凹形态消失,局部神经上皮层缺失,下方组织反射增强。另外,OCT 断层成像还能显示裂孔周边视网膜各层组织结构的情况,明确有无视网膜水肿或视网膜脱离,有无色素上皮层脱离。

6. 黄斑劈裂

典型的黄斑劈裂多累及外层劈裂,是视网膜神经上皮层被 1 个低反射腔分为内厚外薄的 2 层,色素上皮内表面可见菲薄的一层中等反射组织。可累及 2～4 个象限。未累及黄斑中心凹时,患者可无眼部不适。一旦劈裂累及中心凹,患者中心视力下降,对比敏感度下降,有时可伴有视物扭曲等不适。这可能与视网膜劈裂发生的位置相关,外层劈裂多发生于富含光感受细胞及双极细胞的外丛状层,劈裂发生后神经细胞间的突触传递中断,视觉通路中断因而视力下降明显。内层劈裂是指视网膜神经上皮层间分离,被分为内薄外厚的 2 层,反射腔内可见桥柱状组织连接,内层劈裂往往在外层劈裂的基础上发展,并且多不累及黄斑中心凹。混合性劈裂是指视网膜神经上皮层被 2 个低反射腔分为 3 层。

7. Fuchs 斑高度近视

眼底后极部出现任何黑斑均可称为 Fuchs 斑。典型者位于黄斑或其附近,为 1/3～3/4 PD 大小、灰色或带黑色、圆形或椭圆形稍隆起的板块。Gass 指出 Fuchs 斑的形成可能与新生血管形成的两个不同时期有关：①急性出血性 RPE 脱离。②出血机化并伴有视网膜色素上皮细胞增殖，其细胞增殖可围绕每一脉络膜血管。

二、治疗

单纯性黄斑出血通常吸收较快，可在 1～3 个月自然吸收，视力预后较好。约 81.8% 的单纯性黄斑出血在出血吸收后于原出血的下方可见新漆裂纹样改变。

CNV 的治疗除了以往的激光光凝术、黄斑转位术、瞳孔温热疗法之外，光动力疗法（PDT）和抗 VEGF-A 治疗 CNV 成为近年来治疗病理性近视继发 CNV 的主要方法。OCT 为临床随访和评估 PDT 及抗 VEGF-A 治疗效果提供了客观的指标，常被用于评估病灶改变，通过相应治疗前后的 OCT 图像对比，反映治疗的疗效，包括视网膜水肿的消退或减轻、视网膜下积液吸收、CNV 瘢痕化等；为病理性近视的病情进展提供随访检查依据。但需要指出的是由于病理性近视继发的 CNV 原因及病理过程不完全等同于年龄相关性黄斑变性，年龄相关性黄斑变性引起的 CNV 复发时较早在 OCT 中出现视网膜内或视网膜下小的积液，而病理性近视中上述改变通常比较隐匿或者轻微，常常容易忽视，也不太建议机械采用在新生血管性年龄相关性黄斑变性中常用的治疗方案将再治疗标准中视网膜厚度增加 $100~\mu m$ 作为病理性近视 CNV 再治疗标准。在抗 VEGF-A 治疗后随访及再治疗评价时，需结合 OCT 形态改变，视力、眼底是否有出血等改变，以及荧光造影等进行综合判断。

单纯性高度近视性视网膜劈裂的患者需要密切随访，一般随访 2 年后，半数眼无明显视力下降，而半数却发生黄斑裂孔和/或视网膜脱离而严重影响中心视力。黄斑劈裂的发展被认为是存在玻璃体视网膜粘连、牵拉的关系所导致。通过 OCT 明确黄斑劈裂的类型和范围，将有助于确定玻璃体手术中选择剥除多大范围的玻璃体后皮质及内界膜，根据劈裂的形态能帮助对手术后的视力恢复和解剖预后进行评估。

由于病理性近视眼底改变类型多种多样，临床医师需结合各种眼底影像学结果进行综合判断，从而快速、有效、准确地诊断和治疗疾病。

三、预后

在病理性近视眼，有漆裂纹及萎缩预示视力预后不良，因为这些眼有发生视网膜下新生血管膜的危险。一旦发生视网膜下新生血管膜，中心视力急剧下降。回顾性研究表明，近视性新生血管膜的视力预后，有 60% 的患者视力低于 0.1。视力丧失的程度与新生血管距中心凹的远近有关，34% 的患者以后成为法定盲。

（刘　敏）

第三十五节　中心性浆液性脉络膜视网膜病变

中心性浆液性脉络膜视网膜病变（central serious chorioretinopathy，CSC；简称中浆），是一种常见的、病因和发病机制仍不十分明确的脉络膜视网膜病变，多见于 20～45 岁的青壮年，男性较多，易复发却有自限倾向。与精神紧张、交感兴奋、循环皮质醇和肾上腺素水平升高有关。主要病理改变为：脉络膜毛细血管部分闭塞，邻近血管扩张渗漏，局部压力升高，继而造成其上方的色素上皮损害,浆液性色素上皮脱离,甚至紧密联接破坏,渗漏的液体进入神经感觉视网膜下,造成局部的浆液性视网膜脱离。

一、诊断要点

1.临床表现

突然出现的不同程度视力下降或视物模糊,视物变形、变小,并可伴有中央暗影。眼底检查:典型病例可见黄斑区 1~3 PD 大小视网膜圆形隆起的盘状脱离,边缘反光可见。有时脱离区可伴有灰黄色小点或玻璃膜疣样改变。反复发作者眼底可见黄斑区广泛色素改变,伴有明显色素增殖或萎缩灶。中浆病例不合并视网膜和/或 RPE 下方出血,一旦有出血存在,表明已有视网膜下新生血管膜形成或合并有其他血管性病变。

2.辅助检查

(1)荧光素眼底血管造影:FFA 是诊断中浆不可或缺的检查技术,主要有以下三种表现类型。①点状扩张型,最常见,造影早起出现点状高荧光,缓慢扩大,范围局限,边界欠清晰。②烟囱型,色素上皮水平出现单个或多个渗漏点,随时间扩散,呈墨渍样扩散或渗漏向上延伸,形似烟囱喷出的烟雾。③弥漫型,较少见,造影早期出现数个高荧光灶,相互融合,渗出的荧光素钠积存于视网膜下,显示大片神经上皮脱离区域。

(2)吲哚菁绿血管造影:ICGA 的典型表现为早期多发脉络膜高荧光灶,缓慢增大,后期不明显。吲哚菁绿血管造影有利于区分弥漫型中浆和隐匿型脉络膜新生血管,后者常见于年龄相关性黄斑病变和特发性息肉样脉络膜血管病变。

(3)光学相干断层扫描(OCT):OCT 检查可显示少量视网膜或 RPE 下积液,是诊断中浆病情变化的有效方法。OCT 特征:①浆液性色素上皮和/或神经感觉视网膜的脱离。②神经感觉层浆液性脱离的早期,视细胞外节末端表面光滑而平整,浆液性脱离区内清澈而无反射信号;随着病程延长,视细胞外节末端表面反射增强,外节膜盘脱落,浆液性视网膜脱离区出现点状或颗粒状的中高反射信号。③病程迁延的慢性患者可出现色素上皮萎缩、椭圆体带消失等外层视网膜结构改变。

3.鉴别诊断

(1)中心性渗出性脉络膜视网膜炎(简称中渗):本病好发于青壮年,女性多于男性,典型中渗有黄斑区灰黄色渗出斑伴出血,于中浆易于鉴别。一般中浆渗漏点在静脉期后,而中渗新生血管膜渗漏点出现在造影动脉早期,渗漏出现的时间可供两者鉴别。

(2)黄斑囊样水肿:临床上典型的黄斑囊样水肿在检眼镜下呈现蜂窝状表现,与中浆的眼底所见可明确区分,但尚未发生囊样改变的黄斑囊样水肿有可能与中浆不易区分,通过血管造影黄斑囊样水肿具有蜂窝状染色,可以明确鉴别。

(3)其他原因的 RPE 脱离:出血性 RPE 脱离肯定不是中浆,而是新生血管形成性病变。浆液性 PRE 脱离可以是新生血管性病变,也可以是中浆表现。一旦浆液性 RPE 脱离伴有切迹或周围视网膜脂质渗出者,常是隐匿性新生血管膜形成的指征,吲哚菁绿血管造影对隐匿性新生血管膜发现率高。年龄大于 50 岁伴发 RPE 浆液性脱离亦应警惕年龄相关性黄斑变性。

二、治疗

由于中浆患者应用激素后可发生大泡状视网膜脱离,故中浆患者应禁用激素。中浆患者应祛除全身诱发病因,戒烟酒,勿过分劳累,可口服维生素 B、维生素 C 以及应用激光治疗,光动力治疗等积极治疗措施。

1. 激光治疗

有效、安全、并发症少。激光光凝渗漏点治疗中浆的指征为：①浆液性视网膜脱离观察3～4个月无好转。②疾病反复，视功能受损。③对侧眼曾患中浆且永久性视力损害。④疾病转换为慢性病程，视网膜神经上皮囊样变性或广泛的 RPE 异常。⑤患者因工作或其他原因急需恢复视力。光凝参数应选择光斑大小 100～300 μm，曝光时间为 0.1～0.3 s，输出功率为0.1～0.4 W，RPE 层应是 I 级光斑反应（极淡灰色斑）。激光治疗中浆是利用激光热效应破坏失代偿的 RPE 细胞和刺激周围正常 RPE 细胞增殖，形成新的脱色素的 RPE 细胞和新的RPE 屏障功能。

2. 光动力疗法（photodynamic therapy，PDT）

PDT 通过引起暂时性脉络膜血管低灌注和长期脉络膜血管重建，从而降低脉络膜血管充血和血管通透性。PDT 治疗 CSC 多数是在 ICGA 指导下进行，即激光照射针对 ICGA 显示的脉络膜血管扩张渗漏区域。无论是急性或者慢性中浆，采用标准剂量的维替泊芬加标准流量的激光治疗，都可能导致严重的视网膜色素上皮萎缩、脉络膜缺血、脉络膜新生血管形成、视网膜功能暂时性损伤等并发症。近年来，不少研究者采用降低维替泊芬治疗剂量或激光流量的方法，例如，采用半剂量的维替泊芬（3 mg/m² 体表面积），而激光流量不变，结果对急性或慢性 CSC 均安全有效。

三、预后

目前为止，中浆仍被认为是自限性疾病，3～6 个月间不用任何治疗部分病例可自愈。伴发 RPE 脱离的中浆尤其是多次复发的老年患者，应考虑可能发生年龄相关性黄斑变性。罹患中浆的患者，应注意休息，戒烟戒酒，切勿过度劳累。

（刘　敏）

第三十六节　糖尿病性视网膜病变

糖尿病性视网膜病变是糖尿病早期微血管并发症之一，近年来，我国糖尿病发病率逐渐升高，糖尿病视网膜病变致盲者也呈上升趋势。糖尿病人群中 30%～50% 合并视网膜病变，其中 1/4 有明显视力障碍，生存质量与健康水平严重下降，其致盲率为 8%～12%。本病的发生发展与糖尿病的类型、病程、发病年龄及血糖控制等情况密切相关，高血压、高血脂、肾病、肥胖、吸烟等均可使其加重。其发病与性别无关，多双眼发病，以视力下降、眼底出现糖尿病视网膜病变的特征性改变为主要表现。消渴（相当于糖尿病）所致眼部并发症属中医学"消渴目病"，包括消渴内障、消渴翳障等。虽然古代医家对其没有具体记述，但已认识到消渴最终可致盲，如《三消论》指出"夫消渴者，多变聋盲"，《秘传证治要诀》更进一步指出"三消久之，神血既亏或目无所见，或手足偏废"。糖尿病视网膜病变属中医学"消渴内障"范畴。

一、病因病机

西医认为糖尿病主要是长期糖代谢紊乱损害视网膜的微循环。早期的病理改变为基底膜增厚,内皮细胞增生,毛细血管周围细胞的选择性丧失;血管扩张导致的微动脉瘤和血管结构改变,血-视网膜屏障的损害;随之毛细血管管腔狭窄甚至闭塞,血流改变,致使视网膜缺血缺氧,最终形成新生血管等增殖性改变。中医病因认为本病的主要病机是阴虚燥热,虚火上炎,灼伤目中血络;阴虚日久,气无所化,目失所养;气虚帅血乏力,阴虚血行滞涩,目中瘀血阻络;或气不摄血,血不循经,溢于络外,或水液外渗;消渴日久,累及肝肾,目失濡养。多中心证候研究表明,糖尿病视网膜病变为虚实夹杂、本虚标实的证候特点;气阴两虚始终贯穿于病变发展的全过程;气阴两虚,气虚渐重,燥热愈盛,内寒更著,瘀血阻络,阴损及阳,阴阳两虚是其主要证候演变规律;而阳虚是影响病情进展的关键证候因素。

二、临床表现

早期眼部多无自觉症状,病久可有不同程度视力减退,眼前黑影飞舞,或视物变形,甚至失明。眼底表现包括微动脉瘤、出血、硬性渗出、棉绒斑、静脉串珠状改变、视网膜内微血管异常、黄斑水肿、新生血管、视网膜前出血及玻璃体积血等。本病的并发症有玻璃体脱离、牵拉性视网膜脱离、虹膜新生血管及新生血管性青光眼等,其中后两种最常见,也是致盲的重要原因。牵拉性视网膜脱离:视网膜增殖膜及新生血管膜收缩,是引发牵拉性视网膜脱离的主要原因。虹膜新生血管及新生血管性青光眼:糖尿病视网膜病变致广泛视网膜缺血,诱发血管生长因子,刺激虹膜及房角产生新生血管。虹膜新生血管表现为虹膜表面出现的细小弯曲、不规则血管,多见于瞳孔缘,可向周边发展;房角新生血管阻塞或牵拉小梁网,或出血而影响房水引流,导致眼压升高,形成新生血管性青光眼。

三、实验室检查

1.眼底荧光素血管造影

检眼镜下未见糖尿病视网膜病变眼底表现的患者,眼底荧光素血管造影检查可出现异常荧光(如微血管瘤样强荧光、毛细血管扩张或渗漏、视网膜无灌注区、新生血管及黄斑囊样水肿等)。因此,眼底荧光素血管造影可提高糖尿病性视网膜病变的诊断率,有助于评估疾病的严重程度,并指导治疗,评价临床疗效。

2.暗适应和电生理检查

糖尿病视网膜病变患者可出现暗适应功能异常,表现为杆阈、锥阈升高;多焦视网膜电图检查表现为黄斑区反应密度降低;标准闪光视网膜电图检查 a 波、b 波振幅降低;患病早期可见视网膜振荡电位异常,表现为总波幅降低,潜伏期延长。由于视网膜振荡电位能客观而敏感地反映视网膜内层血循环状态,故能显示糖尿病视网膜病变的进展。

四、诊断与鉴别诊断

1.诊断要点

(1)有糖尿病病史。

(2)眼底检查可见微动脉瘤、出血硬性渗出、棉绒斑、静脉串珠状、视网膜内微血管异常、黄斑水肿、新生血管、视网膜前出血及玻璃体积血等。

(3)眼底荧光素血管造影可帮助确诊。

2.鉴别诊断

本病应与高血压性视网膜病变、视网膜静脉阻塞相鉴别。

五、治疗

(一)治疗原则

本病作为糖尿病的并发症,血糖控制情况与疾病的进展和视力预后有密切关系,其治疗的基本原则是有效控制血糖。同时,控制高血压和高血脂也十分重要。本病的病理机制复杂,目前仍未完全清楚,西医常以眼底激光治疗或玻璃体切割手术为主,药物治疗为辅,尚无特效专药。中医则根据气阴两虚,肝肾不足,阴阳两虚而致脉络瘀阻,痰浊凝滞的本虚标实为基本病机。以益气养阴、滋养肝肾、阴阳双补治其本,通络明目、活血化瘀、化痰散结治其标。实验研究及多中心临床研究结果表明,中医在保护视功能,改善眼底病变及全身症状方面有一定优势。总之,治疗本病应在西医有效控制血糖基础上,以中医辨证论治为主,适时采用眼底激光光凝或手术的中西医结合治疗方案,提高疗效和减少失明。

(二)中医治疗

1. 辨证论治

(1)肾阴不足,燥热内生证

症状:视力减退,视网膜病变为1～2级;口渴多饮,口干咽燥,消谷善饥,大便干结,小便黄赤;舌质红,苔微黄,脉细数。

分析:久病伤肾,肾阴不足,阴虚火旺,虚火上炎,灼伤脉络,血溢络外,故眼底出血、渗出、视物模糊;口渴多饮,口干咽燥,大便干结,小便黄赤,舌质红,苔微黄,脉细数均为阴虚火旺之候。

治法:滋阴润燥。

方剂:知柏地黄汤(《医宗金鉴》)加减。

药物:熟地黄15 g,山茱萸5 g,山药10 g,泽泻10 g,茯苓10 g,牡丹皮10 g,知母15 g,黄柏10 g,女贞子10 g,墨旱莲10 g。

方解:知柏地黄汤方中熟地黄补益肝肾;山药补脾养胃,生津益肺,补肾涩精;山茱萸补益肝肾,涩精固脱;泽泻利小便,清湿热;牡丹皮清热凉血,活血化瘀;茯苓利水渗湿,健脾宁心;知母清热泻火,生津润燥;黄柏清热燥湿,泻火除蒸。诸药合用,以解消渴日久肾阴亏损,阴虚火旺,血不循经之证。

加减:若眼底以微血管瘤为主,可加丹参10 g,郁金10 g,凉血化瘀;出血明显者,可加生蒲黄10 g[包煎],墨旱莲10 g,牛膝10 g,以止血活血,引血下行;有硬性渗出者,可加浙贝母10 g,海藻10 g,昆布10 g,以清热消痰,软坚散结。

(2)气阴两虚,络脉瘀阻证

症状:视物模糊,或视物变形,或自觉眼前黑花飘移,视网膜病变多为2～4级;神疲乏力,气短懒言,口干咽燥,自汗便干或稀溏;舌胖嫩、紫暗或有瘀斑,脉细乏力。

分析:气虚水湿运化乏力,气虚不能摄血,故眼见黑花飘移,眼底视网膜水肿、渗出及出血;全身及舌脉表现均为气阴两虚之候。

治法:益气养阴,活血通络。

方剂:生脉散(《医学启源》)合杞菊地黄丸(《医级》)加减。

药物:人参10 g,麦冬15 g,五味子6 g,熟地黄15 g,山茱萸5 g,山药12 g,泽泻10 g,牡丹皮10 g,茯苓10 g,枸杞子10 g,菊花10 g。

方解：生脉散方中人参甘温，益元气，补肺气，生津液，是为君药。麦冬甘寒养阴清热，润肺生津，用以为臣药。人参、麦冬合用，则益气养阴之功益彰，五味子酸甘，敛肺止汗，生津止渴，为佐药，三药合用，一补一润一敛，益气养阴，生津止渴，敛阴止汗，使气复津生，汗止阴存，气充脉复，故名"生脉"散。杞菊地黄丸，为六味地黄丸加枸杞子、菊花而成，以清肝明目，补益肝肾。

加减：视网膜出血量多者，可酌加三七粉 3 g[吞服]，墨旱莲 10 g，牡丹皮 10 g，以增凉血、活血、止血之功；伴有黄斑水肿者，酌加白术 10 g，薏苡仁 15 g，车前子 10 g[包煎]，以利水消肿。

（3）肝肾亏虚，目络失养证

症状：视物模糊，甚至视力严重障碍，视网膜病变多为 2～4 级；头晕耳鸣，腰膝酸软，肢体麻木，大便干结；舌暗红苔少，脉细涩。

分析：禀赋不足，或色欲过度，肝肾阴虚，目失所养，神光乏源，故视物模糊，眼底见微动脉瘤、出血、硬性渗出、棉绒斑、静脉串珠状、视网膜内微血管异常等病变；腰为肾之府，膝为筋之府，肝主筋，肝肾阴虚腰膝失养则腰膝酸软，肢体麻木；舌暗红苔少，脉细涩等均为肝肾亏虚，目络失养之候。

治法：滋阴益肾，润燥生津。

方剂：六味地黄丸（《小儿药证直诀》）加减。

药物：熟地黄 15 g，山茱萸 10 g，山药 12 g，泽泻 10 g，牡丹皮 10 g，茯苓 10 g。方解：方中重用熟地黄滋阴补肾，填精益髓，为君药。山茱萸补养肝肾，并能涩精，取"肝肾同源"之意；山药补益脾阴，亦能固肾，共为臣药。三药配合，肾肝脾三阴并补，是为"三补"，但熟地黄用量是山茱萸与山药之和，故仍以补肾为主。泽泻利湿而泄肾浊，并能减熟地黄之滋腻；茯苓淡渗脾湿，并助山药之健运，与泽泻共泻肾浊，助真阴得复其位；牡丹皮清泄虚热，并制山茱萸之温涩。三药称为"三泻"，均为佐药。六味合用，三补三泻，其中补药用量重于"泻药"，是以补为主；肝、脾、肾三阴并补，以补肾阴为主，这是本方的配伍特点。

加减：自汗、盗汗者，加黄芪 15 g，生地黄 15 g，牡蛎 10 g[先煎]，浮小麦 10 g，以益气固表；视网膜水肿、渗出多者，加猪苓 10 g，车前子 10 g[包煎]，益母草 10 g，以利水化瘀；视网膜出血者，加三七粉 3 g[吞服]，墨旱莲 10 g，以活血化瘀；视网膜出血量多、色红，有发展趋势者可合用生蒲黄汤（《中医眼科六经法要》）。生蒲黄 24 g[包煎]，墨旱莲 24 g，丹参 15 g，荆芥炭 12 g，郁金 15 g，生地黄 12 g，川芎 6 g，牡丹皮 12 g；出血静止期，则可合用桃红四物汤（《医垒元戎》）：当归 10 g，川芎 6 g，白芍 10 g，熟地黄 10 g，桃仁 10 g，红花 5 g。

（4）阴阳两虚，血瘀痰凝证

症状：视力模糊或严重障碍，视网膜病变多为 3～5 级；神疲乏力，五心烦热，失眠健忘，腰酸肢冷，阳痿早泄，下肢浮肿，大便溏结交替；唇舌紫暗，脉沉细。

分析：阴阳两虚，痰瘀互结，有形之物阻滞，脉络不利，故见眼底视网膜水肿、渗出，玻璃体灰白增殖条索或与视网膜相牵、视网膜增殖膜等；全身症状及舌脉均为阴阳两虚，血瘀痰凝之候。

治法：阴阳双补，化痰祛瘀。

方剂：左归丸（《景岳全书》）或右归丸（《景岳全书》）加减。

药物：左归丸：熟地黄 30 g，枸杞子 10 g，山茱萸 6 g，山药 10 g，菟丝子 10 g，川牛膝 10 g，鹿角胶 10 g[烊化兑服]，龟甲胶 10 g[烊化兑服]。右归丸：熟地黄 15 g，山药 10 g，山茱萸 10 g，枸杞子 10 g，鹿角胶 10 g[烊化兑服]，菟丝子 10 g，杜仲 10 g，当归 10 g，肉桂 3 g[后下]，制附子 6 g[先煎]。

方解:左归丸方中熟地黄、山药、枸杞子、山茱萸、菟丝子补益肾水,滋阴填精;鹿角胶、龟甲胶养肝益肾,阴阳俱补;川牛膝补肾强筋,引药入肾。全方以补肾水真阴为主,故曰左归丸。右归丸方中熟地黄、山药、山茱萸、枸杞子滋补肾阴;鹿角胶、菟丝子、杜仲补益肾精;当归滋补肝血;肉桂、附子温补肾阳;肾阳足,肾精充,则精神得养,神光得以温煦,则内障诸症可望获效。

加减:玻璃体灰白增殖条索或与视网膜相牵、视网膜增殖膜者,加瓦楞子 10 g,浙贝母 10 g,海藻 10 g,昆布 10 g,软坚散结;加三七 3 g[吞服],生蒲黄 10 g[包煎],花蕊石 10 g[研末吞服],化瘀止血;加沙苑子 10 g,淫羊藿 10 g,补益肝肾而明目。

2.针刺治疗

体针:取睛明、球后、攒竹、血海、足三里、三阴交、肝俞、肾俞、胰俞等穴,可分两组轮流取用,每次取眼区穴 1～2 个,四肢及背部 3～5 个,平补平泻,留针 30 min,每日 1 次,10 次为一疗程。

(三)西医治疗

1.控制血糖

采用饮食控制或联合降糖药物。长期稳定地控制血糖,能延缓疾病的发展,短时间内快速降低血糖,反而会加重病情。

2.羟苯磺酸钙胶囊

可降低毛细血管通透性,降低血黏度,减少红细胞和血小板聚集及其释放反应。预防用药:每日 500 mg,分 1～2 次服用;非增生性糖尿病视网膜病变,每日 750～1 500 mg,分 2～3 次服用;增生性糖尿病视网膜病变每日 1 500～2 000 mg,分 3～4 次服用。疗程为 3～6 个月。其他药物(如口服阿司匹林、肌内注射普罗碘铵等)可促进出血吸收。

3.光凝治疗

主要适用于国际分级标准第 4 级,过早激光治疗弊大于利。根据治疗目的不同,糖尿病视网膜病变各期的光凝方法也不同。黄斑水肿可采用氩激光作局部格栅样光凝;增殖前期,视网膜出血和棉絮状斑增多,广泛微血管异常,毛细血管无灌注区增加,提示有产生新生血管进入增殖期的危险时,应做全视网膜光凝,防止发生新生血管;如果视网膜和视盘有新生血管时,应立即做全视网膜光凝以防止新生血管出血和视力进一步下降。

4.玻璃体切割术

用于大量玻璃体积血和/或有机化条带牵拉致视网膜脱离。手术的目的是清除混浊的玻璃体,缓解玻璃体视网膜牵拉,封闭裂孔,使脱离视网膜复位。

(王芝艳)

第三十七节　视网膜动脉阻塞

视网膜动脉阻塞(retinal artery occlusion,RAO)系指视网膜动脉主干或其分支的阻塞,从而导致不同程度视力损害的眼科急症。临床上分为视网膜中央动脉阻塞(central retinal artery occlusion,CRAO)、视网膜分支动脉阻塞(branch retinal artery occlusion,BRAO)、睫状视网膜动脉阻塞、视网膜毛细血管前小动脉阻塞以及视网膜动脉与静脉复合阻塞。视网膜中央动脉阻塞为老年人常见的急性致盲眼病之一，多单眼发病，双眼发病率为1‰～2‰，人群发病率为1/5 000。

一、病因和发病机制

视网膜动脉阻塞的发生，老年患者主要与高血压、糖尿病、冠心病、动脉粥样硬化等全身疾病有关，阻塞的原因甚为复杂，包括血管栓子形成、栓塞、功能性血管痉挛、血管受压，另外还与动脉炎症、手术致高眼压、眶内高压等因素密切相关。而年轻患者常与伴有偏头痛、血液黏度异常、外伤、口服避孕药、心血管疾病、妊娠等有关。但临床上常为多因素综合致病。

二、临床表现

根据其阻塞部位不同，临床上一般将其分为五种类型。

1. 视网膜中央动脉阻塞

发病前常有一过性黑蒙病史。单眼突然无痛性急剧视力下降，部分患者可在数秒内视力降至数指或手动，甚至光感。患眼瞳孔散大，直接对光反应迟钝或消失。阻塞数小时后，后极部视网膜灰白色水肿，视网膜动脉明显变细，管径粗细不均，血柱可呈串珠状或节段状，视网膜静脉可稍变窄、略有扩大或正常大小，颜色较深。阻塞不完全时，黄斑区呈一暗区，阻塞完全时，黄斑区呈樱桃红点。偶尔在视盘上见到栓子，数周后视网膜水肿消退，出现视神经萎缩。

2. 视网膜分支动脉阻塞

单眼无痛性突然部分视野丧失，并有不同程度的视力下降，未波及黄斑者，视力可正常。常发生于颞上支，阻塞支动脉明显变细，在阻塞的动脉内可见白色或淡黄色发亮的小斑块，在阻塞动脉供应的区域出现视网膜水肿，呈象限形或扇形灰白色混浊，可有少量出血斑点。

3. 睫状视网膜动脉阻塞

睫状视网膜动脉阻塞常表现为中心视力受损。睫状动脉常自视盘边缘发出，其分布范围有极大变异，可分布至颞侧上方或下方，也可分布于黄斑部，可见睫状视网膜动脉管径狭窄或局限性狭窄，其分布区域的视网膜呈现一舌形或矩形灰白色混浊，并有"樱桃红点"。

4. 视网膜动脉与静脉复合阻塞

视力骤降，视网膜表层混浊，后极部樱桃红斑，类似于急性视网膜中央动脉阻塞的表现。但视网膜静脉迂曲扩张，视网膜可见出血斑，视盘肿胀及后极部视网膜水肿增厚。患者视力预后很差，多为手动，晚期约80%的患眼可发生虹膜红变和新生血管性青光眼。

5. 视网膜毛细血管前小动脉阻塞

多伴有全身疾病（如高血压、糖尿病、胶原血管病、严重贫血、白血病、亚急性心内膜炎等）的眼底表现，在阻塞处视网膜表层出现黄白色斑点状病灶，即棉绒斑。

三、实验室检查及辅助检查

1. 视野视网膜中央动脉阻塞

视野视网膜中央动脉阻塞常仅存颞侧小片岛状视野，若存在未发生阻塞的睫网动脉则可以残留管状视野，分支阻塞的视野有相应的扇形或三角形缺损。

2. FFA检查

根据阻塞程度和造影的时间不同而有很大的差异，中央动脉阻塞者显示中央动脉无灌注或充盈迟缓,分支动脉阻塞者则显示该支动脉和相应的静脉无灌注或充盈迟缓,或阻塞远端动脉逆行灌注,相应静脉仍无灌注,部分阻塞的血管壁有荧光素渗漏现象。晚期可表现为视网膜动脉充盈时间正常。棉绒斑表现为相对应区域的局灶性毛细血管无灌注。

3.OCT 检查

RAO 的传统 OCT 图像特征主要表现为:①视网膜增厚:表现为视网膜各层均增厚,光感受器宽度增加,视网膜神经上皮增厚;②视网膜反射改变:主要表现为 RNL 局部反射增强,凸凹不平,视网膜各层结构不清楚,黄斑区视网膜厚度和视神经上皮厚度均增加。最新的 OCT 眼底血管成像(Angio-OCT)主要表现为:视网膜毛细血管血流信号明显减少,与动脉阻塞所致毛细血管供血减少直接相关。

4.视觉电生理视网膜电图(ERG)

首先是振荡电位的变小或消失,紧接着是 b 波的降低或消失,多数可呈负波反应。视网膜分支动脉阻塞可以表现为正常或轻度异常,但多焦视网膜电图(M-ERG)可见相应部位的反应密度降低。

四、诊断要点

(1)突然无痛性视力下降或视野缺损。

(2)动脉全部或阻塞支明显变细,管径粗细不均。阻塞动脉供应的视网膜呈扇形、象限性或弥散性乳白色水肿混浊,CRAO 以后极部最严重,呈扇形或象限形乳白色水肿,如果波及黄斑可出现樱桃红点。

(3)FFA 检查显示视网膜动脉充盈迟缓。

五、鉴别诊断

1.眼动脉阻塞

眼动脉阻塞时视网膜中央动脉和睫状动脉的血流均受阻,因而影响视功能更为严重,视力可降至无光感。全视网膜水肿更重,黄斑区无樱桃红点,晚期视网膜与色素上皮层均萎缩。FFA 表现为视网膜和脉络膜血管均受损。ERG 表现为 a、b 波均降低或熄灭。

2.前部缺血性视神经病变

起病突然,中等视力障碍,多为双眼先后(数周或数年)发病。视盘呈缺血性水肿,相应处可有视盘周围的线状出血,视野呈与生理盲点相连的象限缺损或水平缺损,视网膜后极部无缺氧性水肿,黄斑区无“樱桃红点”。FFA 表现为早期视盘呈弱荧光或充盈迟缓,晚期有荧光素渗漏,且与视野缺损区相对应。

3.视盘血管炎

视盘血管炎为视盘内血管炎症病变,多见于青壮年,常单眼发病,视力正常或轻度减退。临床表现为两种类型:视盘睫状动脉炎型(Ⅰ型)表现为视盘水肿;视网膜中央静脉阻塞型(Ⅱ型)眼底表现同视网膜中央静脉阻塞,视网膜静脉显著迂曲、扩张,视盘和视网膜可有出血、渗出。FFA 表现为视盘强荧光,视网膜静脉荧光素渗漏、充盈迟缓。视野表现为生理盲点扩大。

六、治疗

本病发病急骤,且视网膜对缺血缺氧极为敏感,故应按急症处理,积极抢救,分秒必争。治疗目的在于恢复视网膜血液循环及其功能。

1.急救治疗

(1)血管扩张剂：初诊或急诊时应立即吸入亚硝酸异戊酯每安瓿0.2 mg，舌下含化硝酸甘油片0.5 mg。球后注射阿托品注射液1 mg，或盐酸消旋山莨菪碱注射液10 mg，每日1次，连用3~5 d。

(2)吸氧：吸入95%氧和5%二氧化碳混合气体，白天每小时1次，晚上入睡前与晨醒后各1次，每次10 min。对有条件者亦可进行高压氧舱治疗，每日1次，10次为1个疗程，每次30~60 min。

(3)降低眼内压：①按摩眼球，方法为用手指按压眼球10~15 s，然后急撤，如此反复，至少10 min；②醋甲唑胺片25 mg，每日2次口服；③0.5%噻吗洛尔滴眼液或贝特舒滴眼液，每日2次滴眼。

2.神经营养剂

胞磷胆碱钠500 mg或脑活素20 mL静脉滴注。

3.糖皮质激素

有动脉炎者，可给予泼尼松片60~80 mg，每日早8时顿服，待病情控制后逐渐减量，一般每3~5 d减量10 mg。吲哚美辛胶囊25 mg每日3次口服等。

4.复方樟柳碱注射液

2 mL于患侧颞浅动脉旁皮下注射，每天1次，14次为1个疗程，连续使用2~3个疗程。

七、预后与并发症

视网膜中央动脉阻塞是眼科的危急重症，如果不及时治疗，会造成永久性的视功能丧失。阻塞早期未得到及时治疗，即使经治疗血供恢复，也很难恢复视功能。因此，CRAO的治疗越早越好，应分秒必争。

实验表明，CRAO发生90 min后，光感受器的死亡将不可逆转，因此治疗视网膜动脉阻塞的最佳时机是在发病后1.5 h内，治疗时间窗可延伸至发病后视网膜水肿没消失之前。部分患者发病1~3个月有发生视网膜新生血管的危险，故对视力恢复欠佳的CRAO患者要及时复查FFA，以便早期发现视网膜无灌注区，及早行全视网膜光凝治疗，预防新生血管性青光眼的发生。

（李艳梅）

第三十八节　视网膜静脉阻塞

视网膜静脉阻塞(retinal vein occlusion，RVO)是视网膜中央静脉的主干或其分支发生血栓或阻塞的视网膜血管病。临床以视力骤降、视网膜静脉迂曲扩张、视网膜火焰状出血为特征。临床上根据阻塞部位和视网膜波及范围，将视网膜静脉阻塞分为中央静脉阻塞(central retinal vein occlusion，CRVO)和分支静脉阻塞(branch retinal vein occlusion，BRVO)。CRVO通常单侧眼发病，但5年内对侧眼也发生类似的CRVO的比例高达7%。

一、病因和发病机制

视网膜静脉阻塞的发生原因与视网膜动脉阻塞基本相同。常与动脉硬化、高血压、糖尿病或血液病有关,也可由静脉本身的炎症产生,炎症可来自病毒感染、结核、梅毒、败血症、心内膜炎、肺炎、脑膜炎等。在高脂血症、高蛋白血症或纤维蛋白原增高以及全血黏度和血浆黏度增高时,也易引起血栓而致病。此外还可由眼压增高以及心脏功能不全、心动过缓、严重心律不齐、血压突然降低和血黏度增高等原因引起。外伤、口服避孕药、过度疲劳均可为发病诱因。但临床上常为多因素综合致病。

二、临床表现

根据其阻塞部位不同,临床上一般将其分为中央静脉阻塞和分支静脉阻塞两种类型。

1. 视网膜中央静脉阻塞

患者视力骤降,或于数日内快速下降,甚至可降至数指或仅辨手动。眼底表现为视网膜静脉粗大纡曲,血管呈暗红色,静脉管径不规则,呈腊肠状,大量火焰状出血斑遍布眼底,视网膜水肿、隆起,使静脉呈断续状埋藏在水肿的视网膜内,严重者可见棉絮斑及视盘充血、水肿。出血量较多者可发生视网膜前出血,甚至玻璃体积血。病程久者出现黄白色渗出,黄斑囊样水肿甚至囊样变性。

2. 视网膜分支静脉阻塞

视网膜分支静脉阻塞较中央静脉阻塞更为常见。常为单眼颞上支或颞下支静脉阻塞,尤以颞上支为多见。阻塞部位多见于第一至第三分支动静脉交叉处,周边小分支阻塞机会较少。视力可正常或轻度减退,视力减退程度与出血量、部位以及黄斑水肿有关。眼底表现为阻塞的远端静脉扩张、纡曲、视网膜水肿,常呈三角形分布,三角形尖端指向阻塞部位。该区视网膜有散在大小不等火焰状出血斑;阻塞严重者有时可见棉絮斑,病程久后呈现黄白色脂质沉着,还可见视网膜新生血管或侧支循环建立。黄斑分支静脉阻塞可致整个黄斑区水肿、出血及环形硬性渗出,黄斑囊样水肿。视网膜静脉阻塞的分型还可根据视网膜血液灌注情况分为缺血型与非缺血型两种。

(1)非缺血型视网膜中央静脉阻塞:75%~80%的视网膜中央静脉阻塞患者属比较轻的类型。视力分布范围可以从正常到数指,通常视力损害为中等程度,有时伴间歇性模糊和短暂视力下降。瞳孔检查时很少出现相对性传入性瞳孔缺陷(relative afferent pupillary defect,RAPD),即使存在亦很轻。眼底检查有数量不等的点状及火焰状视网膜出血,可见于所有的4个象限,常见特征性的视盘水肿及扩张和扭曲的视网膜静脉。黄斑出血或水肿可致视力大幅下降。水肿可以表现为囊样黄斑水肿,或弥散性黄斑增厚,或两者皆有。非缺血型视网膜中央静脉阻塞可转化为缺血型。

(2)缺血型视网膜中央静脉阻塞:常见主诉是视力急剧下降,视力可从0.1至手动。明显的相对性传入性瞳孔缺陷有代表性。如果继发新生血管性青光眼,则可出现疼痛症状。缺血型视网膜中央静脉阻塞的特征性眼底表现为所有4个象限广泛的视网膜出血,以后极部更显著。视盘通常出现水肿,视网膜静脉明显扩张并扭曲,常有棉絮斑且量较多。黄斑水肿比较严重,但可被出血所遮盖而看不清。FFA检查视网膜可见毛细血管无灌注区。

三、实验室检查及辅助检查

1. 眼底荧光血管造影

因阻塞部位、程度及病程早晚而有所不同,早期可见视网膜静脉荧光素回流缓慢,充盈时间延长,出血区遮蔽荧光;阻塞区毛细血管扩张或有微血管瘤;造影后期可见毛细血管的荧光素渗漏,静脉管壁着染;或可见毛细血管无灌注区、黄斑区水肿,新生血管强荧光等表现。

2. OCT

早期可以看到视网膜增厚,随着时间的延长,毛细血管渗漏液体的增加,导致囊样的改变,继而囊泡融合,中心凹变平消失,形成火山口样外观。

3. 视野

中央视野可因黄斑及其附近损害有中心暗点;周边视野有与阻塞区相应的不规则向心性缩小,亦可无明显影响。

4. 相对传入瞳孔反应缺陷(RAPD)

相对传入瞳孔反应缺陷为鉴别缺血型和非缺血型的最敏感指标。缺血型患者常有 RAPD 存在,而非缺血型患者 RAPD 不常见,即使存在,也不明显或不典型。若存在典型的 RAPD 而视网膜缺血并不明显则应考虑有视神经病同时存在的可能。

5. 电生理检查

ERG 显示 b 波降低或熄灭,b/a 波比值降低,暗适应功能下降。视网膜中央静脉阻塞患者 b/a 波比值降低与 b 波振幅降低程度和 FFA 显示的 CNP 呈正相关。视网膜分支静脉阻塞患者,P-ERG 和 VEP 振幅明显下降,b 波熄灭则提示预后不良。

四、诊断要点

(1)中老年发病者常有高血压等病史,单眼突然视力障碍或眼前黑影飘动。

(2)视网膜静脉迂曲扩张。视网膜火焰状、斑点状出血,视网膜水肿、渗出及棉絮斑,如果出血量多进入玻璃体,则无法看清眼底。

(3)FFA 检查,对本病诊断及分型有重要参考。

五、鉴别诊断

1. 低灌注视网膜病变

由于颈内动脉阻塞或狭窄导致视网膜中央动脉灌注减少,致视网膜中央静脉压降低,静脉扩张,血流明显变慢,眼底可见少量出血,偶尔可见小血管瘤和新生血管。而 RVO 静脉压增高,静脉高度迂曲扩张,视网膜出血多,症状重。

2. 视网膜静脉周围炎

视网膜静脉周围炎多为年轻患者,其出血及血管伴白鞘或血管白线多位于周边部,在患眼玻璃体混浊不能看清眼底时,应检查另眼周边部视网膜,可有血管炎症或出血表现。

3. 糖尿病视网膜病变

视网膜静脉轻度扩张迂曲,但是视网膜静脉压不增高,病变一般为双侧,可程度不同,多以深层出血点为特点,伴血糖升高或有糖尿病病史。

六、治疗

本病治疗比较困难,迄今尚无特殊有效的治疗。一般可针对病因治疗和防治血栓形成,例如,降低血压和眼压,降低血液黏度,减轻血栓形成和组织水肿,并促进出血吸收。

1.纤溶制剂

使纤维蛋白溶解,减轻或去除血栓形成。包括尿激酶、去纤酶等,适用于纤维蛋白原增高的患者。治疗前应检查纤维蛋白原及凝血酶原时间,低于正常者不宜应用。

(1)尿激酶:使纤溶酶原转变为纤溶酶,纤溶酶具有强烈的水解纤维蛋白作用,可有溶解血栓的效果。尿激酶的常用剂量:①静脉滴注:宜新鲜配制,可用 4 万～20 万单位溶于5%～10%葡萄糖溶液或生理盐水 250 mL,每日 1 次,5～7 次为 1 个疗程;②球后注射:100～500 U溶于 0.5～1 mL 生理盐水,每天或隔天 1 次,5 次 1 个疗程;③离子透入:每日1 次,10 d 为1 个疗程。

(2)去纤酶:又称去纤维蛋白酶,是从中国尖吻蝮蛇蛇毒中分离出的一种酶制剂,使纤维蛋白原明显下降而产生显著的抗凝血作用。治疗前先做皮肤试验,取去纤酶 0.1 mL,加生理盐水稀释至 10 倍,再取 0.1 mL 作皮内过敏试验,如果为阴性,按每千克体重给药 0.25～0.5 U,一般 40 凝血单位溶于 250～500 mL 生理盐水或 5%葡萄糖盐水中,静脉滴注 4～5 h。检查纤维蛋白原,当上升至 150 mg 时可再次给药,3 次为 1 个疗程。

2.抗血小板聚集剂

抗血小板聚集剂常用阿司匹林和双嘧达莫。阿司匹林可抑制胶原诱导血小板聚集和释放ADP,具有较持久的抑制血小板聚集的作用。每天口服 0.3 g,可长期服用。双嘧达莫可抑制血小板的释放反应从而减少血小板聚集,口服 25～50 mg,每日 3 次。

3.血液稀释疗法

血液稀释疗法原理是降低血细胞比容减少血液黏度,改善微循环。最适用于血黏度增高的患者。方法是抽血 500 mL 加 75 mL 枸橼酸钠抗凝高速离心,使血细胞与血浆分离,在等待过程中静脉滴注 250 mL 低分子右旋糖酐,然后将分离出的血浆再输回患者。10 d 内重复此疗法3～6 次至血细胞比容降至 30%～35%。此疗法不适用于严重贫血者。

4.皮质类固醇制剂

对青年患者特别是由炎症所致者和有黄斑囊样水肿者用皮质激素治疗可减轻水肿,改善循环。可经 Tenon 囊下注射给药,黄斑水肿可用曲安奈德(TA)2 mg 玻璃体内注射,可使黄斑水肿消退或减轻,但可复发,并要警惕眼压增高。

5.激光治疗

其机制在于:①减少毛细血管渗漏,形成屏障从而阻止液体渗入黄斑;②封闭无灌注区,预防新生血管形成;③封闭新生血管减少和防止玻璃体积血。激光对总干阻塞只能预防新生血管和减轻黄斑囊样水肿,对视力改善的效果不大,但对分支阻塞则效果较好。对黄斑水肿、囊样水肿可作局部光凝,有大量无灌注区及新生血管者可做全视网膜光凝治疗。

6.手术治疗

(1)激光脉络膜-视网膜静脉吻合术:1992 年 McAllister 等首先应用氩激光进行了实验性激光脉络膜-视网膜静脉吻合术并应用于临床治疗非缺血性视网膜静脉阻塞,1998 年又联合用 YAG 治疗使成功率从 33%提高到 54%。

(2)视网膜动静脉鞘膜切开术:可应用于视网膜分支静脉阻塞。在受压静脉与动脉交叉处切开动静脉鞘膜,以减轻静脉受压,使血流恢复。手术后约 80%患者视力稳定或提高。以上治疗方法尚需进一步临床验证。

七、预后与并发症

黄斑水肿与新生血管是视网膜静脉阻塞最为常见的危害视力的并发症。持续的黄斑水肿可发展为囊样变性,甚至局限性视网膜脱离,乃至孔洞形成。出血可侵入囊样变性腔内,有时可见积血形成暗红色的水平面。新生血管多见于视网膜中央静脉阻塞缺血型,可以引起新生血管性青光眼和新生血管性玻璃体积血,从而严重损伤视力。及时的视网膜激光光凝治疗及抗 VEGF 治疗有助于控制疾病发展,从而保存较多视力。

(白玉梅)

第三十九节 视神经炎

视神经炎(optic neuritis,ON)是指视神经的急性或亚急性炎症病变。广义上视神经炎应包括累及视神经的各种感染性和免疫介导性疾病,以及神经系统的脱髓鞘疾病,故又可称炎性视神经病变。欧美国家将视神经炎用于特指脱髓鞘性视神经病变,这一病变可能缺乏全身症状或体征,表现为孤立的特发性视神经炎,或是多发性硬化在眼部的表现之一。视神经炎是常见的眼病,多见于青少年或中年,一般 2~5 d 间视力急剧下降,多伴有眼球或眶周疼痛,色觉障碍及视野缺损。本病有 1/4~1/3 的病例病因不明。

一、病因病理

病因包括:①感染:局部感染包括眼内、眶内、鼻腔和鼻窦的炎症,中耳炎和乳突炎,口腔炎症及颅内感染等,均可直接蔓延至视神经。全身感染多为病原体透过血液或其分泌的毒素侵袭损害视神经,如细菌、病毒、螺旋体、寄生虫等感染;②自身免疫性疾病:系统性红斑狼疮、韦格肉芽肿、风湿病、白塞综合征、结节病等均可导致视神经炎;③神经系统脱髓鞘疾病:多发性硬化、视神经脊髓炎等。

病理上,本病急性期白细胞渗出,中性粒细胞浸润聚集于病灶周围,使神经纤维肿胀并崩解,随后巨噬细胞出现并清除变性的髓鞘物质。慢性期以淋巴细胞及浆细胞浸润为主。由于炎性细胞的浸润渗出,神经纤维水肿、缺血,轴浆运输受阻,传导功能障碍,神经纤维逐步萎缩并被增生的神经胶质细胞取代。

二、临床表现

1. 症状

(1)视力急剧下降,可在 2~5 d 间降至无光感。

(2)发病前或病初可有前额部或眼球深部疼痛,常在眼球转动时加重。

(3)有获得性色觉异常,尤以红、绿色障碍为主。

2. 体征

单眼发病者双侧瞳孔不等大,患眼直接对光反射迟钝或消失,间接对光反射存在,相对性瞳孔传入障碍(RAPD)检查阳性;双眼黑蒙者瞳孔散大,直接和间接对光反射均消失。临床上根据病变部位分为视神经乳头炎(视盘炎)、视神经视网膜炎和球后视神经炎,其主要体征如下。

(1)视神经乳头炎:早期视盘充血、水肿,但隆起度通常不超过 2~3 D,视盘浅表或其周围有出血斑及少量硬性渗出物,视网膜静脉扩张,动脉常无改变。晚期呈继发性视神经萎缩征象。

(2)视神经视网膜炎:除视盘炎表现外,视盘周围及后极部视网膜有水肿皱褶,并见碎片样出血和黄白色类脂质渗出,可在黄斑部形成朝向视盘为主的星芒状渗出,后部玻璃体可有尘埃状混浊,偶尔见前房浮游细胞及房水闪光。

(3)球后视神经炎:临床可分急性和慢性两类,以前者多见。因球后视神经受累部位不同,可将其分为三种类型:①轴性视神经炎,病变主要侵犯球后乳头黄斑束纤维;②视神经周围炎,病变主要侵犯视神经鞘膜及其周围神经纤维束;③横断性视神经炎,病变累及整个视神经横断面,视力可完全丧失至无光感。该三种类型除预后不同外,眼底表现无明显差别,即早期绝大多数患者眼底正常,少数眼底视盘轻度充血,晚期出现下行性视神经萎缩,视盘苍白或仅颞侧变白。

三、辅助检查

1.视野检查

最常见的视野损伤为中心暗点或旁中心暗点,可表现为绝对性或相对性暗点,对红色视标最为敏感,也可出现其他视野缺损。

2.荧光素眼底血管造影(fluorescein fundus angiography,FFA)

视盘炎及视神经视网膜炎早期显示视盘表面荧光渗漏,边缘模糊,盘周血管轻度染色,静脉期呈强荧光,但黄斑血管结构正常。

3.眼电生理检查

视觉诱发电位(visual evoked potentials,VEP)检查有助于诊断和鉴别诊断。可行图形VEP 检查,视力低于 0.1 时可选择闪光或闪烁光 VEP 检查。通常以 P100 波潜伏期延长为主,振幅可下降。即使在视神经炎亚临床期或治疗后视力已恢复,图形 VEP 的波形仍可能有异常。

4.影像学检查

对单眼或双眼视力下降呈慢性进展或病情反复者,应做 CT 或(和)MRI 检查,以排除颅内或眶内占位病灶或神经系统脱髓鞘疾病。

四、诊断与鉴别诊断

1.诊断要点

(1)急性球后视神经炎:①视力数日内急速下降,不能矫正;②眼球转动痛或有压痛,额部或眼眶深部钝痛;③单眼患病者 RAPD(+);④眼底视盘正常或轻度充血;⑤色觉障碍以红、绿色为明显;⑥视野缺损以中心、旁中心暗点为主,也可为扇形、不规则或周边缺损;⑦VEP 检查P100 波潜伏期延迟,振幅下降。除此之外,对于怀疑慢性球后视神经炎的患者,必须首先排除颅内或眶内病变,并应长期随访以免误诊。

(2)视神经乳头炎或视神经视网膜炎:有典型眼底表现,再结合以上诊断要点即可确诊。

2.鉴别诊断

(1)视盘水肿:多为双眼受累,中心视力早期正常。视盘充血水肿,隆起度可超过 3 D,伴随盘周出血、渗出,视网膜静脉迂曲扩张。视野生理盲点扩大或有偏盲或象限性缺损。脑脊液穿刺可使颅内压增高。影像学检查可显示颅内病变。

(2)缺血性视神经病变:本病以老年人居多,可伴有高血压、糖尿病、动脉硬化等全身血管性疾病。视力下降速度比视神经炎更快,多不伴随眼球或眼眶区疼痛。前部缺血者视盘水肿多为非充血性,FFA可见视盘荧光充盈不均匀或充盈缺损。视野表现为和生理盲点相连的象限性缺损,呈扇形、偏盲形,并以下方缺损多见。后部缺血性视神经病变多为排除性诊断(见有关章节)。

(3)Leber遗传性视神经病变:常见于青春期男性,有母系家族发病史。双眼视力先后急性下降,黑蒙者罕见,不伴眼球疼痛。病初视盘正常或有充血肿胀,盘周毛细血管扩张迂曲,FFA无荧光渗漏。视野有较大的中心或旁中心暗点。对怀疑本病又无家族史者,应尽早做分子生物学基因检测,以确诊本病。

五、治疗

1.治疗原则

本病治疗首先应针对病因,有明确感染性炎症时应及时应用抗生素;若有鼻旁窦炎症或牙龈红肿等感染灶时应尽快处置。

对大多数与自身免疫有关或怀疑为脱髓鞘性视神经炎者,采用中西医结合治疗,不良反应小,疗效好。

2.全身治疗

(1)糖皮质激素:按照美国眼科学会视神经炎治疗试验组(ONTT)的建议,激素冲击疗法是目前公认的本病治疗规范,采用甲泼尼松龙1g,每日分2~4次静脉滴注,连用3d后,再口服泼尼松1mg/(kg·d),共11d,早晨顿服,逐渐减量。在全身使用糖皮质激素治疗同时应给予抗溃疡药物,例如,口服法莫替丁(倍法丁),每次25mg,每日2次。

(2)抗生素:有明确感染指征时,可用青霉素400万~800万U加入5%葡萄糖注射液250mL中静脉滴注,每日1次;青霉素过敏者改用其他抗生素。

(3)神经营养药:维生素B_1 100mg或维生素B_{12} 0.25~0.5mg,肌内注射,每日1次。

(4)其他药物:维生素E、ATP、肌苷、辅酶A、烟酸等均可选择使用。

(李艳梅)

第四十节 缺血性视神经病变

缺血性视神经病变(ischemic optic neuropathy,ION)是指营养视神经的血液循环障碍导致的视神经急性缺血性病变,多发于中年以上患者。本病可分前部缺血性视神经病变(anterior ischemic optic neuropathy,AION)及后部缺血性视神经病变(posterior ischemic optic neuropathy,PION)。前者是供应视盘筛板区的睫状后短动脉缺血所致,表现为突然视力障碍和眼底视盘水肿,曾称血管性假性视盘炎或视神经盘卒中;后者为筛板后至视交叉间的视神经血管发生急性缺血造成的视神经病理损害,早期表现仅有视功能障碍,无视盘水肿,故有称其为球后缺血性视神经病变的。临床上 AION 比 PION 明显多见,约占 90%,无论是 AION 还是 PION,均有动脉炎性和非动脉炎性的分别,并最终会发生不同程度的视神经萎缩。但因动脉炎性 ION 在中国尚属罕见,不做重点讨论。

一、病因病理

1.病因

非动脉炎性 AION(nonarteritic AION,NAION)的病因包括:①全身血管病变:高血压、动脉硬化、糖尿病、心脑血管疾病、高胆固醇血症、颈动脉疾病、重度贫血,以及各种引起全身低血压的疾病(如急性大出血、各种原因的休克、手术中或术后血压剧降、心力衰竭等),均可能是诱使发病的危险因素;②眼部原因:青光眼使眼压过高,加之局部解剖固有的小视盘和小视杯,导致血管狭窄;③其他因素:高同型半胱氨酸血症、睡眠呼吸暂停综合征、风湿病、重度湿疹、口服避孕药等。

近年来认为 NAION 是视神经前部的特发性缺血过程,这一过程有诸多因素参与,包括年龄增长、高血压、夜间低血压、动脉硬化及视盘形态结构等。而 NPION 的病因除无解剖结构及眼压影响因素外,其余病因与 AION 类同。

2.病理

本病虽无视盘血管的脂肪透明变性或阻塞的直接组织病理学证据,但临床上发病突然,老年人发病率增加及多有典型的血管危险因素,均提示 ION 本质上是血管性疾病。自动射线摄影显示,筛板轴索阻塞与其他视盘水肿相同,筛板和紧靠筛板后区有缺血性改变,并伴有轴突崩解,成为空泡状,视神经纤维坏死,并可伴有少量炎性细胞或星形细胞反应;晚期视神经纤维消失和胶质纤维大量增生。动脉炎性 ION 病理改变为动脉管壁内膜增厚,内弹力层碎裂,血管内有大单核细胞、淋巴细胞及多形核巨细胞浸润,继则肉芽组织增生,组织坏死致血栓形成,导致炎性血管阻塞。

二、临床表现

1.症状

多为单眼无痛性视力突然下降,常发生在睡眠后。部分患者可感觉到眼前某一方位有阴影遮挡或视野缩小。

2.体征

患眼瞳孔 RAPD(+),眼底检查可见视盘轻度水肿,可全视盘或视盘某一区域水肿,有局限性苍白区,视盘旁有小片状出血。水肿消退后可有节段性或弥散性视神经萎缩。双眼先后发病者,可见一眼视盘水肿,另一眼视神经萎缩。但 NPION 无视盘水肿,仅晚期出现视神经萎缩。

三、辅助检查

1.视野检查

AION 典型的视野改变是与生理盲点相连的水平性半盲,可为扇形、象限性缺损或垂直半盲,但不以水平正中线或垂直正中线为界。视野缺损可绕过注视区,故少见中心暗点。NPION 的视野缺损表现为各种类型,例如,中心或盲中心暗点、弧形或象限性缺损、水平或垂直偏盲及其他不规则周边缺损。

2. 眼电生理检查

图形 VEP 或闪光 VEP 可见 P100 波峰潜时延迟，振幅降低。

3. 荧光素眼底血管造影

NAION 在早期视盘弱荧光或充盈迟缓不均，后期有荧光素渗漏。

4. 经颅多普勒超声或彩色多普勒血管显影检查

经颅多普勒超声（transcranial doppler，TCD）或彩色多普勒血管显影（color doppler flow imaging，CDI）检查有的可见眼动脉或睫状后动脉系统血流速度下降或阻力指数增高。

5. 其他

应检查血糖、血压、血液黏度、血沉、C 反应蛋白等可能和 ION 有关的生化指标。

四、诊断与鉴别诊断

1. 诊断要点

①多为单眼无痛性视力突然下降。②患眼瞳孔 RAPD（＋）。③NAION 有眼底视盘水肿，并且表现为相对应的视野缺损，典型的视野改变是与生理盲点相连的象限性缺损，但不以水平正中线或垂直正中线为界。④NPION 无眼底视盘水肿，有视野缺损及 VEP 异常，NPION 的诊断需要排除压迫性、炎性、青光眼性、中毒性及其他视神经病变，以及排除其他眼病、功能性或心因性造成的视力障碍。

2. 鉴别诊断

①视神经乳头炎（视盘炎）：发病年龄较轻，视力急剧减退，可在几天内完全失明，伴有眼球转动痛。视盘充血水肿较明显，视盘周围有线状出血和渗出，视网膜水肿常累及黄斑部。视野有中心暗点及周边向心性缩小。部分病例可复发。②视盘水肿：多双眼发病，视盘水肿隆起度大于 3 D，其周围视网膜水肿，有条纹状出血及渗出，静脉迂曲扩张。视力正常，视野为生理盲点扩大，颅内压增高，可有头痛、呕吐等神经系统症状及体征。③急性球后视神经炎：NPION 与急性球后视神经炎鉴别较困难，应根据发病年龄、有无血管病危险因素、起病方式、病程演变、视野损害类型等，结合必要的实验室检查，综合判断。

五、治疗

1. 治疗原则

本病患者以中老年人为主，常伴有全身血管性疾病，发病机制与多因素作用或重叠影响有关，应中西医结合治疗，扬长避短，并发挥中医治疗急重症的优势。在发病早期使用药效强的活血通络和芳香开窍中药，以缓解视神经缺血，配合中医辨证用药，西药控制全身疾病等，多能取得疗效。

2. 全身治疗

①糖皮质激素：可减轻视神经水肿和渗出，适用于病变早期。泼尼松，每天 80 mg，口服两周后减量，每 5 d 减 10 mg，减至 60 mg 后，每 5 d 减 5 mg，减至 40 mg 维持直至视盘水肿消退，以后快速减量，治疗周期为 2～3 个月，其间密切观察激素的不良反应。糖尿病患者如果使用激素，应在内科医师的指导下，密切观察血糖变化。②改善循环障碍：可选择曲克芦丁、妥拉唑林肌内注射，或口服银杏叶片、烟酸片或地巴唑等。复方樟柳碱注射液 2 mL 患侧或两侧颞浅动脉旁（太阳穴周围）皮下注射。③营养支持疗法：补充多种维生素类及给予 ATP、辅酶 A、肌苷等能量增强药。④降低眼压：可增加睫状后动脉灌注压。针对全身可能病因或血管危险

因素,例如,降血压、降血糖、减低血液黏度、改善贫血及控制活动期风湿病等。⑤其他:高压氧或体外反搏治疗可提高主动脉舒张压,从而增加颈总动脉的血流量,有助于改善眼动脉供血。

(李艳梅)

第四十一节 视盘血管炎

视盘血管炎或名视乳头血管炎,是发生在视盘内血管的非特异性炎症。依据受累血管的不同分为视盘血管炎Ⅰ型和Ⅱ型,Ⅰ型又称视盘睫状动脉炎型,由视盘内的睫状动脉小分支发生炎症引起,临床上表现为视盘水肿;Ⅱ型也称为视网膜中央静脉阻塞型,由视盘表层辐射状毛细血管的炎症侵及筛板后视网膜中央静脉引起,临床上表现为视网膜中央静脉阻塞。患者常为40岁以下既往体健的青壮年,以男性为多,多为单眼发病。

一、病因病理

视盘血管炎的发病机制目前仍不清楚。认为视盘血管炎是一种非特异性内源性血管炎,或为视盘血管对抗原的过敏反应。视盘血管可能由于眼内的抗原,例如,晶状体蛋白或眼球其他组织,或眼外的细菌或病毒,或自身免疫复合物抗体的形成,引起非特异性内源性血管炎。视盘内包括睫状血管及视网膜中央血管两个系统的分支,两种血管炎症有不同的表现。

1.视盘血管炎Ⅰ型

由于筛板前区睫状血管炎症,毛细血管渗出增加,液体积聚于疏松的神经胶质组织中,导致视盘水肿。

2.视盘血管炎Ⅱ型

由于视盘表层辐射状毛细血管的炎症侵及筛板后视网膜中央静脉,表现为视网膜中央静脉阻塞性改变,实际上就是炎性视网膜中央静脉阻塞。

二、临床表现

1.症状

视力正常或轻度下降,一般视力不低于0.5,个别患者视力损害严重;眼前黑点,或闪光感,偶尔有眼球后钝痛等症状。

2.体征

(1)视盘血管炎Ⅰ型:视盘充血水肿,隆起低于3D;视盘表面及其邻近常有小的浅层火焰状出血和渗出;视网膜静脉扩张迂曲明显;病程后期,视盘水肿消退,其颜色变淡,视网膜血管伴有白鞘。

(2)视盘血管炎Ⅱ型:视盘水肿、充血;视网膜静脉高度扩张迂曲,可见大片火焰状出血和絮状渗出。

3.并发症

本病预后良好,一般无严重并发症,视力多可恢复正常,但病程缓慢,可长达18个月或更长时间。视盘血管炎Ⅱ型如果控制不佳,静脉阻塞发展,视网膜出血渗出加重,伴有黄斑水肿时,即成为缺血型视网膜中央静脉阻塞,则预后不良,可出现黄斑囊样水肿,有报道可发生新生血管性青光眼。

三、辅助检查

1.视野检查

生理盲点扩大或相应视野缺损。

2.荧光素眼底血管造影

①视盘血管炎Ⅰ型：早期可见视盘毛细血管明显扩张，并有荧光素渗漏，后期呈现强荧光。在视网膜循环时间上，动脉充盈时间正常，静脉充盈延缓。②视盘血管炎Ⅱ型：视网膜静脉循环时间明显延长，视网膜主干静脉沿途明显荧光染色和渗漏，伴有黄斑水肿时，黄斑区有荧光渗漏。

四、诊断与鉴别诊断

1.诊断要点

(1)视力下降，通常不低于 0.5。以 40 岁以下青壮年居多，男性为多，多为单眼发病。

(2)眼底表现：视盘血管炎Ⅰ型表现同视盘水肿，但隆起高度常低于 3 D；视盘血管炎Ⅱ型表现类似于视网膜静脉阻塞。

(3)视野和荧光素眼底血管造影有助于诊断。

2.鉴别诊断

(1)视盘血管炎Ⅰ型应与缺血性视盘病变、视神经盘炎、视盘水肿相鉴别：缺血性视盘病变表现为视力突然下降，多为双眼发病先后，视盘呈贫血性水肿，色淡或粉红色，典型视野变化为与生理盲点相连的象限性损害，常有糖尿病、动脉硬化、大出血、休克、严重贫血、红细胞增多、白血病、颞动脉炎等病史。视神经乳头炎患者视力突然下降，甚至失明，视野有中心暗点。视盘水肿则一般为双侧发病，视盘显著隆起＞3 D，充血，有颅内压增高的体征。

(2)视盘血管炎Ⅱ型应与视网膜中央静脉阻塞、视网膜静脉周围炎相鉴别：视网膜中央静脉阻塞多见老年人，视力严重下降，视盘充血水肿明显，静脉显著迂曲扩张，对激素治疗效果不明显，预后差。视网膜静脉周围炎多见于青年人，突然视力下降，反复发作，病变在视网膜周边部血管，静脉周围有白鞘，视网膜出血量多时，出血进入玻璃体，眼底不能窥见。

五、治疗

1.治疗原则

视盘血管炎Ⅰ型用糖皮质激素治疗效果较好，激素治疗可缩短病程，减少并发症。Ⅱ型疗效不如Ⅰ型，视盘血管炎Ⅱ型的治疗可参考视网膜中央静脉阻塞。

2.全身治疗

糖皮质激素治疗效果较好，泼尼松用量每日 80 mg，应用 1 周左右，逐渐减量用药。

3.局部治疗

激光治疗：视盘血管炎Ⅱ型患者，荧光素眼底血管造影发现有大面积无灌注区时，可行视网膜光凝治疗。

(李艳梅)

第四十二节 视神经萎缩

任何原因造成视神经纤维、视网膜神经节细胞和轴突的损害均可导致传导功能障碍,引起视神经萎缩(optic atrophy,OA),本病是前视路(视网膜膝状体通路)系统损害后导致的神经纤维病理改变的结果。本病临床上并不少见,视神经萎缩的病因十分广泛,并可发生于任何年龄组。其主要临床特征是视力、视野、色觉不同程度损害及检眼镜下视盘色泽变淡或苍白。

一、病因病理

本病可由遗传、炎症、肿瘤、缺血、外伤、青光眼、中毒、营养障碍及脱髓鞘疾病等多种因素造成。视神经的轴突来自视网膜神经节细胞,轴突的损害可源于不同的解剖层次,包括发生在轴突远端部位的顺行性(上行性)变性和发生在轴突近侧端的逆行性(下行性)变性。随大量轴突变性,神经髓鞘崩解脱失,视神经直径减小,软脑膜束间隔收缩,变短变厚,蛛网膜和硬脑膜下腔变宽,并有神经胶质和星状细胞增生及毛细血管减少。

二、临床表现

根据视神经原发病灶的部位及眼底表现,临床可分为原发性、继发性和上行性视神经萎缩三种。

1.症状

视力逐渐下降,视野窄小或眼前某一方位有阴影遮挡,并逐渐加重,终致失明。

2.体征

眼外观正常,单侧发病或双眼罹患,病情严重眼可见 RAPD(＋),黑蒙眼瞳孔直接对光反射消失。

眼底检查表现为:①原发性(下行性)视神经萎缩,可见视盘色苍白,边界清楚,筛板清晰可见,血管正常或变细;②继发性视神经萎缩(视盘水肿或视盘炎、视盘血管炎所致),可见视盘色灰白,边界不清,筛板不显,视盘附近血管可伴有白鞘,视网膜静脉充盈或粗细不均,动脉变细;③上行性视神经萎缩(视网膜性或连续性视神经萎缩),系由于视网膜和脉络膜的广泛病变引起,例如,视网膜色素变性、视网膜中央动脉阻塞等,有原发病的相应眼底改变。

三、辅助检查

1.色觉检查

色觉检查可有后天性色觉障碍,红绿色觉障碍多见。

2.视野检查

视野检查多见向心性缩小,有时可提示本病病因,如果双颞侧偏盲应排除颅内视交叉占位性病变,巨大中心或旁中心暗点应排除 Leber 遗传性视神经病变。

3.视觉诱发电位检查

视觉诱发电位检查 P100 波峰潜时延迟或(和)振幅明显下降。

4.头颅 CT 或 MRI 检查

头颅 CT 或 MRI 检查排除或确诊有无颅内或眶内占位性病变压迫视神经,明确有无中枢神经系统白质的脱髓鞘病灶。

5. 分子生物学检查

分子生物学检查怀疑遗传所致时应选择基因检测。

四、诊断及鉴别诊断

1. 诊断要点

(1)视力逐渐下降。

(2)色觉障碍。

(3)视野逐渐向心性缩小,也可见其他类型视野缺损。

(4)视盘色泽变淡或苍白。

(5)视觉电生理检查或颅眶影像学检查有助于诊断。

2. 鉴别诊断

青光眼性视神经萎缩:在视神经萎缩早期,视盘粉红色调变浅,随病情进展,视盘组织缓慢消失,残留灰白、弯月形浅凹陷,裸露筛板,类似青光眼性病理凹陷,但视神经萎缩患者的视盘罕见有任何区域的盘沿缺损,且盘沿色泽是苍白的。有统计认为盘沿苍白对非青光眼性视神经萎缩有 94% 的特异性,而盘沿局灶性或弥散性变窄,且盘沿区仍保留正常粉红色,对青光眼性视神经损害有 87% 的特异性。而且,青光眼性视神经病变的视野缺损多发生在生理杯明显扩大时,且中心视力下降常发生在晚期。

五、治疗

1. 治疗原则

本病应寻找原发病变,发现病因,尽早针对病因治疗,可采用中西医结合综合治疗方法,中医药为主,辅以西药,中医药治疗对本病有一定优势和较好疗效。

2. 全身治疗

(1)维生素 B_1、维生素 B_{12}、肌苷、三磷酸腺苷等选择应用,早期可应用神经生长因子治疗。

(2)高压氧治疗,对放射性、缺血性或中毒性视神经萎缩早期应用可能有效。

(3)复方樟柳碱,于颞浅动脉注射或太阳穴穴位注射,10 次为一个疗程,可应用治疗 1～2 个疗程。

(李艳梅)

第四十三节　视盘水肿

视盘水肿(optic disc edema,ODE),又称视乳头水肿(papilledema),是颅内疾病导致颅内压增高后常发生的重要眼部体征。它既与神经外科疾病密切相关,又是眼科疾病中易见到的征象。引起 ODE 的原因有多种,颅内肿瘤或特发性假性脑瘤可造成 ODE,视神经本身的炎症可导致 ODE 并有早期视功能障碍,各种解剖变异可造成貌似 ODE 征象的假性 ODE。尽早发现 ODE,及时查明病因并给予适宜治疗,对维持或改善视功能,甚至挽救生命,均有重要的临床意义。ODE 早期,通常视力正常,随水肿迁延日久,发生视神经萎缩,则视力可逐渐下降,直至失明。

一、病因病理

1.病因

直接原因为各种原因(颅内压增高、眼内压降低等)致筛板后压力高于筛板前,引起视神经纤维轴浆回流和静脉回流障碍。水肿主要出现于组织疏松的筛板前区。正常时眼压高于球后神经组织压。

颅内压增高的病因包括:①原发性或转移性颅内肿瘤(如脑膜瘤、胶质瘤、错构瘤、畸胎瘤、巨大动脉瘤及转移癌等);②各种炎症,例如,脑炎、脑膜炎、脑脓肿、肉芽肿(梅毒、结核、肉样瘤病);③硬脑膜下或硬脑膜外血肿;④发育障碍,例如,颅骨狭窄症、导水管狭窄、脑动静脉畸形等;⑤其他原因,包括常见于年轻肥胖女性的假性脑瘤、矢状窦血栓形成、严重阻塞性肺部疾病伴 CO_2 分压增高等。

2.病理

视盘水肿时体积增大,因其后有筛板,周围是坚固的巩膜壁,对肿胀的视盘形成限制,因而只能向前膨出,把邻接的视网膜推开、皱起。随着神经纤维间水肿,视盘及其前后附近血管淤血,血管外淋巴细胞浸润,循环障碍造成轴浆流阻滞进一步加重,日久神经轴索及神经节细胞变性萎缩,胶质细胞及结缔组织增生。

二、临床表现

1.症状

(1)视觉症状:①中心视力下降:早期视力正常,可有短暂性视力模糊或发灰暗感,一过性闪光幻觉或闪辉性暗点。若 ODE 累及黄斑,有出血、渗出时视力可下降;少数病例肿瘤直接压迫视神经或造成视神经供养动脉缺血,可在早期即有视力严重受损或失明。ODE 长期存在者可致完全失明。②复视或远视:前者因肿瘤直接压迫或颅内压增高压迫展神经或滑车神经等引起;后者是视盘周围视网膜下液体积聚引起的获得性远视。

(2)全身症状:①头痛:典型者在早晨重,可以全头痛或局限于某个部位。因用力呼气时胸腔内压增加,咳嗽、紧张、头部活动或转动时,可使头痛加剧,但并不常见。少数患者无头痛。②突发性恶心和喷射样呕吐:多因颅内压波动而诱发,但临床少见。③意识丧失及全身运动强直等:病情严重时出现,多因大脑皮质受压及供血减少造成。

2.体征

不同病期可有不同体征。①视盘充血:视盘表面毛细血管扩张所致,是最早期表现。②渗出:硬性渗出和棉絮状白斑的出现时间、部位,有助于了解病程和病情。③视盘肿胀:从轻度视盘隆起到高出视网膜平面达 $3\sim4$ D,呈蘑菇样形态。在有晶状体眼,隆起 2 D 等于 1 mm 高度;在无晶状体眼,3 D 是 1 mm 高度。④视盘边缘模糊:应排除视盘先天性异常和远视,并综合其他体征评价。⑤视神经纤维层放射状或条纹状出血:是早期 ODE 的重要体征,是视盘内或盘周扩张的毛细血管破裂所致。但是否出血及出血量多少,并不说明 ODE 的原因和病情轻重。⑥视盘周围神经纤维层肿胀混浊:直线形白色反光条纹丧失或变弯曲,颜色变深,模糊不清无光泽。⑦视盘生理杯饱满。⑧Paton 线:ODE 明显时在视盘颞侧呈垂直向围绕视盘的同心圆样线状皱纹。其颞侧视网膜轻度移位离开盘缘,引起视网膜折叠,发生皱褶或波纹状。ODE 加重,Paton 线可消失。Paton 线是真性 ODE 最可靠的体征之一,但任何原因的 ODE 均可能有 Paton 线,故 Paton 线存在仅提示有 ODE,无 Paton 线也不能轻易排除 ODE。⑨自发性视网膜静脉搏动消失：表明颅内压超过 200 mmH₂O，据统计，视盘主干静脉搏动存在，颅内压＜(200±25) mmH₂O。但静脉搏动在正常人群中发生率为 80%，加上高颅压可有波动，若恰好在颅内压暂时降到波低谷或正常值下时观察眼底，就可能见到静脉搏动。所以，缺乏静脉搏动不应断然认定有 ODE。⑩视神经睫状静脉分流：是因视神经鞘内压力增高所致。当该体征伴有苍白视盘水肿，视力差时，应高度怀疑前部视神经鞘脑膜瘤。但该分流血管也可见于视盘玻璃膜疣、视网膜中央静脉阻塞、蛛网膜囊肿、胶质瘤及视神经缺损等病例中。

三、辅助检查

1.视野检查

不同占位病灶和病因，视野缺损形态不同。早期最常见生理盲点扩大，也可有弓形暗点或鼻侧阶梯，中心暗点，偏盲类缺损。随病情发展，视野缺损加重，晚期多呈向心性缩小。

2.荧光素眼底血管造影

荧光素眼底血管造影易于发现早期 ODE，造影早期视盘毛细血管扩张，荧光增强；继则染料渗漏蔓延至盘周。有时可见微动脉瘤或视盘睫状静脉分流。

3.超声检查

超声检查对可疑 ODE 有帮助。可明确视神经直径是否增粗，直径增大是否由围绕视神经的 CSF 聚集引起。并可发现埋藏于视盘内的玻璃膜疣。

4.其他影像学检查

CT 扫描可以识别酷似 ODE 的埋藏玻璃膜疣，CT 结合 MRI 可发现、定位颅内肿物或脑积水。

5.其他检查

必要时应做糖尿病、甲状腺或血液病方面的检查。

四、诊断与鉴别诊断

(一)诊断要点

1.早期型

①视力正常，无视觉异常症状；②视盘轻度充血和隆起；③视盘边缘模糊，盘周神经纤维层肿胀，首先累及鼻侧，其次为上方、下方及颞侧；④主干静脉搏动消失，但约有 20% 的正常人可无自发性静脉搏动，故该体征并不必然有颅内压增高。

2.中期发展型

①一眼或双眼持续数秒的短暂视力模糊，常在直立时发生。视力正常或下降。②视盘充血重，中度隆起，边缘模糊。③跨越视盘的小血管被遮盖。④静脉充盈，盘周火焰状出血，常有棉絮状斑。荧光素眼底血管造影有前述表现。⑤随 ODE 加重，可见 Paton 线。⑥不对称性星芒状渗出，在黄斑中心凹鼻侧向视盘方向更明显。⑦视野生理盲点扩大。

3.晚期萎缩型

ODE 不论何种原因引起者，长期不消退均可转入该型。随 ODE 持续，出血和渗出逐渐吸收。视盘前毛细血管扩张，视盘轻度充血。日久视盘变灰白，视盘表面出现类似玻璃膜疣的可折射的白色小体——淀粉样小体。多数患者神经纤维层有裂隙状或弥散状萎缩区。ODE 消退，视盘色泽灰白，视网膜血管变窄并伴白鞘，神经纤维层大片萎缩。部分患者有黄斑区色素素乱及脉络膜皱褶。视力明显下降。上述分期并无明确界限和时间段。实际上,ODE 发展到视神经萎缩取决于诸多因素。在颅内压急速增高,持久不降时,急性 ODE 可在数周内导致视神经萎缩,而无须经历慢性水肿阶段。另有部分患者从早期 ODE 到视神经萎缩需要数月,甚至数年。

(二)鉴别诊断

1. 假性 ODE

假性 ODE 包括高度远视,视神经发育异常(如有髓神经纤维、倾斜视盘、视盘前膜、视盘玻璃膜疣及牵牛花综合征等)。现介绍埋藏性视盘玻璃膜疣和真性 ODE 的鉴别要点,前者造成视盘隆起有以下特征:①视盘不充血,表面无毛细血管扩张;②视盘通常比正常人偏小,生理凹陷缺乏;③视盘自身隆起,且表面动静脉血管清晰可见;④视盘表面常见异常血管,即血管明显迂曲,分支增多,有时可见血管环,血管分流支及睫状视网膜动脉;⑤盘周视网膜神经纤维层保留正常线状光反射。⑥视盘边缘常不规则,伴有色素上皮缺损,呈蛀蚀状外观。⑦FFA 可见埋藏玻璃膜疣所在部位的结节状强荧光,晚期荧光减弱或持续荧光。但血管无渗漏。⑧眼部 B 超、CT 扫描、扫描激光检眼镜及 OCT 等均有助于发现本病。

2. 假性脑瘤所致 ODE

假性脑瘤中 90% 为特发性颅内压增高。本病与肥胖及性别有关,发病高峰是 30 岁,女性为主,青年肥胖女性尤为多见。诊断必须符合 4 条标准:①颅内压升高;②神经影像学检查脑室正常或脑室小;③脑脊液(cerebrospinal fluid,CSF)生化检查正常;④排除颅内肿物及其他颅内异常。

3. 眼部疾病

眼部各种炎症、血管性疾病、外伤、低眼压均可能导致 ODE,多单眼发病。常见的几种眼病如下。

(1)视神经乳头炎(视盘炎):是指炎症发生在视神经的眼内段。本病病因广泛,全身多种感染、脱髓鞘疾病、代谢失调、局部炎症、中毒等因素均可能致病。狭义上讲,局部感染造成的视神经乳头炎有以下特征:①多累及双眼,也可先后发病,多见于儿童,预后较好;②突然视力锐减,多伴有眼球转动痛或眼球压痛;③眼底视盘充血变红,边界模糊,ODE 常不超过 3 D,视盘上或(和)盘周可见渗出、出血;视网膜静脉扩张、弯曲;④晚期呈继发性视神经萎缩体征;⑤视野有中心暗点及生理盲点扩大,视神经萎缩后有周边视野向心性缩小;⑥视觉电生理检查:图形 VEP 典型者表现为振幅下降,潜伏期延长;⑦对糖皮质激素治疗敏感,但有药物依赖性。

(2)缺血性视神经病变:又称前部缺血性视神经病变,是由于后睫状动脉循环障碍造成视盘供血不足,使视盘急性缺氧导致本病。病因包括高血压、动脉硬化、糖尿病等造成的血管退行性改变,血管炎后管腔变窄或闭塞,血液黏度改变,血压过低,眼内压增高等多种因素。视盘偏小、视盘生理凹陷小等先天解剖因素也是病因之一。本病特征为:①好发于中老年人,多为双眼先后发病。突然视力减退,不伴眼球转动时疼痛;②眼底视盘灰白水肿,水肿隆起度 1~3 D,视盘周可有少量出血,水肿消退后视盘某一象限变浅或苍白,即残留继发性局限性视神经萎缩;③FFA 示臂-视网膜循环时间延长;视盘荧光充盈迟缓或不均匀,可有部分充盈缺损;盘周偶尔见微动脉瘤,并见脉络膜片状弱荧光区;④视野检查的典型改变是与生理盲点相连的水平性半盲,或为象限盲或垂直半盲,但不以水平正中线或垂直正中线为界。当缺血性视神经病变一眼发病后已有视神经萎缩，另一眼又发病，表现为 ODE。此时应注意和福-肯综合征鉴别。后者是因颅内额叶底部的肿瘤压迫使该侧出现视神经萎缩，对侧眼产生 ODE。福-肯综合征患者视力常逐渐缓慢减退，ODE 多＞3 D，绕视盘有出血、静脉怒张，对侧眼呈原发性视神经萎缩体征。有水肿侧视野生理盲点扩大及相应的颅内肿瘤压迫所致视野缺损。

(3)视盘血管炎：为视盘血管的非特异性炎性病变，临床分两型，Ⅰ型——视盘水肿型，Ⅱ型——视网膜中央静脉阻塞型。其中Ⅰ型双眼发病者易与颅内压增高所致的 ODE 混淆。但视盘血管炎有以下特征：①视力轻度下降或正常，自觉视力模糊；②视盘水肿、充血、隆起，程度不重，多＜3 D，盘周可有少量出血，动脉细或正常；③视野仅生理盲点扩大，有时出现中心暗点；④荧光素眼底血管造影早期视盘有渗漏。

五、治疗

1.治疗原则

视盘水肿是多种疾病的共同表现，首先应进行病因治疗。若是颅内占位性病变引起颅内压增高所致，应手术祛除颅内占位性病变。中药治疗以利水消肿为主。

2.全身治疗

①尽快明确病因并针对病因治疗，及时摘除脑瘤，有可能恢复正常视力；②病因不明者可定期随访，开始 1～2 个月复诊 1 次，病情稳定则每 3～6 个月复查 1 次，应注意视野变化和进展；③重度持续的 ODE，可用高渗脱水剂、利尿剂、激素及神经营养药治疗，根据不同病因应以神经内科、神经外科及放射外科治疗为主；④若确诊假性脑瘤所致 ODE，患者有难以忍受的严重头痛或已有视神经受损的证据，应采用减轻体重（对肥胖者），乙酰唑胺和脱水剂降颅内压，连续腰穿及腰椎腹膜分流术或视神经鞘开窗术等；⑤可给予 B 族维生素和肌苷、ATP 等营养支持治疗。

3.手术治疗

手术适用范围为原因不明，或病因不能祛除、药物治疗不能控制颅内压，而视功能又有进行性损害倾向的颅内压增高性视盘水肿。有两种术式。

(1)视神经鞘减压术：在显微镜下操作，以深部拉钩暂时牵引暴露视神经。应用一种长柄有三角形的角巩膜刀或特别的弯硬脑膜刀，在球后约 3 mm 视神经相对无血管区纵向切开视神经鞘 4～5 mm，至少做 3 个切口并用细软的虹膜复位器或细小弯钩在硬脑膜与视神经轻轻分离，待见脑脊液滴出后，于原内直肌止端缝合内直肌，并缝合球结膜切口。

(2)视神经鞘开窗术：这是一种采用经颅开眶或从眶内侧暂时剪断内直肌或做眶外侧壁开眶的手术。于额叶硬脑膜外分离显露眶顶，在眶顶部正中用小钻钻孔，然后用咬骨钳扩大骨囟至 20 mm×25 mm 范围。切开眶筋膜，把提上睑肌牵向外侧，分离眼外肌与眶脂肪，暴露眶内段视神经。在手术显微镜下于近球后壁之视神经处用尖刀划开视神经鞘膜，待见有脑脊液溢出后，剪去切口处少许鞘膜，形成视神经鞘膜窗口。接着缝合眶筋膜，修复（或不修复）眶顶，硬脑膜外应放置引流，并分层关颅。

（李艳梅）

第四十四节　先天性内斜视

先天性内斜视又称婴儿型内斜视,是内斜视中较为常见的一种类型,是指在出生后6个月之内发病的内斜视。事实上,这类内斜视很少在出生时就发病,也很少发生于新生儿期,因为出生后数周眼位常不稳定。据文献报道,约有30%早期发病的内斜视患者,随着年龄增长眼球运动逐渐协调,眼位恢复正位。本病的患病率各家报告差异较大,为0.1%～1%。

一、概述

(一)病因和发病机制

先天性内斜视患者往往有家族史,但具体遗传规律尚不清楚。目前关于先天性内斜视的病因主要有两种学说。一是Chavasse的学说,认为机械性因素是主要病因,患者存在潜在的融合功能,如果在婴儿期及时矫正内斜视,预后较好。二是Worth的知觉缺陷学说,认为患者融合中枢存在缺陷,即使及时矫正内斜视,患者的双眼视功能也很难恢复。另外,前庭中枢和视觉中枢之间的协调关系发生障碍,也可能是先天性内斜视的病因之一。

(二)临床表现

典型的先天性内斜视多在出生后6个月以内发病;斜视角较大,多大于40 PD,斜视度稳定,多伴有轻、中度远视。由于先天性内斜视常常交叉注视,患者的外展功能往往不足,表现为假性展神经麻痹,但是发生弱视的机会较少。

如果是单眼注视,非注视眼发生弱视的可能性较大,由于弱视眼经常处于内斜位,其外展功能不足表现尤其明显,容易被误诊为展神经麻痹。假性展神经麻痹与真性展神经麻痹的鉴别方法主要有两种:一是遮盖试验,遮盖注视眼数小时或数日后,未遮盖眼的外转功能可以恢复正常;二是娃娃头试验,将患儿的头突然转向左侧或右侧,眼球的外展功能可以恢复正常。先天性内斜视常合并多种类型的斜视。据报告60%以上的患者伴有单眼或双眼下斜肌功能亢进;40%～92%的患者合并分离性垂直偏斜(DVD);10%～50%的患者合并显性和/或隐性眼球震颤。

(三)诊断要点

诊断依据主要有:①发病年龄6个月以内。②斜视角较大,斜视度数稳定。③屈光不正很少超过+2.00 D;常伴有下斜肌亢进、分离性垂直偏斜及眼球震颤等。

(四)鉴别诊断

1.假性内斜视

多见于内眦赘皮、鼻梁宽和瞳孔间距窄患儿,由于假性内斜视双眼正位,可以通过角膜映光法及遮盖试验加以鉴别。

2.调节性内斜视

平均发病年龄约在2.5岁,表现为看近时内斜视要比看远大,多伴有中度远视,给予屈光矫正以后内斜视的度数往往能够消除或减少。

3.先天性展神经麻痹

先天性展神经麻痹是非共同性斜视,患眼表现为外展不足。第二斜视角大于第一斜视角;正前方注视与麻痹肌作用方向注视时的斜视度不同,后者的斜视度明显大于前者。

4. Duane 眼球后退综合征

在双眼水平运动时患眼外展不足,并伴有患眼内转时眼球后退及睑裂变小。

5. 眼球震颤阻滞综合征

表现为眼球震颤合并内斜视,当眼球在内转位时,眼震消失或不明显,内转眼为主导眼,同时存在代偿头位和假性展神经麻痹。

6. Mobius 综合征

双侧完全性或不完全性面瘫,双眼外转受限,但垂直运动及 Bell 现象正常。可伴有先天畸形与智力低下。

(五)治疗

本病治疗的关键是早期发现、早期诊断、早期治疗。首先应防止弱视的发生,其次是矫正眼位。但是治疗效果较差,多数患者只能获得部分功能治愈或临床治愈。术后眼位不稳定,有些患者需要多次手术。斜视功能治愈标准:双眼视力正常,正常视网膜对应,融合功能正常,立体视≤60″,各个诊断眼位均正位,眼球运动正常。临床治愈标准:手术后外观改善,原在位水平斜视<15△,垂直斜视<10 △。

1. 非手术治疗

(1)弱视治疗:早期防止弱视的发生,采用完全或部分遮盖主导眼,包括按一定的比例全天遮盖或每天遮盖数小时;也可采用阿托品或其他睫状肌麻痹剂滴眼压抑主导眼的近视力。一旦双眼可以交替性注视,表明双眼视力已趋平衡,可以停止遮盖,但仍需继续监测双眼视力情况。

(2)屈光矫正:用阿托品散瞳验光,如果远视度数小于 2 D,无须矫正;大于 2 D,首次戴镜可全部矫正。有些患者佩戴远视眼镜一段时间以后,原来隐性的远视会逐渐显现出来,表现出更高的远视度数。给予完全矫正后,内斜视的度数可能变小,甚至恢复正位。先天性内斜视多数需要手术治疗,虽然屈光矫正不能替代手术治疗,但是必要的屈光矫正,能够鉴别早发的调节性内斜视和部分调节性内斜视,在手术矫正之前,必须进行必要的光学矫正。

2. 手术治疗

(1)手术时机:多数医生认为 2 岁之前矫正眼位,有利于双眼视觉的发育。手术之前,患者应该具备四个条件。第一,排除调节因素;第二,已经治愈弱视或者双眼能够交替注视;第三,斜视度稳定且达到手术标准;第四,已确定垂直偏斜的性质。

(2)手术方法:最常用的手术方式是双眼内直肌后徙术或单眼内直肌后徙联合外直肌缩短术。手术量依斜视度而定,一般常规内直肌后徙 3～5 mm,外直肌截短 5～7 mm。如果斜视度较大,可以选择双眼内直肌超常量后徙术,一些学者认为内直肌的后徙量可达到 8 mm,认为不会影响双眼的集合功能,这种术式效果还需要更多的临床观察。对于大角度的先天性内斜视患者,也可以选择三条水平直肌手术。对于合并下斜肌功能亢进的患者,可同时联合下斜肌减弱术。

二、完全调节性内斜视

完全调节性内斜视是指内斜视的发生完全由远视性屈光不正所致,占共同性内斜视的13%。远视性屈光不正完全矫正后,内斜视则得到完全矫正,无论看远或看近,双眼都能矫正至正位。

(一)病因和发病机制

正常人调节和集合之间存在相对稳定的比率关系,AC/A 正常,一般为 3～5。正视眼看远时不使用调节,看近时需 3 D 的调节,产生相应的集合。远视眼若想看清注视目标,需要动用更多的调节,必然产生过度的集合,如果分开性融合功能不足以对抗这种过度的集合,就会引起内斜视。但是并不是所有远视性屈光不正的患者均表现内斜视。轻度远视者稍加调节就会获得清晰的物像,而相应增加的辐辏也很少,若能被外展性融合所克服,则不表现内斜视;高度远视者动用再多的调节也无法在视网膜上获得清晰的物像,患者可能最终放弃使用调节,同时不增加集合,故不会形成内斜视。但是,由于高度远视眼在视网膜上不能形成清晰的物像,可能导致视力低下,形成弱视;而中度远视者,通过增加调节会使物像变得清晰,易形成调节性内斜视。另外,发热、惊吓、摔伤或疲劳等可诱发本病。

(二)临床表现

完全调节性内斜视发病年龄多在 2.5～3 岁,因为此阶段对视力的需求越来越高,调节和集合发育也比较快。极少数人发病年龄可早至 1 岁以内或延长至青春期,甚至成年。早期,斜视度不稳定,开始往往表现为间歇性内斜视,有时只有在注视精细目标,动用过多调节时,才出现内斜视。患者往往有间歇性复视、视疲劳的表现。其斜视度多属于中度,看远和看近的斜视度相等,AC/A 正常,很少伴有其他类型的斜视。在检查斜视度时,要选用调节视标,否则可能会漏诊。睫状肌充分麻痹以后检影验光,多为中度远视,佩戴全矫眼镜以后内斜视消失或呈内隐斜,摘掉眼镜以后内斜视仍然存在。也有部分患者佩戴全矫眼镜以后,内斜视逐渐消失,但是观察一段时间,内斜视又表现出来,成为部分调节性内斜视,这种现象称为完全调节性内斜视的眼位回退或失代偿。可能是与斜视发病后没有及时合理矫正或未坚持戴镜有关。多数患者有一定的双眼单视功能。

(三)治疗

此类患者发病较晚,如果在内斜视发生之前双眼视功能已发育完善,发病以后能及时就诊,合理治疗,多数患者双眼视功能预后良好。

1.屈光矫正

可用 0.5%～1%阿托品眼膏或滴眼液每日三次,点三天或每日两次,点五天,在充分麻痹睫状肌的情况下检影验光。完全矫正远视性屈光不正,从而使屈光及调节正常化。并定期复诊,观察视力及眼位情况,在保证眼位正位的情况下,可逐渐降低远视球镜的度数,0.50～1.50 D,防止长期不用调节引发集合不足。有些患者对初次佩戴远视眼镜不能适应,可在散瞳验光以后直接佩戴全矫眼镜,有利于放松调节,尽快适应眼镜,增加患者的依从性。

2.弱视治疗

因调节性内斜视发病比较晚,初期多为间歇性,所以弱视一般为轻中度。如果发现患者存在弱视,应及时治疗。对于两眼存在屈光参差、视力差距较大的患者,则按一定比例完全遮盖健眼。如果两眼视力差别不大,可在健眼镜片上黏贴压抑膜,使其视力低于弱视眼视力1～2 行,这样有利于双眼视觉的发育。

3.手术治疗

戴全矫眼镜以后,经过一段时间的观察,如果出现眼位回退,形成部分调节性内斜视,可考虑手术矫正残留的内斜视,但是术后仍需佩戴眼镜。

三、部分调节性内斜视

部分调节性内斜视是内斜视中最常见的类型,约占46%。此类内斜视是指完全矫正远视性屈光不正以后,能改善10△以上的内斜视,但仍残留10△以上的内斜视。

(一)病因和发病机制

部分调节性内斜视,一部分内斜视由过度使用调节,引发过度集合所致,另一部分内斜视为非调节因素,例如,解剖、融合异常等引起。Von Noorden认为发病因素有以下两种:一是婴儿型内斜视,在成长过程中,随着远视性屈光不正度数的增加,调节越来越强,加入了调节性内斜视的成分,形成部分调节性内斜视;二是调节性内斜视,在矫正了远视性屈光不正以后,增加了非调节因素,如解剖机械因素或集合过强等。此外,完全调节性内斜视失代偿以后,发生眼位回退,也会变为部分调节性内斜视。

(二)临床表现

本病发病年龄多数在1~3岁,比完全调节性内斜视发病要早。屈光度多为中度远视。远视性屈光不正完全矫正以后斜视度明显减小,但仍残留部分内斜视。此类斜视多表现为单眼斜视,常出现弱视及双眼视功能异常。本病常伴有垂直性斜视。比如单眼或双眼的下斜肌功能亢进、分离性垂直偏斜等。

(三)治疗

1.矫正屈光不正

可用1%阿托品眼膏或滴眼液每日3次,点3天或每日2次,点5天,充分麻痹睫状肌的情况下检影验光。完全矫正远视性屈光不正,伴有弱视的患者,应先进行弱视训练,2~3个月复查视力及眼位情况。每6个月至1年散瞳验光一次,根据远视度数及眼位变化调整眼镜度数。

2.手术

佩戴全矫眼镜观察眼位4~6个月,如果戴镜后仍残余斜视度数,而且双眼视力正常或平衡以后,可选择手术治疗。根据看远和看近斜视度的大小,选择手术方式。手术矫正非屈光调节引起的内斜视,多行非主导眼的内直肌后徙及外直肌截除。术后仍应佩戴适合的眼镜,维持眼位的正位,为双眼视觉的恢复创造条件。如果患者同时合并垂直斜视,而且垂直斜视会影响外观或双眼视觉的发育,则可同时手术矫正或二期手术矫正。

四、非调节性内斜视

非调节性内斜视属于后天性内斜视,在幼儿期发病,占内斜视的1/3。在内斜视的形成因素中无调节因素参与,无明显远视性屈光不正,即使存在屈光不正,其屈光矫正对内斜视也没有明显的影响。

(一)病因和发病机制

本病发病原因不明。由于基本型内斜视在全麻下消失,甚至出现外斜视,被动牵拉试验阴性,故有学者认为,此类斜视发病原因为神经支配异常,而非机械性因素。另外,高热、摔伤或心理因素也是本病的诱因。对于后天性非调节性内斜视患者,要检查有无中枢神经系统疾病,必要时请神经科会诊。有人认为,先天性近视患者仅能看清近距离物体,视近时动用过多的集合,导致分开幅度减小,从而导致内直肌的力量较外直肌强,形成内斜视。此为分开不足型内斜视的发病因素。

(二)临床表现

此类斜视,发病年龄在 6 个月以后,斜视度数往往比较大且恒定,与屈光调节因素无关,戴镜不能矫正。发病初期斜视度数较小,有些呈间歇性内斜视,以后斜视度逐渐增加。根据其临床特点可分为三种类型:基本型、集合过强型和分开不足型。基本型,看远与看近斜视度基本相同,AC/A 比率正常;集合过强型,看近斜视度大于看远斜视度 10 △以上,AC/A 比率较高,有些患者看近为内斜视,而看远表现为内隐斜或正位;分开不足型,看远斜视度大于看近斜视度 10 △以上,AC/A 比率较低。

(三)治疗

1.弱视治疗

如果存在弱视,应及时治疗;如果有屈光不正,给予适当矫正,积极治疗弱视。此类斜视属于后天性内斜视,一般双眼视觉恢复好于先天性内斜视。其预后与发病年龄及病程有关,发病年龄越小,病程越长,预后越差。

2.手术治疗

弱视治愈或双眼能够交替注视以后,应尽早手术矫正斜视。根据斜视分型和斜视度的大小设计手术方案。基本型,可行非主导眼内直肌后徙和外直肌截除术,手术量等同分配于内、外直肌;集合过强型,多选择单眼或双眼内直肌后徙术;分开不足型,手术以加强外直肌力量为主,可选择少量的内直肌后徙术联合外直肌加强术。

五、急性共同性内斜视

急性共同性内斜视是一种后天性的、特殊类型的内斜视。患者突然发生内斜视,伴有复视,其斜视类型具有共同性斜视的基本特征。多发生于年长儿童与成年人,发病突然,容易与后天性麻痹性斜视相混淆。

(一)病因和发病机制

目前认为,本病病因有三种因素:一是人为破坏融合功能以后,内隐斜失代偿,形成的共同性内斜视。

Burian 认为:一是此类患者原来存在屈光异常或内隐斜,当融合功能遭到破坏,外伤后单眼包扎或弱视治疗时单眼遮盖等,导致内隐斜失代偿成为显性内斜视;二是 Burian-Franceschetti 型,即无任何诱因,自然发病,早期可表现为间歇性,逐渐表现为恒定性内斜,此类病人可能是由于融合范围小,在精神或神经因素的影响下发病;三是由颅内病变引起的急性共同性内斜视。

(二)临床表现

患者突然出现复视,伴有内斜视,眼球各方向运动无受限。复视像检查为水平同侧复视,各方向物像距离相等。双眼分别注视时斜视角相等,即第一斜视角等于第二斜视角。同视机检查具有正常视网膜对应,各方向斜视角相等。

(三)治疗

如果病因明确,针对病因进行治疗。存在远视性屈光不正者,应全部矫正屈光不正。如果斜视度数不大,可以佩戴底向外的三棱镜中和内斜视,消除复视。如果斜视度数比较大,待病情稳定后可进行手术矫正。另外,斜视早期行内直肌 A 型肉毒素注射效果确切,也是一种好的治疗方法,有些患者需反复注射。

六、眼球震颤阻滞综合征

眼球震颤阻滞综合征是内斜视与眼球震颤并存的一种较为特殊的斜视,属于共同性内斜视,占内斜视的 10.2%。本病是利用内转还是辐辏来抑制眼球震颤尚无明确定论。

(一)临床表现

本病眼球震颤同时合并内斜视。眼球震颤:一般为水平冲动型显性眼球震颤。当主导眼处于内转位时,眼球震颤明显减轻或消失,视力提高,但是随着眼球向外运动眼球震颤强度及幅度将明显加重,视力下降。内斜视:多发生在婴儿期,为非调节性共同性内斜视。眼震强度和幅度与内斜视程度成反比关系,内斜视度数大,眼震减轻或消失,视力提高,反之视力下降,眼震加剧。AC/A 比率正常。代偿头位:患者双眼视力差距较大的时候,主导眼表现内转位,面部转向注视眼方向;当双眼视力相同时,双眼可交替注视,则头位可交替转向注视眼侧。有些病人表现为假性展神经麻痹,即双眼水平同向运动时,如果双眼视力接近,患者经常使用内转眼作为注视眼,表现为外转眼外直肌功能不足,但是遮盖一眼时,眼球运动正常。本病单眼者多见,常伴有单眼弱视,可合并垂直性斜视及神经系统疾病。

(二)治疗

有学者认为可采用交替遮盖及眼球运动训练消除眼震,改善代偿头位。但是当内直肌挛缩时,应采用手术治疗。早期有学者认为可选择单眼内直肌后徙联合外直肌截除。后来证实双眼内直肌后徙的手术效果更好一些。也有学者认为双眼内直肌后徙结合后固定缝线术效果更好。但无论哪一种手术方式,手术效果都不确定,术后往往欠矫,再次手术的概率较高。

(夏红玉)

第四十五节　弱　视

弱视(amblyopia)是指在视觉发育期内,由于单眼斜视、未矫正的屈光参差、高度屈光不正以及视觉剥夺等异常视觉经验引起的单眼或双眼最佳矫正视力低于相应年龄的视力,而眼部检查无器质性病变。

动物实验和临床婴幼儿的研究表明,在视觉发育关键时期内易发生弱视,形觉剥夺和双眼之间的异常交互作用是弱视的两大病因。我国弱视的发病率为 2%~4%,儿童早期筛查可以预防弱视,从而使弱视患者早期发现、早期干预、早期恢复。

一、分类

根据病因,弱视可分为以下 4 类。

1.斜视性弱视

斜视性弱视是最常见的病因之一。患者存在斜视或曾经患过斜视,常发生于单眼恒定性斜视患者。双眼视网膜的对应点上的物像不同,为了克服复视和混淆视,大脑视觉皮层主动抑制非注视眼传入的视觉冲动,经过长期的抑制,斜视眼出现弱视。即使是交替性斜视,双眼的注视优势不同,非优势眼也可能产生弱视。

2.屈光不正性弱视

屈光不正性弱视多发生于未佩戴矫正眼镜的高度屈光不正患者。多见于双眼高度远视或高度散光者,常为双侧性,且双眼最佳矫正视力相等或接近。远视≥5.00 DS、散光≥2.00 DC,可增加发生弱视的危险。一般在佩戴屈光不正矫正眼镜3～6个月后确诊。

3.屈光参差性弱视

当屈光参差度数较大,双眼黄斑的物像大小及清晰度不同,屈光度较大的一眼视网膜上物像模糊,往往形成弱视。一般认为,双眼远视性球镜屈光度数相差1.50 D,或柱镜屈光度数相差1.00 D,可使屈光度数较高眼形成弱视。

4.形觉剥夺性弱视

在婴幼儿期,由于屈光间质混浊(如先天性白内障、角膜白癜)或上睑下垂瞳孔遮挡,造成形觉剥夺,可引起该眼形成弱视。可为单侧或双侧性,单侧较双侧者更为严重。一般来说,这类患者的视觉损害非常严重,应早期发现、早期治疗。

二、诊断要点

1.临床特征

(1)视力:视力下降是最主要的临床特征,最佳矫正视力低于相应年龄的视力,或是两眼的视力相差两行以上。不同年龄儿童的视力正常值下限不同。根据《弱视诊断专家共识(2011)》,3～5岁儿童视力的正常值下限为0.5,6岁及以上儿童视力的正常值下限为0.7。对于不能配合的婴幼儿,必须观察其注视能力,以评估弱视眼的视力。正常的注视能力需满足3个标准:①角膜映光点位于角膜的中央;②单眼注视必须稳定;③双眼保持正位,稳定注视目标。

弱视的程度:①轻中度弱视,最佳矫正视力低于相应年龄的视力正常值下限且≥0.2。②重度弱视:最佳矫正视力<0.2。

拥挤现象是弱视眼的一个特征,弱视眼对单个视标的识别能力较强,对排列成行(5个字母)的视标辨别能力差,这种现象叫拥挤现象。所以,在弱视诊断及治疗中,选用行视力表,才能准确地反映患者的视力及其变化情况。Log MAR视力表是一种对数视力表,每行视标的数目相同,适用于弱视患者的视力检查。

(2)屈光状态:屈光不正、屈光参差与弱视的发生密切相关,应在睫状肌麻痹后进行检影验光以获得准确的屈光度数。

(3)注视性质:直接检眼镜下检查弱视眼的注视性质,注视点位于中心凹为中心注视,位于中心凹附近为旁中心注视,位于中心凹以外的黄斑区为黄斑旁注视,位于黄斑以外的视网膜为周边注视。部分弱视患者为旁中心注视,其预后较中心注视者差。

(4)眼位:无论斜视的度数大小,只要是单眼恒定性斜视,偏斜眼就会发生弱视;间歇性斜视、交替性斜视引起斜视性弱视的机会比较低,垂直性斜视如果存在代偿头位一般也不引起弱视。

(5)眼底:在诊断弱视前,必须排除视网膜、视盘及视神经等结构的器质性病变,因此需进行眼底检查,例如,视盘的大小、边界、颜色、杯盘比,以及黄斑和周边视网膜的结构。

(6)其他:对比敏感度、立体视觉、调节功能及电生理检查指标均可发生异常。

2.鉴别诊断

(1)病理性近视:病理性近视存在脉络膜毛细血管-玻璃膜-视网膜色素上皮复合体变性,

有家族史。近视的度数往往很高,而且随着年龄增长,眼轴不断延长,近视度数快速加深;最佳矫正视力低于正常,弱视治疗无效。

(2)轻度视神经萎缩:是视力低下最常见的病因之一。仅靠眼底检查来确诊视神经萎缩困难较大。如果已排除存在弱视发病的危险因素(如高度远视、散光、斜视等),就不应轻易诊断为弱视,需要进一步行视觉诱发电位等相关检查以明确是否存在视神经萎缩并进行相应的治疗。

(3)其他眼病伴有弱视:有些眼病经过治疗,可以痊愈,但患眼仍有可能发生弱视。例如,先天性青光眼,眼压升高时角膜浑浊,经过治疗眼压降低至正常后,角膜恢复透明,但弱视依然可能发生。这类眼病在视觉发育敏感期内,积极进行眼病相应治疗和规范化的弱视治疗,能恢复部分或全部视力。

三、治疗

1. 矫正屈光不正

绝大多数弱视患者伴有不同程度的屈光不正。需要给予合理的光学矫正,才能获得满意的治疗效果。儿童需要在睫状肌麻痹后验光配镜。对于远视性屈光不正弱视患者,足矫或保留+1.00 D的调节张力,随着视力的提高,再酌情减低度数。对于屈光参差性弱视患者,要按实际度数予以矫正;当视力提高、双眼视力相近以后,可以考虑验配角膜接触镜。儿童近视性屈光参差,度数低的眼看远,度数高的眼看近,一般不会引起弱视。若双眼屈光参差>2.50 D,可以考虑验配角膜接触镜,以利于双眼视觉发育。

2. 消除形觉剥夺

先天性白内障、完全性上睑下垂、角膜混浊诱发形觉剥夺时,手术是弱视治疗一个非常重要的前期步骤。

3. 消除双眼的异常相互作用

(1)遮盖疗法:有两种不同的形式(传统遮盖、反传统遮盖)。

传统遮盖:遮盖优势眼,在临床应用中较广泛。适用于斜视性弱视、屈光参差性弱视或其他单眼弱视(屈光不正双眼视力相差超过2行)。操作方法为:①全日遮盖,每日遮盖优势眼10~14 h。②部分时间遮盖,遮盖时间小于70%。但至少每日遮盖2 h。选择何种类型的遮盖,主要考虑患者的年龄,两眼的视力差别。年龄越大,遮盖的时间越长。两眼视力相差越多,遮盖时间越长。婴幼儿不会用语言表达视力,需要根据双眼的屈光参差的大小、注视优势、注视行为等差别来评估双眼视力的差别。3岁以上,如果双眼视力相差悬殊,遮盖时间可超过清醒时间的70%。

反传统遮盖:遮盖弱视眼,与后像疗法结合使用,治疗旁中心注视。适用范围窄。

停止遮盖的指征:①双眼视力相等或相似;②当双眼能交替注视的时候;③患者依从性好,连续遮盖3~6个月,弱视眼的视力提高没有任何改善,可以停止遮盖;④经过规范遮盖后,两眼注视优势很快发生颠倒,应停止遮盖。

(2)压抑疗法:压抑优势眼,迫使弱视眼使用。利用光学、药物或半透明的塑料膜降低优势眼的远视力和近视力,在双眼竞争的过程中,压抑优势眼,使原来的优势状态发生颠倒,限制优势眼的使用,迫使弱视眼使用。其本质是使优势眼视网膜物像的清晰度下降,使弱视眼视网膜上的物像保持清晰,使优势眼的视力低于弱视眼的视力至少2行,消除优势眼对弱视眼的抑制,迫使弱视眼注视目标。压抑疗法的适应证与遮盖疗法基本相同。但压抑疗法不适用于重度弱视患者。压抑疗法的优点是:①不影响美容,儿童容易接受;②药物压抑疗法,儿童不能随意"摘掉",周边融合功能继续保持;③治疗期间,不易出现斜视。压抑疗法的分类:①药物压抑,1%阿托品(压抑优势眼看近),每晚一次;②光学压抑,优势眼过矫+3.00 D,降低优势眼的远视力;③光学药物压抑疗法;④选择性压抑疗法,适用于高 AC/A 的患者,优势眼使用 1%阿托品,弱视眼戴上双光镜,这样不仅减轻或消除看近的内斜视,也能够提高弱视眼的近视力。

4.辅助治疗

(1)红色滤光片疗法:根据视网膜的解剖生理学特点设计。视锥细胞对红光敏感,视杆细胞对红光不敏感。光线通过红色滤光片之后,只有黄斑区中心凹的视锥细胞最敏感。在刺激过程中,不断提高中心凹的功能。

(2)海丁格内视刷:利用特殊的光学原理和视网膜内视现象产生光刷,刺激黄斑区中心凹,改善注视性质。

(3)后像疗法:用强光刺激旁中心注视点,使之产生后像,处在抑制状态,同时训练中心凹的功能。适于偏心注视性弱视。

(4)视觉刺激疗法(CAM 视觉刺激仪):实际是光栅刺激仪。光栅是黑白相间的、不同空间频率的方波条栅。光栅不断旋转,改变方向。黄斑中心凹的 P 细胞对光栅刺激敏感。

(王园园)

第四十六节　近　视

在眼调节作用完全处于放松状态时,平行光线经过眼屈光间质后聚焦于视网膜之前,在视网膜上形成模糊的物像,这种屈光状态称为近视。

一、病因

近视的原因:①遗传因素,通过对近视双生子等的研究,结果表明近视与遗传密切相关;另外,同一环境中不同种族的近视发生率有很大差异,也说明遗传因素是发生近视的重要原因。黄种人近视发生率最高。②环境因素,当眼球发育成熟后,环境改变对近视发生发展有很大影响。大中小学近视发病率的直线上升、城市和农村学生近视发病率的差异、体校和普通高校近视发病率的差异,提示环境因素和遗传因素一样,是发生近视的重要原因。

根据屈光成分分类,近视可分为:①轴性近视,为眼球前后径(眼轴)过长所致;②屈光性近视,眼轴长度大致正常,但因角膜或晶状体前面弯曲度过陡或屈光间质的屈光指数过高所致。

根据度数,近视可分为:①低度近视,≤−3.00 D。②中度近视,−3.00~−6.00 D。③高度近视,>−6.00 D。

根据病程进展及有无病理改变分为:①单纯性近视,发展缓慢,20 岁以后基本稳定,屈光度在−6.00 D 以下,眼部没有病理改变,矫正视力正常;②病理性近视,通常有遗传因素,病程多为进行性,屈光度一般在−6.00 D 以上,可出现视网膜病变等眼部病理改变,矫正视力可能低于正常。

二、诊断要点

1.临床表现

(1)视力障碍:远视力下降,近视力可正常。这是近视的主要症状。

(2)视觉疲劳:不如远视眼明显。主要因调节和集合不协调所致。

(3)眼位偏斜:由于近视多伴有调节不足,集合作用相应减弱,易产生外隐斜或外斜视。

(4)玻璃体变性:玻璃体液化、后脱离、飞蚊症等。

(5)眼底改变:多见于轴性高度近视,往往伴有眼轴增长。①豹纹状眼底:由于眼轴增长,视网膜血管和脉络膜毛细血管伸长变细,视网膜色素上皮营养减少,视网膜浅层色素减少,可以透过视网膜见到脉络膜大血管结构及血管间隙的色素区,形似豹皮的纹理,故称为豹纹状眼底。②弧形斑:由于高度近视眼球壁后部向后凸出,视乳头周围脉络膜从视乳头的颞侧脱开,暴露其后面的巩膜,形成白色弧形斑。③漆裂纹:黄斑及其附近,常可见到分支状或网状的白色或黄白色不规则线条,类似旧漆器裂纹。病变由 Bruch 膜皲裂处色素上皮萎缩所致。④黄斑病变:可发生黄斑萎缩、黄斑出血、黄斑裂孔等病变。黄斑出血为脉络膜(新生血管或无新生血管)的出血,暗红色,一般为圆形,大小及数量不定。同一位置反复出血,可使色素增生而导致黑色圆形略隆起斑块形成,称为 Fuchs 斑。⑤周边视网膜病变:主要表现为周边视网膜格子样变性、霜样变性、囊样变性和裂孔等。

(6)近视眼的并发症:①白内障,核性或后极性晶状体混浊。②青光眼,近视患者中,开角型青光眼的患病率为正常人的 6～8 倍。③视网膜脱离,近视患者中,视网膜脱离的患病率为正常人的 8～10 倍,多见于中高度近视患者。

2.鉴别诊断

调节痉挛性近视:多见于儿童或青少年,近视力正常,而远视力低于正常,小瞳孔下能接受凹透镜使视力提高,使用睫状肌麻痹剂后远视力可恢复正常,检影验光为正视或轻度远视。又称假性近视。

三、治疗

1.验光配镜

近视选用凹透镜矫正。根据验光结果选择合适度数的框架眼镜或角膜接触镜。以最低度数而达到最好的视力为最适宜。儿童和青少年首次验光建议睫状肌麻痹后再验光以确定度数。

2.屈光手术治疗

屈光手术治疗包括角膜屈光手术[准分子激光角膜原位磨镶术(laser in situ keratomileusis,LASIK)、准分子激光屈光性角膜切削术(photorefractive keratectomy,PRK)等]和晶状体屈光手术(透明晶状体摘出植入人工晶状体和有晶状体眼的人工晶状体植入术等)。

3.角膜塑形镜

塑形镜是采用硬性透气性材料制成的角膜接触镜。镜片采用逆几何设计,通过与角膜接触时所产生的流体力学效应改变角膜形状,从而减缓近视发展速度,适用于中低度近视儿童。需要由专业的眼科医师验配。

(王园园)

第四十七节 远 视

在眼调节作用完全处于放松状态时,平行光线经过眼屈光系统后聚焦于视网膜之后,而在视网膜上形成模糊的物像,这种屈光状态称为远视。

一、诊断要点

1.临床表现

(1)视力障碍:远视患者的视力与远视程度及晶状体调节能力的大小有关。低度远视患者可以通过自身调节获得较好的远视力和近视力。中度远视患者中,儿童和青少年由于调节力强,可以有较好的远、近视力,但易出现视觉疲劳;而中老年人由于调节力逐渐减退,远、近视力随之减退,其中近视力衰退更明显。高度远视患者,远、近视力均差。

(2)视觉疲劳:为远视患者的主要自觉症状,表现为阅读或近距离工作不能持久,甚至可出现眼球、眼眶胀痛、视力模糊等症状。

(3)屈光性弱视:一般发生在高度远视且未在 6 岁前给予适当矫正的儿童,这类弱视可以通过检查及早发现并完全矫正,同时给予适当的视觉训练,可以达到良好的治疗效果。

(4)眼位偏斜:由于远视患者使用过多的调节,而过多的调节引起过多的集合,从而容易产生屈光调节性内斜视。

(5)远视眼常伴有小眼球、浅前房,因此远视年长者散瞳前要特别注意检查前房角及眼压。

(6)远视眼的眼底常可见视乳头小、色红、边缘不清、稍隆起,类似视乳头炎或视盘水肿,但矫正视力正常或与以往相比无变化,视野无改变,长期观察眼底无改变,称为假性视乳头炎。

2.远视的分类

根据形成原因,远视可分为:①轴性远视:为眼球前后径(眼轴)过短所致,而眼屈光间质的屈光力正常,此为产生远视最常见原因。婴幼儿眼轴较短,可有 +2.00~+3.00 D 的远视度数,此为生理性的轴性远视。此外,轴性远视也可见于眼球发育不良(如先天性小眼球等情况)及其他病理情况(如眼肿瘤或眼眶的炎性肿块),致使眼球后极部内陷并使之变平。②屈光性远视:眼轴长度大致正常,但因眼各屈光成分异常或各成分间组合异常导致眼球屈光力减弱,而使平行光束入眼经折射后聚焦于视网膜之后。其包括屈光指数性远视,即一个或多个屈光介质成分的屈光指数下降所造成的远视,以及曲率性远视,即一个或多个屈光介质表面的曲率半径增大,从而造成整体眼球的屈光力下降所致的远视,如扁平角膜。

根据度数,远视可分为:①低度远视:<+3.00 D,该范围的远视患者在年轻时由于能在视远时使用调节进行代偿,大部分人 40 岁以前视力不受影响,但持续近处阅读时会出现视疲劳症状。②中度远视:+3.00~+5.00 D,视力受影响,并伴有不适感或视疲劳症状,过度使用调节还易出现内斜。③高度远视:>+5.00 D,视力受影响,非常模糊,但视觉疲劳或不适感反而不明显,因为远视度数太高,患者无法使用调节来代偿,易形成屈光性弱视。

二、治疗

凸透镜矫正。根据患者的年龄、视力情况、有无视疲劳症状决定是否需要矫正,方法包括框架眼镜和角膜接触镜。7 岁以下患儿,轻度远视是生理性的,如果无症状可不矫正。如果患者出现视疲劳症状或内斜视,即使是远视度数低也应戴镜。中度远视者应戴镜矫正视力,消除视疲劳及防止内斜视的发生。儿童尤其伴有弱视及调节性内斜视者必须在睫状肌麻痹后验光,弱视及内斜视儿童佩戴足矫眼镜。

(王园园)

第四十八节 散 光

由于眼球在不同子午线上屈光力不同,致使平行光线经过眼球屈光系统后不能在视网膜上形成一个焦点,只能形成焦线,这种屈光状态称为散光。散光主要由角膜各条子午线的弯曲度参差不齐引起,其次晶状体表面弯曲异常也可引起散光,但一般度数较低。

一、诊断要点

1.临床表现

(1)视力模糊:散光对视力的影响程度取决于散光的度数和轴向。散光度数高或斜轴散光对视力影响较大,逆规散光对视力的影响比顺规散光大。

(2)子午线性弱视:未经矫正的散光能引起选择性的视觉剥夺,从而产生子午线性弱视。

(3)头痛或视觉疲劳:症状与散光的大小不成比例。

(4)角膜地形图或 Placido 盘:提示角膜呈规则散光改变或不规则改变。

2.散光的分类

最大屈光力和最小屈光力主子午线相互垂直者为规则散光,不相互垂直者为不规则散光。规则散光又分为顺规散光、逆规散光和斜向散光。最大屈光力主子午线在 $90°\pm30°$ 位置的散光称为顺规散光,最大屈光力主子午线在 $150°\sim180°$、$180°(0°)\sim30°$ 称为逆规散光,其余为斜向散光。

(1)规则散光常为先天性,以屈光力较大的子午线位于垂直轴向者较多见,可用圆柱镜片加以矫正。当眼调节作用完全静止时,根据平行光线进入眼球后聚焦的不同部位,可将规则散光分成 5 种不同类型。①单纯近视散光:一主子午线像聚焦在视网膜上,另一主子午线像聚焦在视网膜之前。②单纯远视散光:一主子午线像聚焦在视网膜上,另一主子午线像聚焦在视网膜之后。③复合近视散光:两主子午线像均聚焦在视网膜之前,但聚焦位置前后不同。④复合远视散光:两主子午线像均聚焦在视网膜之后,但聚焦位置前后不同。⑤混合散光:一主子午线像聚焦在视网膜之前,另一主子午线像聚焦在视网膜之后。

(2)不规则散光特点是角膜表面弯曲率参差不齐,无规律性,通常的柱镜片不能起矫正作用。多由角膜疾患所引起,例如,圆锥角膜、角膜周边退行性病变、角膜炎及角膜溃疡所造成的瘢痕性变化;有些手术后(如白内障,青光眼或眼肌手术等)、眼球表面异常组织(如肿瘤或胬肉)对角膜的牵拉或压迫作用也可导致不规则散光。

二、治疗

柱镜矫正。轻度的规则散光,如果无视力疲劳或是视力减退,可不必矫正。若出现以上症状,应进行矫正。中高度散光,若不能适应全部矫正,可先给予较低度数的矫正,以后逐渐增加。不规则散光可试配角膜接触镜。

(王园园)

第四十九节　老　视

　　随着年龄增长,眼调节能力逐渐下降,从而引起患者视近困难,以致在近距离工作中必须在其静态屈光矫正之外另加凸透镜才能有清晰的近视力,这种现象称为老视。

　　老视是一种生理现象,无论屈光状态如何,每个人均会发生老视。老视的发生和发展与年龄直接相关,大多出现在 45 岁以后,其发生迟早和严重程度与原有的屈光不正状况、身高、阅读习惯、照明以及全身健康状况等有关。

　　眼的调节作用是眼视近物时,依靠睫状肌收缩、悬韧带松弛、晶状体变凸以增加屈光度,来适应看清近物的生理活动过程。当使用最大调节力时,能看清近物的最近一点称为该眼的近点。幼年期调节力强,中老年期调节力弱。正常成年人在阅读时,读物和眼的距离(近点)约为 33 cm,其调节力[1/近点距离(m)]约为 +3.00 D,以便看清字迹,同时还需保留 1/3 的调节力,才能坚持阅读而不致疲劳。

一、诊断要点

　　1.临床表现

　　(1)视近困难:近距离用眼时视力下降,但远视力基本不影响。正视者近点远移,阅读视力下降表现为需将书本放远;近视者表现为视近时"原有近视镜度过高",甚至需要脱掉近视眼镜;远视者可在 40 岁以前表现出近视力下降。

　　(2)阅读需要更强的照明度:起初感觉晚间或昏暗处看书困难,喜强照明,因为照明不足不仅使视分辨阈升高还使瞳孔散大,由于瞳孔散大在视网膜上形成较大的弥散圈,因而使老视眼的症状更加明显。老视患者看书喜欢较亮的灯光。明亮的灯光不但可以增加书本与文字之间的对比度,还可以使瞳孔缩小,增加景深,提高视力。

　　(3)视疲劳:视近物不能持久,阅读数分钟后即显模糊和眼睛胀痛,易串行,字迹成双,最后无法阅读。

　　2.辅助检查

　　眼的调节力可用客观的或主观的方法测定。客观测定法即动态的视网膜检影法。主观测定法为通过调节近点的测量确定眼的调节能力。但不论用何种方法测定,其结果均难以达到精确的程度,有时甚至可有很大出入,这是由于影响测定的因素极多,其中重要的为照明、瞳孔大小、视标、对比度等。

　　(1)调节幅度是眼睛所具有的最大调节能力,屈光度为其单位。测定方法如下。①移近/移远法:调节幅度=近点的倒数-远点(无限远)的倒数。取调节视标由远向近缓慢向被测眼移动,至视标看不清,再向后稍微移动能看清楚时,读出视标至角膜平面(眼的前主点)之间的距离,计算眼的调节度(距离的倒数),结合眼的屈光状态(即眼的静态屈光度)计算调节幅度。②远视标负镜法:预置远用屈光处方,注视远视标最佳视力的上面一行,逐步加负镜,至视标到模糊极限,负镜量值即为调节幅度量值。

　　3.鉴别诊断

　　(1)远视:远视患者虽然也是用凸透镜进行矫正,但是单纯远视无老视患者,调节力正常,在矫正了远用屈光度后其近视力不受影响。而老视患者不论其原有屈光度如何均存在不同表现形式的视近困难。

（2）调节麻痹：可见于各年龄段的患者，近点远移，向远点靠拢，可合并瞳孔放大、视物显小。调节麻痹后对视力的影响随着屈光状态不同而有所差异。正视者只影响近视力；近视者除炫目外，远、近视力均影响不大；远视者对任何距离的物体均看不清楚；正视眼的老视患者，因其近点已向远移，故对视力影响并不显著。原因有：①药物包括抗胆碱类的睫状肌麻痹剂、阿托品及其衍生物的全身或局部应用、治疗帕金森综合征用药过度、抗组胺类药物和神经阻滞药物作用于睫状神经节、大量使用安定类药物。②传染病、代谢性毒血症、中毒者、创伤性以及眼本身的疾病等因素均可导致调节麻痹。③先天性缺陷较少见，多与虹膜缺损等合并发生。④睫状神经麻痹很少单独发生。如果病变侵犯到第Ⅲ对脑神经多会累及眼外肌。

（3）调节功能不足：低于同年龄调节水平下界的调节状态，常见于青年和中年。眼紧张或眼疲劳；头痛、疲劳和眼部刺激症状；调节功能衰退——近视力明显降低——合并集合功能不足；不做近距离工作后症状可消失，看近时又可发作。

二、治疗

1.验光配镜

（1）确定调节需求：近距离工作时，不同的注视距离所需要的调节量值也不相同，调节需求等于注视距离的倒数（D）。注视距离为 40 cm，调节需求为 2.50 D；注视距离为 33 cm，调节需求为 3.00 D；注视距离为 25 cm，调节需求为 4.00 D。在老视矫正时，首先必须了解被测者习惯的阅读距离，从而确定被测眼的调节需求。

（2）确定调节幅度：经验证实在近距离工作时，需保留 1/2～1/3 调节幅度作为储备调节，才能避免诱发老视的各种症状。常用的检测方法有推进法、负镜法、融像性交叉柱镜法（需使用综合验光仪）、经验公式法（人群调节幅度低值＝15－0.25×年龄）。

（3）确定老视附加光度：调节需求的量值应该等于 1/2 可使用的调节幅度，加上适量的理论附加光度。计算公式如下：理论附加光度＝调节需求－0.5 调节幅度。例如，被测者调节幅度为 3.00 D，习惯的阅读距离为 40 cm，被测眼的理论附加光度＝2.50－0.5×3.00＝1.00（D）。配镜时需要将附加光度结合患者远用的屈光不正，可选配单光、双光或渐进多焦镜片。

2.手术治疗

虽然通过手术矫正老视并不十分完善，但随着手术技术不断研究和进步，手术方式出现多样化的发展趋势。根据手术部位不同可分为角膜屈光术、可调节的晶状体植入术和晶状体摘除手术以及巩膜屈光术。

（王园园）

参 考 文 献

[1]林久祥,李巍然,等.现代口腔正畸学[M].北京:北京大学医学出版社,2021.

[2]周学东,陈智,等.牙体牙髓病学[M].北京:人民卫生出版社,2020.

[3]倪鑫,张天宇,张杰,等.实用儿童耳鼻咽喉头颈科学[M].北京:人民卫生出版社,2021.

[4]张震康,俞光岩,徐韬,等.实用口腔科学[M].北京:人民卫生出版社,2016.

[5]杜英慧.口腔固定修复工艺技术[M].北京:中国医药科技出版社,2019.

[6]张敬一,邹媛媛,崔兵杰,等.五官科医师处方手册[M].郑州:河南科学技术出版社,2020.

[7]杜英慧.口腔固定修复工艺技术[M].北京:中国医药科技出版社,2019.

[8]张树洪.临床眼科疾病学[M].上海:上海交通大学出版社,2018.

[9]高秀华.现代眼科疾病诊断与治疗[M].上海:上海交通大学出版社,2018.

[10]张前卫,李莉,史颖君.新编眼科疾病诊疗学[M].北京:中国纺织出版社,2017.

[11]吴国会.新编耳鼻咽喉疾病临床诊疗[M].上海:上海交通大学出版社,2018.

[12]栾强.精编耳鼻咽喉疾病临床诊疗[M].上海:上海交通大学出版社,2018.

[13]秦昌娟.口腔临床实用技术[M].北京:中国纺织出版社,2019.

[14]朱向阳.现代耳鼻咽喉头颈外科诊疗[M].北京:科学技术文献出版社,2018.

[15]周兵.高级鼻内镜鼻实手术技术[M].北京:中国协和医科大学出版社,2018.

[16]刘健.精编临床口腔医学[M].上海:上海交通大学出版社,2018.